高级卫生专业技术资格考试用书

泌尿外科学习题集
（含解析）（第2版）

（副主任医师/主任医师）

主　编　刘志宇

副主编　王　梁　王　炜　于　洋　戴志红

编　者　(按姓氏笔画排序)

于　洋　王　炜　王　梁　王小刚　吕　航
刘　亮　刘志宇　许晓龙　沈　宸　张　玥
陈志岐　范　博　皇甫钊　常　成　温立洁
戴志红

中国协和医科大学出版社

北　京

图书在版编目（CIP）数据

泌尿外科学习题集：含解析 / 刘志宇主编. —2版. —北京：中国协和医科大学出版社，2023.7

(高级卫生专业技术资格考试用书)

ISBN 978-7-5679-1769-9

Ⅰ.①泌… Ⅱ.①刘… Ⅲ.①泌尿外科学-资格考试-习题集 Ⅳ.①R69-44

中国版本图书馆CIP数据核字（2021）第118923号

高级卫生专业技术资格考试用书

泌尿外科学习题集（含解析）（第2版）

主　　编：刘志宇

责任编辑：刘　婷　涂　敏　张仟姗

封面设计：邱晓俐

责任校对：张　麓

责任印制：张　岱

出版发行：**中国协和医科大学出版社**

（北京市东城区东单三条9号　邮编100730　电话010-65260431）

网　　址：www.pumcp.com

经　　销：新华书店总店北京发行所

印　　刷：三河市龙大印装有限公司

开　　本：787mm×1092mm　1/16

印　　张：61.25

字　　数：1320千字

版　　次：2023年7月第2版

印　　次：2023年7月第1次印刷

定　　价：268.00元

ISBN 978-7-5679-1769-9

前言

为进一步深化卫生专业技术职称改革工作，不断完善卫生专业技术职务聘任制，根据中共中央组织部、人事部、卫生部《关于深化卫生事业单位人事制度改革的实施意见》（人发〔2000〕31 号）文件精神和国家有关职称改革的规定，人事部下发《关于加强卫生专业技术职务评聘工作的通知》（人发〔2000〕114 号），高级卫生专业技术资格采取考试和评审结合的办法取得。为了更好地帮助广大考生复习备考，编者根据多年的临床实践，结合考试的实际情况，编写了这本《泌尿外科学习题集（含解析）》（第 2 版）。

本书涵盖高级卫生专业技术资格考试的所有相关内容及考试题型。全书共十篇六十一章，内容包括泌尿外科症状学及诊疗技术、肾上腺疾病、肾脏疾病、输尿管疾病、膀胱疾病、阴茎疾病、阴囊内容物及输精管疾病、前列腺疾病、尿道疾病、男性计划生育等。题型包括 A1 型题、A2 型题、A3/A4 型题、B 型题、X 型题、案例分析题。

本书第 1 版出版后，受到广大读者的一致好评，也帮助众多考生顺利通过高级卫生专业技术资格考试。为了更好地服务读者，提升图书品质，出版了第 2 版图书。本书在第 1 版的基础上，补充了详尽的解析，以帮助考生理解及记忆。同时对上一版中存在的不足与疏漏之处进行了修订与补充。

本书实用性强，可用于考前复习和自测，以便考生顺利通过考试。

尽管力臻完善，但书中难免存在疏漏和不足之处，敬请广大读者批评指正，以便进一步修正。

编　者

2023 年 5 月

目 录

第一篇 泌尿外科症状学及诊疗技术

第一章 泌尿外科疾病常见症状 …… 3
参考答案与解析 …… 17
第二章 体格检查 …… 26
参考答案与解析 …… 29
第三章 实验室检查 …… 32
参考答案与解析 …… 40
第四章 影像学检查 …… 46
参考答案与解析 …… 56
第五章 尿流动力学检查 …… 63
参考答案与解析 …… 69
第六章 泌尿外科器械操作 …… 73
参考答案与解析 …… 81
第七章 泌尿外科腹腔镜 …… 87
参考答案与解析 …… 91

第二篇 肾上腺疾病

第八章 肾上腺解剖和生理 …… 97
参考答案与解析 …… 99
第九章 皮质醇增多症 …… 101
参考答案与解析 …… 110
第十章 原发性醛固酮增多症 …… 116
参考答案与解析 …… 127

第十一章　儿茶酚胺增多症…………………………………………… 135
参考答案与解析…………………………………………… 141
第十二章　肾上腺性征异常症…………………………………………… 146
参考答案与解析…………………………………………… 148
第十三章　肾上腺恶性肿瘤…………………………………………… 150
参考答案与解析…………………………………………… 160

第三篇　肾脏疾病

第十四章　肾脏解剖和生理…………………………………………… 169
参考答案与解析…………………………………………… 170
第十五章　肾畸形…………………………………………… 172
参考答案与解析…………………………………………… 183
第十六章　肾肿瘤…………………………………………… 190
参考答案与解析…………………………………………… 243
第十七章　肾损伤…………………………………………… 273
参考答案与解析…………………………………………… 292
第十八章　肾脏感染性疾病…………………………………………… 300
参考答案与解析…………………………………………… 329
第十九章　肾结石…………………………………………… 344
参考答案与解析…………………………………………… 369
第二十章　肾功能异常…………………………………………… 383
参考答案与解析…………………………………………… 401

第四篇　输尿管疾病

第二十一章　输尿管解剖和生理…………………………………………… 413
参考答案与解析…………………………………………… 415
第二十二章　输尿管畸形…………………………………………… 417
参考答案与解析…………………………………………… 426
第二十三章　输尿管肿瘤…………………………………………… 432
参考答案与解析…………………………………………… 438
第二十四章　输尿管损伤…………………………………………… 442
参考答案与解析…………………………………………… 450

第二十五章 输尿管结石…… 455
参考答案与解析…… 476
第二十六章 上尿路梗阻…… 488
参考答案与解析…… 497

第五篇 膀胱疾病

第二十七章 膀胱解剖和生理…… 505
参考答案与解析…… 506
第二十八章 膀胱畸形…… 507
参考答案与解析…… 513
第二十九章 膀胱癌…… 517
参考答案与解析…… 543
第三十章 膀胱炎症…… 556
参考答案与解析…… 565
第三十一章 膀胱损伤…… 571
参考答案与解析…… 582
第三十二章 膀胱结石…… 588
参考答案与解析…… 599
第三十三章 膀胱功能障碍…… 605
参考答案与解析…… 622

第六篇 阴茎疾病

第三十四章 阴茎解剖和生理…… 633
参考答案与解析…… 635
第三十五章 阴茎畸形…… 637
参考答案与解析…… 642
第三十六章 阴茎炎症…… 645
参考答案与解析…… 649
第三十七章 阴茎肿瘤…… 652
参考答案与解析…… 658
第三十八章 阴茎损伤…… 661
参考答案与解析…… 664

第三十九章　男性性功能障碍…… 666
参考答案与解析…… 673

第七篇　阴囊内容物及输精管疾病

第四十章　阴囊内容物及输精管解剖与生理…… 679
参考答案与解析…… 680
第四十一章　睾丸、附睾及输精管先天性畸形…… 681
参考答案与解析…… 694
第四十二章　睾丸、附睾、输精管炎症…… 701
参考答案与解析…… 712
第四十三章　睾丸、附睾肿瘤…… 718
参考答案与解析…… 736
第四十四章　睾丸、附睾、输精管损伤…… 744
参考答案与解析…… 753
第四十五章　阴囊疾病…… 758
参考答案与解析…… 762
第四十六章　阴囊内容物疾病…… 766
参考答案与解析…… 779

第八篇　前列腺疾病

第四十七章　前列腺解剖和生理…… 787
参考答案与解析…… 790
第四十八章　前列腺癌…… 792
参考答案与解析…… 819
第四十九章　良性前列腺增生…… 832
参考答案与解析…… 855
第五十章　前列腺炎…… 866
参考答案与解析…… 875

第九篇　尿道疾病

第五十一章　尿道解剖…… 883
参考答案与解析…… 885

第五十二章　尿道畸形……888
参考答案与解析……894
第五十三章　尿道炎症……899
参考答案与解析……903
第五十四章　尿道肿瘤……906
参考答案与解析……913
第五十五章　尿道损伤……917
参考答案与解析……929
第五十六章　尿道狭窄……935
参考答案与解析……940
第五十七章　尿道结石……943
参考答案与解析……947
第五十八章　女性尿道疾病……950
参考答案与解析……955

第十篇　男性计划生育

第五十九章　药物避孕……961
参考答案与解析……962
第六十章　输精管绝育术……963
参考答案与解析……964
第六十一章　其他男性避孕法……966
参考答案与解析……966

第一篇

泌尿外科症状学及诊疗技术

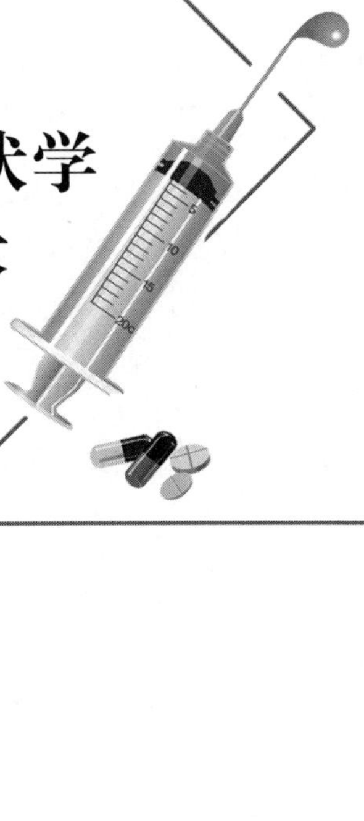

第一章　泌尿外科疾病常见症状

一 A1 型题

1. 以下哪种性质的疼痛不是常见的泌尿生殖系统疾病的疼痛
   A. 绞痛　　B. 肿痛
   C. 胀痛　　D. 刺痛
   E. 钝痛
2. 引起尿频的原因不包括
   A. 膀胱憩室　　B. 膀胱炎
   C. 神经源性膀胱　　D. 前列腺肥大慢性尿潴留
   E. 膀胱结石
3. 尿频是24小时排尿多于
   A. 4次　　B. 5次
   C. 6次　　D. 7次
   E. 8次
4. 正常成人每次尿量为
   A. 10~50ml　　B. 20~30ml
   C. 50~100ml　　D. 100~200ml
   E. 200~300ml
5. 尿急是指一种突发且迫不及待要排尿的感觉，严重的引起
   A. 急迫性尿失禁　　B. 压力性尿失禁
   C. 充溢性尿失禁　　D. 持续性尿失禁
   E. 反射性尿失禁
6. 未使用抗菌药物者，菌落计数可以诊断尿路感染的依据是
   A. 菌落计数 $>10^2$/ml　　B. 菌落计数 $>10^3$/ml
   C. 菌落计数 $>10^4$/ml　　D. 菌落计数（10^4~10^5）/ml
   E. 菌落计数 $>10^5$/ml
7. 膀胱结石或异物的症状主要表现为
   A. 尿线中断　　B. 排尿终了时疼痛加重

C. 耻骨上区、腰骶部或阴茎头疼痛　D. 排尿中间时疼痛加重
E. 排尿开始时出现疼痛

8. 尿痛是指排尿时膀胱区及尿道疼痛，与尿频、尿急合称为
A. 膀胱刺激征　B. 前列腺炎刺激征
C. 输尿管刺激征　D. 尿道癌
E. 神经源性膀胱

9. 以下哪一项描述不属于尿失禁的范畴
A. 5 岁女童，夜间睡眠时经常出现遗尿
B. 老年女性，咳嗽时出现尿液自行流出
C. 经尿道前列腺切除术（TURP）损伤尿道括约肌，术后排尿不能控制
D. 老年男性，前列腺增生多年，上呼吸道感染后症状日渐加重，时有尿液不自主地流出
E. 青年女性，患泌尿系统结核，膀胱刺激征严重，白天经常不能控制尿液的排出

10. 关于肾绞痛的特点，叙述不正确的是
A. 无恶心、呕吐　B. 疼痛严重时可发生虚脱
C. 疼痛可放射到下腹部　D. 常为阵发性
E. 剧烈绞痛坐立不安

11. 以下不是输尿管疼痛的是
A. 患侧腰部　B. 患侧下腹部
C. 耻骨上　D. 阴茎头部
E. 向外生殖器放射

12. 输尿管走行区疼痛的表现，以下哪项不是
A. 膀胱刺激征　B. 多样性
C. 钝痛　D. 突发性
E. 绞痛

13. 发现小儿（　　）部位的肿块，应考虑肾母细胞瘤的可能
A. 上腹部肿块　B. 阴囊内肿块
C. 腹股沟区肿块　D. 下腹部肿块
E. 阴茎肿块

14. 阴茎癌的主要特征是
A. 阴茎头肿块　B. 下腹部肿块
C. 腹股沟区肿块　D. 阴囊内肿块
E. 上腹部肿块

15. 泌尿系统肿瘤引起的血尿特点，以下叙述正确的是
A. 膀胱刺激征存在一段时间后才出现血尿，以终末血尿多见

B. 常伴有肾绞痛症状

C. 常为全程无痛性肉眼血尿

D. 排尿时尿线突然中断，尿道内剧烈疼痛

E. 主要在急性阶段出现，常同时伴有膀胱刺激征

16. 血尿患者如发现有条状的血块，提示血尿来源于

A. 精囊腺　　B. 尿道及其以上部位

C. 膀胱颈及其以上部位　　D. 尿道前列腺部

E. 输尿管及其以上部位

17. 肾、输尿管结石的血尿症状是

A. 无痛性血尿　　B. 终末血尿

C. 严重血尿伴血块　　D. 初期血尿

E. 活动后血尿

18. 间歇性无痛性肉眼血尿最常见的疾病是

A. 膀胱肿瘤　　B. 急性前列腺炎

C. 肾结核　　D. 慢性肾盂肾炎

E. 肾肿瘤

19. 以下不属于乳糜尿常见原因的是

A. 膀胱炎　　B. 腹膜后肿瘤

C. 创伤　　D. 结核

E. 丝虫病

20. 乳糜血尿呈红色，其中含量较多的物质是

A. 脂肪　　B. 红细胞

C. 白细胞　　D. 纤维蛋白原

E. 脓细胞

21. 以下几乎不会出现漏尿的情况是

A. 外科术后　　B. 妇科产伤

C. 膀胱阴道瘘　　D. 女性先天性输尿管异位开口

E. 男性先天性输尿管异位开口

22. 关于正常前列腺液镜检，以下叙述正确的是

A. 高倍镜视野下白细胞 >6 个，卵磷脂小体较多

B. 高倍镜视野下白细胞 >20 个，无卵磷脂小体

C. 高倍镜视野下白细胞 >3 个，卵磷脂小体少

D. 高倍镜视野下白细胞 <3 个，卵磷脂小体较多

E. 高倍镜视野下白细胞 <10 个，卵磷脂小体较多

23. 以疝多见，肿块多可回纳入腹腔，咳嗽时出现的是
A. 上腹部肿块
B. 下腹部肿块
C. 阴茎肿块
D. 阴囊内肿块
E. 腹股沟区肿块

24. 患者排出乳白色或米汤样尿液，加入乙醚后可使混浊尿液变清。可诊断为
A. 乳糜尿
B. 脓尿
C. 晶体尿
D. 血尿
E. 气尿

二 A2 型题

1. 患者，男性，65 岁。乙状结肠癌根治术后 6 天，既往有前列腺增生 2 年；拔除尿管 12 小时后仍未排尿，查体下腹部饱满，耻骨上区叩诊浊音。应考虑的诊断是
A. 输尿管炎
B. 前列腺增生
C. 手术中左侧输尿管损伤
D. 尿道狭窄
E. 尿潴留

2. 患者，女性，32 岁。两次经阴道分娩史，第一胎出生后出现咳嗽、提重物时尿液流出，经盆底肌锻炼等治疗后好转。第二胎出生后尿失禁加重，伴尿频、尿急，盆底肌锻炼等治疗效果欠佳。查体：盆底松弛和子宫脱垂。患者尿失禁的类型应该是
A. 混合性尿失禁
B. 急迫性尿失禁
C. 持续性尿失禁
D. 压力性尿失禁
E. 充溢性尿失禁

3. 患者，男性，56 岁。进行性排尿困难 2 年余，近 2 个月来尿频，每天排尿 8 次以上，且尿道外口有尿液溢出。查体：下腹部隆起，叩诊实音；直肠指检前列腺 4cm × 5cm，质韧，中央沟消失。测残余尿 300ml，据上述病史，应考虑哪种排尿异常
A. 充溢性尿失禁
B. 持续性尿失禁
C. 压力性尿失禁
D. 急迫性尿失禁
E. 遗尿

4. 患者，男性，40 岁。排混浊白色尿 8 天，偶有发热，腹股沟淋巴结稍大，其他体征无明显异常。血液检查：白细胞计数 $10.3 \times 10^9/L$，中性粒细胞占比 0.62，嗜酸性粒细胞占比 0.12，单核细胞占比 0.06，淋巴细胞占比 0.20，血红蛋白（Hb）、血小板（PLT）等正常，血生化检查基本正常，尿液所见乳白色、混浊，离心后未变清，加热后混浊度更明显，尿液可见脂肪微粒，患者尿液混浊的原因可能是
A. 血尿
B. 磷酸盐结晶

C. 蛋白质　　D. 乳糜尿

E. 脓细胞

5. 患者，女性，32 岁。2 年前因左肾、左输尿管及膀胱结核，行左肾和左输尿管切除术，手术后行抗结核治疗 10 个月。目前患者尿常规检查阴性，静脉肾盂造影（IVP）显示右肾轻度积水，患者尿频症状明显加重，造成其症状的原因是

A. 结核引起的尿道综合征　　B. 膀胱挛缩

C. 结核复发　　D. 合并有尿路感染

E. 膀胱结核未能控制

6. 患者，男性，58 岁。3 年来咳嗽。提重物时常出现少量尿液不自主地流出。近 3 个月来加重，每天起床时就会有尿液流出。患者尿失禁的类型属于

A. 持续性尿失禁　　B. 遗尿

C. 充溢性尿失禁　　D. 急迫性尿失禁

E. 压力性尿失禁

7. 患者，男性，62 岁。进行性排尿困难 3 年余，表现为尿频、排尿不能成线，经常伴有尿液不能控制而打湿裤子的现象。直肠指检前列腺略有增大，中间沟变浅。患者尿失禁的类型属于

A. 持续性尿失禁　　B. 充溢性尿失禁

C. 压力性尿失禁　　D. 急迫性尿失禁

E. 遗尿

8. 患者，女性，50 岁。咳嗽、大笑时有尿液自尿道流出而不能控制 3 年，进行性加重 3 个月。既往有多次生育史。患者尿失禁的类型属于

A. 遗尿　　B. 急迫性尿失禁

C. 压力性尿失禁　　D. 持续性尿失禁

E. 精神性尿失禁

9. 患者，男性，58 岁。1 年前行前列腺癌根治性切除手术，术后尿液不能自控，昼夜均有打湿裤子的现象而无自主排尿。患者尿失禁的类型属于

A. 膀胱直肠瘘　　B. 输尿管直肠瘘

C. 压力性尿失禁　　D. 混合性尿失禁

E. 持续性尿失禁

10. 患者，女性，65 岁。排尿困难 3 年，腹部平片示膀胱区有 2.0cm 椭圆形致密影。患者典型的临床症状是

A. 膀胱刺激征　　B. 尿流中断，改变体位后好转

C. 血尿　　D. 腰痛、血尿、脓尿

E. 进行性排尿困难

11. 患儿，男，8岁。夜间因右侧睾丸剧烈疼痛就诊，查体：右侧阴囊略红肿，左侧外观正常，双侧睾丸、附睾、精索未及明显异常；阴囊抬高试验阴性。超声检查：双侧睾丸血流未见明显异常，最可能的诊断是

A. 输尿管炎　　B. 急性睾丸扭转
C. 精索静脉曲张　　D. 睾丸附件扭转
E. 阴囊蜂窝织炎

12. 患者，女性，30岁。发现肉眼血尿3天。每次排尿初始为血尿，以后尿液颜色逐渐转为正常。初步判断病变是位于

A. 肾、输尿管　　B. 前尿道
C. 膀胱颈及膀胱三角　　D. 前列腺
E. 后尿道

13. 患者，男性，40岁。一般状态良好。尿中红细胞8~10个/高倍视野，白细胞0~1个/高倍视野。B超检查：右肾区见0.8cm强光团，其后伴声影。患者出现的典型症状是

A. 尿频、尿痛、终末血尿　　B. 乳糜尿
C. 无痛性全程肉眼血尿　　D. 尿线中断伴血尿
E. 绞痛伴血尿

14. 患者，男性，42岁。勃起功能障碍，口服磷酸二酯酶V型（PDE5）抑制药效果不佳，与此病不相关的原因是

A. 精索静脉曲张　　B. 糖尿病
C. 阴茎海绵体硬结症　　D. 抑郁症
E. 缺乏足够的性刺激

三 A3/A4型题

（1~2题共用题干）

患者，男性，49岁。尿频，夜尿增多2年，加重伴尿潴留2天，每晚排尿4~5次，有尿流中断史，改变姿势后又能恢复排尿。查体：下腹膨隆，耻骨上区叩诊浊音。B超检查：前列腺5.5cm×5.0cm×4.0cm，膀胱内有2~4cm强光团，后伴声影。

1. 根据临床表现患者最初出现的症状应是

A. 尿频　　B. 血尿
C. 尿痛　　D. 尿急
E. 排尿困难

2. 根据患者症状，手术应切除的部位是

A. 前列腺增生部分　　B. 受压而狭窄的后尿道
C. 全部前列腺　　D. 精阜

E. 前列腺增生部分和前列腺包膜

(3～5 题共用题干)

患者，男性，65 岁。因饮酒后不能排尿，下腹憋胀难忍 7 小时来诊。前列腺增生病史 4 年，无血尿史。查体：体温 36.6℃；耻骨上区膨隆，按压有尿意，叩诊实音。

3. 根据患者的症状，目前应考虑的诊断是
   A. 急性尿潴留
   B. 膀胱结石
   C. 尿道狭窄
   D. 急性膀胱炎
   E. 神经源性膀胱
4. 根据患者的症状，最佳治疗的方法是
   A. 留置尿管 + α 受体阻断药，7 天后试行拔除尿管
   B. 直接膀胱造瘘
   C. 留置尿管 5 周后评估
   D. 留置尿管 6 天后试行拔除尿管
   E. α 受体阻断药 + 5α 还原酶抑制药
5. 患者经上述治疗失败，要求外科治疗。外科治疗前应完善的专科检查是
   A. 尿流动力学、血清前列腺特异抗原（PSA）、超声检查
   B. 尿细菌培养
   C. 泌尿系统 MRI
   D. 尿常规
   E. 膀胱镜检

(6～7 题共用题干)

患者，男性，28 岁。反复右腰部绞痛，有时向右下腹放射 4 个月。疼痛发作多发生在劳动后，无烟酒嗜好，无相关家族史。门诊查血及尿常规 1 次，未见异常。

6. 患者拟诊为肾绞痛，体检时与其一致的症状是
   A. 触及右肾下缘
   B. 肝大，右上腹压痛
   C. 右下腹及腹股沟区压痛
   D. 右肋脊角压痛，叩击痛
   E. 左肾区肌张力正常
7. 若患者患有慢性胆囊炎，体检最可能的发现是
   A. 肝脾大，触痛
   B. 左上腹肋缘下压痛
   C. 右上腹肋缘下压痛
   D. 巩膜中度黄染
   E. 右腰部叩击痛

（8~9 题共用题干）

患者，男性，39 岁。因“乳白色尿 1 个月”来诊。无其他不适。

8. 根据患者的症状，应考虑的诊断是
   A. 乳糜尿
   B. 肾结核
   C. 尿路感染
   D. 输尿管炎症
   E. 蛋白尿

9. 若症状较轻，患者的最佳治疗方法是
   A. 等待治疗
   B. 腰淋巴干与精索内静脉吻合术
   C. 热疗
   D. 肾蒂淋巴管结扎术
   E. 限制脂肪、蛋白质的摄取量

（10~11 题共用题干）

患者，男性，70 岁。尿频、进行性排尿困难 8 余年，2 周来劳累后症状加重，排尿呈滴沥状，伴尿液不自主溢出。查体：膀胱充盈耻骨上 3 指，下肢轻度水肿。直肠指检前列腺Ⅲ度增大，质中，光滑，中央沟消失。

10. 根据患者的症状，患者尿失禁类型属于
   A. 充溢性尿失禁
   B. 压力性尿失禁
   C. 急迫性尿失禁
   D. 持续性尿失禁
   E. 精神性尿失禁

11. 根据患者的症状，最佳的治疗方法是
   A. 等待治疗
   B. 行前列腺微波治疗
   C. 留置尿管导尿
   D. 急诊手术行前列腺切除
   E. 服用治疗前列腺增生的药物继续观察

四 B 型题

（1~2 题共用备选答案）

A. 1 万
B. 3 万
C. 5 万
D. 10 万
E. 12 万

1. 尿细菌定量培养，每毫升尿中菌落计数在（　　）以下为污染
2. 尿细菌定量培养，每毫升尿中菌落计数在（　　）以上为感染

（3~4 题共用备选答案）

A. 排尿开始时
B. 排尿终了时

C. 耻骨上区、腰骶部或阴茎头　　D. 排尿中间时

E. 神经源性膀胱

3. 膀胱炎常在（　　）疼痛加重
4. 尿道炎多在（　　）出现疼痛

（5～6 题共用备选答案）

A. 急性尿潴留　　B. 混合性尿潴留

C. 慢性尿潴留　　D. 心理性尿潴留

E. 神经源尿潴留

5. 起病缓慢，历时长，膀胱张力降低，患者无明显痛苦，常见于前列腺增生、尿道狭窄、神经源性膀胱功能障碍的是
6. 常见于下尿路机械性梗阻的是

（7～11 题共用备选答案）

A. 持续性尿失禁　　B. 压力性尿失禁

C. 充溢性尿失禁　　D. 急迫性尿失禁

E. 神经性尿失禁

7. 突然感到强烈尿意，并迫不及待地排出尿液，是指
8. 尿路梗阻伴残余尿量增加，尿液不断从尿道滴出，应属
9. 任何时候和任何体位均有尿液不受意识控制而自尿道口流出，是指
10. 由于尿潴留时膀胱过度充盈，膀胱压等于或大于尿道括约肌的阻力，尿液不断自动滴出，无成线排尿，是指
11. 由于尿道括约肌功能减退，于各种增加腹压的活动（如咳嗽、喷嚏、跑步、搬动重物等）时出现尿失禁，是指

五　X 型题

1. 动力性梗阻的排尿困难多见于

A. 尿道狭窄　　B. 盆腔手术损伤盆神经

C. 糖尿病　　D. 脑脊髓病变

E. 阴部神经损伤

2. 排尿困难按病因可分为

A. 机械性梗阻　　B. 动力性梗阻

C. 非动力性梗阻　　D. 单纯性梗阻

E. 混合性梗阻

3. 机械性梗阻的排尿困难多见于
   A. 尿道狭窄
   B. 尿道肿瘤
   C. 糖尿病
   D. 脑脊髓病变
   E. 先天性尿道瓣膜
4. 关于排尿困难的病因女性多见于
   A. 前列腺增生
   B. 尿道狭窄
   C. 膀胱颈硬化症
   D. 心理因素
   E. 神经源性膀胱
5. 关于排尿困难的病因男性多见于
   A. 前列腺增生
   B. 尿道狭窄
   C. 膀胱颈硬化症
   D. 心理因素
   E. 神经源性膀胱
6. 关于尿潴留的叙述正确的是
   A. 尿潴留可分急性和慢性两类
   B. 导尿是治疗急性尿潴留的最常用方法
   C. 慢性尿潴留多由膀胱出口以下尿路不完全梗阻所致
   D. 可出现充溢性尿失禁
   E. 急性尿潴留即是无尿
7. 以下不属于急性尿潴留的是
   A. 痔疮手术后不能排尿
   B. 骨盆骨折后不能排尿
   C. 前列腺增生患者，急性上呼吸道感染后不能排尿
   D. 双侧上尿路结石急性发作无尿排出
   E. 前列腺增生患者哮喘发作应用平喘药后不能排尿
8. 临床上器质性阴茎勃起功能障碍包括
   A. 静脉性阴茎勃起功能障碍
   B. 内分泌性阴茎勃起功能障碍
   C. 神经性阴茎勃起功能障碍
   D. 混合性阴茎勃起功能障碍
   E. 动脉性阴茎勃起功能障碍
9. 急迫性尿失禁可分为
   A. 运动性急迫性尿失禁
   B. 神经急迫性尿失禁
   C. 充溢性尿失禁
   D. 持续性尿失禁
   E. 感觉急迫性尿失禁
10. 不射精根据病因分为
   A. 神经性不射精
   B. 药物性不射精

C. 混合性不射精
D. 器质性不射精
E. 功能性不射精

11. 膀胱炎膀胱区疼痛的表现包括
A. 持续性耻骨上区疼痛
B. 尿痛
C. 尿频
D. 尿急
E. 排尿困难

12. 前列腺炎和精囊炎疼痛放射的部位多为
A. 背部
B. 腹股沟
C. 下腹
D. 阴囊
E. 上腹

13. 急性前列腺炎引起的疼痛较重且伴有的症状包括
A. 寒战
B. 发热
C. 阴茎头痛
D. 阴囊痛
E. 膀胱刺激征

14. 关于血尿的叙述正确的是
A. 血尿的程度与疾病的严重性成正比
B. 1000ml 尿中含 1ml 血液即呈肉眼血尿
C. 通过显微镜可见到尿中红细胞者为镜下血尿
D. 一般认为离心尿每高倍视野中有 2 个以上红细胞有病理意义
E. 肉眼能见到血色者称为肉眼血尿

15. 终末血尿提示病变部位多在
A. 后尿道
B. 膀胱颈部
C. 膀胱三角
D. 膀胱下部
E. 输尿管下段

16. 以下哪种情况不属于镜下血尿（400 倍显微镜下）
A. 尿液不离心，10 个高倍视野中见到 3~5 个红细胞
B. 尿液经 1500r/min 离心 10 分钟，10 个高倍视野中可见到 5~10 个红细胞
C. 尿液不离心，1~2 个高倍视野中见到 3~5 个红细胞
D. 高倍视野中红细胞 <2 个
E. 尿液经 1500r/min 离心 10 分钟后，10 个高倍视野中可见到 3~5 个红细胞

17. 以下属于肾性蛋白尿的是
A. 混合性蛋白尿
B. 肾小球性蛋白尿
C. 假性蛋白尿
D. 溢出性蛋白尿
E. 肾小管性蛋白尿

18. 以下属于非特异性感染常见细菌的是
A. 淋病奈瑟球菌
B. 变形杆菌
C. 葡萄球菌
D. 结核分枝杆菌
E. 大肠埃希菌

19. 乳糜尿内含有的物质包括
A. 乳糜
B. 淋巴液
C. 细菌
D. 白细胞
E. 脓细胞

20. 关于多尿的原因，以下叙述不正确的是
A. 脱水、大出血、休克、大面积烧伤
B. 急性肾功能不全
C. 双侧输尿管梗阻
D. 糖尿病
E. 尿崩症

21. 关于少尿、无尿的原因，以下叙述不正确的是
A. 脱水、大出血、休克、大面积烧伤
B. 肾脏本身病变
C. 双侧输尿管梗阻
D. 糖尿病
E. 尿崩症

22. 气尿多见于尿路与肠道之间有瘘管相通时，这些瘘管更多见于
A. 肛门感染
B. 炎性肠病
C. 乙状结肠癌
D. 输尿管感染
E. 结核病

23. 尿道分泌物是在无排尿动作时经尿道口自然流出的
A. 黏液性分泌物
B. 细菌黏液
C. 脓性分泌物
D. 白色清亮的黏液
E. 血性分泌物

24. 关于尿道分泌物临床意义的叙述正确的是
A. 血性分泌物提示尿道癌可能
B. 黄色、黏稠脓性分泌物多是淋菌性尿道炎所致
C. 少量无色或白色稀薄分泌物多是由支原体、衣原体所致的非淋菌性尿道炎
D. 慢性前列腺炎常在清晨排尿前或大便后于尿道口处见有少量黏稠分泌物
E. 性冲动后有无色透明尿道分泌物流出提示前列腺或尿道炎症改变

25. 不属于泌尿外科疾病常见热型的是
A. 不规则热
B. 弛张热
C. 间歇热
D. 稽留热
E. 消耗热

26. 以下属于恶病质表现的是
A. 厌食
B. 贫血
C. 代谢失常，皮肤干燥松弛
D. 极度消瘦
E. 极度肥胖

六 案例分析题

（1～5题共用题干）

患者，男性，39岁。主诉“尿频伴间断夜间尿床2年”就诊。患者有糖尿病病史9年，口服降糖药，但血糖控制不佳。患者日间无明显尿失禁，无明显排尿困难。

1. 根据患者的症状，初步考虑需做的检查包括
A. 泌尿系统增强CT
B. 尿常规
C. 尿流率
D. 泌尿系统B超
E. 尿流动力学检查
F. 膀胱镜检查

2. 患者泌尿系统B超提示双肾及膀胱未见明显异常，残余尿550ml。尿流率呈低平波浪状曲线，最大尿流率为10.8ml/s，排尿量为162ml。据检查结果，患者患有的尿失禁类型可能是
A. 压力性尿失禁
B. 急迫性尿失禁
C. 充溢性尿失禁
D. 持续性尿失禁
E. 混合性尿失禁
F. 功能性尿失禁

3. 为了确诊病情，进一步完善的检查包括
A. 留置尿管，膀胱持续引流2个月后，行尿流动力学检查
B. 膀胱尿道镜检
C. 膀胱尿道造影
D. 立即行尿流动力学检查
E. 泌尿系统CT
F. 神经系统MRI

4. 患者尿流动力学检查：膀胱感觉明显减退，顺应性好，未见不稳定表现。排尿期主要依靠腹压排尿，未见明确逼尿肌收缩。患者残余尿量过多的原因是
A. 神经源性膀胱导致的膀胱出口梗阻
B. 没有养成良好的排尿习惯

C. 神经源性膀胱导致的逼尿肌-括约肌协同失调
D. 尿道狭窄或膀胱颈挛缩
E. 膀胱感觉减退导致憋尿过度
F. 神经源性膀胱导致的逼尿肌无收缩

5. 根据患者的症状，患者的最佳治疗方法是
A. 间断清洁自家导尿
B. 长期留置膀胱造瘘管
C. 压腹排尿
D. 长期留置尿管
E. 盆底肌训练
F. 随访观察

（6～8 题共用题干）

患者，女性，35 岁。主诉“尿液不自主流出半年”就诊。患者半年前有难产史，并行会阴侧切术。否认外伤史。

6. 根据患者的症状，患者尿失禁的可能原因是
A. 子宫损伤
B. 膀胱损伤
C. 神经损伤
D. 阴道损伤
E. 盆底肌损伤
F. 高龄分娩

7. 根据患者的症状，患者尿失禁的类型为
A. 压力性尿失禁
B. 无阻力性尿失禁
C. 反射性尿失禁
D. 损伤性尿失禁
E. 急迫性尿失禁
F. 充溢性尿失禁

8. 根据患者的症状，最佳治疗方法包括
A. 经阴道无张力尿道悬吊（TVT）术
B. 给予 α 受体阻断药
C. 行为治疗
D. 生物反馈治疗
E. 盆底肌的电刺激治疗
F. 给予 M 受体阻断药

（9～12 题共用题干）

患者，男性，18 岁。主诉“间歇性无痛性肉眼血尿 5 个月，加重 2 小时”就诊。血尿多于剧烈运动时发生，每次血尿发生时无尿急、尿频、尿痛及排尿困难等症状，偶有左侧腰部酸胀不适，平卧休息后血尿可缓解。查体：瘦高体型，左肾区轻微叩击痛，左侧精索静脉曲张Ⅲ度。曾多次行 B 超检查，均提示双肾、输尿管及膀胱未见明显异常。多次尿常规检查，均提示有大量红细胞，尿蛋白（+～+++）。

9. 根据病史及既往检查结果，患者的诊断可能是
A. 泌尿系统肿瘤
B. 肾静脉受压综合征
C. 尿路结石
D. 泌尿系统结核

E. 运动性血尿　　F. 慢性肾炎

10. 为了确诊病情，进一步完善的检查包括

A. 肾血管彩色多普勒超声　　B. 尿红细胞形态学检查

C. 腹部 X 线检查　　D. 纤维膀胱镜检查

E. 24 小时尿蛋白定量　　F. 增强 CT 尿路造影（CTU）

G. 尿找抗酸杆菌　　H. 肾活检

11. 患者尿红细胞形态学检查提示正常形态红细胞 >90%。肾脏彩超提示左肾“胡桃夹现象”。膀胱镜检查见左侧上尿路出血。对于肾静脉受压综合征有确诊意义的检查是

A. 静脉尿路造影（IVU）

B. 磁共振血管成像（MRA）

C. 磁共振尿路成像（MRU）

D. 单光子发射计算机体层摄影（SPECT）

E. 肾、输尿管及膀胱（KUB）平片

F. 计算机体层血管成像（CTA）

G. 数字减影血管造影（DSA）

12. 根据患者的症状，最佳治疗方法是

A. 右肾静脉球囊扩张术

B. 左肾静脉-下腔静脉分流术

C. 左侧精索静脉髂外静脉分流术

D. 左肾静脉支架置入术

E. 肠系膜上动脉切断再吻合术

F. 内科保守治疗，包括适当增加体重、避免剧烈运动

参考答案与解析

一、A1 型题

1. B【解析】疼痛是泌尿生殖系统疾病的常见症状，常可有腰部、腹部、会阴、腹股沟及腰骶部疼痛。疼痛性质有绞痛、钝痛、胀痛和刺痛，可阵发或持续发生。

2. A【解析】尿频可因总尿量增多或膀胱功能性容量减少所致。前者见于糖尿病、醛固酮增多症、尿崩症、急性肾损伤多尿期。后者见于：①膀胱炎，由于膀胱黏膜水肿、炎性浸润，刺激膀胱而致尿频。②前列腺增生等致尿路梗阻，残余尿量增加，膀胱有效容量减少而出现尿频。③神经源性膀胱。④膀胱邻近器官的病变，如阑尾炎、盆腔脓肿、输尿管下段结石刺激膀胱或妊娠子宫，以及子宫肌瘤、子宫脱垂压迫膀胱，使其有效容量减少而致尿频。

⑤精神、心理等因素，如焦虑、恐惧等。

3. E【解析】尿频者24小时排尿多于8次，夜尿多于2次，每次尿量<200ml，伴有排尿不尽感。

4. E【解析】正常成人白天排尿4~6次，夜间排尿0~1次，每次尿量200~300ml。

5. A【解析】尿急是指一种突发且迫不及待要排尿的感觉，严重的引起急迫性尿失禁。

6. E【解析】未使用抗菌药物者，菌落计数$>10^5$/ml为诊断尿路感染的依据。

7. A【解析】膀胱炎常在排尿结束时疼痛加重；前列腺炎除有尿痛外，耻骨上区、腰骶部或阴茎头亦感疼痛；膀胱结石或异物多表现为尿线中断。

8. A【解析】尿痛是指排尿时膀胱区及尿道疼痛，与尿频、尿急合称为膀胱刺激征。

9. A【解析】尿失禁是膀胱括约肌损伤或神经功能障碍而丧失排尿自控能力，使尿液不自主地流出的现象。遗尿是指睡眠状态下出现的尿失禁。3岁以下儿童因大脑皮质发育不全、膀胱尿道神经肌肉控制能力较弱而出现遗尿，此为正常生理现象，少部分儿童5岁时仍可出现遗尿，选项A属于遗尿，不属于尿失禁。

10. A【解析】肾绞痛典型的表现为患侧腰部突然发生剧烈绞痛，沿输尿管走行向下腹部、腹股沟、睾丸、外阴或大腿内侧放射，并伴有恶心、呕吐，梗阻解除疼痛缓解。此时体检同侧肾区有叩击痛，尿常规有镜下血尿，以此与其他急腹症相鉴别，选项A错误。

11. A【解析】输尿管疼痛区域可提示输尿管梗阻的部位：输尿管上段梗阻时，疼痛可向外生殖器放射；输尿管中段梗阻时，伴患侧下腹部疼痛，右侧应与急性阑尾炎鉴别；输尿管下段梗阻表现为膀胱刺激征和耻骨上不适感，在男性疼痛可沿尿道放射至阴茎头。

12. A【解析】输尿管因剧烈蠕动、管腔急性扩张及平滑肌痉挛引起疼痛，表现为突发性、多样性，如输尿管走行区的钝痛或绞痛。

13. A【解析】肾母细胞瘤80%以上在5岁以前发病，平均年龄3.5岁。男女比例相当，双侧约占5%。无症状的腹部肿块是最常见也是最重要的症状，见于90%以上患儿，通常是家长和医生偶然发现。肿块常位于上腹一侧季肋部，表面光滑，中等硬度，无压痛，有一定活动度。少数肿瘤巨大，超越腹中线则较为固定。因此发现小儿上腹部肿块，即应考虑肾母细胞瘤的可能。

14. A【解析】阴茎癌是指阴茎发生的恶性肿瘤。它通常起源于阴茎的皮肤和黏膜组织，最常见的发生部位是阴茎头。因此，阴茎头肿块是阴茎癌的主要特征。其他选项中的下腹部肿块、腹股沟区肿块、阴囊内肿块和上腹部肿块都不是阴茎癌的典型特征。

15. C【解析】全程无痛性肉眼血尿，呈间歇性或持续性，应高度警惕泌尿系统恶性肿瘤的可能，其中最常见的是膀胱肿瘤，选项C正确。膀胱刺激征血尿一般与尿频、尿急一起出现，以终末血尿多见，选项A错误。肾绞痛是泌尿外科常见急症之一，多由泌尿系统结石引起，选项B错误。排尿时尿线突然中断，并伴尿道内剧烈疼痛为膀胱结石的血尿特点，在急性阶段出现，常与膀胱刺激征同时发生为非特异性膀胱炎的特点，选项D、E

错误。

16. E【解析】患者血尿中如发现有条状的血块，提示血尿来源于输尿管及以上部位。

17. E【解析】肾、输尿管结石疾病是指在肾脏或输尿管中形成结石，并引起相应症状的疾病。其中，血尿是肾、输尿管结石疾病的常见症状之一。活动后血尿是指在运动或体力活动后出现血尿症状。在活动时，结石可能会移动或刺激尿道或输尿管，导致血管受损并出现血尿。

18. A【解析】无痛性肉眼血尿，呈全程间歇性或持续性，应高度警惕泌尿系统恶性肿瘤的可能，最常见的是膀胱肿瘤。

19. A【解析】乳糜尿常见原因是丝虫病，其他有腹膜后肿瘤、创伤、结核等。

20. B【解析】乳糜尿是指尿内含有乳糜或淋巴液。尿呈乳白色，含脂肪、蛋白质、红细胞及纤维蛋白原。如其中红细胞较多，可呈红色，称为乳糜血尿。

21. E【解析】漏尿主要见于外科术后、妇科产伤、肿瘤、感染、局部放疗等引起的膀胱阴道瘘、尿道阴道瘘、输尿管阴道瘘、尿道直肠瘘等疾病。此外女性先天性输尿管异位开口、脐尿管瘘、膀胱外翻等先天性畸形也会引起漏尿，但男性先天性输尿管异位开口因多位于尿道外括约肌近端而几乎不会出现漏尿。

22. E【解析】正常前列腺液呈淡乳白色，较稀薄；涂片镜检可见多量卵磷脂小体，白细胞 <10 个/高倍视野。

23. E【解析】腹股沟区肿块以疝多见，肿块多可回纳入腹腔，咳嗽时出现。

24. A【解析】乳糜尿是指尿内含有乳糜或淋巴液。尿呈乳白色，含脂肪、蛋白、红细胞及纤维蛋白原。乳糜易溶于乙醚，乙醚可使乳糜尿变清，从而确诊乳糜尿。

二、A2 型题

1. E【解析】尿潴留是指膀胱充满尿液而不能排出，致下腹部膨隆和/或胀痛。

2. A【解析】压力性尿失禁是由于尿道括约肌功能减退，在进行各种使腹压增加的活动（如咳嗽、喷嚏、跑步、搬动重物等）时出现的尿失禁。感觉急迫性尿失禁是由膀胱炎性刺激引起的一个症状。女性尿道括约肌功能相对较弱，精神紧张亦可出现尿失禁，属于此类。急迫性尿失禁和压力性尿失禁常混合存在，为混合性尿失禁。

3. A【解析】充溢性尿失禁又称为假性尿失禁，是由于尿潴留时膀胱过度充盈，膀胱压等于或大于尿道括约肌的阻力，尿液不断自动滴出，无成线排尿。多见于慢性下尿路梗阻。

4. D【解析】乳糜尿是指尿内含有乳糜或淋巴液。尿呈乳白色，含脂肪、蛋白、红细胞及纤维蛋白原。

5. B【解析】尿频可由总尿量增多或膀胱功能性容量减少所致。膀胱炎，由于膀胱黏膜水肿、炎性浸润，刺激膀胱而致尿频。结核性膀胱炎时可发生膀胱挛缩，膀胱容量减少，尿频持续存在，甚至出现尿失禁。

6. E【解析】压力性尿失禁是由于尿道括约肌功能减退，于各种使腹压增加的活动（如咳嗽、喷嚏、跑步、搬动重物等）时出现尿失禁。多见于经产妇或绝经后妇女，也可见于男性前列腺手术后。

7. B【解析】参见 A2 型题第 5 题解析。

8. C【解析】参见 A2 型题第 8 题解析。

9. E【解析】持续性尿失禁是指在任何时候和任何体位时均有尿液不受意识控制而自尿道口流出。表现为膀胱空虚，持续流尿且没有正常的排尿，多见于神经源性膀胱功能障碍或括约肌的严重损伤等。前列腺增生电切术如损伤尿道外括约肌可出现永久性持续性尿失禁。

10. B【解析】排尿困难表现为排尿不畅，排尿费力。排尿困难的程度轻重不等：轻者排尿迟缓，尿线无力，射程短；重者尿线变细或滴沥不成线，排尿需用力，或用手按压检查膀胱呈过度充盈状态，甚至完全不能排尿。

11. D【解析】睾丸扭转一般表现为突然发生的患侧阴囊疼痛，疼痛比较剧烈，一开始会表现为阴囊及睾丸疼痛，后来可发展为下腹部疼痛，同时伴有恶心、呕吐症状，检查时发现患侧阴囊内睾丸相对位置不正常，阴囊托起后疼痛更加明显。

12. B【解析】排尿开始时尿内有血，以后逐渐转清，提示病变多在前尿道或膀胱颈。

13. E【解析】血尿伴肾绞痛应考虑上尿路梗阻，梗阻物可能为结石或血块。

14. A【解析】口服磷酸二酯酶Ⅴ型（PDE5）抑制药是目前治疗勃起功能障碍的常用药物，但对于某些患者可能效果不佳。精索静脉曲张是一种常见的男性生殖系统疾病，它会导致精索静脉血流减缓，产生积血和高压，进而引起睾丸温度的升高和睾丸功能的损害，从而影响勃起功能。因此，选项 A 精索静脉曲张是与该患者勃起功能障碍相关的原因。其余的选项 B、C、D、E 都可能是影响勃起功能的因素之一，但在该患者身上不是与勃起功能障碍不相关的原因。

三、A3/A4 型题

1. A【解析】根据临床表现，该患者最初表现应为排尿次数增多，即尿频。

2. A【解析】根据该患者的症状 B 超检查结果，只需手术切除前列腺增生部分即可。

3. A【解析】急性尿潴留发病突然，耻骨上可触及膀胱，患者非常痛苦，常见于下尿路机械性梗阻，如尿道狭窄和前列腺增生症突然加重，也可由药物导致一过性尿潴留。

4. A【解析】急性尿潴留治疗原则是解除梗阻，恢复排尿。导尿术是解除急性尿潴留最简便的方法。如前列腺增生引起的急性尿潴留，应留置导尿管一周后再试行拔除导尿管，期间可口服 α 受体阻断药治疗，可以松弛前列腺和膀胱颈等部位平滑肌，松弛尿道括约肌，用于缩短导尿管的留置时间，避免急性尿潴留的复发。

5. A【解析】急性尿潴留外科治疗前应完善尿流动力学、血清前列腺特异抗原及超声检查。

6. D【解析】参见 A1 型题第 10 题解析。

7. C【解析】慢性胆囊炎是指胆囊持续的、反复发作的炎症过程。腹部检查可无阳性体征，或仅有上腹部压痛，Murphy 征或呈阳性。因此在体检中，若出现肝脾肿大、触痛、左上腹肋缘下压痛和右腰部叩击痛等表现，均与慢性胆囊炎无明显相关性。而右上腹肋缘下压痛则为慢性胆囊炎常见的体征之一，提示患者可能存在胆囊炎。此外，巩膜中度黄染也是慢性胆囊炎的一种表现，但本题未提及患者有明显黄疸等症状，因此不是最可能的体检发现。故本题答案为 C 选项。

8. A【解析】乳糜尿内含有乳糜或淋巴液。尿呈乳白色，含脂肪、蛋白、红细胞及纤维蛋白原。

9. E【解析】乳糜尿患者饮食方面需以清淡饮食为主，限制脂肪和高蛋白的摄入，并适当多饮水以增加尿量。必要时可用 1% 硝酸银或 12.5% 碘化钠溶液作肾盂冲洗，或采用手术治疗。对乳糜血尿者可酌情用止血药。肾蒂淋巴管结扎术疗效确切，腹腔镜下进行已成为标准方法，创伤小，并发症少。对于本例患者来说，若症状较轻，最佳治疗方法是限制脂肪、蛋白质的摄取量。

10. A【解析】参见 A2 型题第 5 题解析。

11. E【解析】本例患者的前列腺已有明显增大，且肛检质地中等，中央沟消失，提示为良性前列腺增生（BPH）。对于轻度症状的 BPH，可给予口服治疗。因此，该患者的最佳治疗方法是服用治疗前列腺增生的药物继续观察。常用的药物包括 α_1 受体阻滞药、5α 还原酶抑制药等，这些药物能有效缓解尿频、尿急、排尿困难等症状，并可减少尿失禁发生率。对于中度至重度症状的 BPH，可考虑采取其他治疗方法，如行手术前列腺切除等。

四、B 型题

1~2 A、D【解析】细菌尿应做尿细菌定量培养以鉴别尿液样本中的细菌是感染还是污染导致的。取清晨第一次中段尿做培养，如每毫升尿中菌落计数在 10 万以上，认为是感染，在 1 万以下为污染，介于 1 万和 10 万之间为可疑感染，此时应重复培养。

3~4 B、A【解析】尿道炎多在排尿开始时出现疼痛；膀胱炎常在排尿结束时疼痛加重；前列腺炎除有尿痛外，耻骨上区、腰骶部或阴茎头亦感疼痛；膀胱结石或异物多有尿线中断。

5~6 C、A【解析】尿潴留分为急性尿潴留和慢性尿潴留。①急性尿潴留：发病突然，耻骨联合上可触及膀胱，患者非常痛苦，常见于下尿路机械性梗阻，如尿道狭窄和前列腺增生突然加重，也可由药物导致一过性尿潴留。②慢性尿潴留：起病缓慢，历时长，膀胱张力减少，患者无明显痛苦，常见于前列腺增生、尿道狭窄、神经源性膀胱功能障碍。长期尿潴留可引起双侧输尿管及肾积水，导致肾功能受损。

7. D【解析】急迫性尿失禁是指患者突然感到强烈尿意，并迫不及待地排出尿液。

8. C【解析】充溢性尿失禁又称假性尿失禁，是由于尿潴留时膀胱过度充盈，膀胱压等于或大于尿道括约肌的阻力，尿液不断自动滴出，无成线排尿。

9. A【解析】持续性尿失禁是指在任何时候和任何体位均有尿液不受意识控制而自尿道

口流出。

10. C【解析】参见 B 型题第 8 题解析。

11. B【解析】参见 A2 型题第 4 题解析。

五、X 型题

1. BCDE【解析】排尿困难按病因可分为如下三类。①机械性梗阻：见于尿道狭窄、尿道肿瘤、先天性尿道瓣膜等。②动力性梗阻：见于糖尿病、脑脊髓病变、盆腔手术损伤盆神经或阴部神经等。③混合性梗阻：见于前列腺增生、急性前列腺炎等。

2. ABE【解析】参见 X 型题第 1 题解析。

3. ABE【解析】参见 X 型题第 1 题解析。

4. CD【解析】排尿困难：男性多见于前列腺增生和尿道狭窄，而女性常由膀胱颈硬化症或心理因素所致，儿童则可能与神经源性膀胱和后尿道瓣膜有关。

5. AB【解析】参见 X 型题第 4 题解析。

6. ABCD【解析】急性尿潴留表现为短时间内膀胱突然出现大量的尿液，并且这些尿液不能够经尿道排出，膀胱过度充盈，选项 E 错误。尿潴留分为急性尿潴留和慢性尿潴留，选项 A 正确。充溢性尿失禁患者尿潴留时膀胱过度充盈，膀胱压等于或大于尿道括约肌的阻力，尿液不断自动滴出，无成线排尿，选项 D 正确。导尿是治疗急性尿潴留的最常用方法，选项 B 正确。慢性尿潴留多由膀胱出口以下尿路不完全梗阻所致，选项 C 正确。

7. ABCDE【解析】痔疮手术后可能会因为手术创伤或镇痛药为主要原因导致膀胱颈部括约肌紧张失常，阻碍了尿液的正常排出，从而引起急性尿潴留（A 对）。骨盆骨折可能会造成膀胱颈部或尿道损伤，导致膀胱排空受阻，出现急性尿潴留的表现（B 对）。前列腺增生本身不会导致急性尿潴留。上呼吸道感染后可能会合并尿路感染或加重前列腺增生，使尿液排出受阻，导致急性尿潴留（C 对）。双侧上尿路结石急性发作时，可能会引起尿管或肾脏的严重阻塞，使尿液不能从体内正常排出，而出现急性尿潴留的表现（D 对）。前列腺增生患者哮喘发作服用平喘药可同时作用于膀胱逼尿肌，使其松弛，张力减低，以致患者在排尿时膀胱收缩力减弱，诱发了急性尿潴留（E 对）。

8. ABCE【解析】根据病因，可将阴茎勃起功能障碍分为心理性、内分泌性、神经性、动脉性、静脉性和医源性六大类。临床上则分为器质性阴茎勃起功能障碍（动脉性、静脉性、神经性和内分泌性）、心理性阴茎勃起功能障碍及混合性阴茎勃起功能障碍。

9. AE【解析】急迫性尿失禁患者表现为突然感到强烈尿意，并迫不及待地排出尿液。可分为两类：①运动性急迫性尿失禁。②感觉急迫性尿失禁。

10. BCDE【解析】根据病因将不射精分类：①功能性不射精。②器质性不射精。③药物性不射精。④混合性不射精。

11. BCDE【解析】细菌性或间质性膀胱炎患者表现为间歇性耻骨上区疼痛，膀胱充盈时更显著，同时伴有尿频、尿急或排尿困难，排尿后疼痛感可部分或完全缓解。部分膀胱炎患者典型的症状是排尿痛，呈烧灼样或针刺样，多在排尿初出现，尿末时加重，放射至尿道远端，常伴有脓尿及膀胱刺激征，甚至出现尿闭感。

12. ABCD【解析】前列腺炎和精囊炎可有疼痛表现，疼痛部位主要集中于会阴部、耻骨上区或腰骶部，向后背部、腹股沟，以及下腹、阴囊、睾丸及阴茎头等部位放射。

13. ABE【解析】急性炎症引起的疼痛较重且伴有寒战、发热，同时合并膀胱刺激征，直肠指检时前列腺、精囊部位有明显触痛。

14. BCDE【解析】血尿程度取决于尿内血量的多少，选项 A 错误。出血多时，肉眼可见，称为肉眼血尿，其颜色呈浅粉红色至深褐色不等，甚至有血凝块。出血少时肉眼看不出血色，仅在尿常规检查时发现红细胞计数超出正常值，称为镜下血尿。1000ml 尿中含 1ml 液即呈肉眼血尿，一般认为离心尿在每高倍镜视野中有 2 个以上红细胞有病理意义。选项 BCDE 正确。

15. ABC【解析】终末血尿表现为排尿时尿内有血或血色加深。病变多在膀胱三角、膀胱颈或后尿道。

16. BCDE【解析】尿液不离心，10 个高倍视野中见到 3~5 个红细胞是目前比较公认的镜下血尿标准，其余均不属于病态，选项 A 不符合题意。

17. AB【解析】肾性蛋白尿包括混合性蛋白尿及肾小球性蛋白尿。

18. BCE【解析】非特异性感染包括肾盂肾炎、肾积脓、膀胱炎、前列腺炎或脓肿、尿道炎及邻近器官炎症（如盆腔脓肿）等。常见细菌为大肠埃希菌、变形杆菌、葡萄球菌等。

19. AB【解析】乳糜尿是指尿内含有乳糜或淋巴液。

20. AC【解析】少尿和无尿提示肾功能不全或濒于衰竭状态。其原因有：①严重脱水、大出血、休克、大面积烧伤等。②肾脏本身病变，如肾小球肾炎、多囊肾、慢性肾盂肾炎等。③双侧输尿管梗阻。多尿见于糖尿病或尿崩症、急性肾损伤多尿期。

21. DE【解析】参见 X 型题第 20 题解析。

22. BCE【解析】气尿多见于尿路与肠道之间有瘘管相通时。这些瘘管除了由手术、外伤引起外，更多见于结核病、炎性肠病，乙状结肠癌等。

23. ACE【解析】尿道分泌物是在无排尿动作时经尿道口自然流出的黏液性、血性或脓性分泌物。正常尿道口应无分泌物，性冲动时可由尿道口流出白色清亮的黏液，选项 D 错误。

24. ABCD【解析】参见 X 型题第 23 题解析。尿道分泌物：①血性分泌物提示尿道癌。②黄色、黏稠脓性分泌物多是淋菌性尿道炎所致。③少量无色或白色稀薄分泌物多发生在由支原体、衣原体所致的非淋菌性尿道炎。④慢性前列腺炎患者常在清晨排尿前或排便后于尿道口处见有少量黏稠分泌物。

25. BDE【解析】常见的热型有稽留热、弛张热、间歇热、不规则热、癌性发热、波状热、消耗热、败血症发热。泌尿外科疾病常见热型为间歇热和不规则热，前者见于男性慢性泌尿生殖系统感染，后者主要见于肾癌。

26. ABCD【解析】恶病质具体表现有厌食、贫血、进行性体重下降、极度消瘦、皮肤干燥松弛、肋骨外露、代谢失常等。

六、案例分析题

1. ABD【解析】该患者可能为泌尿系统疾病，排尿异常，应该进行泌尿系统增强 CT、泌尿系统 B 超及尿常规检查。

2. C【解析】参见 A2 型题第 5 题解析。

3. A【解析】为了确诊该患者的病情，除上述检查外，还应该留置尿管，膀胱持续引流 2 个月后，行尿流动力学检查。

4. F【解析】患者既往有糖尿病病史，且血糖控制不佳，结合患者尿频、尿床症状考虑为糖尿病引起的自主神经病变，导致神经源性膀胱。

5. A【解析】患者残尿量增多，伴逼尿肌收缩无力，应采取导尿术，但长期置留尿管有感染风险，故最佳选择是间断清洁自家导尿。

6. E【解析】根据题干，该患者有难产史，并行会阴侧切术，判断尿失禁的可能原因为盆底肌损伤。

7. A【解析】压力性尿失禁患者尿道括约肌功能减退，于各种使腹压增加的活动（如咳嗽、喷嚏、跑步、搬动重物等）时出现尿失禁。多见于经产妇或绝经后妇女，也可见于男性前列腺手术后。

8. CDEF【解析】轻中度压力性尿失禁的治疗方法主要是盆底肌锻炼、电刺激、膀胱锻炼、局部药物治疗等。30%~60% 的患者经过非手术治疗是能够改善症状的，严重的压力性尿失禁患者需要手术治疗。

9. BEF【解析】肾静脉受压综合征的诊断指标：①尿红细胞形态为非肾小球源性（即尿中红细胞形态正常比例 >90%）。②尿钙/肌酐（Ca/Cr）<0. 20。③膀胱镜检查为左侧输尿管喷血（肉眼血尿发作时）。④肾活检正常或轻微病变。⑤腹部 B 超、CT 和 MRI 表现为左肾静脉受压、扩张。⑥下腔静脉和左肾静脉测压证实左肾回流障碍，左肾静脉压与下腔静脉压力差在 4mmHg 以上（也有报道压力差为 5mmHg）。⑦排除其他可能引起血尿的病因。运动性血尿：①血尿在运动后即刻出现，血尿的严重程度与运动量和运动强度大小有密切关系。②除尿血外，一般没有其他症状和异常情况。③血液检查、肾功能检查、腹部 X 线及肾盂造影等检查均属正常。④出现血尿后立即停止运动，绝大多数在 3 天内血尿停止。慢性肾炎：①尿常规检查常有轻、中度蛋白尿，同时伴有血尿，红细胞管型，肉眼血尿少见，多为镜下持续性血尿。②血液检查早期变化不明显，肾功能不全者可见正色素正细胞性贫血，红细胞沉降率明显升高，血浆白蛋白降低，血胆固醇轻度增高，血清补体 C3 正常。③肾功能检查内生肌酐清除率和酚红排泄率轻度下降，尿浓缩功能减退。血清尿素氮和肌酐早期基本正常，随病情加重，血尿素氮和肌酐水平逐步增高，当其高于正常值时，证明有效肾单位

已有60%~70%受损害。对肾功能不全，尤其是对尿毒症的诊断更有价值。④腹部平片：肾脏明显缩小，表面不光滑。⑤B超：早期双肾正常或缩小，肾皮质变薄或肾内结构紊乱，B超检查可帮助排除先天性肾发育不全、多囊肾和尿路梗阻性疾病。⑥肾穿刺活检：根据其病理类型不同，可见相应的病理改变。

10. ABDF【解析】为了确诊，该患者还应进行多普勒超声检查、纤维膀胱镜检查、尿路造影检查及尿红细胞形态学检查。

11. BFG【解析】磁共振血管成像、数字减影血管造影及计算机体层血管成像等对肾静脉受压综合征（胡桃夹综合征）的确诊有重要意义。

12. F【解析】该患者应首选保守治疗。因症状在剧烈运动的情况下出现，故应避免剧烈运动。该患者为瘦高体型，还应适当增加体重。

第二章　体格检查

一　A1 型题

1. 关于肾脏触诊的叙述不正确的是
   A. 正常人肾脏一般不易触及
   B. 受检查者可采取平卧位
   C. 受检查者可采取蹲位
   D. 一般采用双手触诊法
   E. 检查者立于受检查者右侧
2. 诊断膀胱膨胀的主要方法是
   A. 视诊
   B. 视诊 + 触诊 + 叩诊
   C. 触诊
   D. 异常发现
   E. 直肠指诊
3. 阴囊急症首选的物理检查是
   A. 阴囊彩色多普勒超声
   B. 阴囊 B 超
   C. 阴囊 CT
   D. 阴囊 MRI
   E. 放射性核素睾丸显像
4. 精索静脉曲张的患者检查时应采取的体位是
   A. 左侧卧位
   B. 俯卧位
   C. 右侧卧位
   D. 站立位
   E. 平卧位
5. 以下哪一项不是直肠指检应采取的措施
   A. 检查前排空膀胱
   B. 取膝胸位
   C. 侧卧位
   D. 采取直立位
   E. 直立弯腰位
6. 以下哪一项不是女性尿道旁腺囊肿的表现
   A. 尿道口肿物
   B. 挤压肿块有脓性分泌物
   C. 外阴的萎缩性变化
   D. 肿块肿大疼痛
   E. 腺管开口红肿
7. 关于神经系统检查方法，叙述不正确的是
   A. 检查要求患者清醒、合作，并力求客观

B. 先让患者闭目，嘱受到感觉刺激后立即回答
C. 可取与神经径路平行的方向检查
D. 自内向外或自上向下依次检查
E. 各关节上下和四肢内外侧面及远近端均要查到，并两侧对比

8. 感觉障碍的主观症状不包括
A. 疼痛　　B. 麻木
C. 蚁行感　　D. 烧灼感
E. 贫血

二 A2 型题

1. 患者，男性，60 岁。间歇性无痛性血尿 2 年。B 超检查：双肾未见异常，膀胱右侧壁有 3cm×4cm 占位。为了确诊病情，在进一步询问病史和体格检查中，最重要的是
A. 膀胱双合诊　　B. 有无长期接触致癌物史
C. 血尿是否伴血块　　D. 有无尿路刺激症状
E. 有无吸烟史

2. 患者，男性，48 岁。排尿费力近 1 年多，且症状逐渐加重，近 3 个月出现腰骶部疼痛。为了确诊病情，需进一步完善的检查是
A. 腹部 CT 检查　　B. 尿液检查癌细胞
C. 直肠指检及穿刺活检　　D. 尿常规检查
E. 膀胱镜检查及活检

3. 患者，男性，59 岁。近来发现左侧阴囊内有逐渐增大的包块，无痛，与体位无关，触不到左侧睾丸及附睾，为了确诊病情，需进一步完善简单的检查是
A. B 超　　B. 瓦尔萨尔瓦（Valsalva）试验
C. 尿常规　　D. 透光试验
E. CT

4. 患者，男性，47 岁。6 年前右肾结核已经切除，发现左肾积水 2 个月，拟行左输尿管膀胱再植手术，为了解膀胱情况是否可以行此手术，手术前最佳的检查方法是
A. B 超　　B. 排尿时的膀胱造影
C. 静脉尿路造影　　D. 膀胱注水试验
E. 膀胱镜检查

三 A3/A4 型题

（1~2 题共用题干）

患者，男性，45 岁。3 天前突然出现无痛性肉眼血尿，右腰部轻度不适，既往无血尿

史，临床初步诊断为“肾肿瘤”。

1. 根据患者的症状，应首选的检查方法是
   A. B超　　B. 肾动脉造影
   C. 静脉尿路造影　　D. CT
   E. 放射性核素肾扫描
2. 若患者检查发现右侧肾脏实性占位，最佳的治疗方法是
   A. 肾移植术　　B. 右肾切除
   C. 右肾部分切除　　D. 输尿管移植术
   E. 右肾切除，并做术中冷冻病理检查

四 B型题

（1~4题共用备选答案）

A. 乳糜尿　　B. 卟啉尿
C. 黑色素尿　　D. 胆绿素尿
E. 血尿

正常新鲜尿液为淡黄色：

1. 尿液出现红色，可诊断患者可能患有
2. 尿液出现紫红色，可诊断患者可能患有
3. 尿液出现棕黑色，可诊断患者可能患有
4. 尿液出现绿蓝色，可诊断患者可能患有

五 X型题

1. 关于全身或局部水肿，以下叙述正确的是
   A. 非凹陷性水肿指局部受压后可出现凹陷
   B. 非凹陷性水肿指局部组织虽然有明显肿胀，但受压后并无明显凹陷
   C. 非凹陷性水肿如黏液性水肿和象皮肿
   D. 凹陷性水肿指局部受压后可出现凹陷
   E. 外生殖器和下肢水肿提示心功能不全
2. 不属于腹膜刺激征的是
   A. 反跳痛　　B. 压痛
   C. 黄疸　　D. 腹水
   E. 腹肌紧张
3. 关于浅表淋巴结，锁骨上淋巴结肿大见于
   A. 晚期肾癌　　B. 晚期尿路上皮癌

C. 晚期前列腺癌　　D. 急慢性淋巴结炎

E. 淋巴瘤

4. 关于浅表淋巴结，全身性淋巴结肿大常见于

A. 晚期肾癌　　B. 晚期尿路上皮癌

C. 慢性白血病　　D. 急慢性淋巴结炎

E. 淋巴瘤

5. 关于尿道检查，以下叙述正确的是

A. 尿道上裂的尿道外口位于阴茎腹侧

B. 骑跨伤所致的尿道瘢痕狭窄可于尿道球海绵体部触及硬结

C. 尿道下裂的尿道外口位于阴茎腹侧

D. 从阴茎根部开始依次触压阴茎腹侧尿道至尿道外口

E. 尿道触诊硬韧呈条索状，提示尿道狭窄

参考答案与解析

一、A1 型题

1. C【解析】肾脏触诊：患者仰卧，下肢屈曲，使腹肌松弛，选项 C 错误，选项 B 正确。检查者立于受检查者右侧，选项 E 正确。置于腰背部的左手向上推挤肾脏，右手触摸，采用双手触诊，选项 D 正确。正常情况下，肾脏常不能触及，偶可触及右肾下极，选项 A 正确。

2. B【解析】膀胱膨胀是尿潴留的征象。由于膀胱颈部以下的梗阻或神经性因素，尿液不能从膀胱排出所致。膀胱膨胀检查方法：患者仰卧，观察患者下腹部耻骨上区，可见高度膨隆，触诊可扪及椭圆形肿物，其上缘可平脐，表面光滑，有囊性感及弹性，不移推动，有压痛，压之有强烈尿意，叩诊呈浊音或实音，于导尿后复查，发现肿物消失，即为膀胱膨胀。

3. A【解析】彩色多普勒超声对阴囊急症具有重要的诊断与鉴别诊断价值。

4. D【解析】精索静脉曲张时，阴囊皮下的静脉曲张成团，使阴囊呈“蚯蚓袋”样外观，多见于左侧，瓦尔萨尔瓦（Valsalva）征阳性，平卧并抬高阴囊后静脉曲张逐渐减轻，故应采取站立位。

5. D【解析】直肠指诊的检查方法：患者检查前排空膀胱，可取膝胸位、侧卧位或直立弯腰位。检查者戴上橡皮手套，将示指缓缓滑入肛门。

6. C【解析】女性尿道旁腺囊肿表现为尿道口肿物，肿块肿大疼痛，腺管开口红肿，挤压肿块有脓性分泌物。

7. C【解析】神经系统检查方法：感觉检查要求患者清醒、合作，并力求客观。先让患者闭目，嘱受到感觉刺激后立即回答。可取与神经径路垂直的方向（四肢环行，躯干纵行），自内向外或自上向下依次检查；各关节上下，四肢内外侧面及远近端均要查到，并两侧对比。

8. E【解析】感觉障碍的主观症状可有疼痛、发麻、蚁行感、烧灼感等，可为自发性或在激惹后引起，后者如压痛、牵引痛等，是感觉通路的刺激性病变所致。

二、A2 型题

1. A【解析】中老年出现无痛性肉眼血尿，应首先想到泌尿系统尿路上皮肿瘤的可能，尤以膀胱癌多见。膀胱双合诊可了解肿瘤大小、浸润的范围、深度以及与盆壁的关系。

2. C【解析】该患者的症状提示可能存在前列腺问题，因此直肠指检及穿刺活检是最能帮助诊断的检查。直肠指检可以通过探测前列腺的大小、质地、疼痛程度等来评估前列腺是否存在异常，如增生或癌变等。穿刺活检可以更加明确前列腺组织中的异常细胞和肿瘤情况，有助于明确诊断和治疗方案制定。

3. A【解析】阴囊急症是小儿泌尿外科的主要急诊，其中睾丸扭转若得不到及时的诊断和治疗，会导致失去睾丸的严重后果。因此，正确认识和处理阴囊急症非常重要。阴囊彩色多普勒超声主要评价睾丸血流情况，特异度和灵敏度均很高，因此是阴囊急症的首选检查方法。

4. E【解析】膀胱镜检查是临床上泌尿外科常用的一种检查方法，尤其对膀胱肿瘤的诊断有一定的价值，且可以通过膀胱镜进行一些肿瘤的切除术。

三、A3/A4 型题

1. A【解析】肾脏 B 超检查是一种探测脏器形态、位置、局部病理变化为主的医学影像学检查方法，它可检查肾脏的实质性和异位病变，如肾肿瘤、肾囊肿、肾脓肿、肾盂积水、肾结石、肾下垂等。可间接反映肾脏受损情况。

2. E【解析】右侧肾脏实性占位可以通过穿刺来确定性质，也可以先手术切除，术中做冷冻切片病理检查确定性质，再确定下一步的治疗方案。

四、B 型题

1~4 E、B、C、D【解析】正常新鲜尿液为淡黄色。尿液浓缩时，颜色可呈深黄色。病理情况下出现尿色深红如浓茶样见于胆红素尿；红色见于血尿、血红蛋白尿；紫红色见于卟啉尿；棕黑色见于高铁血红蛋白尿、黑色素尿；绿蓝色见于胆绿素尿和尿蓝母尿；乳白色可能为乳糜尿、脓尿。

五、X 型题

1. BCDE【解析】全身或局部水肿：①凹陷性水肿指局部受压后可出现凹陷；非凹陷性水肿指局部组织虽然有明显肿胀，但受压后并无明显凹陷，如黏液性水肿和象皮肿。②外生殖器和下肢水肿提示心功能不全、肾衰竭、肾病、盆腔或腹膜后淋巴梗阻等。

2. CD【解析】腹膜炎三联征包括腹肌紧张度增加、压痛及反跳痛。

3. ABC【解析】锁骨上淋巴结肿大见于晚期肾癌、晚期尿路上皮癌、晚期前列腺癌等。全身性淋巴结肿大常见于急慢性淋巴结炎、淋巴瘤，以及各型急慢性白血病等。

4. CDE【解析】参见 X 型题第 3 题解析。

5. BCDE【解析】男性尿道位于阴茎腹侧，外口位于阴茎头中央。尿道位于阴茎背侧为尿道上裂，少见。尿道触诊硬韧呈条索状，提示尿道狭窄。骑跨伤所致的尿道瘢痕狭窄可于尿道球海绵体部触及硬结。尿道下裂的尿道外口位于阴茎腹侧。从阴茎根部开始依次触压阴茎腹侧尿道至尿道外口，如有尿道结石，可触及局部硬物，如尿道口有脓性分泌物，应收集送检。

第三章 实验室检查

一 A1 型题

1. 制备尿沉渣检查标本时，10ml 尿离心后弃去上清液，所留标本量是

A. 0.5ml　B. 1ml

C. 0.2ml　D. 1.5ml

E. 2ml

2. 正常尿液检查所见中叙述不正确的是

A. 尿比重 1.015~1.025

B. 离心尿红细胞 0~3 个/高倍镜视野

C. 离心尿白细胞 0~5 个/高倍镜视野

D. 尿液中无晶体、管型

E. 尿液混浊如牛奶，放置后有凝块，镜检有脂肪滴

3. 能够反映尿中具有渗透活性的粒子的数量，其结果能较理想地评价肾浓缩功能的检查是

A. 试带法　B. 折射计法

C. 尿渗透压检查　D. 透光检查

E. 尿液 pH 检查

4. 针对泌尿系统致病真菌的检查方法不包括

A. 不染色直接涂片镜检　B. 正染色法

C. 革兰染色法　D. 荧光染色法

E. 真菌培养

5. 尿脱落细胞学检查应收集何时的尿液

A. 任何时间的尿均可　B. 24 小时尿

C. 12 小时尿　D. 晨起第 1 次尿

E. 晨起第 2 次尿

6. 正常前列腺液镜检时可见大量的

A. 卵磷脂小体　B. 中性粒细胞

C. 草酸钙结晶　D. 夏科-莱登晶体

E. 上皮细胞

7. 诊断急性肾衰竭更可靠的指标是

A. 血肌酐突然增高
B. 高钾血症
C. 尿钠 >20mmol/L
D. 血尿素氮突然增高
E. 少尿

8. 内生肌酐清除率测定是反映

A. 肾小球滤过功能
B. 近端肾小管排泄与分泌功能
C. 远端肾小管重吸收功能
D. 肾脏血流量
E. 肾脏浓缩稀释功能

9. 正常成人血尿素氮的参考值是

A. 3.2~7.1mmol/L
B. 3~5mmol/L
C. 4~5mmol/L
D. 3.2~7.1μmol/L
E. 20~30mmol/L

10. 以下不是临床检测前列腺特异性抗原（PSA）的常用方法的是

A. 化学发光免疫测定
B. 放射免疫分析
C. 免疫放射分析
D. 酶联免疫吸附试验（ELISA）
E. 尿三杯试验

11. 关于甲胎蛋白（AFP），以下叙述不正确的是

A. AFP是一种单链糖蛋白，半衰期为5~7天
B. 血清AFP的正常值 <30μg/L
C. AFP水平越高，提示肿瘤恶性度越高，预后越差
D. 通常50%~70%的睾丸NSGCT患者血清AFP升高
E. 一旦纯精原细胞瘤AFP升高，则意味着其含有胚胎癌等混合成分

12. 关于血钙，以下叙述不正确的是

A. 降低神经和肌肉的兴奋性
B. 参与肌肉收缩及神经传导
C. 参与血液凝固
D. 细胞内的主要阳离子
E. 参与离子跨膜转运

13. 诊断肾积水首先应做的检查是

A. CT
B. B超
C. 静脉、输尿管及膀胱（KUB）平片 + 静脉肾盂造影（DVP）
D. 逆行造影
E. 静脉尿路造影（IVU）

14. 尿内儿茶酚胺及尿香草基扁桃酸（VMA）升高最常见于

A. 严重贫血
B. 甲状腺功能亢进症

C. 肾炎　　D. 垂体前叶功能减退

E. 嗜铬细胞瘤

15. 睾酮入血液后对黄体生成素（LH）的分泌及促性腺激素释放激素（GnRH）的分泌有负反馈调节作用，此种调节称为

A. 垂体–间质细胞轴　　B. 腺垂体–原细胞轴

C. 腺垂体–基细胞轴　　D. 腺垂体–间质细胞轴

E. 垂体–间质细胞轴

二 A2 型题

1. 患者，男性，55 岁。尿频、尿急、尿痛，小腹痛伴终末血尿 3 天，尿常规见大量红、白细胞，为了确诊病情，进一步完善的检查是

A. 中段尿培养 + 药物敏感试验　　B. 泌尿系统 B 超

C. 逆行肾盂造影　　D. 静脉肾盂造影

E. 输尿管检查

2. 新婚后的女性，有尿频、尿急、排尿疼痛急性尿路感染症状，为了确诊病情，需进一步完善的检查是

A. 尿常规检查　　B. 血常规检查

C. 尿沉淀涂片染色检查　　D. 膀胱镜检查

E. 尿培养检查

3. 患者，女性，28 岁。婚后出现尿频、尿急、排尿疼痛等症状。根据患者情况，首先要做的检查是

A. 膀胱镜检查　　B. 尿常规 + 尿培养

C. 尿三杯试验　　D. 肾功能检查

E. 尿脱落细胞学检查

4. 患者，男性，35 岁。进行性膀胱刺激征，经抗生素治疗不见好转，且伴有右侧腰部胀痛及午后潮热。为明确诊断，需进一步完善的检查是

A. 尿液查红细胞　　B. 尿液查脓细胞

C. 尿沉渣找结核分枝杆菌　　D. 尿培养

E. 尿液找结核分枝杆菌

5. 患者，女性，58 岁。尿色发红 2 周，无膀胱刺激征，无发热，无腰痛。以下对诊断没有意义的检查是

A. 尿液找结核分枝菌

B. 减少活动，1 周后复查尿常规

C. 行双肾、输尿管及膀胱 B 超检查

D. 口服抗生素并行 KUB 平片

E. 腹部 B 超检查，了解泌尿系统情况

6. 患者，男性，55 岁。半年前出现全程无痛性肉眼血尿 2 次，未经诊治而自行消失，2 周来肉眼血尿重新出现，伴有小血块。为明确诊断，需进一步完善的检查是

A. 尿红细胞位相

B. 尿脱落细胞学检查

C. 尿常规

D. 尿三杯试验

E. 尿液找结核分枝杆菌

7. 男性，患者，22 岁。反复尿频、尿急 2 年余，伴有会阴部胀痛，饮酒后症状加重，多次尿常规检查未见明显异常，B 超检查双肾、膀胱、前列腺未见异常，抗感染治疗效果不佳。为明确诊断，需进一步完善的是

A. 前列腺液常规检查

B. 尿常规检查

C. 前列腺 CT 检查

D. 膀胱镜检查

E. 经直肠 B 超检查

8. 患者，男性，47 岁。反复发作右肾绞痛 2 年，进食肉类尤其是动物内脏后，出现趾关节红肿疼痛，泌尿系统 X 线检查未发现异常，为明确诊断，进一步完善的检查是

A. 反复检查泌尿系统平片

B. 尿常规和尿培养检查

C. 血尿酸及 B 超检查

D. 24 小时尿液分析和血钙、磷、尿酸化验

E. 小关节摄片

三 A3/A4 型题

(1~2 题共用题干)

患者，男性，45 岁。主诉尿色“发红”1 周。

1. 根据患者的症状，尿“发红”的可能原因是

A. 浓缩尿

B. 色素尿

C. 血红蛋白尿

D. 血尿

E. 以上都是

2. 为了确诊病情，需进一步完善的检查是

A. 尿常规

B. 尿三杯试验

C. 尿培养

D. B 超

E. CT

(3~4 题共用题干)

患者，男性，42 岁。因进行性消瘦伴体位性头晕，饭前常心悸、手颤 2 年来诊。既往无结核病史。查体：血压 78/50mmHg；消瘦，皮肤无色素沉着。实验室检查：血糖

3.0mmol/L；抗肾上腺皮质抗体（–）；氢化可的松72nmol/L（正常值165~441nmol/L）。

3. 根据患者的症状，最可能的诊断是
   A. 原发性慢性肾上腺皮质功能减退症（艾迪生病）
   B. 特发性慢性肾上腺皮质功能减退症
   C. 继发性肾上腺皮质功能减退症
   D. 低血糖症
   E. 库欣综合征
4. 为进一步鉴别原发性或继发性肾上腺皮质功能减退，下述检查中最有意义的是
   A. 促肾上腺皮质激素（ACTH）刺激试验
   B. 24小时尿17–羟类固醇测定
   C. 24小时尿游离氢化可的松测定
   D. 24小时尿17–酮类固醇测定
   E. 血浆肾素、醛固酮测定

四 B型题

（1~2题共用备选答案）

A. 雌二醇　　B. 黄体生成素
C. 催乳素　　D. 血睾酮浓度
E. 卵泡刺激素

1. 临床确定性腺功能和监测睾酮替代治疗的最重要的实验室指标是
2. 用于监测卵巢功能，判断有无卵巢衰竭、无排卵周期、黄体功能不全的是

五 X型题

1. 采集尿液标本时正确的方法是
   A. 女性患者最好用导尿法收集
   B. 明显的尿路感染患者也应先采集尿液再控制感染
   C. 截瘫患者多采用耻骨上膀胱穿刺法留取尿液
   D. 尿液标本应在12小时内处理，以避免污染和杂菌生长
   E. 一般留取中段尿液送检
2. 收集尿液的注意事项包括
   A. 留尿前需清洗外阴及尿道口，包皮过长者应翻开包皮清洗，留中段尿送检
   B. 使用清洁有盖、一次性容器，体积<50ml
   C. 容器上应贴上标记，内容包括患者的全名，可识别患者的标本特异性编码和标本采集时间

D. 尿液标本应避免被经血、白带、精液、粪便等污染

E. 标本留取后，12 小时内送检，以免细菌繁殖、细胞溶解等

3. 关于尿液的 pH 叙述正确的是

A. 通常在 4.5~8.0

B. 多数情况下，尿的 pH 可以大致反映出血清的 pH

C. Ⅰ型肾小管酸中毒，无论合并多严重的代谢性酸中毒，其尿液均为碱性

D. 肾结核的尿液呈碱性

E. 尿酸结石和胱氨酸结石的尿液 pH 一般为酸性

4. 尿液浓缩稀释试验主要用于检查

A. 远端肾小管

B. 集合管

C. 髓袢

D. 远端及近端肾小管功能

E. 近端肾小管功能

5. 精液采集的注意事项

A. 容器必须注明姓名或识别号，以及标本采集日期和时间

B. 采样后 1 小时内送检，保存温度 20~40℃

C. 用清洁干燥广口塑料瓶或玻璃瓶收集精液，不宜采用避孕套内的精液

D. 某些塑料容器具有杀精子作用，应用前必须有所选择

E. 精液检查前禁欲至少 3 天，但不超过 7 天；两次采样间隔应大于 7 天

6. 尿比重降低可多见于

A. 慢性肾小管肾炎

B. 肾功能不全

C. 急性肾炎

D. 尿崩症

E. 心功能不全

7. 尿比重常用的测定方法有

A. 试带法

B. 折射计法

C. 尿渗透压

D. 透光检查

E. 尿液 pH 检查

8. 关于尿病原学的检查叙述正确的是

A. 应包括定量培养和涂片检查

B. 绝对不能穿刺膀胱收集尿液

C. 标本应取自新鲜中段尿

D. 一般应同时加做药物敏感试验

E. 取尿样时，男性应上翻包皮，女性应清洁外阴，也可经导尿获取尿液

9. 尿细胞学检查方法的有关叙述，正确的是

A. 要求尿液新鲜，尿量不少于 50ml

B. 沉淀物涂片必须在尿液排出后 1~2 小时完成

C. 收集的尿液应及时离心

D. 要求尿液新鲜，尿量不少于30ml

E. 沉淀物涂片必须在尿液排出后3~4小时完成

10. 以下不属于目前临床上应用的诊断膀胱癌的肿瘤标志物的是

A. 膀胱肿瘤抗原（BTA） B. 核基质蛋白22（NMP22）

C. 尿胆原（UBG） D. 前列腺特异抗原（PSA）

E. 甲胎蛋白（AFP）

11. 精液不液化的主要原因是

A. 精囊腺分泌的凝固因子缺乏或异常

B. 前列腺分泌的凝固因子缺乏或异常

C. 前列腺分泌的液化因子缺乏或异常

D. 精囊腺分泌的液化因子缺乏或异常

E. 精液中其他成分的异常

12. 有关卵磷脂小体的叙述正确的是

A. 体积多数大于血小板 B. 体积多数大于红细胞

C. 折光性强 D. 呈圆形或卵圆形

E. 大小不均

13. 关于尿液标本的保存，以下说法正确的是

A. 收集尿液的容器加盖置于6℃冰箱内保存

B. 甲苯10ml加入尿液内，使其在尿液表面形成保护膜，防止细菌生长繁殖

C. 甲苯适用于24小时尿液总氮、非蛋白氮、尿素氯、肌酐、肌酸、尿酸、氯化物、钾、钠等物质的测定

D. 化学纯盐酸10ml加入尿液内，能使尿液保持酸性，抑制细菌生长，从而避免尿液变碱，分解腐败

E. 盐酸适用于17-羟皮质类固醇、17-酮皮质类固醇、儿茶酚胺和钙等物质的测定

14. 以下能引起血尿素氮（BUN）病理性升高的情况有

A. 高蛋白饮食 B. 心力衰竭

C. 急性肾炎 D. 上消化道出血

E. 肝衰竭

15. 临床上常用的肾功能检查方法有

A. 血Cr、BUN测定 B. 内生肌酐清除率检测

C. 尿浓缩稀释联合检查 D. 集合管滤过率

E. 静脉尿路造影

16. 下列关于尿渗透压检查的说法正确的是

A. 尿液渗透压一般为600~1000mmol/L，24小时内最大范围为40~1400mmol/L，血浆

渗透压为275~305mmol/L，尿与血浆渗透压比值为（3.4~4.7）：1

B. 禁水12小时，尿渗透压>800mmol/L，若低于此值，表示肾浓缩功能不全

C. 正常人禁水12小时后，尿与血浆渗透压之比应>3

D. 急性肾小管功能障碍时尿与血浆渗透压之比<1.2. 且尿 Na^+ >20mmol/L

E. 是反映尿中具有渗透活性的粒子（分子或离子等）数量的一种指标，是评价肾浓缩功能较理想的指标

17. 尿液培养标本的留取

A. 用试管收集中段尿10~15ml，立即加塞盖后送检

B. 做结核分枝杆菌培养的尿液标本，应收集24小时全部尿液，并将沉淀部分盛于洁净瓶内送检

C. 女性患者先用肥皂水或1：1000高锰酸钾水溶液冲洗外阴部及尿道口

D. 用试管收集中段尿5~10ml，立即加塞盖后送检

E. 男性患者应翻转包皮冲洗，用2%红汞或1：1000苯扎溴铵消毒尿道口，再用无菌纱布或干棉球拭干后排尿

18. 以下哪项检查对前列腺癌的诊断有意义

A. 血清前列腺特异抗原（PSA）检查　B. 直肠指检

C. 静脉尿路造影　D. 前列腺穿刺活检

E. 前列腺腔内B超

19. 关于PSA的叙述不正确的是

A. 不具有前列腺组织特异性

B. 是前列腺癌的特异性肿瘤标志物

C. 血清PSA正常值范围在0~10μg/L

D. 由前列腺腺泡和导管上皮细胞分泌

E. 经直肠或经尿道的操作后可立即进行血清PSA检查

20. 血清PSA的合适检测时机是

A. 50岁以上每年例行PSA检查　B. 前列腺按摩后1天

C. 膀胱镜检查后1周　D. 射精后1天

E. 前列腺穿刺后1周

21. 关于血清β-人绒毛膜促性腺激素（β-hCG）叙述不正确的是

A. 正常值>1μg/L

B. 通常40%~60%的睾丸NSGCT患者血清β-hCG升高

C. 100%绒毛膜癌患者血清β-hCG升高；40%~60%的胚胎癌因有合体滋养层细胞分化，导致hCG升高

D. 10%~30%的精原细胞瘤含有合体滋养层细胞，使β-hCG升高

E. 预后不良的转移性精原细胞瘤患者中83%的患者血清β-hCG升高，但预后最好的精母细胞精原细胞瘤血清β-hCG、AFP均为阴性，故转移者罕见

参考答案与解析

一、A1型题

1. C【解析】制备尿沉渣检查标本时，10ml尿离心后弃去上清液所留标本量为0.2ml。

2. E【解析】正常新鲜尿液为淡黄色。尿液浓缩时，颜色可呈深黄色。正常成人普通饮食情况下，尿比重在1.015~1.025，最大波动范围1.003~1.030，选项A正确。离心尿红细胞0~3个/高倍镜视野，白细胞0~5个/高倍镜视野，选项B、C正确。尿液中无晶体、管形，选项D正确。

3. C【解析】尿渗透压检查可以反映尿中具有渗透活性的粒子（分子或离子等）数量，能够较理想地评价肾浓缩功能的检查。

4. B【解析】泌尿系统致病真菌包括新型隐球菌、曲霉菌种、组织胞浆菌、芽生菌等，多与导尿管置放有关。检查方法包括直接检查（包括不染色直接涂片镜检、负染色法、革兰染色法、荧光染色法）和真菌培养，需要新鲜尿液标本。

5. E【解析】尿脱落细胞学检查：收集晨起第2次尿，离心、浓缩、涂片、染色后查癌细胞，连续3次。

6. A【解析】正常前列腺液镜检时可见卵磷脂小体几乎布满视野，呈圆球状，与脂滴相似，发亮，折光性强，分布均匀。

7. A【解析】肾排泄功能衰竭的定义是滤过单位减少。肌酐基本上只通过滤过处理。尿素是通过滤过和重吸收处理的，所以尿素氮增加的原因不仅是滤过减少，还有重吸收增加。因此临床上以血肌酐浓度突然增高来诊断急性肾衰竭更为可靠。

8. A【解析】内生肌酐清除率（Ccr）：因为每天肌酐的生成量是恒定的，并通过肾小球滤过，所以肾清除肌酐的速率本质上等同于肾小球滤过率。

9. A【解析】正常成人为3.2~7.1mmol/L。

10. E【解析】临床检测PSA的常用方法有化学发光免疫定量法、放射免疫分析（RIA）、免疫放射分析（IRMA）、酶联免疫吸附试验（ELISA）、金标记渗滤法等，以ELISA法最常用。

11. B【解析】AFP是一种单链糖蛋白，半衰期为5~7天，选项A正确。AFP正常值<40μg/L，选项B错误。AFP越高提示肿瘤恶性程度越高，且预后不良，选项C正确。通常50%~70%睾丸非精原细胞瘤患者血清AFP升高，其中卵黄囊瘤患者血清AFP几乎100%升高，70%胚胎癌和50%畸胎癌患者AFP也会升高，而绒癌和纯精原细胞瘤的血清AFP一般

是正常的。因此，一旦纯精原细胞瘤的血清 AFP 升高，则意味着极有可能该肿瘤中含有胚胎癌等非精原细胞成分，选项 E 正确。

12. D【解析】钾离子是细胞内的主要阳离子，选项 D 错误。血钙可以降低神经和肌肉的兴奋性，参与血液凝固、离子跨膜转运、肌肉收缩及神经传导，选项 ABCE 正确。

13. B【解析】B 超检查对肾积水的诊断甚为敏感，不需要对比剂，可同时显示肾盂、肾盏、肾实质，同时判断病变肾的功能。

14. E【解析】尿中儿茶酚胺类激素及其代谢产物升高：用于诊断和鉴别诊断嗜铬细胞瘤，其增高程度可达正常人的 2~20 倍。交感神经细胞瘤、肾上腺髓质增生、原发性高血压、甲状腺功能亢进、心肌梗死、焦虑状态等患者尿茶酚胺类激素会升高。尿中儿茶酚胺类激素及其代谢产物减低：常见于 Addison 病。尿 VMA 增高：主要见于交感神经母细胞瘤（如嗜铬细胞瘤）、肾上腺髓质增生、原发性高血压和甲状腺功能减退等疾病。尿 VMA 降低：主要见于甲状腺功能亢进、原发性慢性肾上腺皮质功能减退等疾病。因此尿内儿茶酚胺及尿香草扁桃酸（VMA）升高最常见于嗜铬细胞瘤（选项 E）。

15. D【解析】腺垂体-间质细胞轴：睾酮入血液后对黄体生成素（LH）的分泌及促性腺激素释放激素（GnRH）的分泌有负反馈调节作用。

二、A2 型题

1. A【解析】中段尿培养指对中段尿液中的细菌进行培养。尿培养检查主要用于检测肾、膀胱、尿道等有无细菌，然后针对检出的细菌进行抗生素敏感试验。

2. E【解析】尿培养检查用于明确是否有尿路感染及指导临床用药。

3. B【解析】尿常规是临床上三大常规检查中的一项。尿液可以反映机体的代谢状况，是很多疾病诊断的重要指标，许多肾脏病变早期就可以出现蛋白尿，或者在尿沉渣中出现有形成分。尿常规异常是肾脏或尿路疾病的征兆。尿培养检查的意义在于检测人体泌尿系统（肾、膀胱、尿道等）是否健康、无菌。如有细菌感染应做出针对此细菌的抗生素敏感试验，以便指导医生准确地使用抗生素，及早地杀死细菌。

4. C【解析】需进一步完善的检查是通过尿沉渣抗酸染色，寻找结核分枝杆菌。

5. A【解析】根据患者临床表现，未见低热、盗汗等明显结核分枝杆菌感染的症状，因而尿液中查结核分枝杆菌无意义。

6. B【解析】尿脱落细胞学检查的目的是找癌细胞，用于肾脏、输尿管、膀胱肿瘤的早期诊断。一般晚期的泌尿系统肿瘤患者，通过泌尿系统彩超、CT，以及膀胱镜检查是可以明确诊断的。但是对于早期，没有明显的临床症状的泌尿系统肿瘤，就需要通过尿脱落细胞学检查，进行初步的筛查。

7. A【解析】前列腺液常规检查是前列腺检查的一种常规手段，检查是通过前列腺按摩取出前列腺液，然后在显微镜下观察前列腺液内的各种成分，尤其是有些成分的量是否正常，进而判断是否有前列腺炎症或肿瘤。

8. C【解析】该患者有肾绞痛病史，临床提示为上尿路结石，但泌尿系统平片检查又未发现异常，说明结石在 X 线片上不显影，结合患者有大量进食动物蛋白时出现脚趾关节红肿疼痛，临床高度怀疑为尿酸代谢障碍引起的痛风。为明确痛风的诊断和上尿路结石是否存在应选择 A。

三、A3/A4 型题

1. E【解析】病理情况下出现尿色深红如浓茶样见于胆红素尿；红色见于血尿、血红蛋白尿及浓缩尿。

2. A【解析】参见 A2 型题第 3 题解析。

3. C【解析】根据患者的临床表现和实验室检查结果，目前最可能的诊断是继发性肾上腺皮质功能减退症（选项 C）。慢性肾上腺皮质功能减退症分为原发性和继发性两种。原发性肾上腺皮质功能减退症，又称艾迪生病，由于自身免疫反应、结核分枝杆菌等细菌感染、继发性肿瘤、手术切除等损伤两侧肾上腺皮质，导致糖皮质激素和盐皮质激素分泌不足而致病。由于低糖皮质激素水平可负反馈促进 ACTH 和等分子的 γ-黑素细胞刺激素（γ-MSH）释放，患者出现特征性皮肤黏膜色素沉着，可借此与继发性肾上腺皮质功能减退症鉴别（本题中患者既往无结核病史，皮肤无色素沉着，因此可排除选项 A、B）。低血糖症（选项 D）和库欣综合征（选项 E）虽然也可能引起类似的临床表现，但由于本例同时存在氢化可的松水平降低，因此应该考虑肾上腺皮质功能减退症。

4. A【解析】为进一步鉴别原发性或继发性肾上腺皮质功能减退，ACTH 刺激试验是最有价值的检查方法之一。ACTH 刺激试验可以通过观察血浆或尿液中肾上腺皮质激素的表现来确定肾上腺皮质功能减退的原因。在原发性肾上腺皮质功能减退中，ACTH 刺激试验结果显示肾上腺皮质激素水平下降明显；而在继发性肾上腺皮质功能减退中，则可见到 ACTH 刺激后肾上腺皮质激素水平没有明显反应。另外，测 24 小时尿 17-羟类固醇和测 24 小时尿游离氢化可的松等检查也可以用于鉴别原发性或继发性肾上腺皮质功能减退，但其敏感性和特异性相对较低。

四、B 型题

1. D【解析】血睾酮浓度是临床确定性腺功能和监测睾酮替代治疗的最重要的实验室指标。

2. A【解析】雌二醇用于监测卵巢功能，判断有无卵巢衰竭、无排卵周期、黄体功能不全、月经紊乱、性分化异常，还可在使用氯米芬、促性腺激素等药物治疗不孕时进行监测，以及对少数肿瘤进行诊断等。

五、X 型题

1. ABCE【解析】尿标本采集后应在 2 小时内处理，避免污染和杂菌生长，选项 D 错误，其余选项均正确。

2. ACD【解析】收集尿液的注意事项：①留尿前需清洗外阴及尿道口，包皮过长者应翻开包皮清洗，留中段尿送检。②使用清洁有盖、一次性容器，体积 >50ml。③容器上应贴上标记，内容包括患者的全名，可识别患者的标本特异性编码和标本采集时间。④婴幼儿尿液标本的收集，可用黏附剂将收集袋贴附于婴幼儿的阴部皮肤。⑤尿液标本应避免被经血、白带、精液、粪便等污染。⑥标本留取后，应在 2 小时内送检，以免细菌繁殖、细胞溶解等。

3. ABCE【解析】肾结核患者的尿液一般呈酸性，这是肾结核尿的特点，选项 D 错误。正常尿液 pH 为4.5~8.0。尿 pH 在4.5~5.5 为酸性尿；6.5~8.0 为碱性尿（A 对）。一般情况下，尿 pH 反映了血清 pH，在代谢性酸中毒或呼吸性酸中毒时，尿呈酸性；在代谢性碱中毒或呼吸性碱中毒时尿呈碱性（B 对）。Ⅰ型肾小管酸中毒，即使在严重酸中毒时，尿 pH 也不会低于 5.5（尿 pH >5.5）磷酸盐、碳酸盐结晶见于碱性尿；尿酸盐、草酸盐、胱氨酸结晶多见于酸性尿（E 对）。

4. ABC【解析】尿液浓缩稀释试验主要用于检查髓袢、远端小管及集合管。

5. ABCDE【解析】精液采集：①精液检查前禁欲至少 3 天，但不超过 7 天；两次采样间隔应大于 7 天。②采样后 1 小时内送检，保存温度 20~40℃。③容器必须注明姓名或识别号，以及标本采集日期和时间。④用清洁干燥广口塑料瓶或玻璃瓶收集精液，不宜采用避孕套内的精液。某些塑料容器具有杀精子作用，应用前必须有所选择。

6. ABD【解析】尿少时，尿比重可升高，见于急性肾炎、高热、心功能不全、脱水等；尿量增多时尿比重增加，常见于糖尿病。尿比重降低时，见于慢性肾小球肾炎、肾功能不全、尿崩症等。

7. AB【解析】尿比重常用的测定方法是试带法和折射计法。

8. ACDE【解析】膀胱穿刺法：用于厌氧菌培养或留取尿标本困难的患者，可经耻骨联合上穿刺膀胱采集尿液，选项 B 错误，其余选项均正确。

9. ABC【解析】尿细胞学检查方法：要求尿液新鲜，尿量不少于 50ml，最好留晨间首次尿的中后段尿液。收集的尿液应及时离心，沉淀物涂片必须在尿液排出后 1~2 小时完成。如不能及时涂片，可在尿液中加入 1/10 尿量的浓甲醛溶液或95% 乙醇溶液固定。

10. CDE【解析】膀胱肿瘤抗原（BTA）是一种与膀胱癌相关的特异性肿瘤标志物，能够在尿液中检测到（选项 A）。NMP22 是一种核基质蛋白，也是一种比较敏感的肿瘤标志物，在膀胱癌早期诊断中具有一定的价值（选项 B）。尿胆原（UBG）通常不是用于诊断膀胱癌的肿瘤标志物。虽然尿中的 UBG 可以作为衡量肝脏和胆道系统功能的指标，但并不是一种特异性很高的肿瘤标志物（选项 C）。PSA 是一种前列腺特异性抗原，经常用于前列腺癌的筛查和监测（选项 D）。AFP 是胎儿早期由肝脏和卵黄囊合成的一种糖蛋白，是人类较早认识的比较有临床价值的原发性肝癌和胚胎细胞瘤相关的肿瘤标志物（选项 E）。

11. C【解析】精液液化过程中的主要影响因素是前列腺分泌的液化因子。如果前列腺分泌的液化因子缺乏或异常，精液就无法正常液化。因此，答案为C。

12. ACDE【解析】卵磷脂小体体积多数大于血小板，选项A正确，选项B错误。卵磷脂小体呈圆形或卵圆形，大小不均，折光性强，选项CDE正确。

13. BCDE【解析】尿液标本的保存：收集尿液的容器加盖置于4℃冰箱内保存。如在室温下储存，需加防腐剂。目前以甲苯和盐酸防腐效果最好。①甲苯10ml加入尿液内，使其在尿液表面形成保护膜，防止细菌生长繁殖，适用于24小时尿液总氮、非蛋白氮、尿素氮、肌酐、肌酸、尿酸、氯化物、钾、钠等物质的测定。②化学纯盐酸10ml加入尿液内，能使尿液保持酸性，抑制细菌生长，从而避免尿液变碱，分解腐败。适用于17-羟皮质类固醇、17-酮皮质类固醇、儿茶酚胺和钙等物质的测定。

14. BCD【解析】能引起血清尿素氮病理性升高的情况如下。①肾前因素：各种原因导致的肾血流量减少，肾小球滤过率降低均可使尿素在血液中滞留，如脱水、腹泻、严重感染、上消化道出血（选项D）、烧伤、充血性心力衰竭（选项B）等。肾前性氮质血症尿素氮升高，肌酐往往升高不明显。②肾性因素：急性肾小球肾炎（选项C）、肾衰竭、慢性肾盂肾炎、中毒性肾、肝肾综合征等。急进性肾炎血清中尿素呈进行性增高；肺出血肾炎综合征，大多数患者较重，出现进行性肾功能损害，50%~70%的病例伴有血尿素升高；溶血尿毒综合征可导致轻重不同的急性肾损伤，在短时间内血清尿素水平呈轻至中度升高。③肾后性因素：尿路梗阻，血液中尿素含量升高，如：尿路结石，尿道狭窄，前列腺肥大，膀胱肿瘤等。高蛋白饮食（选项A）能引起血清尿素氮生理性增高。肝功能衰竭会导致血清尿素氮病理性降低（选项E）。

15. ABCE【解析】目前临床上常用的肾功能检查方法：①血Cr、BUN测定。②内生肌酐清除率检测。③尿浓缩稀释联合检查。④静脉尿路造影。

16. ABCDE【解析】尿渗透压是反映尿中具有渗透活性的粒子（分子或离子等）数量的一种指标，是评价肾浓缩功能较理想的指标。尿液渗透压一般为600~1000mmol/L，24小时内最大范围为40~1400mmol/L，血浆渗透压为275~305mmol/L，尿与血浆渗透压比值为(3.4~4.7)∶1。禁水12小时，尿渗透压>800mmol/L，若低于此值，表示肾浓缩功能不全。正常人禁水12小时后，尿与血浆渗透压之比应>3。急性肾小管功能障碍时尿与血浆渗透压之比<1.2. 且尿Na^+>20mmol/L。

17. ABCE【解析】尿液培养标本的留取：为了避免尿道外口周围细菌对培养尿液的污染，标本收集应注意以下几点：①男性患者应翻转包皮冲洗，用2%红汞或1∶1000苯扎溴铵消毒尿道口，再用无菌纱布或干棉球拭干后排尿；女性患者先用肥皂水或1∶1000高锰酸钾水溶液冲洗外阴部及尿道口。②用试管收集中段尿10~15ml，立即加塞盖后送检。③做结核分枝杆菌培养的尿液标本，应收集24小时全部尿液，并将沉淀部分盛于洁净瓶内送检。

18. ABDE【解析】直肠指检、血清PSA检查、前列腺穿刺活检及前列腺腔内B超等对前列腺癌的诊断有价值。

19. ABCE【解析】PSA是一种含有237个氨基酸的单链糖蛋白，由前列腺腺泡和导管上皮细胞分泌。具有前列腺组织特异性。除前列腺癌有血清PSA升高的情况外，前列腺增生、前列腺炎也有升高的情况出现，不过升高值比前列腺癌低，因此，PSA还不能作为前列腺癌的特异性肿瘤标志物。其正常值范围为0~4μg/L，超过10μg/L应高度怀疑前列腺癌。若经直肠或经尿道的操作，必须间隔两周以上再检查血清PSA，否则会影响其正确性。

20. AD【解析】50岁以上每年例行接受PSA检查，和射精后1天是适合做血清前列腺性特异抗原检测的时机。

21. AE【解析】血清β-hCG正常值<1μg/L。通常40%~60%的睾丸NSGCT患者血清β-hCG升高；100%绒生膜癌患者血清β-hCG升高；40%~60%的胚胎癌因有合体滋养层细胞分化，导致hCG升高；10%~30%的精原细胞瘤含有合体滋养层细胞，使β-hCG升高。预后不良的转移性精原细胞瘤患者中38%的患者血清β-hCG升高，但预后最好的精母细胞精原细胞瘤血清β-hCG、AFP均为阴性，故转移者罕见。

第四章　影像学检查

一 A1 型题

1. 怀疑孕妇患有上尿路结石时首选的检查方法是
   A. 肾、输尿管及膀胱（KUB）平片
   B. 泌尿系统 CT
   C. 简单静脉尿路造影
   D. 泌尿系统 MRI
   E. 泌尿系统超声
2. 隐睾的诊断和定位首选方法是
   A. X 线检查　B. KUB 平片
   C. 静脉尿路造影（IVU）　D. 逆行肾盂造影（RGP）
   E. 超声检查
3. 以下哪项检查对了解肾积水的病因没有帮助
   A. 泌尿系统 B 超　B. 静脉肾盂造影
   C. 膀胱尿道造影　D. 尿流动力学检查
   E. CT 检查
4. 尿路平片的临床意义不包括
   A. 了解泌尿系统有无钙化　B. 梗阻引起积水的程度
   C. 肾脏轮廓、大小、位置　D. 骨骼系统有无异常
   E. 腰大肌阴影
5. 考虑尿石症时为了确诊病情，进一步完善的是
   A. KUB 平片 + 静脉肾盂造影（IVP）　B. 肾功能检查
   C. 尿细菌培养 + 药物敏感试验　D. CT 检查
   E. 肾图
6. 尿道造影时患者一般采用何种体位
   A. 截石位　B. 斜位
   C. 侧位　D. 卧位
   E. 正位

7. 以下不属于静脉尿路造影前准备工作的是

A. 碘过敏试验
B. 清洁肠道
C. 排空尿液
D. 急救药品准备
E. 膀胱充盈

8. 关于肾动脉狭窄叙述不正确的是

A. 动脉粥样硬化引起的肾动脉狭窄常见于老年人
B. 经皮腔内血管成形术治疗动脉粥样硬化引起的肾动脉狭窄较纤维组织增生的治愈率低
C. 动脉血管造影是肾动脉血管疾病诊断的金标准
D. 肾动脉狭窄治疗首选肾切除
E. CT 血管成像可部分代替动脉血管造影

9. 诊断膀胱破裂的首选方法是

A. 导尿试验
B. 静脉肾盂造影
C. 膀胱测压
D. 膀胱穿刺
E. 膀胱造影

10. 以下哪一项是膀胱镜检查的禁忌证

A. 慢性前列腺炎
B. 急性下尿路感染
C. 输尿管及膀胱结核
D. 不明原因的肉眼血尿
E. 前列腺增生伴膀胱结石

11. 住院患者 CT 检查怀疑为早期肾癌，为了确诊病情，需进一步完善的检查是

A. 肾动脉造影
B. 经静脉肾盂造影
C. 尿脱落细胞学检查
D. 肾图
E. 逆行肾盂造影

12. 诊断下腔静脉狭窄或阻塞的金标准是

A. 尿道造影
B. 下腔静脉造影
C. 肾上腺动脉造影
D. 肾动脉造影
E. 膀胱造影

13. 海绵体内注入罂粟碱后再检查，正常受检者海绵体内压升高约

A. 100mmHg
B. 80mmHg
C. 125mmHg
D. 115mmHg
E. 225mmHg

14. 关于肾上腺腺瘤 CT 扫描叙述正确的是

A. 低密度，形态不规则，边缘毛糙
B. 低密度，多伴出血和坏死，边缘
C. 低密度，圆形或滴状，边缘光滑
D. 混合密度，可有出血和坏死，边缘毛糙
E. 高密度，圆形或形态不规则，边缘光滑

15. 哪一选项不是肾上腺的形态

A. 四边形　　B. 倒“V”

C. 倒“Y”　　D. 三角形

E. 斜线状

16. 肾损伤影像学检查的金标准是

A. 静脉肾盂造影　　B. 腹部 CT 增强扫描

C. 肾动脉造影　　D. 腹部超声

E. 腹部 MRI

17. 肾绞痛和肾外伤及其并发症的首选检查方式是

A. IVU　　B. MRI

C. B 超　　D. KUB 平片

E. CT

18. 诊断肾肿块最好的方法是

A. B 超　　B. 肾图

C. IVU　　D. 腹部 X 线检查

E. CT

19. 输尿管 CT 对输尿管疾病的诊断价值不包括

A. CT 检查可明确肾损伤的程度、范围及分类，了解肾功能情况

B. CT 轴位图像结合增强 CT 尿路造影（CTU）通过显示输尿管狭窄的范围、边缘、管壁厚度来鉴别导致输尿管狭窄的良、恶性病变

C. CTU 可直观显示输尿管变异或畸形

D. CT 平扫可以显示输尿管内高密度结石，根据 CT 值的差异可以初步判断结石成分

E. CT 薄层平扫结合三维重建能清楚显示各种原因导致的梗阻积水

20. 正常前列腺 CT 表现不包括

A. CT 平扫，前列腺位于耻骨联合后方

B. 呈圆形或卵圆形软组织密度影

C. 对壁外浸润和盆腔侧壁蔓延的估计较准确

D. 增强检查，外周带强化程度略高于中央腺体

E. 密度均匀，边界清楚

21. 以下关于肾上腺 MRI 对肾上腺疾病的诊断价值叙述不正确的是

A. MRI 能多方位、多参数、多序列成像

B. 能显示病变的某些组织特征

C. 如梯度回波序列同反相位技术可敏感显示肾上腺腺瘤内的脂质成分

D. 对于腺瘤与非腺瘤的鉴别有重要价值

E. 能确切地显示肾上腺增生和萎缩

22. 关于肾上腺增生 MRI 的表现，叙述正确的是

A. 边缘锐利，低信号，比肾实质和肝实质略高

B. 边缘锐利，高信号，比肾实质和肝实质略低

C. 边缘锐利，中等信号，比肾实质和肝实质略低

D. 边缘毛糙，高信号，增生部位信号高于正常肾上腺

E. 边缘锐利，中等信号，多伴出血和坏死

23. 关于正常膀胱 MRI 的表现，叙述不正确的是

A. 膀胱壁信号强度在 T_1WI 及 T_2WI 上均与肌肉相似

B. 尿液因富含游离水，T_1WI 呈低信号，T_2WI 呈高信号

C. 增强 T_1WI，尿液含对比剂而呈高信号

D. 尿液含对比剂达到一定浓度时，可呈低信号表现

E. 尿液因富含游离水，T_2WI 呈低信号，T_1WI 呈高信号

24. 核医学在泌尿外科应用优点不包括

A. 多为非创伤检查，安全方便

B. 放射性核素检查灵敏度高

C. 与 X 线检查相比辐射量小

D. 结果反映机体功能改变

E. 与 X 线检查相比辐射量较大

25. 以下选项属于肾上腺皮质合成皮质激素原料的是

A. 白细胞

B. 脂肪

C. 红细胞

D. 胆固醇

E. 蛋白质

26. 关于肾动态显像的正常影像，以下叙述不正确的是

A. 出现显影高峰后肾影逐步消退

B. 功能相注射后 2~4 分钟可以观察到清晰的肾影

C. 肾盂影先于膀胱影逐步增强。正常输尿管显影不明显

D. 肾血流灌注高峰时间（3~8 秒），其两侧相差值小于 5 秒，生成的血流灌注曲线两侧基本一致

E. 灌注相在腹主动脉显影后 2 秒左右出现，可以观察到反映肾内小动脉及毛细血管血流灌注的肾影

27. 肾动态显像的临床应用不包括

A. 肾动脉栓塞

B. 肾血管性高血压

C. 尿路梗阻的定位辅助诊断

D. 肾癌的定位辅助诊断

E. 移植肾的观察

28. 对肾前性急性肾衰竭与急性肾小管坏死鉴别诊断最有意义的检查是

A. 尿量　　B. 血肌酐

C. 尿 pH　　D. 血尿素氮

E. 尿钠含量

二 A2 型题

1. 患者，女性，10 岁。右腰部疼痛 8 天，尿液检查可见大量的脓细胞，CT 平扫 + 增强如下图所示，根据患者的症状，最可能的诊断是

A. 右肾转移瘤　　B. 右侧感染性肾囊肿

C. 右肾脓肿　　D. 右侧肾癌

E. 右肾结核

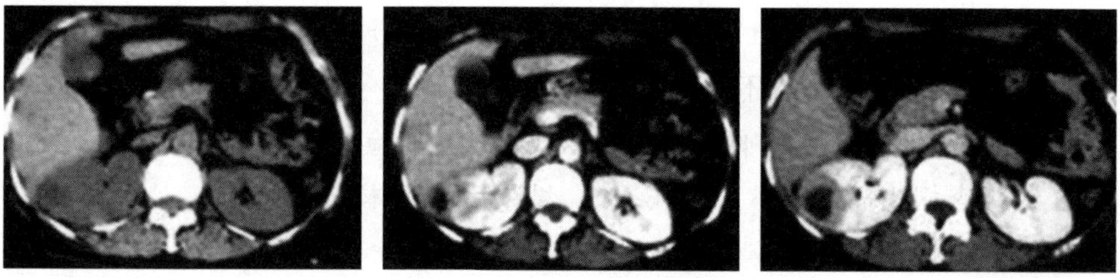

2. 患者，男性，50 岁。间断、全程、无痛性肉眼血尿半年多，无其他症状。查体：双侧肾区未扪及肿物，无叩击痛，耻骨上区未扪及肿物，无压痛，左侧阴囊可触及蚯蚓状团块，平卧后不消失。为了确诊病情，需进一步完善的检查是

A. 阴囊多普勒超声　　B. B 超

C. 膀胱镜　　D. KUB 平片

E. 腹部平片

3. 患者，男性，62 岁。前列腺上有一个 1cm 的硬结，2 次直肠内穿刺活检报告都是良性前列腺肥大。为了确诊病情，需进一步完善的检查是

A. 重复直肠内穿刺活检　　B. 经直肠 B 超穿刺活检

C. 根治性前列腺切除术　　D. 经尿道镜切除做活检

E. 单纯前列腺切除术

4. 患者，男性，33 岁。反复发作左肋脊角痛，向下腹部放射，伴恶心、呕吐。尿常规：红细胞满视野。通过尿路 X 线检查结果不能判断的是

A. 结石的成分　　B. 确定结石大小

C. 确定结石部位
D. 结石对肾功能的影响
E. 确定结石数目、形态

5. 患者，男性，32 岁。无尿 3 天，2 年来有过 3 次后腰阵发剧痛。为明确尿闭原因，以下检查中应首选
A. 经静脉肾盂造影
B. 逆行肾盂造影
C. KUB 平片
D. 肾 CT 检查
E. 肾血管造影

6. 患者，男性，30 岁。进行性尿频，近 2 年来每天排尿 10 余次，每次尿量不足 50ml。尿常规：红细胞(++)，白细胞(++)。为了确诊病情，需进一步完善的检查是
A. 前列腺液常规检查
B. 膀胱镜检查
C. KUB 平片 + IVP
D. 肾图
E. 双肾、膀胱 CT 扫描

7. 患者，男性，40 岁。B 超发现左肾结石 1cm 大小，平时无明显症状，偶尔有腰部酸胀不适感，既往体健，无排石史。为了确诊病情，需进一步完善的检查是
A. 膀胱镜
B. KUB 平片 + IVU
C. CT
D. 尿培养
E. 磁共振成像

8. 患者，男性，42 岁。无意中发现左侧阴囊有一硬结，无疼痛。查体：左侧附睾尾部可触及结节状包块，0.6cm × 1.0cm，与皮肤粘连，同侧输精管“串珠样”增粗。为了确诊，需进一步完善的检查是
A. 尿常规
B. IVU + KUB 平片
C. 阴囊透光试验
D. 膀胱镜检查
E. CT

9. 患者，男性，54 岁。2 年来尿频、尿急、尿痛，有时尿混浊。伴终末血尿，一般抗生素无效。尿常规：白细胞 40~50 个/高倍镜视野，红细胞 20~30 个/高倍镜视野。为了确诊病情，需进一步完善的检查是
A. 肾图
B. 膀胱镜检查
C. B 超
D. IVU 及尿结核分枝杆菌
E. CT

10. 患者，男性，38 岁。下腹部被人踢伤，顿觉下腹部剧痛难忍，下腹胀及明显压痛来急诊科就诊，初诊为闭合性膀胱破裂。为确定诊断，以下哪种检查是必不可少的
A. 膀胱镜检查
B. 膀胱 X 线造影
C. 膀胱 B 超检查
D. 导尿并行膀胱测漏试验

E. 腹部平片

11. 患者，男性，25 岁。右腰胀痛 3 个月，查体：右腰扪及肿块，B 超发现右肾积水，静脉尿路造影右肾不显影。为了确诊病情，需进一步完善的检查是

A. CT
B. 肾图
C. MRI
D. 逆行尿路造影
E. 经皮穿刺肾盂造影

12. 患者，女性，52 岁。B 超发现右肾有 2cm × 2cm × 3cm 实质性占位。为确诊，需进一步完善的检查是

A. 放射性核素肾脏显像
B. 尿脱落细胞学
C. CT
D. IVU
E. B 超

三 A3/A4 型题

（1～3 题共用题干）

患者，女性，35 岁。右腰痛 4 个月，无尿频、尿急、尿痛、发热等伴随症状。B 超检查发现右肾大量积水，左肾正常。

1. 为了确诊病情，需进一步完善的检查是

A. 逆行肾盂造影
B. MRI
C. CT
D. IVU
E. 腹部 X 线检查

2. 患者检查提示右肾不显影，下一步要做的检查是

A. 腹
B. 肾盂穿刺造影
C. CT
D. MRI
E. 逆行肾盂造影

3. 患者经上述检查失败，下一步最有意义的检查是

A. 逆行肾盂造影
B. 右侧肾盂穿刺造影
C. CT
D. MRI
E. 放射性核素肾区扫描

四 B 型题

（1～2 题共用备选答案）

A. 肾实质感染
B. 急性睾丸扭转
C. 尿路梗阻的定位辅助诊断
D. 隐睾的辅助诊断

E. 急性附睾-睾丸炎症

阴囊及睾丸血流显像：

1. 由于炎症反应睾丸动脉及外阴动脉血供增加，睾丸或附睾处放射性增高。可诊断为
2. 由于血供减少，可见睾丸处放射性减少为一空白区，其周围放射性增加，根据患者的症状，目前最可能的诊断是

五 X 型题

1. 以下关于输尿管口膨出的叙述，正确的是
   A. 输尿管口膨出切开术后不会发生膀胱输尿管反流
   B. 膨出的肿块位于尿道附近或后尿道，可出现排尿困难
   C. 声像图上表现为在膀胱三角出现圆形无回声影
   D. 超声检查可作出明确诊断
   E. 肿物反复脱入尿道，使尿道括约肌松弛，可出现尿失禁
2. 有关肾积水检查，以下叙述正确的是
   A. 超声检查能了解肾积水的程度，但是不能定量测定分肾功能
   B. 肾动态扫描不能了解分肾功能
   C. 磁共振尿路成像（MRU）在 IVU 不显影时仍能了解肾积水的程度
   D. 肾图不但能了解有无梗阻，还能显示梗阻的部位
   E. 静脉肾盂造影在肾不显影的情况下表明有巨大肾积水
3. 孕妇肾绞痛时，可以对孕妇采用的诊断方法包括
   A. 肾、输尿管及膀胱（KUB）平片　B. 泌尿系统 B 超
   C. 尿常规　D. 泌尿系统 CT
   E. 泌尿系统 MRI
4. 以下属于嗜铬细胞瘤三大特性的是
   A. 内部回声单一　B. 大小悬殊
   C. 假性醛固酮增多症（Liddle 综合征）　D. 位置不定
   E. 内部回声复杂
5. 关于阴囊及睾丸血流显像临床应用，以下叙述不正确的是
   A. 急性附睾　B. 急性睾丸扭转
   C. 尿路梗阻的定位辅助诊断　D. 肾实质感染
   E. 隐睾的辅助诊断
6. 嗜铬细胞瘤超声检查可用于
   A. 排除异位嗜铬细胞瘤的可能

B. 对体积较大的嗜铬细胞瘤不要反复加压检查，以免诱发高血压危象

C. 异位肾上腺嗜铬细胞瘤临床发生率约占10%

D. 对一个临床高度怀疑嗜铬细胞瘤的患者，如在肾上腺区不能发现异常，必须检查肾门部、腹主动脉旁和髂动脉周围及膀胱周围

E. 嗜铬细胞瘤具有大小悬殊、内部回声复杂、位置不定三大特性

7. 以下关于阴囊超声检查方法的叙述，不正确的是

A. 线阵探头，频率5~12MHz　　B. 仰卧位

C. 行纵、横双侧对比超声检查　　D. 在耻骨联合上方做纵、横、斜超声检查

E. 左侧卧位下肢屈曲位

8. 以下关于隐睾超声检查方法恰当的是

A. 侧卧位

B. 仰卧位

C. 适度充盈膀胱

D. 两侧腹股沟处、阴茎根部及盆腔行纵、横扫查

E. 左侧卧位下肢屈曲位

9. 以下关于拍摄尿路平片前的准备，描述正确的是

A. 仰卧位　　B. 清洁肠道

C. 侧卧位　　D. 前一晚以番泻叶10g开水冲服

E. 左侧卧位下肢屈曲位

10. 逆行尿路造影（RGP）的适应证不包括

A. 肾衰竭等不宜行IVU或IVU显影不满意者

B. 需了解上尿路集合系统形态、结构及内部、邻近器官病变

C. 了解肾功能情况

D. 某些疾病的鉴别诊断

E. 先天畸形

11. 以下哪项不是逆行尿路造影（RGP）的禁忌证

A. 尿道狭窄　　B. 前列腺增生

C. 肾衰竭　　D. 肿瘤导致膀胱镜插管困难者

E. 先天畸形

12. 以下不是肾穿刺尿路造影禁忌证的是

A. 全身状况差，无法耐受穿刺和造影检查者

B. 需了解上尿路集合系统形态、结构及内部、邻近器官病变

C. 有严重出血倾向者

D. 某些疾病的鉴别诊断

E. 穿刺部位有明显皮肤感染者

13. 以下属于肾动脉造影检查适应证的是

A. 其他诊断方法不能明确的肾外伤出血者

B. 高血压发病时间短，进展迅速，且排除其他引起血压升高的常见原因者

C. 超声、静脉肾盂造影、CT 检查双肾大小有明显差别，肾图血管段升高或排泄段延缓者

D. 疑为肾肿瘤、多囊肾、某些肾上腺肿瘤的肾区肿块者

E. 原因不明的高血压，听诊脐周有血管杂音者

14. 关于肾上腺动脉造影的临床价值的叙述，正确的是

A. 对于不能切除的恶性肿瘤可行姑息性化疗栓塞术，常用化疗药加碘化油或聚乙烯醇颗粒治疗

B. 消除醛固酮瘤的内分泌功能，直接栓塞肿瘤供血动脉

C. 对于体积较大的肾上腺肿瘤行术前栓塞，缩小肿瘤体积，减少术中出血

D. 常用明胶海绵作为栓塞剂

E. 根据造影血供特点来鉴别肿瘤来源于肾或肾上腺

15. 关于 CT 在泌尿外科的临床应用的叙述，正确的是

A. 对肾癌、肾盂癌、膀胱癌能明确诊断和分期

B. 对肾良性肿瘤，如血管平滑肌脂肪瘤和肾囊肿能明确诊断

C. 能发现 X 线检查及尿路造影未能确诊的小结石

D. 发现肾创伤并确定损伤的程度、范围

E. 不适用于肾功能差、肾盂积水 IVU 显影不良者

16. 关于 CT 检查在肾上腺应用的叙述，不正确的是

A. CT 是最理想的检查方法，能确定肾上腺病变部位，根据临床症状、血压和生化指标改变判断不同的肾上腺疾病

B. 用于前列腺病变，尤其对晚期前列腺癌的诊断及分期诊断有意义

C. 用于评价睾丸恶性肿瘤的腹膜后淋巴结转移及隐睾等病变

D. 能显示肾上腺病变的组织特征，如液体、脂肪、钙化等成分

E. 难以判断肾上腺较大肿块的来源，对非功能性肿瘤的定性诊断有困难

17. 关于肾上腺 CT 检查对肾上腺疾病的诊断意义，叙述不正确的是

A. CT 薄层平扫可以清晰显示肾上腺增生及萎缩

B. CT 能显示直径小至数毫米的结节，更易于发现肾上腺肿块

C. 根据临床表现和实验室检查高度怀疑肾上腺嗜铬细胞瘤，而肾上腺 CT 未发现肿块

时，需申请扩大扫描范围，甚至包括盆腔或其他部位，以发现异位嗜铬细胞瘤

D. 难以判断肾上腺较大肿块的来源，对非功能性肿瘤的定性诊断有困难

E. 能显示肾上腺病变的组织特征，如液体、脂肪、钙化等成分

18. 以下对于正常前列腺 MRI 表现的叙述，正确的是

A. 前列腺呈卵圆形，分为前叶、两侧叶、中叶及后叶 10 个小叶

B. 前列腺在组织学上分为中心区、移行区和外围区

C. 外围区占腺体 25%，中心区占 70%，移行区仅占 5%

D. MRI 可通过不同加权像分辨出前列腺的组织学分区

E. T_1 加权像上前列腺与肌肉组织相似表现为均匀性稍低信号

19. 关于肾上腺皮质正常影像的叙述，正确的是

A. 放射性计数左浓右淡　　B. 两侧肾上腺位置右高左低

C. 形态左圆右扁　　D. 形态右圆左扁

E. 放射性计数右浓左淡

参考答案与解析

一、A1 型题

1. E【解析】妊娠合并结石患者禁用放射线检查，X 线检查和 CT 检查都存在一定的辐射危险，可能会对胎儿造成影响。而简单静脉尿路造影和 MRI 检查虽然没有辐射危险，但操作过程比较复杂，并且需要使用对比剂，对孕妇和胎儿都有一定的风险。因此，在孕妇怀疑患有上尿路结石时，常规选择无辐射、无创伤、易于操作的 B 超检查，可以清晰地显示肾脏、输尿管和膀胱等部位的情况，帮助医生确定诊断和制定治疗方案。

2. E【解析】超声检查完全无痛，可以精准找到是否有隐睾的存在。

3. E【解析】CT 检查可以明确是否有肾积水，但无法检测肾积水的原因。

4. B【解析】KUB 平片能了解泌尿系统有无钙化和结石阴影，肾脏轮廓、大小、位置，腰大肌阴影，骨骼系统如脊柱裂、脊柱侧弯、肿瘤骨转移、脱钙等。

5. A【解析】B 超检查在发现阴性结石，鉴别阴性结石与肿瘤、血块，了解有无肾积水及肾实质厚度，有无合并肿瘤，了解某些成石原因（如畸形）等方面有其优势。但 B 超不能精确地反映结石的形态、具体位置，以及积水的程度，也不能很好地显示肾小盏、输尿管改变，且有假阳性等不利因素。KUB 平片虽可反映结石的大小、数量、外形及透光程度，可观察骨骼有无改变，但不能反映有无梗阻发生及积水的程度，有时难以确定尿路附近的钙化是否为尿结石等。IVP 的作用：①可了解结石与尿路的关系，除外尿路外钙化。②可了解

梗阻情况及肾功能。③可了解成石的局部因素。

6. B【解析】尿道造影时，一般采用斜位时可使完整尿道显影。

7. E【解析】静脉尿路造影前的准备工作如下。①碘过敏试验：静脉注射法可靠，球结膜试验、口腔黏膜试验、皮下注射法不准确。最好于造影前一天做。②清洁肠道：检查前一晚可口服轻泻剂，排出胃肠道内气体及粪便。③排空尿液：因充盈的膀胱会遮掩下段输尿管且会影响上尿路排空，造成上尿路梗阻的假象。④急救药品准备：备好肾上腺素、地塞米松注射液等，以备发生过敏反应时抢救使用。

8. D【解析】治疗肾动脉狭窄首选肾动脉成形术，选项 D 错误。

9. E【解析】膀胱造影适应证：①了解膀胱形态异常的原因，如双膀胱、憩室等。②确定膀胱-肠道瘘的存在及部位。③膀胱破裂的诊断。④神经源性膀胱、膀胱输尿管反流的诊断。⑤了解膀胱与邻近器官病变的关系及有无异常通道，如脐尿管未闭、盆腔肿瘤等。⑥膀胱颈梗阻，膀胱肿瘤、结石等病变的诊断。

10. B【解析】膀胱造影禁忌证：一般无禁忌证，尿道膀胱有急性炎症时应先抗感染治疗，对膀胱容量过小者注意对比剂用量应适当，且不宜行膀胱穿刺造影。

11. A【解析】肾动脉造影可了解肿瘤血供特点，对鉴别良恶性肿瘤有一定价值。另外，肾动脉造影可直观显示肿瘤的部位、范围及血供等。对于不能切除的恶性肿瘤则可行姑息化疗栓塞术治疗。

12. B【解析】下腔静脉造影是诊断下腔静脉狭窄或阻塞的金标准，通过造影可以全面地观察病变部位的形态，对肾癌引起的下腔静脉癌栓，可了解其长度，对手术方案选择和患者预后判断有重要意义。

13. A【解析】当海绵体内注入罂粟碱后再检查，正常受检者海绵体内压升高约 100mmHg，造影上几乎不显示任何阴茎静脉系统。

14. C【解析】肾上腺腺瘤 CT 扫描表现为低密度、圆形或滴状，边缘光滑。

15. A【解析】肾上腺呈不同形态，表现为斜线状、倒“V”、倒“Y”形或三角形，边缘光滑，无外突结节。

16. B【解析】CT 增强扫描是肾损伤影像学检查的“金标准”，能迅速了解肾实质损伤情况、尿外渗、血肿范围。

17. E【解析】肾绞痛和肾外伤及其并发症首选 CT 检查。

18. E【解析】CT 的分辨率高，对肾肿块的大小、边缘、性质都有清晰的显示，是其他几种方法所不及的。

19. A【解析】输尿管 CT 对输尿管疾病的诊断价值：①CT 薄层平扫结合三维重建能清楚显示各种原因导致的梗阻积水。②CT 平扫可以显示输尿管内高密度结石，根据 CT 值的差异可以初步判断结石成分。薄层 CT 与 CTU 相结合可以发现阴性小结石。③CT 轴位图像结合 CTU 通过显示输尿管狭窄的范围、边缘、管壁厚度来鉴别导致输尿管狭窄的良、恶性病变。④CTU 可直观显示输尿管变异或畸形。

20. C【解析】CT 平扫，前列腺位于耻骨联合后方，呈圆形或卵圆形软组织密度影，密度均匀，边界清楚，但不能分辨前列腺各区带解剖。增强检查，外周带强化程度略高于中央腺体，但不能分辨前列腺各区带解剖，选项 C 错误。

21. E【解析】肾上腺 MRI 对肾上腺疾病的诊断价值：MRI 能多方位、多参数、多序列成像，因此能显示病变的某些组织特征，如梯度回波序列同反相位技术可敏感显示肾上腺腺瘤内的脂质成分，对于腺瘤与非腺瘤的鉴别有重要价值。但 MRI 不易发现肾上腺小于 1cm 的病变，也不能确切地显示肾上腺增生和萎缩。因此，MRI 检查多作为 CT 检查的补充。

22. C【解析】肾上腺增生是引起肾上腺皮质功能亢进的常见原因，MRI 显示双侧肾上腺增大，尤其是内外肢呈弥漫性增大，但腺体形态保持正常，边缘锐利，增生腺体在所有 MRI 序列中均与正常腺体的信号相仿，比肾实质和肝实质略低，在 T_1WI 为均匀中低信号，在 T_2WI 呈均匀低信号，个别患者仅有单侧肾上腺增大或肾上腺大小在正常范围。

23. E【解析】膀胱腔内尿液富含游离水，呈均匀 T_1WI 低信号和 T_2WI 高信号（B 对，E 错）。膀胱壁表现为厚度一致的薄壁环状影，在 T_1WI 和 T_2WI 上均与肌肉信号类似（A 对）。增强 T_1WI 检查，膀胱内尿液含对比剂而呈明显高信号（C 对），然而当对比剂浓度过高时，尿液反而可呈低信号（D 对）。

24. E【解析】核医学在泌尿外科应用的优点有：①多为非创伤检查，安全方便。②放射性核素检查灵敏度高。③与 X 线检查相比辐射量小。④结果反映机体功能改变。

25. D【解析】肾上腺皮质合成的皮质激素包括糖皮质激素、盐皮质激素和性激素等。这些激素的合成都需要胆固醇这一原料。在肾上腺皮质中，胆固醇被转化为孕酮，然后孕酮再被转化为其他的皮质激素。因此，胆固醇是肾上腺皮质合成皮质激素的重要原料。其他选项如白细胞、红细胞、脂肪、蛋白质并不是肾上腺皮质合成皮质激素的原料。

26. D【解析】肾动态显像正常影像如下。①灌注相：在腹主动脉显影后 2 秒左右出现，可以观察到反映肾内小动脉及毛细血管血流灌注的肾影，肾血流灌注高峰时间（4~6 秒），其两侧相差值小于 2 秒，生成的血流灌注曲线两侧基本一致。②功能相：注射后 2~4 分钟可以观察到清晰的肾影，出现显影高峰后肾影逐步消退，肾盂影先于膀胱影逐步增强。正常输尿管显影不明显。

27. D【解析】肾动态显像临床应用如下。①肾动脉栓塞：无血流灌注，一侧不显影或局部放射性缺损。②肾血管性高血压：肾灌注一侧减少，肾影显示不良，肾影清除延缓。③移植肾的观察：急性肾小管坏死（ATN）血流灌注轻度减少，功能相示肾功能极差，肾脏可无放射性积聚，膀胱积聚放射性减少；而急性排异血流灌注和肾功能同时减少，且消退延缓。在发生尿漏时可见腹腔及盆腔有异常放射性分布。④尿路梗阻的定位辅助诊断：梗阻部位以上可有肾盂、输尿管的放射性浓集。

28. E【解析】尿钠含量检查对肾前性急性肾衰竭与急性肾小管坏死鉴别诊断最有意义。

二、A2 型题

1. C【解析】肾脓肿的 CT 检查可极好地显示脓肿的轮廓，脓肿在增强前后都特征性地表现为边界清楚的占位。脓肿早期，CT 显示肾增大和圆形低密度区，几天后脓肿周围形成厚壁，增强时显示“指环征”，反映了脓肿壁新生的血管。

2. B【解析】B 超检查是一种探测脏器形态、位置、局部病理变化为主的医学影像学方法，它可检查肾脏的实质性和异位病变，如肾肿瘤、肾囊肿、肾脏脓肿、肾盂结水、肾结石、肾下垂等，可间接反映肾脏受损情况。

3. B【解析】前列腺穿刺活检是诊断前列腺癌的最重要的手段之一，有助于提高前列腺癌的检出率。

4. A【解析】在尿路结石的诊断中，常用的检查方法包括尿常规、B 超、X 线等。其中，确定结石大小、部位、数目、形态等信息可以帮助医生选择合适的治疗方案和手术方式，进而提高治疗效果。此外，结石对肾功能的影响也是需要考虑的因素之一，可以通过相关检查评估肾功能的情况。然而，在这些检查中，结石的成分对患者并没有直接的价值。了解结石的成分可以为治疗方案的选择提供参考，但不是必需的。

5. C【解析】腹部 X 线检查适用于尿路结石、腹腔内脏器钙化、腹部异物、急腹症、腹腔内占位性病变、消化道穿孔、胃肠道梗阻、游走肾等。非特殊情况下，妊娠 3 个月内的孕妇尽量避免此种检查。

6. C【解析】KUB 平片为肾输尿管膀胱造影，IVP 为静脉肾盂造影。可以检查出人体内是否有结石以及结石的位置等。

7. B【解析】参见 A2 型题第 6 题解析。

8. B【解析】KUB 平片及 IVU 可用于发现尿路中的不透 X 线的金属及其他异物。因异物在膀胱内停留时间过长而以异物为核心形成结石者，在 KUB 平片及 IVU 中还可显示出结石的阴影。对怀疑有尿道消化道瘘者行消化道造影，可见瘘管显影。

9. D【解析】老年男性患者，尿频、尿急、尿痛，有时尿混浊，伴终末血尿等症状维持时间较长，尿液检查提示尿路感染可能，而一般抗生素治疗无效，应考虑泌尿系统结核可能。静脉尿路造影（IVU）是诊断泌尿系统结核的主要 X 线检查依据，但正常静脉尿路造影结果并不能排除泌尿系统结核，少数活动性泌尿系统结核可表现为尿路造影结果正常，如果尿中找到结核分枝杆菌，方可诊断泌尿系统结核。

10. B【解析】膀胱造影是确诊膀胱破裂的主要手段。可显示膀胱周围对比剂外溢或对比剂进入腹腔，从而可确切地判断有无膀胱破裂（B 对）。腹部平片可显示骨盆的骨折情况（E 不是必不可少的检查）。怀疑膀胱破裂的患者可进行导尿检查，膀胱破裂时导尿管可顺利插入膀胱（尿道损伤不易插入），但仅流出少量血尿或无尿流出，该方法尽管简便，但准确性差，易受干扰（D不是必不可少的检查）。超声检查能发现腹腔或腹膜外积液，也可了解伤后膀胱形状、增厚的膀胱壁，以及较大的膀胱破孔，因而对膀胱损伤的诊断有一定帮助。当超声证实腹腔积液或腹膜外渗液时，则分别提示存在腹膜内和腹膜外膀胱破裂的可能。但常规超声无法鉴别腹腔游离气体或液体的来源，不能区分液体是腹水、血液、还是尿液。因此并不能单独依靠超声确诊膀胱损伤（C不是必不可少的检查）。对于手术造成的医源性膀胱损伤，膀胱镜检查是术中检查膀胱损伤的首选方法，A选项不符合。

11. A【解析】肾CT检查能够帮助检查肾是否存在问题，能够及时发现肾是否有肿块，对怀疑有肾积水、肾结核、肾损伤以及对对比剂过敏的人来说有很大的意义。

12. C【解析】参见A2型题第11题解析。

三、A3/A4型题

1. D【解析】参见A2型题第9题解析。

2. E【解析】逆行肾盂造影的优点是显影清楚，不受肾脏分泌功能的影响，适用于静脉尿路造影不显影或显影不满意的肾、输尿管疾患，如严重的肾结核、肾积水等情况。

3. E【解析】患者上述检查失败，放射性核素肾区扫描不仅能反映脏器解剖状态、结构的变化，还能反映脏器功能，生理、生化变化，提供脏器或病变分子水平的信息。

四、B型题

1~2 E、B【解析】阴囊及睾丸血流显像的临床应用如下。①急性附睾-睾丸炎症：炎症反应导致睾丸动脉及外阴动脉血供增加，睾丸或附睾处放射性增高。②急性睾丸扭转：由于血供减少，睾丸处放射性减少为一空白区，其周围放射性增加。③隐睾的辅助诊断：隐睾血供较丰富，腹股沟或下腹部肿块局部可出现异常放射性增高，提示隐睾存在。

五、X型题

1. BCDE【解析】输尿管口膨出切开术后，可能会导致膀胱输尿管反流的发生，选项A错误。输尿管口膨出在声像图上表现为在膀胱三角出现圆形无回声，囊壁回声纤细，有膨大缩小的节律性动作，膨出的肿块位于尿道附近或后尿道，可出现排尿困难，肿物反复脱入尿道，使尿道括约肌松弛，可出现尿失禁。超声检查对此类疾病可作出明确诊断，其余选项均正确。

2. BDE【解析】超声检查不但能了解肾积水的程度，也能定量测定分肾功能，选项A错误。MRU在IVU不显影时不能了解肾积水的程度，选项C错误。

3. BC【解析】孕妇肾绞痛的诊断需要采用安全、无创伤和有效的方法。常规的诊断方法包括：泌尿系统B型超声，这是孕妇肾脏和输尿管疾病最常用的影像学检查方法，不会对胎儿造成伤害（B符合）。尿常规，通过检查孕妇的尿液，可以了解尿路是否感染，并排除其他尿路疾病的可能性（C 符合）。

4. BDE【解析】嗜铬细胞瘤具有大小悬殊、内部回声复杂、位置不定三大特性。

5. CD【解析】参见 B 型题第 1、2 题解析。

6. ABCDE【解析】嗜铬细胞瘤超声检查：①嗜铬细胞瘤具有大小悬殊、内部回声复杂、位置不定三大特性。②对体积较大的嗜铬细胞瘤不要反复加压检查，以免诱发高血压危象。③异位肾上腺嗜铬细胞瘤临床发生率约占 10% 。因此，对一个临床高度怀疑嗜铬细胞瘤的患者，如在肾上腺区不能发现异常，必须检查肾门部、腹主动脉旁和髂动脉周围及膀胱周围，以排除异位嗜铬细胞瘤的可能。

7. DE【解析】阴囊超声检查：高分辨率实时超声仪，线阵探头，频率 5~12MHz。检查前不需特殊准备。通常取仰卧位，行纵、横双侧对比扫查。

8. BCD【解析】隐睾超声扫查方法：适度充盈膀胱，仰卧位，于两侧腹股沟处、阴茎根部及盆腔行纵、横扫查。

9. BD【解析】拍摄尿路平片前准备：清洁肠道，避免肠内容物干扰。常于摄片前一晚以番泻叶 10g 开水冲服或蓖麻油 30ml 口服。急诊患者不必做此准备。

10. CDE【解析】逆行尿路造影（RGP）的适应证：①肾衰竭等不宜行 IVU 或 IVU 显影不满意者。②需了解上尿路集合系统形态、结构及内部，以及邻近器官病变时。

11. CE【解析】逆行尿路造影（RGP）的禁忌证：同膀胱镜检查。对尿道狭窄、前列腺增生、肿瘤导致膀胱镜插管困难者为相对禁忌。

12. BD【解析】肾穿刺尿路造影禁忌证：①全身状况差，无法耐受穿刺和造影检查者。②有严重出血倾向者。③穿刺部位有明显皮肤感染者。

13. ABDE【解析】肾动脉造影检查适应证：①原因不明的高血压，听诊脐周有血管杂音者。②肾内小血管瘤、动静脉瘘及微小动脉瘤者。③疑为肾肿瘤、多囊肾、肾上腺肿瘤者。④其他诊断方法不能明确的肾外伤出血者。⑤高血压发病时间短，进展迅速，且排除其他引起血压升高的常见原因者。

14. ABCDE【解析】肾上腺动脉造影的临床价值：①根据造影血供特点鉴别肿瘤来源于肾或肾上腺。②对于体积较大的肾上腺肿瘤行术前栓塞，缩小肿瘤体积，减少术中出血。③对于不能切除的恶性肿瘤可行姑息性化疗栓塞术，常用化疗药加碘化油或聚乙烯醇颗粒治疗。④消除醛固酮瘤的内分泌功能，直接栓塞肿瘤供血动脉，常用明胶海绵作为栓塞剂。

15. ABCD【解析】CT 检查在泌尿系统的应用：①对肾癌、肾盂癌、膀胱癌能明确诊断和分期。②对肾良性肿瘤，如血管平滑肌脂肪瘤和肾囊肿能明确诊断。③能发现 X 线检查及尿路造影未能确诊的小结石。④对肾脓肿的诊断较准确，但对肾结核早期诊断有限。⑤发现肾创伤并确定损伤的程度、范围。⑥适用于某些泌尿系统先天畸形的诊断、肾血管性病变的检查。⑦适用于肾功能差、肾盂积水 IVU 显影不良者。

16. BC【解析】CT 检查在肾上腺的应用：①CT 是最理想的检查方法，能确定肾上腺病变部位，根据临床症状、血压和生化指标改变判断不同的肾上腺疾病。②能显示肾上腺病变的组织特征，如液体、脂肪、钙化等成分。③难以判断肾上腺较大肿块的来源，对非功能性肿瘤的定性诊断有困难。

17. DE【解析】肾上腺 CT 对肾上腺疾病的诊断价值：①CT 薄层平扫可以清晰显示肾上腺增生及萎缩。前者表现为双侧肾上腺弥漫性增大（径线和面积超过正常值），密度和形态维持正常，后者表现为双侧肾上腺变小。②CT 能显示直径小至数毫米的结节，更易于发现肾上腺肿块。a. 如肾上腺腺瘤细胞内富含脂肪成分，其 CT 值较低，可呈水样密度；b. 肾上腺腺瘤、嗜铬细胞瘤、转移瘤则呈均匀软组织密度并有不同程度强化，转移瘤常为双侧性；c. 肾上腺髓脂瘤为含脂肪的混杂密度肿块；d. 嗜铬细胞瘤或肾上腺皮质癌常表现为较大软组织密度肿块，内有坏死、囊变时呈低密度灶。③根据临床表现和实验室检查高度怀疑肾上腺嗜铬细胞瘤，而肾上腺 CT 未发现肿块时，需申请扩大扫描范围，甚至包括盆腔或其他部位，以发现异位嗜铬细胞瘤。

18. BDE【解析】前列腺分为 5 个小叶，即两侧叶、中叶、前叶及后叶，叶间无明显分界，选项 A 错误。前列腺在组织学上分为中心区、移行区和外围区。外围区占腺体 70%，中心区占 25%，移行区仅占 5%，选项 C 错误。其余选项均正确。

19. BDE【解析】肾上腺皮质正常影像：两侧肾上腺位置右高左低，放射性计数右浓左淡，形态右圆左扁。如口服地塞米松后再次摄像，肾上腺皮质吸收减少为抑制试验阳性。

第五章　尿流动力学检查

一 A1 型题

1. 鉴别神经源性膀胱与前列腺增生的检查是
   A. 泌尿系统 B 超
   B. 测残余尿量
   C. 静脉肾盂造影
   D. 肾图
   E. 尿流动力学检查
2. 以下选项中对尿流动力学检查仪的要求不正确的是
   A. 必须配备尿流率计
   B. 配备 1 个压力传感器
   C. 配备灌注系统
   D. 配备 1 个牵引器
   E. 括约肌肌电图检测功能
3. 以下哪项检查属于下尿路功能障碍分类的主要依据
   A. 尿流动力学检查
   B. 体征
   C. 影像学检查
   D. 症状
   E. 神经学检查
4. 对于神经源性膀胱患者要明确其下尿路症状，最重要的检查是
   A. 排尿日记
   B. 泌尿系统 B 超
   C. 尿流动力学检查
   D. 尿常规
   E. X 线造影
5. 在尿流率测定的各项参数中最有价值的检查是
   A. 尿量
   B. 尿流时间
   C. 排尿时间
   D. 平均尿流率
   E. 最大尿流率
6. 反应膀胱出口梗阻的最佳指标是
   A. 排尿困难
   B. 压力流率检查示高压低流
   C. 残余尿多
   D. 膀胱镜检查
   E. 自由尿流率低
7. 压力流率同步测定的适应证是
   A. 膀胱功能障碍性疾病的诊断
   B. 神经源性尿失禁的分析

C. 不稳定尿道的诊断
D. 各种尿失禁的诊断
E. 确定整个尿道有无梗阻存在

8. 关于括约肌肌电图的注意事项，错误的是
A. 妥善固定，避免电极因患者活动而产生较大移动
B. 电极安置位置正确
C. 检查中患者身体放松，避免出现紧张、咳嗽等造成括约肌收缩的情况
D. 患者接地电极与皮肤应良好接触
E. 避免检查环境内直流电的影响

二 A2 型题

1. 为明确患者有无前列腺增生所致的排尿困难，以决定是否行前列腺切除手术，以下最有价值的是
A. 前列腺 CT 检查
B. 膀胱尿道造影
C. 尿流动力学检查
D. 肾图或肾动态扫描
E. 前列腺穿刺活检证实有无前列腺增生

2. 患者，男性，75 岁。尿频、进行性排尿困难 8 年，1 年来加重，尿后滴沥，有时出现夜间尿失禁。既往患糖尿病 15 年，口服降糖药治疗。体检：膀胱胀大，耻骨上 2 指，前列腺增大，体积约 $88cm^3$，质地中等，中央沟消失。留置导尿 1 周后准备行经尿道前列腺切除术（TURP）。为明确手术指征，以下最有价值的检查是
A. B 超检查确定有无肾盂积水
B. 尿流率检查判断下尿路梗阻程度
C. 尿流动力学检查了解逼尿肌功能情况
D. 膀胱镜检查了解前列腺大小
E. 经直肠超声了解下尿路狭窄程度

3. 患者，男性，68 岁。因饮酒后不能排尿，下腹憋胀难忍 10 小时来诊。前列腺增生病史 4 年，无血尿史。查体：体温 36.6℃；耻骨上区膨隆，按压有尿意，叩诊实音。患者留置尿管 + α 受体阻断药治疗，7 天后试行拔除尿管失败，患者要求外科治疗。外科治疗前需进一步完善的检查是
A. 尿流动力学、血清前列腺特异抗原（PSA）、超声检查
B. 尿细菌培养
C. 泌尿系统 MRI
D. 尿常规
E. 膀胱镜

4. 患者，男性，23 岁。从楼梯摔倒后排不出尿 10 小时。查体：体温 37℃，脉搏 90 次/分，

心率22 次/分，血压 110/60mmHg。腹软，膀胱膨胀至脐下 2 横指。骨盆压痛明显。血常规：白细胞计数 5×10^9/L，中性粒细胞占比 0.66，血红蛋白 120g/L。阴囊、会阴无肿胀。直肠指检：直肠前方有压痛，指套无血迹。拔尿管后患者应定期复查哪些检查

A. 自由尿流率、尿常规
B. 血常规
C. 膀胱压力容积测定
D. 膀胱压–尿流率检查
E. 静态尿道压力描记

三 A3/A4 型题

（1~2 题共用题干）

患者，男性，65 岁。因“尿频伴排尿困难 3 年，加重 2 年”来诊。查体：耻骨上区膨隆，叩诊实音；双下肢膝关节以下轻度凹陷性水肿；直肠指检示前列腺体积增大，表面光滑无结节。实验室检查：血前列腺特异性抗原（PSA）4.0μg/L。泌尿系统 B 超：双肾轻度积水，前列腺 5.0cm×5.0cm×4.5cm，膀胱内残余尿 500ml。

1. 根据患者的症状，目前最佳治疗方法是
   A. 留置尿管
   B. α 受体阻断药
   C. 抗感染
   D. 留置尿管 +α 受体阻断药
   E. 随访观察
2. 患者留置尿管 4 周后复查腹部超声：双侧上尿路积水消失。对诊断与治疗最有意义的检查是
   A. 腹部 CT
   B. 肾功能
   C. 尿流动力学检查
   D. 尿流率
   E. 膀胱镜

（3~4 题共用题干）

患者，男性，65 岁。尿频、尿急 3 年余，一直以前列腺增生为诊断进行药物治疗，近半年来间断出现肉眼血尿来就诊。

3. 以下哪项检查是不必要的
   A. B 超检查
   B. 静脉尿路造影（IVU）
   C. 尿脱落细胞学
   D. 尿流率
   E. 直肠指检
4. 尿流率检查 3 次，尿量均在 70~100ml，Q_{max} 为 8ml/s。根据患者的症状，最佳治疗方法是
   A. 留置气囊尿管注入 150ml 的生理盐水，再拔除尿管行尿流率检查
   B. 以现有尿量的尿流率作参考
   C. 再次复查尿流率，尿量要在 150ml 以上

D. 夹闭患者前尿道，憋足 150ml 后，再行尿流率检查

E. 经尿道直接注入 150ml 以上生理盐水后马上进行尿流率检查

四 B 型题

（1~2 题共用备选答案）

A. 机械性尿道压力测定
B. 应力性尿道压力测定
C. 动态尿道压力测定
D. 静态尿道压力测定
E. 动力性尿道压力测定

1. 主要用于反映储尿期女性近端尿道和男性后尿道的尿液控制能力的是
2. 主要用于评估女性压力性尿失禁患者应力状态下尿道的控尿能力的是

（3~4 题共用备选答案）

A. 斜坐位
B. 45°斜坐位
C. 斜卧位
D. 正坐位
E. 尿失禁时

3. 影像尿流动力学检查患者，神经源性膀胱患者可采用
4. 影像尿流动力学检查患者，如需了解下尿路梗阻及其梗阻的解剖水平，可采用

五 X 型题

1. 对于伴有明显下尿路症状的老年男性患者，为确诊，进一步完善的检查是
A. 尿常规
B. 血清前列腺特异性抗原（PSA）
C. 前列腺超声
D. 尿流动力学检查
E. 尿流率

2. 尿流动力学检查的各项指标中不能反映膀胱逼尿肌功能的是
A. 膀胱收缩压
B. 膀胱最大容量
C. 膀胱充盈初感觉
D. 膀胱逼尿肌的稳定性
E. 膀胱的顺应性

3. 关于尿流动力学检查叙述正确的是
A. 尿流率为其中一项无创伤性检查
B. 最基本的尿流动力学检查设备包括 3 个测量通道
C. 尿道压力描记分为静态尿道压力测定和应力性尿道压力测定
D. 压力流率同步检查主要是确定膀胱出口梗阻引起的各种排尿困难
E. 充盈性膀胱压力测定的主要目的是测试储尿和排尿期的逼尿肌功能

4. 关于选择尿流动力学检查项目的原则叙述正确的是
   A. 尿流动力学检查是侵入性检查，应避免滥用检查
   B. 对于上尿路症状复杂。既往治疗效果不佳或准备接受侵入性或不可复性治疗的患者应考虑行尿流动力学检查
   C. 对于通过病史、体检及无创辅助检查即能满足诊断、治疗需要的患者，无须行尿流动力学检查
   D. 尽量避免选用不能良好反映患者病情的检查
   E. 神经源性膀胱患者的治疗计划通常依赖于尿流动力学检查结果
5. 膀胱压–尿流率检查注意事项
   A. 检查中如发现带管尿流率明显低于自由尿流率，应结合病史及自由尿流率判断
   B. 应避免在膀胱逼尿肌活动过度的状态下排尿，否则可能有盆底肌收缩导致膀胱逼尿肌压力偏高的情况出现，而非自主排尿的结果
   C. 阴茎回缩明显或阴囊较大的患者，要尽量使尿液直接进入集尿器，防止尿液外溅，影响数据采集
   D. 压力–流率检查中理想的排尿量应 >150ml，否则可能因尿流率过低而影响判断结果的准确性
   E. 储尿期注意事项同充盈期膀胱压力容积测定
6. 尿流率检查的适应证包括
   A. 上尿路功能障碍患者的初筛和疗效评价
   B. 上尿路梗阻性疾病的初步诊断
   C. 神经源性膀胱尿道功能障碍的初步诊断
   D. 下尿路功能障碍疾病的手术疗效评价指标及术后随访指标
   E. 下尿路疾患药物疗效的评价指标
7. 尿流率的观察指标主要包括
   A. 尿流时间
   B. 平均尿流率
   C. 排尿量
   D. 排尿时间
   E. 最小尿流率
8. 关于尿流率测定的注意事项叙述正确的是
   A. 记录 3 天以上的排尿日记以了解患者平常排尿状况
   B. 排尿量在 150~400ml 时测得结果最可靠
   C. 排尿体位：男性为坐位，女性为站位
   D. 充分尊重受检者的排尿隐私与排尿习惯，检查应在安静的环境中进行，检测程序启动后，医护人员回避
   E. 排尿后通过即刻导尿或 B 超进行残余尿测定

9. 关于膀胱充盈期压力测定注意要点，以下叙述正确的是
   A. 检查体位为卧位、半卧位、坐位、立位均可
   B. 若检查过程中发现尿道外口有漏尿现象，应予标记，此为尿点压力
   C. 检查前，受检者应保证膀胱容量充盈
   D. 检查中怀疑因灌注速度过快引起膀胱顺应性降低时，应暂停灌注，待膀胱压力降低后采用慢速灌注
   E. 高位脊髓损伤、病态肥胖或其他严重疾病，检查中要注意自主神经反射的出现，避免意外发生
10. 尿道压力图测定检查参数包括
    A. 最小尿道关闭压　　B. 功能尿道长度
    C. 前列腺长度、膀胱颈内压　　D. 精阜内压等参数
    E. 尿道闭合压
11. 关于尿道压力图，以下叙述正确的是
    A. 尿道压力图测定用于反映储尿期尿道内各点控制尿液的能力
    B. 正常储尿期内，女性尿道近段和男性后尿道内各点的压力均应大于膀胱压
    C. 正常储尿期内，女性尿道近段和男性后尿道内各点的压力均应小于膀胱压
    D. 尿道内各点的压力不同
    E. 将尿道内各点压力连接起来形成的曲线，称为尿道压力图
12. 关于括约肌肌电图的技术参数设置，以下叙述正确的是
    A. 仪器接地电极要求埋地铜芯线
    B. 接地电极要求紧密附着患者肢体
    C. 检测电极分为针刺、表面电极两大类
    D. 刺入肛门旁开2~3cm皮肤，深度1cm
    E. 刺入肛门旁开1cm皮肤，深度2~3cm
13. 尿流动力学检查参数主要包括
    A. 尿道括约肌肌电图　　B. 腹压
    C. 尿流率　　D. 膀胱压
    E. 膀胱尿道位置
14. 膀胱充盈期应了解的影像尿流动力学检查参数是
    A. 最大尿流率时的逼尿肌压　　B. 膀胱感觉
    C. 稳定性　　D. 收缩力大小
    E. 膀胱逼尿肌有无反射

参考答案与解析

一、A1 型题

1. E【解析】尿流动力学检查可以鉴别神经源性膀胱与前列腺增生。

2. B【解析】一般尿流动力学检查仪必须配备尿流率计、2~3 个压力传感器（用于检测膀胱压和腹压）、灌注系统、一个牵引器（用于尿道测压）、括约肌肌电图检测功能仪、显示器及打印机。

3. A【解析】尿流动力学检查可以作为下尿路功能障碍分类的主要依据。

4. C【解析】神经源性膀胱患者的治疗计划通常依赖于尿流动力学检查结果，此类患者进行治疗前应当有尿流动力学的检查结果作为依据。

5. E【解析】最大尿流率（Q_{max}）是最有价值的报告值，为了纠正尿量、年龄、性别等因素对 Q_{max} 的影响，可在报告时使用列线图来校正。

6. B【解析】膀胱压-尿流率检查用于诊断排尿功能障碍的原因，包括膀胱出口梗阻，膀胱逼尿肌收缩力状况，逼尿肌-括约肌协调性。

7. E【解析】压力流率同步测定即是在充盈性膀胱压力容积测定的基础上，进一步检测患者排尿期逼尿肌压力和尿流率，通过分析两者之间的关系以确定膀胱出口阻力，适应证是确定整个尿道有无梗阻存在。

8. E【解析】括约肌肌电图的注意事项：①电极安置位置正确。②妥善固定，避免电极因患者活动而产生较大移动。③检查中患者身体放松，避免出现紧张、咳嗽等造成括约肌收缩的情况。④患者接地电极与皮肤应良好接触。⑤避免检查环境内交流电的影响。

二、A2 型题

1. C【解析】前列腺增生常见临床表现为排尿困难、尿流缓慢、尿频、尿急等症状，但这些症状并不能确定诊断。要了解患者是否存在前列腺增生及其程度，以便决定治疗方案，需要进行以下检查：①前列腺指检及血清前列腺特异性抗原（PSA）测定。②尿流率和残尿量检查。③尿道压力分析和膀胱尿道压力测试。其中，尿流动力学检查可直接反映前列腺增生对排尿功能所造成的影响，判断是否需要进行前列腺切除手术。A 选项，前列腺 CT 检查不如 B 超声检查准确，对确定前列腺增生诊断的价值较小；B 选项，膀胱尿道造影主要用于观察下尿路的解剖结构和功能状态，对于前列腺增生的诊断价值有限，且不如其他检查方法安全；D 选项，肾图或肾动态扫描用于判断肾功能，而对于前列腺增生的诊断无明显价值；E 选项，前列腺穿刺活检为确诊前列腺癌的金标准，虽然能确定是否存在前列腺增生，但并不是首选方法。

2. C【解析】尿流动力学检查可以检测患者尿道的功能、长度及压力变化，膀胱储尿及排尿时膀胱内的压力变化，膀胱逼尿肌和括约肌的协调程度，以及排尿时的尿流率。

3. A【解析】参见 A2 型题第 1 题解析。

4. A【解析】拔尿管后，可以通过测量自由尿流率和尿常规来评估排尿功能恢复情况。

三、A3/A4 型题

1. A【解析】留置尿管术是在严格无菌操作下，用无菌导尿管经尿道插入膀胱引流出尿液的方法，是目前临床上常用的泌尿系统疾病的一项护理操作技术。

2. C【解析】尿流动力学检查是近年开展的一种新的尿路检查方法，对下尿路疾病的诊断及治疗具有重要意义。

3. D【解析】尿流率作为一种简单无创的检查方法，被广泛用于：①下尿路功能障碍患者的初筛和疗效评价。②下尿路梗阻性疾病的初步诊断。③神经源性膀胱尿道功能障碍的初步诊断。④作为下尿路功能障碍疾病的手术疗效评价指标及术后随访指标。⑤作为下尿路疾病药物疗效的评价指标。⑥与其他尿流动力学检查项目同步联合测定，如压力–流率测定、压力–流率–尿道括约肌肌电测定等。对于前列腺增生患者来说尿流率不是必要检查。

4. D【解析】尿流率检查，排尿量在 150～400ml 时测得结果最可靠，应夹闭患者前尿道，憋足 150ml 后，再行检查。

四、B 型题

1～2 D、B【解析】尿道压力图分为静态尿道压力测定和应力性尿道压力测定。①静态尿道压力测定：主要用于反映储尿期女性近端尿道和男性后尿道的尿液控制能力，可为各种近端尿道和膀胱颈梗阻的诊断及梗阻定位提供参考。如良性前列腺增生，器质性、功能性膀胱颈梗阻，逼尿肌尿道括约肌协同失调等。②应力性尿道压力测定：主要用于评估女性压力性尿失禁患者应力状态下尿道的控尿能力。

3. C【解析】尿流动力学检查患者，神经源性膀胱患者可采用斜卧位。

4. B【解析】尿流动力学检查患者，如需了解下尿路梗阻及其梗阻的解剖水平，可采用 45°斜坐位。

五、X 型题

1. ABCE【解析】尿流动力学检查结果只反映尿路的功能状况，即只能对尿路的功能状况做出评估，而完整的临床诊断应在综合考虑患者的病史、体格检查结果及其他辅助检查结果的基础上作出，选项 D 错误。

2. ABCD【解析】尿流动力学检查中，膀胱的顺应性最能反映膀胱逼尿肌功能，选项 E 错误。

3. ABCE【解析】尿流率作为一种非侵入性检查，可用于所有下尿路功能障碍患者的初筛以及疗效评价（A 对）。按照国际尿控协会（ICS）的规定，最基本的尿流动力学检查设备应包括 3 个测量通道，其中 2 个用于检测膀胱压（Pves）和腹压（Pabd），另一个用于检测尿流率（B 对）。尿道压力描记可用于评价尿道控制尿液的能力，分为静态尿道压力测定和应力性尿道压力测定（C 对）。排尿性尿道压力图主要是确定膀胱出口梗阻引起的各种排尿困难。压力流率同步检查是确定整个尿道有无梗阻存在（D 错）。充盈性膀胱压力测定是用人工的方法将膀胱充盈，观察储尿期膀胱容量与压力变化的相互关系，以及排尿期膀胱压力的变化，其主要目的是测试储尿和排尿期的逼尿肌功能（E 对）。

4. ACDE【解析】选择尿流动力学检查项目的原则：①尿流动力学检查是侵入性检查，应避免滥用检查。对于通过病史、体检及无创辅助检查即能满足诊断、治疗需要的患者，无须行尿流动力学检查；对于复杂的下尿路症状、既往治疗效果不佳或准备接受侵入性或不可复性治疗的患者应考虑行尿流动力学检查；神经源性膀胱患者治疗计划的制订通常依赖于尿流动力学检查结果，此类患者进行治疗前应当有尿流动力学的检查结果作为依据。②不同的尿流动力学检查项目具有一定的针对性，尽量避免选用不能良好反映患者病情的检查。在选择检查项目时应当深入了解患者的病史、体征及其他辅助检查结果，选择具有针对性的检查项目。

5. ABCDE【解析】膀胱压-尿流率检查注意事项：①储尿期注意事项同充盈期膀胱压力容积测定。②应避免在膀胱逼尿肌活动过度状态下排尿，否则可能有盆底肌收缩导致膀胱逼尿肌压力偏高的情况出现，而非自主排尿的结果。③受检者未排尿不一定是膀胱逼尿肌无反射，可能因心理因素或不习惯体位影响排尿。④检查中如发现带管尿流率明显低于自由尿流率，应结合病史及自由尿流率判断。⑤压力-流率检查中理想的排尿量应 >150ml，否则可能因尿流率过低，而影响判断结果的准确性。⑥阴茎回缩明显或阴囊较大的患者，要尽量使尿液直接进入集尿器，防止尿液外溅，影响数据采集。⑦高位脊髓损伤、病态肥胖或其他严重疾病，检查中要注意有无自主神经反射出现，避免意外发生。

6. CDE【解析】参见 A3/A4 型题第 3 题解析。

7. ABCD【解析】尿流率的观察指标主要包括最大尿流率（Q_{max}）、平均尿流率（Q_{ave}）、排尿量（V_V）、排尿时间（V_t）、尿流时间（FT）。

8. ABDE【解析】尿流率检查的注意事项：①记录 3 天以上的排尿日记以了解患者平常排尿状况。②排尿量在 150~400ml 时测得结果最可靠。③充分尊重受检者的排尿隐私与排尿习惯，检查应在安静的环境中进行，检测程序启动后，医护人员回避。④排尿体位：男性为站位，女性为坐位。⑤采用转盘式尿流率计者，尿线落点应在容器侧壁。称重式尿流率计则应注意在每次检测完成后倒掉集尿杯内液体。⑥尿流率曲线持续时间小于 2 秒正负方向的变化应视为赝像，需要人工校正，方法是以平均跨度超过 2 秒的光滑曲线加以校正。⑦排尿后通过即刻导尿或 B 超进行残余尿测定。

9. ABDE【解析】膀胱充盈期压力测定注意要点：①检查体位为卧位、半卧位、坐位、立位均可。②检查前，受检者应排空膀胱以保证膀胱容量的准确性，必要时通过导尿排空膀胱。③检查中每灌注50~100ml或每隔1分钟嘱受检者咳嗽以确定膀胱压和腹压传导是否正常。咳嗽时膀胱压和腹压上升幅度应基本一致，如无明显反应或差异过大，表明测压系统传导不良，可能原因有导管脱出、管路中出现气泡、连接处封闭不良、导管受到挤压或弯折、测压管堵塞等。④检查中若发生逼尿肌不稳定收缩引起自主排尿，将会影响对膀胱容量的判断。此时应减慢或暂停灌注，等待曲线恢复基线水平。如出现大量排尿，应采用慢速灌注重新检查。⑤检查中怀疑因灌注速度过快引起膀胱顺应性降低时，应暂停灌注，待膀胱压力降低后采用慢速灌注。⑥若受检者怀疑存在逼尿肌活动过度，但检查中未发现，可采用诱发试验，如咳嗽、瓦尔萨尔瓦（Valsalva）动作、快速灌注等。⑦若检查过程中发现尿道外口有漏尿现象，应予标记，此为尿点压力。⑧赝像的识别是重要一环。检查中腹压测压管的刺激可使直肠收缩，由于对膀胱压影响很小，可出现逼尿肌压（Pdet）曲线波动，这并非Pdet活动的结果，分析时注意甄别。腹压测压管还可能受肠道粪便阻塞或向下移位导致腹压下降，因膀胱压无明显变化，而出现逼尿肌压异常增高。⑨充盈期膀胱测压多与压力-流率联合使用，单独检查可用于脊髓损伤所致神经源性膀胱。⑩高位脊髓损伤、病态肥胖或其他严重疾病，检查中要注意有无自主神经反射出现，避免意外发生。

10. BCDE【解析】尿道压力图测定检查参数：①静态尿道压力测定主要观察指标为最大尿道关闭压、功能尿道长度。此外，男性还可获得前列腺长度、膀胱颈内压、精阜内压等参数。女性可获得控制带长度等参数。②应力性尿道压力测定主要观察指标为尿道闭合压、压力传导率。

11. ABDE【解析】正常储尿期内，女性尿道近段和男性后尿道内各点的压力均应大于膀胱压，选项B正确、C错误。

12. ABCE【解析】括约肌肌电图刺入肛门旁开1cm，深度2~3cm，选项D错误，选项E正确，其余选项均正确。

13. ABCD【解析】尿流动力学检查参数主要包括：①尿道括约肌肌电图。②腹压。③尿流率。④膀胱压。

14. ADE【解析】膀胱充盈期应了解的尿流动力学检查参数：①最大尿流率时的逼尿肌压。②收缩力大小。③膀胱逼尿肌有无反射。

第六章　泌尿外科器械操作

一 A1 型题

1. 以下哪种治疗方法是急性尿潴留最常用的有效治疗方法
   A. 膀胱造瘘　　B. 留置导尿术
   C. 膀胱穿刺　　D. 前列腺切除术
   E. 尿道扩张术
2. 尿道损伤后，有排尿困难，导尿管能插入膀胱，导尿管应留置多长时间
   A. 4～5 天　　B. 5～8 天
   C. 10～14 天　　D. 21～28 天
   E. 30～40 天
3. 关于留置导尿管的护理事项，以下叙述不正确的是
   A. 每天用生理盐水棉球擦拭尿道口及导尿管上的分泌物
   B. 如要长期引流，导尿管的更换时间不宜超过 1 个月
   C. 留置导尿管期间，鼓励患者适当多饮水
   D. 对膀胱过度充盈者，排尿宜缓慢，以免骤然减压引起出血或晕厥
   E. 如尿液混浊有感染现象，应适当给予抗生素
4. 导尿管置入注意事项不包括
   A. 男性导尿管插入 15～20cm，女性插入 6～8cm，尿液即可流出
   B. 男性导尿管插入 6～8cm，女性插入 15～20cm，尿液即可流出
   C. 留置导尿时，应经常检查尿管固定情况，有无脱出
   D. 对膀胱过度充盈者，排尿宜缓慢，以免骤然减压引起出血或晕厥
   E. 严格无菌操作，预防尿路感染
5. 关于尿道探子检查及尿道扩张术的术前准备，以下叙述不正确的是
   A. 令患者排尿，观察其尿线粗细、射程远近
   B. 术者立于患者右侧，局部消毒、铺巾
   C. 向尿道内注入 2% 利多卡因溶液 10ml
   D. 用阴茎夹或橡皮筋夹住阴茎头约 3 分钟
   E. 向尿道内注入 2% 利多卡因溶液 30ml

6. 以下不属于经皮肾镜检查适应证的是
   A. 来自输尿管以上部位不明原因的血尿，如特发性大量血尿患者
   B. 肾盂内各种病变
   C. 肾盂及输尿管上段结石或异物的检查及治疗
   D. 不明原因的肾积水和输尿管狭窄
   E. 尿路感染
7. 经皮肾造瘘术适应证不包括
   A. 解除上尿路梗阻和感染或行尿流改道
   B. 治疗输尿管狭窄或膀胱以上尿瘘
   C. 积水肾引流后的肾功能评价
   D. 经皮肾镜取石术术前准备
   E. 静脉肾盂造影（IVP）检查了解肾盂肾盏结构

二 A2 型题

1. 下腹外伤患者，不能排尿，下腹痛，腹肌稍紧张，需立即确定膀胱有无破裂。以下最有意义的检查方法是
   A. 尿道造影　　B. 插入导尿管行膀胱注水试验
   C. 静脉尿路造影　　D. 膀胱造影
   E. 膀胱 B 超
2. 收治一位排不出尿的患者，导尿的目的是
   A. 解除尿潴留　　B. 收集 24 小时尿液标本
   C. 了解尿道有无梗阻　　D. 测定膀胱容量
   E. 尿道造影
3. 患者，男性，55 岁。排尿困难 3 年，尿线细，射程短，排尿时间延长。2 天前感冒后突然不能自行排尿，下腹部胀痛难忍。患者最佳的治疗方法是
   A. 抗感染　　B. 理疗
   C. 前列腺切除术　　D. 针刺
   E. 导尿
4. 患者，男性，56 岁。前列腺增生。因胆囊结石急性发作注射阿托品，之后出现急性尿潴留，首先选择的治疗方法是
   A. 留置导尿管 2~3 天　　B. 急诊行经尿道前列腺切除术
   C. 膀胱造瘘术　　D. 等待治疗
   E. 针灸治疗
5. 患者，男性，65 岁。夜尿次数多，排尿无力 4 年余，突然出现无尿，小腹胀痛 10 小时。

检查：膀胱区叩诊浊音至脐下 3 横指。患者最佳的治疗方法是

A. 抗感染治疗　　B. 行耻骨上经膀胱前列腺切除术

C. 留置导尿管或耻骨上膀胱造瘘术　　D. 前列腺记忆金属支架置入术

E. 尿道扩张

6. 患者，男性，40 岁。施工时不慎跌落，骑跨于水泥墙上，排尿困难已有 2 小时。为了确诊病情，需进一步完善的检查是

A. 尿道膀胱镜　　B. 尿道探条检查

C. 导尿　　D. 输尿管镜

E. 尿流动力学检查

7. 患者，男性，48 岁。自高处落下，骑跨于木栏上，尿道口流血，不能排尿 2 天，会阴及阴囊明显肿胀，皮肤表面发红，有波动和压痛，根据患者的症状，患者最佳的治疗方法是

A. 非手术治疗　　B. 耻骨上膀胱造瘘，会阴及阴囊多处切开引流

C. 耻骨上膀胱造瘘　　D. 阴囊多处切开

E. 留置导尿管

8. 患者，女性，58 岁。间断性排尿中断 4 天，腹部 X 线片示膀胱区有直径 2.5cm 椭圆形阴影，追问病史，有尿频伴排尿困难 3 年，为确诊，最有意义的检查是

A. CT　　B. B 超

C. 侧位腹部 X 线检查　　D. 膀胱镜

E. MRI

三 A3/A4 型题

（1~2 题共用题干）

患者，男性，26 岁。右肾绞痛，伴全程肉眼血尿，腹部平片未发现阳性结石。

1. 为了确诊病情，需进一步完善的检查是

A. 右肾逆行造影　　B. B 超检查肾、输尿管

C. 肾、输尿管 CT 扫描　　D. 静脉肾盂造影

E. 灌肠后再做腹部 X 线检查

2. 患者经检查确定在右肾盂有一个 2.5cm×3.0cm 大小的结石，形状不规则并有轻度肾积水。根据患者的症状，最佳治疗方法是

A. 肾实质切开取石

B. 右肾造瘘，经皮肾镜取石

C. 输尿管镜取石

D. 体外冲击波碎石术（ESWL）后置双 J 管

E. 体外碎石

（3~4 题共用题干）

患者，男性，68 岁。乙状结肠癌根治术后 5 天，既往有前列腺增生 2 年。拔除尿管 12 小时后仍未排尿，查体下腹部饱满，耻骨上区叩诊浊音。

3. 根据患者的症状，最可能的诊断是
   A. 尿潴留　　B. 输尿管炎
   C. 手术中左侧输尿管损伤　　D. 尿道狭窄
   E. 前列腺癌
4. 根据患者的症状，最佳的治疗方法是
   A. 口服非那雄胺 2mg　　B. 耻骨上膀胱造瘘
   C. 导尿　　D. 肌内注射呋塞米 20mg
   E. 针灸、理疗

四 B 型题

（1~2 题共用备选答案）

A. 金属扩张器　　B. 逐级同轴扩张器（Amplatz 扩张器）
C. 硬性扩张器　　D. 气囊导管扩张器
E. 筋膜扩张器

1. （　　）是叠进式扩张器，是由一 F8 尖端圆钝的中心导杆及口径逐次递增的扩张器组成
2. （　　）由 Teflon 制成，规格为 F8~F34，可用于扩张至所需的通道大小后即可保留该鞘于集合系统内

五 X 型题

1. 用金属尿道探条为尿道狭窄患者行尿道扩张治疗，以下叙述正确的是
   A. 选定适当粗细的金属尿道探条　　B. 可用尿道黏膜麻醉
   C. 必要时扩张后留置导尿管　　D. 严格无菌操作
   E. 一次扩张成功不必定期治疗
2. 以下属于尿道扩张术的适应证的是
   A. 探查尿道有无狭窄以及狭窄的部位和程度
   B. 探查前列腺是否对尿道形成梗阻
   C. 探查膀胱及尿道内有无结石和异物
   D. 探查膀胱内有无憩室

E. 扩张尿道，以治疗尿道狭窄

3. 尿道扩张术的禁忌证包括

A. 泌尿生殖道急性炎症期　　B. 尿道损伤

C. 尿道狭窄　　D. 膀胱颈梗阻

E. 怀疑有尿道肿瘤者

4. 关于尿道探子检查及尿道扩张术操作要点，以下叙述正确的是

A. 探杆插入尿道时动作应轻柔

B. 第 1 次行尿道扩张可结合尿线的粗细、尿道造影的 X 线片来估计尿道狭窄程度，确定探杆的号数

C. 每次探杆径度只能增加 2~3 个号码，逐渐增加

D. 2 次扩张时间间隔至少 3 天

E. 探杆通过狭窄段后，留置 10~15 分钟，然后退出探杆

5. 以下哪几种疾病情况不宜行膀胱镜检查

A. 膀胱结核导致膀胱容量过小　　B. 血尿伴有血块

C. 尿频、排尿困难　　D. 急性膀胱炎

E. 尿道狭窄

6. 关于膀胱尿道镜的术前准备，以下叙述正确的是

A. 保证膀胱充盈

B. 签署检查知情同意书

C. 了解有无药物过敏史及碘过敏史

D. 有膀胱、尿道感染及带导尿管者，检查前口服抗生素 2~3 天

E. 尿常规，出、凝血时间检查

7. 有关男性膀胱尿道镜的插入方法，以下叙述正确的是

A. 男性患者采取膀胱截石位

B. 向尿道内注入 12% 利多卡因溶液 20~25ml，用阴茎夹或橡皮筋夹住阴茎头 10 分钟

C. 镜鞘涂抹适量润滑油

D. 左手向上拉直阴茎悬垂部，与腹壁成直角，以消除尿道的耻骨前弯曲

E. 右手以示指和中指夹持镜鞘后端，将镜鞘插入舟状窝；然后，将镜体竖直轻轻滑入或插入尿道

8. 关于女性膀胱尿道镜的插入方法，以下叙述正确的是

A. 膀胱截石位

B. 用棉签蘸取 10% 的丁卡因溶液插入尿道口内，放置 10 分钟

C. 左手分开小阴唇，显露尿道外口，右手以示指和中指夹持镜鞘后端，插入尿道外口内

D. 鞘进入尿道外口后，前端略向下压以绕过耻骨联合

E. 右手以示指和中指夹持镜鞘后端，将镜鞘插入舟状窝；然后，将镜体竖直轻轻滑入或插入尿道

9. 属于膀胱镜检查常见并发症的是
A. 消瘦
B. 血尿
C. 尿道损伤
D. 膀胱损伤
E. 排尿困难

10. 以下属于膀胱尿道镜观察方法的是
A. 进退法
B. 转动法
C. 扫视法
D. 麻醉法
E. 固定法

11. 输尿管肾镜检查和操作的术后处理有
A. 保持导管通畅
B. 予抗生素预防感染
C. 补充液体以利尿、排石
D. 解痉、镇痛及对症治疗
E. 无须特别处理

12. 关于硬性肾镜的叙述正确的是
A. 肾镜越细，所需肾瘘的直径越小，安全性也愈高
B. 外鞘与肾本体可直接用来插入操作器械及注入灌注液
C. 硬性肾镜的视野明亮清晰
D. 视野方向有0°~30°
E. 视野方向为0°~10°

13. 关于软性肾镜以下叙述正确的是
A. 尖端直径4.9~7.0mm
B. 向上可弯曲150°~210°
C. 向下可弯曲90°~130°
D. 操作孔直径F5~F7.8
E. 尖端直径为F6~F13.5

14. 关于肾输尿管镜以下叙述正确的是
A. 一体式及分离式两种类型
B. 尖端直径为F6~F13.5
C. 视野方向为0°~10°
D. 外径有F16.5~F27各种规格的肾镜
E. 尖端直径为F13.5~F31

15. 肾盂癌行经皮肾镜手术切除术，术后处理必须包括
A. 二期肾镜检查
B. 灌注治疗
C. 定期随访
D. 肾CT
E. 肾MRI

16. 经皮肾镜检查的术前准备包括
A. CT检查肾位置
B. 凝血时间检查

C. 尿常规
D. 腹部 B 超了解肾与邻近器官的关系
E. IVP 检查了解肾盂、肾盏结构

17. 经皮肾镜检查的注意事项不包括
A. 操作必须轻柔，切忌使用暴力
B. 手术结束可留置造瘘管，既可压迫止血，又能保留通道以备二次手术之需
C. 术前应用抗生素 2~3 天
D. 腹部 B 超了解肾脏与邻近器官的关系
E. IVP 检查了解肾盂肾盏结构

18. 经皮肾镜取石的并发症包括
A. 术中及术后出血
B. 尿源性脓毒血症
C. 尿失禁
D. 输尿管黏膜撕脱
E. 周围脏器损伤

19. 经皮肾镜取石术的适应证不包括
A. 直径大于 5cm 的上尿路结石或大于 3cm 的肾下极结石
B. 输尿管下段第 4 腰椎以上、梗阻较重或长径大于 10mm 的输尿管结石
C. 鹿角状结石或胱氨酸结石、基质结石、尿酸结石、鸟粪石、磷酸镁铵结石
D. 孤立肾（如移植肾）、异位肾、融合肾、马蹄肾肾结石及有症状的肾憩室结石
E. 输尿管镜或体外冲击波碎石术（ESWL）取（碎）石失败

六 案例分析题

（1~6 题共用题干）

患者，男性，60 岁。8 年前发现左肾结石，未行治疗。5 天前出现右侧腰痛，继而出现无尿来院就诊。查体：体温 36.6℃，心率 80 次/分，血压 170/100mmHg。面部、眼睑及双下肢有明显凹陷性水肿。其他检查均未见异常。

1. 根据患者的症状，以下哪些血液检查项目出现异常具有诊断意义
A. 红细胞形态
B. 血细胞比容
C. 血小板计数
D. 凝血全项
E. 转氨酶
F. 肌酐
G. 尿素氮
H. 淀粉酶

2. 患者泌尿系统 X 线片示左肾铸型结石，双侧肾盂、输尿管连接处各有直径约 2cm 的不透 X 线阴影。为了确诊病情，以下有意义的检查是
A. 泌尿系统 B 超
B. 磁共振尿路成像（MRU）
C. 静脉肾盂造影（IVP）
D. PET-CT 检查
E. 肾图
F. 放射性核素双肾显像

G. 泌尿系统 CT

3. 患者检查的血钾为 6.4mmol/L。针对患者的高血钾问题，临床的治疗措施是

A. 静脉注射呋塞米 20mg

B. 静脉输液稀释血钾

C. 静脉滴注 3% 氯化钠溶液 250ml

D. 静脉滴注 5% 碳酸氢钠溶液 250ml

E. 血液透析

F. 静脉滴注 10% 葡萄糖溶液 500ml + 胰岛素 12U

G. 腹膜透析

H. 持续动静脉血滤

4. 若查患者血肌酐为 980μmol/L。针对该患者，临床应该采用的治疗措施为

A. 肌内注射呋塞米 60mg

B. 静脉滴注生理盐水 1000ml，并加用利尿药以促进排尿

C. 双侧输尿管插管引流

D. 双侧输尿管双 J 管置入

E. 急诊血液透析

F. 行肾盂穿刺造瘘术

5. 经过以上处理，患者病情明显好转，血钾已经恢复正常，血肌酐降至 400μmol/L。根据患者的状况，为了解两侧肾脏的分肾功能状态，可通过以下哪几项检查进行判断

A. 检测血肌酐水平的变化

B. 泌尿系统 B 超

C. 肾、输尿管及膀胱（KUB）平片

D. 静脉肾盂造影

E. 放射性核素肾动态显像

F. 磁共振尿路成像（MRU）

G. 逆行尿路造影

6. 患者经检查明确诊断为左肾铸型结石，双侧肾盂、输尿管连接部位各有直径约 2cm 的结石。经上述治疗和处理，患者肾功能和血钾基本恢复正常。分肾功能检查提示右肾功能比左肾功能好。临床针对尿路结石的处理首先可选择的方法有

A. 左肾及输尿管结石体外冲击波碎石术

B. 右输尿管切开取石术

C. 左肾及输尿管切开取石术

D. 右输尿管体外震波碎石术

E. 经皮肾镜左肾及输尿管结石碎石、取石术

F. 经皮肾镜右输尿管结石碎石、取石术

G. 经输尿管镜右输尿管结石碎石、取石术

参考答案与解析

一、A1 型题

1. B【解析】留置导尿术常用于尿潴留，取尿液标本做细菌培养，准确记录尿量，了解少尿或无尿原因，测定残余尿量、膀胱容量，进行膀胱测压、膀胱冲洗，以及探测尿道有无狭窄、注入对比剂及盆腔器官术前准备等。

2. C【解析】尿道损伤后，有排尿困难，导尿管能插入膀胱，应将导尿管留置 10～14 天。

3. D【解析】“对膀胱过度充盈者，排尿宜缓慢，以免骤然减压引起出血或晕厥”属于注意事项。留置导尿管期间的护理：①每天用生理盐水棉球擦拭尿道口及导尿管上的分泌物，再用 0.2% 聚维酮碘消毒，必要时以无菌药液每日冲洗膀胱 1 次。②如要长期引流，导尿管的更换时间不宜超过 1 个月。③留置导尿管期间，鼓励患者适当多饮水。④如尿液混浊有感染现象，应适当给予抗生素。

4. B【解析】导尿管置入注意事项：①男性导尿管插入 15～20cm，女性插入 6～8cm，尿液即可流出。②严格无菌操作，预防尿路感染。③对膀胱过度充盈者，排尿宜缓慢，以免骤然减压引起出血或晕厥。④留置导尿时，应经常检查导尿管固定情况，有无脱出。

5. E【解析】尿道探子检查及尿道扩张术的术前准备：①让患者排尿，观察其尿线粗细、射程远近等，估计有无排尿困难情况。②术者立于患者右侧，局部消毒、铺巾。③向尿道内注入 2% 利多卡因溶液 10ml，用阴茎夹或橡皮筋夹住阴茎头约 3 分钟。

6. E【解析】经皮肾镜检查适应证：①来自输尿管以上部位不明原因的血尿，如特发性大量血尿患者，可用肾镜检查。②肾盂内各种病变，如肾盂肿瘤、肾乳突坏死、肾盂黏膜白斑病、囊性肾盂炎等，可采用肾镜检查，做病理检查或必要的治疗。③肾盂及输尿管上段结石或异物的检查及治疗。④不明原因的肾积水和输尿管狭窄。

7. E【解析】经皮肾造瘘术适应证：①解除上尿路梗阻和感染或行尿流改道。②治疗输尿管狭窄或膀胱以上尿瘘。③积水肾引流后的肾功能评价。④经皮肾镜取石术前准备。

二、A2 型题

1. B【解析】膀胱注水试验是泌尿外科对膀胱破裂的常用诊断方法。

2. A【解析】参见 A1 型题第 1 题解析。

3. E【解析】参见 A1 型题第 1 题解析。

4. A【解析】参见 A1 型题第 1 题解析。

5.【解析】患者存在尿频、夜尿、排尿无力等泌尿系统症状，且出现无尿和小腹胀痛等紧急情况，提示可能存在急性尿潴留。根据患者的年龄和性别特点，急性尿潴留很可能是由于前列腺增生引起的，因此最佳治疗方法是留置尿管或耻骨上膀胱造瘘术。选项 A，抗感染治疗不是治疗急性尿潴留的主要方法，但在手术前可以预防感染。选项 B，耻骨上经膀胱前列腺切除术是治疗前列腺癌的手术方法，不适用于前列腺增生引起的急性尿潴留。选项 D，前列腺记忆金属支架置入术一般适用于慢性前列腺增生的治疗，不适用于急性尿潴留。选项 E，尿道扩张是治疗尿道狭窄的方法，不适用于急性尿潴留。

6. C【解析】参见 A2 型题第 5 题解析。

7. E【解析】参见 A2 型题第 5 题解析。

8. D【解析】根据患者的病史和腹部平片所提示的阴影，很可能是膀胱内肿瘤所致。为了确诊病情，膀胱镜检查是最可靠的方法，可以直接观察到膀胱内肿瘤的位置、大小、形态以及活检。CT 和 B 超检查也可以对膀胱内肿瘤进行初步筛查，但不能确定其性质和范围。侧位腹部平片主要用于鉴别膀胱颈梗阻或前列腺增生引起的梗阻性尿路症状，与本例病情不符。MIR 在泌尿系统疾病中应用较少，因此最有价值的检查是膀胱镜检查（选项 D）。

三、A3/A4 型题

1. B【解析】肾病 B 超检查是一种探测脏器形态、位置、局部病理变化为主的医学影像学检查方法，它可检查肾的实质性和异位病变，如肾肿瘤、肾囊肿、肾脓肿、肾盂结水、肾结石、肾下垂等，可间接反映肾受损的情况。

2. B【解析】经皮肾镜取石术是指通过 PCN 术所创设的通道，经由 X 线荧光透视监控下或肾镜直视下，借助取石或碎石器械达到去除结石、解除梗阻的一种技术和治疗手段。肾造瘘是通过穿刺或切开肾实质，把导管送到肾盂内，以此做引流的一种缓解梗阻的抢救措施。其目的是引流肾盂，改善肾功能，以缓解肾盂和肾实质的感染。

3. A【解析】尿潴留是指膀胱充满尿液而不能排出，致下腹部膨隆和/或胀痛。

4. C【解析】参见 A1 型题第 1 题解析。

四、B 型题

1~2 A、B【解析】扩张器有如下几种。①金属扩张器：有单根扩张器和叠进式扩张器。常用的为叠进式扩张器，是由一 F8 尖端圆钝的中心导杆及口径逐次递增的扩张器组成。使用时无须取出上一次的扩张器，只要按顺序推进口径大的扩张器即可。②Amplatz 扩张器：由 Teflon 制成，规格为 F8~F34，扩张至所需的通道大小后即可保留该鞘于集合系统内，然后通过该鞘插入硬性或软性肾镜进行各种操作。③筋膜扩张器：聚乙烯制成，规格为 F8~F34。若使用口径较大的筋膜扩张器来扩张至所需的足够大的扩张通道时，容易造成肾盂穿孔。④气囊导管扩张器：由气囊和导管两部分构成。导管长度为 60cm，气囊位于导管的前端，长度为 4~10cm。导管腔内可通过 0.97mm 的导丝。采用气囊导管扩张器扩张穿刺通道，迅速简便，是目前较为理想的扩张器。

五、X 型题

1. ABCD【解析】用金属尿道探条为尿道狭窄患者行尿道扩张治疗，应选定适当粗细的金属尿道探条，可用尿道黏膜麻醉，必要时扩张后留置导尿管，严格无菌操作。一次尿道扩张后，狭窄处会有瘢痕形成，可再次引起尿道狭窄，仍需要定期治疗。

2. ACE【解析】尿道探子检查和尿道扩张术的适应证：①探测尿道有无狭窄，或者确定狭窄的程度和部位。②探测尿道或膀胱有无结石或金属性异物。③预防和治疗尿道炎症、损伤、手术后的狭窄。④治疗慢性前列腺炎、慢性尿道炎或轻度膀胱颈梗阻。

3. ABE【解析】尿道探子检查和尿道扩张术的禁忌证：①尿道或前列腺有急性炎症，或者尿道分泌物过多者。②尿道损伤，特别是后尿道或尿道球部外伤者，以免加重损伤。③怀疑有尿道肿瘤者。④每次尿道扩张后，均有尿道热者。

4. ABC【解析】尿道探子检查及尿道扩张术操作要点：①探杆插入尿道时动作应轻柔，当探杆到达尿道膜部时，会有阻力，此时应嘱患者张口呼吸，肌肉放松，慢慢通过膜部进入膀胱。②尿道探杆头端应沿尿道前壁前进，容易进入膀胱。如遇阻力，可轻轻持续用力，不可用暴力强行通过，以免形成假道。③第 1 次行尿道扩张可结合尿线的粗细、尿道造影的 X 线片来估计尿道狭窄程度，确定探杆的号数。应从大号开始，依次减少，直到合适的号数为止。尽量少用 F16 以下的探杆，因为号数越小，其前端越尖，容易刺破尿道黏膜、形成假道，甚至有穿入直肠的危险。④每次探杆径度只能增加 2~3 个号码，逐渐增加，否则易造成尿道出血，一般能通过 F24 即可。如果探杆确系狭窄受阻时，可换丝状探子引导，也可在尿道镜直视下进行扩张。⑤2 次扩张时间间隔至少 1 周。多次扩张后，间隔时间可逐渐延长，定期扩张。⑥探杆通过狭窄段后，留置 5~10 分钟，然后退出探杆，其方法与插入顺序相反。

5. ADE【解析】膀胱尿道镜的禁忌证：①泌尿道或男性生殖道急性感染，如急性膀胱炎（选项 D）、尿道炎、前列腺炎、附睾炎等是绝对禁忌证。②膀胱容量小于 50ml 时观察不满意（选项 A），存在膀胱穿孔的危险。③结核性膀胱挛缩。④尿道狭窄（选项 E），如果未考虑到此情况，可造成尿道损伤、假道、直肠损伤等。尿道狭窄时可行尿道镜检查。⑤未控制的全身出血性疾病。⑥包茎、尿道内结石嵌顿等，无法插入膀胱镜者。⑦骨关节畸形不能采取截石体位者，但软性膀胱镜不受该限制。⑧月经期或妊娠妇女为相对禁忌证。⑨心肺功能不佳者应慎用。⑩某些原因不能耐受检查者，如体质极度虚弱、精神病患者等。

6. BCDE【解析】膀胱尿道镜的术前准备：①尿常规，出、凝血时间检查。②有膀胱、尿道感染及带导尿管者，检查前口服抗生素 2~3 天。③了解有无药物过敏史及碘过敏史。④检查前排空膀胱。⑤签署检查知情同意书。

7. ACDE【解析】男性膀胱尿道镜的插入方法：男性患者采取膀胱截石位。向尿道内注入 2% 利多卡因溶液 10 ~ 20ml，用阴茎夹或橡皮筋夹住阴茎头 5 分钟。镜鞘涂抹适量润滑油。左手向上拉直阴茎悬垂部，与腹壁成直角，以消除尿道的耻骨前弯曲。右手以示指和中指夹持镜鞘后端，将镜鞘插入舟状窝；然后，将镜体竖直轻轻滑入或插入尿道。

8. ACD【解析】女性膀胱尿道镜的插入方法：女性患者采取膀胱截石位。用棉签蘸取 1% 的丁卡因插入尿道口内，放置 5 分钟。左手分开小阴唇，显露尿道外口，右手以示指和中指夹持镜鞘后端，插入尿道外口内。镜鞘进入尿道外口后，前端略向下压以绕过耻骨联合，即很容易进入膀胱。镜鞘进入膀胱后，后端可稍向下放。

9. BCD【解析】膀胱尿道镜的并发症及处理方法如下。①血尿：一般不严重，无须特殊处理，多饮水很快可以自愈。对膀胱肿瘤等出血严重者，可用促凝血药。有血块堵塞引起膀胱高度胀满者，应在麻醉下置入膀胱镜，用 Ellik 冲洗器将血块吸出、电灼出血点，留置三腔气囊导尿管，持续膀胱冲洗。②损伤：主要是尿道黏膜损伤或假道形成，甚至有直肠穿通伤、膀胱破裂等，一般留置导尿管，加强抗感染治疗多可自愈，严重者需手术治疗。③感染：主要由于无菌操作不严格、原有尿路感染等原因。应严格无菌操作，应用抗生素并多饮水。④腰痛：发生在逆行插管者，如插管过深穿破肾实质，逆行注入对比剂量较多，速度过快时可发生腰部剧烈绞痛。应给予抗感染、解痉、镇痛、补液治疗。

10. ABC【解析】膀胱尿道镜的观察方法：注水观察膀胱时，当膀胱黏膜皱褶变平时应停止灌水，为不遗漏观察部位，常用方法如下。①进退法：即将膀胱镜沿其长轴方向作前进后退动作并观察该狭长区域，通过有序的不同方向进退动作，把膀胱分成数个狭长区域观察，从而了解整个膀胱情况。②转动法：膀胱镜围绕长轴旋转，因此每一次原位转动可以观察到与镜轴横断面一致的一个环行膀胱黏膜区域。这样由颈口部里多个旋转，即可窥见整个膀胱情况。③扫视法：以膀胱颈为支点，使膀胱镜前端向各个方向顺序扫视，对可疑病变区应用膀胱镜靠近仔细观察。

11. ABCD【解析】输尿管肾镜检查和操作的术后处理要点：①保持导管通畅。②予抗生素预防感染。③补充液体以利尿、排石。④解痉、镇痛及对症治疗。⑤酌用促凝血药，并观察腰部有无包块及压痛。

12. ABCD【解析】硬性肾镜：外径规格为 F16.5 ~ F27。肾镜越细，所需肾瘘的直径越小，安全性也愈高，外鞘与肾镜本体可直接用来插入操作器械及注入灌注液，视野方向有 0°~30°。

13. ABCD【解析】软性肾镜：有各种规格的产品。尖端直径 4.9 ~ 7.0mm，向上可弯曲 150°~210°、向下可弯曲 90°~130°，操作孔规格 F5 ~ F7.8。软性肾镜常在硬性肾镜不能到达的部位使用。

14. ABC【解析】肾输尿管镜：有镜鞘一体式及分离式两种类型，尖端规格有 F6 ~ F13.5，视野方向有 0 ~ 10°。可使用的各类操作器械的规格有 F2.4 ~ F6。

15. ABC【解析】肾盂癌行经皮肾镜手术切除术，术后处理必须包括二期肾镜检查、灌注治疗及定期随访。

16. BCDE【解析】经皮肾镜检查的术前准备：除血、尿常规，肝、肾功能，血电解质，出血、凝血时间检查外，还需常规 IVP 检查了解肾盂、肾盏结构，腹部 B 超了解肾与邻近器官的关系。术前应用抗生素 2~3 天。

17. DE【解析】经皮肾镜检查的注意事项：手术结束可留置造瘘管，既可压迫止血，又能保留通道以备二次手术之需。此外，无论应用哪种肾镜检查，操作必须轻柔，切忌使用暴力，否则可造成肾盂穿孔及出血，甚至有撕裂肾实质的危险。术前应用抗生素 2~3 天。

18. ABDE【解析】经皮肾镜取石术并发症：①术中及术后出血（选项 A）。②尿源性脓毒血症（选项 B）。③毗邻器官损伤（选项 E）。④输尿管、肾盂穿孔。⑤输尿管黏膜撕脱（选项 D）。⑥输尿管狭窄及闭塞。

19. AB【解析】经皮肾镜取石术的适应证：①直径大于 2cm 的上尿路结石或大于 1cm 的肾下极结石。②鹿角状结石或胱氨酸结石、基质结石、尿酸结石、鸟粪石、磷酸镁铵结石。③输尿管上段第 4 腰椎以上、梗阻较重或长径大于 15mm 的输尿管结石。④孤立肾（如移植肾）、异位肾、融合肾、马蹄肾肾结石及有症状的肾憩室结石，或者肾结石合并输尿管肾盂连接处梗阻。⑤输尿管镜或体外冲击波碎石术（ESWL）取（碎）石失败。

六、案例分析题

1. BFGH【解析】血肌酐水平直接反映肾功能，血尿素氮是判断肾小球滤过率功能的一项指标，血细胞比容和血淀粉酶也对排除诊断有辅助意义。

2. ABFG【解析】该患者可能为泌尿系统疾病，应进行泌尿系统 B 超、MRU、放射性核素双肾显像及泌尿系统 CT 等检查。

3. ADF【解析】高钾血症是指血清钾浓度大于 5. 5mmol/L 的一种病理生理状态。高钾血症对机体的重要威胁是心脏抑制，治疗原则是迅速降低血钾水平，保护心脏。①对抗钾的心脏抑制作用：乳酸钠或碳酸氢钠溶液、高渗盐水、葡萄糖和胰岛素等。②促进排钾：可经肾排钾、经肠道排钾以及透析疗法。③减少钾的来源：停止高钾饮食或含钾食物，清除体内积血或坏死组织，避免应用库存血，控制感染。

4. CDF【解析】患者应为尿路结石引起肾积水，应行输尿管插管引流，双侧输尿管双 J 管置入，必要时行肾盂穿刺造瘘术。

5. BEF【解析】为了解两侧肾脏的分肾功能状态，应行放射性核素肾功能动态扫描，泌尿系统 B 超和磁共振尿路成像从肾小球滤过率，肾脏大小、形态等方面评估肾功能。

6. E【解析】根据患者的情况，左肾和双侧输尿管存在结石，而且直径相对较大。对于这种情况，体外冲击波碎石术或体外震波碎石术可能无法彻底清除结石，需要考虑更加精细的手术方式进行治疗。在此情况下，经皮肾镜（PCNL）是一种比较合适的治疗方法。该术式通过在腰部或肋间隙插入经皮穿刺针，进入肾脏并通过肾镜碎石器将结石碾成较小的颗粒，再通过吸出或拔出的方式将其清除出体外。PCNL 具有创伤小、效果好、安全性高等优点，是治疗肾盂输尿管结石的有效方法。选项 A，左肾及输尿管结石体外冲击波碎石术：该术式对于结石直径较小、位置较浅的患者适用，但对于结石直径较大、位置较深的患者可能效果不理想。选项B，右输尿管切开取石术：该术式一般用于输尿管结石较大或位置较特殊、体外冲击波碎石术无法排出结石等情况，但对于双侧输尿管同时存在结石的患者并不适用。选项C，左肾及输尿管切开取石术：也不适用于双侧输尿管同时存在结石的患者。选项D，右输尿管体外震波碎石术：对于结石直径较大的患者可能效果不理想。选项F，经皮肾镜右输尿管结石碎石、取石术：虽然右输尿管存在结石，但双侧肾盂都存在结石，因此需要优先处理左侧的结石。选项G，经输尿管镜右输尿管结石碎石、取石术：对于直径较小的输尿管结石比较适用，但不适合对肾盂结石进行治疗。

第七章　泌尿外科腹腔镜

一 A1 型题

1. 腹腔镜手术适应证中，不适宜采用腹腔镜手术治疗的是
   A. 直径小于 4cm 的嗜铬细胞瘤
   B. 肾盂输尿管连接部梗阻和输尿管狭窄
   C. 肾上腺囊肿
   D. 较大肾癌
   E. 原发性肾上腺皮质腺瘤
2. 腹腔镜手术绝对禁忌证不包括
   A. 患有严重出血性疾病，心、肺疾病者不应进行手术
   B. 消瘦者
   C. 既往肾周、肾脏感染或二次手术估计局部粘连较重者慎用腹腔镜手术
   D. 既往腹腔内感染或手术，有腹腔内粘连者最好不选择腹腔途径，腹膜后途径则不受此项限制
   E. 过度肥胖者
3. 皮下气肿的防治不包括
   A. 开放性切口置入腹腔镜穿刺套管后缝合切口时，应缝合肌层和深筋膜
   B. 发生局部皮下气肿时可用双手将气体从穿刺口处挤出
   C. 严重的皮下气肿，应终止气腹
   D. 必要时可切开皮肤，排出气体
   E. 皮下气肿均可以自行吸收，无须特殊处理
4. 气体栓塞的病因不包括
   A. 气腹针误穿入腹膜后血管内
   B. 血液内的气体聚集成大的气泡形成体栓塞
   C. 气体通过破损的静脉进入下腔静脉
   D. 过高的气腹压力使二氧化碳弥散入血液
   E. 二氧化碳分压升高
5. 腹腔镜手术中最常用的分离方法是
   A. 电凝分离　　B. 激光分离

C. 超声刀分离　　D. 水流分离
E. 锐性分离

6. 下列血管损伤的原因中，不是由腹腔镜手术造成的是
A. 误以为是纤维组织将血管切断或在显露、牵拉组织时将血管撕裂
B. 病变局部粘连，致解剖结构不清晰
C. 电凝止血效果不好、钛夹脱落
D. 选择的手术过于复杂，腹腔镜手术难度大
E. 术前留置胃管、导尿管

7. 以下不属于切口感染预防措施的是
A. 腔镜套管穿刺造成的腹壁血管损伤出血经过压迫止血多可自止
B. 预防性应用抗生素
C. 术毕充分冲洗创面及切口
D. 仔细检查创面及穿刺口是否有出血，严密缝合切口
E. 术中用标本袋包装污染的标本，再从切口取出

二 A3/A4 型题

（1~2 题共用题干）

患者，男性，29 岁。患高血压病伴低钾性瘫痪。血浆醛固酮 82.6pmol/L，赛庚啶试验醛固酮不降低，血肾素-血管紧张素Ⅱ基础值低，对呋塞米及直立位刺激试验无反应，疑诊醛固酮腺瘤，但双侧肾上腺 CT 正常。

1. 下述检查中对肿瘤的定位及切除术最具有指导意义的是
A. CT 检查　　B. 超声检查
C. 肾上腺 MRI　　D. 测定血浆 18-羟皮质酮浓度
E. 静脉导管取双侧肾静脉血，测定比较醛固酮浓度

2. 根据患者的症状对患者最有意义的手术是
A. 开放手术　　B. 射频手术
C. 介入手术　　D. 姑息手术
E. 腹腔镜手术

三 B 型题

（1~2 题共用备选答案）

A. 尺神经　　B. 腰部肌肉
C. 股神经　　D. 正中神经
E. 静脉神经

1. 腹腔镜手术患者取截石位时，若髋关节过度外展、外旋，可能导致下肢缺血或神经过度被牵拉，而损伤
2. 腹腔镜手术患者取侧卧位时，如长时间过伸位，易发生的损伤是

四 X 型题

1. 以下属于经腹腔途径腹腔镜手术优点的是
   A. 解剖标志清楚　　B. 手术空间大
   C. 视野清晰　　D. 可同时处理双侧病变
   E. 所需通道较多
2. 以下属于后腹腔镜手术常见并发症的是
   A. 皮下气肿　　B. 术中低碳酸血症，导致苏醒困难
   C. 术后继发性腹膜后间隙出血　　D. 术后肠麻痹、肠胀气
   E. 气胸，与术中损伤膈肌或穿刺时损伤胸膜反折有关
3. 关于人工后腹膜腔的叙述正确的是
   A. 腹膜后间隙多为疏松组织，无重要血管、神经组织
   B. 1992 年 Gaur 率先利用类似血压气泵和袖带样结构的腹膜后气囊分离器扩张后腹膜间隙，形成人工后腹膜腔
   C. 利用侧卧位借助重力使腹腔内脏器移向对侧
   D. 可以直接应用镜体直视下建立腹膜后间隙
   E. 腹膜后间隙多系紧密组织，有重要血管、神经组织
4. 与经腹腔腹腔镜手术相比，后腹腔镜手术的优点为
   A. 对腹腔内脏器干扰大
   B. 减少内脏损伤的可能
   C. 易于鉴别肾动脉
   D. 不受或少受腹腔内既往有手术、创伤、感染等病史影响
   E. 并发症多，恢复慢
5. 关于腹腔镜手术扶镜器的叙述正确的是
   A. 扶镜器包括固定卡、机械臂和固定支架
   B. 采用了能完成空间二维运动和固定运动
   C. 当空间任意运动完成后又能保持运动终止时的空间位置的任何结构的机械
   D. 采用了能完成空间三维运动和旋转运动
   E. 节约了劳动成本
6. 关于腹腔镜手术缝合用具的叙述，以下不正确的是
   A. 缝合针以前是直的，便于自套管内置入

B. 缝合针现改为前端稍弯、针体直、似滑雪板的缝针，放入和使用均方便
C. 现在应用的针持咬合面与开放手术所用的针持相似，且两叶变短
D. 所用缝线一般固定在缝针尾部，为尼龙线
E. 缝线为棉线，不易脱落，有一定弹性，质地结实，耐受牵拉

7. 关于腹腔镜手术缝合操作方法，以下叙述正确的是
A. 缝合操作术者最好双手进行操作
B. 右手拿夹好针线的针持，左手钳夹组织边缘
C. 缝合后可根据需要在腔内或腔外打滑结或外科结
D. 可根据需要做间断缝合或连续缝合
E. 左手拿夹好针线的针持，右手钳夹组织边缘

8. 关于皮下气肿造成的原因叙述正确的是
A. 气腹针没有穿透腹壁而误入筋膜前皮下组织内
B. 腹腔镜穿刺套管处切口过大
C. 气腹压力过低
D. 腹腔镜穿刺套管反复脱出腹腔或穿刺针偏离了原穿刺通道致使腹膜破损
E. 气腹压力过高

9. 气胸和纵隔气肿的临床表现有
A. 气道阻力增大
B. 潮气量升高
C. 血氧饱和度下降
D. 血氧分压下降
E. 二氧化碳分压下降

10. 气体栓塞的临床症状包括
A. 头颈部发绀
B. 血压骤然大幅度升高
C. 心动过速
D. 心律失常
E. 心前区听到“水车轮”样杂音

11. 高碳酸血症的防治包括
A. 术前应评估全身麻醉及气腹对患者心肺功能的影响
B. 心脏病
C. 严重贫血等基础疾病
D. 术中行血氧饱和度监测、血气分析监测
E. 尽量缩短手术时间是预防高碳酸血症和低氧血症的关键

12. 腹腔镜手术中可发生（　　）损伤
A. 肝
B. 脾
C. 肾
D. 胸肌
E. 胃

13. 切口感染原因包括
   A. 腹壁血管损伤、感染
   B. 切口血肿继发感染
   C. 穿刺感染
   D. 有感染的尿液或组织标本污染切口
   E. 脐部消毒不彻底

五 案例分析题

(1~3 题共用题干)

患者，男性，31 岁。阴囊左侧坠胀 3 个月。查体：阴囊皮肤无红肿，左睾丸增大，扪及一个 5cm×4cm×4cm 的肿块，质地硬，不光滑，无压痛，阴囊透光试验阴性。右睾丸、附睾未及异常。阴囊双侧未扪及曲张静脉。

1. 根据患者的症状，行根治性左睾丸切除术后最重要的治疗是
   A. 等待治疗
   B. 放疗
   C. 化疗
   D. 密切观察
   E. 腹膜后淋巴结清扫术
2. 经典的腹膜后淋巴结清扫术的范围包括
   A. 上界为双侧肾静脉
   B. 下界至髂总动脉分叉
   C. 左侧至左输尿管
   D. 左侧至左结肠旁沟
   E. 右侧至右输尿管
   F. 右侧至右结肠旁沟
   G. 上界至主动脉裂孔
3. 以下属于腹膜后淋巴结清扫术并发症的是
   A. 感染
   B. 胰腺炎
   C. 肠梗阻
   D. 乳糜腹
   E. 勃起功能障碍
   F. 血浆睾酮降低

参考答案与解析

一、A1 型题

1. D【解析】腹腔镜手术适应证中，体积较大的肾癌和较大肾囊肿不适合采用腹腔镜手术治疗。因此，选项 D 是不适宜采用腹腔镜手术治疗的选项。肾上腺囊肿、原发性肾上腺皮质腺瘤、体积较小的无功能肾上腺肿瘤、直径小于 4cm 的嗜铬细胞瘤可采用腹腔镜手术治疗。肾上腺复发肿瘤、恶性肿瘤、体积较大的肿瘤不应采用腹腔镜手术。体积较小且无粘连的无功能肾或萎缩肾是腹腔镜肾切除术的理想病例。较大肾癌、肾周围粘连严重，以及

急性肾感染时不宜选用腹腔镜手术。通过腹腔镜可以治疗肾盂输尿管连接部梗阻和输尿管狭窄，还可以治疗腹膜后纤维化、下腔静脉后输尿管所致的输尿管梗阻。

2. B【解析】腹腔镜手术绝对禁忌证：①患有严重出血性疾病，心、肺疾病和不能耐受麻醉和手术的其他全身性疾病者，不应进行手术。②手术通路、手术部位或器官急性感染时不应选用腹腔镜手术，如腹腔感染、肾周感染、尿路感染等。既往肾周、肾脏感染或二次手术估计局部粘连较重者慎用腹腔镜手术。③既往腹腔内感染或手术，有腹腔内粘连者最好不选择腹腔途径，腹膜后途径则不受此项限制。④过度肥胖者因脂肪组织较多，显露泌尿系统较困难，应慎用腹腔镜手术。

3. E【解析】皮下气肿是腹腔镜手术中常见的并发症之一，皮下气肿的防治：开放性切口置入腹腔镜穿刺套管后缝合切口时，应缝合肌层和深筋膜。发生局部皮下气肿时可用双手将气体从穿刺口处挤出，或用粗针头穿刺抽吸。严重的皮下气肿，应终止气腹，必要时可切开皮肤，排出气体。轻度的皮下气肿，一般对患者影响不大，能够在 24~48 小时自行吸收，无须特殊处理。

4. E【解析】气体栓塞的病因：①气腹针误穿入腹膜后血管内，血液内的气体聚集成大的气泡形成气体栓塞。②气体通过破损的静脉进入下腔静脉。③过高的气腹压力使 CO_2 弥散入血液。

5. A【解析】电凝分离是腹腔镜手术中最常用的分离方法，主要用于有小血管的组织。

6. E【解析】腹腔镜手术操作可造成血管损伤，原因有：①术者对血管的辨认不清，误以为是纤维组织将其切断，或者在显露、牵拉组织时将其撕裂。②病变局部粘连，致解剖结构不清晰。③电凝止血效果不好、钛夹脱落等。④选择的手术过于复杂，腹腔镜手术难度大。

7. A【解析】切口感染的预防措施：①术中用标本袋包装污染的标本，再从切口取出。②仔细检查创面及穿刺口是否有出血，严密缝合切口。③术毕充分冲洗创面及切口。④预防性应用抗生素。

二、A3/A4 型题

1. E【解析】静脉导管取双侧肾静脉血，测定比较醛固酮浓度对肿瘤的定位及切除术最具有指导意义。

2. E【解析】腹腔镜手术与传统手术相比，更受患者的欢迎，尤其是术后瘢痕小符合美学要求，青年患者更乐意接受，微创手术是外科发展的总趋势和追求目标。一般地说，大部分普通外科的手术，腹腔镜手术都能完成。

三、B 型题

1~2 C、B【解析】当腹腔镜手术患者采用截石位时，若髋关节过度外展、外旋可能导致下肢缺血或神经过度被牵拉，而损伤股神经；侧卧位手术时，如长时间过伸位可造成腰部肌肉损伤；上肢过伸位可造成尺神经损伤。因此手术时间过长时要注意防护。

四、X 型题

1. ABCD【解析】经腹腔途径腹腔镜手术优点：经腹腔途径可进行所有的腹腔镜手术。该路径优点是解剖标志清楚，手术空间大，视野清晰，必要时可同时处理双侧病变，所以病变早期的泌尿外科手术均经腹腔路径进行。

2. ACDE【解析】后腹腔镜手术常见的并发症有：①皮下气肿，一般都能够自行吸收，严重时可导致纵隔气肿及气胸的发生。②术中高碳酸血症，导致苏醒困难，因此当术中CO_2分压过高时要停止气体的灌注。③术后继发性腹膜后间隙出血，原因有术中止血不彻底或穿刺通道的出血未引起注意，可通过术毕的认真检查来预防。④术后肠麻痹、肠胀气，其发生与手术时间长、腹腔神经丛受刺激有关，一般不需要做特殊处理，必要时可行胃肠减压治疗。⑤气胸，与术中损伤膈肌或穿刺时损伤胸膜反折有关，一般通过胸腔穿刺抽气或闭式引流解决。

3. ABCD【解析】人工后腹膜腔：腹膜后间隙多为疏松组织，无重要血管神经组织。1992 年 Gaur 率先利用类似血压气泵和袖带样结构的腹膜后气囊分离器扩张后腹膜间隙，形成人工后腹膜腔，再建立气腔。有报道，利用侧卧位借助重力使腹腔内脏器移向对侧，可以直接应用镜体直视下建立腹膜后间隙。

4. BCD【解析】后腹腔镜手术与经腹腔腹腔镜手术相比，前者对腹腔内脏器干扰小，并减少内脏损伤的可能；易于鉴别肾动脉，以及处理肾背侧病变，不受或少受腹腔内既往有手术、创伤、感染等病史影响；CO_2吸收量小，可防止细菌、尿液对腹腔内的影响，减少了胃肠反应及术后腹腔感染和粘连的机会；并发症少，恢复快。

5. ACDE【解析】扶镜器包括固定卡、机械臂和固定支架，由于采用了能完成空间三维运动和旋转运动，且当空间任意运动完成后又能保持运动终止时的空间位置的任何结构的机械，当腹腔镜固定在与机械臂相连的固定卡上时，可任意调节腹腔镜的观察视野。腹腔镜手术时，减少了一名扶镜的医生，同时主刀医生可以按照自己的意愿方便地调整腹腔镜的观察视野，降低医生的劳动强度，缩短手术时间。

6. CE【解析】缝合技术的用具有针持、缝合针和缝线。①针持：现在应用的针持咬合面与开放手术所用的针持相似，且两叶变长，夹针更牢固。②缝合针：缝合针以前是直的，便于自套管内置入；现改为前端稍弯、针体直、似滑雪板的缝针，放入和使用均方便。③缝线：所用缝线一般固定在缝针尾部，为尼龙线，不易脱落，有一定弹性，质地结实，耐受牵拉，打结较丝线方便。

7. ABCD【解析】术者最好用双手进行缝合操作。右手拿夹好针线的针持，左手钳夹组织边缘，协助缝合和拔针。缝合后可根据需要在腔内或腔外打滑结或外科结，也可根据需要做间断缝合或连续缝合。其缝合技术与开放手术一致。

8. ABDE【解析】皮下气肿造成的原因：①气腹针没有穿透腹壁而误入筋膜前皮下组织

内。②腹腔镜穿刺套管处切口过大，尤其是筋膜口过大。置入腹腔镜穿刺套管后，仅缝合了皮肤而肌层和深筋膜层没有缝合严密。③腹腔镜穿刺套管反复脱出腹腔或穿刺针偏离了原穿刺通道致使腹膜破损。④气腹压力过高。

9. ACD【解析】气胸和纵隔气肿的临床表现：气道阻力增大，潮气量下降、血氧饱和度下降、血氧分压下降和二氧化碳分压升高，患侧肺呼吸音减弱等。胸部X线片或胸部透视可明确诊断。

10. ACDE【解析】气体栓塞的诊断往往很困难，若出现头颈部发绀、血压骤然大幅度下降，以及心动过速、心律失常、中心静脉压升高、肺动脉压升高、心音异常、心前区听到“水车轮”样杂音等常提示气体栓塞。

11. ADE【解析】高碳酸血症的防治：①术前应评估全身麻醉及气腹对患者心肺功能的影响，经过治疗仍然难以改善的严重心肺功能障碍患者，行腹腔镜手术应慎重。②尽量缩短手术时间是预防高碳酸血症和低氧血症的关键。③术中行血氧饱和度监测、血气分析监测。④给予高浓度氧吸入，并使患者处于过度换气状态，静脉给予5%碳酸氢钠。

12. ABCD【解析】腹腔镜手术中可发生肝、脾、肾和胸肌的损伤。

13. BDE【解析】切口感染原因：①脐部消毒不彻底。②有感染的尿液或组织标本污染切口。③切口血肿继发感染。

五、案例分析题

1. E【解析】对于睾丸非精原生殖细胞肿瘤根治术后的患者，腹膜后淋巴结清扫术一方面可以降低肿瘤转移及复发，起到治疗作用，另一方面可以有助于临床分期。

2. BCE【解析】经典的腹膜后淋巴结清扫术的范围：下界至髂总动脉分叉、左侧至左输尿管及右侧至右输尿管。

3. BCDE【解析】腹膜后淋巴结清扫术并发症：①胰腺炎。②肠梗阻。③乳糜腹。④勃起功能障碍。

第二篇

肾上腺疾病

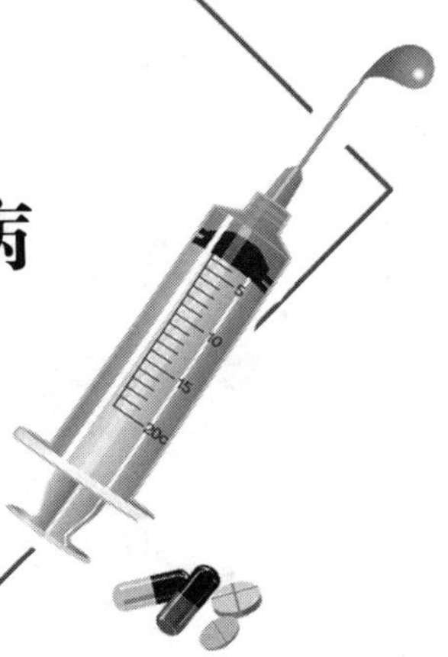

第八章　肾上腺解剖和生理

一 A1 型题

1. 肾上腺皮质由外向内可分为
   A. 束状带、网状带、球状带
   B. 网状带、球状带、束状带
   C. 球状带、网状带、束状带
   D. 球状带、束状带、网状带
   E. 束状带、球状带、网状带
2. 肾上腺皮质分泌的激素主要为
   A. 糖皮质激素、盐皮质激素和儿茶酚胺
   B. 糖皮质激素、盐皮质激素和性激素
   C. 糖皮质激素、盐皮质激素和促肾上腺皮质激素
   D. 糖皮质激素、促红细胞生成素和儿茶酚胺
   E. 糖皮质激素、盐皮质激素和血管升压素
3. 肾上腺左右各一，表面呈
   A. 橙黄色
   B. 棕黄色
   C. 浅黄色
   D. 棕红色
   E. 棕褐色
4. 肾上腺位于两肾的
   A. 内上方
   B. 外上方
   C. 侧上方
   D. 左上方
   E. 右上方
5. 由球状带内的腺细胞分泌的是
   A. 盐皮质激素
   B. 糖皮质激素
   C. 脱氢表雄酮
   D. 硫化物
   E. 雄激素及其钙化物
6. 机体最重要的盐皮质激素是
   A. 醛固酮
   B. 11-去氧皮质酮
   C. 脱氢表雄酮
   D. 皮质酮
   E. 皮质醇

7. 肾上腺髓质位于肾上腺的
A. 后面
B. 右面
C. 左面
D. 中央
E. 侧面

二 B 型题

（1~2 题共用备选答案）
A. 2~3cm
B. 4~6cm
C. 6~8cm
D. 8~10cm
E. 10~12cm
1. 肾上腺长为
2. 肾上腺宽为

三 X 型题

1. 糖皮质激素对物质代谢的调节作用包括
A. 糖代谢
B. 蛋白质代谢
C. 潴钠排钾
D. 增加耗氧量
E. 脂肪代谢
2. 左侧肾上腺呈
A. 半月形
B. 三角形
C. 圆锥形
D. 椭圆形
E. 正圆形
3. 右侧肾上腺扁平，呈
A. 半月形
B. 三角形
C. 圆锥形
D. 椭圆形
E. 正圆形
4. 由束状带内的腺细胞分泌的有
A. 盐皮质激素
B. 糖皮质激素
C. 脱氢表雄酮
D. 脱氢表雄酮及其硫化物
E. 钙化物
5. 肾上腺动脉的来源有
A. 肾上腺上动脉为膈下动脉的分支
B. 肾上腺中动脉大多数由腹主动脉直接发出

C. 肾上腺下动脉为肾动脉的分支

D. 肾上腺侧面中央静脉为肾动脉的分支

E. 肾上腺内动脉为肾动脉的分支

6. β 受体又分为

A. β_1

B. β_2

C. β_1A

D. β_1B

E. β_1D

7. β_1受体主要存在于

A. 心脏

B. 脂肪组织

C. 支气管平滑肌

D. 血管

E. 肝脏

8. β_2受体主要存在于

A. 心脏

B. 脂肪组织

C. 支气管平滑肌

D. 血管

E. 肝脏

参考答案与解析

一、A1 型题

1. D【解析】肾上腺皮质由外向内分为球状带、束状带和网状带。

2. B【解析】肾上腺皮质分泌的激素有糖皮质激素、盐皮质激素和性腺激素。肾上腺位于肾脏的上方，分肾上腺皮质和髓质，肾上腺皮质又分成 3 个带，包括束状带、网状带、球状带。一般来说，肾上腺皮质束状带是分泌糖皮质激素的，主要是调节糖、蛋白质、脂肪代谢，并和生长发育有一定的关系。肾上腺皮质球状带主要是分泌醛固酮的，是盐皮质激素为主，主要是调节机体的水盐代谢，维持电解质的平衡。肾上腺皮质网状带主要是分泌性腺激素的，包括雄性激素和雌性激素。

3. B【解析】肾上腺左右各一，表面呈棕黄色。

4. A【解析】肾上腺位于两肾的内上方，与肾共同包在肾筋膜内。

5. A【解析】球状带内的腺细胞分泌盐皮质激素，束状带和网状带则主要分泌糖皮质激素和脱氢表雄酮及其硫化物。

6. A【解析】机体最重要的盐皮质激素是醛固酮，其次还有 11–去氧皮质酮、皮质酮和皮质醇。

7. D【解析】肾上腺髓质位于肾上腺的中央，在皮质内面，与皮质交接并无明显界限，呈参差不齐状。

二、B型题

1~2 B、A【解析】肾上腺长4~6cm，宽2~3cm，厚0.3~0.6cm，左侧较右侧略大。

三、X型题

1. ABE【解析】糖皮质激素对物质代谢的调节作用：①糖代谢。②蛋白质代谢。③脂肪代谢。

2. AD【解析】肾上腺左右各一，表面呈棕黄色。左侧肾上腺呈半月形或椭圆形；右侧扁平，呈三角形或圆锥形。

3. BC【解析】参见X型题第2题解析。

4. BCD【解析】参见A1型题第5题解析。

5. ABC【解析】肾上腺动脉的来源有三部分：①肾上腺上动脉为膈下动脉的分支，分为3~4支入肾上腺。②肾上腺中动脉大多数由腹主动脉直接发出，少数可由膈下动脉或腹腔动脉发出。③肾上腺下动脉为肾动脉的分支，在异位肾上腺移植中常利用该支血管。

6. AB【解析】β受体又分为β_1受体和β_2受体等亚型。β_1受体主要存在于心脏和脂肪组织，β_2受体存在于支气管平滑肌和血管。

7. AB【解析】参见X型题第6题解析。

8. CD【解析】参见X型题第6题解析。

第九章　皮质醇增多症

一 A1 型题

1. 库欣病应属以下哪种情况引起的皮质醇增多症

A. 垂体腺瘤　　B. 肾上腺皮质腺瘤

C. 异位促肾上腺皮质激素综合征　　D. 原发性色素沉着性结节性肾上腺皮质病

E. 促肾上腺皮质激素-非依赖性肾上腺大结节增生

2. 皮质醇增多症是最常见的肾上腺皮质疾病，是肾上腺皮质长期分泌过量（　　）所引起的一系列临床综合征

A. 糖皮质激素　　B. 盐皮质激素

C. 脱氢表雄酮　　D. 钙皮质激素

E. 皮质醇

3. 皮质醇增多症最常见的病因为

A. 肾上腺皮质腺瘤　　B. 双肾上腺皮质增生

C. 肾上腺皮质腺癌　　D. 异位促肾上腺皮质激素（ACTH）综合征

E. 医源性糖皮质激素过多

4. 皮质醇增多症的临床表现不常出现的是

A. 向心性肥胖　　B. 高血压

C. 病理性骨折　　D. 糖尿病

E. 低钙抽搐

5. 肾上腺皮质醇症的主要临床表现不包括

A. 高血压，低血钾

B. 向心性肥胖和性腺功能紊乱

C. 糖尿病或糖耐量减低

D. 皮肤增厚，出现紫纹，肌肉萎缩，骨质疏松

E. 生长发育障碍

6. 以下哪项不是皮质醇增多症患者的症状

A. 糖尿病性的糖耐量异常　　B. 腹部和股部紫纹

C. 向心性肥胖　　D. 骨质疏松，病理性骨折

E. 高血钾

7. 皮质醇增多症特有的临床表现是

A. 高血压　　B. 皮肤多毛

C. 骨质疏松　　D. 向心性肥胖

E. 糖耐量减低

8. 正常人什么时间测定血浆皮质醇的水平最低

A. 上午 8 时　　B. 下午 4 时

C. 0 时　　D. 上午 10 时

E. 中午 12 时

9. 关于皮质醇增多症，叙述不正确的是

A. 通常人体内 1/100 的皮质醇分泌量以游离原形自尿液中排泄

B. 尿 17–羟皮质类固醇的水平代表着体内皮质醇代谢产物的水平

C. 尿 17–酮皮质类固醇反映人体内以 C17 为酮基的类固醇激素的含量即盐皮质激素水平

D. 地塞米松是低效的糖皮质激素，服用后可以抑制下丘脑–垂体–肾上腺轴功能

E. 甲吡酮是皮质醇生物合成过程中最后一步 11–羟化酶的抑制药

10. 垂体性皮质醇增多症的首选治疗方法是

A. 垂体放疗　　B. 药物治疗

C. 抗生素治疗　　D. 垂体肿瘤摘除术

E. 肾上腺肿瘤切除术

11. 治疗皮质醇增多症宜采用

A. 酮康唑　　B. 溴隐亭

C. 链脲佐菌素　　D. 螺内酯（安体舒通）

E. 地塞米松

12. 关于库欣病的治疗，叙述不正确的是

A. 垂体手术后疗效不理想而患者不愿做第二次垂体手术者，可考虑垂体放疗。缓解率 50%~60%

B. 垂体手术作为治疗 ACTH 依赖性库欣病的最后手段，术后症状可立即获得缓解，但问题不少

C. 腺瘤的治疗方法简单，只要诊断明确，可行开放或腹腔镜手术将腺瘤摘除即可

D. 垂体瘤切除手术长期完全缓解率 50%~60%，复发率 20%，但垂体激素缺乏的发生率可达 50%

E. 当异位 ATCH 分泌瘤无法找到或无法切除而高皮质醇血症威胁患者生命时，可考虑做双侧肾上腺全切除

二 A2 型题

1. 皮质醇增多症患者血浆 ACTH 明显升高，大剂量地塞米松抑制试验阳性，应考虑为哪种疾病

A. 肾上腺皮质腺瘤
B. 异位 ACTH
C. 结节性肾上腺增生
D. 库欣（Cushing）病
E. 肾上腺皮质腺癌

2. 药物试验提示为 ATCH 依赖性皮质醇症，CT 扫描提示垂体腺瘤者，宜行

A. 经鼻经蝶垂体腺瘤摘除术
B. 经额部垂体腺瘤切除术
C. 立体定向放射外科治疗技术
D. 药物治疗
E. 垂体放疗

3. 如果患者在接受了双侧肾上腺全部切除，或者一侧全切、另一侧次全切后，残留的肾上腺皮质功能长期不能恢复，则需用激素替代治疗的时间是

A. 半年
B. 1 年
C. 终身
D. 10 年
E. 3 个月

4. 患者，女性，51 岁。右侧肾上腺皮质腺瘤切除术后第 1 天，突然出现心悸、气促、大汗淋漓，血压 90/60mmHg，血白细胞计数 1.5×10^{9}/L。应注意补充哪种激素

A. 糖皮质激素
B. 盐皮质激素
C. 促肾上腺皮质激素
D. 儿茶酚胺
E. 血管升压素

5. 患者，女性，47 岁。因发现血压升高 1 年入院。查体：血压 175/90mmHg，满月脸，水牛背，皮肤可见紫纹，血钾 3.4mmol/L。可诊断为

A. 皮质醇症
B. 原发性醛固酮增多症
C. 嗜铬细胞瘤
D. 皮质癌
E. 肾上腺结节样增生

6. 患者，女性，26 岁。1 年来逐渐肥胖，并间断出现头痛、恶心等症状。血压（160～180）/（95～100）mmHg，近期出现闭经，并伴有失眠、易烦躁，可能诊断为

A. 原发性醛固酮增多症
B. 嗜铬细胞瘤
C. 皮质醇增多症
D. 月经失调
E. 糖尿病

三 A3/A4型题

（1~2题共用题干）

患者，女性，28岁。半年体重增加16kg，肥胖明显，皮肤出现紫纹、多毛，月经失调，血压160/95mmHg。

1. 患者最可能的诊断是
   A. 皮质醇增多症
   B. 单纯性肥胖
   C. 醛固酮瘤
   D. 嗜铬细胞瘤
   E. 原发性高血压
2. 为明确病因应做
   A. 蝶鞍X线检查
   B. 双肾上腺B超
   C. 蝶鞍部CT
   D. 腹部平片
   E. 静脉尿路造影

（3~4题共用题干）

患者，男性，43岁。失眠、记忆力减退，血压165/85mmHg，皮肤痤疮、多毛，肥胖，性功能减退，B超示右肾上腺有2.5cm×2.0cm肿物。

3. 最可能的诊断是
   A. 醛固酮瘤
   B. 糖尿病
   C. 原发性高血压
   D. 嗜铬细胞瘤
   E. 皮质醇增多症
4. 下列检查结果中最可能出现的是
   A. 尿24小时游离皮质醇升高
   B. 血钠水平升高
   C. 尿24小时香草扁桃酸（VMA）升高
   D. 血钾升高
   E. 血肾素活性降低

（5~7题共用题干）

患者，女性，27岁。查体：多血质外观，向心性肥胖，痤疮，下腹部及股外侧见紫纹。实验室检查：血氢化可的松明显升高。

5. 为明确病变部位，最有意义的检查是
   A. 尿17-羟氢化可的松测定
   B. 血ACTH测定

C. 尿游离氢化可的松测定
D. 小剂量地塞米松抑制试验
E. 垂体 CT

6. 影像学定位检查中没有意义的是
A. 间碘苄胍（MIBG）检查
B. 肾上腺 CT
C. 垂体 CT
D. 垂体 MRI
E. 超声检查

7. 若诊断为库欣病，治疗首选
A. 肾上腺切除术
B. 垂体放疗
C. 酮康唑治疗
D. 垂体切除术
E. 肾上腺肿瘤切除术

（8~9 题共用题干）

患者，女性，36 岁。因“多食、肥胖、闭经、血糖高 1 年”来诊。查体：BP 170/100mmHg，身高 160cm，体重 75kg，腹部、臀部脂肪堆积，紫纹(+)，血糖 10.1mmol/L。初诊皮质醇增多症。

8. 经上述检查确定为皮质醇增多症后，为进一步确诊为库欣病，下述中没有意义的是
A. 促肾上腺皮质激素释放激素（CRH）兴奋试验
B. 小剂量地塞米松抑制试验
C. ACTH 兴奋试验
D. 大剂量地塞米松抑制试验
E. 甲吡酮试验

9. 如垂体 CT 证实鞍内有微腺瘤，应首选的治疗方案是
A. 经额垂体瘤切除术
B. 经蝶垂体瘤切除术
C. 垂体放疗
D. 双肾上腺次全切除术
E. 赛庚啶治疗

（10~11 题共用题干）

患者，男性，23 岁。查体：BP 140/90mmHg；肥胖，皮肤痤疮。实验室检查：24 小时尿 17-羟氢化可的松为 25mg；给予地塞米松 0.5mg，每 6 小时 1 次，共 2 天，再测 24 小时尿 17-羟氢化可的松为 6mg。

10. 患者需做的检查为
A. 大剂量地塞米松抑制试验
B. 小剂量地塞米松抑制试验
C. 过夜地塞米松抑制试验
D. 立卧位试验
E. 地塞米松试验

11. 最可能的诊断是
   A. 肾上腺皮质增生
   B. 肾上腺皮质腺瘤
   C. 肾上腺皮质癌
   D. 异位 ACTH 综合征
   E. 单纯性肥胖

四 X 型题

1. 皮质醇增多症的症状包括
   A. 向心性肥胖
   B. 高血压
   C. 面部多血症
   D. 紫纹
   E. 痔疮
2. 皮质醇增多症临床表现，叙述正确的是
   A. 皮质醇增多症多见于女性，可发生于任何年龄
   B. 肾上腺糖皮质激素分泌过多
   C. 肥胖是本病的主要症状之一，也是最早出现的症状
   D. 患者体内雄激素增多，促进了白细胞生成，白蛋白增高
   E. 患者头面部皮肤菲薄、细嫩、温暖、潮湿、油腻，皮下血管明显
3. 皮质醇增多症对造血系统和免疫系统的影响有
   A. 可刺激骨髓造血使患者体内红细胞及血红蛋白增多
   B. 破坏淋巴细胞和嗜酸性粒细胞
   C. 抑制粒细胞还原型辅酶Ⅱ氧化酶和过氧化阴离子的产生
   D. 刺激白细胞及白蛋白增多
   E. 机体抵抗力下降
4. 皮质醇增多症筛选检查标准包括
   A. 尿 15-羟皮质类固醇
   B. 测定 12 小时尿游离皮质醇（UFC）
   C. 尿 17-羟皮质类固醇
   D. 血浆皮质醇（PF）的浓度
   E. 测定 24 小时尿游离皮质醇
5. 关于皮质醇增多症，以下叙述正确的是
   A. CRH 是下丘脑分泌的促垂体激素释放激素之一，可使垂体前叶 ACTH 的分泌量增加
   B. 正常人或库欣病患者给予甲吡酮后，皮质醇的合成被抑制，可引起 ACTH 分泌的增加
   C. 注射胰岛素后血糖应明显下降，血糖最低值必须达到 2. 2mmol/L 以下方为有效刺激
   D. 小剂量地塞米松试验是让受试者每 3 小时服用地塞米松 1 次，每次 0. 5mg，连服 12 次
   E. 皮质醇增多症的诊断分两步：先确定是否存在皮质醇增多症，然后确定是哪一种病因引起的

6. 哪项检查在皮质醇增多症的定位诊断中占不可缺的地位
   A. B超
   B. CT
   C. MRI
   D. 肾、输尿管及膀胱（KUB）平片
   E. 静脉尿路造影（IVU）
7. 皮质醇增多症肾上腺皮质增生影像检查CT的检查表现有
   A. 单侧或双侧肾上腺弥漫性增粗
   B. 边界平直
   C. 弥漫性的肾上腺增大
   D. 边缘光滑锐利
   E. 中等信号，比肾实质略低
8. 皮质醇增多症肾上腺皮质增生影像检查MRI的检查表现有
   A. 单侧或双侧肾上腺弥漫性增粗
   B. 边界平直
   C. 弥漫性的肾上腺增大
   D. 边缘光滑锐利
   E. 中等信号，比肾实质略低
9. 皮质醇增多症腺瘤CT检查表现有
   A. 中等密度实质性肿块
   B. 与肾上腺相连，边缘光整
   C. 密度均匀的圆形或类圆形肿块
   D. 局部出现圆形或类圆形块影
   E. 信号强度在T_1、T_2加权像上多呈中等偏低信号
10. 皮质醇增多症腺瘤MRI检查表现有
   A. 中等密度实质性肿块
   B. 与肾上腺相连，边缘光整
   C. 密度均匀的圆形或类圆形肿块
   D. 局部出现圆形或类圆形块影
   E. 信号强度在T_1、T_2加权像上多呈中等偏低信号
11. 皮质醇增多症的治疗原则有
   A. 皮质醇增多症的诊断一旦确定，应立即进行治疗
   B. 要去除病因减少体内皮质醇
   C. 要保证垂体及肾上腺的正常功能不受损害
   D. 要去除病因增加体内皮质醇
   E. ACTH依赖性皮质醇增多症应以经蝶鞍微腺瘤摘除术为首选
12. ACTH依赖性皮质醇增多症应以经蝶鞍微腺瘤摘除术为首选，若手术失败或不能手术者则行
   A. 肾下腺肿瘤切除术
   B. 垂体放疗
   C. 药物治疗
   D. 抗生素治疗
   E. 双侧肾上腺次全切除术
13. 经鼻经蝶垂体腺瘤摘除术的优点有
   A. 不经颅腔、手术比较安全
   B. 可以完全摘除限于鞍内的垂体微腺瘤

C. 能保留垂体其他组织和功能　　D. 效果更加确切

E. 双侧肾上腺次全切除术

14. 关于皮质醇增多症的治疗，以下叙述正确的是

A. 双侧肾上腺全切除术的术后需终身补充肾上腺皮质激素

B. 氨鲁米特的用法是：0.75~1.00g/d，分3~4次口服

C. 米托坦的用法是：1.0g/d，分2~3次口服

D. 肾上腺皮质腺癌也以手术治疗为主，对肿瘤局限于肾上腺区域者，行单侧肾上腺根治性切除术

E. 原发性肾上腺皮质增生的患者应先行病变严重（即体积较大侧）的患侧肾上腺全切除术

15. 关于肾上腺手术前患者循环系统调整的叙述正确的是

A. 手术前应充分了解患者的心功能状态

B. 常规应用一段时期的心肌极化治疗

C. 调整血容量使之尽可能达到或接近正常水平

D. 可少量应用保钾利尿药以减少患者心脏负荷

E. 可大量应用保钾利尿药以减少患者心脏负荷

16. 肾上腺患者手术前应采取药物治疗与补液治疗结合的方法，作用是

A. 予以补钾和纠正碱中毒

B. 使酸碱平衡失调及水电解质紊乱得到纠正

C. 给予一定量的钙、磷以补充体内所需

D. 予以补钾和纠正酸中毒

E. 予以补磷和纠正碱中毒

17. 肾上腺手术后长期应用糖皮质激素应注意

A. 糖皮质激素的替代治疗时间和剂量应根据患者病程长短及症状严重程度而定

B. 手术当日及术后相当长的一段时期内需补充氢化可的松

C. 术后激素的替代治疗应逐渐减量

D. 在撤药过程中需要注意患者的全身反应

E. 小剂量激素口服维持一般认为可连续应用2周左右

五 案例分析题

（1~5题共用题干）

患者，女性，32岁。患者4年前开始出现面红、痤疮，多食、体重增加15kg。3年前开始出现声音变粗、多毛。婚后2年未育，一直就诊于妇产科。9个月前停经至今。查体：

血压 160/110mmHg。面圆红，面部多发痤疮；肥胖，以躯干为主，四肢变细，下腹可见少许淡紫色条纹；四肢毳毛粗黑，阴毛浓密，阴蒂肥大。

1. 患者最可能的诊断是
   A. 单纯性肥胖　　B. 垂体肿瘤
   C. 异位激素分泌（ACTH）综合征　　D. 皮质醇增多症
   E. 肾上腺肿瘤　　F. 多囊卵巢综合征
2. 患者需要进一步完善具有重要诊断意义的检查是
   A. 泌尿系统超声　　B. 腹部及盆腔 CT 平扫 + 增强
   C. 磁共振尿路成像（MRU）　　D. 妇科内分泌相关检查如血睾酮、雌二醇等
   E. 子宫及附件超声　　F. PET-CT
3. 患者完善了腹部 + 盆腔 CT 检查，如下图所示，肿物大小 6.3cm。下一步还需做哪些内分泌检查以进一步明确诊断
   A. 血浆 ACTH 测定　　B. 血清皮质醇节律
   C. 24 小时尿游离皮质醇　　D. 24 小时尿儿茶酚胺
   E. 血硫酸脱氢表雄酮　　F. 小剂量地塞米松抑制试验

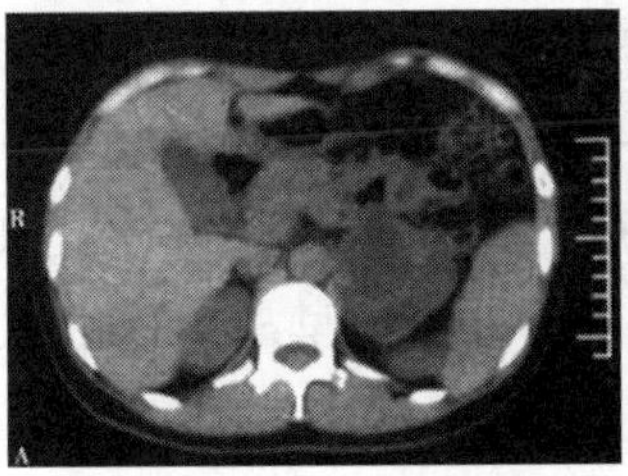

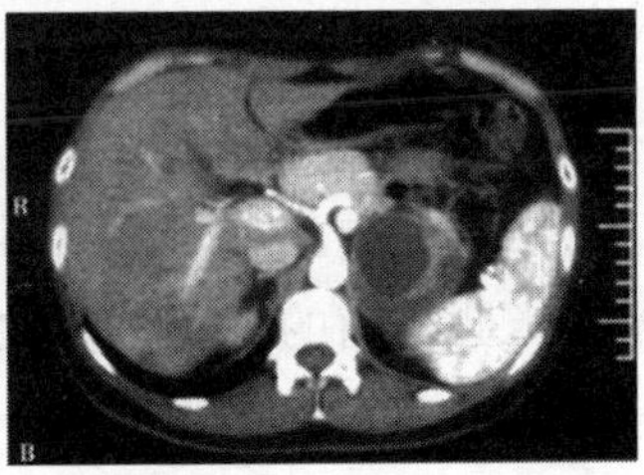

4. 内分泌检查结果：血浆 ACTH < 1.1pmol/L。皮质醇节律消失（0 时皮质醇）496.8nmol/L，24 小时尿游离皮质醇 1242nmol/L（正常值 33.95～285.66nmol/L），小剂量地塞米松抑制试验不被抑制。24 小时尿儿茶酚胺正常。硫酸脱氢表雄酮 > 26μmol/L（正常值 0.60～6.92μmol/L）。最可能的诊断是
   A. 肾上腺皮质腺瘤　　B. 肾上腺嗜铬细胞瘤
   C. 肾上腺皮质癌　　D. 肾上腺囊肿
   E. 原发性醛固酮增多症　　F. 肾上腺髓样脂肪瘤
5. 患者下一步首选的合理治疗方法是
   A. 腹腔镜根治性左肾上腺肿瘤切除术　　B. 开放根治性左肾上腺肿瘤切除术
   C. 放射治疗　　D. 化疗
   E. 靶向药物治疗　　F. 放射性核素治疗

参考答案与解析

一、A1 型题

1. A【解析】库欣病应属垂体腺瘤引起的皮质醇增多症。

2. A【解析】皮质醇增多症又称库欣综合征，是最常见的肾上腺皮质疾病，是肾上腺皮质长期分泌过量糖皮质激素所引起的一系列临床综合征。

3. B【解析】库欣病专指垂体性双侧肾上腺皮质增生，主要由垂体分泌过量的 ACTH 刺激肾上腺皮质过度增生，产生大量的糖皮质激素所致。

4. E【解析】库欣综合征的临床表现有：①向心性肥胖（选项 A），满月脸，水牛背，悬垂腹，颈短，四肢肌萎缩。②皮肤菲薄，下腹壁、大腿内侧、腋下皮肤可见紫纹，可见痤疮和多毛。③高血压（选项 B），部分患者轻度或中度高血压。④性腺功能紊乱，性欲减退，月经不调，甚至闭经。⑤糖尿病（选项 D）及糖耐量降低。⑥其他症状，如骨质疏松症引起腰背痛及易发生病理性骨折（选项 C）；精神症状，如失眠、记忆力减退、注意力分散等。

5. D【解析】皮质醇增多症的共同特点：多见于女性，可发生于任何年龄，小至婴儿，大至 70 岁以上，多在 15~30 岁。女∶男为（3~8）∶1。皮质醇增多时，无论其原因是垂体性肾上腺皮质增生，还是肾上腺皮质腺瘤、腺癌，其共同特点是肾上腺糖皮质激素分泌过多。①向心性肥胖：肥胖是本病的主要症状之一，也是最早出现的症状。②高血压和低血钾。③皮肤变化：患者体内雄激素增多促进了红细胞生成，血红蛋白升高，加之皮质醇升高促进皮肤胶原蛋白的过度分解，使患者头面部皮肤菲薄、细嫩、温暖、潮湿、油腻，皮下血管明显可现，呈多血质面容。由于肥胖，皮肤张力增加。毛细血管脆性增加，在下腹部两侧，大腿前、内侧，以及股、臀部、腋窝等处常出现粗大的紫红色条纹，称为紫纹。④骨质疏松与肌肉消瘦。⑤糖尿病及耐糖量降低。⑥生长发育障碍。

6. E【解析】参见 A1 型题第 5 题解析。

7. D【解析】肥胖是皮质醇增多症的主要症状之一，也是最早出现的症状。患者往往于数年内呈进行性肥胖。多见轻至中度肥胖，典型症状为满月脸、水牛背、悬垂腹和锁骨上窝脂肪垫，故向心性肥胖为皮质醇增多症特有的临床表现。

8. C【解析】正常人测定血浆皮质醇上午 8 时水平最高，下午 4 时水平仍较高，但比上午 8 时水平为低；0 时水平最低。

9. D【解析】通常人体内 1/100 的皮质醇分泌量以游离原形自尿液中排泄。尿 17-羟皮质类固醇的水平代表着体内皮质醇代谢产物的水平，也反映着体内皮质醇的分泌量。尿 17-酮皮质类固醇反映人体内以 C17 为酮基的类固醇激素的含量即盐皮质激素水平。地塞米松是高效的糖皮质激素，服用后可以抑制下丘脑-垂体-肾上腺轴功能，使正常皮质醇分泌量下降，而地塞米松本身并不干扰血、尿中皮质醇的测定，是一种重要的诊断方法。甲吡酮是皮质醇生物合成过程中最后一步11-羟化酶的抑制药。

10. D【解析】垂体性皮质醇增多症的首选治疗方法是行垂体肿瘤摘除术，手术途径通常有两条：①经典的经额部垂体腺瘤切除术。②现今常用的经鼻经蝶垂体腺瘤摘除术。

11. A【解析】库欣病的药物治疗是一种辅助治疗，用于术前准备或其他治疗效果不佳时。常用药物及其用法用量如下。①氨鲁米特：0.75~1.00g/d，分3~4次口服。②米托坦：6~10g/d，分3次口服。③甲吡酮：1.0g/d，分2~3次口服。④酮康唑：0.8~1.2g/d，分2~3次口服。

12. A【解析】垂体手术后疗效不理想而患者不愿做第二次垂体手术者，可考虑垂体放疗。缓解率达83%，选项A错误。垂体手术目前作为治疗ACTH依赖性库欣病的最后手段，术后症状可立即获得缓解，但问题不少，如术后需终身补充肾上腺皮质激素。腺瘤的治疗方法简单，只要诊断明确，可行开放或腹腔镜手术将腺瘤摘除即可。垂体瘤切除手术：药物试验提示为ATCH依赖性皮质醇症，CT扫描提示垂体腺瘤者，宜行经鼻蝶窦垂体瘤摘除术。长期完全缓解率50%~60%，复发率20%，但垂体激素缺乏的发生率可达50%。当异位ATCH分泌瘤无法找到或无法切除而高皮质醇血症威胁患者生命时，可考虑做双侧肾上腺全切除。

二、A2型题

1. B【解析】异位ACTH综合征是指垂体以外的肿瘤组织分泌大量ACTH或ACTH类似物，刺激肾上腺皮质增生，分泌过量皮质激素所引起的一系列综合征。

2. A【解析】ACTH依赖性皮质醇增多症应以经蝶鞍微腺瘤摘除术为首选，若手术失败或不能手术者则行垂体放疗或双侧肾上腺次全切除术或药物治疗，而原发性肾上腺肿瘤则首选肾上腺肿瘤切除术。垂体性皮质醇增多症的首选治疗方法是行垂体肿瘤摘除术，手术途径通常有两条：经典的经额部垂体腺瘤切除术和现今常用的经鼻经蝶垂体腺瘤摘除术，故选用经鼻经蝶垂体腺瘤摘除术。

3. C【解析】如果患者在接受了双侧肾上腺全部切除，或者一侧全切、另一侧次全切后，残留的肾上腺皮质功能长期不能恢复，则需终身激素替代治疗。

4. A【解析】术后长期应用糖皮质激素：①对皮质醇增多症患者行肾上腺肿瘤切除术，或者肾上腺一侧全切、另一侧大部切除后，糖皮质激素的替代治疗时间和剂量应根据患者病程长短及症状严重程度而定。②手术当日及术后相当长的一段时期内需补充氢化可的松，此后还需小剂量口服补充激素。③术后激素的替代治疗应逐渐减量。④在撤药过程中需要注意患者有无全身反应及程度，患者常常会表现出乏力、食欲缺乏、恶心、肌肉关节疼痛等不适。⑤小剂量激素口服维持一般认为可连续应用4周左右。通常根据患者的临床症状是否逐渐改善，血压能否维持于正常水平，血嗜酸性粒细胞计数是否恢复正常，以及尿 24 小时 17-羟皮质类固醇及 17-酮皮质类固醇水平、血浆皮质醇含量是否恢复正常来决定。

5. A【解析】参见 A1 型题第 5 题解析。

6. C【解析】皮质醇增多症患者皮质醇长期分泌过多，导致蛋白质、脂肪、糖、电解质代谢的严重紊乱，并且干扰多种其他激素的分泌，引发下列典型临床表现：①向心性肥胖。②糖尿病和糖耐量减低。③蛋白质分解加速，合成减少，因而机体长期处于负氮平衡状态，长期负氮平衡可引起肌肉萎缩无力，以肢带肌更为明显。④高血压和低血钾。⑤生长发育障碍。⑥性腺功能紊乱。⑦多数患者有精神症状，但一般较轻，表现为欣快感、失眠、注意力不集中、情绪不稳定；少数患者会出现类似躁狂忧郁或精神分裂症样的表现。⑧易有感染。⑨高尿钙和肾结石。⑩常有眼结合膜水肿，有的还可出现轻度突眼。

三、A3/A4 型题

1. A【解析】参见 A2 型题第 6 题解析。

2. C【解析】蝶鞍平片法或体层摄片法：由于库欣病患者的垂体肿瘤较小，平片法结果大多阴性，用蝶鞍体层摄片法部分患者仅有轻度的异常改变，且敏感度差，准确性不大。但如发现蝶鞍增大，有助于垂体瘤的诊断。MRI 与 CT 一起常用作皮质醇增多症的定位诊断。

3. E【解析】参见 A2 型题第 6 题解析。

4. A【解析】库欣病专指垂体性双侧肾上腺皮质增生，主要由垂体分泌过量的 ACTH 刺激肾上腺皮质过度增生，产生大量的糖皮质激素所致，故最可能出现的检查结果是游离皮质醇增多。

5. B【解析】血 ACTH 测定对于皮质醇增多症患者病因的诊断和鉴别具有重要意义。肾上腺皮质腺瘤或腺癌患者血 ACTH 水平明显低于正常，这是由于瘤体自主性分泌的大量皮质醇反馈性抑制了正常垂体 ACTH 的分泌。而在 ACTH 依赖性皮质醇增多症，血 ACTH 综合水平的测定可高于或等于正常高限。异位 ACTH 综合征患者血浆 ACTH 浓度往往高于 100pg/ml。通常采用放射免疫分析法测定血浆 ACTH 含量，还可以通过测定 ACTH 相关肽 N-阿黑皮素原及 β-促脂解素的水平从侧面了解患者体内 ACTH 的水平。

6. A【解析】间碘苄胍是一种胍乙啶衍生物，结构上类似于去甲肾上腺素，后者在交感神经组织和神经嵴来源的肿瘤中多见。放射性碘标记的肾上腺阻滞剂起先被用作肾上腺髓质显像剂，应用于成人嗜铬细胞瘤和儿童神经母细胞瘤的研究，对皮质醇增多症的诊断没有意义。

7. D【解析】库欣病专指垂体性双侧肾上腺皮质增生，主要由垂体分泌过量的 ACTH 刺激肾上腺皮质过度增生，产生大量糖皮质激素所致。垂体性皮质醇增多症的首选治疗方法是行垂体肿瘤摘除术，手术途径通常有两条：经典的经额部垂体腺瘤切除术和现今常用的经鼻经蝶垂体腺瘤摘除术。

8. B【解析】小剂量地塞米松抑制试验是确定皮质醇增多症有价值的诊断方法之一。大剂量地塞米松抑制试验：垂体性皮质醇增多症在大剂量试验时常被抑制，而肾上腺皮质肿瘤和异位 ACTH 综合征的患者则不被抑制，对于具有明显的诊断意义。

9. B【解析】ACTH 依赖性皮质醇增多症应以经蝶鞍微腺瘤摘除术为首选，若手术失败或不能手术者则行垂体放疗或双侧肾上腺次全切除术或药物治疗，而原发性肾上腺肿瘤则首选肾上腺肿瘤切除术。

10. B【解析】参见 A3/A4 型题第 8 题解析。

11. E【解析】单纯性肥胖主要表现为形体肥胖、乏力少动、怕热多汗、多食易饥，以及便秘、腹胀、尿黄量少、下肢水肿、情志抑郁、烦躁易怒，或腰酸、勃起功能障碍、月经不调，甚至动则喘促、胸闷、心悸等。早期症状：超重及轻度单纯性肥胖患者一般早期症状较轻。中晚期症状：中重度单纯性肥胖者活动后易感疲乏无力、畏热汗多，上楼时心悸、气促、大汗淋漓，甚至做简单的日常生活均感困难，脊柱及负重关节易出现退行性病变，表现为腰痛及腿痛，皮肤可有紫纹，皮肤出现褶皱、糜烂、皮炎及皮癣，呼吸道感染较常见，中重度患者甚至还会出现肺泡低换气综合征、心血管系统症状、内分泌代谢紊乱、消化系统症状等。

四、X 型题

1. ABCD【解析】参见 A1 型题第 5 题解析。

2. ABCE【解析】参见 A1 型题第 5 题解析。

3. ABCE【解析】皮质醇增多症对造血系统和免疫系统的影响：可刺激骨髓造血使患者体内红细胞及血红蛋白增多，因此常表现为多血质。糖皮质激素具有破坏淋巴细胞和嗜酸性粒细胞的作用，抑制粒细胞还原型辅酶Ⅱ氧化酶和过氧化阴离子的产生，使白细胞膜稳定性增高，杀菌能力降低；抑制机体产生抗体等作用，使机体抵抗力下降。

4. CDE【解析】对于临床可疑为皮质醇增多症的患者应先行筛选检查，常测定 24 小时尿游离皮质醇、尿 17-羟皮质类固醇及血浆皮质醇的浓度作为筛选标准。

5. ABCE【解析】正常人或库欣病患者给予甲吡酮后，皮质醇的合成被抑制，可引起 ACTH 分泌的增加，选项 B 正确。CRH 是下丘脑分泌的促垂体激素释放激素之一，可使垂体前叶 ACTH 的分泌量增加，选项 A 正确。注射胰岛素后血糖应明显下降，血糖最低值必须达到 2. 2mmol/L 以下方为有效刺激，人为造成低血糖的方法刺激下丘脑-垂体-肾上腺轴兴奋，使皮质醇分泌增加，选项 C 正确。小剂量地塞米松试验是让受试者每 6 小时服用地塞米松 1 次，每次 0. 5mg，连服 8 次，选项 D 错误。皮质醇增多症的诊断分两步：先确定是否存在皮质醇增多症，然后确定是哪一种病因引起的，选项 E 正确。

6. BC【解析】B 超对肾上腺肿瘤有效。CT、MRI 因其高分辨率在皮质醇增多症的定位诊断中占不可缺的地位，但对异位肾上腺增生基本无效。

7. AB【解析】皮质醇增多症肾上腺皮质增生的影像学检查：在 CT 上常表现为一侧或两侧肾上腺弥漫性增粗，但边界平直。MRI 表现为弥漫性的肾上腺增大，边缘光滑锐利，与正常肾上腺一样呈中等信号，比肾实质略低。

8. CDE【解析】参见 X 型题第 7 题解析。

9. ABC【解析】皮质醇增多症的腺瘤影像检查：CT 表现为中等密度实质性肿块，与肾上腺相连，边缘光整、密度均匀的圆形或类圆形肿块，轻度增强。MRI 显示局部出现圆形或类圆形块影，边缘光整，信号强度在 T_1、T_2 加权像上多呈中等偏低信号，低于肝实质。B 超呈内部回声低，边界回声欠明亮的圆形或类圆形块影。

10. DE【解析】参见 X 型题第 9 题解析。

11. ABCE【解析】皮质醇增多症的治疗原则：皮质醇增多症的诊断一旦确定，应立即治疗。正确的病因诊断是治疗成功的先决条件。治疗原则一方面要去除病因减少体内皮质醇，另一方面又要保证垂体及肾上腺的正常功能不受损害。ACTH 依赖性皮质醇增多症应以经蝶鞍微腺瘤摘除术为首选，若手术失败或不能手术者则行垂体放疗或双侧肾上腺次全切除术或药物治疗，而原发性肾上腺肿瘤则首选肾上腺肿瘤切除术。

12. BCE【解析】参见 X 型题第 11 题解析。

13. ABCD【解析】垂体性皮质醇增多症的首选治疗方法是行垂体肿瘤摘除术，手术途径通常有两条：经典的经额部垂体腺瘤切除术和现今常用的经鼻经蝶垂体腺瘤摘除术。后者较之经典的经额手术的优点有：不经颅腔、手术比较安全、可以完全摘除限于鞍内的垂体微腺瘤而又能保留垂体其他组织和功能、效果更加确切等。

14. ABDE【解析】皮质醇增多症的治疗：双侧肾上腺全切除术目前作为治疗 ACTH 依赖性库欣病的最后手段，术后症状可立即获得缓解，但问题不少，如术后需终身补充肾上腺皮质激素。药物治疗是一种辅助治疗，用于术前准备或其他治疗效果不佳时。常用药物及用法用量如下。氨鲁米特：0.75~1.00g/d，分 3~4 次口服。米托坦：6~10g/d，分 3 次口服。甲吡酮：1.0g/d，分 2~3 次口服。酮康唑：0.8~1.2g/d，分 2~3 次口服。肾上腺皮质腺癌也以手术治疗为主，对肿瘤局限于肾上腺区域者，行单侧肾上腺根治性切除术。原发性肾上腺皮质增生患者应先在病变严重（即体积较大侧）的一侧行肾上腺全切除术，如症状缓解满意，则继续随访观察；如症状仍较严重，再行另一侧肾上腺大部切除术。

15. ABCD【解析】肾上腺手术前患者循环系统调整：皮质醇增多症患者均有体内水、钠潴留，高血压，高血容量等改变，从而加重了患者的心脏负担，造成心肌损害，病程越长，损害越重。因此在手术前应充分了解患者的心功能状态，应用有效的药物降低血压并拮抗体内糖皮质激素的作用，调整血容量使之尽可能达到或接近正常水平。可应用少量保钾利尿药以减少患者心脏负荷。通常还需常规应用一段时期的心肌极化治疗，营养心肌以改善心肌功能状况。

16. AB【解析】肾上腺患者手术前应采取药物治疗与补液治疗结合的方法，予以补钾和纠正碱中毒，使酸碱平衡失调及水电解质紊乱得到纠正。

17. ABCD【解析】术后长期应用糖皮质激素应注意：①对皮质醇增多症患者行肾上腺肿瘤切除术，或者肾上腺一侧全切、另一侧大部切除术后，糖皮质激素的替代治疗时间和剂量应根据患者病程长短及症状严重程度而定。②手术当日及术后相当长的一段时期内需补充氢化可的松，此后还需小剂量口服补充激素。③术后激素的替代治疗应逐渐减量。④在撤药过程中需要注意患者的全身反应，患者常常会表现出乏力、食欲缺乏、恶心、肌肉关节疼痛等不适。⑤小剂量激素口服维持一般认为可连续应用 4 周左右。

五、案例分析题

1. BCDEF【解析】参见 A3/A4 型题第 11 题解析，选项 A 与题干不符。该患者表现为皮质醇增多症的共同特征，也不能排除多囊卵巢综合征，故选项 BCDEF 正确。多囊卵巢综合征的典型症状如下。①月经不规律：包括月经频发或稀发、闭经、不规则子宫出血。②高雄激素相关表现：包括多毛、痤疮、雄激素性脱发。③排卵障碍性不孕：排卵障碍性不孕妇女中约 70% 为多囊卵巢综合征患者。

2. B【解析】该患者可能为皮质醇增多症，为进一步诊断，需要进行腹部及盆腔 CT 平扫和增强。

3. ABCDEF【解析】影像学检查示肾上腺肿物，因此需针对肾上腺分泌的激素进行系统的检查，包括 ACTH、皮质醇、儿茶酚胺、性激素等。

4. C【解析】肾上腺皮质癌的病程短、病情进展快、肿瘤体积大，影像学检查密度不均，有液化、钙化，向周边组织浸润、转移征象，可与之混淆。但往往年龄较大，多发生于成年人或老年人中，无明显骨、骨髓转移。出现重度的皮质醇增多症的表现，但有显著的高血压、低血钾，可以同时产生雄激素，女性呈多毛、痤疮、阴蒂肥大，有腹痛、背痛、侧腹痛，体检时可触及肿块，在左侧的肿瘤可使肾向下移位，转移到肝，可伴有肝大。

5. B【解析】肾上腺皮质癌（ACC）是原发于肾上腺皮质的恶性肿瘤，临床上发病率低，恶性度高，早期确诊率不高，预后欠佳，手术是目前最有效的、唯一可能治愈的方法，根据该患者的病情，需要进行开放根治性左肾上腺肿瘤切除术。

第十章　原发性醛固酮增多症

一、A1 型题

1. 原发性醛固酮增多症中最常见的临床亚型是
   A. 肾上腺皮质醛固酮瘤
   B. 家族性醛固酮增多症
   C. 肾上腺外产生醛固酮的肿瘤
   D. 糖皮质激素可抑制的醛固酮增多症
   E. 原发性肾上腺皮质增生
2. 原发性醛固酮增多症中常染色体显性遗传的是
   A. 肾上腺皮质醛固酮瘤
   B. 特发性醛固酮增多症
   C. 糖皮质激素可抑制的醛固酮增多症
   D. 肾上腺皮质癌
   E. 原发性肾上腺皮质增生症
3. 原发性醛固酮增多症一般没有
   A. 夜尿增多　　B. 周期性瘫痪
   C. 高血压　　D. 高血钾
   E. 头痛、疲乏、视物模糊
4. 原发性醛固酮增多症出现的代谢紊乱为
   A. 尿钾降低　　B. 血浆肾素升高
   C. 血钾升高　　D. 尿钾排出增加
   E. 血醛固酮水平降低
5. 原发性醛固酮增多症主要临床表现不包括
   A. 高血压　　B. 向心性肥胖和性腺功能紊乱
   C. 钠潴留　　D. 低血钾
   E. 酸碱平衡失调
6. 引起血钠升高的因素是
   A. 应用甘露醇　　B. 肿瘤

C. 尿崩症　　D. 应用呋塞米

E. 原发性醛固酮增多症

7. 以下哪一项对诊断原发性醛固酮增多症没有意义

A. 高血压　　B. 低血钾

C. 夜间多尿　　D. 周期性肌无力

E. 血浆肾素活性增高

8. 原发性醛固酮增多症的血钠检查，一般大于

A. 40mmol/L　　B. 110mmol/L

C. 130mmol/L　　D. 140mmol/L

E. 410mmol/L

9. 多数原发性醛固酮增多症患者呈持续性低血钾，血钾

A. ≤3.5mmol/L　　B. ≤2.5mmol/L

C. ≤1.5mmol/L　　D. ≤0.5mmol/L

E. ≤2mmol/L

10. 原发性醛固酮增多症患者尿钾检查中，有临床意义的值是 24 小时尿钾

A. <5mmol/L　　B. <10mmol/L

C. >10mmol/L　　D. >15mmol/L

E. >25mmol/L

11. 原发性醛固酮增多症定位诊断首选检查方法为

A. B 超　　B. CT

C. MRI　　D. 肾、输尿管及膀胱（KUB）平片

E. 静脉尿路造影（IVU）

12. 螺内酯治疗原发性醛固酮增多症的药理作用是

A. 阻碍分泌过多的激素合成

B. 对抗激素对组织器官的作用

C. 利用激素之间生理效应的拮抗作用

D. 利用靶腺激素对促激素的负反馈作用

E. 利用激素之间的允许作用

13. 经早期治疗预后最好的疾病是

A. 肾上腺皮质增生

B. 肾上腺皮质腺癌

C. 异位促肾上腺皮质激素（ACTH）综合征

D. 不依赖 ACTH 的双侧小结节增生

E. 肾上腺皮质腺瘤

二、A2 型题

1. 患者，女性，36 岁。无意中发现血压高，实验室检查：血和尿中醛固酮水平增高，影像学检查如下图，可能的诊断是

A. 右肾上腺增生　　B. 右肾上腺 Cushing 腺瘤

C. 右肾上腺 Conn 腺瘤　　D. 右肾上腺转移瘤

E. 右肾上腺囊肿

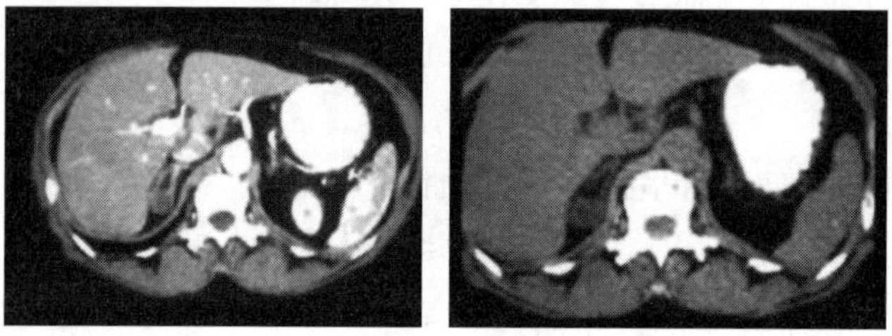

2. 患者，女性，28 岁。高血压病史 2 年，偶有手足抽搐。查体：BP（170～210）/（100～130）mmHg。实验室检查：血钾 3.4mmol/L，24 小时尿钾 27mmol/L，尿蛋白（+～++）。可以鉴别原发性或继发性醛固酮增多症的是

A. 血浆血管紧张素Ⅱ测定　　B. 血浆肾素活性测定

C. 血浆 ACTH 测定　　D. 放射性碘化胆固醇肾上腺扫描

E. 赛庚啶试验测血浆醛固酮

3. 患者，男性，43 岁。高血压病史 3 年，药物控制不满意，最近 3 个月加重，并出现肢体麻木，下肢无力。检查发现血钾为 2.8mmol/L。CT 显示右肾上腺有一个直径 2cm 的占位性病变。在进一步检查中哪一项出现的可能性最大

A. 血浆肾素水平升高，醛固酮水平降低

B. 血浆肾素水平升高，醛固酮水平也升高

C. 血浆肾素水平降低，醛固酮水平也降低

D. 血浆肾素水平降低，醛固酮水平升高

E. 血浆肾素和醛固酮水平均无变化

4. 患者，女性，38 岁。因发现血压升高，尿量增多，软弱无力 6 个月入院。查体：血压 165/90mmHg，血钾 3.0mmol/L，CT 示左侧肾上腺占位。可诊断为

A. 皮质醇增多症　　B. 原发性醛固酮增多症

C. 嗜铬细胞瘤　　D. 肾上腺皮质癌

E. 肾上腺结节样增生

5. 患者，女性，30 岁。反复头痛、四肢发麻 2 年。查体：T 36.6℃，P 80 次/分，R 22 次/分，BP 150/90mmHg。无满月脸，无向心性肥胖。血脂和肝功能的检查结果均无异常。

CT提示左肾上腺有一直径1cm的圆形占位，边界清，密度均匀，CT值16HU。24小时尿钾38mmol/L。卧位血浆醛固酮比正常高3倍，立位血浆醛固酮轻微降低。站立位血浆肾素活性1.5mol/L。可采取哪种治疗方案

A. 保守治疗
B. 左肾上腺切除术
C. 左肾上腺大部分切除术
D. 左肾上腺切除＋右肾上腺大部分切除术
E. 左肾上腺切除＋左肾切除术

三 A3/A4型题

（1~4题共用题干）

患者，女性，42岁。高血压病史5年，一直药物控制，近半年来加重，药物治疗不满意，并出现下肢周期性瘫痪。B超示右肾上腺有一个直径2cm肿物。

1. 在血浆肾素、醛固酮活性检测中，可能的情况应是
A. 血浆肾素和醛固酮水平均无变化
B. 血浆肾素水平降低，醛固酮水平升高
C. 血浆肾素水平降低，醛固酮水平也降低
D. 血浆肾素水平升高，醛固酮水平也升高
E. 血浆肾素水平升高，醛固酮水平降低

2. 可能的诊断为
A. 醛固酮瘤
B. 肾上腺皮质癌
C. 恶性嗜铬细胞瘤
D. 皮质醇增多症
E. 嗜铬细胞瘤

3. 尿液不大可能出现的是
A. 低比重尿
B. 尿钾减少
C. 尿钾增多
D. 碱性尿
E. 尿钠增加

4. 术前准备中不必要的是
A. 积极控制血压
B. 了解心、肾功能状态
C. 充分补钾至正常水平
D. 手术前口服螺内酯至少2周
E. 术前补液扩容预防手术中和手术后发生的低血压

（5~6题共用题干）

患者，男性，35岁。以高血压，四肢无力症状起病，腹部B超发现右侧肾上腺占位性病变。

5. 患者诊断为原发性醛固酮增多症，术前应予以

A. 补钠，口服排钾利尿药
B. 补钾，口服保钾利尿药
C. 补钙，口服排钾利尿药
D. 补镁，口服保钾利尿药
E. 补钾，口服排钾利尿药

6. 考虑患者可能合并电解质紊乱为

A. 低钠、低钾血症
B. 高钠、低钾血症
C. 高钠、高钾血症
D. 低钠、高钾血症
E. 高钠、高钙血症

（7~9 题共用题干）

患者，女性，33 岁。持续性高血压 2 年，血压 165/98mmHg，血钾 3.0mmol/L，血肾素水平下降，尿 pH7.5。

7. 最可能的诊断是

A. 原发性高血压
B. 嗜铬细胞瘤
C. 原发性醛固酮增多症
D. 皮质醇增多症
E. 垂体腺瘤

8. 为明确诊断应进行的检查是

A. 激素水平检测
B. 双肾超声
C. 肾脏 CT
D. 心脏超声
E. 肾上腺 CT

9. 检查中发现患者肾上腺肿物，则首选的治疗手段是

A. 口服药物控制高血压
B. 口服补钾
C. 手术切除肾上腺肿物
D. 继续观察
E. 以上均可

（10~12 题共用题干）

患者，男性，45 岁。头晕、乏力 4 年，四肢间歇性麻痹，血钾 3.0mmol/L，血肾素水平下降，血压 160/95mmHg，CT 示右肾上腺直径 2cm 实质性占位。

10. 最可能的诊断为

A. 原发性高血压
B. 糖尿病
C. 醛固酮瘤
D. 嗜铬细胞瘤
E. 皮质醇症

11. 以下哪一项化验检查结果出现的可能性最大

A. 血浆肾素水平升高，醛固酮水平降低

B. 血浆肾素水平升高，醛固酮水平也升高

C. 血浆肾素水平降低，醛固酮水平也降低

D. 血浆肾素水平降低，醛固酮水平升高

E. 血浆肾素和醛固酮水平均无变化

12. 患者最佳治疗方案为

A. 首选 α 受体阻断药控制血压　　B. 首选钙离子通道阻滞药降血压治疗

C. 静脉输液补钾　　D. 右肾上腺腺瘤切除

E. 右肾上腺放射治疗

（13~15 题共用题干）

患者，女性，44 岁。高血压病史 3 年，一直服用钙离子通道阻断药治疗，近 1 年来血压控制不满意，并出现下肢乏力，尤其走长路时更加明显，严重时不能行走，必须休息一段时间后才能继续行走。在一次例行健康查体时 B 超偶然发现右肾上腺有一个直径 2cm 的占位性病变。

13. 患者实验室检查中可能出现的结果是

A. 血钾升高　　B. 血钾降低

C. 血钠升高　　D. 血钠降低

E. 血钙降低

14. 拟定手术治疗，多数专家认为以下哪一种手术是治疗该病的金标准

A. 经腹切口肾上腺肿瘤切除　　B. 胸腹联合切口肾上腺肿瘤切除

C. 经腰切口肾上腺肿瘤切除　　D. 经腰小切口肾上腺肿瘤切除

E. 腹腔镜下肾上腺肿瘤切除

15. 为改善和控制患者的高血压，积极行手术前准备，以下首选的口服药物是

A. 贝那普利　　B. 硝酸异山梨酯

C. 螺内酯　　D. 美托洛尔

E. 酚妥拉明

四 X 型题

1. 鉴别醛固酮腺瘤及特发性醛固酮增多症，较有意义的实验室检查有

A. 皮质酮测定　　B. 18-羟皮质酮测定

C. 去氧氢化可的松测定　　D. 卧立位试验

E. 血浆肾素-血管紧张素测定

2. 原发性醛固酮增多症的特征有

A. 高血压　　B. 低肾素血症

C. 低血钾　　D. 低血压

E. 高血钾

3. 醛固酮作为一种皮质激素参与体内水电解质的调节，其主要生理作用是

A. 促进肾近曲小管钠离子的重吸收　　B. 钾离子的排泄

C. 促进肾远曲小管钠离子的重吸收　　D. 钠离子的排泄

E. 钾离子的重吸收

4. 正常生理性的醛固酮分泌主要受哪 3 个方面因素调节

A. 肾素-血管紧张素-醛固酮轴　　B. 血清钾

C. ACTH 和醛固酮刺激因子　　D. 血清磷

E. 细胞外液

5. 原发性醛固酮增多症的一系列病理生理改变均由肾上腺皮质分泌过量的醛固酮导致，出现的症状有

A. 高血钠　　B. 低血钾

C. 代谢性酸中毒　　D. 代谢性碱中毒

E. 肾素-血管紧张素被抑制

6. 原发性醛固酮增多症出现高血钠的原因有

A. 体内醛固酮分泌过少　　B. 肾远曲小管和集合管重吸收明显增多

C. 尿中排出减少　　D. 体内潴留

E. 体内醛固酮分泌过多

7. 原发性醛固酮增多症出现低血钾的原因有

A. 远曲小管中被重吸收　　B. 肾小管腔内液的电离状态为负性

C. 大量钾被动排出　　D. 体内潴留

E. 体内醛固酮分泌过多

8. 原发性醛固酮增多症的诊断依据不包括

A. 高血压　　B. 低血钾

C. 周期性肌无力　　D. 24 小时尿钾低

E. 血浆肾素活性增高

9. 关于原发性醛固酮增多症临床表现，以下叙述正确的是

A. 长期低血钾导致肾小管上皮空泡样变性，对水重吸收能力下降

B. 在病程后期，肾小管的病理变化尚不足以影响肾功能

C. 在病程后期，继发肾小球与肾间质退行性病变，肾功能难以恢复

D. 头痛、疲劳、视物模糊是高血压常见临床症状，都表现不太严重，眼底变化也较轻

E. 一般无水肿现象，长期病程可导致心、脑、肾等器官并发症

10. 关于原发性醛固酮增多症的筛查试验，以下叙述正确的是
   A. 筛查首选血浆醛固酮，肾素浓度比值（ARR）
   B. 血浆醛固酮，肾素浓度比值>40
   C. 血浆醛固酮，肾素浓度比值<40
   D. 排除药物影响
   E. 纠正高钾血症
11. 关于原发性醛固酮增多症的B超检查，以下叙述正确的是
   A. 肾上腺皮质腺癌肿块超过5cm
   B. 腺瘤型肿块很少超过2cm
   C. 特发性增生多为双侧肾上腺增大
   D. 1cm以下的肿瘤B超较难检出
   E. B超可以检查出1cm以下的肿瘤
12. 关于原发性醛固酮增多症的MRI检查，叙述正确的是
   A. 在原发性醛固酮增多症定位诊断上MRI并不比CT有更多的优越性
   B. 在原发性醛固酮增多症定位诊断上MRI比CT有更多的优越性
   C. 肾上腺皮质癌的MRI影像表现为瘤体较大，形态不规则
   D. 肾上腺皮质癌的MRI影像表现为瘤体呈分叶状，边缘清晰可见
   E. 肾上腺皮质癌的MRI影像表现为瘤体较小，形态规则
13. 原发性醛固酮增多症与肾上腺皮质癌的鉴别诊断包括
   A. 肿瘤直径>5cm
   B. CT示瘤体内部明显钙化
   C. 可以分泌过量的雄激素和皮质醇
   D. 肿瘤直径>8cm
   E. 明确诊断时未发生转移
14. 治疗原发性醛固酮增多症常用药物有
   A. 螺内酯
   B. 阿米洛利
   C. 血管紧张素转换酶抑制药
   D. 钙离子通道阻滞药
   E. 米托坦
15. 治疗原发性醛固酮增多症常用药物螺内酯的作用有
   A. 阻断醛固酮受体
   B. 保钾
   C. 排钠
   D. 排钾
   E. 保钠
16. 原发性醛固酮增多症的术前准备要点包括
   A. 纠正水、电解质紊乱
   B. 调整血钾
   C. 降低血压
   D. 不需要任何调整
   E. 酸碱平衡失调状态
17. 原发性醛固酮增多症的手术方式包括
   A. 肾上腺皮质腺瘤首选腹腔镜

B. 疑多发性肾上腺皮质腺瘤，推荐行患侧肾上腺全切术

C. 单侧肾上腺皮质增生，推荐分泌醛固酮优势侧腹腔镜肾上腺全切

D. 原发性醛固酮增多症和糖皮质激素可抑制的醛固酮增多症患者只有因无法耐受药物不良反应时才考虑手术切除

E. 双侧肾上腺皮质增生推荐于醛固酮分泌优势侧行腹腔镜肾上腺全切术

五 案例分析题

（1~6 题共用题干）

患者，男性，38 岁。因高血压 15 年，双下肢无力且反复间断跌倒 4 年，低血钾 3 年就诊。患者 15 年前开始出现高血压，血压最高 190/120mmHg，服用多种抗高血压药，效果不佳，一般控制在（150~160）/（90~110）mmHg。4 年前突发双下肢无力、跌倒，且反复出现。3 年前再次发作，血电解质检查发现血钾降低，最低为 1.9mmol/L，补钾治疗后好转，但低血钾反复出现，难以纠正。多次行腹部及肾上腺超声检查提示双肾、肾上腺等均未见明显异常。患者既往有多次脑梗死病史 2 年。查体：体型偏瘦，血压 165/110mmHg。

1. 患者最可能的诊断是

A. 原发性高血压　　B. 肾动脉狭窄

C. 原发性醛固酮增多症　　D. 皮质醇增多症

E. 嗜铬细胞瘤　　F. 肾素瘤

2. 患者需进一步完善具有重要诊断价值的影像检查是

A. 泌尿系统及肾上腺超声　　B. 腹部 CT 薄层平扫 + 增强

C. PET-CT　　D. 肾动脉彩色多普勒超声

E. 奥曲肽生长抑素显像　　F. 间碘苄胍显像

3. 患者完善了腹部 CT 检查结果如下图所示。为进一步明确诊断，应进行的检查是

A. 血钾测定　　B. 血浆肾素活性测定

C. 血浆血管紧张素 - Ⅱ测定　　D. 血浆甲氧基肾上腺素测定

E. 24 小时尿钾测定　　F. 血浆醛固酮测定

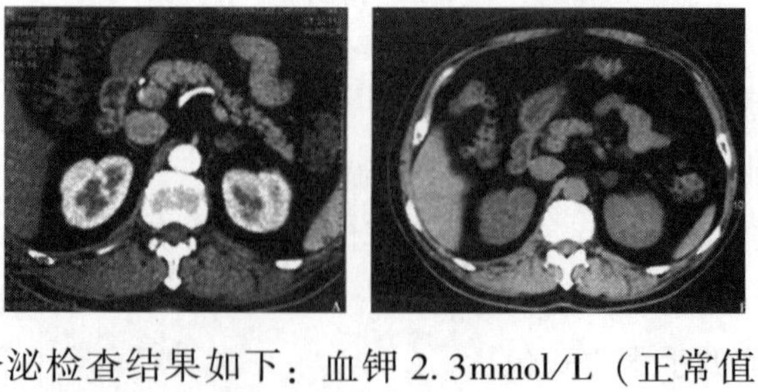

4. 患者的血生化及内分泌检查结果如下：血钾 2.3mmol/L（正常值 3.5~5.5mmol/L），24 小时尿钾 40mmol/L，血浆肾素活性（立位）0.01ng/(ml·h)［正常值 0.93~6.56ng/

(ml·h)]，血管紧张素（立位）26.80ng/L（正常值25.3~145.3ng/L），醛固酮（立位）358.8pmol/L（正常值138~415pmol/L）。患者目前最可能的诊断是

A. 原发性醛固酮增多症
B. 继发性醛固酮增多症
C. 肾素瘤
D. 嗜铬细胞瘤
E. 皮质醇增多症
F. 肾动脉狭窄

5. 为进一步确诊原发性醛固酮增多症，可以选做以下哪种试验

A. 卧立位试验
B. 高钠饮食负荷试验
C. 静脉生理盐水滴注试验
D. 卡托普利激发试验
E. 氟氢可的松抑制试验
F. 可乐定抑制试验

6. 患者首选较为合理的治疗方法是

A. 腹腔镜左肾上腺肿瘤切除术
B. 腹腔镜左肾上腺全切除术
C. 开放左肾上腺肿瘤切除术
D. 开放左肾上腺全切除术
E. 长期应用螺内酯
F. 长期补钾及应用抗高血压药

(7~11题共用题干)

患者，男性，68岁。10年前无明显诱因发现血压增高，最高达160/90mmHg，规律服用酒石酸美托洛尔片及苯磺酸氨氯地平片进行降压治疗，血压控制在120/80mmHg左右。近5个月来血压控制不佳，波动在（150~180）/(95~110）mmHg，伴有头晕、头痛及乏力不适，偶有心悸，无胸闷、胸痛，有口渴、夜尿增多史，夜尿每晚3次，无泡沫尿。左下肢有麻木发凉感。外院B超检查：提示双侧肾脏大小正常，左侧肾动脉近段有狭窄可能。既往有糖尿病史10年余。吸烟30年，每天20支。查体：血压180/100mmHg，上腹部及肋脊角处未闻及血管杂音。双下肢无凹陷性水肿，左足背动脉搏动减弱，右足背动脉搏动正常。

7. 患者需要考虑的诊断是

A. 原发性高血压
B. 继发性高血压
C. 肾动脉狭窄
D. 大动脉炎
E. 糖尿病性血管病变
F. 原发性醛固酮增多症

8. 实验室检查：血肌酐94μmol/L，钾2.92mmol/L。为进一步明确高血压及低血钾的原因，对患者有意义的功能性检查是

A. 血浆醛固酮/肾素浓度的比值（ARR）
B. 卡托普利激发试验
C. 促肾上腺皮质激素（ACTH）兴奋性试验
D. 地塞米松抑制试验
E. 卧立位试验
F. 甲状腺功能检查

G. 肾素活性测定

9. 根据超声检查结果首先怀疑患者有肾动脉狭窄的可能，为明确肾动脉狭窄的位置和程度，可选择的敏感性和特异性较高的无创性影像学检查方法有

A. 肾动脉造影
B. 静脉尿路造影（IVU）
C. 肾图
D. 磁共振血管成像（MRA）
E. 计算机体层血管成像（CTA）
F. 卡托普利试验

10. 内分泌血液检查，血浆肾素：卧位 36pg/ml，立位 51pg/ml（正常值卧位 4～24pg/ml，立位 4～38pg/ml）。血醛固酮：卧位 456pg/ml，立位 634.2pg/ml（正常值卧位 10～160pg/ml，立位 40～310pg/ml）。患者在行肾动脉造影及介入治疗前所采取的不合理治疗措施是

A. 口服血管紧张素转换酶抑制药（ACEI）或血管紧张素受体阻断药（ARB）
B. 口服噻嗪类或袢利尿药
C. 补钾治疗
D. α 受体阻断药
E. 钙离子通道阻滞药
F. 他汀类降脂药
G. 螺内酯

11. CTA 检查提示左肾动脉近段 1/3 处狭窄 85%，为中等密度偏心性斑块形成。下一步合理的治疗措施是

A. 肾切除术
B. 肾动脉再植术
C. 自体肾移植术
D. 药物保守治疗
E. 肾动脉狭窄段切除术
F. 动脉血栓内膜剥除术
G. 经皮腔内肾动脉成形术（PTRA）
H. 经皮肾动脉内支架植入术

（12～17 题共用题干）

患者，女性，32 岁。反复头痛、四肢发麻 2 年。查体：T 36.6℃，P 80 次/分，R 22 次/分，BP 150/90mmHg。无满月脸，无向心性肥胖。血脂和肝功能检查结果均无异常。

12. 血压升高的最可能原因应考虑哪一种

A. 原发性高血压
B. 嗜铬细胞瘤
C. 皮质醇症
D. 脑垂体肿瘤
E. 神经症
F. 原发性醛固酮增多症
G. 动脉粥样硬化
H. 多发性动脉炎

13. 应做哪些实验室检查

A. 尿液分析

B. 血电解质
C. 螺内酯试验
D. 血浆 ACTH 测定
E. 24 小时尿香草基扁桃酸（VMA）测定
F. 组胺潮红试验
G. 冰水试验
H. 糖耐量试验

14. 尿液分析结果正常。血电解质：钠 145mmol/L，氯 100mmol/L，钾 3.0mmol/L，钙 2.2mmol/L，碳酸氢根 30mmol/L。应进一步做哪些实验室检查
A. 血浆醛固酮测定
B. 24 小时尿钾测定
C. 醛固酮抑制试验
D. 血浆肾素活性测定
E. 唾液中钠钾比值
F. 小剂量地塞米松抑制试验
G. 大剂量地塞米松抑制试验
H. 24 小时尿儿茶酚胺含量测定

15. 24 小时尿钾 38mmol/L。卧位血浆醛固酮比正常值高 3 倍，立位血浆醛固酮轻微降低。站立位血浆肾素活性 1.5mol/L。可能的诊断是
A. 原发性高血压
B. 继发性醛固酮增多症
C. 肾上腺皮质腺瘤
D. 肾上腺皮质腺癌
E. 原发性肾上腺皮质增生症
F. 特发性肾上腺皮质增生症
G. 糖皮质激素可抑制的原醛症
H. 肾上腺外分泌醛固酮的肿瘤

16. 为了进一步明确诊断，首选哪一项影像学检查
A. 肾上腺 B 超
B. 肾上腺 CT
C. 肾上腺 MRI
D. ^{131}I-19-碘-胆固醇放射性核素肾上腺显像
E. 腹膜后充气造影
F. 肾上腺彩色超声检查

17. CT 提示左肾上腺有直径 1cm 的圆形占位，边界清，密度均匀，CT 值 16HU。应考虑哪一项诊断
A. 左肾上腺皮质腺瘤
B. 左肾上腺皮质腺癌
C. 左肾上腺皮质结节状增生症
D. 特发性左肾上腺皮质增生症
E. 左肾上腺髓质腺瘤

参考答案与解析

一、A1 型题

1. A【解析】原发性醛固酮增多症最常见的临床亚型是特发性醛固酮增多症和醛固酮腺

瘤，前者占50~60%，后者占40%~50%。

2. B【解析】特发性醛固酮增多症为常染色体显性遗传的原发性醛固酮增多症。

3. D【解析】原发性醛固酮增多症简称原醛症，是以高血压、低肾素血症、低血钾为特征的综合征。长期低血钾导致肾小管上皮空泡样变性，对水重吸收能力下降，尿浓缩功能减退，出现烦渴、多饮、多尿（尤其夜尿多）等现象，每日尿量可达3000ml以上，尿比重下降，选项D错误。

4. D【解析】原发性醛固酮增多症：当远曲小管中的钠被重吸收后，肾小管腔内液的电离状态为负性，肾小管细胞内的钾、氢等阳离子即顺着电化学梯度至肾小管腔内随尿液排出，随着大量钠的重吸收，大量钾的被动排出，造成体内缺钾，患者表现为严重的低血钾。

5. B【解析】原发性醛固酮增多症的临床表现：①高血压。②低血钾。③其他症状：长期低血钾导致肾小管上皮空泡样变性，对水重吸收能力下降，尿浓缩功能减退，出现烦渴、多饮、多尿（尤其夜尿增多）等现象，每日尿量可达3000ml以上，尿比重下降。酸碱平衡失调，钠潴留。

6. E【解析】体内醛固酮分泌过多使肾远曲小管和集合管钠重吸收明显增多，尿中钠排出减少，体内钠潴留，导致体内水、钠潴留，血容量增加，出现血钠升高现象。

7. E【解析】如有高血压、低血钾、碱血症、碱性尿、醛固酮分泌增多和血浆肾素、血管紧张活性受抑制，选项E错误。

8. D【解析】原发性醛固醇增多症的血钠，一般>140mmol/L。

9. A【解析】多数原发性醛固醇增多症患者呈持续性低血钾，血钾≤3.5mmol/L。

10. E【解析】原发性醛固醇增多症患者的尿钾检查中，有临床意义的值是24小时尿钾超过25mmol/L。

11. B【解析】肾上腺CT检查为原发性醛固酮增多症定位诊断首选检查手段。

12. B【解析】螺内酯治疗原发性醛固酮增多症的药理作用是对抗激素对组织器官的作用。

13. E【解析】肾上腺皮质腺瘤常为单侧，手术摘除尽可能保留腺瘤外其他正常肾上腺组织，故术后罕见复发者，术后可能出现一过性肾上腺皮质功能减退，需及时补充皮质激素。

二、A2型题

1. C【解析】原发性醛固酮增多症腺瘤（原醛腺瘤，Conn腺瘤）通常表现为单侧肾上腺孤立性小肿块，偶为双侧性或单侧多发性。肿块呈类圆或卵圆形，与肾上腺侧肢相连或位于两侧肢之间，边界清楚，多较小，直径常在2cm以下，偶可达3cm左右。肿块因富含脂质而密度较低，常常近于水样密度。增强检查时肿块呈轻度强化，而肾上腺本身强化较之明显，因而病变与肾上腺的关系更为明确。题中图像显示右肾上腺类圆形肿块，轻度均匀强化，肿块边缘光滑。

2. A【解析】鉴别原发性与继发性醛固酮增多症，前者由于体内水钠潴留过多，致使肾素分泌受抑；后者则肾素分泌增高。

3. D【解析】该患者可能为原发性醛固酮增多症，可能出现血浆肾素水平降低，醛固酮水平升高。

4. B【解析】参见 A2 型题第 1 题解析。

5. B【解析】原发性醛固酮增多症的治疗以外科手术为主，大部分原发性醛固酮增多症均可通过手术切除病变瘤体或一侧肾上腺而获得满意疗效。肾上腺皮质腺瘤、单侧肾上腺增生、肾上腺皮质癌或异位肿瘤，以及不能耐受长期药物治疗者可选择手术治疗。

三、A3/A4 型题

1. B【解析】参见 A2 型题第 3 题解析。

2. A【解析】醛固酮瘤的临床表现：①高血压。是本病的早期症状，多为进展缓慢的良性高血压。血压水平一般在（170～180）/（100～110）mmHg，常规抗高血压药疗效不佳，但眼底变化发展缓慢，病程长者可出现肾、心及脑部并发症。②低血钾。由大量醛固酮促进尿钾排泄过多所致，患者可有肌肉无力、麻痹、软瘫，甚至吞咽和呼吸困难，心电图示低血钾表现，有时出现心律不齐。长期低血钾可造成肾远曲小管空泡变性，肾脏浓缩功能下降，患者出现口渴、多尿（尤其夜尿多）和低比重尿等表现。③碱中毒。细胞内大量钾离子丢失，细胞外钠和氢离子内入而致，表现为血游离钙水平下降，患者出现肢体麻木和手足抽搐等症状，尿液呈中性或碱性。④其他。由于低血钾可抑制胰岛素分泌，约半数患者有糖耐量减低，儿童可因低血钾而生长发育迟缓。

3. B【解析】原发性醛固酮增多症：当远曲小管中钠被重吸收后，肾小管腔内液的电离状态为负性，肾小管细胞内的钾，氢等阳离子即顺着电化学梯度至肾小管腔内而随尿液排出，随着大量钠的重吸收和大量钾的被动排出，造成体内缺钾，患者表现为严重的低血钾，选项 B 错误。

4. E【解析】原发性醛固酮增多症术前准备要点：纠正水、电解质紊乱和酸碱平衡失调状态，调整血钾升至正常，适当降低血压。各种病因原醛症的准备时间、手术方式并不强求一致。

5. B【解析】原发性醛固酮增多症术前应纠正电解质紊乱，恢复正常血钾：螺内酯作为醛固酮受体阻断药，具有潴钾排钠作用。初始剂量 200～400mg/24h，分次口服，同时予以补钾药每日 4～6g，服药后 1～2 周血钾可逐步正常，血压也逐步平稳下降。对血压高、电解质紊乱较严重者，不仅要使其血钾恢复正常，还须多次心电图检查直至其低钾图形消失，方可考虑手术。

6. B【解析】参见 A1 型题第 5 题解析。

7. C【解析】参见A1型题第5题解析。

8. E【解析】参见A1型题第11题解析。

9. C【解析】肾上腺皮质腺瘤首选腹腔镜，尽可能保留肾上腺组织。疑多发性肾上腺皮质腺瘤，推荐行患侧肾上腺全切术。

10. C【解析】参见A3/A4型题第2题解析。

11. D【解析】参见A2型题第3题解析。

12. D【解析】参见A2型题第5题解析。

13. B【解析】参见A3/A4型题第3题解析。

14. E【解析】参见A3/A4型题第9题解析。

15. C【解析】参见A3/A4型题第5题解析。

四、X型题

1. BE【解析】原发性醛固酮增多症患者肾上腺皮质发生病变从而分泌过多的醛固酮，导致水、钠潴留，血容量增多，肾素-血管紧张素系统的活性受抑制，故应用血浆肾素-血管紧张素测定鉴别。血浆18-羟皮质酮为盐皮质激素，其分泌功能受ACTH和肾素、血管紧张素系统双重调节，故也可鉴别。

2. ABC【解析】原发性醛固酮增多症是以高血压、低肾素血症、低血钾为特征的综合征。

3. BC【解析】醛固酮是作为一种皮质激素参与体内水电解质的调节，其主要生理作用是促进肾远曲小管钠离子的重吸收和钾离子的排泄，即通过Na^+-K^+交换来实现的。

4. ABC【解析】正常生理性的醛固酮分泌主要受三方面因素调节：肾素-血管紧张素-醛固酮轴、血清钾、ACTH和醛固酮刺激因子。

5. ABDE【解析】原发性醛固酮增多症的一系列病理生理改变均由肾上腺皮质分泌过量的醛固酮导致，出现高血钠、低血钾、代谢性碱中毒等一系列电解质紊乱和酸碱平衡失调现象以及肾素-血管紧张素被抑制现象。

6. BCDE【解析】原发性醛固醇增多症高血钠的原因：体内醛固酮分泌过多，使肾远曲小管和集合管钠重吸收明显增多，尿中钠排出减少，体内钠潴留，导致体内水、钠潴留，血容量增加，出现高血钠现象。

7. ABC【解析】原发性醛固醇增多症的低血钾现象：当远曲小管中钠被重吸收后，肾小管腔内液的电离状态为负性，肾小管细胞内的钾、氢等阳离子即顺着电化学梯度至肾小管腔内而随尿液排出，随着大量钠的重吸收，大量钾的被动排出，造成体内缺钾，患者则表现为严重的低血钾。

8. DE【解析】原发性醛固酮增多症的诊断依据：①高血压。②低血钾。③周期性肌无力。

9. ACDE【解析】长期低血钾导致肾小管上皮空泡样变性，对水重吸收能力下降，尿浓缩功能减退，出现烦渴、多饮、多尿（尤其夜尿多）等现象，每日尿量可达3000ml以上，尿比重下降。在病程早期，肾小管的病理变化尚不足以影响肾功能；在病程后期，继发肾小球与肾间质退行性病变，肾功能难以恢复，导致慢性肾功能不全，甚至肾衰竭。头痛、疲劳、视物模糊是高血压常见临床症状，都表现不太严重，眼底变化也较轻。而对一般抗高血压药反应差是本病另一大特征。一般无水肿现象，长期病程可导致心、脑、肾等器官并发症。

10. ABD【解析】原发性醛固酮增多症筛查首选血浆醛固酮与肾素浓度的比值，应标准化试验条件，如直立体位、纠正低钾血症、排除药物影响（螺内酯试验前建议停用至少6周，β受体阻滞药、血管紧张素转化酶抑制药等其他有影响药物停用2周），ARR >40提示原发性醛固酮增多症。

11. ABCD【解析】原发性醛固酮增多症B超检查较易进行，但较为粗略，为常用定位诊断初步手段。①肾上腺皮质腺癌肿块超过5cm。②腺瘤型肿块很少超过2cm。③特发性增生多为双侧肾上腺增大，但大小可能正常。④1cm以下的肿瘤B超较难检出。

12. AC【解析】在原发性醛固酮增多症定位诊断上MRI并不比CT有更多的优越性，但在CT定位有怀疑时，可再做MRI检查，主要观察T_2加权在肾上腺区域出现高信号肿块。醛固酮瘤局部出现圆形或椭圆形块影，边界清楚、光滑，多为单侧，一般直径在3cm内，信号强度均匀。T_1、T_2加权像近似于或低于肝信号。肾上腺皮质增生则表现为弥漫性对称性双侧肾上腺增大、增厚，但形态改变不明显，其信号与正常肾上腺组织无异，均为中等信号，近似于肾皮质。肾上腺皮质癌的MRI影像表现为瘤体较大，形态不规则，多呈分叶状，边缘模糊不清，与周围组织关系紧密，其信号强度取决于癌肿内部是否有出血坏死，大部分信号因有癌肿内出血而高低不一，出血为高信号；坏死、囊变则为低信号。

13. ABC【解析】原发性醛固酮增多症与肾上腺皮质癌的鉴别诊断：肾上腺皮质癌肿瘤直径 >5cm；CT示瘤体内部明显钙化；可以分泌过量的雄激素和皮质醇；明确诊断时已发生转移。

14. AB【解析】原发性醛固醇增多症治疗常用药物：①螺内酯，每日120~480mg，分3次口服，有阻断醛固酮受体的作用，起保钾、排钠作用。②阿米洛利，可控制症状，每日用量15~30mg口服。③其他药物，如血管紧张素转换酶抑制药、钙通道拮抗药也可选用，而米托坦只适用于不能手术或手术后复发的肾上腺皮质癌患者，可使肾上腺皮质组织坏死萎缩。

15. ABC【解析】参见X型题第14题解析。

16. ABCE【解析】参见A3/A4型题第4题解析。

17. ABC【解析】原发性醛固酮增多症的手术方式：肾上腺皮质腺瘤首选腹腔镜，尽可能保留肾上腺组织。疑多发性肾上腺皮质腺瘤推荐行患侧肾上腺全切术。单侧肾上腺皮质增生推荐于醛固酮分泌优势侧行腹腔镜肾上腺全切术。特发性醛固酮增多症和 GRA 患者只有因无法耐受药物副作用时才考虑手术切除醛固酮分泌较多或者体积较大侧的肾上腺，但是切除后高血压治愈率仅 19% 。

五、案例分析题

1. BCD【解析】根据患者病史、体征和检查结果，最可能的诊断是肾动脉狭窄（选项 B)、原发性醛固酮增多症（选项 C）和皮质醇增多症（选项 D)。患者高血压持续 15 年，且血压控制不佳，同时双下肢无力、反复间断跌倒 4 年提示存在肾动脉狭窄的可能。肾动脉狭窄可引起肾素–血管紧张素–醛固酮系统（RAAS）的过度激活，导致高血压等一系列症状。超声检查未见明显异常并不能排除肾动脉狭窄的可能。患者低血钾 3 年，多次补钾治疗，但低血钾仍然反复出现，加之体型偏瘦、血压较高、肾上腺无明显异常，提示存在原发性醛固酮增多症的可能。患者既往有多次脑梗死病史 2 年，同时出现体型偏瘦、血压较高等症状，提示存在慢性应激状态，可能与皮质醇增多症有关。而其他选项：患者已服用多种降压药物，且血压控制不佳，同时出现双下肢无力、低血钾等症状，提示存在其他原因引起的高血压，A 错。患者的相关检查结果并未发现皮质醇增多的证据，D 错。患者的肾上腺超声未见异常，不符合嗜铬细胞瘤的临床特征，E 错。

2. BD【解析】根据该患者的病史、体征和检查结果，进一步完善具有重要诊断价值的影像检查应包括腹部 CT 薄层平扫 + 增强（选项 B）和肾动脉彩色多普勒超声（选项 D)。

腹部 CT 薄层平扫 + 增强可全面观察肾脏、肾上腺及周围血管等情况，有助于发现肾动脉狭窄和其他肾脏、肾上腺等器官病变的异常表现。而肾动脉彩色多普勒超声可评估肾脏和肾动脉的形态、血流速度和阻力指数等参数，初步筛查肾动脉狭窄，尤其是对于嫌疑较大但超声未能清晰显示的患者进行检查更加必要。而其他选项：泌尿系统及肾上腺超声检查已经进行过多次，未发现明显异常，无须重复检查，A 错。PET-CT 主要用于肿瘤诊断和疗效评估，对本例中可能存在的肾动脉狭窄和内分泌异常等病变的诊断不具备优势，C 错。奥曲肽生长抑素显像适用于嗜铬细胞瘤，而该患者的肾上腺超声未见异常，不符合嗜铬细胞瘤的临床特征，E 错。I-MIBG 显像也主要适用于嗜铬细胞瘤，对本例患者可能存在的肾动脉狭窄和内分泌异常等病变的诊断不具备优势，F 错。

3. ABCEF【解析】原发性醛固酮增多症患者需对其体内的醛固酮进行全面检查，并由 RAAS 系统评估肾素含量的高低，醛固酮本身存在“保钠排钾”的作用，需对血钾进行密切监测。

4. A【解析】原发性醛固酮增多症的实验室检查及结果如下。①血钠检查：血清钠往往在正常范围或略高于正常，一般 >140mmol/L。②血钾检查：多数患者钾呈持续性低钾，血钾 <3. 5mmol/L，也有部分患者呈间歇性低钾；少数患者血钾可正常或处在正常值低限，即

≥3.5mmol/L。③尿钾检查：原发性醛固酮增多症患者 24 小时尿钾均较高，如果 24 小时尿钾超过 25mmol/L，则有临床意义。

5. BCDE【解析】该患者为原发性醛固酮增多症，还应该进行以下检查：①高钠饮食负荷试验。②静脉生理盐水滴注试验。③卡托普利激发试验。④氟氢可的松抑制试验。

6. A【解析】患者诊断为原发性醛固酮增多症（PA）。目前，手术切除肾上腺肿瘤或全切除是治疗 PA 的首选方法，可有效改善高血压和低血钾等症状，提高生活质量。该患者如确诊为单侧肾上腺肿瘤，腹腔镜左肾上腺肿瘤切除术是合理的治疗方法。如有多个病灶或患者拒绝手术，则可考虑药物治疗，包括长期应用螺内酯及抗高血压药物等。

7. ABCE【解析】该患者近 5 个月来血压控制不佳，可能为原发性高血压，也可能为继发性高血压。肾动脉狭窄的体征：①高血压，常大于 200/120mmHg，以舒张压升高较明显。②四肢血压不对称。③腹部血管杂音。糖尿病血管病变指的是在糖尿病基础之上引发的各种血管的并发症，包括大血管病变及微血管病变。大血管病变主要包括糖尿病引起的心脏病变以及糖尿病引起的脑血管病变和下肢血管病变。微血管病变主要包括糖尿病肾病、糖尿病视网膜病变等。糖尿病的心脏病变出现时，表现可不典型，如 1/3 以上的患者常出现无痛性心肌梗死，而脑血管病变出现之后，常会有头痛、头晕等症状。

8. ABG【解析】原发性醛固酮增多症的表现不仅体现在醛固酮的含量上，根据 RAAS 系统的调节，肾素、血管紧张素Ⅱ等含量也会受到影响，需对 ARR、肾素活性、卡托普利激发试验进行评估而促肾上腺皮质激素（ACTH）兴奋性试验、地塞米松抑制试验以及卧立位试验均不是原发性醛固酮增多症的常规功能性检查。

9. DE【解析】为明确肾动脉狭窄的位置和程度，可选择的敏感性和特异性较高的无创性影像学检查方法有磁共振血管成像（MRA）及计算机体层血管成像（CTA）。

10. B【解析】利尿药激活肾素释放，一般不主张用于肾血管性高血压。

11. FGH【解析】患者 CTA 检查提示左肾动脉近段 1/3 处狭窄 85%，为中等密度偏心性斑块形成。考虑手术治疗采用动脉血栓内膜剥除术、PTRA、经皮肾动脉内支架植入术。

12. F【解析】高血压是原发性醛固酮增多症最先出现的主要症状，早期通常是轻度增高，随着病情发展，血压可逐渐升高，一般为中等或稍严重水平，恶性高血压少见，病程长时舒张压升高更明显，血压一般在（150~240）/（90~145）mmHg。

13. AB【解析】为确定该患者可能的病变，还应该进行尿液分析及血电解质分析。

14. ABD【解析】原发性醛固酮增多症的实验室检查：①血清醛固酮检测。②24 小时尿醛固酮测定。③血浆肾素活性检测。④钠饮食负荷试验。⑤肾素活性刺激试验。⑥螺内酯试验。

15. B【解析】该患者有头痛、四肢发麻等症状，同时体征中血压升高和尿钾排出增加，提示存在高血压和低钾血症。在实验室检查中，卧位血浆醛固酮比正常值高 3 倍，立位血浆醛固酮轻微降低，而立位血浆肾素活性却明显升高，这表明了一种典型的继发性醛固酮增多症的表现。此外，由于没有发现其他异常情况，因此不太可能是由于肾上腺皮质腺瘤或癌引起的醛固酮增多症。原发性高血压、肾上腺皮质增生、特发性肾上腺皮质增生、糖皮质激素可抑制的原醛症和肾上腺外分泌醛固酮的肿瘤也都不符合该患者的实验室检查结果和临床表现。

16. B【解析】肾上腺的病变有很多，目前检查肾上腺病变比较好的方法是 CT 检查。

17. A【解析】肾上腺皮脂腺瘤呈圆形或椭圆形，边界清晰，密度均匀，符合题意。

儿茶酚胺增多症

第十一章　儿茶酚胺增多症

一　A1 型题

1. 嗜铬细胞瘤代谢特点是

A. 高血压、低血糖、低代谢
B. 低血压、低血糖、低代谢
C. 高血压、高血糖、高代谢
D. 低血压、高血糖、高代谢
E. 高血压、低血糖、高代谢

2. 肾上腺嗜铬细胞瘤的主要临床表现不包括

A. 多尿，低血钾
B. 阵发性高血压
C. 头痛，突发昏厥
D. 心悸，多汗
E. 头痛，濒死感

二　A2 型题

1. 患者，女性，31 岁。因“发作性心悸、头痛 1 年”来诊。常在洗碗或手受寒时诱发。血压不稳定，最高时 200/130mmHg。查体：血压正常。实验室检查：空腹血糖 6. 8mmol/L；电解质正常；尿蛋白(+)。检查结果中通常不会出现

A. 8 小时尿香草基扁桃酸（VMA）测定值在正常高限 2 倍以上
B. 24 小时尿 VMA 定量升高近 1 倍
C. 可乐定试验后 3 小时，血儿茶酚胺降低 50%
D. 胰高血糖素试验，血儿茶酚胺升高 3 倍以上
E. 冷加压试验，血压升高 20. 15mmHg 以上

2. 患者，女性，34 岁。心悸，四肢冰凉，发作时血压达 210/120mmHg，尿 VMA 18mg/24h，最可能的诊断为

A. 嗜铬细胞瘤
B. 原发性高血压
C. 垂体腺瘤
D. 皮质醇增多症
E. 醛固酮症

三 A3/A4 型题

（1~2 题共用题干）

患者，女性，47 岁。因阵发性血压升高伴头晕、头痛 1 年入院，有昏厥史。查体：血压 165/90mmHg，CT 示左侧肾上腺占位，血钾 3.5mmol/L，24 小时尿 VMA 升高。

1. 患者可能的诊断为
   A. 皮质醇增多症　　B. 原发性醛固酮增多症
   C. 嗜铬细胞瘤　　D. 肾上腺皮质癌
   E. 肾上腺结节样增生
2. 患者最重要的术前准备为
   A. 交叉配血　　B. 预防性使用抗生素
   C. 充分扩充有效循环血量　　D. 超声心动图检查
   E. 肠道准备

四 B 型题

（1~2 题共用备选答案）

A. 手术治疗　　B. 支持治疗
C. 药物治疗　　D. 抗生素治疗
E. 肾上腺次全切除

1. 儿茶酚胺增多症的根治方法
2. 双侧肾上腺髓质增生症的治疗原则是

五 X 型题

1. 儿茶酚胺对心肌生物电活动的作用是
   A. 使慢反应动作电位 0 期钙内流增快　　B. 加强自律细胞 4 期自动去极化速度
   C. 使复极相钾外流减慢　　D. 使快反应动作电位上升速度减慢
   E. 使复极相钾外流增快
2. 儿茶酚胺增多主要包括哪些疾病
   A. 肾上腺嗜铬细胞瘤　　B. 异位嗜铬细胞瘤
   C. 肾上腺髓质增生症　　D. 恶性嗜铬细胞瘤
   E. 肾母细胞瘤
3. 多发性内分泌瘤病 - Ⅱ型是多个内分泌器官（2 个或 2 个以上）同时或相继发生的肿瘤或

增生病变，包括

A. 甲状腺髓样癌　　B. 甲状旁腺功能亢进症

C. 肾上腺髓质病变　　D. 胰岛素瘤

E. 胰岛细胞瘤

4. 关于多发性内分泌瘤病，叙述正确的是

A. 多发性内分泌瘤病又称多发性内分泌瘤（MEN）

B. Wermer 认为这是一种常染色体显性遗传病

C. Wermer 认为这是一种常染色体隐性遗传病

D. 胺前体摄取和脱羧细胞（APUD）能产生生物胺和/或多肽类物质，其活性像激素或神经递质，有调节神经系统的作用

E. 1985 年 Sipple 首先发现嗜铬细胞瘤合并甲状腺髓样癌，后称多发性内分泌腺瘤Ⅱa 型（Sipple 综合征）

5. 恶性嗜铬细胞瘤可转移的部位有

A. 淋巴结　　B. 肝

C. 肺　　D. 骨

E. 脑

6. 关于肾上腺髓质增生症的叙述正确的是

A. 肾上腺髓质弥漫性或结节状增生的改变

B. 没有包膜

C. 有包膜

D. 肾上腺尾部和两翼都有髓质存在

E. 多为双侧性病变

7. 关于肾上腺嗜铬细胞瘤的叙述正确的是

A. 实体瘤　　B. 没有包膜

C. 有包膜　　D. 虚体瘤

E. 瘤组织外的正常髓质可无变化或被挤压而萎缩

8. 嗜铬细胞瘤危象可出现

A. 发作时有剧烈头痛、呕吐、视力下降且血压 >220/180mmHg

B. 伴有短暂意识丧失、抽搐、脑出血等明显高血压脑病症状

C. 严重心律失常、心力衰竭、心肌损害等

D. 剧烈腹痛、消化道出血、急性胃十二指肠溃疡穿孔等消化系统急症

E. 高热（T >39℃）

9. 儿茶酚胺增多症的典型特征是

A. 阵发性高血压　　B. 持续性高血压

C. 恶性高血压　　D. 高血钾

E. 高血钠

10. 儿茶酚胺增多症，代谢改变的症状包括

A. 基础代谢率增高　　B. 脂代谢紊乱

C. 血糖升高　　D. 低钾血症

E. 高钾血症

11. 儿茶酚胺增多症的4“C”征是指

A. 胆石症　　B. 皮质醇增多症

C. 浅表性皮肤病变　　D. 小脑成血管细胞瘤

E. 大脑成血管细胞瘤

12. 儿茶酚胺增多症的5个“H”包括

A. 血压　　B. 头痛

C. 多汗　　D. 代谢亢进

E. 低血糖

13. 可造成儿茶酚胺增多症的定性诊断呈假阴性的物质包括

A. 钙离子通道阻滞药　　B. 放射对比剂

C. 利血平　　D. 哌替啶

E. 乙醇

14. 儿茶酚胺增多症的定性诊断一经确立，即应开始定位检查，方法包括

A. CT　　B. 超声

C. MRI　　D. 放射性核素显像

E. 肾、输尿管及膀胱（KUB）平片

15. 儿茶酚胺增多症定位诊断B超可见

A. 边界明显、内部回声中等的圆形或椭圆形的块影

B. 约20%瘤体内可有囊性改变

C. 梨形边界清楚

D. 锐利的实质性肿块

E. 瘤体内部密度可均匀或不均匀

16. 发作性高血压患者腹部CT提示右侧肾上腺有约7cm大小肿物，临床怀疑嗜铬细胞瘤，可做下述哪些检查以明确诊断

A. 间碘苄胍显像（MIBG）　　B. 奥曲肽生长抑素受体显像

C. ^{131}I-6β-胆固醇放射性核素显像　　D. 24小时尿儿茶酚胺检测

E. 血甲氧基肾上腺素检测

17. 儿茶酚胺增多症药物治疗的适应证包括

A. 各种原因引起的高血压
B. 严重并发症不能耐受手术者
C. 恶性肿瘤已发生转移者
D. 术前准备控制高血压者
E. 肾上腺髓质增生症

18. 儿茶酚胺增多症患者服用酚苄明的注意事项包括

A. 初始剂量 5~10mg，每日 2 次
B. 根据血压调整剂量，每 2~3 日递增 10~20mg
C. 相应增加服药次数，直至血压控制和阵发性发作消失后改维持量
D. 开始口服 0.5mg
E. 视病情逐渐加量，可达每 6 小时 1.5~2.5mg

19. 嗜铬细胞瘤术前准备的药物有

A. 酚妥拉明
B. β 受体阻断药
C. 硝普钠
D. α-甲基间酪氨酸
E. 哌唑嗪

六 案例分析题

（1~3 题共用题干）

患者，女性，36 岁。3 个月来间断发作阵发性心悸、头痛、自汗，伴有恶心、呕吐、腹痛及视物模糊，发作时血压 190/110mmHg。发作间期无明显不适，平时血压 150/90mmHg。1 天前患者突发晕厥，送至急诊，心电图提示心室颤动，治疗后成功转复为窦性心律。行腹部 CT 检查提示右腹膜后肿物。

1. 以下检验结果中最可能出现的是

A. 尿高香草酸升高
B. 尿香草基扁桃酸（VMA）升高
C. 尿间变肾上腺素升高
D. 血甲状腺素（T_4）升高
E. 尿游离儿茶酚胺升高
F. 血钾降低
G. 血糖降低

2. 以下哪些疾病有可能出现该患者的临床表现

A. 希佩尔-林道病（von Hippel-Lindan 病）
B. 结节性硬化
C. 多发性内分泌肿瘤综合征 Ⅰ 型（MEN Ⅰ）
D. 多发性内分泌肿瘤综合征 Ⅱa 型（MEN Ⅱa）
E. 多发性内分泌肿瘤综合征 Ⅱb 型（MEN Ⅱb）
F. 神经纤维瘤病 Ⅰ 型

3. 患者手术切除肾上腺后，突然出现高热、神志淡漠及低血压，应及时采取的处理措施是

A. 补液扩容
B. 注射用美罗培南（美平）1.0g 静脉注射
C. 氢化可的松 100mg 静脉注射
D. 地塞米松 0.5mg 静脉注射
E. 多巴胺 3μg/(kg·min) 泵入
F. 肾上腺素 0.5mg 静脉注射

(4~9 题共用题干)

患者，男性，43 岁。因阵发性头痛、心悸、出汗 10 年，步态不稳、视力下降 2 年就诊。患者 10 年前出现头痛，伴有全身大汗淋漓、心悸，面色苍白伴乏力，持续 3~5 分钟，此后可自行缓解。症状 1~2 天或 1~2 个月发作 1 次，多于情绪激动、运动或饮咖啡后出现，患者未予重视。近 2 年出现步态不稳、视力显著下降，到眼科就诊，眼底检查提示高血压性眼底改变，右视盘及视网膜血管瘤出血，予激光治疗。测血压 230/160mmHg。建议泌尿外科就诊做进一步检查。

4. 患者最可能的诊断是

A. 原发性高血压
B. 肾动脉狭窄
C. 嗜铬细胞瘤
D. 原发性醛固酮增多症
E. 皮质醇增多症
F. 肾素瘤

5. 患者需要进一步完善具有重要诊断价值的影像检查是

A. 泌尿系统 X 线检查 + 静脉肾盂造影
B. 超声
C. 腹部 + 盆腔 CT
D. 腹部 MRI
E. 肾动脉造影
F. 肾血流功能显像

6. 患者的腹部 + 盆腔 CT 检查结果如下图所示，患者目前可能的诊断是

A. 左肾上腺嗜铬细胞瘤
B. 右肾上腺嗜铬细胞瘤
C. 右腹膜后副神经节瘤
D. 胰腺多发囊肿
E. 多发内分泌腺瘤综合征-ⅡA 型
F. 希佩尔-林道（Von Hippel-Lindau）综合征

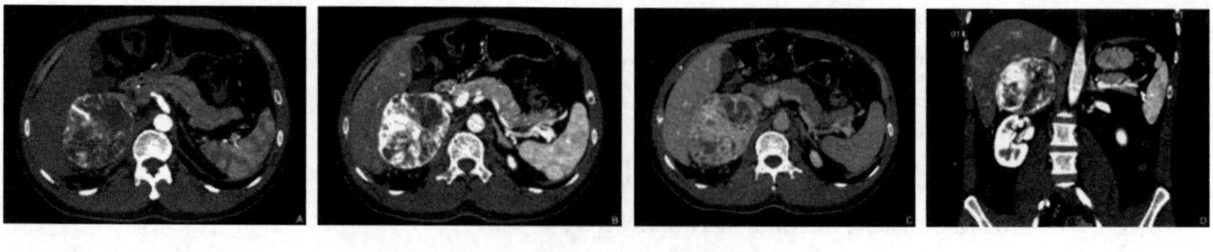

7. 为进一步明确诊断，需要做的血生化检查是

A. 24 小时游离皮质醇测定

B. 24 小时尿儿茶酚胺（肾上腺素、去甲肾上腺素、多巴胺）测定
C. 血甲氧基肾上腺、甲氧基去甲肾上腺素测定
D. 24 小时尿甲氧基肾上腺、甲氧基去甲肾上腺素测定
E. 血肾素活性、血管紧张素Ⅱ、醛固酮测定
F. 血儿茶酚胺（肾上腺素、去甲肾上腺素、多巴胺）测定

8. 患者内分泌检查结果如下。24 小时尿儿茶酚胺：肾上腺素 55.47μg/24h，去甲肾上腺素 167.93μg/24h，多巴胺 286.52μg/24h。血甲氧基肾上腺素 65.8ng/L（正常值 14~90ng/L），血甲氧基去甲肾上腺素：4753.2ng/L（正常值 19~121ng/L）。患者肿瘤多发，为进一步从影像角度明确肿瘤的功能定位，并明确有无其他部位多发肿瘤，可选择的检查是

A. 全身 MRI 弥散加权成像（DWI）　B. PET-CT
C. 头颈部 + 胸部 CT　D. 间碘苄胍显像
E. 奥曲肽生长抑素受体显像　F. ^{131}I-6β-胆固醇核素显像

9. 间碘苄胍显像：双侧肾上腺区及右腹膜后异常放射性增高区占位病变，考虑嗜铬细胞瘤可能性大。奥曲肽生长抑素受体显像：左肾上腺区及右腹膜后生长抑素受体高表达病灶，考虑为神经内分泌肿瘤。患者拟行手术治疗，在术前准备中，主要的可选药物是

A. 酚苄明　B. 美托洛尔
C. 硝苯地平　D. 氢氯噻嗪
E. 螺内酯　F. 阿米洛利

参考答案与解析

一、A1 型题

1. C【解析】儿茶酚胺增多症是一类因肾上腺髓质肿瘤或增生等原因分泌过量儿茶酚胺产生的一系列类似的临床综合征（主要包括高血压、高血糖、高代谢、消瘦等）。这类疾病主要包括肾上腺嗜铬细胞瘤、异位嗜铬细胞瘤、肾上腺髓质增生症和恶性嗜铬细胞瘤。

2. A【解析】嗜铬细胞瘤多见于青壮年，主要症状为高血压及代谢改变。高血压表现分为：阵发性高血压、持续性高血压两种。表现为剧烈头痛，面色苍白或潮红，四肢发冷，恶心、呕吐，大量出汗，心悸等。另外儿茶酚胺分泌引起多种代谢紊乱，出现高血糖、糖耐量异常，血脂肪酸及胆固醇增高、低血钾等表现。

二、A2 型题

1. C【解析】可乐定试验是因为口服可乐定后，非嗜铬细胞瘤高血压患者的血儿茶酚胺被抑制而下降；而嗜铬细胞瘤患者的肿瘤自主性儿茶酚胺的分泌释放不能被抑制，故血儿茶

酚胺水平无改变，选项C错误。

2. A【解析】嗜铬细胞瘤的临床表现如下。①高血压：为主要的临床表现，分为阵发性和持续性。②低血压、休克。③心脏表现：肿瘤分泌的大量儿茶酚胺可导致儿茶酚胺性心脏病，伴心律失常。④基础代谢率升高：患者代谢亢进，可有发热、消瘦。⑤糖代谢紊乱：可有血糖过度升高。⑥脂代谢紊乱：可有高脂血症。⑦电解质紊乱：可能出现低钾血症或高钙血症。

三、A3/A4 型题

1. C【解析】参见 A2 型题第 2 题解析。

2. C【解析】嗜铬细胞瘤术前应该充分扩充有效循环血量。

四、B 型题

1~2 A、E【解析】儿茶酚胺增多症的根治方法是手术治疗。嗜铬细胞瘤（包括肾上腺内及肾上腺外嗜铬细胞瘤）的治疗为手术切除；双侧肾上腺髓质增生症的治疗原则是肾上腺次全切除（一侧全切，一侧大部 2/3~4/5 切除）。

五、X 型题

1. ABDE【解析】儿茶酚胺作为交感神经末梢释放的神经递质（也可是药物），可作用于心肌细胞膜上的β受体，激活腺苷酸环化酶，使细胞内的环磷酸腺苷（cAMP）浓度升高，继而激活蛋白激酶和细胞内蛋白质的磷酸化过程，使心肌膜上的钙离子通道的开放速率增加，故在心肌动作电位平台期钙的内流增加，细胞内肌质网释放的钙也增加，其最终效应是心肌收缩力增强，每搏功增加。同时，去甲肾上腺素又能促使肌钙蛋白对钙的释放和加速肌质网钙泵对钙的回收，故能加速心肌的舒张过程。对于自律细胞，去甲肾上腺素能加强4期的内向电流，使自动去极化速率加快，窦房结的自律性频率变高，心率加快。在房室交界，儿茶酚胺能增加细胞膜上钙通道开放的概率和钙的内流，使慢反应细胞0期动作电位的上升幅度增大，除极化加快，房室传导时间缩短。

2. ABCD【解析】参见 A1 型题第 1 题解析。

3. ABC【解析】多发性内分泌瘤病-Ⅱ型是多个内分泌器官（2个或2个以上）同时或相继发生的肿瘤或增生病变，包括甲状腺髓样癌、甲状旁腺功能亢进症及肾上腺髓质病变。

4. ABD【解析】多发性内分泌瘤病（MEA）又称多发性内分泌瘤（MEN），是 1903 年 Erdheim 首先发现的。Wermer 认为这是一种常染色体显性遗传病。临床表现为多种内分泌病变的组合，且与 APUD 系统有关。APUD 能产生生物胺和/或多肽类物质，有调节神经系统的作用。1960 年 Sipple 首先发现嗜铬细胞瘤合并甲状腺髓样癌，后称 Sipple 综合征；根据各种内分泌腺瘤的不同发病，1985 年 Raue 等将其分为 3 型。其中 MEA Ⅱa 型又称 Sipple 综合征，包括嗜铬细胞瘤或肾上腺髓质增生合并甲状腺髓样癌、甲状旁腺肿瘤。

5. ABCD【解析】恶性嗜铬细胞瘤可转移到淋巴结、肝、肺、骨等器官。

6. ABDE【解析】肾上腺髓质增生症患者肾上腺髓质呈弥漫性或结节状增生，没有包膜；在肾上腺尾部和两翼都有髓质存在（正常情况下不存在）；肾上腺髓/皮质重量之比发生根本变化，肾上腺髓质的绝对重量增加2倍以上，且多为双侧性病变。

7. ACE【解析】肾上腺嗜铬细胞瘤是一个有包膜的实体瘤，其包膜发出的纤维索伸入瘤组织内将瘤组织分隔成分叶状，而瘤组织外的正常髓质可无变化或被挤压而萎缩。

8. ABCDE【解析】嗜铬细胞瘤危象的诊断标准：①发作时有剧烈头痛、呕吐、视力减退且血压＞220/180mmHg。②伴有短暂意识丧失、抽搐、脑出血等明显高血压脑病症状者。③严重心律失常、心力衰竭、心肌损害等心脏损害者。④剧烈腹痛、消化道出血、急性胃十二指肠溃疡穿孔等消化系统急症者。⑤伴高热（＞39℃）者。⑥出现休克或高、低血压反复交替出现者。

9. AB【解析】儿茶酚胺增多症患者多数表现为以肿瘤或增生组织分泌过多的儿茶酚胺（多数为去甲肾上腺素）为基础的症状和体征。阵发性高血压或持续性高血压是本病的典型特征；多数患者伴有代谢紊乱。

10. ABCD【解析】儿茶酚胺增多症的代谢改变如下。①基础代谢率增高：氧耗量增加，基础代谢率增高，而甲状腺功能正常，发作时体温可上升。②血糖升高：儿茶酚胺为升糖激素，可加速肝糖原分解，抑制胰岛素分泌，糖异生加强，引起高血糖、糖耐量减低等。③脂代谢紊乱：脂肪分解加速，游离脂肪酸增高。④低钾血症：儿茶酚胺促使钾进入细胞内及肾素、醛固酮分泌。

11. ABCD【解析】儿茶酚胺增多症的4“C”征：胆石症、皮质醇增多症（较少）、浅表性皮肤病变（如可有神经纤维瘤）、小脑成血管细胞瘤。

12. ABCD【解析】儿茶酚胺增多症的5个“H”：高血压、头痛、多汗、代谢亢进、高血糖。

13. ABCE【解析】可造成儿茶酚胺增多症的定性诊断呈假阴性的物质包括乙醇、芬氟拉明、利血平、溴隐亭、胍乙啶、放射对比剂，以及钙离子通道阻断药等。因此在检查之前应该避免使用这些药物。

14. ABCD【解析】儿茶酚胺增多症的定性诊断一经确立，即应开始定位检查。方法包括：CT、超声、MRI、放射性核素显像（间碘苄胍显像及PET－CT）。

15. AB【解析】儿茶酚胺增多症定位诊断B超可见边界明显、内部回声中等的圆形或椭圆形的块影，约20%瘤体内可有囊性改变。对肾上腺区肿瘤的诊断较准确，但对髓质增生、微腺瘤、肾上腺外肿瘤的诊断欠准确。

16. ABDE【解析】发作性高血压患者腹部CT提示右侧肾上腺有约7cm大小肿物，临床怀疑嗜铬细胞瘤，可做间碘苄胍显像、奥曲肽生长抑素受体显像、24小时尿儿茶酚胺检测及血甲氧基肾上腺素检测检查以明确诊断。

17. BCD【解析】儿茶酚胺增多症的药物治疗适用于有严重并发症不能耐受手术者、恶

性肿瘤已发生转移者或术前准备控制高血压者

18. ABC【解析】儿茶酚胺增多症服用酚苄明的注意事项：初始剂量5～10mg，每日2次，根据血压调整剂量，每2~3日递增10～20mg，并相应增加服药次数，直至血压控制和阵发性发作消失后改维持量。

19. ABCE【解析】嗜铬细胞瘤术前准备的药物有酚妥拉明、β受体阻断药、硝普钠及哌唑嗪。

六、案例分析题

1. BCE【解析】根据患者的临床表现，以及心电图提示室颤，可考虑嗜铬细胞瘤等肿瘤导致的高血压危象。再结合腹部CT提示右腹膜后肿物，应考虑可能是嗜铬细胞瘤导致的高血压危象和晕厥。因此，尿中游离儿茶酚胺的检测是最为敏感和特异的诊断方法之一，如检测值升高，则支持嗜铬细胞瘤的可能性，因此检验可能出现尿香草扁桃酸（VMA）、尿间变肾上腺素和尿游离儿茶酚胺均升高的结果。而其他选项：尿高香草酸（HVA）升高通常是由于神经系统或代谢性疾病引起，与嗜铬细胞瘤无关，故选项A错。血甲状腺素（T4）升高与嗜铬细胞瘤无关，故选项D错。虽然血钾降低是高血压危象的常见表现之一，但它不能提示嗜铬细胞瘤，故选项F错。血糖降低可能是胰岛素分泌过度或其他代谢性疾病导致，与嗜铬细胞瘤无关，故选项G错。

2. ADEF【解析】根据患者的临床表现和腹部CT检查结果，患者出现了高血压、心悸、头痛、自汗等症状，提示可能的疾病有：①VHL病，可能存在嗜铬细胞瘤或其他内分泌肿瘤。②多发性内分泌肿瘤综合征Ⅱa型（MENⅡa），主要特征是甲状腺髓样癌、嗜铬细胞瘤和原发性副甲状腺癌的三联症。③多发性内分泌肿瘤综合征Ⅱb型（MENⅡb），因患者未出现黏膜神经纤维瘤等表现，因此可能性较小。④1型神经纤维瘤病，患者虽然出现了晕厥症状，但并没有明显的与神经纤维瘤相关的表现，因此可能性较小。

3. AC【解析】氢化可的松：用于肾上腺皮质功能减退症的替代治疗及先天性肾上腺皮质功能增生症的治疗，也可用于类风湿关节炎、风湿性发热、痛风、支气管哮喘、过敏性疾病，并可用于严重感染和抗休克治疗等。该患者还伴有高热、神情淡漠及低血压，应该进行补液扩容。

4. C【解析】嗜铬细胞瘤的典型症状为阵发性高血压、头痛、心悸、出汗，部分患者伴剧烈头痛、面色苍白、大汗淋漓等症状。部分儿童或少年病情发展迅速，呈急进性高血压，表现为眼底损害严重，短期内出现视神经萎缩以至失明。嗜铬细胞瘤可产生多种肽类激素，如舒血管肠肽、P物质、阿片肽、生长抑素、血管活性肠肽、神经肽Y等，引起面色潮红、便秘、腹泻、面色苍白、血管收缩及低血压或休克等不典型症状，部分患者可出现不典型症状。

5. BCD【解析】嗜铬细胞瘤的实验室检查：①血、尿儿茶酚胺及其代谢产物测定为临床首选的生化检查，其特异性和敏感性均达到90%以上，是嗜铬细胞瘤定性诊断的主要方法。②对于阵发性者，如果一直等不到发作，可考虑做胰高血糖素激发试验。静脉推注胰高血糖素，观察血浆儿茶酚胺水平及血压。③B 超用作肾上腺及肾上腺外肿瘤定位检查，直径 1cm 以上者阳性率较高。B 超无创、方便、易行、价低，但灵敏度不如 CT 和 MRI，不易发现较小的肿瘤。

6. B【解析】肾上腺嗜铬细胞瘤表现为一侧肾上腺较大圆形或椭圆形肿块，偶为双侧性，肿瘤边缘清晰光整。直径常为 3~5cm，但也可更大，可达 10cm 以上。体积较小的肿瘤密度较均匀，与肾脏密度相仿；体积较大肿瘤常因陈旧性出血、坏死囊变而密度不均匀，呈混杂密度。少数肿瘤的中心或者边缘可见点状及弧线状钙化。增强检查，小肿瘤呈均匀明显强化，大肿瘤为不均匀性明显强化，内部低密度区无强化。图中右侧肾上腺区明显不均匀强化肿块，体积较大，边界尚清楚。

7. BCD【解析】为判断该患者为嗜铬细胞瘤，还应进行的检查为 24 小时尿儿茶酚胺（肾上腺素、去甲肾上腺素、多巴胺）、血甲氧基肾上腺、甲氧基去甲肾上腺素及 24 小时尿甲氧基肾上腺、甲氧基去甲肾上腺素测定。

8. BDE【解析】PET-CT 可明确肿瘤的浸润、转移情况；间碘苄胍显像在结构上类似去甲肾上腺素，能被肾上腺髓质和嗜铬细胞瘤摄取，用药后行全身扫描可显示肿瘤所在部位；奥曲肽生长抑素受体显像针对神经内分泌肿瘤有较高的特异性。

9. ABC【解析】嗜铬细胞瘤患者由于血中儿茶酚胺水平过高，血管长期处于收缩状态，血压虽高而血容量不足，故应舒张血管，补充血容量。酚苄明为 α 受体阻断药，美托洛尔为 β 受体阻断药，硝苯地平为钙离子通道阻滞药，均可通过舒张血管，从而降低血压，而 D、E、F 项均有利尿作用，不利于补充血容量。

第十二章　肾上腺性征异常症

一 A1 型题

1. 先天性肾上腺皮质增生症（CAH）多在胎儿或婴儿期发病，是一种或多种（　　）病
   A. 常染色体显性遗传　　B. 常染色体隐性遗传
   C. 性染色体显性遗传　　D. 性染色体隐性遗传
   E. Y 连锁遗传
2. 伴有高血压的男性假两性畸形应考虑
   A. 17α-羟孕酮缺陷症　　B. 17α-羟化酶缺陷症
   C. 11β-羟化酶缺陷症　　D. 17-脱氢孕烯醇酮缺陷症
   E. 21-羟化酶缺陷症
3. 糖皮质激素治疗先天性肾上腺皮质增生的作用机制是
   A. 阻碍分泌过多的激素合成　　B. 利用激素之间的允许作用
   C. 对抗激素对组织器官的作用　　D. 利用激素之间生理效应的拮抗作用
   E. 利用靶腺激素对促激素的负反馈作用
4. 女性化肾上腺肿瘤，从出现症状至死亡一般都在（　　）之内
   A. 2 年　　B. 3 年
   C. 4 年　　D. 5 年
   E. 6 年
5. 男性化肾上腺肿瘤实验室检查的必查项目是
   A. 血清雌激素　　B. 高血压
   C. 肝脏　　D. 血清雄激素
   E. 脑部

二 B 型题

（1~3 题共用备选答案）
   A. 6 号染色体　　B. 4 号染色体
   C. 8 号染色体　　D. 5 号染色体

E. 10 号染色体

1. 21-羟化酶缺陷症，其基因定位于（　　）号染色体短臂
2. 17α-羟化酶是位于肾上腺和性腺内质网的单酶，基因定位于（　　）号染色体
3. 11β-羟化酶缺陷症为常染色体隐性遗传，该酶基因定位于（　　）号染色体

三 X 型题

1. 肾上腺皮质增生症的临床表现有
   A. 血氢化可的松升高
   B. 促肾上腺皮质激素（ACTH）也增高
   C. 肥胖，氢化可的松轻度升高，昼夜节律性存在，血糖高
   D. 明显低钾性碱中毒
   E. 双侧肾上腺萎缩
2. 除临床表现外，11β-羟化酶缺陷测定实验室诊断时，测定显示包括
   A. 尿液中脱氧皮质酮和脱氧皮质醇的四氢代谢产物值升高
   B. 血醛固酮和肾素水平呈低水平
   C. 血钠可正常，血钾可能正常或降低
   D. 血雄激素如雄烯二酮、睾酮水平升高
   E. 血醛固酮和肾素水平呈高水平
3. 3β-羟类固醇脱氢缺陷测定的诊断依据是
   A. 血清 17-脱氢孕烯醇酮和脱氢表雄酮升高
   B. 3β-羟类固醇水平升高
   C. 血钠可正常，血钾可能正常或降低
   D. 血雄激素如雄烯二酮、睾酮水平升高
   E. 血醛固酮和肾素水平呈高水平
4. 两性畸形外科手术前准备工作包括
   A. 染色体检查　　B. 血浆类固醇测定
   C. 盐类固醇测定　　D. 血糖检查
   E. 激素检查
5. 女性化肾上腺肿瘤绝大多数为高度恶性，肿瘤转移的途径有
   A. 肝　　B. 肺
   C. 局部淋巴结　　D. 肠
   E. 卵巢
6. 关于女性化肾上腺肿瘤手术治疗，切除范围应包括
   A. 单侧肾上腺　　B. 两侧肾上腺

C. 淋巴组织　　D. 结缔组织

E. 所有肾上腺周围脂肪

7. 关于男性化肾上腺肿瘤的临床表现，叙述正确的有

A. 肌肉发达、生长迅速　　B. 骨龄和骨骺提前融合

C. 患者性欲或性腺功能减退　　D. 沿动脉淋巴结转移

E. 向远组织浸润

8. 21-羟化酶缺陷症通常分为

A. 失盐型　　B. 单纯男性化型

C. 非典型型　　D. 单纯女性化型

E. 失钾型

9. 21-羟化酶的缺乏将影响（　　）合成过程

A. 皮质醇　　B. 去氧皮质酮

C. 皮质酮　　D. 皮质激素

E. 醛固酮

参考答案与解析

一、A1 型题

1. B【解析】先天性肾上腺皮质增生症（CAH）多在胎儿或婴儿期发病，是一种或多种常染色体隐性遗传病，并与多种合成皮质激素的酶缺陷有关。

2. B【解析】17α-羟化酶是位于肾上腺和性腺内质网的单酶，基因定位于 10 号染色体。临床表现为女性青春期延迟，有高血压和低钾性碱中毒；男童可能作为女童抚养，常因腹股疝伴隐睾而就诊，染色体呈 XY。

3. E【解析】糖皮质激素治疗先天性肾上腺皮质增生症的作用机制为利用靶腺激素对促激素的负反馈作用。

4. A【解析】女性化肾上腺肿瘤绝大多数为高度恶性。肿瘤主要经肝、肺和局部淋巴结转移。多数患者发生在 25~50 岁。从出现症状至死亡一般都在 2 年之内，在一些经手术切除肿瘤的儿童患者中，仅部分能长期存活。

5. D【解析】血清雄激素水平为男性化肾上腺肿瘤实验室检查必查项目。

二、B 型题

1. A【解析】21-羟化酶缺陷，其基因（*CYP*-21）定位于 6 号染色体短臂，为 CAH 最常见的类型，占 CAH 患者的 2/3。

2. E【解析】17α–羟化酶是位于肾上腺和性腺内质网的单酶，基因定位于10号染色体。

3. C【解析】11β–羟化酶缺陷，在CAH中约占5%，为常染色体隐性遗传，该酶基因定位于8号染色体，在11-β位起羟化作用，同样也催化合成醛固酮所需要的C18。

三、X型题

1. AD【解析】肾上腺皮质增生症30~50岁多见，主要表现为高血压和低血钾。①高血压，几乎所有原发性醛固酮增多症患者均有高血压，以舒张压升高为主，一般抗高血压药效果不佳。②肌无力，70%患者呈持续性低血钾，30%为间歇性，患者表现为肌无力，甚至周期性瘫痪，首先累及四肢，重者发生软瘫，并影响呼吸和吞咽。可出现低血钾心电图改变。③烦渴、多饮、多尿，以夜尿增多为主，主要是由肾浓缩功能下降引起。

2. ABCD【解析】11β–羟化酶缺陷实验室测定显示：①尿液中脱氧皮质酮和脱氧皮质醇的四氢代谢产物值升高；如作ACTH刺激试验，则测定值更高，数百倍于正常值；尿17–酮类固醇值明显升高。②血醛固酮和肾素水平呈低水平。③血钠可正常，血钾可能正常或降低。④血雄激素如雄烯二酮、睾酮水平升高。

3. AB【解析】3β–羟类固醇脱氢缺陷诊断依据为血清17–脱氢孕烯醇酮和脱氢表雄酮（DHEA）或3β–羟类固醇水平升高。

4. AB【解析】两性畸形外科手术前准备工作：对于生殖器官有异常患者，药物治疗成功建立后，可以通过外科手术达到治疗目的。手术前一般需要通过染色体检查、血浆类固醇测定，X线、B超及内镜检查进行诊断和鉴别诊断。要求患者为正常女性或男性染色体。必要时可通过B超或借助腹腔镜了解内生殖器官。

5. ABC【解析】女性化肾上腺肿瘤绝大多数为高度恶性。肿瘤主要经肝、肺和局部淋巴结转移。

6. ACDE【解析】女性化肾上腺肿瘤手术治疗：对这类肿瘤的治疗原则是尽早手术，切除范围应包括一侧肾上腺及所有肾上腺周围脂肪、结缔组织和淋巴组织。

7. AB【解析】男性化肾上腺肿瘤临床表现：男女儿童均可有肌肉发达、生长迅速、骨龄和骨骺提前融合的表现。青春期前的男孩可见阴茎、阴毛和腋毛如成人状，前列腺增大，但睾丸体积不大；而女孩可见阴毛生长、阴蒂肥大。男性化肾上腺肿瘤在成年女性患者中常见于停经后，其表现有多毛、皮肤痤疮、月经不调、乳房和子宫萎缩、声音低沉等表现，常伴有高血压。

8. ABC【解析】21–羟化酶缺陷症患者其基因（*CYP*-21）定位于6号染色体短臂，为CAH最常见的类型，占CAH患者的2/3。通常分为3种类型：①失盐型（男性化和醛固酮分泌不足）。②单纯男性化型（有男性化而无失钠）。③非典型型（无男性化或失钠表现）。该酶的缺乏将影响皮质醇、去氧皮质酮、皮质酮和醛固酮的合成过程。

9. ABCE【解析】参见X型题第8题解析。

其他肾上腺肿瘤

第十三章　肾上腺恶性肿瘤

一 A1 型题

1. 起源于肾上腺髓质和交感神经节神经嵴细胞的恶性肿瘤是
   A. 男性化肾上腺肿瘤　　B. 女性化肾上腺肿瘤
   C. 神经母细胞瘤　　D. 儿茶酚胺增多症
   E. 原发性醛固酮增多症
2. 关于神经母细胞瘤叙述不正确的是
   A. 肾上腺神经母细胞瘤早期有完整包膜，肿瘤呈实质性、中等硬度
   B. 呈分叶状或结节状，表面血管丰富
   C. 切面为灰黄色或淡红色
   D. 肿瘤可多发，良性程度高，发展慢，转移晚
   E. 镜下可见神经母细胞瘤细胞密集
3. 无功能性肾上腺皮质癌的肿瘤体积通常很大，直径往往超过
   A. 3cm　　B. 4cm
   C. 5cm　　D. 6cm
   E. 10cm
4. 关于无功能性肾上腺皮质癌，以下叙述不正确的是
   A. 无功能性肾上腺皮质癌的瘤体体积大多直径 >6cm
   B. 重达 1kg，甚至 5kg
   C. 多为单侧发病
   D. 肿瘤外形常不规则，小瘤体可有薄的被膜
   E. 癌肿切面颜色和腺瘤相似，呈棕红色
5. 下列关于肾上腺神经母细胞瘤与肾上腺皮质癌的鉴别诊断，说法错误的是
   A. 肾上腺皮质癌之肿瘤病程长、发展慢、体积大
   B. 肾上腺皮质癌影像学检查密度不均，有液化、钙化，向周边组织浸润、转移征象
   C. 肾上腺皮质癌往往年龄较大，多发生于成年人或老年人中，无明显骨、骨髓转移
   D. 神经母细胞瘤多为婴幼儿发病，早期肝、骨、淋巴结转移
   E. 肿瘤穿刺活组织检查可予以明确鉴别

6. 关于肾上腺转移癌的临床表现，以下叙述不正确的是
   A. 均无肾上腺皮质或髓质功能异常表现
   B. 少数肾上腺转移癌患者因双侧转移导致肾上腺功能低下
   C. 以发生在皮质者多见
   D. 病灶隐匿
   E. 初始无特异临床表现
7. 关于肾上腺转移癌的描述，下列说法不正确的是
   A. 肾上腺是转移癌的好发部位
   B. 主要以直接扩散的方式转移到肾上腺
   C. 肺癌肾上腺转移占首位
   D. 转移癌常发生于双侧
   E. MRI 信号大多数不均匀
8. 诊断泌尿系统肿瘤出现远处转移，以下哪种方法最好
   A. CT　　B. MRI
   C. B 超　　D. PET-CT
   E. 静脉肾盂造影（IVU）
9. 对于肾上腺转移癌最佳的治疗方法是
   A. 手术切除　　B. 化疗加手术
   C. 化疗　　D. 放疗
   E. 药物治疗

二 A2 型题

1. 患者，男性，58 岁。间歇性无痛性全程肉眼血尿半个月。B 超示左肾占位性病变，膀胱镜见左侧输尿管开口喷血，IVU 示左肾盂受压、肾盏拉长。最佳的手术切除范围是
   A. 左肾单纯切除
   B. 切除左肾及全长输尿管
   C. 肾周围筋膜和脂肪
   D. 肾周围筋膜和脂肪，以及肾门的淋巴结
   E. 输尿管全长及输尿管开口处部分膀胱
2. 患者，男性，65 岁。体检时超声发现双侧肾上腺肿块，CT 检查结果如下图所示，根据图像，最佳诊断为
   A. 双侧肾上腺转移瘤　　B. 双侧肾上腺结核
   C. 双侧嗜铬细胞瘤　　D. 双侧肾上腺增生
   E. 双侧肾上腺腺瘤

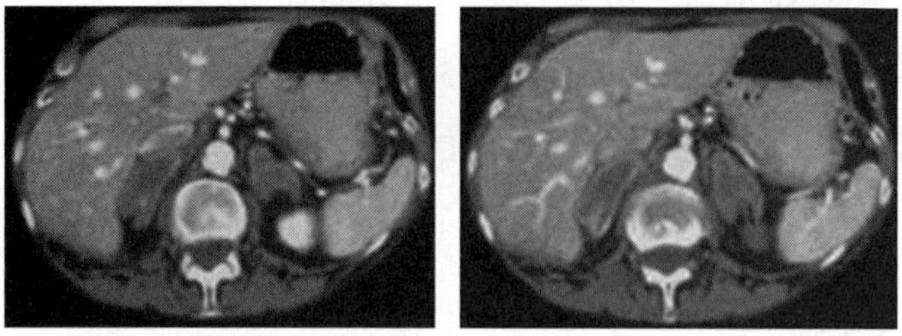

3. 患者，女性，36 岁。上腹部隐痛不适伴消瘦 1 个月。胃镜提示胃癌，影像学检查结果如下图所示，右侧肾上腺区可见占位性病变，应诊断为

A. 右肾上腺腺瘤　　B. 右肾上腺腺癌

C. 右肾上腺转移瘤　　D. 右肾上腺嗜铬细胞瘤

E. 右肾上腺错构瘤

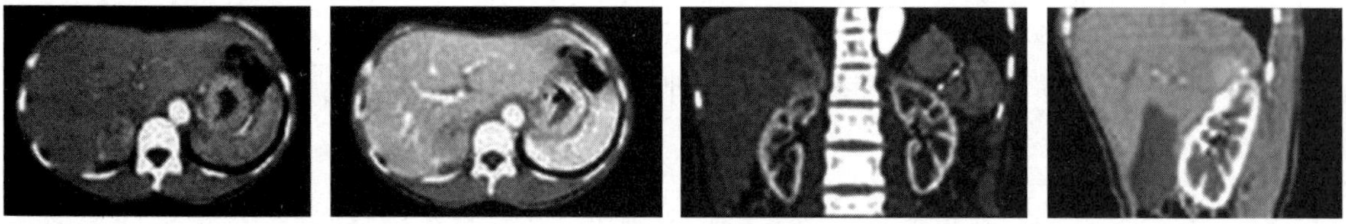

4. 患者，女性，35 岁。向心性肥胖 2 个月。CT 检查结果如下图所示，可能的诊断为

A. 右肾上腺腺瘤　　B. 右肾上腺腺癌

C. 右肾上腺转移瘤　　D. 右肾上腺嗜铬细胞瘤

E. 右肾上腺增生

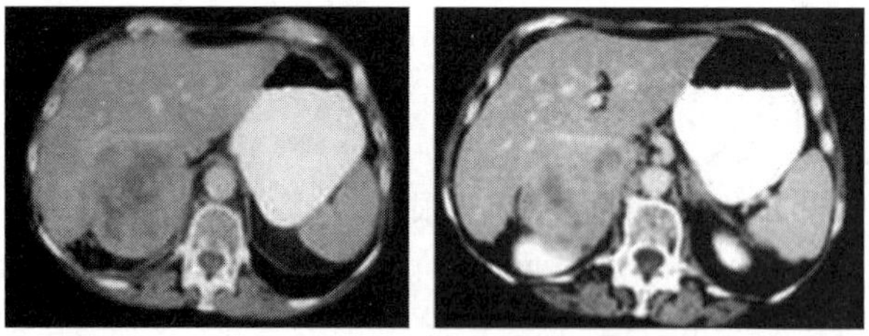

5. 患者，女性，52 岁。右侧轻度腰背酸痛。CT 检查结果如下图所示，可能的诊断为

A. 右肾上腺髓样脂肪瘤　　B. 右肾上腺腺瘤

C. 右肾上腺嗜铬细胞瘤　　D. 右腹膜后脂肪瘤

E. 右肾血管平滑肌脂肪瘤

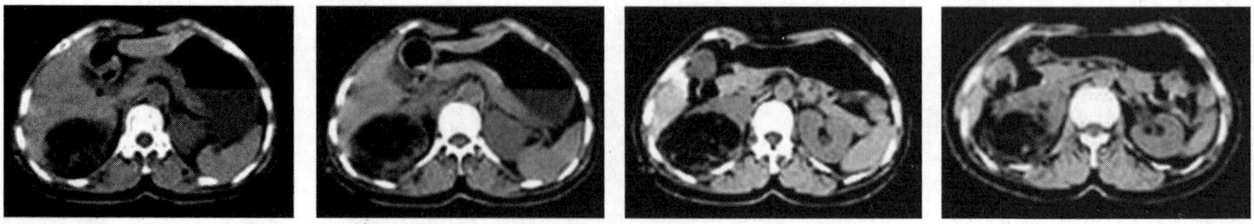

6. 患者，男性，72岁。右侧胸痛伴咯血3个月余。胸部CT提示右侧中央型肺癌，根据下图所示，可能的诊断是

A. 右侧肾上腺囊肿　　B. 右侧肾上腺转移瘤

C. 右侧肾上腺腺瘤　　D. 右侧肾上腺癌

E. 右侧肾上腺嗜铬细胞瘤

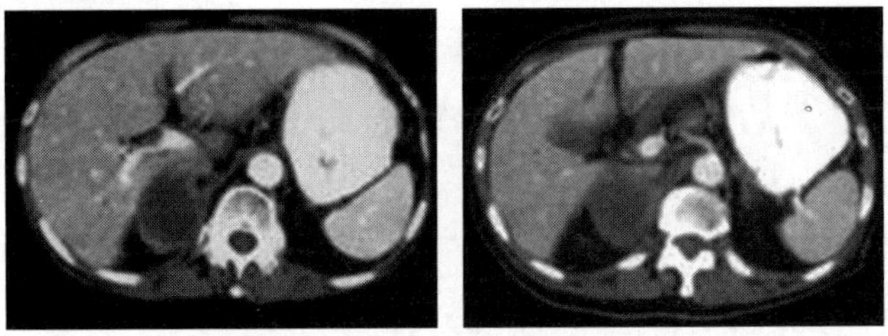

7. 患者，女性，41岁。因发现刺激性干咳、消瘦、乏力、腰痛6个月入院。查体：血压135/90mmHg，双肺CT示左侧中央型肺癌，并同时发现左侧肾上腺占位，血钾3.8mmol/L。诊断为

A. 皮质醇增多症　　B. 肺癌肾上腺转移

C. 嗜铬细胞瘤　　D. 皮质癌

E. 肾上腺结节样增生

8. 患儿，男，6岁。因发现腹围增大就诊，腹部可触及一边界不清的巨大肿物。腹部CT提示右肾上腺区有一直径9cm的肿物。行腹膜后肿物切除术，术后肿物病理活组织检查提示神经母细胞瘤。以下哪个基因的突变与之有关

A. *BCL*-1　　B. *p*53

C. *N-MYC*　　D. *K-RAS*

E. *Lyn*

三 A3/A4型题

（1~3题共用题干）

患者，女性，35岁。因持续性高血压180/120mmHg，无明显阵发性血压剧升现象，平时多尿，尤以夜尿为甚，多饮，四肢乏力，行动不便，曾疑尿路感染，服用多种抗生素，中药及一般抗高血压药无明显效果，类似情况已年余，已婚。查体：血常规正常，尿培养无细菌生长，血电解质：K^+ 2.9mmol/L，Na^+ 148mmol/L，总CO_2 38mmoL/L，剩余碱5mmol/L，血糖6.0mmol/L，尿素氮9.3mmol/L，B超示左肾上腺1.6cm×1.5cm占位性病变，初步诊断为左肾上腺皮质肿瘤，拟治疗方案为手术治疗。

1. 术前1~2周宜用何种药做术前准备

A. 输血、补液　　B. 使用β受体激动药

C. 补充钾离子溶液或用螺内酯利尿药　D. 使用α受体激动药

E. 使用皮质类固醇药

2. 应选择何种治疗方法

A. 左肾上腺全切除术

B. 左肾上腺肿瘤摘除术

C. 双肾上腺切除术+皮质类固醇替代治疗

D. 左肾上腺全切除+右肾上腺部分切除术

E. 非手术药物治疗

3. 患者可能是

A. 肾上腺网状带皮质腺瘤　B. 肾上腺束状带皮质腺瘤

C. 肾上腺球状带皮质腺瘤　D. 肾上腺髓质增生

E. 肾上腺皮质增生

四 B型题

（1~3题共用备选答案）

A. 米托坦　B. 氨鲁米特

C. 美替拉酮　D. 红霉素

E. 氧氟沙星

肾上腺皮质癌药物治疗：

1. 能使原发瘤及转移瘤的瘤体缩小，适用于晚期肿瘤或术后残留者的药物是
2. 主要用于皮质癌伴有肾上腺皮质功能亢进的患者的药物是
3. 主要用于上腺皮质癌的二线治疗，常作为其他药物治疗无效时的备选药物是

五 X型题

1. 肾上腺神经母细胞瘤的发病部位常在

A. 肾上腺　B. 盆腔

C. 交感神经链　D. 腹膜后

E. 肝脏

2. 肾上腺神经母细胞瘤临床表现包括

A. 贫血　B. 发热

C. 易激惹　D. 腹痛

E. 高血压

3. 肾上腺神经母细胞瘤已转移症状可见

A. 骨或关节疼痛

B. 眼眶瘀斑

C. 咳嗽

D. 呼吸困难

E. 低血压

4. 肾上腺神经母细胞瘤生化检查可见（　　）升高

A. 血、尿中肾上腺素

B. 去甲肾上腺素

C. 高香草酸（HVA）

D. 香草基扁桃酸（VMA）

E. 尿中肾下腺素

5. 肾上腺神经母细胞瘤治疗原则包括

A. 早期发现的小肿瘤如能确诊可争取手术切除

B. 转移灶引起局部功能异常可行姑息性手术

C. 仅一小部分肾上腺神经母细胞瘤可自然消退

D. 早期发现的小肿瘤如能确诊可采取药物治疗

E. 转移灶引起局部功能异常可行抗生素治疗

6. 肾上腺神经母细胞瘤手术治疗适应证包括

A. 一经诊断，应及早药物治疗

B. 一经诊断，应及早手术切除

C. 术中如已发现肿瘤转移，应尽量切除原发病灶及转移的淋巴结

D. 如肿瘤巨大与周围大血管粘连时，应尽量小部分切除肿瘤

E. 残余瘤组织做标志物监测，待术后做去势治疗

7. 关于肾上腺神经母细胞瘤手术切口叙述正确的有

A. 上腹横切口

B. 上腹部肋缘下“八”字形切口

C. 巨大的肿瘤可做胸腹联合切口

D. 单侧腹部斜直切口

E. 上腹部肋缘上“八”字形切口

8. 肾上腺神经母细胞瘤术中注意要点包括

A. 肿瘤若已侵犯肾，患侧肾也应同时切除

B. 术中应保证足量输血

C. 密切监测血压

D. 防止损伤下腔静脉、十二指肠

E. 肿瘤若已侵犯肾时，病侧肾不必切除

9. 肾上腺神经母细胞瘤术后处理包括

A. 常规禁食

B. 静脉补充液体

C. 加强支持疗法

D. 伤口愈合后，开始放疗或化疗

E. 术后当天可进流食

10. 关于无功能性肾上腺皮质癌，以下叙述正确的是
A. 大肿瘤常已侵犯包膜及周边组织，呈浸润性生长，正常肾上腺组织被破坏或被浸润
B. 肿瘤浸润上至肝，下及肾，前为腔动脉
C. 多为单侧发病
D. 常见广泛出血和坏死，有时可见装满坏死物的假性囊肿
E. 肿瘤内血管丰富，血管壁薄，癌组织易侵入血管内
11. 无功能性肾上腺皮质癌的临床表现包括
A. 间歇性高热
B. 起病急
C. 乏力、消瘦
D. 间歇性低热
E. 起病多缓慢
12. 肾上腺皮质癌的影像学表现包括以下哪些特征
A. 良性肿块呈高回声
B. 恶性肿块呈低回声，内有液化坏死时，其间有复合回声
C. 腺瘤呈类圆形，表面光滑，包膜完整，增强扫描少有强化
D. 肾上腺皮质癌较大，轮廓不规则，密度不均匀，增强扫描时强化，边缘多有钙化
E. MRI 图像中 T_1 和 T_2 加权信号比值对鉴别皮质癌、无功能腺瘤、嗜铬细胞瘤有重要意义
13. 肾上腺皮质癌 <5cm，其 CT 检查可见
A. 密度均匀，增强扫描少有强化
B. 表面光滑，包膜完整
C. 腺瘤呈类圆形
D. 密度不均匀，增强扫描时强化
E. 轮廓不规整，边缘多有钙化
14. 肾上腺皮质癌药物治疗经常使用的药物有
A. 米托坦
B. 氨鲁米特
C. 美替拉酮
D. 红霉素
E. 氧氟沙星
15. 关于肾上腺转移癌，除原发病灶症状外，多表现为
A. 腰腹部胀痛
B. 腹部包块
C. 急腹症
D. 骨痛
E. 头痛
16. 肾上腺转移癌的诊断主要依靠的检查有
A. B 超
B. CT
C. MRI
D. 肾、输尿管及膀胱（KUB）平片
E. IVU
17. 肾上腺转移癌的 B 超可见
A. 实质性弱回声肿物
B. 肿瘤密度不均，边界不清晰

C. 直径为 1.0cm 以上的肾上腺肿瘤
D. 直径 <0.5cm 的肾上腺肿瘤
E. 常呈椭圆形或分叶状

18. 肾上腺转移癌的 CT 诊断可见
A. 实质性弱回声肿物
B. 肿瘤密度不均，边界不清晰
C. 直径为 1.0cm 以上的肾上腺肿瘤
D. 直径 <0.5cm 的肾上腺肿瘤
E. 常呈椭圆形或分叶状

六 案例分析题

（1~4 题共用题干）

患者，男性，52 岁。因咯血 1 周就诊。患者一般状况良好，皮层脑电图（ECOG）评分为 0 分，既往体健，无内科疾患。胸部 X 线检查提示双肺多发结节，最大者直径 2.0cm，考虑为转移瘤。进一步行腹部 CT 检查提示右肾中部有 8cm 肿瘤，右肾静脉及下腔静脉未见异常，腹膜后可见数枚淋巴结，最短径线为 1.8cm，肝脏未见转移征象。患者的血清尿素氮（BUN）、血清肌酐（Cr）均正常，但血清碱性磷酸酶（ALP）、胆红素及丙氨酸氨基转移酶（ALT）明显升高。

1. 患者还需进行哪些检查
A. 肺部 CT
B. 放射性核素骨显像
C. 头颅 MRI
D. 腹部 MRI
E. 肾动脉造影
F. 下腔静脉造影
G. 右肾肿瘤穿刺活检

2. 患者行肺部 CT 检查，再次证实双肺多发结节，考虑为转移癌。放射性核素骨显像未见异常浓聚灶。头颅 MRI 未见转移灶。下一步的处理方案为
A. 右肾肿瘤穿刺活检，明确病理类型后进行靶向药物治疗
B. 右肾动脉栓塞术
C. 局部放射治疗
D. 右肾姑息性切除术
E. 右肾姑息性切除术 + 腹膜后淋巴结活检术
F. 靶向药物治疗

3. 患者接受了右肾姑息性切除术 + 腹膜后淋巴结活检术，术后病理报告：右肾透明细胞型肾细胞癌，Furhman Ⅲ级，肿瘤 7.0cm × 6.0cm × 6.4cm，肾窦脂肪及肾周围脂肪未见侵犯，腹膜后 3 枚淋巴结呈反应性增生，未见癌转移。患者下一步的治疗方案是
A. 参加转移性肾癌治疗的临床研究
B. 应用干扰素 300 万 U，每周 3 次
C. 应用干扰素 900 万 U，每周 3 次
D. 应用舒尼替尼
E. 应用索拉非尼
F. 应用依维莫司
G. 应用肿瘤疫苗
H. 应用双膦酸盐预防骨转移

4. 患者接受应用干扰素 900 万 U、每周 3 次的治疗方案。治疗 12 周后，影像学评估发现双肺有新发转移灶，腹部未见复发、转移征象，放射性核素骨显像未见异常。患者下一步的治疗方案为
   A. 参加转移性肾癌治疗的临床研究
   B. 继续应用干扰素 900 万 U，每日 1 次
   C. 继续应用干扰素 900 万 U，每周 3 次，12 周后再做评估
   D. 应用舒尼替尼
   E. 应用索拉非尼
   F. 应用依维莫司
   G. 应用肿瘤疫苗
   H. 应用双膦酸盐预防骨转移

（5~7 题共用题干）

患者为新生儿，其母为 25 岁初产妇足月分娩。患儿腹部膨隆，血压较正常略高，余无特殊。腹部 B 超提示右肾上腺区占位性病变。腹部 MRI 检查结果如右图所示。

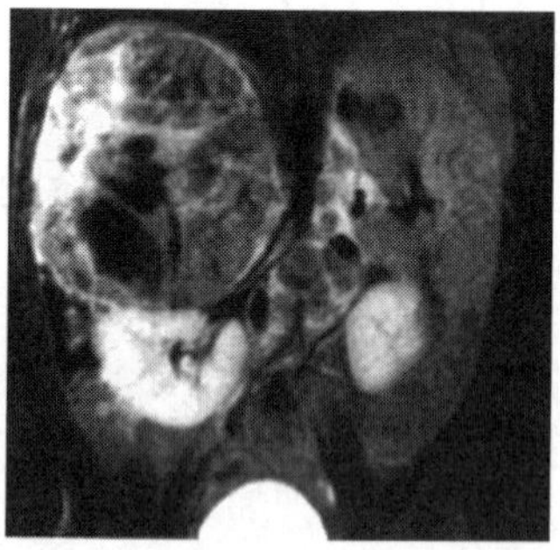

5. 以下检验结果中最可能出现的是
   A. 尿 HVA 升高
   B. 血钙降低
   C. 尿游离儿茶酚胺升高
   D. 血皮质醇升高
   E. 血促肾上腺皮质激素（ACTH）升高
   F. 血磷升高
6. 患儿最可能出现突变的基因是
   A. *BCL*-1　　B. *p*53
   C. *N-MYC*　　D. *K-RAS*
   E. *Lyn*　　F. *C-MYC*
7. 神经母细胞瘤中提示预后良好的因素有哪些
   A. 年龄 <1 岁　　B. 血压 >190/100mmHg
   C. 肾上腺来源肿瘤　　D. 肿瘤分期Ⅱ期
   E. 肿瘤分期Ⅲ期　　F. 既往家族史

（8~12 题共用题干）

患者，男性，62 岁。因乏力、食欲缺乏 1 个月，发现双侧肾上腺肿物 2 周就诊。患者于 1 个月前开始出现全身疲乏、无力、嗜睡、恶心、食欲缺乏、进食少等症状。20 天前行

腹部超声检查：双侧肾上腺低回声占位，右侧5.8cm×3.5cm，左侧6.7cm×3.4cm，形态规则，边界清楚，周边及内部可见血流信号。患者发病以来体重下降5kg。无发作性头痛、心悸、大汗病史。既往史：4年前因右肾癌行根治性切除术。家族史无特殊。查体：精神萎靡，神情淡漠，体形消瘦，血压110/70mmHg，心率100次/分，上腹正中可见切口瘢痕，长约16cm。

8. 对患者诊断有重要意义的检查是

A. 腹部彩色多普勒超声
B. 腹盆CT平扫+增强
C. 腹部MRI
D. ^{131}I-6β-胆固醇放射性核素显像
E. 胃镜
F. 肾血流功能显像

9. 患者腹部CT检查结果如下图所示。患者需要做的血生化及内分泌检查是

A. 血常规、电解质及肝肾功能
B. 血浆促肾上腺素皮质激素（ACTH）及皮质醇测定
C. 24小时游离皮质醇测定
D. 24小时尿儿茶酚胺测定
E. 血浆肾素、血管紧张素、醛固酮测定
F. 硫酸脱氢表雄酮测定

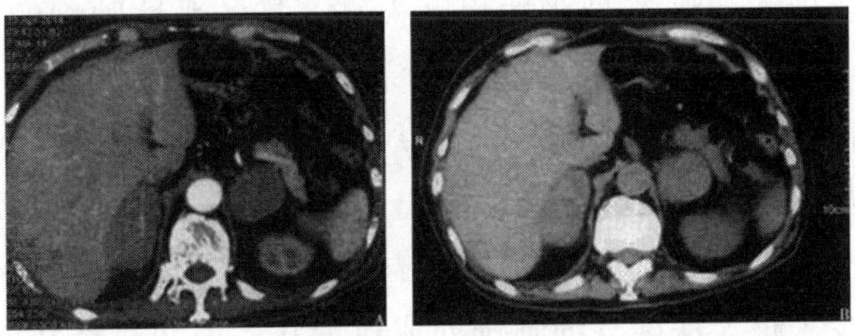

10. 血常规：Hb 101g/L。尿常规：未见异常。肝肾功能：谷丙转氨酶23U/L，白蛋白3.1g/L。血生化检查：Cr 130μmol/L，K^+ 3.5mmol/L，Na^+ 126mmol/L。血ACTH 26.47pmol/L（正常值0~10.12pmol/L），血皮质醇（早8时）86.88nmol/L（正常值110.40~615.48nmol/L），24小时尿游离皮质醇10.9μg/24h（正常值12.3~103.5μg/24h）。24小时尿儿茶酚胺正常。肾素、血管紧张素、醛固酮正常。硫酸脱氢表雄酮2.91μmol/L（正常值0.60~6.92μmol/L）。患者双侧肾上腺占位性病变应首先考虑的诊断是

A. 肾上腺嗜铬细胞瘤
B. 肾上腺皮质癌
C. 肾上腺转移癌
D. ACTH-非依赖性肾上腺大结节增生
E. 肾上腺髓样脂肪瘤
F. 肾上腺节细胞神经瘤

11. 为明确诊断下一步需进行的检查是

A. 肾上腺MRI
B. 经皮肾上腺肿瘤穿刺活检
C. PET-CT
D. 静脉肾盂造影

E. 小剂量地塞米松抑制试验　　F. 大剂量地塞米松抑制试验

12. PET-CT：双侧肾上腺可见低密度灶，左侧灶 3.5cm×4.3cm×5.6cm，右侧灶 5.5cm×3.4cm×6.7cm，标准摄取值（SUV）平均 4.5（最高 6.6），延迟显像 SUV 平均 4.9（最高 7.8），考虑恶性病变。头、颈、胸、腹盆部其他部位未见明确代谢异常摄取增高病灶。右侧肾上腺肿物经皮穿刺活检病理检查提示转移性透明细胞癌。患者的治疗方案是

A. 放疗　　B. 化疗

C. 开放双侧肾上腺肿瘤切除术　　D. 腹腔镜双侧肾上腺肿瘤切除术

E. 靶向药物治疗　　F. 间碘苄胍（MIBG）放射性核素治疗

参考答案与解析

一、A1 型题

1. C【解析】神经母细胞瘤是起源于肾上腺髓质和交感神经节神经嵴细胞的恶性肿瘤，是儿童最常见的颅外实体瘤。

2. D【解析】神经母细胞瘤本身恶性程度极高，具备恶性肿瘤的性质，发展快，易转移，选项 D 错误。肾上腺神经母细胞瘤早期有完整包膜，肿瘤呈实质性、中等硬度，呈分叶状或结节状，表面血管丰富，肿瘤大小、形状不定，小者数厘米，大者可占据整个腹腔，选项 AB 正确。切面为灰黄色或淡红色，常有出血坏死，早期可侵入周围组织，边界不清，选项 C 正确。镜下可见神经母细胞瘤细胞密集，如同淋巴样组织，未分化的原始神经母细胞巢，肿瘤细胞胞质少，核大深染，细胞排列成玫瑰状，中间有条状浅着色的神经源纤维，选项 E 正确。

3. E【解析】无功能性肾上腺皮质癌临床较少见，目前人们还无法认清其致病原因。肿瘤体积通常很大，直径往往超过 10cm。

4. E【解析】无功能肾上腺皮质癌的病理：①无功能性肾上腺皮质癌的肿瘤直径往往超过 10cm，甚至可达 30cm，重达 1kg，甚至 5kg。肿瘤直径 3cm 以下少见。②多为单侧发病（发生在双侧，良性腺瘤多见）。③肿瘤外形常不规则，小的肿瘤可有薄的被膜，大肿瘤常已侵犯包膜及周边组织，呈浸润性生长，正常肾上腺组织被破坏或被浸润。④肿瘤浸润上至肝，下及肾，前为腔静脉，后为脊柱，可引起周边脏器受压移位。⑤癌肿切面颜色和腺瘤相似，呈棕黄色，质地较松脆，常见广泛出血和坏死，有时可见装满坏死物的假性囊肿，较大者可见钙化和灶性纤维化。⑥常转移到腹主动脉淋巴结或血行转移到肺、肝等处。⑦光镜下肿瘤细胞呈多形性，瘤细胞大小不等，分化差者异型性核不规则，可见大量梭形细胞和核分裂象，亦可见病理分裂象。⑧肿瘤内血管丰富，血管壁薄，癌组织易侵入血管内。

5. A【解析】肾上腺神经母细胞瘤与肾上腺皮质癌的鉴别诊断：肾上腺皮质癌的病程短、发展快、肿瘤体积大，影像学检查密度不均，有液化、钙化，向周边组织浸润、转移征象，可与之混淆。但往往年龄较大，多发生于成年人或老年人中，无明显骨、骨髓转移，而神经母细胞瘤多为婴幼儿发病，早期肝、骨、淋巴结转移，肿瘤穿刺活组织检查可予以明确鉴别。

6. C【解析】肾上腺转移癌既可以发生在皮质，也可以发生在髓质，但以发生在髓质者多见。病灶隐匿，一般均无肾上腺皮质或髓质功能异常表现，初始无特异临床表现，不易及时发现。少数肾上腺转移癌者因双侧转移导致肾上腺功能低下。除原发病灶症状外，多表现为腰腹部胀痛及腹部包块，甚至有急腹症，其症状主要取决于病灶的大小。

7. B【解析】肾上腺是转移癌的好发部位，主要以血行播散的方式转移到肾上腺，肺癌转移居多，可为双侧或单侧，T_1WI 信号类似或低于肝实质，T_2WI 信号强度高于肝实质，内可见更长 T_1 长 T_2 信号灶。

8. D【解析】PET-CT 是目前诊断肿瘤远处转移最好的方法，但是费用较高。

9. A【解析】肾上腺转移癌的治疗方式包括手术、化疗加手术、化疗、放疗。对于肾上腺转移癌，手术切除转移癌为治疗的最佳选择。

二、A2 型题

1. C【解析】患者应行根治性肾癌切除术，切除左肾、肾周围筋膜和脂肪。

2. A【解析】肾上腺转移癌的诊断主要依靠 B 超、CT 及 MRI 检查。B 超诊断率可达 90%，可发现直径为 1.0cm 以上的肾上腺肿瘤，肾上腺转移癌为实质性弱回声肿物，常呈椭圆形或分叶状，边界欠平整。CT 诊断率可达 98%，可发现直径 <0.5cm 的肾上腺肿瘤，肿瘤密度不均，边界不清晰，大多有增强效应。肾上腺转移癌的 MRI 表现与肾上腺皮质癌相似，但其体积不如肾上腺皮质癌大，T_1 加权信号低，T_2 加权信号增高，多数不均匀。

3. C【解析】参见 A2 型题第 2 题解析。

4. B【解析】参见 A2 型题第 2 题解析。

5. A【解析】肾上腺髓样脂肪瘤 CT 具有特征性的脂肪低密度肿块，CT 值：-120~-80HU，边界清楚，中央可有分隔，瘤内密度不均，可见钙化斑。

6. B【解析】参见 A2 型题第 2 题解析。

7. B【解析】参见 A2 型题第 2 题解析。

8. C【解析】神经细胞瘤是儿童期最常见的来源于交感神经系统的颅外实体肿瘤。神经细胞瘤与 *N-MYC* 的基因突变有关，对 *N-MYC* 的作用机制的研究将有助于开发治疗神经细胞瘤的新药。

三、A3/A4 型题

1. C【解析】无论对于醛固酮肿瘤手术切除的准备，还是不具备手术条件的肿瘤及特发性增生患者，都需要螺内酯的治疗。

2. A【解析】肾上腺全切除术适用于：①临床症状、体征典型，病程长，内分泌激素检测及药物试验均表现为皮质醇增多症者。②各项影像检诊皆显示为双侧肾上腺体积增大、变形、垂体无肿瘤者。③身体其他部位及有关的脏器无可疑的异位促皮素瘤者。④垂体瘤经放射治疗，甚至手术治疗后症状不能好转，皮质醇分泌量不能降至正常者。⑤各种症状颇为严重，且经放射治疗，垂体甚至经垂体手术治疗后4~8个月症状无改善，皮质激素的分泌量未能降至正常者。⑥以往沿用的肾上腺次全切除术，其症状复发率约30%，所保留的肾上腺可能再度增生，故对肾上腺可行全切除术。

3. C【解析】超声表现：主要取决于肿瘤的大小。肾上腺皮质恶性肿瘤与肾上腺皮质腺瘤相似，中等大小（3~5cm）肾上腺的皮质恶性肿瘤呈圆形、椭圆形、分叶状，特征性地固定于肾上腺部位，边界清晰，偶可见包膜，内部回声均匀或不均匀。大于5cm的肾上腺皮质恶性肿瘤可与肝或脾紧密相贴，内部因出血坏死形成不规则高回声团或无回声，部分患者可见强回声钙化，当较大肿瘤显示分叶状，内见“瘢痕”征，即放射状回声，则恶性可能性大，超声造影、CT、MRI均有帮助，但确诊需活检，因肿瘤较大，穿刺无困难，可确定性质。

四、B型题

1~3 A、B、C【解析】肾上腺皮质癌治疗药物如下。①米托坦：该药能使原发瘤及转移瘤的瘤体缩小，适用于晚期肿瘤或术后残留者，开始剂量为2g/d，逐渐增加至每日4~6g，最大剂最可加至8~10g。②氨鲁米特：该药可抑制肾上腺皮质激素的合成，主要用于肾上腺皮质癌伴有肾上腺皮质功能亢进的患者。每日剂量为0.75~2.00g。③美替拉酮：能抑制肾上腺皮质激素的合成。剂量为250~500mg/6h。

五、X型题

1. ABCD【解析】神经母细胞瘤发病率为1/10000，可发生于肾上腺、盆腔和交感神经链的任何部位，其中75%发生于腹膜后，50%在肾上腺，25%在交感神经节。

2. ABCD【解析】神经母细胞瘤临床表现变化多样，主要取决于肿瘤位置和是否出现转移。患儿可表现为贫血、发热、易激惹等但往往缺乏特异性。大多数患儿有腹痛或可触及的深而固定的腹部包块，但是70%的患者诊断时已存在转移，故表现出转移症状，如骨或关节疼痛、眼眶瘀斑、咳嗽或呼吸困难。

3. ABCD【解析】参见X型题第2题解析。

4. ABCD【解析】肾上腺神经母细胞瘤生化检查显示肾上腺内分泌功能正常，血、尿肾上腺素，去甲肾上腺素，HVA及VMA升高。

5. ABC【解析】肾上腺神经母细胞瘤治疗原则：早期发现的小肿瘤如能确诊可争取手术切除，转移灶引起局部功能异常可行姑息性手术，但预后多较差。仅一小部分肾上腺神经母细胞瘤可自然消退，甚至可发生在有广泛转移的晚期患者，年龄越小者出现类似情况的机会越多，原因尚不明确。

6. BC【解析】肾上腺神经母细胞瘤手术治疗适应证：肾上腺神经母细胞瘤一经诊断，应及早手术切除。术中如已发现肿瘤转移，应尽量切除原发病灶及转移的淋巴结。如肿瘤巨大与周围大血管粘连时，应尽量切除大部分肿瘤，残余肿瘤组织做标志物瘤，待术后做放疗。

7. ABCD【解析】肾上腺神经母细胞瘤手术治疗要点：切口多采用上腹横切口，或上腹部肋缘下“八”字形切口，巨大的肿瘤可做胸腹联合切口，也可采用单侧腹部斜直切口。

8. ABCD【解析】肾上腺神经母细胞瘤术中注意要点：肿瘤若已侵犯肾，患侧肾也应同时切除。肿瘤巨大，且肿瘤组织脆弱，血液循环丰富，术中有可能大出血及失血性休克，甚至危及生命，术中应保证足量输血，密切监测血压。分离右侧肿瘤时，应防止损伤下腔静脉、十二指肠；而分离左侧肿瘤要注意保护胰腺体尾部、脾静脉、左侧肾及结肠。

9. ABCD【解析】肾上腺神经母细胞瘤术后处理：术后常规禁食及胃肠减压，以减少腹胀。静脉补充液体，加强支持疗法。伤口愈合后，开始放疗或化疗。神经母细胞瘤对放疗敏感，但单独使用放疗效果不理想。

10. ACDE【解析】参见 A1 型题第 4 题解析。

11. CDE【解析】无功能性肾上腺皮质癌，起病多缓慢，症状表现各异，常有乏力、消瘦，约 1/2 患者出现间歇性低热，与肿瘤内坏死组织吸收有关。

12. BDE【解析】肾上腺皮质癌的影像学表现：恶性肿块呈低回声，内有液化坏死时，其间有复合回声；肾上腺皮质癌较大，轮廓不规则，密度不均匀，增强扫描时强化，边缘多有钙化；MRI 图像中 T_1 和 T_2 加权信号比值对鉴别皮质癌、无功能腺瘤、嗜铬细胞瘤有重要意义。良性肿块通常呈高回声，而腺瘤则呈类圆形，表面光滑，包膜完整，增强扫描少有强化。因此，正确选项是 BDE。

13. ABC【解析】肾上腺皮质癌 CT 检查：对肿块性质的确定可提供较多帮助。腺瘤呈类圆形，一般 <5cm，表面光滑，包膜完整，密度均匀，增强扫描少有强化。肾上腺皮质癌一般较大（>5cm），轮廓不规整，密度不均匀，增强扫描时强化，边缘多有钙化；内部出血坏死、包膜外浸润、静脉瘤栓形成等均为肾上腺恶性肿瘤的影像学表现。常侵犯周边结构，如肝、肾、腔静脉，推挤肝、肾，压迫胃、结肠，短期内可有增大。

14. ABC【解析】参见 B 型题第 1~3 题解析。

15. ABC【解析】肾上腺转移癌除原发病灶的症状外，多表现为腰腹部胀痛及腹部包块，甚至有急腹症，其症状主要取决于病灶的大小。

16. ABC【解析】肾上腺转移癌的诊断主要依靠 B 超、CT 及 MRI 检查。

17. ACE【解析】B 超诊断率可达 90%，可发现直径为 1.0cm 以上的肾上腺肿瘤，肾上腺转移癌为实质性弱回声肿物，常呈椭圆形或分叶状，边界欠平整。

18. BD【解析】CT诊断率可达98%，能发现直径<0.5cm的肾上腺肿瘤，肿瘤密度不均，边界不清晰，大多有增强效应。

六、案例分析题

1. ABC【解析】肾上腺转移癌的诊断主要依靠B超、CT及MRI检查。头颅MRI检查是检查当中常用的手段，主要检查部位是患者的头部，放射性核素骨显像灵敏度很高，较X线检查早发现病灶，而且可一次性全身显像，可发现更多病灶。

2. E【解析】根据患者的情况，血清ALP、胆红素和ALT均明显升高，提示右肾癌可能存在腹膜后淋巴结转移。因此需要行右肾切除术，同时进行腹膜后淋巴结活检术以明确淋巴结是否有转移（E正确）。对于转移瘤，穿刺活检可能会造成肿瘤细胞扩散和播散，不推荐作为确诊手段（A错误）。局部放射治疗适用于无法手术切除或无法耐受手术创伤的患者（C错误），而直接靶向药物治疗在本例中并不适合，因为患者的病情已经发展到了转移的阶段，需要考虑手术治疗（F错误）。右肾动脉栓塞术通常是治疗肾癌的辅助措施，在手术前可能会使用，但不是最优的治疗选择（B错误）。

3. ACDE【解析】靶向药物治疗：舒尼替尼+索拉非尼。可应用干扰素900万U。由于转移性肾癌的治疗难度较大，且现有治疗方法对患者预后影响不同，因此参加临床试验可以为患者提供更好的治疗方式，选项A正确。

4. ADEF【解析】根据患者病情，可继续应用靶向药物进行治疗，在之前基础上可搭配依维莫司治疗。

5. A【解析】肾上腺神经母细胞瘤生化检查显示肾上腺内分泌功能正常，血、尿肾上腺素（E）、去甲肾上腺素（NE）、HVA及VMA升高。

6. C【解析】神经细胞瘤是儿童期最常见的颅外实体肿瘤，来源于交感神经系统。神经细胞瘤与*N-MYC*的基因突变有关，对*N-MYC*的作用机制的研究将有助于开发治疗神经细胞瘤的新药。

7. ACD【解析】神经母细胞瘤中提示预后良好的因素：①年龄<1岁。②肾上腺来源肿瘤。③肿瘤分期Ⅱ期。

8. BC【解析】腹部CT主要检查全腹腔脏器的大体情况，如肝内外胆管结石、胆囊结石、膀胱结石、弥漫性脂肪肝、肝硬化均可通过腹部CT检查确诊。在恶性肿瘤的早期，腹部MRI对血管侵犯及肿瘤分期方面优于CT。

9. ABCDEF【解析】24小时尿游离皮质醇能比较客观地反映皮质醇的分泌量。用于垂体肾上腺皮质功能亢进或低下症的诊断和鉴别诊断。24小时尿儿茶酚胺及其代谢产物的测定常用来检测交感神经兴奋性以及肾上腺髓质疾病（嗜铬细胞瘤），是诊断嗜铬细胞瘤的临床常用检查方法。血常规、电解质及肝肾功能，血浆促肾上腺素皮质激素（ACTH）及皮质醇，血浆肾素、血管紧张素、醛固酮、硫酸脱氢表雄酮等均有助于辅助鉴别诊断该患者肾上腺疾病。

10. C【解析】肾上腺转移癌的诊断主要依靠 B 超、CT 及 MRI 检查。B 超诊断率可达 90%，B 超可发现直径为 1.0cm 以上的肾上腺肿瘤，肾上腺转移癌为实质性弱回声肿物，常呈椭圆形或分叶状，边界欠平整。CT 诊断率可达 98%，可发现直径 <0.5cm 的肾上腺肿瘤，肿瘤密度不均，边界不清晰，大多有增强效应。肾上腺转移癌的 MRI 表现与肾上腺皮质癌相似，但其体积不如皮质癌大，T_1 加权信号降低，T_2 加权信号升高，多数不均匀。而 PET-CT 确诊率达 100%，缺点是价格昂贵。

11. BC【解析】原发肾上腺癌或肾上腺良性肿瘤可有肾上腺皮质或髓质功能亢进表现，生化检测、影像学检查及放射性核素显像有助于鉴别。细针穿刺活检不失为一种有效的鉴别方法。目前临床上 PET-CT 主要用于全身肿瘤诊断、疗效评价、复发和转移监测。

12. CE【解析】患者的诊断为右侧肾上腺癌术后复发转移，并合并双侧肾上腺转移性透明细胞癌。治疗方案应考虑手术切除，因此正确答案为 C，即开放双侧肾上腺肿瘤切除术。对于肾上腺转移癌，手术切除转移癌为治疗的最佳选择，放疗和化疗对这种类型的肿瘤效果不佳，间碘苄胍（MIBG）放射性核素治疗主要用于儿童神经母细胞瘤和成人肾上腺髓质肿瘤，不适合该患者。针对透明细胞癌的分子标志物进行靶向药物治疗也是一种有效的治疗方法。

第三篇
肾脏疾病

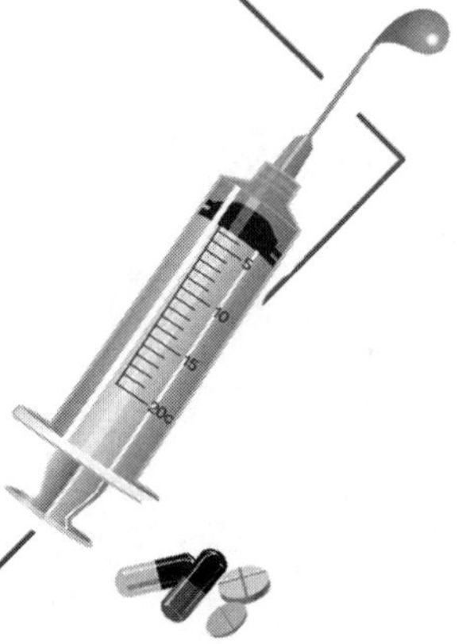

第十四章　肾脏解剖和生理

一 A1 型题

1. 肾蒂由前往后的解剖顺序是
   A. 动脉，静脉，输尿管
   B. 输尿管，静脉，动脉
   C. 静脉，动脉，输尿管
   D. 动脉，输尿管，静脉
   E. 输尿管，动脉，静脉
2. 禁用于肾功能不全患者的抗菌药物是
   A. 青霉素 G
   B. 阿莫西林
   C. 头孢曲松
   D. 阿米卡星
   E. 阿奇霉素
3. 正常人经肾小球滤出的碳酸氢根离子重吸收的部位是
   A. 近端肾小管
   B. 髓袢
   C. 连接小管
   D. 集合小管
   E. 远端肾小管

二 B 型题

（1 ~2 题共用备选答案）

A. 105g
B. 115g
C. 125g
D. 135g
E. 150g

1. 通常男性的单个肾重约
2. 通常女性的单个肾重约

三 X 型题

1. 有关肾脏形态的叙述正确的有
   A. 赤褐色成对的器官
   B. 中央为肾门
   C. 赤褐色单独的器官
   D. 外形似蚕豆

E. 中央为肾血管

2. 有关肾脏的分层结构叙述正确的有

A. 外层为皮质，厚度约为 1cm

B. 外层富有血管及肾小球

C. 外层颜色较髓质深，为红褐色

D. 皮质的深层为髓质，占整个肾实质的 1/3

E. 肾脏为实质器官

3. 有关肾的被膜叙述正确的有

A. 由平滑肌纤维与结缔组织构成

B. 在肌织膜外有两层包膜

C. 纤维囊为一层结缔组织膜，薄而坚韧

D. 纤维膜外面是肾筋膜，为肾周围呈囊状的脂肪层

E. 肾筋膜位于脂肪囊的里面，由腹膜外组织发育而来

4. 机体在新陈代谢过程中产生多种废物，绝大部分废物通过（　　）排出体外

A. 肾小球分泌

B. 肾小球滤过

C. 肾小管的分泌

D. 尿液

E. 肾小管的滤过

5. 肾脏是（　　）主要排泄器官

A. 钙

B. 钠

C. 钾

D. 氯

E. 磷

参考答案与解析

一、A1 型题

1. C【解析】肾是赤褐色成对的器官，外形似蚕豆，中央为肾门，是肾血管、肾盂、神经及淋巴管出入之处。其排列顺序为：肾静脉在前、肾动脉居中、输尿管在最后面，该处合称为肾蒂。

2. D【解析】硫酸阿米卡星是一种氨基糖苷类抗生素，具有耳毒性和肾毒性，患者可发生听力减退、耳鸣或耳部饱满感；听力减退一般于停药后症状不再加重，但个别患者仍可能继续发展至耳聋。此外，患者可出现血尿、排尿次数减少或尿量减少、血尿素氮、血肌酐值增高等。大多可逆，停药后减轻，但亦有个别报道出现肾衰竭。禁用于肾功能不全患者。

3. A【解析】原尿流经肾小管和集合管时，经选择性重吸收作用，将对机体有用的物质重新吸收。近端肾小管的功能是将原尿中 99% 的水、电解质、蛋白质、糖等物质重吸收回血液循环中。原尿滤液中绝大部分的葡萄糖、氨基酸、蛋白质、维生素、钾、钙、钠、水、

无机磷等都在近曲小管重吸收。

二、B 型题

1~2 E、D【解析】通常男性的单个肾重约150g，女性约135g，垂直长度10~12cm，左右横径5~7cm，前后径3cm。

三、X 型题

1. ABD【解析】参见 A1 型题第1题解析。

2. ABCE【解析】肾为实质器官。外层为皮质，厚度约为1cm，该层富有血管及肾小球，颜色较髓质深，为红褐色。皮质的深层为髓质，占整个肾实质的2/3，该层血管较少，致密而有条纹。

3. AC【解析】肾实质包以肌织膜，由平滑肌纤维与结缔组织构成，紧贴附着不易剥离。在肌织膜外有三层包膜，分别是纤维囊、脂肪囊和肾筋膜。纤维囊为一层结缔组织膜，薄而坚韧，由致密结缔组织和少数弹力纤维构成，在正常状态下，容易与肾实质剥离。但在某些病理情况下，可与肾实质粘连而不易剥离。纤维膜外面是脂肪囊，为肾周围呈囊状的脂肪层。脂肪囊对肾起弹性垫样保护作用。肾筋膜位于脂肪囊的外面，由腹膜外组织发育而来。肾筋膜分前后两层，包绕肾和肾上腺。

4. BCD【解析】机体在新陈代谢过程中产生多种废物，绝大部分废物通过肾小球滤过、肾小管的分泌，随尿液排出体外。

5. BCD【解析】肾是钠、钾、氯的主要排泄器官。

泌尿系统
畸形

第十五章 肾 畸 形

一 A1 型题

1. 融合肾畸形中最常见的类型是
   A. 孤立肾
   B. 盘形肾
   C. 马蹄肾
   D. 乙状肾
   E. 块肾
2. 关于马蹄肾的叙述不正确的是
   A. 马蹄肾是最常见的融合肾畸形
   B. 绝大部分马蹄肾是在下极相连，其峡部可由大块的肾实质组成，也可由少许纤维组织构成
   C. 马蹄肾的肾盂多朝向前方
   D. 50% 以上的马蹄肾患者没有任何症状
   E. 马蹄肾发生肿瘤的机会降低
3. 关于马蹄肾的治疗以下叙述不正确的是
   A. 峡部切除对缓解腰部疼痛及消化道症状可能有一定效果
   B. 本病患者肾功能常无异常，若无合并症，无须特别治疗
   C. 手术治疗主要是针对并发症而施行
   D. 肾积水如为输尿管反流者可行尿道吻合术
   E. 对单侧有恶性肿瘤、脓肾、严重积水、严重感染或导致高血压者，可行经腹患侧马蹄肾切除加对侧肾位置调整固定术
4. 与马蹄肾峡部相比邻的椎骨是
   A. 第 12 胸椎和第 1 腰椎
   B. 第 1 腰椎和第 2 腰椎
   C. 第 3 腰椎和第 4 腰椎
   D. 第 5 腰椎和第 1 骶椎
   E. 第 1 骶椎和第 2 骶椎
5. 有关常染色体隐性遗传多囊肾病的叙述以下不正确的是
   A. 本病是一种罕见的疾病
   B. 多在幼年时发病
   C. 胎儿期基因诊断明确可作为终止妊娠的指标

D. 幼年时的死亡原因为肾衰竭
E. 少年时的死亡原因为肝衰竭

6. 下面哪一种疾病与遗传因素有关
A. 双侧隐睾
B. 会阴型尿道下裂
C. 双侧多囊肾
D. 双侧精索静脉曲张
E. 双侧肾盂输尿管连接部狭窄

7. 成人型多囊肾为
A. 常染色体显性遗传
B. 常染色体隐性遗传
C. 性染色体显性遗传
D. 性染色体隐性遗传
E. 混合遗传

8. 关于多囊肾的病因及病理以下不正确的是
A. 是一种遗传性疾病，有家族史
B. 其外观特征是肾布满大小不等含有浅黄色液体的囊肿
C. 肾小管与集合管间连接不良，尿液排出受阻，形成肾小管潴留性囊肿
D. 常伴有肝、脾和胰腺囊肿
E. 常染色体隐性遗传多囊肾病多见，常于 40 岁左右出现症状

9. 常染色体显性遗传多囊肾病最重要的 3 项临床表现是
A. 疼痛、腹部肿块、肾功能损害
B. 血尿、感染、结石
C. 疼痛、血尿、腹部肿块
D. 疼痛、腹部肿块、高血压
E. 疼痛、高血压、肾功能损害

10. 多囊肾的临床特点以下不正确的是
A. 常染色体显性遗传，一般成年出现症状；常染色体隐性遗传，发病于婴儿期
B. 两侧肾肿大、肾区疼痛、血尿及高血压，甚至肾功能不全
C. 根据发生和发展，临床分期为发生期、成长期、肿大期、破溃期、尿毒症期
D. 预后较好
E. 治疗原则是控制高血压、防治感染、保护肾功能、延缓尿毒症

11. 以下哪项检查无助于诊断多囊肾
A. 静脉尿路造影（IVU）
B. 淋巴造影
C. B 超
D. 放射性核素显像
E. CT

12. 常染色体显性遗传多囊肾病（ADPKD）的早期治疗方法不包括
A. 控制感染
B. 控制高血压
C. 囊肿去顶减压术
D. 透析与移植
E. 中药治疗

13. 关于常染色体显性遗传多囊肾病的预后以下叙述不正确的是
   A. 有无症状以及发病年龄与患者预后无明显关系
   B. 女性患者在病程早期并不影响妊娠分娩过程
   C. 遗传性多囊肾尚无有效治疗方法防止病程进展
   D. 多囊肾患者生育与否，与减少本病发生率有一定关系
   E. 多囊肾患者在青年期以后宜做家系调查及基因诊断，以及早发现风险患者
14. 常染色体显性遗传多囊肾病行肾切除的指征不包括
   A. 患肾巨大
   B. 严重的出血或感染
   C. 行肾移植手术的同时切除较大侧的肾
   D. 严重的血尿，反复发作
   E. 伴有肾肿瘤
15. 对常染色体隐性遗传多囊肾病（ARPKD）肾衰竭终末期患者可考虑的治疗是
   A. 囊肿去顶减压手术
   B. 长期透析
   C. 同种异体肾移植
   D. 抗生素治疗
   E. 肾上腺肿瘤切除术
16. 关于常染色体显性遗传多囊肾病（ADPKD）的治疗以下叙述不正确的是
   A. 当有血尿时，首先应减少活动或卧床休息
   B. 对于18~35岁有动脉瘤家族史的常染色体显性遗传多囊肾病（ADPKD）患者，应行MRI或血管造影检查
   C. 对无症状的颅内动脉瘤，直径大于1cm者可继续观察
   D. 常染色体显性遗传多囊肾病（ADPKD）合并梗阻性结石难以单独处理结石
   E. 肾实质或囊内感染，应采取积极的抗感染等措施
17. 常染色体隐性遗传多囊肾病（ARPKD）其致病基因位于
   A. 1号染色体
   B. 6号染色体
   C. 7号染色体
   D. 8号染色体
   E. 12号染色体
18. 关于常染色体显性遗传多囊肾病的叙述不正确的是
   A. 早年患病，在成年时发病
   B. 约半数患者同时有多囊肝
   C. 发生慢性肾功能不全时不宜行肾移植手术治疗
   D. 呈家族内聚集发病
   E. 主要的危害是慢性肾功能不全

19. 重复肾形成双肾盂、双输尿管，容易发生肾积水的部位是

A. 上肾
B. 下肾
C. 双肾
D. 下段输尿管
E. 膀胱

20. 关于重复肾以下叙述不正确的是

A. 重复肾体积大
B. 两肾常上下排列，下半肾小
C. 常并发输尿管反流及肾积水
D. 重复肾的肾盂和输尿管多发育不全，功能差
E. 上半肾只有一个肾大盏，下半肾大而有更多肾盏

21. 关于重复肾诊断以下叙述不正确的是

A. 合并感染时需行尿细菌培养加药物敏感试验
B. CT 增强扫描可见患肾较短，有一个肾盂及输尿管
C. 三维成像可显示全部肾盂及输尿管的形态
D. 如膀胱内有两个以上输尿管开口，则可确立完全性双输尿管的诊断
E. B 超检查可探及双肾盂、双输尿管及上肾盂扩张积水、结石等

22. 关于单侧肾不发育以下叙述不正确的是

A. 发病率明显高于双侧肾不发育
B. 具有家族遗传性，为常染色体隐性遗传
C. 多发生在左侧
D. 女性最常见的伴发畸形是单角子宫
E. 无须治疗，临床随访即可

二　A2 型题

1. 患者，女性，60 岁。6 天前发现尿色发红，无膀胱刺激征，无发热，无腰痛，查体未发现阳性体征，尿常规检查红细胞 10~20 个/高倍视野。为明确诊断以下哪项处理是最适宜的

A. 口服抗生素并行肾、输尿管及膀胱（KUB）平片
B. 减少活动，1 周后复查尿常规
C. 行双肾、输尿管及膀胱的 B 超检查
D. 尿液找结核分枝杆菌
E. 腹部 CT 检查，了解泌尿系统情况

2. 患者，女性，53 岁。腰部酸胀，影像学检查结果如下图所示，判断其最可能的诊断是

A. 多囊肾
B. 肾脓肿

C. 肾细胞癌　　D. 肾盂癌伴出血

E. 多房性肾囊肿

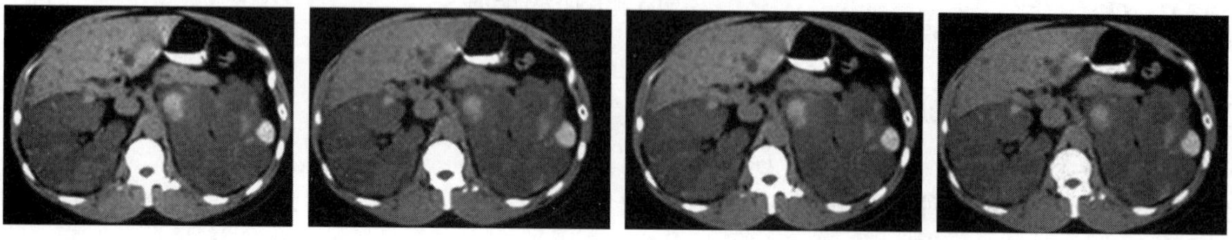

3. 患者，女性，32 岁。血肌酐、尿素氮增高，影像学检查结果如下图所示，最可能的诊断是

A. 双肾脓肿　　B. 多囊肾

C. 囊性肾癌　　D. 双侧多发性肾囊肿

E. 多发囊肿性肾发育不全

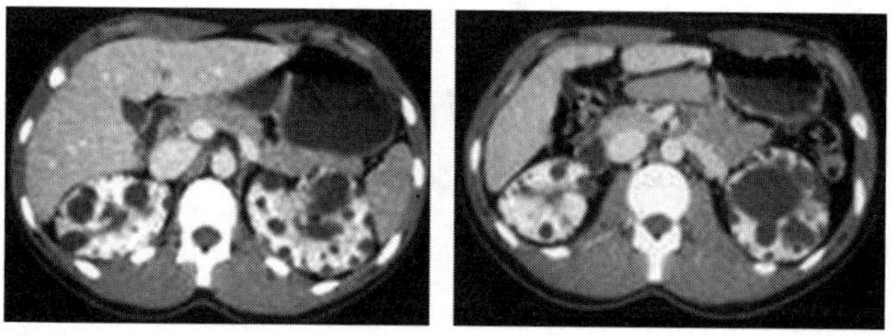

4. 下列影像学检查结果的图像均为哪种疾病

A. 肾囊肿　　B. 肾错构瘤

C. 肾癌　　D. 肾脓肿

E. 肾脂肪瘤

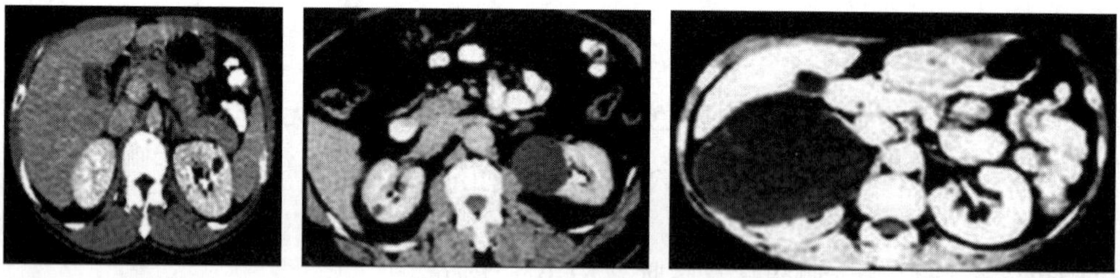

5. 患者，男性，43 岁。左侧腰痛、血尿 3 天。B 超：双肾多发囊性占位，左侧最大者直径 14cm，右侧直径最大者 3.8cm。IVU：肾盂肾盏受压变形，似蜘蛛状，盏颈拉长、变细呈弯曲状。血肌酐 116μmol/L。根据患者情况，治疗宜采取

A. 经皮穿刺置管外引流　　B. 经皮穿刺抽吸、注射硬化剂

C. 囊肿去顶减压术　　D. 血液透析

E. 肾移植

6. 患者，男性，41 岁。反复尿频、尿痛、肉眼血尿就诊。尿常规：白细胞(+++)，红细胞(++++)，蛋白(+)。IVU：左肾呈双肾盂输尿管畸形，其中上方肾盂输尿管交界处有直径 1.8cm 结石合并肾盂重度积水，分泌功能极差；下方肾盂及右肾分泌功能良好。治疗方式首选

A. 保守治疗，控制感染

B. 体外震波碎石

C. 左重复肾切除术

D. 左肾盂切开取石术

E. 左肾盂切开取石 + 重复输尿管与正常肾盂或输尿管吻合术

三 A3/A4 型题

（1~4 题共用题干）

患者，男性，37 岁。发现腹部包块 8 个月。查体：双侧肾脏均于肋缘下可触及，其表面凹凸不平。B 超和 CT 检查结果：双侧多囊肾、多囊肝。

1. 患者所患疾病属于

A. 常染色体显性遗传病

B. 常染色体隐性遗传病

C. 性染色体显性遗传病

D. 性染色体隐性遗传病

E. Y 连锁遗传病

2. 其临床表现一般不包括以下哪一项

A. 疼痛

B. 腹块

C. 高血压

D. 肾衰竭

E. 肝衰竭

3. 如病情需要进行肾移植，移植前行肾切除术的适应证，不包括

A. 严重肾感染，难以控制

B. 严重血尿，难以控制

C. 合并肾恶性肿瘤

D. 患肾巨大，接近脐平面

E. 剧烈疼痛，难以控制

4. 关于该病的遗传学特点以下不正确的是

A. 显性遗传，外显率 100%

B. 具有家族聚集性的特点，所有患者均有明显家族史

C. 男女均可发病，两性受累机会均等

D. 连续几代均可出现患者

E. 每个子代均有 50% 的机会由遗传获得病理基因

四 B 型题

（1~4 题共用备选答案）

A. 围生期型

B. 新生儿型

C. 婴儿型　　D. 少年型

E. 中年型

1. 已有严重的肾囊性病变，90%集合管受累，并有少量门静脉周围纤维增殖，是指
2. 出生后1个月出现症状，肾囊肿病变累及60%集合小管，伴轻度门静脉周围纤维增殖，是指
3. 出生后3~6个月出现症状，肾囊性病变累及25%肾小管，表现为双肾肿大，肝、脾大伴中度门静脉周围纤维增殖，是指
4. 肾损害相对轻微，仅有10%以下的肾小管发生囊性变，肝门静脉区严重纤维性变，是指

（5~8题共用备选答案）

A. 输尿管侧-侧吻合术　　B. 无须治疗

C. 输尿管膀胱再植术　　D. 上半肾切除术

E. 肾上腺肿瘤切除术

5. 对无症状的重复肾患者的治疗方式可采取
6. 重复肾有输尿管-输尿管反流，可行的治疗方式为
7. 完全性双输尿管，开口有狭窄或反流，可采取
8. 有严重并发症或上半肾功能已丧失时，可行的治疗方式为

（9~10题共用备选答案）

A. 囊肿去顶减压手术　　B. 长期透析

C. 同种异体肾移植　　D. 抗生素治疗

E. 肾上腺肿瘤切除术

9. 早、中期多囊肾患者可采用的治疗是
10. 晚期多囊肾患者有条件的应做的治疗是

五 X型题

1. 患者，女性，33岁。右侧腰部不适，影像学检查结果如下图所示，以下叙述正确的是
   A. 右肾轮廓明显小于左侧，边缘光滑规则
   B. 左肾代偿性肥大
   C. 考虑为右小肾畸形
   D. 右肾完全无功能
   E. 考虑为右肾肾自截

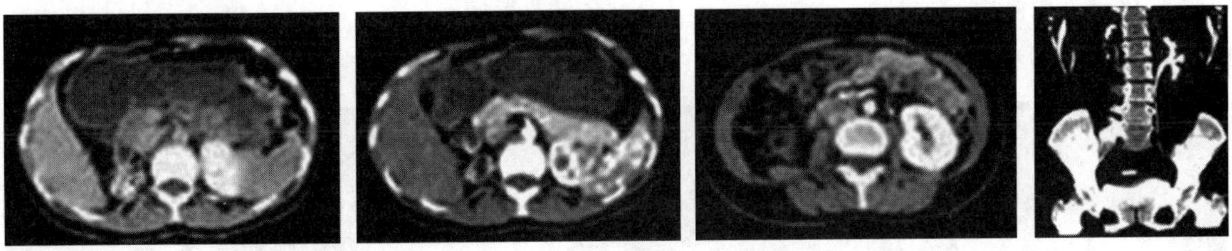

2. 先天性肾发育不良的病理表现包括
   A. 肾盂、肾盏畸形　　B. 输尿管常闭锁
   C. 肾动脉多分支但无主干　　D. 患肾位置较低或位于盆腔
   E. 肾单位大而多
3. 关于先天性肾发育不良，以下叙述正确的是
   A. 肾未发育，体积小于正常肾的一半以上者称为先天性肾发育不良
   B. 先天性肾发育不良是由胚胎时期血运障碍及肾胚基发育不良所致
   C. 单侧发病者对侧肾常代偿性萎缩
   D. 本病可为单侧发病、无双侧发病
   E. 本病可为节段性发病
4. 关于先天性肾发育不良的诊断以下叙述正确的是
   A. 双肾发育不良多在早年死亡　　B. B 超提示肾缩小，皮质变薄
   C. CT 显示肾实质及肾窦增大　　D. IVU 可见肾影增大，规则
   E. 呈杵状，肾盏短粗，无小盏，大盏呈分叶状
5. 关于马蹄肾的病因及发病机制以下叙述正确的是
   A. 妊娠第 4~6 周出现异常
   B. 在第 1 周时双侧后肾胚相距很近，此时受到任何干扰都会导致两者的下极相连形成马蹄肾
   C. 脐血管或髂动脉位置的改变也会影响肾的旋转和迁移，导致部分肾融合
   D. 胚胎尾部发育或盆腔内其他器官的异常都可以引起两侧肾融合
   E. 呈杵状，肾盏短粗，无小盏，大盏呈分叶状
6. 关于马蹄肾的病理表现，以下叙述正确的是
   A. 马蹄肾的融合部分大都在下极
   B. 马蹄肾的融合部分大都在上极
   C. 峡部为肾实质及纤维组织所构成
   D. 峡部为肾实质及结缔组织所构成
   E. 位于腹主静脉及下腔动脉之前及其分叉稍上方
7. 患儿，女，8 个月。CT 检查结果如下图所示，以下叙述正确的是
   A. 双侧肾盂积水　　B. 双侧肾门朝向前内方

C. 双肾下极融合
D. 考虑为异位肾
E. 考虑为马蹄肾

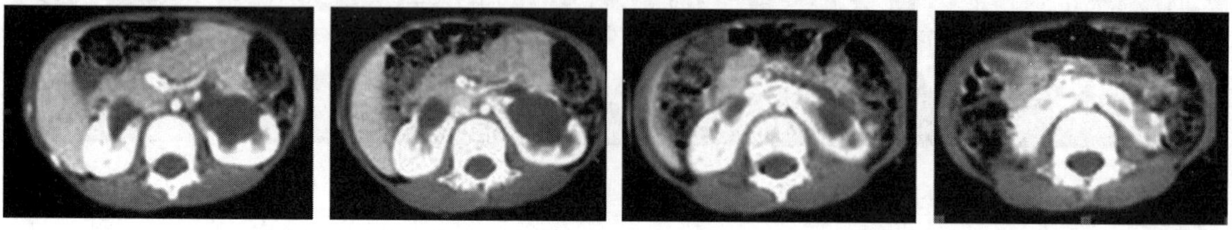

8. 马蹄肾的诊断，结石或肾盂输尿管连接部引起的梗阻会导致造影图像模糊，难以判断，可以明确诊断的检查是
A. B 超
B. KUB 平片
C. IVU
D. 逆行肾盂造影
E. CT 扫描
9. 关于马蹄肾治疗的叙述正确的是
A. 无临床表现及并发症，则无须治疗
B. 如有严重腹痛、腰痛和消化道症状，需手术治疗
C. 如有与峡部有关的梗阻，可行峡部分离术
D. 如合并有结石，可行肾盂切开取石术
E. 可行肾盂成形术
10. 关于马蹄肾的预后，以下叙述正确的是
A. 马蹄肾发生肿瘤的易感性会降低
B. 全部肾细胞癌
C. 其次为肾盂肿瘤和肾母细胞瘤（Wilms 瘤）
D. 慢性感染、梗阻和结石形成等发病率的增高使肾盂肿瘤的发病率较正常人偏高
E. 马蹄肾患者发生肿瘤的生存率由肿瘤的病理和分期决定，而与畸形本身无关
11. 多囊肾的病理特征包括
A. 肾表面大小不等的囊泡
B. 囊壁与囊壁及肾盂之间互相通畅
C. 囊壁内面为立方形上皮细胞覆盖
D. 肾小球呈玻璃样变，肾小动脉管壁硬化
E. 患者常无高血压症状
12. 多囊肾患者的常见并发症为
A. 肝衰竭
B. 尿毒症
C. 心肌梗死
D. 呼吸衰竭
E. 高血压
13. 常染色体显性遗传多囊肾病（ADPKD）的最常见的早期症状是背部和胁腹部疼痛，急

性疼痛突然加剧常提示

A. 增大的肾
B. 合并感染
C. 囊肿破裂出血
D. 囊肿牵拉肾包膜
E. 结石血块引起尿路梗阻

14. 常染色体显性遗传多囊肾病（ADPKD）的主要诊断依据为

A. 肾皮质布满无数液性囊肿
B. 髓质布满无数液性囊肿
C. 基因连锁分析结果阳性
D. 明确的 ADPKD 表现
E. 基因连锁分析结果阴性

15. 常染色体显性遗传多囊肾病（ADPKD）的实验室检查可见

A. 中、晚期可见不同程度的血尿
B. 在病程早期即可出现肾浓缩功能受损表现
C. 最大尿渗透压测量是肾功能受损的敏感指标
D. 红细胞管型大量常见
E. 随着肾代偿能力的丧失，血肌酐进行性升高

16. 常染色体显性遗传多囊肾病（ADPKD）治疗应采用对症及支持疗法，主要目的是

A. 控制高血压
B. 预防感染
C. 防止血管扩张
D. 排钠
E. 降低血钙

17. 多囊肾囊肿减压术的目的包括

A. 保护余下的正常肾单位免遭挤压
B. 肾缺血状况没有改善
C. 部分肾单位的功能得到恢复
D. 加快疾病的发展
E. 延缓疾病的发展

18. 重复肾有输尿管异位开口者，可根据情况采取的治疗方式有

A. 输尿管侧-侧吻合术
B. 无须治疗
C. 输尿管膀胱再植术
D. 上半肾切除
E. 肾上腺肿瘤切除术

六 案例分析题

(1~4 题共用题干)

患者，男性，32 岁。主因“发现左肾积水 3 个月”就诊。无腰痛，无发热，无尿频、尿急，无恶心、呕吐。门诊 B 超：提示左肾轻度积水，双肾下极融合。入院后行腹部 CT 平扫及三维重建如右图所示。

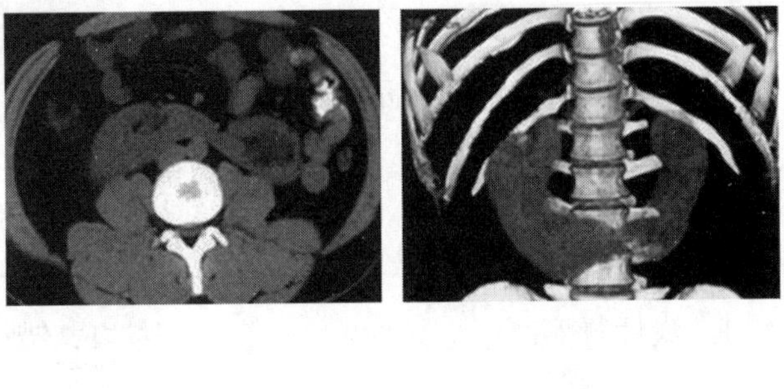

1. 患者的正确诊断是

A. 马蹄肾　　B. 孤立肾
C. 异位肾　　D. 乙状肾
E. 盘肾　　F. 多囊肾

2. 疾病的影像学特征包括

A. 双肾呈倒“八”字形分布于脊柱两侧
B. 双肾下极肾实质在脊柱前方融合
C. 双肾旋转不良
D. 双肾盂重度积水
E. 双输尿管高位开口
F. 输尿管异位开口

3. 疾病的治疗原则包括

A. 无临床表现及并发症，则无须治疗
B. 如有肾积水，则需手术治疗
C. 如有严重腹痛、腰痛和消化道症状，需手术治疗
D. 如合并肾盂输尿管连接部梗阻则行肾盂成形手术
E. 如合并膀胱输尿管反流则行膀胱输尿管再吻合术
F. 合并有肾结石时首选经皮肾镜取石术（PCNL）

4. 患者入院后行静脉肾盂造影提示双肾盂及输尿管显影良好，左肾盂轻度积水。尿常规：白细胞(++)。患者下一步较为合理的处理方案是

A. 峡部切断分离术　　B. 肾盂成形术
C. 输尿管松解术　　D. 肾固定术
E. 泌尿系统抗感染治疗　　F. 定期观察、复查肾积水变化

（5~7 题共用题干）

患者，男性，25 岁。1 年前无明显诱因出现活动后心悸，偶伴轻度头晕。血压波动在 160~200/90~140mmHg。B 超提示双肾多发囊性改变。门诊行腹部 CT 平扫及增强如右图所示。

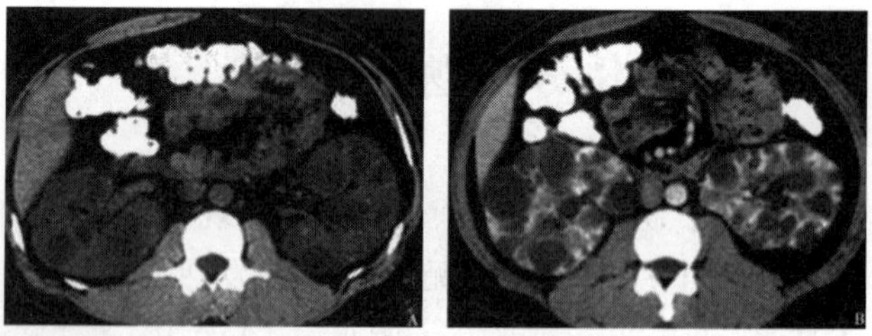

5. 患者可能的诊断是

A. 肾多发囊肿　　B. 肾积水
C. 多囊肾　　D. 肾结核
E. 囊性肾癌　　F. 错构瘤

6. 门诊血生化检测结果显示肾功能正常，尿常规检查结果正常。下一步较为合理的处理方案是
   A. 休息、避免劳累
   B. 低蛋白饮食
   C. 药物控制血压
   D. 预防尿路感染
   E. 定期复查肾功能
   F. 定期复查双肾 B 超
7. 关于该病，以下叙述正确的是
   A. 属于遗传病
   B. 可以有多系统病变
   C. 多数合并有高血压
   D. 常染色体显性遗传多囊肾病发病年龄较早
   E. 常染色体隐性遗传多囊肾病很少发生肾衰竭
   F. 合并肾结石

参考答案与解析

一、A1 型题

1. C【解析】两侧肾的下极或上极在身体中线融合形成蹄铁形，称为马蹄肾。马蹄肾是所有融合肾畸形中最常见的类型，其中 90% 为下极融合。

2. E【解析】马蹄肾发生肿瘤的发病率明显高于正常人群，选项 E 错误。两侧肾的下极或上极在身体中线融合形成蹄铁形，称为马蹄肾。是所有融合肾畸形中最常见的类型，90% 为下极融合。两肾的融合部为峡部，其中 85% 为肾实质，15% 为纤维组织。50% 以上的马蹄肾患者没有任何症状。

3. D【解析】马蹄肾的治疗：本病肾功能常无异常，若无合并症，无须特别治疗。手术治疗主要是针对并发症而施行。对肾积水如为输尿管反流者可行输尿管膀胱吻合术，有狭窄者行肾盂成形术。峡部切除对缓解腰部疼痛及消化道症状可能有一定效果，但目前持谨慎态度。对一侧有恶性肿瘤、脓肾、严重积水、严重感染或导致高血压者，可行经腹患侧肾切除加对侧肾位置调整固定术。

4. C【解析】与马蹄肾峡部相比邻的椎骨为第 3 腰椎和第 4 腰椎。

5. E【解析】常染色体隐性遗传多囊肾病（ARPKD）的患儿出生后 1 个月出现症状，肾囊肿病变累及 60% 集合小管，伴轻度门静脉周围纤维增殖。几个月后因肾衰竭而死亡，选项 D 正确，选项 E 错误。ARPKD 又称婴儿型多囊肾病，主要发生于婴幼儿，临床上少见，选项 AB 正确。胎儿期基因诊断明确可作为终止妊娠的指标，选项 C 正确。

6. C【解析】多囊肾是一类遗传性肾病。

7. A【解析】常染色体显性遗传型多囊肾（ADPKD）又称成人型多囊肾，是最常见的遗传疾病之一。

8. E【解析】常染色体显性遗传多囊肾病（ADPKD）又称成人型多囊肾病，是最常见的遗传疾病之一。常染色体隐性遗传多囊肾病（ARPKD）又称婴儿型多囊肾病，主要发生于婴幼儿，临床上少见，可同时见于兄弟姐妹中而父母则无表现，选项E错误。多囊肾是一种遗传病，选项A正确。病理表现为肾表面有大小不等的浅黄色囊泡，囊壁与囊壁及肾盂之间互不相通，选项B正确。常伴有肝、脾和胰腺囊肿，选项D正确。肾小管与集合管间连接不良，尿液排出受阻，形成肾小管潴留性囊肿，选项C正确。

9. A【解析】常染色体显性遗传多囊肾病（ADPKD）的临床表现：①疼痛。②血尿。③感染。④结石。⑤腹部肿块。⑥高血压。⑦肾功能损害。⑧肾外表现。其中最重要的三项为疼痛、腹部肿块及肾功能损害。

10. D【解析】多囊肾是一种常见的遗传性肾脏疾病，其特点是肾实质中有无数的大小不等的囊肿，肾体积增大，表面呈高低不平的囊性突起，使肾表现为多囊性改变。多囊肾病的预后较差，D选项错误，其余选项均正确。

11. B【解析】多囊肾的影像学检查：①腹部平片。②静脉尿路造影（IVU）检查。③B超。④CT。⑤放射性核素显像。

12. D【解析】ADPKD治疗应采用对症及支持疗法，主要是控制高血压和预防感染。早、中期多囊肾患者可采用囊肿去顶减压术。对肾衰竭终末期患者可考虑长期透析，晚期多囊肾患者有条件的应做同种异体肾移植。

13. A【解析】ADPKD的预后：有无症状及发病年龄与患者的预后有较大关系。女性患者在病程早期并不妨碍妊娠及分娩，但病程较晚则易并发高血压。约50%的具有*PKD*1基因突变的患者在55~60岁发展为尿毒症，而非*PKD*1基因突变者要到70岁才发生。

14. A【解析】大多数学者认为以下情况应考虑切除病肾：①严重的出血或感染。②伴重度高血压。③伴发肾肿瘤。④压迫下腔静脉。⑤难以控制的疼痛。⑥严重的血尿，反复发作。⑦行肾移植手术的同时切除较大侧的肾。

15. B【解析】常染色体隐性遗传型多囊肾患者如进入肾衰竭终末期，应按尿毒症相应的治疗原则处理，须做透析治疗。

16. C【解析】ADPKD对症及支持治疗：①注意休息，不食刺激性的食物或饮料（巧克力、咖啡），避免服用非甾体抗炎药。②无症状患者可以如正常人饮食起居，不必过多地限制活动。③病程晚期推荐低蛋白饮食，减轻肾代谢负担。④肾明显肿大者，应注意防止腰、腹部外伤，以免发生肾囊肿破裂。⑤高血压时，应限制钠盐摄入，选择抗高血压药治疗。首选的抗高血压药是血管紧张素转换酶抑制药。⑥当有血尿时，首先应减少活动或卧床休息，尽快明确血尿原因，并给予相应治疗，一般减少活动或卧床休息即可。⑦肾实质或囊内感染，应采取积极的抗感染等措施。⑧多囊肾合并梗阻性结石难以单独处理结石，由于囊肿压迫、囊肿数目多，肾盏扩张程度和肾内的通道不如所希望的那样通畅，碎石或内镜取石都有技术上的困难。⑨对于18~35岁有动脉瘤家族史的ADPKD患者，应行MRI或血管造影检查。⑩对无症状的颅内动脉瘤，直径小于1cm者可继续观察，如直径超过1cm，尤其有脑部症状者，因有动脉瘤破裂危险应考虑手术治疗。

17. B【解析】常染色体隐性遗传多囊肾病其致病基因位于6号染色体。

18. C【解析】多囊肾随着病情的进一步发展出现肾功能不全，为维持生命须做肾移植或透析，选项C错误。

19. A【解析】重复肾形成双肾盂、双输尿管，上肾容易发生肾积水。

20. B【解析】重复肾的肾盂和输尿管多发育不全，功能差，常并发输尿管反流及肾积水。重复肾体积大，两肾常上下排列，上半肾小，只有一个肾大盏，下半肾大而有更多肾盏。

21. B【解析】重复肾的诊断：①约60%的患者无明显表现，仅在B超检查或静脉尿路造影时发现。②当输尿管异位开口于尿道括约肌之外时，则出现尿失禁。此种情况多见于女患儿，但患者又有正常排尿。此类患者应仔细检查阴道和外阴部，常能发现异位输尿管开口。③尿常规检查：可见镜下血尿，白细胞计数增多，严重时可有肉眼血尿。合并感染时需行尿细菌培养加药物敏感试验。④静脉尿路造影：可见患肾影增大，上下排列的双肾盂，并可显示双输尿管为完全性或不完全性。当上肾有积水和肾功能损害时，可表现为上肾盂扩张，上肾显示不清或不显影。如能在电视监视下观察，可看到输尿管-输尿管反流现象。⑤B超检查：探及双肾盂、双输尿管及上肾盂扩张积水、结石等。⑥膀胱镜检查：如膀胱内有两个以上输尿管开口，则可确立完全性双输尿管的诊断。⑦逆行造影检查：在会阴、阴道或在膀胱镜下找到异位开口并插管行逆行造影可明确诊断。⑧CT：增强扫描可见患肾较长，有两个肾盂及输尿管，三维成像可显示全部肾盂及输尿管的形态。⑨MRI：MRI水成像能很好显示两根输尿管的相互关系及开口位置。尤其在肾功能不全时，诊断价值更大。

22. B【解析】单侧肾发育不全属于泌尿系统先天发育异常性疾病，发病机制尚不清楚，可能是遗传因素及环境因素共同参与发病。

二、A2型题

1. C【解析】B超检查双肾、输尿管、膀胱就是整个泌尿系统的检查，可以检查泌尿系统有无结石、肿瘤占位、畸形等病变。

2. A【解析】多囊肾的病理是肾表面为大小不等的囊泡，囊壁与囊壁及肾盂之间互不相通，囊壁内面被立方形上皮细胞覆盖，肾小球呈玻璃样变，肾小动脉管壁硬化，故常有高血压症状。

3. B【解析】参见A2型题第2题解析。

4. A【解析】肾囊肿的实验室检查：尿液分析多呈正常。镜下血尿罕见。肾功能检测也正常，除非囊肿为多发性或双侧性的（罕见）。即使一侧肾表面广泛破坏，对侧肾也可因代偿性肥大而维持总肾功能的正常。CT扫描：鉴别肾囊肿与肿瘤，CT是最精确的。囊液密度近似于水，而肿瘤的密度则与正常肾实质相近。

5. C【解析】囊肿去顶减压术的目的是保护剩余正常肾单位免遭挤压和进一步损害，使肾缺血状况有所改善，部分肾单位的功能得到恢复，延缓疾病的发展。其优点为对早、中期患者有降低血压、减轻疼痛、改善肾功能、提高生命质量、延缓进入肾衰竭终末期等作用。它对表浅而较大囊肿，尤其对伴有顽固性疼痛、进展性高血压或进展性肾功能不全者，疗效不错。如病情进展加快、症状明显、肾功能下降、血压持续性升高，应及早施行手术。

6. C【解析】重复肾有严重并发症或上半肾功能已丧失时，可行上半肾切除。

三、A3/A4 型题

1. A【解析】多囊肾，常染色体显性遗传病：当肾增大到一定程度后，可在腹部扪及，触诊肾质地较紧密，表面可呈结节状，随呼吸而移动，合并感染时可伴有压痛。影像学检查：①腹部X线检查显示肾影增大，外形不规则。若囊肿感染或有肾周围炎，肾影及腰大肌影不清晰。②IVU检查具有特征性，表现为有多个囊肿，及由此引起的肾肿大，外形不规则，并且因为囊肿压迫肾盏、肾漏斗和肾盂，呈蜘蛛状，肾盏扁平而宽，肾盏颈拉长变细，常呈弯曲状。③B超示双肾有为数众多的液性暗区，若肿瘤太小，也会见到无数异常的小回声复合体布满肾实质。④CT显示双肾增大，外形呈分叶状，有多数充满液体的薄壁囊肿。由于囊肿取代功能性组织，故在肝、肾的超声检查和CT扫描中可显示典型的“虫蚀”状。

2. E【解析】参见A1型题第9题解析。

3. D【解析】大多数学者认为以下情况应考虑肾移植前切除病肾：①严重的出血或感染。②伴重度高血压。③伴发肾肿瘤。④压迫下腔静脉。⑤难以控制的疼痛。

4. B【解析】多囊肾是肾脏的皮质和髓质出现多个囊肿的一种遗传性肾脏疾病。其发病具有家族聚集性，男女均可发病，但不是所有患者均有明显家族史，选项B错误。

四、B 型题

1~4 A、B、C、D【解析】Blyth和Ochenden（1971）将ARPKD分为围生期型、新生儿型、婴儿型及少年型4种类型，具体如下。①围生期型：围生期时已有严重的肾囊性病变，90%集合管受累，并有少量门静脉周围纤维增殖。多于围生期内死亡。②新生儿型：出生后1个月出现症状，肾囊肿病变累及60%集合小管，伴轻度门静脉周围纤维增殖。几个月后因肾衰竭而死亡。③婴儿型：出生后3~6个月出现症状，肾囊性病变累及25%肾小管，表现为双肾肿大，肝脾大伴中度门静脉周围纤维增殖。于儿童期因肾衰竭死亡。④少年型：肾损害相对轻微，仅有10%以下的肾小管发生囊性病变，肝门静脉区严重纤维性变。一般于20岁左右因肝脏并发症、门静脉高压死亡，偶见肾衰竭。

5~8 B、A、C、D【解析】重复肾的治疗：①对无症状的患者无须治疗。合并尿路感染时给予抗感染治疗。②对有上肾积水而肾功能尚好的不完全性双输尿管畸形，如有输尿管-

输尿管反流，可行双输尿管侧-侧吻合术（上段）或上肾输尿管膀胱再植术（下段）。③完全性双输尿管，开口有狭窄或反流，则行输尿管膀胱再植术。④有严重并发症或上半肾功能已丧失时，可行上半肾切除。⑤对有输尿管异位开口者，可根据情况行输尿管膀胱再植术或上半肾切除术。

9~10 A、C【解析】参见 A1 型题第 12 题解析。

五、X 型题

1. ABC【解析】该患者如图所示可以看到右肾轮廓明显小于左侧，边缘光滑规则，左肾代偿性肥大，考虑为右小肾畸形。

2. ABCD【解析】先天性肾发育不良的肾呈分叶状，为幼稚性状态，肾盂、肾盏畸形，输尿管常闭锁，肾动脉多分支但无主干，患肾位置较低或位于盆腔。肾单位少而小，肾泌尿功能差。

3. ABE【解析】肾未发育，体积小于正常肾的一半以上者称为先天性肾发育不良；先天性肾发育不良是由胚胎时期血运障碍及肾胚基发育不良所致；先天性肾发育不良的肾呈分叶状，为幼稚性状态，肾盂、肾盏畸形，输尿管常闭锁，肾动脉多分支但无主干，患肾位置较低或位于盆腔。肾单位少而小，肾泌尿功能差。单侧发病者对侧肾常代偿性增大，本病可为单侧发病、双侧发病或节段性发病。

4. AB【解析】先天性肾发育不良的诊断：①双肾发育不良多在早年死亡，如能存活可发生肾性佝偻病或侏儒病。表现为肾功能不全，单侧发病者表现为高血压常伴有视力障碍，节段性发病者罕见，亦表现为高血压症状。②B 超提示肾缩小，皮质变薄，CT 显示肾实质及肾窦缩小，IVU 可见肾影缩小，不规则，呈分叶状，肾盏短粗，无大盏，小盏呈杵状，肾盂发育不良。③肾动脉造影显示肾实质内血管纤细，不规律，肾缩小，肾血管较细、多支，缺主干。

5. ACD【解析】马蹄肾的病因及发病机制：妊娠第 4~6 周出现异常，此时输尿管芽已经插入后肾组织，在第 4、5 周时双侧后肾胚相距很近，此时受到任何干扰都会导致两者的下极相连形成马蹄肾。脐血管或髂动脉位置的改变也会影响肾的旋转和迁移导致部分肾融合，还有的人认为胚胎尾部发育或盆腔内其他器官的异常都可以引起两侧肾融合。

6. AD【解析】马蹄肾的病理：马蹄肾的融合部分大都在下极，构成峡部，峡部为肾实质及纤维组织所构成。其位于腹主动脉及下腔静脉之前及其分叉之稍上方，两肾因受下极融合的制约不能进行正常的旋转。

7. ABCE【解析】马蹄肾影像学特点：双肾位置偏低且更靠近脊柱；肾轴方向由正常的内上至外下改变为外上至内下或垂直；双肾下极在中线处相连；肾盂朝前，肾盏指向后方，下极肾盏朝内且位于输尿管内侧；输尿管连接肾盂的位置较高，上段位于前方像包绕着中线处的肿块等，如果检查中观察到以上特点可以确诊马蹄肾，选项 E 正确，选项 D 错误。

8. DE【解析】马蹄肾结石或 UPJ 引起的梗阻会导致造影图像模糊，难以判断，此时逆行肾盂造影和 CT 扫描可以明确诊断。

9. ABCD【解析】参见 A1 型题第 3 题解析。

10. CDE【解析】马蹄肾的预后：马蹄肾发生肿瘤的概率增加，其中一半以上为肾细胞癌，其次为肾盂肿瘤和肾母细胞瘤。慢性感染、梗阻和结石等发病率的增高使肾盂肿瘤的发病率较正常人偏高。马蹄肾患者发生肿瘤的生存率由肿瘤的病理和分期决定，而与畸形本身无关。

11. ACD【解析】多囊肾是一种以肾脏大小、体积增大和数目增多的囊泡为特征的遗传性疾病。其主要特点是肾表面形成大小不等、数量众多的囊泡，囊壁与囊壁及肾盂之间互不相通，囊壁内面为立方形上皮细胞覆盖，而非扁平上皮细胞。此外，多囊肾患者肾小球呈玻璃样变，肾小动脉管壁硬化，因此常有高血压症状。至于肾功能，则随年龄增长而逐步减退。因此，选项 ACD 均为多囊肾的病理特征，选项 B 与多囊肾的囊壁表面不相通的特点矛盾，选项 E 则与高血压常见的并发症不符。

12. BCE【解析】多囊肾患者的常见并发症为尿毒症、心肌梗死及高血压。

13. BCE【解析】常染色体显性遗传多囊肾病（ADPKD）最常见的早期症状是背部和胁腹部疼痛，性质可为钝痛、胀痛或肾绞痛。急性疼痛突然加剧常提示结石、血块引起尿路梗阻或囊肿破裂出血或合并感染，慢性疼痛为增大的肾或囊肿牵拉肾包膜、肾蒂血管等。

14. ABCD【解析】常染色体显性遗传多囊肾病（ADPKD）目前临床尚无统一的诊断标准。主要诊断依据：肾皮质、髓质布满无数液性囊肿，明确的 ADPKD 表现，基因连锁分析结果阳性。辅助诊断依据：是否存在多囊肝、肾功能不全、腹部疝、心脏瓣膜异常、胰腺囊肿、颅内动脉瘤、精囊囊肿等。

15. ABCE【解析】常染色体显性遗传多囊肾病（ADPKD）实验室检查：①早期患者尿常规无异常，中、晚期可见不同程度的血尿，但红细胞管型不常见，部分患者可出现轻度蛋白尿。如伴结石和感染时，也可有脓尿出现。②在病程早期即可出现肾浓缩功能受损表现，此表现的出现要早于肾小球滤过率降低。当囊肿数目增多，肾增大，肾浓缩功能受损更加明显。③最大尿渗透压测量是肾功能受损的敏感指标，与肾功能不全程度一致。④随着肾代偿能力的丧失，血肌酐进行性升高。

16. AB【解析】常染色体显性遗传多囊肾病（ADPKD）治疗应采用对症及支持疗法，主要是控制高血压和预防感染。

17. ACE【解析】囊肿减压术的目的是保护剩余的正常肾单位免遭挤压和进一步损害，使肾缺血状况有所改善，部分肾单位的功能得到恢复，延缓疾病的发展。

18. CD【解析】对有输尿管异位开口者，可根据情况行输尿管膀胱再植术或上半肾切除术。

六、案例分析题

1. A【解析】参见 X 型题第 7 题解析。

2. ABC【解析】马蹄肾的影像学特征：①双肾呈倒“八”字形分布于脊柱两侧。②双肾下极肾实质在脊柱前方融合。③双肾旋转不良。

3. ACDE【解析】参见 A1 型题第 3 题解析。

4. EF【解析】尿路感染治疗的目的在于缓解症状、清除潜在感染原、预防和治疗全身脓毒血症、预防并发症，还应定期观察、复查肾积水的变化。

5. C【解析】参见 A2 型题第 2 题解析。

6. ABCDEF【解析】患者诊断为多囊肾，一般治疗包括休息、低蛋白饮食、预防尿路感染，患者血压有波动，应及时规律服用抗高血压药，期间定期复查肾功能和双肾 B 超。

7. ABC【解析】多囊肾是一种先天遗传病，其特点是肾实质中有无数的大小不等的囊肿，肾体积增大，表面呈高低不平的囊性突起，使肾表现为多囊性改变。一般分为常染色体显性遗传多囊肾病（ADPKD）和常染色体隐性遗传多囊肾病（ARPKD）。ADPKD 又称成人型多囊肾病，是最常见的遗传疾病之一。ARPKD 又称婴儿型多囊肾病，主要发生于婴幼儿，临床上少见，可同时见于兄弟姐妹中而父母则无表现，于儿童期因肾衰竭死亡。

肾肿瘤

第十六章　肾　肿　瘤

一　A1 型题

1. 肾细胞癌的 Robson 分期，Ⅲ期为
   A. 肿瘤侵犯结肠
   B. 锁骨上淋巴结转移
   C. 下腔静脉有癌栓
   D. 肿瘤侵犯肾上腺
   E. 肿瘤侵犯肾上腺
2. 已明确的家族遗传性肾癌不包括
   A. 希佩尔-林道病（von Hippel-Lindau 病）
   B. 肾乳头状腺癌
   C. 肾透明细胞癌
   D. 肾集合管癌
   E. 髓样瘤
3. 以下不属于肾造瘘术并发症的是
   A. 肾穿孔
   B. 肾盂感染
   C. 出血
   D. 败血症
   E. 肾癌
4. 现在唯一公认的肾癌环境危险因素是
   A. 吸烟
   B. 肥胖
   C. 职业
   D. 高血压
   E. 药物
5. 关于肾肿瘤的病理叙述不正确的是
   A. 肾盂鳞状上皮癌多继发于肾盂结石或炎症
   B. 肾盂乳头状瘤亦可视为乳头状癌
   C. 肾母细胞瘤是由肾内质组成的恶性肿瘤
   D. 肾盂癌是从肾盂柱状上皮发生的恶性肿瘤
   E. 肾癌是从肾小管上皮细胞发生的恶性肿瘤
6. 促进肾盂发生粒状细胞癌变的最常见因素是
   A. 慢性肾盂肾炎
   B. 血吸虫病

C. 苯胺染料　　D. 肾盂结石

E. 长期肾盂积水

7. 遗传性肾癌最常见的类型是

A. 希佩尔-林道病　　B. 遗传性乳头状肾细胞癌

C. 遗传性平滑肌瘤病肾癌　　D. 伯特-霍格-迪贝（BHD）

E. 结节性硬化综合征

8. 肾癌侵犯大血管、肾上腺和肾周围组织，局限于肾周围筋膜内，按 TNM 分期，属于

A. T_1期　　B. T_2期

C. T_3期　　D. T_{3a}期

E. T_4期

9. 肾癌三联征是指

A. 消瘦、发热、血尿　　B. 发热、血尿、腰腹部包块

C. 血尿、腰腹部包块、腰部疼痛　　D. 血尿、贫血、腰腹部包块

E. 血尿、发热、胁肋部疼痛

10. 肾癌血尿特点是

A. 镜下血尿　　B. 肉眼血尿

C. 持续性全程血尿　　D. 腰痛伴血尿

E. 间歇性无痛肉眼血尿

11. 肾癌出现血尿时肿瘤已

A. 累及肾包膜　　B. 转移至膀胱

C. 累及肾周围脂肪囊　　D. 血行转移

E. 侵及肾盂、肾盏

12. 能用于常规查体且能发现早期肾癌的最简便的方法是

A. 静脉尿路造影（IVU）　　B. 逆行尿路造影

C. B 超检查　　D. CT 检查

E. MRI 检查

13. 关于肾癌的 B 超检查表现，以下叙述不正确的是

A. 小肿瘤肾轮廓可无明显改变

B. 小肾癌常表现为高回声或低回声

C. 早期肾癌如在肾门旁，腹膜后可有大小不等圆形或椭圆形低回声结节

D. 肿瘤压迫肾盂时，可出现肾盂变形移位，甚至中断

E. 肾癌早期多无肾周围血管受侵，中、晚期可出现肾静脉内或下腔静脉内瘤栓形成

14. 肾癌的 CT 检查表现以下叙述不正确的是

A. 典型的肾癌呈圆形、椭圆形或不规则占位

B. 平扫时肾癌的密度略低于肾实质，也可高于正常肾实质的密度

C. 直径 <2cm 的淋巴结多为肿瘤转移淋巴结
D. 肾静脉或下腔静脉内发生癌栓时，在静脉中可见低密度区
E. 增强扫描时，肾癌的密度明显低于正常肾实质

15. 肾癌放射性核素肾显像检查的作用以下叙述不正确的是
A. 准确显示肾占位性病变的位置
B. 鉴别腹膜后肿物为肾内或肾外
C. 明确尿漏的存在与否及其情况
D. 可对肾功能做定量分析
E. 准确显示肾非占位性病变的肿瘤的大小及形状

16. 难以鉴别的肾癌和肾囊肿最可靠的检查方法是
A. 静脉尿路造影
B. 逆行肾盂造影
C. B 超
D. 肾动脉造影
E. CT

17. 以下哪一种肾脏疾病最容易发生肾自发破裂出血
A. 肾癌
B. 多囊肾
C. 肾错构瘤
D. 肾囊肿
E. 结核性肾积水

18. 以下对于黄色肉芽肿性肾盂肾炎叙述不正确的是
A. 主要症状为腰痛、发热和持续尿路感染症状
B. 主要治疗方法为非手术治疗
C. 多见于糖尿病患者，也可与肾结石并存
D. 肾动脉造影对诊断该病无帮助
E. 最终诊断依赖于病理诊断结果

19. 以下伴有血尿的泌尿外科疾病是
A. 睾丸癌
B. 肾囊肿
C. 肾盂癌
D. 精索静脉曲张
E. 肾上腺皮质癌

20. 用腹腔镜行根治性肾癌切除手术的优点不包括
A. 手术出血少
B. 患者恢复快
C. 住院时间短
D. 手术费用低
E. 手术损伤小

21. 需要切除肾及全长输尿管（包括输尿管开口的部分膀胱）的疾病是
A. 肾盂癌
B. 多囊肾
C. 严重肾挫伤
D. 肾结核
E. 肾结核合并肾积脓

22. 关于肾素瘤的诊断，错误的是
A. B 超显示中等回声团块，CT 表现为软组织密度肿物

B. 分侧取肾静脉血测定肾素水平对肿瘤定位有一定意义，患侧血肾素水平与健侧相比常高出数倍
C. 所有出现明确的高肾素血症、高血压的患者，在排除肾动脉疾病后均须考虑肾素瘤的可能
D. 术后可通过穿刺活检明确肾素瘤的诊断
E. 内分泌及生化检查示高肾素血症、高醛固酮血症及低血钾

23. 转移性肾癌靶向药物索拉非尼治疗失败后，为提高患者生存期应换用
A. 贝伐单抗 + 干扰素–2
B. 依维莫司
C. CCI-779
D. 舒尼替尼
E. 白细胞介素

24. 转移性肾癌首选治疗方法为
A. 内科为主的综合治疗
B. 抗生素治疗
C. 姑息治疗
D. 药物治疗
E. 根治性肾切除术

25. 肾癌介入术后的并发症是
A. 肾囊肿
B. 肾癌
C. 肾脓肿
D. 肾结石
E. 气胸

26. 以下哪一种情况的肾癌患者在彻底切除肾后预后相对较好
A. 肿瘤侵犯超出肾周围脂肪囊
B. 肿瘤侵及淋巴结
C. 肾静脉癌栓
D. 肿瘤侵犯邻近脏器
E. 肺转移

27. 以下哪一项对肾癌预后的判断没有意义
A. 术前检查发现红细胞沉降率增高
B. 术前患者伴有低热
C. 术前检查发现 C 反应蛋白增多
D. 切除的肾癌病理检查可见梭形细胞
E. 肾癌病灶直径为 10cm

28. 影响肾癌预后的最主要因素是
A. 病理分期
B. 癌细胞核分级
C. 组织学亚型
D. 肿瘤组织坏死
E. 集合系统受侵

29. 关于多房囊性肾细胞癌（MCRCC）的病理表现，以下叙述不正确的是
A. 多发于肾两极
B. 病理表现为大小不一的多房性肿物
C. 房间互不相通
D. 多发于肾单极

E. 囊内充满新鲜和陈旧的血液

30. 多房囊性肾细胞癌的病理类型多为

A. 肾透明多囊肾
B. 肾母细胞瘤
C. 遗传性肾细胞癌囊性变
D. 肾透明细胞癌
E. 肾细胞囊肿

31. 诊断明确的恶性肾囊性肿物或多房囊性肾细胞癌（MCRCC）可以直接进行

A. 抗感染治疗
B. 垂体放疗
C. 药物治疗
D. 抗生素治疗
E. 手术治疗

32. 多房囊性肾细胞癌（MCRCC）外科治疗效果好，保留肾的手术适用于小于（　　）且位于肾边缘的肾癌

A. 3cm
B. 5cm
C. 6cm
D. 7cm
E. 8cm

33. 关于肾母细胞瘤的叙述，错误的是

A. 常侵入肾盂、肾盏内
B. 多在5岁以后发病
C. 与正常的肾组织有明显界起限
D. 是婴幼儿最常见的腹部肿瘤
E. 发生于胚胎性肾组织，是起源于上皮组织的恶性肿瘤

34. 婴幼儿最常见的腹部肿瘤是

A. 错构瘤
B. 畸胎瘤
C. 透明细胞癌
D. 肾母细胞瘤
E. 肾上腺神经母细胞瘤

35. 与肾母细胞瘤有关的先天畸形以下叙述不正确的是

A. 11p缺失综合征（WAGR综合征）表现为肾母细胞瘤（Wilms瘤）、无虹膜、泌尿生殖道畸形和智力发育迟缓。患者常发生染色体11p13的缺失
B. 德尼－德拉什（Denys-Drash）综合征，特点为性腺不发育、肾脏病变并导致肾衰竭。遗传学异常主要是*WT*-1基因的突变
C. 贝－维（Beckwith-Wiedemann）综合征，特征为器官发育小，不容易发生Wilms瘤和软组织肉瘤，无染色体11p15的缺失
D. WAGR综合征和Denys-Drash综合征的发生与Wilms瘤的发生有密切关系，两者均与位于11p13的抑癌基因*WT*-1的缺失或突变有关
E. Beckwith-Wiedemann综合征具有11p15的缺失，许多散发性肾母细胞瘤也具有11p15的杂合性缺失，而11p13位点未被累及

36. 肾母细胞瘤（Wilms瘤）最常见的转移部位为

A. 肝
B. 肺

C. 脑　　D. 骨

E. 肾上腺

37. Wilms 瘤切面为均匀实性，呈（　　）色

A. 银白　　B. 灰白

C. 土黄　　D. 浅黄

E. 浅粉

38. 关于 Wilms 瘤以下叙述不正确的是

A. 肿瘤边界清楚，被真性包膜包绕

B. 假性包膜由受压的肾组织和肾周围组织形成

C. 肾母细胞瘤是由胚胎性肾组织发生的

D. 胚胎性未分化的间叶组织、具有一定分化的间叶组织和上皮性组织组成瘤组织

E. 被覆原始的柱状或立方形细胞

39. 肾母细胞瘤最多见的临床表现是

A. 血尿　　B. 腰痛

C. 腰腹部包块　　D. 高血压

E. 发热

40. 肾母细胞瘤临床特点以下不正确的是

A. 发病率在小儿腹部肿瘤中占首位，主要发生在出生后最初 5 年内，多见于 2~4 岁

B. 肿瘤起源于肾上皮组织

C. 腹部肿块最常见，典型的呈“罗汉肚”，肿块质硬，表面可有结节，无明显压痛

D. 在婴幼儿腹部发现进行性增大的包块，首先要考虑本病的可能性

E. 主要采取手术治疗、放疗、化疗和自体细胞免疫疗法

41. 肾母细胞瘤的临床血尿多可见

A. 镜下血尿　　B. 肉眼血尿

C. 蛋白尿　　D. 排尿困难

E. 乳糜尿

42. 以下属于小儿最常见的恶性实体瘤，且为交感神经节肿瘤的是

A. 肾上腺神经母细胞瘤　　B. 先天性中胚性肾瘤

C. 肾母细胞瘤　　D. 多房囊性肾细胞癌

E. 肾淋巴瘤

43. 以下何种肾肿瘤手术后配合放疗和化疗可显著提高生存率

A. 肾母细胞瘤　　B. 肾错构瘤

C. 肾癌　　D. 肾乳头状瘤

E. 肾盂癌

44. 以下肾母细胞瘤的治疗原则正确的是
   A. 双侧肿瘤可在放疗和化疗的基础上，行双侧肿瘤剜除术或切除肿瘤较大侧的病肾
   B. 累及范围广、邻近器官受累而不能切除时，可行姑息性肾动脉栓塞，辅以放疗和化疗
   C. 瘤体过大者可在术前先行放疗，待瘤体缩小后再行根治性肾切除术
   D. 化疗应常规应用，可选用阿霉素、长春新碱、放线菌素 D 等
   E. 以上都是

45. 原发性肾淋巴瘤少见，因为肾实质内不含
   A. 淋巴组织　　B. 细胞组织
   C. 垂体组织　　D. 激素
   E. 蛋白质

46. 继发性淋巴瘤通常由（　　）引起
   A. 非霍奇金淋巴瘤　　B. 霍奇金淋巴瘤
   C. 垂体瘤　　D. 激素瘤
   E. 蛋白质

47. 肾癌手术切除后的辅助治疗常选用
   A. 放疗　　B. 动脉化疗
   C. 全身化疗　　D. 免疫治疗
   E. 放疗加化疗

48. 可引起血清胆固醇增高的是
   A. 缺铁性贫血　　B. 肝硬化
   C. 溶血性贫血　　D. 肾病综合征
   E. 严重营养不良

49. 肾淋巴瘤最常见的早期症状是
   A. 浅表淋巴结肿大　　B. 腹股沟淋巴结肿大
   C. 腋窝淋巴结肿大　　D. 肝脾大
   E. 前列腺淋巴结肿大

50. 关于肾淋巴瘤的临床表现以下叙述不正确的是
   A. 出现肝脾等结外器官受累提示疾病处于早期
   B. 当淋巴瘤和白血病侵犯肾时，可能出现腰痛
   C. 有发热、乏力和体重减轻等症状
   D. 部分患者以肾病综合征为首发症状
   E. 出现肝脾等结外器官受累提示疾病已处于晚期

51. 对于极罕见的原发性肾淋巴瘤最佳的治疗方法是
A. 肾切除联合全身化疗
B. 药物治疗
C. 放疗
D. 放疗 + 化疗
E. 以化疗为主

52. 最常见的肾脏良性肿瘤是
A. 嗜酸细胞瘤
B. 肾血管平滑肌脂肪瘤（肾错构瘤）
C. 脂肪瘤
D. 纤维瘤
E. 肾腺瘤

53. 肾血管平滑肌脂肪瘤的影像特点是
A. B 超为液性暗区
B. B 超为强回声团块或混合回声光团
C. CT 示肿瘤为均匀高密度肿块
D. CT 示肿瘤为均匀低密度肿块
E. CT 示肿瘤内有 10HU 的密度区域

54. 肾血管平滑肌脂肪瘤在 B 超和 CT 的表现分别为
A. B 超较强回声，平扫 CT 值为正值
B. B 超较低回声，平扫 CT 值为负值
C. B 超较强回声，平扫 CT 值为负值
D. B 超较低回声，平扫 CT 值为正值
E. B 超为无回声，平扫 CT 值为负值

55. 嗜酸细胞瘤 CT 检查可见
A. 星状中央瘢痕
B. 条索状中央瘢痕
C. 冠状中央瘢痕
D. 多角形中央瘢痕
E. 圆形中央瘢痕

56. 关于肾素瘤以下叙述不正确的是
A. 肾素瘤多为单侧发生
B. 切面灰白，有弹性
C. 边界清楚
D. 肾素瘤多为双侧发生
E. 肿瘤为实性

57. 肾素瘤电镜下的特征性表现为
A. 多角形肿瘤细胞组成的不规则条索分布于疏松黏液样间质中
B. 小管状及小囊腔结构常见
C. 血管很丰富
D. 淋巴细胞浸润
E. 大量的菱形肾素原颗粒

58. 关于肾素瘤的诊断叙述不正确的是
A. 内分泌及生化检查示高肾素血症、高醛固酮血症及低血钾
B. B 超显示中等回声团块

C. 术前可通过穿刺活检明确肾素瘤诊断
D. B超显示超强回声团块
E. CT表现为软组织密度肿物

59. 肾素瘤与原发性醛固酮增多症相鉴别，原发性醛固酮增多症的血肾素特点是
A. 血肾素水平降低
B. 血肾素水平升高
C. 腋窝淋巴结肿大
D. 血钾升高
E. 前列腺淋巴结肿大

60. 肾素瘤一般为良性，肿瘤体积较小，确诊后应行
A. 肿瘤切除术
B. 垂体放疗
C. 药物治疗
D. 抗生素治疗
E. 抗感染治疗

61. 几乎所有肾素瘤患者都可以通过外科手术治愈，血压恢复正常，血压一般多长时间能恢复正常
A. 2天
B. 5天
C. 2~3周
D. 4周
E. 6~8周

62. 关于后肾腺瘤以下叙述不正确的是
A. 后肾腺瘤肿瘤边界清楚
B. 无明显包膜
C. 切面多为浅黄色
D. 质地均匀较软
E. 有出血、坏死及肿瘤囊性变

63. 肿瘤较小的后肾腺瘤患者可采用
A. 肾部分切除术
B. 肿瘤剜除术
C. 药物治疗
D. 抗生素治疗
E. 随访观察

64. 单纯性肾囊肿大多数为非遗传病，仅极少数为遗传病，可能是
A. 常染色体显性遗传
B. 常染色体隐性遗传
C. 性染色体显性遗传
D. 性染色体隐性遗传
E. Y连锁遗传性

65. 关于单纯性肾囊肿的发病机制叙述正确的是
A. 发病机制尚不十分明确
B. 发病机制十分明确
C. 囊肿可能是由集合管憩室发展而来
D. 随年龄增长，单纯性肾囊肿的发生率亦随之减少

E. 随年龄增长，近曲小管和集合管憩室增加

66. 对于达到治疗指征的单纯性肾囊肿，最佳治疗方法是

A. 囊肿穿刺抽吸术
B. 囊肿穿刺加硬化剂治疗
C. 囊肿切除术
D. 囊肿去顶减压术
E. 囊肿穿刺置管引流术

67. 关于肾盂旁囊肿以下叙述不正确的是

A. 囊壁很薄
B. 可见囊壁钙化
C. 约 5% 的囊肿含血性囊液
D. 囊肿常呈“蓝色圆顶”状
E. 囊肿常呈“黄色圆顶”状

68. 肾盂旁囊肿内通常所含清亮囊液的颜色是

A. 黄色
B. 红色
C. 蓝色
D. 银白色
E. 琥珀色

69. 肾盂癌最常见的病理类型是

A. 鳞癌
B. 腺癌
C. 膀胱肉瘤
D. 移行上皮癌
E. 移行上皮乳头状瘤

70. 肾盂癌最常见的症状是

A. 高血压
B. 腰部包块
C. 肾绞痛并有血尿
D. 间歇性无痛血尿
E. 精索静脉曲张

71. 以下肾盂和输尿管上皮样肿瘤的临床特点不正确的是

A. 肾盂癌约占尿路上皮肿瘤的 5%，输尿管癌罕见，两者 90% 以上为变移上皮癌
B. 肾盂、输尿管壁薄，血运丰富，易浸润转移，较早淋巴转移
C. 肉眼血尿最常见，多数无阳性体征
D. 常用放射性核素显像了解有无骨转移
E. 肾、输尿管全长包括输尿管口周围的膀胱袖口状切除术，是最经典的手术方法

72. 肾盂、输尿管肿瘤最常见的临床表现是

A. 腰痛
B. 消瘦
C. 血尿
D. 尿频
E. 腹部肿物

73. 关于肾盂肿瘤的随访，做尿脱落细胞学检查的频率为

A. 3 个月
B. 4 个月

C. 5 个月　　D. 6 个月

E. 7 个月

74. 以下不属于遗传性肾癌的是

A. 希佩尔-林道病　　B. 遗传性肾乳头状腺癌

C. 遗传性平滑肌瘤病肾癌　　D. BHD

E. 多发性内分泌瘤

75. 最常见的肾囊性病变是

A. 多囊肾　　B. 多房性肾囊肿

C. 单纯性肾囊肿　　D. 获得性肾囊肿

E. 髓质海绵肾

二 A2 型题

1. 肾盂旁囊肿为良性病变，如囊肿较小且无症状，可选择的治疗方式为

A. 手术治疗　　B. 等待观察

C. 药物治疗　　D. 抗生素治疗

E. 部分肾切除术

2. 肾盂癌患者有血尿，双侧肾功能正常，首选的治疗方法是

A. 化疗　　B. 肾切除

C. 继续观察　　D. 肾盂肿瘤切除

E. 患肾及输尿管全切除

3. 年轻的嗜酸细胞瘤患者，肿瘤直径 <4cm，位于肾的一极，应考虑的治疗是

A. 肾部分切除术　　B. 消融治疗

C. 根治性肾切除术　　D. 长期随诊

E. 继续观察

4. Bosniak 根据 CT 表现提出肾囊性病变 4 级分类法，下图中肾囊肿所属分类为

A. Bosniak Ⅰ类　　B. Bosniak Ⅱ类

C. Bosniak Ⅲ类　　D. Bosniak Ⅳ类

E. 以上都不是

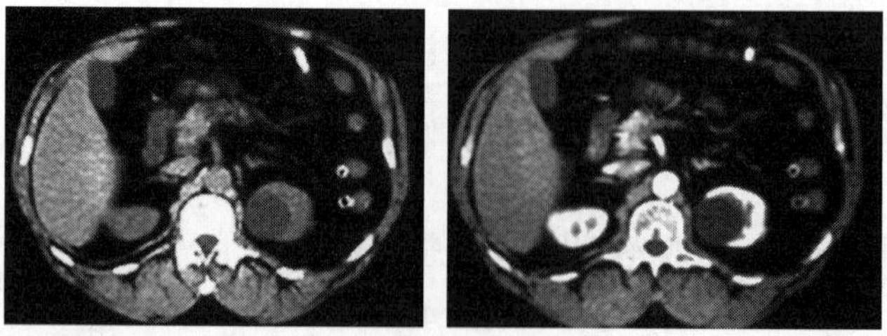

5. 患者，男性，58 岁。右侧腰背酸痛，影像学检查结果如下图所示，应诊断为

A. 右肾上腺腺瘤
B. 右肾上腺转移瘤
C. 右肾上腺髓样脂肪瘤
D. 右腹膜后脂肪瘤
E. 右肾血管平滑肌脂肪瘤

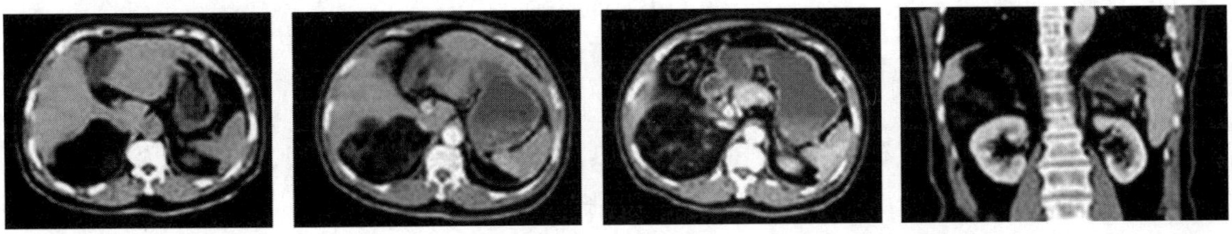

6. 患者，男性，71 岁。无痛性全程肉眼血尿 2 年，体检发现右侧精索静脉曲张，平卧位不能消失，首先应考虑的诊断为

A. 肾癌
B. 膀胱癌
C. 肾盂癌
D. 输尿管癌
E. 前列腺癌

7. 患者，男性，59 岁。行根治性右肾切除术后，病理检查提示右侧肾脏透明细胞型肾细胞癌，肿瘤内有坏死灶，侵犯肾窦脂肪，肾静脉内未见瘤栓。根据 2010 年美国癌症联合委员会（AJCC）肾癌的 TNM 分期，患者的肿瘤分期属于

A. T_{2a}
B. T_{2b}
C. T_{3a}
D. T_{3b}
E. T_{3c}

8. 患者，男性，42 岁。诊断为肾癌。以下症状中，哪一项不是肾癌的肾外表现

A. 低热
B. 红细胞沉降率升高、高血压
C. 红细胞增多症、高血钙
D. 精索静脉曲张
E. 头痛

9. 患者，女性，47 岁。无痛性全程肉眼血尿 7 个月，左肾增大，结节状。膀胱镜检查：左侧输尿管口喷血，最大的可能是

A. 肾癌
B. 肾胚胎癌
C. 多囊肾
D. 肾盂癌
E. 输尿管癌

10. 患者，男性，68 岁。半年来经常有不明原因的低热，T 37.5℃，伴体重下降。2 周来出现无痛性肉眼血尿 3 次。血压 140/90mmHg，查体未发现异常，血红蛋白（Hb）67g/L。其最为可能的病因是

A. 泌尿系统结石
B. 肾小球肾炎

C. 肾盂肾炎　　D. 肾病综合征

E. 肾细胞癌

11. 患者，男性，68岁。无痛性全程肉眼血尿3个月，间歇发作伴乏力，消瘦。B超示右肾占位病变直径7cm。Hb 81g/L，T 37.8℃。最可能的诊断是

A. 肾癌　　B. 肾盂癌

C. 肾结核　　D. 肾母细胞瘤

E. 肾良性肿瘤

12. 患者，男性，52岁。右腰疼痛、血尿、低热3个月。查体：贫血貌，腹部未及肿块，右侧精索静脉曲张Ⅲ度，左侧精索静脉无曲张。红细胞沉降率升高。在影像学结果未出前，患者的诊断可能为

A. 肾癌　　B. 膀胱癌

C. 肾盂肿瘤　　D. 肾母细胞瘤

E. 右精索静脉曲张

13. 患者，男性，43岁。有长期服用环磷酰胺药物史，无痛性间歇性血尿2年，超声检查可见3cm×2cm低回声团块。尿路造影显示肾盂肾盏内有固定不变的充盈缺损，形态不规则。患者可能的诊断是

A. 肾盂癌　　B. 肾盂肾炎

C. 运动后血尿　　D. 肾癌

E. 肾盂结石

14. 患者，女性，47岁。间歇性无痛血尿4个月。经检查，临床诊断为右侧肾癌。肾癌出现血尿表明

A. 早期肾癌　　B. 晚期肾癌

C. 肿瘤内有出血　　D. 肾癌已侵入肾盏、肾盂黏膜

E. 肾癌已侵入肾门

15. 患者，男性，55岁。左侧腰痛伴间歇性血尿2月余，CT检查结果如下图所示，最可能的诊断是

A. 左侧肾癌　　B. 左侧肾血管平滑肌脂肪瘤

C. 左侧肾上腺腺癌　　D. 左侧嗜铬细胞瘤

E. 左侧肾盂癌

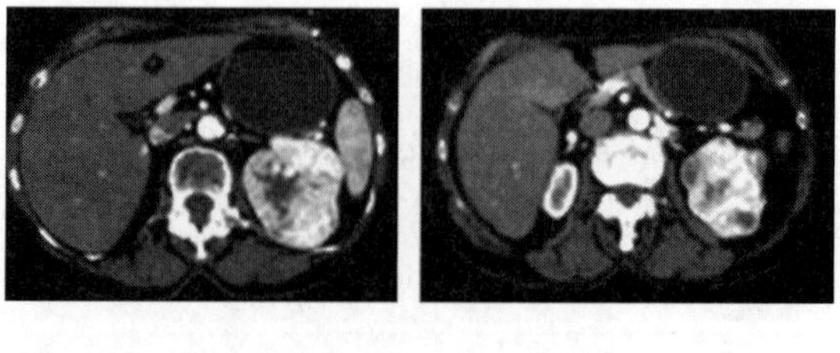

16. 患者，女性，55 岁。间歇性无痛肉眼血尿 1 年余。查体：左腰部触及包块，表面不光滑，质较硬，膀胱镜检查左输尿管口喷血。X 线检查结果如下图所示。应考虑

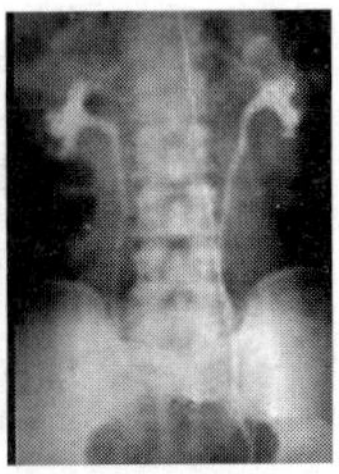

A. 肾盂肿瘤
B. 肾母细胞瘤
C. 肾癌
D. 多囊肾
E. 肾结石伴积水

17. 患者，女性，62 岁。间歇性无痛全程肉眼血尿 1 个月。查体：左肾下极可扪及，B 超提示左肾占位病变，IVP 显示肾盂肾盏受压，尿脱落细胞学检查(-)，膀胱镜检查可见左输尿管口喷血，最可能诊断的疾病是

A. 左肾癌
B. 左肾结石
C. 左肾盂肿瘤
D. 左肾母细胞瘤
E. 左肾囊肿

18. 患者，男性，71 岁。无痛全程肉眼血尿 1 周余，体检发现左精索静脉曲张，平卧时不消失，首先应考虑有

A. 肾癌
B. 肾盂癌
C. 输尿管癌
D. 膀胱癌
E. 前列腺癌

19. 患者，男性，58 岁。右腰痛 2 年，无痛性全程肉眼血尿 3 天，查体：右肾区叩击痛，右肾可触及季肋下 3 指，尿常规：红细胞满视野，肾盂静脉造影可见右肾中盏移位拉长变形，应诊断

A. 肾癌
B. 肾囊肿
C. 肾结核
D. 肾盂癌
E. 肾胚胎瘤

20. 患者，男性，67 岁。体检时 CT 平扫发现右肾上极类圆形等密度的占位性病变，CT 增强扫描，病灶明显强化，以下哪项诊断正确

A. 右肾上极癌
B. 右肾上极囊肿
C. 右肾上极血管平滑肌脂肪瘤
D. 右肾上极转移癌
E. 右肾上极淋巴瘤

21. 患者，女性，62 岁。左腰部隐痛不适 1 个月余，CT 平扫 + 增强如下图所示，以下哪项诊断正确

A. 左肾下极囊肿
B. 左肾下极错构瘤

C. 左肾下极癌
D. 左肾下极脓肿
E. 左肾下极淋巴瘤

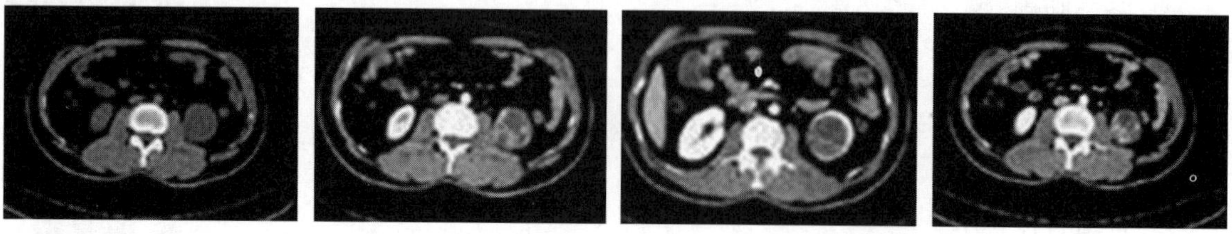

22. 患者，女性，48 岁。左侧腰部隐痛不适 2 个月，影像学检查结果如下图所示，可能的诊断是
A. 左肾癌
B. 左肾血管平滑肌脂肪瘤
C. 左肾出血性囊肿
D. 左肾炎性包块
E. 左肾感染性囊肿

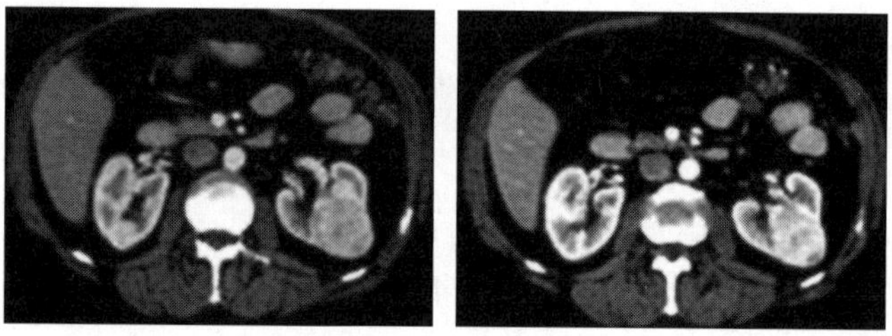

23. 患者，男性，58 岁。间歇性无痛肉眼血尿 3 个月，B 超和静脉肾盂造影（IVP）未见明显异常。膀胱镜检查左输尿管口喷血，最可能是
A. 左肾癌
B. 左肾结核
C. 左肾结石
D. 左肾盂癌
E. 左输尿管结石

24. 患者，男性，因“左侧精索静脉曲张 2 周”来诊。平卧不消失。肾 CT：左肾癌。应考虑
A. 下腔静脉瘤栓
B. 左肾静脉内瘤栓
C. 睾丸肿瘤
D. 肾动脉内瘤栓
E. 原发性精索静脉曲张

25. 患者，女性，57 岁。间歇性无痛肉眼血尿 2 个月余，查体未发现异常。肾 B 超提示右肾中下极 4.5cm 低回声肿物，向肾外侧突出。患者在做静脉肾盂造影时最可能出现的异常情况是
A. 右肾不显影
B. 右肾积水

C. 右肾下盏拉长、移位

D. 右肾下盏边缘不整齐，呈虫蚀样改变

E. 右肾下盏可见充盈缺损

26. 患者，男性，45 岁。无痛性肉眼血尿 1 个月。查体无异常。尿中找到癌细胞。IVP：右肾盂有一小的充盈缺损影。膀胱镜检查见右输尿管口喷血。最可能的诊断是

A. 肾癌　　B. 肾盂癌

C. 肾错构瘤　　D. 输尿管癌

E. 肾母细胞癌

27. 患者，男性，78 岁。反复肉眼血尿半年，本次发作症状持续 2 周。根据下图所示的影像学检查结果判断最可能的诊断是

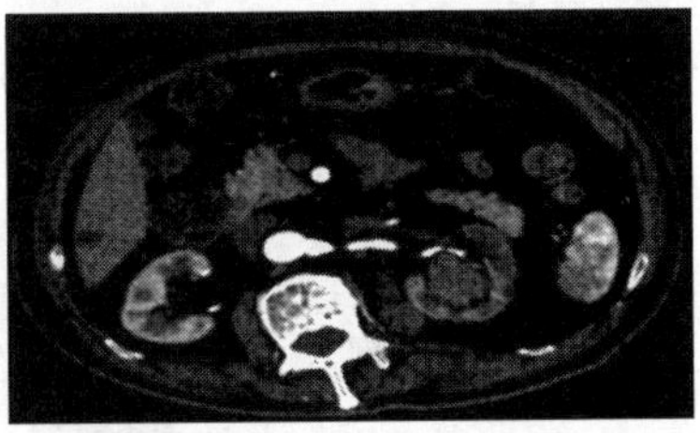

A. 左肾盂癌

B. 左肾结石

C. 左肾积水

D. 左肾结核

E. 左肾积脓

28. 患者，男性，67 岁。体检时，B 超发现右肾中下极有直径 5cm 低回声肿物，CT 平扫 33.5HU，肾、输尿管及膀胱（KUB）平片（-），IVP 显示：双肾功能形态大致正常。血尿素氮、血肌酐均正常。应选择的手术方法是

A. 肾部分切除术　　B. 根治性肾切除术

C. 输尿管全长切除术　　D. 肿瘤剜除术

E. 保留肾组织的肿瘤切除术

29. 患者，男性，66 岁。2 周前 B 超发现右肾占位病变，无症状。CT 示右肾下极占位性病变，直径 4cm，密度略低于正常肾实质，注射对比剂后有增强。进一步配合治疗应选择

A. 局部放疗　　B. 干扰素免疫治疗

C. 全身静脉化疗　　D. 经肾动脉化疗

E. 中药治疗

30. 患者，男性，62 岁。间歇性肉眼血尿 3 月余，血尿时尿中偶有血块，期间曾有 2 次左肾区绞痛史。静脉肾盂造影显示左肾上盏拉长并向内侧移位。B 超提示左肾上极 6cm 低回声实性占位。其诊断最可能是

A. 左肾细胞癌　　B. 左肾盂癌

C. 左肾囊肿　　D. 左肾错构瘤

E. 左肾上腺肿瘤

31. 患者，女性，53 岁。发现腹部包块，影像学检查结果如下图所示，最可能的诊断是

A. 左侧肾癌　　B. 左侧单纯性肾囊肿

C. 左侧肾囊肿合并出血
D. 左侧囊性肾癌
E. 左侧肾血管平滑肌脂肪瘤

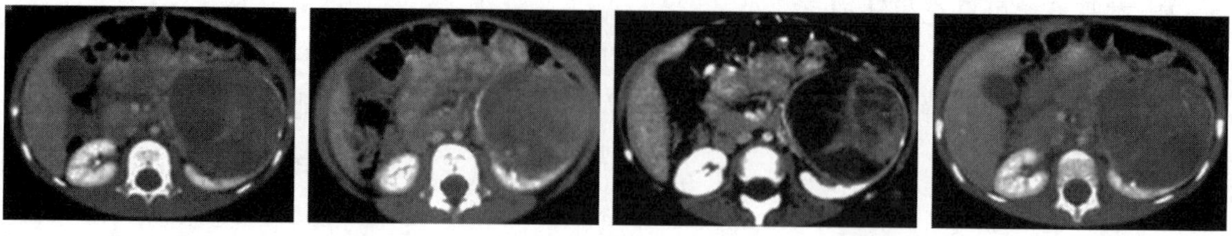

32. 患者，女性，35 岁。影像学检查结果如下图所示，最可能的诊断是
A. 多囊肾
B. 单纯性肾囊肿
C. 双肾多发单纯性肾囊肿
D. 双肾多发囊肿并钙化
E. 囊性肾癌

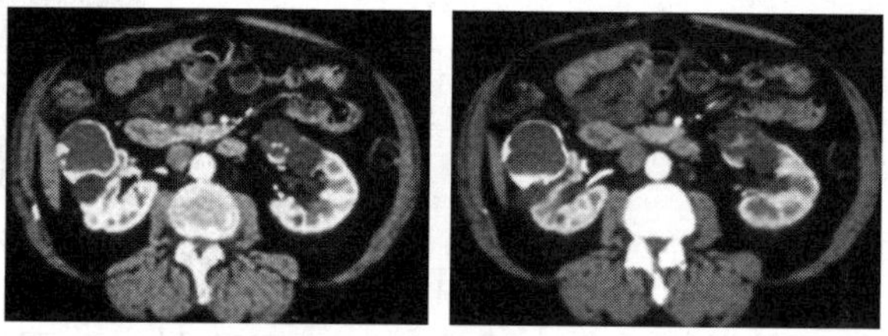

33. 患者，女性，53 岁。发热，左侧腰部痛胀不适 4 天，CT 检查结果如下图所示，以下叙述不正确的是
A. 可见左肾上极和下极各有一个类圆形的囊性病灶
B. 病灶境界清晰，囊内密度近似水的密度
C. 肾前筋膜增厚
D. 考虑为多囊肾合并感染
E. 考虑为多发肾囊肿合并感染

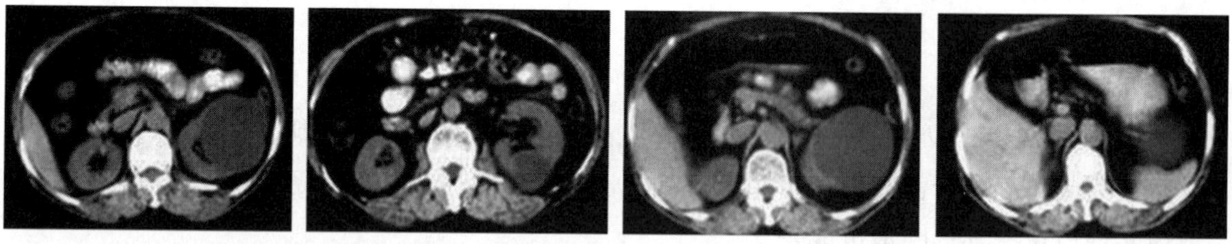

34. 患儿，男，4 岁。洗澡时发现腹部形状异常。诊断为 Wilms 瘤，有关临床表现不正确的是
A. 发热
B. 严重血尿
C. 高血压
D. 腹部包块
E. 体质虚弱

35. 患儿，男，6 岁。发现右侧腹部有进行性增大的肿块 1 个月，不规则发热、乏力、消瘦。IVP 示右肾不显影。最可能的诊断是

A. 肾癌
B. 巨大肾积水
C. 肾母细胞瘤
D. 肾上腺神经母细胞瘤
E. 肾结核

36. 患儿，女，4 岁。无意中被发现左上腹有鹅蛋大包块、质硬，随呼吸上下移动，应首先考虑

A. 肾结核
B. 肾积水
C. 脾大
D. 肾母细胞瘤
E. 胰腺囊肿

37. 患者，女性，67 岁。间歇性无痛全程肉眼血尿 1 个月，B 超检查：左肾下极占位性病变，直径为 6cm。IVP：肾盂肾盏受压。尿脱落细胞学检查（－）。膀胱镜检查：左输尿管口喷血，最可能诊断的疾病是

A. 左肾盂肿瘤
B. 左肾结石
C. 左肾癌
D. 左肾母细胞瘤
E. 左肾囊肿

38. 患者，男性，55 岁。腹部隐痛不适伴低热 2 个月，腋下可触及数个肿大的淋巴结，影像学检查结果如下图所示，做出诊断应是

A. 左侧肾上腺癌并胃脾转移
B. 左侧恶性嗜铬细胞瘤侵及胃脾
C. 左侧肾上腺淋巴瘤且胃脾受累
D. 左侧肾上腺腺瘤
E. 左侧肾上腺转移瘤

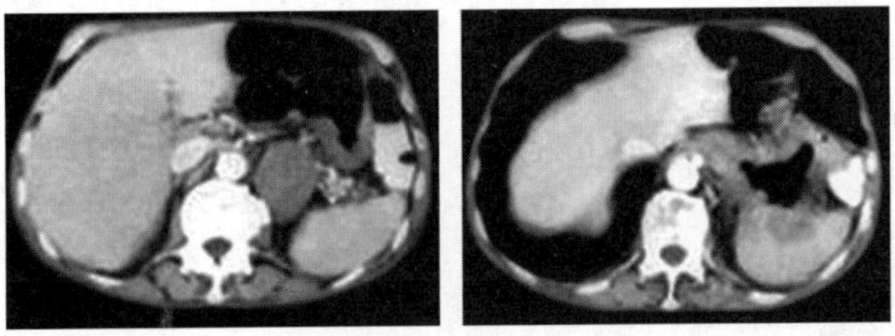

39. 患者，男性，63 岁。全身浅表淋巴结肿大，影像学检查结果如下图所示，最可能的诊断是

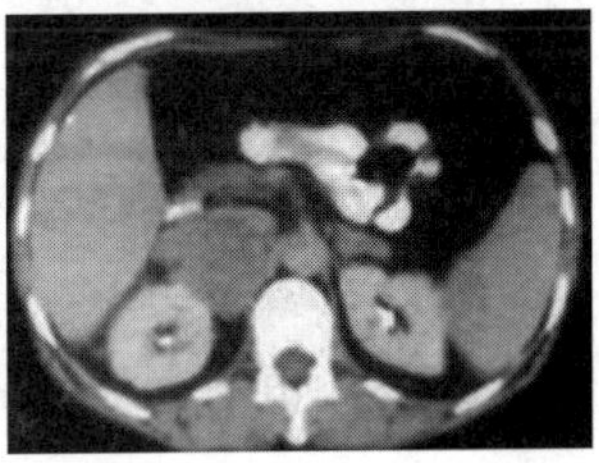

A. 左侧肾癌
B. 左肾转移瘤
C. 淋巴瘤左肾周围浸润
D. 左肾外伤出血
E. 尿外渗

40. 患者，女性，46岁。1个月前体检发现左肾肿块，无肉眼血尿史。B超检查示左肾上极4.2cm中强回声肿物，CT平扫肿物CT值为25HU。最可能的诊断是
A. 左肾癌　　B. 左肾盂癌
C. 左肾囊肿　　D. 左肾错构瘤
E. 左肾母细胞瘤

41. 患者，男性，27岁。左腰背酸胀5个月，CT检查结果如下图所示，应诊断为
A. 左肾上腺髓样脂肪瘤　　B. 左肾上腺错构瘤
C. 左肾上腺嗜铬细胞瘤　　D. 左肾上腺腺瘤
E. 左肾上腺转移瘤

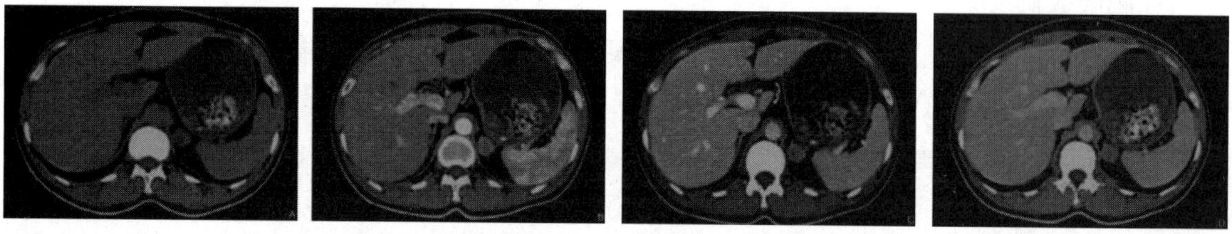

42. 患者，男性，45岁。左腰部疼痛3年，CT检查结果如下图所示，应诊断为
A. 左肾癌
B. 左肾脂肪瘤
C. 左肾脂肪肉瘤
D. 左肾脓肿
E. 左肾血管平滑肌脂肪瘤

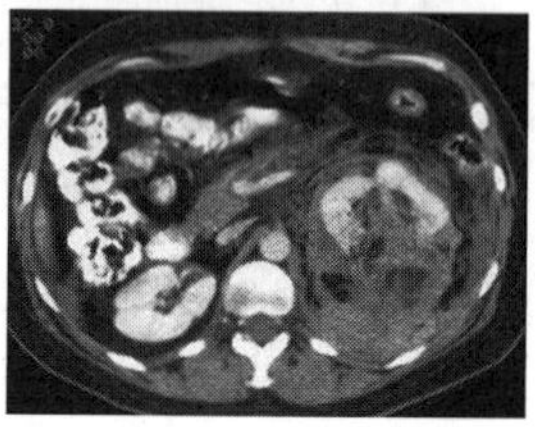

43. 患者，女性，73岁。体检CT发现1cm右肾上腺占位，无自觉症状，各项内分泌化验指标未见异常，治疗方案应选择
A. 右肾上腺肿瘤切除术
B. 腹腔镜下右肾上腺肿瘤切除术
C. 随访观察
D. CT引导下右肾上腺肿瘤穿刺、乙醇注射
E. 超声引导下微波消融

44. 患者，女性，53岁。腰背部隐痛不适1个月，影像学检查结果如下图所示，最可能的诊断是
A. 左侧单纯性肾囊肿，右肾未见异常
B. 左侧肾盂积水合并右侧血管平滑肌脂瘤
C. 左侧单纯性肾囊肿合并右侧肾癌
D. 左侧肾盂积水合并右侧肾癌

E. 左侧单纯性肾囊肿合并右侧血管平滑肌脂瘤

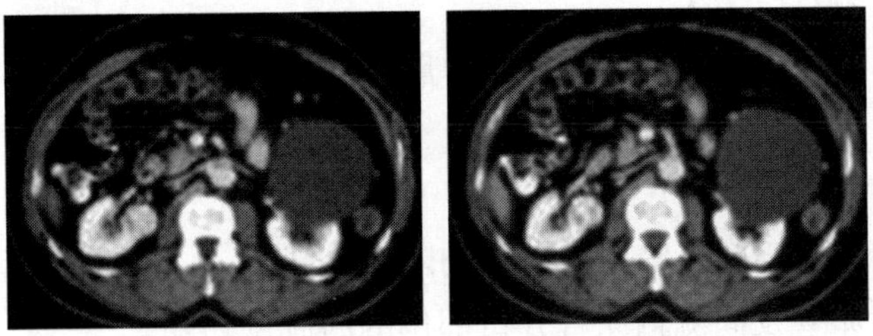

45. 患者，女性，43 岁。左侧腰背部隐痛不适，影像学检查结果如下图所示，最可能的诊断是

A. 左肾未见异常
B. 左侧单纯性肾囊肿
C. 左侧多发性肾囊肿
D. 左肾小肾癌
E. 左侧小肾癌合并单纯性肾囊肿

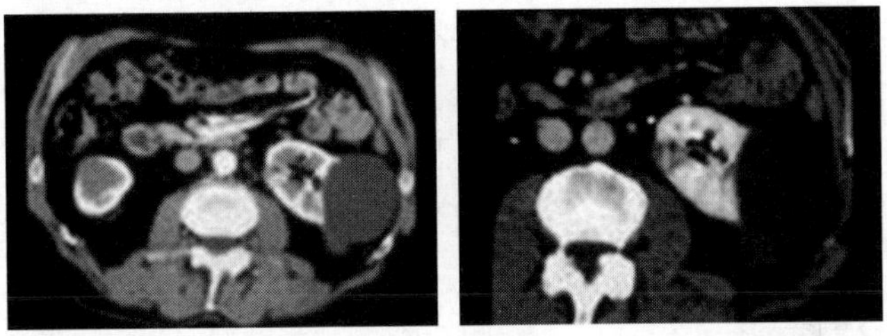

46. 患者，女性，52 岁。平时无特殊不适。B 超发现左肾下极囊性占位，囊壁光滑，边界清楚，直径 3.5cm。首选治疗为

A. 开放手术治疗
B. 抗感染、对症治疗
C. 后腹腔镜手术治疗
D. 不必处理，定期复查
E. 经皮穿刺抽吸、硬化剂注射

47. 患者，男性，72 岁。间歇性无痛全程血尿 2 个月，尿路造影及 CT 平扫考虑为肾盂肿瘤，以下说法不正确的是

A. 尿路造影见肾盂内不规则的充盈缺损征象
B. CT 平扫示肾盂内可见软组织块影
C. 增强扫描肾盂内软组织块影呈轻度强化
D. 可考虑为肾盂癌
E. 临床上不必与凝血块鉴别

48. 患者，男性，53 岁。间歇性无痛全程肉眼血尿 3 个月。查体：肾区无叩击痛，尿常规：红细胞满视野。膀胱镜：未见异常。静脉尿路造影：右肾盂有充盈缺损，首先应考虑诊断为

A. 肾盂肾炎
B. 肾结核

C. 肾结石
D. 肾囊肿
E. 肾盂癌

49. 患者，女性，60岁。确诊为左侧肾盂癌，最佳治疗方案为
A. 左肾切除术
B. 左肾肿瘤局部切除术
C. 左肾及肾周围筋膜脂肪及肾门淋巴结切除术
D. 患肾及全长输尿管及同侧输尿管开口部位的膀胱壁切除
E. 放疗及化疗

三 A3/A4型题

（1~3题共用题干）

患者，男性，65岁。2周前B超发现右肾占位性病变，无症状。CT示右肾下极占位性病变，直径4cm，密度略低于正常肾实质，注射对比剂后有增强。

1. 最可能的诊断是
A. 肾错构瘤
B. 肾盂癌
C. 肾癌
D. 肾结核
E. 肾囊肿

2. 患者的治疗方案应该是
A. 肾、肾周围脂肪囊及肾门淋巴结一并切除
B. 肾、输尿管及部分膀胱袖套样切除
C. 单纯肾切除
D. 药物抗结核治疗
E. 随访观察

3. 进一步配合治疗应选择
A. 局部放疗
B. 全身静脉化疗
C. 干扰素免疫治疗
D. 经肾动脉化疗
E. 中药治疗

（4~6题共用题干）

患者，男性，57岁。因无痛性全程肉眼血尿就诊，超声检查发现右肾有直径3.5cm实性占位性病变。

4. 为明确诊断，采取以下哪种检查方法
A. KUB平片
B. IVP
C. CT
D. MRI

E. 动脉造影

5. 患者经检查确诊为肾细胞癌，采取以下哪种治疗方法

A. 肾脏切除术
B. 肾部分切除术
C. 根治性肾切除术
D. 肾脏切除术 + 化疗
E. 肾肿瘤切除 + 化疗

6. 如肾切除后病理诊断为肾透明细胞癌，肿瘤源自

A. 肾脏间质细胞
B. 肾小盏
C. 肾小球
D. 肾小囊
E. 肾小管

（7~10 题共用题干）

患者，女性，57 岁。间歇性无痛肉眼血尿 2 个月余。查体未发现异常。B 超检查提示右肾中下部有一个直径 4.5cm 低回声肿物。

7. 患者在做静脉肾盂造影时最可能出现的异常情况是

A. 右肾积水
B. 右肾不显影
C. 右肾显影延迟
D. 右肾中下盏拉长、移位
E. 右肾中下盏边缘不整，呈虫蚀样改变

8. 其诊断最可能是

A. 肾细胞癌
B. 肾盂癌
C. 肾囊肿
D. 肾错构瘤
E. 肾母细胞瘤

9. 应选择的手术方式为

A. 右肾肿瘤剜除手术
B. 右侧肾脏部分切除术
C. 右侧肾脏及部分输尿管切除术
D. 右侧肾脏、肾周围脂肪囊及肾门处淋巴结切除术
E. 右侧肾脏、右输尿管全长及管口部位膀胱的袖套状切除手术

10. 手术中并未发现有肿瘤转移病灶，术后还应该继续治疗，首选的治疗方法是

A. 辅助化疗
B. 辅助放疗
C. 中医治疗
D. 免疫治疗
E. 临床观察

（11~12 题共用题干）

患者，女性，57 岁。来院体检，肾 B 超：左肾肿物，8.0cm × 7.0cm × 9.0cm。IVP：左

肾不显影。

11. 尿常规发现较多的红细胞原因是

A. 早期肾癌的表现
B. 肾盂癌的早期表现
C. 肾母细胞瘤的早期表现
D. 肾癌已侵入肾盂、肾盏黏膜
E. 肾癌已侵入肾门

12. 先行肾动脉栓塞术，再手术，主要目的是

A. 减少术中出血
B. 减少术中粘连
C. 使肿物缩小
D. 防止术中扩散
E. 术中不用结扎肾动脉

（13~15题共用题干）

患者，女性，52岁。来院体检，肾B超：右肾实性占位，直径3.5cm。

13. 为明确诊断，应采用的检查方法是

A. 肾、输尿管及膀胱（KUB）平片
B. 静脉肾盂造影（IVP）
C. 肾CT
D. 肾MRI
E. 肾动脉造影

14. 肿瘤局限于肾内，最大径≤4cm，TNM分期是

A. T_{1a}
B. T_{1b}
C. T_2
D. T_{3a}
E. T_{3b}

15. 诊断为肾细胞瘤，应采取的治疗方法是

A. 肾切除术
B. 肾部分切除术
C. 根治性肾切除术
D. 肾切除术+化疗
E. 肾肿瘤切除术+化疗

（16~20题共用题干）

患者，男性，53岁。平日常左侧腰部不适，来院体检。查体：无阳性体征。肾B超：左肾上极3cm×4cm中等回声肿物。

16. 最有可能的诊断是

A. 肾透明细胞癌
B. 肾盂癌
C. 肾错构瘤
D. Wilms瘤
E. 肾囊肿

17. 为进一步明确诊断，最不必要的检查是
    A. 肾 CT
    B. 肾动脉造影
    C. 肿物穿刺活检
    D. 复查肾 B 超
    E. 静脉肾盂造影（IVP）
18. 2 周后发现左侧睾丸上方蚯蚓状团块，平卧不消失，应考虑
    A. 下腔静脉瘤栓
    B. 左肾静脉内瘤栓
    C. 睾丸肿瘤
    D. 肾动脉内瘤栓
    E. 原发性精索静脉曲张
19. 为准确了解静脉瘤栓累及范围和程度，应首选的检查是
    A. 肾 CT
    B. 肾动脉造影
    C. 肿物穿刺活检
    D. 腹部 B 超
    E. 肾 MRI
20. 经检查发现瘤栓局限在肾静脉内，应采用的治疗方案是
    A. 放弃手术，行放疗和化疗
    B. 单纯肾切除后再放疗和化疗
    C. 根治性肾切除同时取癌栓
    D. 肾部分切除后再放疗和化疗
    E. 肾部分切除术同时取瘤栓

（21～24 题共用题干）

患者，女性，43 岁。来院体检，尿常规（－），肾 B 超：右肾 2 个大小不等的实性肿物。肾 CT（水平位）：实质性占位向肾外突出，CT 值 35HU，最大直径 4.0cm；增强后肿物明显强化，强化程度较正常肾实质低。

21. 首先考虑的诊断是
    A. 肾盂癌
    B. 肾囊肿
    C. 肾平滑肌脂肪瘤
    D. Wilms 瘤
    E. 肾癌
22. 仔细询问病史左小脑曾有血管母细胞瘤，其父 10 年前因左侧肾癌行根治性肾癌切除术。考虑家族性肾癌，诊断首先考虑
    A. VHL 综合征
    B. 遗传性乳头状肾细胞癌
    C. 遗传性平滑肌瘤病肾癌
    D. BHD 综合征
    E. 结节性硬化症
23. 基因检测发现 *VHL* 基因突变，氨基酸 R167W。应采用的治疗方法是
    A. 单纯肾切除术
    B. 根治性肾切除术
    C. 保留肾单位手术
    D. 肾切除＋免疫治疗
    E. 基因治疗

24. 手术标本的病理类型为

A. 肾透明细胞癌
B. Ⅰ型乳头状肾细胞癌
C. Ⅱ型乳头状肾细胞癌
D. 肾嫌色细胞癌
E. 集合管癌

（25~26题共用题干）

患者，男性，43岁。反复无痛性全程肉眼血尿2个月，低热1个月。查体：右侧肾可扪及，叩击痛轻。腹部平片：右侧肾影增大，有壳状钙化影。静脉肾盂造影：右肾上盏充盈缺损，中盏有弧形压迹。红细胞沉降率：40mm/h。

25. 最可能的诊断是

A. 肾癌
B. 肾盂癌
C. 肾结核
D. 输尿管肿瘤
E. 肾盂肾炎

26. 治疗宜选择

A. 单纯右肾切除
B. 右肾根治性切除
C. 右肾造瘘
D. 右肾部分切除
E. 放疗

（27~32题共用题干）

患者，男性，47岁。查体时B超检查发现左侧肾下极有4.5cm×3.2cm实性占位，肾门处有直径1.5cm的肿物。静脉肾盂造影：两肾无异常改变。

27. 还需要进行的检查是

A. CT检查
B. 腹部平片
C. 尿脱落细胞学检查
D. 肾穿刺活检
E. 放射性核素肾显像

28. 患者平时最可能出现的临床症状是

A. 无痛性血尿
B. 发热
C. 高血压
D. 腰痛
E. 精索静脉曲张

29. 临床诊断为左肾癌，其组织学来源是

A. 肾盂肾盏移行上皮
B. 胚胎性肾组织
C. 肾血管组织
D. 肾内平滑肌组织
E. 肾小管上皮细胞

30. 根据患者情况，手术治疗方式宜采取

A. 肾肿瘤楔形切除术
B. 肾部分切除术
C. 单纯肾切除术
D. 肾肿瘤活检术
E. 根治性肾切除术

31. 术前 MRI 检查发现肾静脉内有栓塞，宜采取

A. 放弃手术，进行放疗
B. 根治性肾切除，同时切除癌栓
C. 姑息性肾切除
D. 姑息性肾切除 + 化疗
E. 姑息性肾切除 + 放疗

32. 若肿瘤巨大，先行肾动脉栓塞，然后再手术。其主要目的是

A. 减少术中出血
B. 便于清除脂肪、淋巴组织
C. 使肿瘤缩小
D. 术中不用结扎肾动脉
E. 防止肿瘤扩散

（33~35 题共用题干）

患者，男性，52 岁。以突发肉眼血尿就诊。查体：左腹可触及肿块，有轻压痛。肾盂造影可见左肾盏肾盂拉长，受压变形。右肾未显影。

33. 首先考虑的是

A. 肾积水
B. 肾囊肿
C. 肾盂癌
D. 肾癌
E. 肾结石

34. 如磁共振尿路成像（MRU）提示左肾盂充盈缺损，最可能的诊断是

A. 肾结石
B. 肾囊肿
C. 肾癌
D. 肾积水
E. 肾盂癌

35. 如膀胱镜检查见左侧输尿管开口部有直径 3cm 菜花样肿块，膀胱三角亦见直径 0.5cm 大小菜花样肿块。左侧逆行造影提示左肾充盈缺损，最后确切的诊断应是

A. 肾盂癌
B. 肾盂癌膀胱转移
C. 肾癌
D. 肾盂癌 + 膀胱癌
E. 膀胱癌

（36~38 题共用题干）

患者，男性，58 岁。大量无痛肉眼血尿伴血凝块 1 天，排尿困难 1 天。查体：BP 120/75mmHg，P 82 次/分，耻骨上及脐下压痛，叩诊浊音。

36. 以下诊断中可能性不大的是
  A. 膀胱肿瘤　B. 肾癌
  C. 膀胱结石　D. 肾盂肿瘤
  E. 前列腺增生
37. B 超提示右肾占位性病变，为明确肿块性质，应首选
  A. IVU　B. 逆行肾盂造影
  C. KUB 平片　D. CT
  E. 腹膜后充气造影
38. 患者以肾癌收入院，肿瘤直径 5.7cm。以下哪种手术方式最为合适
  A. 右肾输尿管及包括输尿管口的部分膀胱切除
  B. 右肾、肾筋膜、肾周围脂肪、肾蒂淋巴结切除
  C. 肿块局部切除
  D. 右肾动脉栓塞
  E. 右肾切除

（39~41 题共用题干）

患者，男性，41 岁。活动多时常出现右腰部钝痛。尿常规检查：红细胞 15~20 个/高倍视野，白细胞 3~5 个/高倍视野，B 超右肾盂内可见 1.5cm×1.0cm 不均匀低回声肿块，边界不规则。

39. 患者可能的诊断是
  A. 右肾癌　B. 右肾盂肾炎
  C. 右肾盂癌　D. 右肾盂结石
  E. 运动后血尿
40. 为明确诊断首先需要做
  A. 肾动脉造影　B. MRI
  C. 膀胱镜　D. CT 和尿培养
  E. KUB 平片 + IVP
41. 最合适的治疗是
  A. 右肾右输尿管切除术　B. 右肾部分切除术
  C. 体外冲击波碎石术（ESWL）　D. 右肾造瘘术
  E. 右肾右输尿管全长及部分膀胱切除术

（42~43 题共用题干）

患者，男性，63 岁。间歇性全程无痛肉眼血尿 1 个月。膀胱镜检发现左输尿管口喷血。

IVP示左肾盂充盈缺损。

42. 可能的诊断是

A. 肾癌
B. 肾积脓
C. 肾盂癌
D. 肾囊肿
E. 以上都不是

43. 应采取何种治疗措施

A. 肾癌根治术
B. 肾造瘘术
C. 肾盂癌根治术
D. 肾囊肿去顶术
E. 以上都不对

（44~47题共用题干）

患者，男性，48岁。左侧腰部胀痛2年。无血尿及膀胱刺激征。查体：血压120/75mmHg。左肾下极可触及，左肾区叩击痛明显。尿常规正常，静脉肾盂造影正常。

44. 根据患者情况，有必要的检查是

A. 肾图
B. 腹部X线检查
C. CT或MRI
D. 静脉肾盂造影
E. 肾动脉造影

45. 检查发现左侧肾下极4cm×3cm大小占位性病变。诊断首先要考虑

A. 肾癌
B. 肾囊癌
C. 肾盂癌
D. 肾母细胞瘤
E. 肾血管平滑肌脂肪瘤

46. 治疗宜采取

A. 肾部分切除
B. 肾切除
C. 根治性肾切除
D. 化疗
E. 放疗

47. 对其预后的评估为

A. 未手术者3年生存率<5%
B. 未手术者5年生存率<2%
C. 手术后5年生存率30%~50%
D. 预后好
E. 可能远期复发

（48~53题共用题干）

患者，女性，67岁。间歇性全程肉眼血尿2周，腰、腹部绞痛2小时入院。静脉尿路造影发现右肾盂充盈缺损。

48. 首先要考虑的诊断是
    A. 肾积脓
    B. 肾盂癌
    C. 肾结核
    D. 急性肾盂肾炎
    E. 肾癌
49. 最有诊断意义的检查是
    A. B 超
    B. 尿沉渣找瘤细胞
    C. 输尿管肾镜 + 活检
    D. 膀胱镜
    E. 尿三杯试验
50. 根据患者情况，治疗宜采取
    A. 化疗 + 右肾切除 + 化疗
    B. 放疗 + 右肾切除 + 放疗
    C. 根治性右肾切除
    D. 根治性右肾切除 + 化疗 + 放疗
    E. 右肾 + 全长输尿管 + 部分膀胱切除

（51~53 题共用题干）

患者，男性，46 岁。因“腰部不适半年”来诊。肾 B 超检查可见左肾有单个无回声空腔，3cm×3cm，囊壁光滑而边界清楚，肾囊壁回声增强。

51. 最可能的诊断为
    A. 单房囊性肾癌
    B. 单纯性囊肿癌变
    C. 单纯性肾囊肿
    D. 肾癌囊性坏死
    E. Wilms 瘤囊性坏死
52. 最合适的治疗方案为
    A. 超声引导下穿刺引流
    B. 腹腔镜下囊肿切除术
    C. 定期随访
    D. 肾部分切除
    E. 肾全切
53. 肾 CT：肾囊肿出现在肾盂旁，诊断为肾盂旁囊肿。以下方法中不能采用
    A. 超声引导下穿刺引流
    B. 腹腔镜下囊肿切除术
    C. 定期随访
    D. 囊肿去顶减压
    E. 囊肿切除术

（54~58 题共用题干）

患者，女性，74 岁。因“无痛性肉眼血尿 3 个月”来诊。查体：右肾区轻度叩击痛。肾、输尿管及膀胱（KUB）平片和静脉肾盂造影（IVP）：右侧肾盂内不规则充盈缺损。

54. 最可能的诊断是
    A. 肾结石
    B. 肾盂息肉

C. 黄色肉芽肿性肾盂肾炎　　D. 肾盂癌

E. 肾结核

55. 下一步最需要的检查是

A. 泌尿系统 B 超

B. 肾 CT

C. 膀胱镜，右侧输尿管插管收集肾盂尿，行细胞学检查

D. 肾 MRI

E. 输尿管镜

56. 完善相关检查后提示患者肿瘤局限于肾内，未发现明显淋巴结和远处转移，患者一般情况好，对侧肾功能正常，首选的治疗方式是

A. 根治性肾、输尿管全长切除术　　B. 根治性肾切除术

C. 肾动脉栓塞术　　D. 放疗

E. 化疗

57. 术后病理：肿瘤浸润穿透肌层达肾实质，低分化，可见 1 个淋巴结（2cm）转移。患者临床分期是

A. $T_2N_1M_0$　　B. $T_3N_1M_0$

C. $T_2N_2M_0$　　D. $T_3N_2M_0$

E. $T_4N_2M_0$

58. 患者下一步的治疗方案是

A. 无须其他处理，定期复查即可　　B. 放疗

C. 全身化疗　　D. 放疗 + 化疗

E. 免疫治疗

（59~60 题共用题干）

患者，男性，63 岁。间歇性无痛全程肉眼血尿 1 个月。膀胱镜检查：右输尿管口喷血。B 超显示：右肾上盏轻度积水，可疑低回声占位。

59. 为明确诊断，以下哪一项检查最具有临床意义

A. 放射性核素肾显像　　B. IVP

C. 多普勒超声　　D. 肾动脉造影

E. 尿红细胞位相检查

60. 若患者拟定手术治疗，手术的切除范围应为

A. 右侧肾脏部分切除　　B. 单纯右肾脏切除

C. 切除右肾和全长输尿管　　D. 切除右肾、全长输尿管和部分膀胱

E. 切除右肾、肾上腺、肾周围脂肪和肾门的淋巴结

四 B型题

（1~4题共用备选答案）

A. 透明细胞癌
B. Ⅰ型乳头状透明细胞癌
C. Ⅱ型乳头状肾癌
D. 嫌色细胞癌
E. 囊性肾癌

一些特殊类型的肾癌有明确的遗传因素：

1. 与染色体3p25-26的*VHL*基因有关的癌症是
2. 与*c-met*基因有关的癌症是
3. 与*FH*基因有关的癌症是
4. 与*BHD*基因有关的癌症是

（5~7题共用备选答案）

A. 3号染色体短臂遗传物质的丢失
B. 7号与17号染色体三体及Y染色体丢失
C. 多条染色体丢失
D. 30号染色体丢失
E. 27号染色体丢失

5. 肾透明细胞癌的肿瘤特征性表现是
6. 肾乳头状腺癌的肿瘤特征性表现是
7. 肾嫌色细胞癌的肿瘤特征性表现是

（8~10题共用备选答案）

A. Ⅰ期
B. Ⅱ期
C. Ⅲ期
D. Ⅳ期
E. Ⅴ期

8. 肿瘤局限在肾内并可完全切除，肾包膜完整，术前或术中无破溃，切缘无肿瘤残存。属于肾母细胞瘤的NWT分期中的
9. 肿瘤超出肾但能完整切除，属于肾母细胞瘤的NWT分期中的
10. 肿瘤转移，腹膜有肿瘤种植，肉眼或镜下切缘有肿瘤未能完整切除，属于肾母细胞瘤的NWT分期中的

（11~12题共用备选答案）

A. 腹侧腰痛
B. 腰部剧痛

C. 肿块　　D. 肾积水
E. 贫血

11. 单纯性肾囊肿出现并发症时症状明显，若囊内出血使囊壁突然伸张，包膜受压，可出现
12. 单纯性肾囊肿较大，压迫肾盂或输尿管，可出现

（13~15 题共用备选答案）
A. 手术治疗　　B. 垂体放疗
C. 药物治疗　　D. 抗生素治疗
E. 部分肾切除术

13. 感染不能控制或怀疑有恶变的单纯性肾囊肿首选
14. 单纯性肾囊肿定期 B 超随诊，如发现囊肿合并感染，可用
15. 有恶性病变的单纯性肾囊肿根据具体情况行

（16~17 题共用备选答案）
A. 单纯肾切除　　B. 根治性肾切除
C. 抗生素治疗　　D. 放疗
E. 化疗

16. 治疗肾癌的主要方法是
17. 局部进展性肾癌首选治疗方法为

（18~19 题共用备选答案）
A. 遗传性 Wilms 瘤　　B. 畸胎瘤样 Wilms 瘤
C. 正常瘤样 Wilms 瘤　　D. 多房囊性 Wilms 瘤
E. 部分囊性分化的肾母细胞瘤

18. 以囊性为主的 Wilms 瘤间隔中含有胚芽组织及其他 Wilms 瘤组织成分，称为
19. 分化性上皮和间质成分混合构成的肿瘤被称为

（20~22 题共用备选答案）
A. 保守治疗　　B. 肾动脉栓塞术
C. 肿瘤剜出术　　D. 根治性肾切除术
E. 肾切除术

20. 肾血管平滑肌脂肪瘤患者肿瘤小于 4cm 或双肾均有肿瘤时，采用严密观察下的
21. 肾血管平滑肌脂肪瘤患者瘤体较大或伴有严重出血，应行
22. 肾血管平滑肌脂肪瘤患者若术前不能排除恶性病变，术中应行快速冷冻切片，若证实已

有恶性病变，应行

（23~25题共用备选答案）

A. 保留肾组织手术
B. 消融治疗
C. 根治性肾切除术
D. 长期随诊
E. 等待观察

23. 无论嗜酸细胞瘤大小和部位，只要肿瘤是多中心、双侧、复发性的，应考虑的手术治疗是
24. 年老体弱手术高位的嗜酸细胞瘤者，应考虑的治疗是
25. 如果单侧病变，对侧功能良好，嗜酸细胞瘤可能合并肾癌，应考虑的治疗是

五 X型题

1. 肾癌的病因包括
   A. 利尿药
   B. 经济文化背景
   C. 家族史
   D. 肥胖
   E. 输血史
2. 关于肾细胞癌核分级体系，下列说法正确的是
   A. 1级核大小为10mm，圆形，均匀，无核仁或很小
   B. 2级核大小为15mm，轻微的不规则，400倍镜下可见
   C. 4级核大小为大于20mm，与3级相似，少量染色质粗大块状
   D. 3级核大小为15mm，中度或显著不规则，核仁大，100倍镜下可见
   E. 4级可见分叶核、多核或奇异核明显
3. 肾癌CT的征象为
   A. 肾形扩大，肿瘤向肾外突出
   B. CT值密度比肾实质略低，而增强时明显低于肾实质
   C. CT值密度 -10~15HU
   D. 增强扫描时明显高于肾实质
   E. 常为双侧病变
4. 下列关于肾癌放射性核素骨显像的说法中，正确的是
   A. 没有骨骼系统转移证据和骨痛症状的患者，发生骨转移的危险非常低
   B. 骨转移常见部位为躯干骨、四肢骨、颅骨
   C. 对于孤立性的骨放射性浓聚或稀疏区需行X断层摄片、CT或MRI扫描证实确认是否有骨质破坏，以明确是否有骨转移
   D. 有退行性骨关节病、陈旧性骨折等病变时，放射性核素骨显像可出现假阳性

E. 发现骨转移病变比 X 线片早 3~6 个月

5. 常见的肾细胞癌病理类型有

A. 肾透明细胞癌　　B. 肾乳头状腺癌
C. 肾嫌色细胞癌　　D. Bellini 集合管癌
E. 髓样癌

6. 肾癌与肾囊肿的鉴别诊断，正确的是

A. 囊肿内有出血或感染时，往往容易误诊为肿瘤
B. 对于囊壁不规则增厚、中心密度高的良性肾囊肿，可以单独应用某一种检查方法进行鉴别
C. 有些肾透明细胞癌内部均匀，呈很弱的低回声，在体检筛查时容易被误诊为肾囊肿
D. 对于囊壁不规则增厚、中心密度高的良性肾囊肿，需综合分析、判断，必要时可在 B 超引导下行穿刺活检
E. 典型的肾囊肿从影像学检查上很容易与肾癌相鉴别

7. 肾细胞癌患者，副瘤综合征的表现包括

A. 发热　　B. 高血压
C. 低血钙　　D. 肝功能异常
E. 红细胞计数增多

8. 肾细胞癌的肾外表现不包括

A. 皮疹　　B. 红细胞沉降率升高
C. 高血压　　D. 高钾血症
E. 红细胞增多症

9. 肾是一个内分泌器官，10%~40% 的肾癌患者出现副瘤综合征，包括

A. 皮质醇增多症　　B. 高血压
C. 红细胞增多症　　D. Stauffer 综合征
E. 溢乳症

10. 肾癌与肾淋巴瘤的鉴别诊断

A. 肾淋巴瘤在影像学上缺乏特点，一般呈多发结节状肿块或弥漫性浸润肾
B. 肾是结外淋巴瘤好发部位之一
C. 偶尔有多个小结节的融合形成单发病灶，但肾外形增大，腹膜后淋巴结受累
D. 作为全身淋巴瘤的一部分，肾淋巴瘤常伴有脾、肝等部位的淋巴瘤，因而出现上述症状时应虑到肾淋巴瘤的可能
E. 肾原发性淋巴瘤多见，大多数为全身淋巴瘤的局部侵犯

11. 以下关于肾盂癌的叙述正确的有

A. 鳞癌罕见，多与长期尿石、感染等刺激有关

B. 早期出现间歇性无痛肉眼血尿

C. 新鲜尿液标本或逆行插管收集患侧肾盂尿可以发现癌细胞

D. 膀胱镜是选择性检查

E. 根治性手术应切除患侧肾和输尿管上段

12. 肾癌介入治疗技术有

A. 肾动脉化疗

B. 肾动脉栓塞

C. 肾造瘘

D. 支架成形术

E. 硬化剂治疗

13. 肾癌根治术的手术范围包括

A. 肾脏

B. 输尿管全长

C. 肾周围筋膜及脂肪囊

D. 肾蒂淋巴结

E. 若肿瘤位于肾上极，应切除同侧肾上腺

14. 行根治性肾切除术的患者一般不建议同时行同侧肾上腺切除术，但出现以下哪些情况，推荐同时行同侧肾上腺切除术

A. 术前 CT 检查发现肾上腺异常

B. 术前合并有高血压

C. 术前发现有低血钾

D. 术中发现同侧肾上腺异常考虑肾上腺受侵

E. 术中发现同侧肾上腺异常考虑肾上腺转移

15. 局限性肾癌区域淋巴结清扫范围包括

A. 右侧从右膈肌脚，沿下腔静脉周围向下达腹主动脉分叉处的淋巴结及右侧肾淋巴引流区域范围内的腹膜后淋巴结

B. 左侧从左膈肌脚，沿腹主动脉周围向下达腹主动脉分叉处的淋巴结及左侧肾淋巴引流区域范围内的腹膜后淋巴结

C. 扩大淋巴结清扫范围在区域淋巴结清扫范围基础上加上腹主动脉和下腔静脉间淋巴结及患肾对侧腹主动脉或下腔静脉前后淋巴结

D. 右侧从右膈肌脚，沿腹主动脉周围向下达腹主动脉分叉处的淋巴结及左侧肾淋巴引流区域范围内的腹膜后淋巴结

E. 左侧从左膈肌脚，沿下腔静脉周围向下达腹主动脉分叉处的淋巴结及右侧肾淋巴引流区域范围内的腹膜后淋巴结

16. 腹腔镜手术的手术途径分为

A. 经腹腔

B. 经胸腔

C. 经腹膜后

D. 手助腹腔镜

E. 经胸膜前

17. 肾上极肾癌根治性肾癌切除术切除范围包括

A. 患肾 + 肾上腺
B. 肾周围筋膜
C. 肾脂肪囊
D. 肾门淋巴结
E. 输尿管 + 部分膀胱

18. 我国转移性肾透明细胞癌常用的一线靶向治疗药物有

A. 舒尼替尼
B. 索拉非尼
C. 帕唑帕尼
D. CCI-779
E. 贝伐单抗联合干扰素

19. 治疗转移性肾细胞癌的减瘤性肾切除术的指征包括

A. 手术能够切除 >75% 的肿瘤负荷
B. 无中枢神经系统、骨或肝的转移
C. 肿瘤的主要成分为肾嫌色细胞癌
D. 足够的心、肺功能储备
E. 美国东部肿瘤协作组（ECOG）体能状态评分 0~1 分

20. 家族遗传性肾癌的诊断原则包括

A. 年龄较轻
B. 肾肿瘤双侧、多发
C. 相应遗传综合征的其他表现
D. 检测证实相应的染色体和基因异常
E. 肾肿瘤发展快

21. 已明确的遗传性肾癌包括

A. von Hippel-Lindau 病
B. 结节性硬化症
C. 遗传性肾乳头状腺癌
D. 易位性肾癌
E. BHD

22. 遗传性肾癌的治疗原则

A. 肾肿瘤直径 <3cm 者观察等待
B. 当肿瘤最大直径≥3cm 时考虑手术治疗
C. 以保留肾单位手术为首选
D. 肾肿瘤直径 <13cm 者观察等待
E. 当肿瘤最大直径≤3cm 时考虑手术治疗

23. 肾癌的随访方案为

A. 在手术后第 1 年内每 3 个月复查 1 次
B. 若 1 年内无复发，可逐渐延长随访时间
C. 如第 2 年可半年复查 1 次，第 3~5 年复查 1 次
D. 术后的随访应当是终身的
E. 在手术后第 1 年内每 6 个月复查 1 次

24. 肾细胞癌的分类中将囊相关性细胞癌分为

A. 肾囊肿瘤变型
B. 透明细胞型肾细胞癌

C. 囊性肾细胞癌
D. 免疫表型
E. 髓质型肾细胞癌

25. 多房囊性肾细胞癌具有的特点是
A. 高分级
B. 高分期
C. 预后良好
D. 低分级
E. 低分期

26. 多房囊性肾细胞癌的临床表现包括
A. 腰痛
B. 乏力
C. 消瘦
D. 红细胞沉降率增加
E. 高血压

27. 肾癌与肾盂移行细胞癌的鉴别要点有
A. 肾盂癌尿细胞学检查可能为阳性而肾癌检查一般为阴性，病变局限于肾
B. 肾盂癌一般位于肾中部，可向肾实质内侵袭，而肾癌往往位于肾外周向内侵袭肾窦
C. 肾盂癌早期即有肉眼可见血尿，而肾癌必须肿瘤侵犯肾盂、肾盏以后才见血尿
D. 肾癌的诊断主要依靠 CT，而肾盂癌诊断依靠 IVU 或逆行尿路造影
E. CT 上肾癌典型的多血管，在无坏死和囊性变时，比肾盂癌增强更明显

28. 多房囊性肾细胞癌的 B 超检查特点为
A. 囊肿壁厚薄不均
B. 囊内呈多房连接
C. 房间隔的壁也厚薄不均
D. 囊内无回声区充满密集的点状弱回声
E. 囊内回声区无回声

29. 多房囊性肾细胞癌的 CT 检查特点为
A. 囊壁薄且明显减弱
B. 囊内呈多房连接
C. 房间隔壁不规则，厚度 >1mm
D. 囊壁厚伴有钙化
E. 囊肿边界规则

30. 多房囊性肾细胞癌的囊肿穿刺细胞学检查特点为
A. 获得囊液进行分析
B. 检查发现其中蛋白、乳酸脱氢酶及脂肪成分异常增高
C. 房间隔壁不规则，厚度 >3mm
D. 囊壁薄伴有钙化
E. 囊肿边界规则

31. 多房囊性肾细胞癌与遗传性肾细胞癌囊性变相鉴别，后者的特点是
A. 癌组织的坏死、出血导致局部囊性变
B. 囊性变周围总能见到残留的较明显的癌组织
C. 核分裂级别高

D. 发病快，往往为单侧

E. 其囊壁衬以嗜酸性上皮细胞

32. 多房囊性肾细胞癌一般预后良好。肿瘤的预后主要与（　　）有关

A. 细胞核分级
B. 病理分期
C. 肿瘤大小
D. 肿瘤形状
E. 肿瘤位置

33. 关于双侧散发性肾癌的治疗，以下叙述正确的是

A. 治疗方式包括双侧肾部分切除，单侧肾部分切除
B. 对于是否行保留肾单位手术需综合患者的年龄、肿瘤是否转移进行评价
C. 主张分次手术
D. 对非同步双侧散发性肾癌，其处理很大程度上依赖于第一次手术的方式和结果
E. 治疗方式只有单侧肾部分切除一种方法

34. 当双侧肾癌无法手术时，可以联合的治疗方法有

A. 热疗
B. 射频治疗
C. 免疫治疗
D. 抗感染治疗
E. 药物治疗

35. Wilms 瘤的上皮可形成

A. 黏液上皮
B. 鳞状上皮
C. 神经上皮
D. 分泌上皮
E. 疏松上皮

36. 美国肾母细胞瘤研究组（NWTS）根据组织分型与预后的关系，将肾母细胞瘤分为 2 类，良好组织型包括

A. 上皮型
B. 间叶型
C. 胚芽型
D. 混合型
E. 间变型

37. 患儿，男，4 岁。洗澡时被发现腹部包块，诊断为 Wilms 瘤，以下哪些是合理的

A. 严重血尿
B. 恶病质状态
C. 高血压
D. 腹部肿块
E. 贫血，发热

38. 肾淋巴瘤最常见的病理表现为

A. 肾实质内多发淋巴瘤浸润结节
B. 肾周围浸润
C. 肾实质内单个淋巴瘤浸润结节
D. 常有灶状的出血和坏死及囊性变
E. 肾母细胞瘤是由胚胎性肾组织发生的

39. 肾血管平滑肌脂肪瘤常见的症状和体征包括
   A. 腰部疼痛
   B. 血尿
   C. 腹部肿块
   D. 低血容量性休克
   E. 高血钾
40. 结节性硬化症的临床特点是
   A. 癫痫
   B. 智力发育迟缓
   C. 面颊部皮质腺瘤
   D. 视网膜晶状体瘤及肾、脑等脏器错构瘤
   E. 腹部有肿物
41. 保留肾单位手术包括
   A. 肾部分切除术
   B. 肾楔形切除术
   C. 肾肿瘤剜除术
   D. 根治性肾切除
   E. 保守治疗
42. 患者，男性，53 岁。因右腰部不适 1 年余，CT 检查结果如下图所示，以下叙述正确的是
   A. 右肾中极可见一个类圆形肿块影，肿块密度不均
   B. 其内见低密度脂肪影
   C. 其边缘清楚，与周围境界清晰
   D. 考虑为右肾癌
   E. 考虑为右肾错构瘤

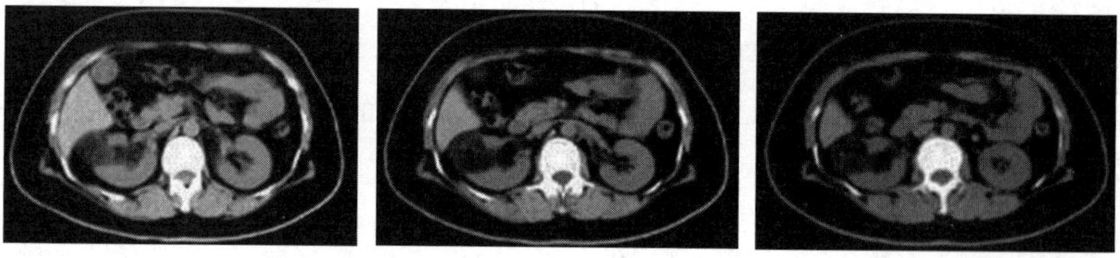

43. 肾血管平滑肌脂肪瘤血管造影可见
   A. 血管呈囊状动脉瘤样扩张
   B. 葡萄状
   C. 管状
   D. 边缘模糊
   E. 肿瘤有强烈回声
44. 肾血管平滑肌脂肪瘤肿瘤大于 4cm，可考虑选择
   A. 保守治疗
   B. 肾动脉栓塞术
   C. 肿瘤剜出术
   D. 根治性肾切除术
   E. 肾切除术
45. 嗜酸细胞瘤以下叙述不正确的是
   A. 表现为境界清晰
   B. 质地均一，无包膜

C. 多数呈红色　　D. 少数呈褐色或淡黄色
E. 容易见到中央瘢痕

46. 嗜酸细胞瘤不典型的临床表现为
A. 血尿　　B. 肿块
C. 腰痛　　D. 腹痛
E. 蛋白尿

47. 肾素瘤光镜下的病理表现有
A. 多角形肿瘤细胞组成的不规则条索分布于疏松黏液样间质中
B. 小管状及小囊腔结构常见
C. 血管很丰富
D. 淋巴细胞浸润
E. 大量的菱形肾素原颗粒

48. 关于肾素瘤免疫组化的病理表现有
A. renin 阳性　　B. Actin 阳性
C. Vimentin 阴性　　D. CD34 阳性
E. CD34 阴性

49. 关于后肾腺瘤以下叙述正确的是
A. 组织间可见砂粒体结构　　B. 无钙盐沉积
C. 肿瘤组织无坏死　　D. 出现小灶状透明细胞区，细胞明显异型
E. 肿瘤呈浸润性生长方式

50. 后肾腺瘤常见的症状包括
A. 腰腹部疼痛　　B. 包块
C. 血尿　　D. 间歇性发热
E. 蛋白尿

51. 后肾腺瘤术前较难诊断清楚，建议的措施包括
A. 术前穿刺活检　　B. 术中冷冻病检
C. 联合应用免疫组化　　D. B 超检查
E. CT 检查

52. 关于单纯性肾囊肿的病理叙述正确的是
A. 多数为单发，也可为多发　　B. 多发生于肾实质
C. 孤立呈球形，囊壁薄而光滑　　D. 外观呈深蓝色，多数不分隔
E. 孤立呈球形，囊壁厚而不光滑

53. 单纯性肾囊肿诊断的主要手段是
A. B 超　　B. CT

C. 囊肿穿刺囊液检查
D. MRI
E. KUB 平片

54. 单纯性肾囊肿 B 超检查可见
A. 边缘清晰的无回声区
B. 囊壁光滑呈强回声
C. 如果囊壁继发感染，B 超上囊壁增厚
D. 如果囊内出血，回声减弱
E. B 超鉴别囊性和实质性占位性病变的准确率达 98%

55. 肾盂旁囊肿镜检的表现有
A. 囊壁有重度的纤维化
B. 玻璃样变性
C. 钙化区域
D. 邻近肾组织也受压发生纤维变性
E. 无钙化区域

56. 肾盂旁囊肿合并感染者常见的症状有
A. 寒战
B. 高热
C. 肾区叩击痛
D. 呕吐
E. 低热

57. 肾盂旁囊肿 IVU 检查可见
A. 肾门旁或肾窦内有圆形肿物压迫肾盂
B. 弧形压迹、变形
C. 肾门附近有液性暗区
D. 易被误认为肾盂积水
E. 肾盂旁边界清楚

58. 肾盂旁囊肿 B 超检查可见
A. 肾门旁或肾窦内有圆形肿物压迫肾盂
B. 弧形压迹、变形
C. 肾门附近有液性暗区
D. 易被误认为肾盂积水
E. 肾盂旁边界清楚

59. 肾盂旁囊肿 CT 检查可见
A. 肾门旁或肾窦内有圆形肿物压迫肾盂
B. 弧形压迹、变形
C. 肾门附近有液性暗区
D. 均匀低密度的椭圆形包块
E. 肾盂旁边界清楚

60. 肾盂旁囊肿 MRI 检查可见的是
  A. T_1加权像囊肿呈圆形或椭圆形低信号
  B. 与肾实质的交界面光滑锐利，信号强度均匀
  C. 可见肾门附近有液性暗区
  D. T_2加权像呈高信号
  E. 显示肾盂旁边界清楚
61. 肾盂旁囊肿的手术治疗方法可选择
  A. 经腹腔镜囊肿切除术
  B. 囊肿去顶减压
  C. 囊肿切除术
  D. B 超定位下穿刺
  E. 根除性肾切除术
62. 肾盂肿瘤最常见的转移部位有
  A. 脑
  B. 骨
  C. 肝
  D. 肺
  E. 胃肠道
63. 肾盂肿瘤包括
  A. 移行细胞乳头状瘤
  B. 移行细胞乳头状癌
  C. 鳞状上皮细胞癌
  D. 腺癌
  E. 冠状上皮细胞癌
64. 肾乳头状癌的病理表现有
  A. 来源于肾盂黏膜变移上皮的恶性肿瘤
  B. 来源于肾盂黏膜变移上皮的良性肿瘤
  C. 肿瘤呈乳头状或菜花状
  D. 镜下见肿瘤以纤细的纤维血管束为核心
  E. 呈分支状排列
65. 鳞状上皮细胞癌的病理表现有
  A. 肿瘤扁平隆起
  B. 来源于肾盂黏膜变移上皮的良性肿瘤
  C. 质地虚软
  D. 常在肾盂内扩展形成溃疡
  E. 多伴有钙化及感染
66. 腺癌的病理表现有
  A. 由高柱状、分泌黏液的细胞组成腺泡状结构
  B. 来源于肾盂黏膜变移上皮的良性肿瘤
  C. 质地虚软
  D. 腺泡周围有增生的平滑肌
  E. 多伴有钙化及感染

67. 肾盂肿瘤的临床表现包括

A. 血尿
B. 肾绞痛
C. 肿大
D. 高血压
E. 低钾

68. 肾盂肿瘤超声检查可见

A. 肾盂内肿瘤
B. 肾实质回声分离
C. 内为低回声区
D. 肿瘤表面形态
E. 内为高回声区

69. 肾盂肿瘤肾动脉造影检查可见

A. 肿瘤血管变化
B. 动脉分支缺失
C. 肿瘤血管细小
D. 肾实质侵犯时肾实质呈规则密度增高区
E. 肾实质侵犯时肾实质呈不规则密度减低区

70. 患者，男性，55 岁。半年前出现全程无痛肉眼血尿 3 次，未经诊治而自行消失，1 周来肉眼血尿重新出现，并有小血块。为明确诊断，以下哪项检查适宜作为初步筛选

A. 尿脱落细胞学检查
B. B 超
C. 尿液找结核分枝杆菌
D. 尿红细胞位相
E. 尿常规

六 案例分析题

（1~5 题共用题干）

患者，男性，55 岁。因左肾癌行左肾根治性切除术，术后病理检查：透明细胞肾细胞癌，FurhmanⅢ级，pT_2。术后定期规律随访复查。2009 年 7 月复查时胸部 X 线检查提示左上肺可疑阴影，进一步行胸部 CT 检查后，确认左肺上叶尖部有孤立性 1.5cm 大小结节，结合患者病史考虑为肾癌转移。患者随后行腹部 CT、头部 MRI 及放射性核素骨显像，均未发现异常。患者一般情况良好，无任何内科疾患。

1. 对患者的治疗建议是

A. 参加转移性肾癌治疗的临床研究
B. 应用大剂量白细胞介素-2
C. 应用干扰素 900 万 U，每周 3 次
D. 应用舒尼替尼
E. 应用索拉非尼
F. 胸部 CT 引导下肿物穿刺活检，明确病灶性质后，再确定进一步治疗方案
G. 肺部转移灶切除术

2. 接受了胸腔镜下左肺病灶切除术，病理检查证实为肾透明细胞癌转移。针对该患者，术

后治疗建议是

A. 参加转移性肾癌治疗的临床研究
B. 应用大剂量白介素-2
C. 应用干扰素 900 万 U，每周 3 次
D. 应用舒尼替尼
E. 应用索拉非尼
F. 应用依维莫司
G. 应用肿瘤疫苗
H. 密切随诊监测

3. 患者术后密切随诊且行影像学监测。复查胸部 CT，提示左肺共 3 处有小结节，最大直径均小于 0.8cm。2 个后月再次复查胸部 CT，提示左肺结节增大，最大者直径为 1.1cm，考虑为肾癌肺转移复发。进一步全身检查未发现其他部位的转移。对患者的首选治疗建议是

A. 参加转移性肾癌治疗的临床研究
B. 应用大剂量白介素-2 治疗
C. 应用干扰素 900 万 U，每周 3 次
D. 应用舒尼替尼
E. 应用索拉非尼
F. 应用依维莫司
G. 应用肿瘤疫苗
H. 左侧肺部转移灶切除术

4. 患者接受了舒尼替尼治疗，用药后出现 I 度手足皮肤反应，坚持用药 3 个月后复查，发现左肺结节无明显变化，继续用药后手足皮肤反应消失，用药 6 个月后影像学复查发现左肺结节仍无变化。应对患者采取的治疗方案是

A. 换用索拉非尼
B. 换用依维莫司
C. 维持舒尼替尼治疗不变
D. 加大舒尼替尼治疗剂量
E. 在维持舒尼替尼原治疗的基础上加用干扰素
F. 在维持舒尼替尼原治疗的基础上加用白介素-2

5. 患者维持舒尼替尼治疗，复查时发现原来的病灶增大并出现新的肺转移灶。目前应对患者采取的治疗措施是

A. 换用索拉非尼治疗
B. 换用依维莫司治疗
C. 加大舒尼替尼治疗剂量
D. 在维持舒尼替尼原治疗的基础上加用化疗药物
E. 在维持舒尼替尼原治疗的基础上加用干扰素
F. 在维持舒尼替尼原治疗的基础上加用白介素-2

（6~9 题共用题干）

患者，女性，45 岁。主因“发现镜下血尿 2 周”就诊。患者 2 周前常规复查时发现镜下血尿，无发热、寒战，无腰痛，无咳嗽、咳痰，无腹痛、腹泻，无尿频、尿急、尿痛，无

低热、盗汗、乏力，无移植肾区胀痛等不适。既往史：13 年前曾行同种异体肾移植手术，术后肾功能良好，给予环孢素 + 吗替麦考酚酯 + 泼尼松三联免疫抑制药治疗。曾长期服用龙胆泻肝丸，具体情况不详。无外伤史。查体：体温 36.8℃，血压 125/70mmHg。神清。双肺呼吸音清，未闻及干湿啰音。心率 80 次/分，心律齐，未闻及杂音。腹软，无压痛。双肾区无红肿，无隆起，双肾未触及，双侧输尿管走行区无压痛，膀胱区无隆起，无压痛，叩诊为浊音。移植肾大小 11cm × 5cm，质中，无触痛。

6. 患者最可能的诊断是
   A. 尿路感染　　B. 移植肾破裂
   C. 尿路结石　　D. 急性排斥反应
   E. 慢性肾小球肾炎　　F. 泌尿系统肿瘤
   G. 泌尿系统结核　　H. 移植肾静脉血栓

7. 血常规：白细胞计数 $5.5 \times 10^9/L$，中性粒细胞占比 0.68，Hb 108g/L。尿常规：红细胞满视野，蛋白(-)，白细胞(-)。血生化：肌酐（Cr）125μmol/L。环孢素 A 谷浓度：65μg/L。结核感染 T 细胞检测：(-)。胸部 X 线检查：未见异常。B 超：右髂窝大致正常移植肾，左肾盂输尿管扩张。对明确诊断最有价值的检查是
   A. 复查超声　　B. 泌尿系统增强 CT
   C. 泌尿系统 MRI　　D. 荧光原位杂交（FISH）
   E. 尿培养　　F. 静脉肾盂造影
   G. 放射性核素骨显像　　H. 肾动态显像

8. 患者完善了泌尿系统 CT 检查如下图所示。诊断是
   A. 左肾盂肾炎　　B. 左肾结核
   C. 左肾结石　　D. 左输尿管狭窄
   E. 左肾盂或输尿管肿瘤　　F. 左肾囊肿

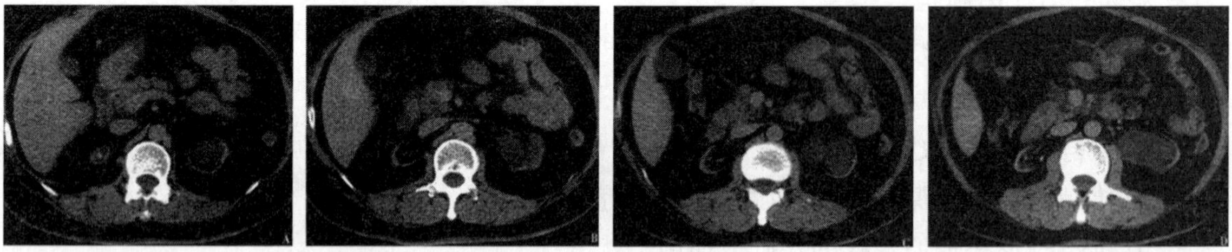

9. 患者行腹腔镜下左肾输尿管全长切除术，术后病理检查示左肾盂浸润性乳头状移行细胞癌Ⅲ级，左输尿管多发弥漫性乳头状移行细胞癌Ⅱ~Ⅲ级，侵犯肌层，伴淋巴结转移。患者下一步的治疗措施是
   A. 更换西罗莫司治疗
   B. 择期行右肾输尿管全长切除术

C. 局部放疗

D. 全身化疗

E. 膀胱灌注化疗

F. 定期复查膀胱镜

G. 免疫治疗

H. 定期复查腹部 CT、胸部 X 线检查、放射性核素骨显像

(10~13 题共用题干)

患者，女性，41 岁。因体检发现左肾占位性病变 2 周就诊。2 周前体检时超声检查发现左肾中部 5.4cm×4.5cm 囊实性占位性病变，无症状，查体无异常，尿常规检查正常。

10. 为明确诊断，宜选择的检查方法是

A. 肾动态显像　　B. 泌尿系统 MRI

C. 肾动脉造影　　D. PET-CT

E. 静脉尿路造影（IVU）　　F. KUB 平片

G. 泌尿系统 CT　　H. 逆行肾盂造影

11. 患者的泌尿系统增强 CT 检查如下图所示。最可能的诊断为

A. 肾积水　　B. 肾囊肿

C. 多囊肾　　D. 多房囊腺瘤

E. 囊性肾癌　　F. 肾盂旁囊肿

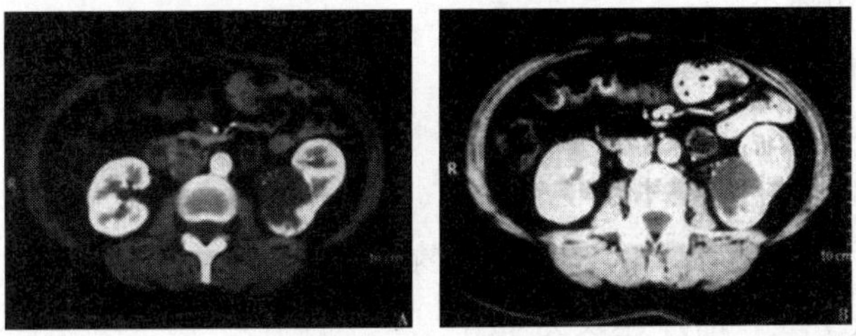

12. 对患者应采取的处理方法为

A. 定期复查　　B. 囊肿穿刺加硬化剂治疗

C. 囊肿去顶减压术　　D. 囊肿内引流术

E. 肾盂成形术　　F. 肾切除术

13. 根据 Bosniak 分级标准，患者肾囊性病变分级为

A. Ⅰ级　　B. Ⅱ级

C. ⅡF 级　　D. Ⅲ级

E. Ⅳ级　　F. Ⅴ级

（14~17题共用题干）

患者，男性，79岁。因高血压心脏病住院治疗，行腹部B超检查，发现左肾下极实质内1.0cm低回声实性占位性病变，考虑肾肿瘤可能性大。故请泌尿外科会诊。

14. 患者因患慢性肾功能不全，无法使用对比剂，因此仅行CT平扫，提示左肾下极有小肿物，无法判断肿物性质。患者需要做的是
   A. 尿脱落细胞学检查
   B. 尿脱落细胞荧光原位杂交（FISH）检查
   C. 静脉肾盂造影
   D. 左侧逆行肾盂造影
   E. 腹部CT平扫+增强
   F. 腹部MRI
   G. 放射性核素肾显像

15. 患者因装有心脏起搏器，无法行MRI检查。患者及家属选择对肾占位性病变积极监测，每3个月复查肾脏超声。前2次复查时，超声提示左肾占位性病变无明显变化，遂将监测间隔延长至每6个月进行1次。在第5次复查时，发现左肾占位性病变增大至1.4cm。对患者的进一步处理措施是
   A. 放射性核素肾显像
   B. 腹部MRI检查
   C. 超声引导下肾脏肿物穿刺活检术
   D. 密切随诊，积极监测肾脏肿物
   E. PET-CT检查
   F. 左侧逆行肾盂造影

16. 目前对患者的进一步治疗是
   A. 继续密切随诊，积极监测肾脏肿物
   B. 超声引导下肾脏肿物穿刺活检术
   C. 开放左肾部分切除术
   D. 腹腔镜下左肾部分切除术
   E. 开放左肾根治性切除术
   F. 腹腔镜下左肾根治性切除术

17. 患者及家属选择行超声引导下的左肾肿物穿刺活检术，病理检查：左肾透明细胞肾细胞癌，Fuhrman分级Ⅰ级。治疗建议为
   A. 继续密切随诊，积极监测肾脏肿物
   B. 超声引导下经皮左肾肿物射频消融术
   C. 开放左肾部分切除术
   D. 腹腔镜下左肾部分切除术
   E. 开放左肾根治性切除术
   F. 腹腔镜下左肾根治性切除术
   G. 超声引导下经皮左肾肿物冷冻消融术
   H. 靶向药物治疗

(18~25 题共用题干)

患者，男性，41 岁。左腰轻度胀痛 3 个月，无肉眼血尿。B 超提示左肾下极有 10cm × 9cm × 7cm 大小的肿物，回声不均匀。

18. 哪种诊断的可能性最大
A. 左肾囊肿
B. 左肾脂肪瘤
C. 左肾错构瘤
D. 左肾癌
E. 左肾母细胞瘤
F. 左肾动脉瘤
G. 左肾平滑肌瘤
H. 左肾淋巴瘤

19. 患者初步考虑为左肾癌。哪些有关 CT 对肾癌检查的叙述是正确的
A. 是诊断肾癌最重要的方法
B. 了解有无肾静脉受累
C. 了解下腔静脉内有无癌栓
D. 了解肾周组织有无侵犯
E. 了解有无淋巴结转移
F. 了解邻近器官有无受累
G. 可以发现肾内 0.5cm 以上的病变
H. 可以发现肾内 1.0cm 以上的病变
I. 可以发现肾内 0.8cm 以上的病变
J. 对肿瘤诊断的敏感性和特异性不如 MRI

20. CT 提示左肾下极实质性占位，11cm × 9cm × 8cm，突破肾包膜，CT 值不均匀，未见负值，肾静脉可见癌栓，未见肿大淋巴结。需要做哪些检查明确诊断
A. 左肾动脉造影
B. 下腔静脉造影
C. 细针针吸活检
D. 以上都是
E. 以上都不是

21. 胸部 X 线检查、肝脏 B 超未见异常。碱性磷酸酶无升高。该患者的临床分期是
A. $T_1N_0M_0$
B. $T_2N_0M_0$
C. $T_3N_0M_0$
D. $T_4N_0M_0$
E. $T_1N_1M_0$
F. $T_1N_2M_0$
G. $T_3N_1M_0$
H. $T_4N_1M_0$

22. 患者心电图正常，哪种治疗方案是正确的
A. 左肾根治性切除术
B. 左肾肿瘤切除术
C. 左肾扩大根治性切除术
D. 内分泌治疗
E. 已失去手术时间，对症治疗
F. 放射治疗

23. 患者术前拟行左肾动脉栓塞术，应在肾动脉栓塞术后多长时间内做根治性肾切除术
A. 当天
B. 1~2 天
C. 3~7 天
D. 8~10 天
E. 11~14 天
F. 任何时间均可

24. 最好选用哪种手术切口
A. 第 11 肋间切口
B. 切除第 11 肋

C. 切除第12肋　　D. 肋下切口

E. 经腹切口

25. 患者根治性左肾切除术的切除范围应包括

A. 左肾　　B. 左肾周围脂肪

C. 左肾周围筋膜　　D. 左肾上腺

E. 左肾区域淋巴结　　F. 左输尿管全程

(26~30题共用题干)

患者，男性，52岁。7年前体检行腹部B超检查时，提示左肾有直径1.5cm囊肿，未做进一步检查。今年体检再次行腹部B超检查时，提示左肾上极多发囊肿，最大直径2.5cm，建议转综合性医院泌尿外科进一步检查。

26. 患者下一步需做的检查是

A. 尿脱落细胞学检查

B. 尿脱落细胞荧光原位杂交（FISH）检查

C. 静脉肾盂造影

D. 左侧逆行肾盂造影

E. 腹部CT

F. 腹部MRI

G. 腹部超声

27. 患者就诊于某医院泌尿外科并复查了腹部超声，提示左肾上极3.0cm囊肿，并怀疑囊肿中有分隔。进一步的诊治建议包括

A. 腹部CT平扫　　B. 腹部CT平扫+增强

C. 腹部MRI　　D. 腹部增强MRI

E. 腹部超声造影　　F. 超声引导下左肾囊肿穿刺引流术

G. 超声引导下左肾囊肿穿刺活检术　　H. 腹腔镜下左肾囊肿去顶（开窗）术

I. 开放左肾囊肿去顶（开窗）术　　J. 腹腔镜下左肾囊肿活检术

K. 开放左肾囊肿活检术

28. 患者行腹部CT平扫+增强扫描，提示“左肾囊肿，Bosniak Ⅲ级”。Bosniak Ⅲ级肾囊肿的影像诊断标准包括

A. 囊肿压迫集合系统引起肾盂、肾盏积水

B. 囊肿有多个分隔

C. 囊肿直径大于7cm

D. 囊壁增厚

E. 囊壁有增强

F. 囊液有增强

G. 囊肿分隔有增强

29. 患者的下一步处理原则为

A. 密切随诊

B. 超声引导下左肾囊肿穿刺引流术

C. 腹腔镜下左肾囊肿去顶（开窗）术

D. 开放左肾囊肿去顶（开窗）术

E. 腹腔镜下左肾部分切除术

F. 开放左肾部分切除术

G. 腹腔镜下左肾根治性切除术

H. 开放左肾根治性切除术

(30~33 题共用题干)

患者，男性，52 岁。因体检发现左肾占位病变1 周就诊。1 周前体检时，超声检查发现左肾下极 5.2cm×4.6cm 囊性占位病变，囊内可见分隔，无不适，查体无异常，尿常规检查正常。

30. 患者的泌尿系统 CT 平扫和增强检查结果如下图所示。为明确诊断，宜进一步选择的检查是

A. KUB 平片

B. 静脉尿路造影（IVU）

C. 肾动脉造影

D. PET-CT

E. 泌尿系统 MRI

F. 肾动态显像

G. 逆行肾盂造影

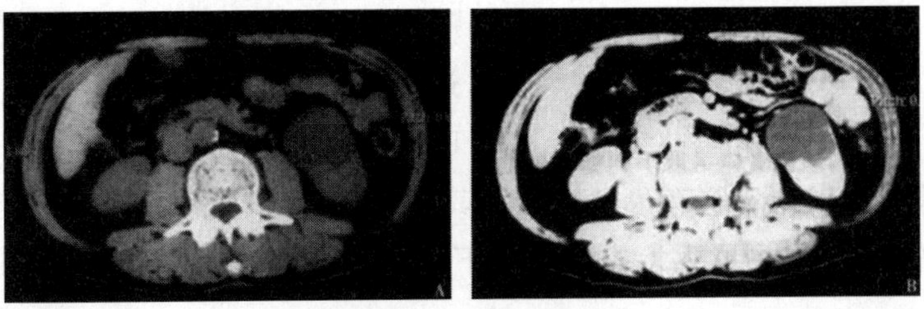

31. 根据 Bosniak 分级标准，肾囊性病变分级为

A. Ⅰ级

B. Ⅱ级

C. ⅡF 级

D. Ⅲ级

E. Ⅳ级

F. Ⅴ级

32. 对患者行肾部分切除术。术后病理报告：囊壁可见肾透明细胞癌 G_1期，少部分为 G_2pT_1期，切缘未见肿瘤。对该患者应采取的处理方法为

A. 定期复查

B. 囊肿穿刺加硬化剂治疗

C. 囊肿去顶减压术

D. 囊肿内引流术

E. 肾部分切除术

F. 肾切除术

33. 患者的后续处理方案为

A. 根治性肾切除术
B. 辅助化疗
C. 定期复查
D. 靶向治疗
E. 干扰素治疗
F. 放射治疗

（34～38 题共用题干）

患者，男性，42 岁。因“间断性腰腹部疼痛 2 年”就诊。查体：血压 137/87mmHg，一般情况好，心肺腹未见异常。尿常规：尿蛋白（±），pH 5.5，红细胞 200～300 个/高倍视野，白细胞 10～15 个/高倍视野。血 Cr 103μmol/L。超声：双肾探及多个强回声团，后伴声影，双肾体积增大，双肾内探及多个大小不等液性回声。

34. 应考虑的可能诊断是

A. 肾结石
B. 肾盂肾炎
C. 肾囊肿
D. 多囊肾
E. 肾结核
F. 肾脓肿

35. 应追问患者有诊断意义的病史为

A. 手术外伤史
B. 毒物接触史
C. 感染性疾病史
D. 家族遗传病史
E. 输血史
F. 药物过敏史

36. 应采取的进一步检查包括

A. 尿培养
B. 尿脱落细胞学检查
C. 泌尿系统 CT
D. 逆行肾盂造影
E. KUB 平片
F. PET-CT

37. 患者 4 年前体检时发现双肾有囊性病变，其母亲与妹妹都有肾囊性病变史，均健在。患者的泌尿系统 CT 平扫和增强检查结果如下图所示。结合患者病史及泌尿系统 CT 检查，应诊断为

A. 双肾结核
B. 双肾结石
C. 显性遗传性多囊肾
D. 隐性遗传性多囊肾
E. 双侧多发肾囊肿
F. 双侧囊腺瘤

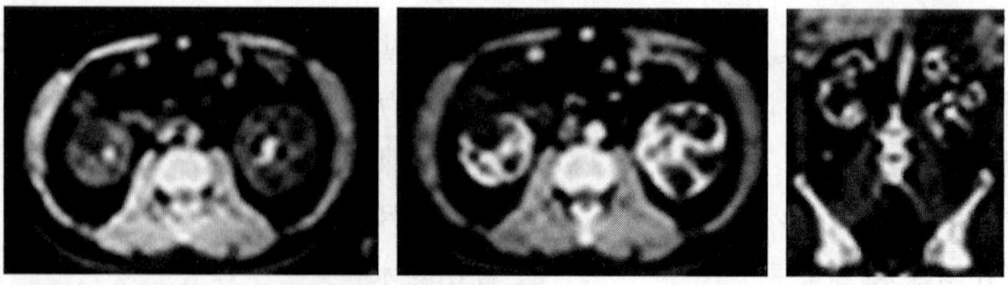

38. 患者应采取的治疗方法为

A. 左肾切除术
B. 左侧囊肿去顶减压术
C. 左侧囊肿穿刺加硬化剂治疗
D. 左肾部分切除术
E. 左侧经皮肾镜取石术（PCNL）
F. 左侧体外冲击波碎石术（ESWL）

(39~43 题共用题干)

患者，男性，63 岁。因“间歇性全程肉眼血尿半年”就诊。6 个月前无明显诱因出现全程肉眼血尿，无血块，不伴尿频、尿急、尿痛。6 个月以来，患者反复发作血尿 4 次。近 2 个月来患者右腰腹部胀痛不适，偶有下午低热（37.4~37.6℃）。查体：双肾区叩击痛(-)，右上腹可扪及质硬包块，站立位时可见右侧精索静脉曲张，平卧后不消失。

39. 患者最可能的诊断是

A. 右肾细胞癌伴肝转移
B. 右肾细胞癌伴右肾静脉瘤栓形成
C. 右肾细胞癌伴下腔静脉瘤栓形成
D. 右肾细胞癌伴肾门淋巴结转移
E. 右肾细胞癌伴腹膜后淋巴结转移
F. 右肾盂癌伴肾门淋巴结转移
G. 右肾盂癌伴腹膜后淋巴结转移

40. 以下哪项检查有助于明确诊断

A. 静脉肾盂造影
B. 放射性核素肾显像
C. 腹部增强 CT
D. 腹部 MRI
E. 肾动脉造影
F. 下腔静脉造影

41. 患者行增强 CT 加三维重建检查，检查结果如下图所示，提示右肾癌伴下腔静脉瘤栓形成，瘤栓上极位于肝静脉开口以下，腹膜后未见肿大淋巴结，肝右叶有 3cm 囊肿。患者还需行以下哪些检查

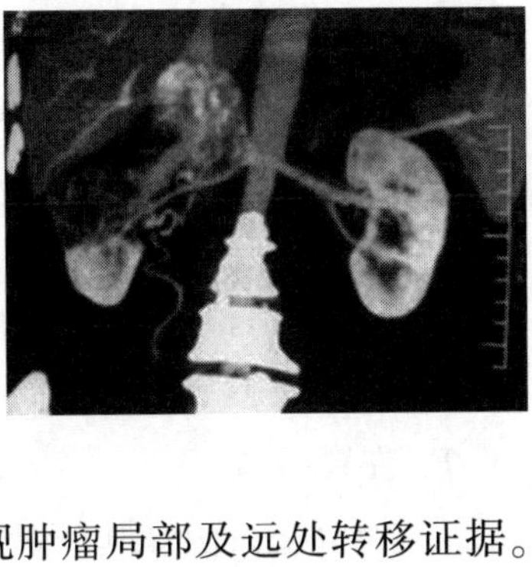

A. 肺部 CT
B. 放射性核素肾显像
C. 头颅 MRI
D. 腹部 MRI
E. 肾动脉造影
F. 下腔静脉造影
G. 右肾肿瘤穿刺活检

42. 在完善检查后确定患者肿瘤临床分期为 $T_{3b}N_0M_0$，且未发现肿瘤局部及远处转移证据。

对患者的治疗建议为

A. 右肾肿瘤穿刺活检术，明确病理类型后行靶向药物治疗

B. 右肾动脉栓塞术

C. 局部放疗

D. 右肾根治性切除术

E. 右肾根治性切除术 + 腔静脉切开瘤栓取出术

F. 直接靶向药物治疗

43. 患者行右肾根治性切除术 + 下腔静脉切开瘤栓取出术。术后病理报告：右肾透明细胞肾细胞癌，Furhman Ⅲ级，肿瘤大小 7.5cm × 6.0cm × 6.4cm，肿瘤分期为 pT_{3b}，肿瘤侵犯肾盂脂肪及肾周围脂肪并进入脉管。术后患者恢复顺利，伤口按时拆线，病情稳定后出院。患者出院后需注意的事项有

A. 定期影像学复查

B. 定期肾功能复查

C. 应用中药预防复发、转移

D. 应用干扰素

E. 应用白介素-2

F. 应用肿瘤疫苗

G. 应用舒尼替尼

H. 应用索拉非尼

I. 参加肾癌术后辅助治疗的临床研究

（44~47 题共用题干）

患者，女性，53 岁。间歇性无痛肉眼血尿 3 个月余，血尿中偶有血块，期间曾发作 2 次左肾区绞痛。

44. 对患者的诊断可能是

A. 左肾细胞癌

B. 左肾盂癌

C. 左肾囊肿

D. 左肾血管平滑肌脂肪瘤

E. 左肾被膜下血肿

F. 左肾结核

G. 左肾黄色肉芽肿性肾盂肾炎

H. 左肾结石

45. 静脉肾盂造影如下图所示，提示左肾上盏拉长并向内侧移位。目前对患者的诊断可能是

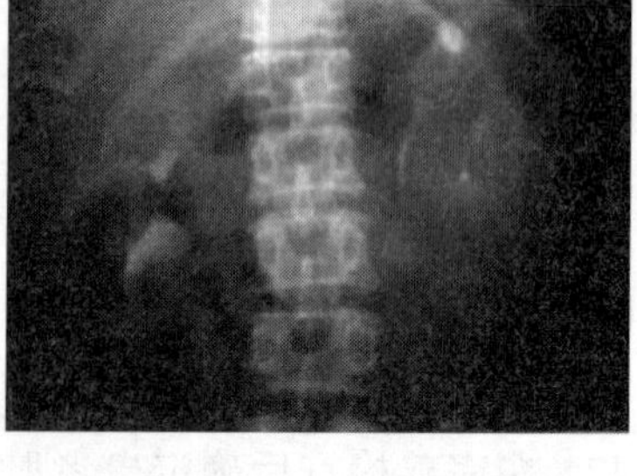

A. 左肾细胞癌

B. 左肾盂癌

C. 左肾囊肿

D. 左肾血管平滑肌脂肪瘤

E. 左肾被膜下血肿

F. 左肾结核

G. 左肾黄色肉芽肿性肾盂肾炎

H. 左肾结石

46. 患者进一步的检查建议为

A. 放射性核素肾显像
B. 腹部 MRI 检查
C. 腹部 CT 平扫
D. 腹部 CT 平扫 + 增强
E. PET-CT 检查
F. 左侧逆行肾盂造影

47. 患者接受了腹腔镜下左肾根治性切除术，其手术切除范围应包括

A. 左肾
B. 左输尿管上段
C. 左输尿管全长
D. 左输尿管口周围膀胱壁
E. 左肾周围脂肪囊
F. 左侧肾上腺
G. 腹膜后淋巴结

参考答案与解析

一、A1 型题

1. C【解析】肾细胞癌的 Robson 分期，Ⅲ期为肿瘤侵犯肾静脉或局部淋巴结，有或无下腔静脉、肾周围脂肪受累。

2. A【解析】肾癌病理分型包括肾透明细胞癌、肾乳头状腺癌、肾嫌色细胞癌、未分类肾细胞癌、多房囊性肾细胞癌、Bellini 集合管癌、髓样癌、Xp11 易位性肾癌、神经母细胞瘤伴发的癌、黏液性管状及梭形细胞癌。

3. E【解析】肾造瘘术并发症包括肾穿孔、肾盂感染、出血及败血症。

4. A【解析】现在唯一公认的肾癌环境危险因素是吸烟，但相对危险性并不高，为 1. 4~2. 5。

5. D【解析】肾盂癌是发生在肾盂或肾盏上皮的一种肿瘤，约占所有肾肿瘤的10%。本病多数为移行细胞癌，少数为鳞癌和腺癌，后二者约占肾盂癌的 15%，它们的恶性程度远高于移行细胞癌。移行细胞癌镜下可见由高柱状分泌黏液的细胞形成的腺泡状结构，于腺泡周围常有增生的平滑肌是其特征，选项 D 错误。

6. D【解析】促进肾盂发生粒状细胞癌变的最常见因素为肾盂结石。

7. A【解析】家族遗传性肾癌中以希佩尔-林道病居多，其他类型的家族遗传性肾癌罕见。

8. C【解析】根据 TNM 分期规则，肾癌已侵犯肾静脉或局部淋巴结，有或无下腔静脉、肾周围受累属于Ⅲ期。TNM 分期是肿瘤诊断和治疗中常用的一种标准，其通过对肿瘤的大小和侵袭深度（T）、淋巴结转移情况（N）以及远处转移程度（M）等指标进行综合评估

和组合，对肿瘤的严重程度和预后情况进行分类和描述。T：描述主要肿瘤的大小和侵犯范围，分为 T_1~T_4 四个级别；N：描述淋巴结转移情况，分为 N_0~N_3 四个级别；M：描述是否有远处转移，分为 M_0 和 M_1 两个级别。在肾癌的TNM分期中，如果肿瘤已经侵入肾脏外部的脂肪组织或肾周围组织，或者侵犯肾静脉或局部淋巴结，但没有下腔静脉受累，则属于Ⅲ期；如果下腔静脉或肾周围组织也受累，则属于Ⅲb期。

9. C【解析】肾癌早期可无任何症状，晚期典型症状为肉眼血尿、腰痛及腹部肿块（肾癌三联征）。

10. E【解析】血尿是肾癌最常见的症状，因肿瘤侵犯肾盂或肾盏黏膜引起，通常表现为间歇、无痛、全程肉眼血尿。

11. E【解析】参见A1型题第10题解析。

12. C【解析】B超检查是诊断肾癌最常用的检查方法，也是最简便的方法。

13. C【解析】肾癌B超表现：①小的肿瘤肾轮廓可无明显改变；较大的肿瘤肾轮廓可局限性增大，肾轮廓失去正常形态，与周围组织分界较清楚，如浸润周围组织，因造成粘连而表现为边界不清。②小的肿瘤常表现为高回声或低回声，周围可见低回声环，为肿瘤周围假包膜；中等大的肿瘤多为低回声、不均匀；较大的肿瘤内回声极不均匀，由于肿瘤内有出血、坏死、液化，可出现不规则的无回声暗区。③肿瘤压迫肾盂时，可出现肾盂变形移位，甚至中断。④肾癌早期多无肾周围血管受侵，中、晚期可出现肾静脉内或下腔静脉内瘤栓形成，表现为管腔阻塞，呈低回声。⑤中、晚期肾癌如在肾门旁，腹膜后可有大小不等圆形或椭圆形低回声结节，均匀，多为淋巴结转移。

14. C【解析】CT检查为肾癌首选诊断方法，典型的肾癌呈圆形、椭圆形或不规则占位，平扫时肾癌的密度略低于肾实质，也可高于正常肾实质的密度。增强扫描时，肾癌的密度明显低于正常肾实质。肾静脉或下腔静脉内发生癌栓时，在静脉中可见低密度区，增强时可见管腔中断或腔内有充盈缺损。直径大于2cm的淋巴结多为肿瘤转移淋巴结。

15. E【解析】肾癌放射性核素肾显像有助于：①准确显示肾占位性病变的位置，对鉴别肾占位性病变的良恶性有参考价值。②鉴别腹膜后肿物为肾内或肾外。③明确尿漏的存在与否及其情况。④可对肾功能做定量分析。

16. D【解析】典型的肾囊肿从肾动脉造影检查上很容易与肾癌相鉴别，但囊肿内有出血或感染时，往往容易误诊为肿瘤。而有些肾透明细胞癌内部均匀，呈很弱的低回声，在体检筛查时容易被误诊为肾囊肿。对于囊壁不规则增厚、中心密度高的良性肾囊肿，单独应用某一种检查方法进行鉴别比较困难，往往需综合分析、判断，必要时可在B超引导下行穿刺活检。

17. C【解析】肾错构瘤容易自发破裂出血，选项C正确。

18. B【解析】对于黄色肉芽肿性肾盂肾炎，外科手术是本病重要的治疗方法，经治疗

愈后良好，选项 B 错误

19. C【解析】肾盂癌早期即有肉眼血尿，属于泌尿外科疾病。

20. D【解析】与开放性手术相比，腹腔镜手术具有住院时间短、术后恢复快、切口瘢痕小、减少镇痛药的使用等优势。

21. A【解析】肾盂癌多为移行细胞癌，来自肾盂变移上皮，泌尿系统的肾盂、输尿管、膀胱、尿道均覆有变移上皮，可同时或先后在不同部位出现肿瘤，故手术时需切除肾及全长输尿管，包括输尿管开口部位的膀胱壁。

22. D【解析】肾素瘤的诊断：①内分泌及生化检查示高肾素血症、高醛固酮血症及低血钾。②B 超显示中等回声团块，CT 表现为软组织密度肿物。分侧取肾静脉血测定肾素水平对肿瘤定位有一定意义，患侧血肾素水平常数倍于健侧。③术前可通过穿刺活检明确肾素瘤的诊断。④所有出现明确的高肾素血症、高血压的患者，在排除肾动脉疾病后均须考虑肾素瘤的可能。

23. B【解析】依维莫司用于舒尼替尼或索拉非尼治疗后进展的转移性肾细胞癌，中位无进展生存期为 4. 9 个月，客观缓解率 2% 。

24. A【解析】转移性肾癌应采用以内科为主的综合治疗，外科手术主要为转移性肾癌辅助性治疗手段，极少数患者可通过外科手术而获得较长生存期。

25. C【解析】肾脓肿为肾癌介入术后的并发症。

26. C【解析】研究显示，对于处于早期且仅侵犯肾静脉分支的肾癌患者，即使存在肾静脉癌栓，其预后也相对较好。此类患者的肿瘤通常生长缓慢且不易扩散到其他部位，手术切除彻底后可以获得较好的治疗效果。而对于其他类型的肾癌患者，如肿瘤侵及淋巴结或邻近脏器、出现远处转移等情况，则预后较差。

27. E【解析】切除的肾癌病理检查可见梭形细胞，肾癌伴发热及红细胞沉降率高者，贫血，肝功能损害，C 反应蛋白增多，多数预后不良。

28. A【解析】影响肾癌预后的最主要因素是病理分期，此外，组织学分级、患者的行为状态评分、症状、肿瘤中是否有组织坏死，以及一些生化指标的异常和变化等因素也与肾癌的预后有关。

29. D【解析】多房囊性肾细胞癌的病理：多发于肾两极，病理表现为大小不一的多房性肿物，房间互不相通，囊内充满新鲜和陈旧的血液。囊壁覆以一层或多层肿瘤细胞，囊间也为肿瘤细胞。病理类型多为肾透明细胞癌。

30. D【解析】参见 A1 型题第 29 题解析。

31. E【解析】诊断明确的恶性肾囊性肿物或 MCRCC 可以直接进行手术治疗。

32. A【解析】保留肾的手术适用于小于 3cm 且位于肾边缘的肾癌，但也有学者认为当肿瘤直径≤4cm 时，保留肾组织的术式与根治性肾切除术的预后一致。

33. B【解析】肾母细胞瘤又称 Wilms 瘤，是小儿泌尿外科常见的恶性肿瘤，占小儿恶性实体瘤的 80%。90% 见于 7 岁以前，诊断时平均年龄为 15 个月。女性略多见，少数成人及老年人亦可发生，常侵入肾盂、肾盏内，选项 B 错误，选项 AD 正确。肾母细胞瘤是由胚胎性肾组织发生的，由分化不等的未分化胚芽组织、上皮和间质组成的恶性混合瘤，某些患者含两种甚至只含一种成分，选项 E 正确。肾母细胞瘤与正常的肾组织有明显界限，选项 C 正确。

34. D【解析】肾母细胞瘤为婴幼儿最常见的腹部肿瘤

35. C【解析】Beckwith-Wiedemann 综合征，特征为器官肥大、偏身肥大、肾上腺皮质细胞肥大，并容易发生 Wilms 瘤和软组织肉瘤，常出现染色体 11p15 的缺失，其余选项均正确。

36. B【解析】肾母细胞瘤最常见的转移部位为肺。

37. B【解析】Wilms 瘤可发生于肾实质，增长迅速，直径常常大于 5cm，有时可达 10cm。切面为均匀实性，呈灰白色，常有灶状的出血、坏死及囊性变，肿瘤完全呈囊性者罕见。

38. A【解析】Wilms 瘤的肿瘤边界清楚被假包膜包绕，假性包膜由受压的肾组织和肾周围组织形成。肾母细胞瘤是由胚胎性肾组织发生的，胚胎性未分化的间叶组织、具有一定分化的间叶组织和上皮性组织组成瘤组织，某些肾母细胞瘤含两种甚至只含一种成分。上皮成分常呈小管或囊性结构，被覆原始的柱状或立方形细胞。

39. C【解析】肾母细胞瘤的临床表现如下。①腹部肿块：为最常见症状。肿块位于上腹季肋部一侧，表面光滑、中等硬度、无压痛，一般不超过中线，可有一定活动度。少数巨大肿瘤超过中线，无活动度。②血尿：1/3 患者有镜下血尿，肉眼血尿少见。③其他表现：腹痛、高血压、红细胞增多症、低热及消瘦等。偶有肿瘤破溃者可表现为急腹症。因肿瘤压迫引起的左精索静脉曲张者罕见。以转移瘤就诊的患者不常见。

40. B【解析】肾母细胞瘤起源于间叶组织，由间质、胚芽和上皮构成，选项 B 错误。

41. A【解析】肾母细胞瘤血尿：1/3 患者有镜下血尿，肉眼血尿少见。

42. A【解析】神经母细胞瘤是小儿最常见的恶性实体瘤，为交感神经节肿瘤。

43. A【解析】肾母细胞瘤术后配合放疗与化疗可以明显提高生存率。

44. E【解析】肾母细胞瘤的治疗原则：①双侧肿瘤可在放疗和化疗的基础上，行双侧肿瘤剜除术或切除肿瘤较大侧的病肾。②累及范围广、邻近器官受累而不能切除时，可行姑息性肾动脉栓塞，辅以放疗和化疗。③瘤体过大者可在术前先行放疗，待瘤体缩小后再行根治性肾切除术。④化疗应常规应用，可选用阿霉素、长春新碱、放线菌素 D 等。

45. A【解析】原发性肾淋巴瘤少见，因为肾实质内不含淋巴组织。

46. A【解析】继发性淋巴瘤通常由非霍奇金淋巴瘤引起，特别容易发生在晚期。

47. E【解析】肾癌手术切除术辅助治疗常用放疗与化疗可以提高生存率。

48. D【解析】肾病综合征常出现高胆固醇血症，主要原因是肝脏合成脂蛋白增加，还与胆固醇在周围循环血液中分解减少有关。

49. A【解析】通常淋巴瘤早期症状隐匿，浅表淋巴结肿大是最常见的早期症状。

50. A【解析】肾淋巴瘤出现肝脾等结外器官受累提示疾病已处于晚期。当淋巴瘤和白血病侵犯肾时，可能出现腰痛、血尿或进行性肾衰竭，此外发热、乏力和体重减轻等淋巴瘤B症候群也常见。部分患者以肾病综合征为首发症状，早期无淋巴结肿大时易漏诊、误诊，但是肾病综合征一般随淋巴瘤的恶化或缓解而变化。

51. A【解析】肾淋巴瘤通常需要以化疗为主的综合治疗。对于极罕见的原发性肾淋巴瘤，肾切除联合全身化疗是最佳的治疗方法。

52. B【解析】肾血管平滑肌脂肪瘤（AML）又称肾错构瘤，是最常见的一种良性疾病，起源于肾间质细胞，由大量成熟的脂肪组织、平滑肌组织和厚壁血管组成。

53. B【解析】肾血管平滑肌脂肪瘤的诊断如下。①B超：典型的B超表现为边缘清晰、后伴声影的高回声肿物，但不能作为特异性诊断。肿瘤也可以没有强回声，原因是瘤内肌肉成分多或瘤内有出血。②CT：表现为低密度区，CT值为负。③MRI：瘤内的脂肪成分在T_1加权像表现为强信号，T_2加权像表现为低强度信号。④血管造影：血管呈囊状动脉瘤样扩张、葡萄状，具有诊断意义。

54. C【解析】参见A1型题第54题解析。

55. A【解析】CT检查见星状中央瘢痕，血管造影检查见轮辐状供血动脉可提示嗜酸细胞瘤的诊断，但是诊断价值较低。

56. D【解析】肾素瘤多为单侧发生，位于肾皮质。大体上，肿瘤为实性，边界清楚，包膜完整，呈黄褐色，切面灰白，有弹性。

57. E【解析】肾素瘤的电镜下特征性表现为含有大量的菱形肾素原颗粒。

58. D【解析】参见A1型题第22题解析。

59. A【解析】肾素瘤与原发性醛固酮增多症的鉴别诊断：原发性醛固酮增多症的血肾素水平降低，而肾素瘤血肾素水平升高。

60. A【解析】肾素瘤一般为良性，肿瘤体积较小，确诊后应行肿瘤切除术。

61. C【解析】几乎所有肾素瘤患者都可以通过外科手术治愈，血压恢复正常，其他症状消失。血压一般2~3周或以后正常，有近10%患者术后血压仍然偏高，可能与长期高血压导致的肾血管慢性改变有关。

62. C【解析】后肾腺瘤肿瘤边界清楚，无明显包膜，切面多为灰白色、灰黄褐色，质地均匀、较软，可见钙化，肿瘤较大时可伴有出血、坏死及肿瘤囊性变，镜下肿瘤由大小一致的肿瘤细胞排列成特征性密集小管状、腺样结构。

63. E【解析】肿瘤较小的后肾腺瘤患者可采用随访观察。

64. A【解析】绝大多数单纯性肾囊肿为非遗传性疾病，仅极少数为遗传病，可能是常染色体显性遗传。

65. A【解析】单纯性肾囊肿的发病机制尚不十分明确。研究认为囊肿可能是由肾小管憩室发展而来。随年龄增长，远曲小管和集合管憩室增加，所以单纯性肾囊肿的发生率亦随之增加。

66. D【解析】囊肿去顶减压术是对于达到治疗指征的单纯性肾囊肿最佳的治疗方法。

67. E【解析】肾盂旁囊肿内通常含清亮的琥珀色囊液。囊壁很薄，囊肿常呈“蓝色圆顶”状，也可见囊壁钙化。约 5% 的囊肿含血性囊液，其中半数以上的囊壁上可能有乳头状癌。

68. E【解析】肾盂旁囊肿内通常含清亮的琥珀色囊液。

69. D【解析】变移上皮癌为肾盂癌最常见的病理类型。

70. D【解析】肾盂肿瘤患者多数 50 岁以上发病，男性多于女性，间歇性无痛肉眼血尿是最常见的临床症状，出血量较大时，有血条样血块排出，女性较为明显。常无肿块，选项 D 正确。

71. D【解析】放射性核素显像在肾盂和输尿管上皮样肿瘤中应用较少，主要常用的影像学检查方法包括 CT、MRI 等，D 选项错误，其余选项均正确。

72. C【解析】肾盂肿瘤的临床表现如下。①血尿：最常见，为间歇性无痛全程血尿。可为肉眼或镜下血尿。镜下血尿常见于早期或分化良好的肿瘤。偶可出现蠕虫样血条。②疼痛。③肿大。

73. A【解析】肾盂肿瘤应定期体检，每 3 个月做 1 次尿脱落细胞学检查。

74. E【解析】遗传性肾癌中以希佩尔-林道病居多，其他类型的遗传性肾癌罕见，选项 A 正确。遗传性肾乳头状腺癌及遗传性平滑肌瘤病肾癌均属于遗传性肾癌，选项 BC 正确。多发性内分泌瘤病，临床表现为多种内分泌病变的组合，选项 E 错误。BHD 是一种罕见的家族遗传性肾癌。其病变涉及全身多个系统，主要表现为多发皮肤纤维囊腺瘤、肺大疱（自发性气胸）及肾肿瘤等，选项 D 正确。

75. C【解析】单纯性肾囊肿是最常见的肾良性疾病，发病率在肾囊性疾病中居首位，占所有无症状肾肿物的 70% 以上。

二、A2 型题

1. B【解析】肾盂旁囊肿为良性病变，如囊肿较小且无症状，可等待观察。

2. E【解析】肾盂癌患者有血尿，双侧肾功能正常，可切除患肾及输尿管。

3. A【解析】年轻的嗜酸细胞瘤患者，肿瘤直径 $<4cm$，位于肾的一极，则可考虑肾部分切除术。

4. A【解析】Bosniak Ⅰ类：单纯性囊肿，良性。CT 表现：①类圆形，无壁。②均匀水样密度灶（CT 值 0~20HU）。③边界清晰，边缘光滑锐利。④增强扫描无强化。

5. C【解析】髓样脂肪瘤是一种含有骨髓成分的良性肿瘤。多发生于肾上腺，其他部位也可发生，但极为罕见。肾上腺髓样脂肪瘤无内分泌功能，多为查体时偶然发现。偶可因肿瘤较大或伴坏死或自发性出血而引发腹痛症状。其影像学表现取决于病灶内脂肪成分。典型超声下有回声，CT 上为低密度，T_1 高信号。髓样脂肪瘤 MRI 表现取决于肿瘤内脂肪和骨髓成分。脂肪成分表现为短 T_1、长 T_2 信号，骨髓成分为长 T_1、等 T_2 信号。髓样脂肪瘤内肉眼可见的脂肪成分在脂肪压脂序列上显示最佳。

6. A【解析】绝大多数肾癌发生于一侧肾脏，常为单个肿瘤，10%~20% 为多发病灶。多发病灶常见于遗传性肾癌及肾乳头状腺癌的患者。肿瘤多位于肾上、下两极，瘤体大小差异较大，直径平均 7cm，常有假包膜与周围肾组织相隔。双侧肾先后或同时发病者仅占散发性肾癌的 2%~4% 。

7. C【解析】根据题干描述，患者为根治性右肾切除术后，病理检查提示右侧肾脏透明细胞型肾细胞癌，肿瘤内有坏死灶，侵犯肾窦脂肪，肾静脉内未见瘤栓。根据 2010 年美国癌症联合委员会（AJCC）肾癌的 TNM 分期，该患者的肿瘤分期属于选项 C，T3a。根据 2010 年 AJCC TNM 分期标准，肾癌 TNM 分期主要考虑以下三个因素：T：原发肿瘤大小和侵犯范围。N：淋巴结是否受累。M：是否存在远处转移。其中，T 分期是根据肿瘤在肾脏内的侵犯程度进行划分。根据题干描述，该患者病理检查提示右侧肾脏透明细胞型肾细胞癌，侵犯肾窦脂肪，故其 T 分期为 T3a，表示肿瘤侵犯到肾脏外层髓质、肾窦脂肪或肾周脂肪，但未侵犯邻近结构或静脉。因此，答案为 C。

8. E【解析】肾癌全身表现：10%~40% 的患者出现副瘤综合征，表现为高血压、贫血、体重减轻、恶病质、发热、红细胞增多症、肝功能异常、高钙血症、高血糖、红细胞沉降率升高、神经肌肉病变、淀粉样变性、溢乳症、凝血机制异常等。2%~3% 的患者出现精索静脉曲张或腹壁静脉扩张。

9. C【解析】最可能导致该患者症状的疾病是肾盂癌。根据患者的临床表现和检查结果，可以排除多囊肾、肾癌、肾胚胎癌和输尿管癌。而左侧输尿管口喷血提示可能存在输尿管或肾的病变，结合左肾增大、结节状的情况，最可能的诊断是肾盂癌。肾盂癌是一种常见的泌尿系统恶性肿瘤，其中血尿是常见的症状之一。需要进一步进行组织学检查以确定诊断。

10. E【解析】肾细胞癌是泌尿系统中恶性程度较高的肿瘤，也是最常见的肿瘤之一，是起源于肾实质泌尿小管上皮系统的恶性肿瘤，又称肾腺癌，占肾恶性肿瘤的 85% 。肾细胞癌的临床表现为血尿、腰痛和肿块，也可全身无特殊表现。

11. A【解析】参见 A2 型题第 8 题解析。

12. A【解析】参见 A2 型题第 8 题解析。

13. A【解析】肾盂癌好发于 40 岁以上男性，致病因素主要有吸烟，长期服用镇痛药、咖啡、应用环磷酰胺、含马兜铃酸药物等，慢性感染、结石长期刺激等也可能是致病危险因素。临床表现为无痛性全程血尿，瘤体较大或并肾积水时可触及肿物。超声表现为高回声的肾窦发生变形，内有低回声团块。尿路造影检查是较敏感的检查方法，它可发现肾盂部位的充盈缺损、梗阻和肾积水。题中根据服药史、临床表现及超声和尿路造影结果考虑诊断为肾盂癌。

14. D【解析】肾癌患者出现血尿表示肾癌已经侵入肾盏、肾盂黏膜。

15. A【解析】CT 为肾癌首选诊断方法，典型的肾癌呈圆形、椭圆形或不规则占位，平扫时肾癌的密度略低于肾实质，也可高于正常肾实质的密度。增强扫描时，肾癌的密度明显低于正常肾实质。肾静脉或下腔静脉内发生癌栓时，在静脉中可见低密度区，增强时可见管腔中断或腔内有充盈缺损。直径大于 2cm 的淋巴结多为肿瘤转移淋巴结。

16. A【解析】本例中患者的左侧输尿管口喷血，提示有问题的可能是左侧肾脏或输尿管。因此，肾盂肿瘤是可能的原因之一。另外，肾盂肿瘤也会引起间歇性血尿。肾母细胞瘤其特点是肾脏巨大肿瘤、高热、贫血等。肾癌其症状包括肉眼血尿、腰痛、腹部包块等，但多数患者会同时出现明显的疼痛。多囊肾其特点是肾脏中有大量的液体囊肿。患者常常出现肾功能异常和高血压等表现，但与肉眼血尿没有直接关系。肾结石伴积水时会出现腰部疼痛、呕吐、发热、尿频等症状，肉眼血尿并不是主要的表现。

17. A【解析】根据患者的临床表现，间歇无痛全程肉眼血尿 1 个月，结合 B 超和 IVP 所示左肾占位病变，以及膀胱镜检查可见左输尿管口喷血，应该高度怀疑左肾癌。因此，最可能诊断的疾病是左肾癌。

18. A【解析】参见 A2 型题第 8 题解析。

19. A【解析】右腰痛 2 年，无痛性全程肉眼血尿 3 天，并且右肾区叩痛，右肾可触及季肋下 3 指，都是肾癌可能出现的症状。此外，尿常规检查发现红细胞充满/高倍视野，也提示可能存在泌尿系统问题。肾盂静脉造影发现右肾中盏移位拉长变形，更进一步提示患者肾内可能有病变。结合病史、体格检查和辅助检查结果，可以初步判断患者的认为可能是肾癌。

20. A【解析】该患者 CT 平扫发现右肾上极类圆形等密度的占位性病变，CT 增强扫描，病灶明显强化，为右肾上极癌的 CT 检查表现。

21. C【解析】多数肾癌为富血管性，血管受压、移位、受侵蚀，可见肿瘤血管，CT 检查表现为粗细不均、杂乱无章的血管团，可见“血管池”或“肿瘤湖”征。可出现静脉早显或肾静脉内、下腔静脉内充盈缺损。

22. A【解析】参见 A2 型题第 15 题解析。

23. D【解析】根据题干描述，间断无痛性肉眼血尿3个月，B超和IVP未见明显异常。膀胱镜检查时发现左输尿管口喷血尿，可能是左肾盂癌。对于肉眼血尿的患者，首先应该进行B超或CT等影像学检查，以排除泌尿系统肿瘤、结石等情况。如果影像学检查正常，仍然存在肉眼血尿，则应该进行膀胱镜等下尿路检查。本题中患者经B超和IVP检查未见明显异常，但在膀胱镜检查时发现左输尿管口喷血尿，提示可能存在肾盂或输尿管上段肿瘤。结合血尿的特点（间断、无痛性），以及膀胱镜检查的结果，左肾盂癌（D）是最可能的诊断。其他选项的可能性相对较小：左肾癌（A）和左肾结石（C）通常会伴随有相关症状，例如腰部疼痛、发热等；左肾结核（B）一般不会表现为单纯的肉眼血尿，并且通常伴随有其他症状，例如发热、盗汗等；左输尿管结石（E）的主要症状是肾绞痛，而非单纯的肉眼血尿。

24. B【解析】该患者因为左侧精索静脉曲张来诊，而肾CT检查发现左肾癌，提示左肾静脉内瘤栓（选项B）的可能性较大。左肾静脉内瘤栓是指肾癌细胞侵犯到左肾静脉内膜，形成癌栓的情况。当左肾静脉内瘤栓较长时，可引起下腔静脉阻塞或受压，导致下肢水肿和静脉曲张等症状。此外，左肾静脉内瘤栓可进一步沿着精索静脉向下蔓延，导致精索静脉曲张。下腔静脉瘤栓（选项A）通常会出现下肢水肿、静脉曲张和腹部肿物等表现；睾丸肿瘤（选项C）通常不会引起精索静脉曲张，其主要表现为睾丸肿胀、硬结、疼痛等症状；肾动脉内瘤栓（选项D）较为罕见，且不会导致左侧精索静脉曲张；原发性精索静脉曲张（选项E）通常是一种常见的无痛性睾丸肿大和精索静脉曲张的疾病，与患者的左肾癌无关。

25. C【解析】此患者临床诊断为肾癌（肾细胞癌），在做静脉肾盂造影时最可能出现右肾下盏拉长、移位。

26. B【解析】根据患者的病史和检查结果，应该考虑泌尿系统肿瘤。其中，无痛性血尿提示可能为早期泌尿系统肿瘤的表现，IVP检查发现右肾盂有充盈缺损影，膀胱镜检查见右输尿管口喷血都支持泌尿系统肿瘤的诊断。而尿液中发现瘤细胞则更加支持肾盂癌的可能性。因此，最可靠的诊断是肾盂癌。其他选项也可能导致类似的临床表现和检查结果，但根据给出的信息，肾盂癌是最有可能的诊断。

27. A【解析】肾盂癌好发于40岁以上男性，临床表现为无痛性全程血尿，瘤体较大或并肾积水时可触及肿物。肾盂癌平扫检查表现为肾窦区肿块，其密度或信号强度既不同于肾窦脂肪，也不同于尿液，易于辨认。题中肾盂癌肿瘤侵犯左输尿管上端，CT平扫显示左肾盂内肿块，合并小点状钙化，考虑诊断为左肾盂癌。

28. B【解析】根据患者检查结果，肾癌的可能性大，肾癌的主要治疗方法是根治性肾切除术。

29. B【解析】肾癌对放疗、化疗不敏感，应用免疫治疗对预防转移癌有一定疗效。

30. A【解析】根据患者的病史和检查结果，诊断最可能是左肾细胞癌。患者的主要症状是间断肉眼血尿 3 月余，血尿时尿中偶有血块，并伴有两次左肾区绞痛史，提示患者肾脏出现了异常情况。静脉肾盂造影（IVP）显示左肾上盏拉长并向内侧移位。表明左肾局部结构发生变化，且可能存在肿物压迫或阻塞输尿管等情况。B 超提示左肾上极 6cm 低回声实性占位。提示示患者可能出现肾实质内的肿瘤或囊肿等异常改变。综合上述症状和检查结果，患者的诊断最可能是左肾细胞癌。肾细胞癌是常见的肾脏恶性肿瘤之一，临床表现包括血尿、腰痛和腹部包块等，与该患者的症状和检查结果相符。

31. D【解析】多房囊性肾细胞癌的 CT 检查：平扫下囊肿边界不规则，囊壁厚，伴有钙化，房间隔壁不规则，厚度 >1mm，或者有实性的区域位于囊壁的附属处，囊壁内有实性组织迹象或囊肿壁受其外侧包块的压迫；或者囊肿呈多房性，有许多分隔，并同实性部分相连，可看到增强的软组织块影。大部分囊性肾细胞癌经 CT 增强扫描后，表现为单房或多房性生长的肿瘤，囊壁厚且明显增强。

32. D【解析】多囊肾 CT 平扫显示双肾体积不对称增大，边缘呈分叶状，双肾布满多发大小不等圆形或卵圆形水样低密度病变。双肾多发囊肿有时会伴有钙化，呈现点状或弧形高密度影或者密度增高的壳状环，钙化部位比较固定，不随姿势变化而移动。根据所示图像，最可能诊断为选项 D 双肾多发囊肿并钙化。

33. D【解析】多囊肾常伴多囊肝，大多数在成年后（40 岁以上）被发现，常表现为血压渐升高，腹胀或腹部包块，合并感染或结石时会有血尿、腰痛，并发贫血、高血压及肾功能损害，时有乏力、头晕，B 超或腹部 CT 检查提示双肾体积增大，有大小不等多个囊肿。

34. E【解析】参见 A1 型题第 39 题解析。

35. C【解析】参见 A1 型题第 39 题解析。

36. D【解析】参见 A1 型题第 39 题解析。

37. C【解析】患者出现了间歇性无痛性血尿一个月，提示可能为泌尿系统肿瘤的症状。B 超检查发现左肾下极有占位病变，且直径达 6cm，这种大小的实质性肿块很可能是恶性的；IVP 显示肾盂肾盏受压，也支持了恶性肿瘤的可能性。尿细胞学检查（ - ）排除了膀胱癌等泌尿系统肿瘤导致的血尿，但并不能完全否定左肾肿瘤的存在。膀胱镜检查可见左输尿管口喷血，进一步提示左肾恶性肿瘤的可能性。

38. C【解析】结合腹部 CT 检查可诊断为左肾上腺淋巴癌且胃脾受累。

39. C【解析】肾淋巴瘤最常见的病理表现为肾实质内多发淋巴瘤浸润结节，亦有肾周围浸润。肾淋巴瘤的 CT 扫描：①肾淋巴瘤与正常肾实质相比，平扫 CT 值略低。注射对比剂后，肿瘤与肾实质分界模糊，或显示轻度斑片状或非均匀的强化征象，CT 值增加 10～30HU。②约 50% 的肾淋巴瘤患者表现为多发的结节肿块，肾实质由于结节增生而膨大和变形。③25% 的肾淋巴瘤由发生在邻近淋巴结的淋巴瘤种植转移所致，肾常受推移。没有被侵犯的肾保留其正常结构及排泄功能。④10% 的淋巴瘤的弥漫浸润导致肾普遍肿大和肾功能下降。⑤其他表现包括肾周围间隙的弥漫浸润，肾窦的孤立浸润和包裹邻近尿路及单侧肾病变。

40. D【解析】参见 A1 型题第 54 题解析。

41. D【解析】肾上腺腺瘤为良性功能性肿瘤，表现为单侧肾上腺肿块，呈类圆形或者椭圆形，边界清楚，体积较小，常为 2~3cm，密度与肾实质相仿或略低于肾实质，增强检查，肿块呈快速强化快速廓清，同侧肾上腺残部和对侧肾上腺通常萎缩变小。图中 CT 平扫（A）示左侧肾上腺区一类圆形低密度影，边界清楚，增强后（B~D）均匀强化，可诊断为左肾上腺腺瘤。

42. E【解析】参见 A2 型题第 41 题解析。

43. C【解析】小于 4cm 的肾上腺无功能偶发瘤，可等待观察。该患者高龄，肿瘤 1cm，无功能，治疗首选等待观察。

44. C【解析】左侧单纯性肾囊肿 CT 表现是：左侧肾脏有圆形或卵圆形透亮区，边缘光滑，增强检查病变无强化。右侧肾癌 CT 表现是：右侧肾脏出现实性肿块，界限清晰，可伴有低密度坏死区和钙化灶。增强扫描后，肿瘤呈现明显的强化，强化程度高于邻近的正常肾组织。

45. E【解析】参见 A2 型题第 15 题解析。

46. D【解析】单纯肾囊肿直径在 4cm 以下，患者无明显症状者，无须特殊治疗，可予以定期复查、门诊随访。

47. E【解析】肾盂肿瘤的鉴别诊断：①充盈缺损。②阴性结石。③肾盂内血块：血块的 B 超检查变化较大，复查时可见其声影变形或位置改变，甚至消失。血块的 CT 值为 60~70HU，增强后不强化，而肾盂肿瘤的 CT 值为 30~60HU，增强后被强化。

48. E【解析】根据病史和检查结果，患者的血尿持续 3 个月，肾区无叩击痛，尿检红细胞充满高倍视野，膀胱镜未见异常，静脉尿路造影显示右肾盂有充盈缺损，最可能是肾盂癌引起的。

49. D【解析】确诊为肾盂癌后行肾切除，应包括患肾及全长输尿管及同侧输尿管开口部位的膀胱壁切除。

三、A3/A4 型题

1. C【解析】参见 A1 型题第 14 题解析。

2. A【解析】肾癌手术分为单纯性肾癌切除术和根治性肾癌切除术，目前公认的是根治性肾癌切除术可以提高生存率。根治性肾癌切除术切除范围包括患肾、肾周围筋膜及其内容、肾周围脂肪区域肿大及淋巴结。

3. C【解析】肾癌根治术后应用干扰素可以显著降低肿瘤复发率、肿瘤转移发生率，可以明显提高患者的生存率，故应配合干扰素辅助治疗。

4. C【解析】根据题干，该患者可能为肾癌，CT为肾癌首选诊断方法。

5. C【解析】肾细胞癌的治疗方法如下。①根治性肾切除术：是公认的治愈肾癌的方法，适合临床分期Ⅰ、Ⅱ期患者，即肿瘤局限于肾，没有远处转移，也没有区域淋巴结转移。②保留肾单位手术：适用于肾癌发生于解剖性或功能性的孤立肾，根治性肾切除术将导致肾功能不全或尿毒症的患者，如先天性孤立肾，对侧肾功能不全或无功能者，遗传性肾癌患者以及双侧肾癌等。③减瘤手术。④转移灶的手术切除。

6. E【解析】肾实质癌是来源于肾小管上皮细胞的腺癌，85%为透明细胞癌，还有一部分为颗粒细胞癌及混合细胞癌。

7. D【解析】该患者B超检查提示右肾中下部有一个直径为4.5cm低回声肿物，因此考虑可能为右肾的占位性病变。在进行静脉肾盂造影时，如果右肾中下部有较大的占位性病变（例如肿瘤），则会出现右肾中下盏的形态改变、移位和受压等情况，因此最可能出现的异常情况是右肾中下盏拉长、移位。

8. A【解析】患者间歇出现肉眼血尿2个月余，B超检查提示右肾中下部有一个直径4.5cm低回声肿物。根据临床表现和影像学检查结果，最可能的诊断是肾细胞癌。肾癌是泌尿系统常见的恶性肿瘤之一，也是引起肉眼血尿的常见原因之一。肾癌患者多为中老年人，女性相对男性较少见。在影像学检查上，肾癌通常表现为肾脏内部的实性肿块，CT、MRI或B超检查都可以用于诊断。B超检查发现右肾中下部有一个直径4.5cm低回声肿物，符合肾癌的特征。肾盂癌、肾囊肿、肾错构瘤和肾母细胞瘤的影像学表现与肾癌不同，并且不会引起肉眼血尿。

9. D【解析】根据患者的B超检查表现，右肾中下部有一个直径为4.5cm的低回声肿物，考虑到这可能是肾脏肿瘤。应该选择行右侧肾脏、肾周围脂肪囊及肾门处淋巴结切除术（D）。对于直径大于4cm的肾脏肿瘤，一般建议行全肾切除或部分肾切除手术，同时还需要行淋巴结清扫以防止肿瘤的转移。而对于手术范围更广的肾脏及部分输尿管切除术（C）和右侧肾脏、右输尿管全长及管口部位膀胱的袖套状切除手术（E），则不适用于本例。

10. D【解析】参见A3/A4型题第3题解析。

11. D【解析】根据题干，患者的左肾出现肿物，且IVP显示左肾不显影。结合选项，可知较多的红细胞可能是由于肾癌已经侵入了肾盂、肾盏黏膜所致，因此正确答案为D。肾癌是一种恶性肿瘤，早期通常无明显症状，但随着肿瘤增大和扩散，患者可能会出现腰痛、血尿、发热、体重减轻等症状。在IVP检查中，如果肾盂和输尿管未出现显影，提示肾癌已经侵入这些部位。同时，肾癌还可能导致尿液中出现大量的红细胞，因此尿常规检查中发现较多的红细胞也可能是肾癌的一个表现。

12. A【解析】先行肾动脉栓塞术，再手术，主要目的是减少术中出血。

13. C【解析】参见A1型题第14题解析。

14. A【解析】参见 A1 型题第 8 题解析。

15. C【解析】参见 A3/A4 型题第 5 题解析。

16. A【解析】肾透明细胞癌：①典型的肾透明细胞癌表现为肾实质区圆形实性肿物，而且经常突出于正常肾轮廓之外，与周围肾组织界限清楚，可见假性包膜。②切面通常为五彩状，由质地较软的鲜黄色肿瘤实质以及灰白色的水肿性同质、出血区、坏死区以及囊性变构成，偶见钙化或骨化。

17. A【解析】肾 CT 检查的目的在于检查肾有无结石、炎症、肿瘤等病变，对肾实质性肿块的定性诊断常有一定困难，必须结合临床表现、尿路造影、B 超等检查进行全面分析，方能提高诊断的正确性。

18. B【解析】肾静脉内瘤栓表现为睾丸大小、形态及回声正常，阴囊上极可见精索静脉曲张，蚯蚓状扭曲成团。

19. E【解析】肾 MRI 检查能查明肿块的位置、大小、形态、侵犯范围，可鉴别肿块性质（囊性、实质性或脂肪性），比 CT 敏感、定性准确。

20. C【解析】外科手术是局限性肾癌首选治疗方法，可采用根治性肾切除术或保留肾单位手术。该患者还需要同时切除栓塞。

21. E【解析】参见 A1 型题第 14 题解析。

22. A【解析】该患者为家族遗传性肾癌，遗传性肾癌中以希佩尔–林道病居多，其他类型的遗传性肾癌罕见。大部分遗传性肾癌与希佩尔–林道病的治疗方法和原则相近。

23. C【解析】希佩尔–林道病肾癌治疗原则：肾肿瘤直径 <3cm 者观察等待，当肿瘤最大直径 ≥ 3cm 时考虑手术治疗，以保留肾单位手术为首选，包括肿瘤剜除术。

24. A【解析】希佩尔–林道病手术标本的病理类型为肾透明细胞癌。

25. A【解析】肾癌胸部 X 线检查为肾癌患者的常规检查项目，应拍摄胸部的正、侧位片，可以发现肺部结节、肺转移以及其他肺部及胸部病变。胸部 X 线片是术前临床分期的主要依据之一。静脉尿路造影所见取决于肾肿瘤的大小、部位及对集合系统的侵犯程度。可见肾盂肾盏受压、变形、拉长，肾影增大、外形不规则等。肾静脉或下腔静脉内发生癌栓时，在静脉中可见低密度区，增强时可见管腔中断或腔内有充盈缺损。

26. B【解析】肾癌首选治疗方法为根治性肾切除术。

27. A【解析】参见 A1 型题第 14 题解析。

28. A【解析】肾癌早期可无任何症状，晚期典型症状为肉眼血尿、腰痛及腹部肿块。血尿为最常见的症状，是肿瘤侵犯肾盂或肾盏黏膜引起，通常表现为间歇、无痛、全程性肉眼血尿。

29. E【解析】肾癌的组织学来源为肾小管。

30. E【解析】参见 A3/A4 型题第 26 题解析。

31. B【解析】参见 A3/A4 型题第 20 题解析。

32. A【解析】参见 A3/A4 型题第 12 题解析。

33. D【解析】参见 A3/A4 型题第 25 题解析。

34. E【解析】肾盂癌表现为肾盂、肾盏内充盈缺损。

35. B【解析】根据题意，肾盂癌进入输尿管及膀胱三角，说明可能发生膀胱转移，肾盂癌极易出现膀胱转移，只要及时发现并手术治疗，大部分患者可以得到较好的预后。

36. C【解析】膀胱结石的诊断标准：①发生排尿中断，并引起会阴部剧烈疼痛，伴尿频、尿急、尿痛和终末血尿现象。②尿常规检查发现尿隐血或者尿路感染。③彩色超声或 CT 见膀胱内高密度影，或者膀胱镜检查见膀胱内结石，同时排除膀胱内其他病变，比如膀胱肿瘤。故该患者为膀胱结石的可能性不大。

37. A【解析】IVU 可以显示尿路形态是否规则，输尿管、肾盂是否有扩张，肾盂肾盏是否有推移、受压，以及充盈、缺损的情况、肿块的性质，同时可以了解双侧的分肾功能。

38. B【解析】根据患者的症状和检查结果，大量无痛肉眼血尿、血凝块和排尿困难等表现提示可能存在泌尿系统肿瘤。而针对检查结果，患者确诊为右肾癌且肿瘤直径较大，因此需要手术治疗。需要选择最为合适的手术方式。A 选项不太适用于本例，因为肿瘤直径较大，需要更广泛的切除。B 选项是常见的肾癌手术方式，适用于本例，可以在保留肾功能的同时切除肾癌及其周围组织。C 选项不太适用于本例，因为肿瘤较大，需要更广泛的切除。D 选项不适用于本例，因为该方式仅适用于不能耐受手术治疗或有明显手术禁忌证的患者，而且也不能完全切除肿瘤。E 选项不适用于本例，因为 B 选项所述的手术方式可以在保留肾功能的同时切除肾癌及其周围组织，相对而言更为保守。

39. C【解析】肾盂癌一般位于肾中部，可向肾实质内侵袭，早期即有肉眼可见血尿，尿常规检查常可发现红细胞，需多次检查，阳性率为 35%~55%。采用吖啶橙染色荧光显微镜检查，阳性率可高达 80%。肾盂肿瘤 B 超表现为肾窦回声分离、内为低回声区，并能清晰显示肿瘤的表面形态。当相应部位肾的正常皮质、髓质结构紊乱，表明肿瘤已侵犯肾实质。

40. E【解析】KUB 平片一般是取仰卧位摄片，主要目的是初步诊断有无尿路结石。如果在 KUB 平片发现泌尿系统有异常，则应进一步接受静脉肾盂造影。

41. E【解析】手术切除为肾盂肿瘤的主要治疗方法。标准术式：无远处转移者，应常规做根治性手术，切除范围包括肾、肾脂肪囊、同侧肾上腺、肾区域淋巴结、输尿管全长及膀胱袖套状切除。

42. C【解析】参见 A3/A4 型题第 39 题解析。

43. C【解析】参见 A3/A4 型题第 41 题解析。

44. C【解析】该患者可能为肾错构瘤，B 超、CT、MRI 及肾动脉造影可以从形态学上相鉴别。

45. E【解析】肾血管平滑肌脂肪瘤（又称肾错构瘤）的诊断如下。①B 超：肾错构瘤典型的 B 超表现为边缘清晰、后伴声影的高回声肿物，不能作为特异性诊断。肿瘤也可以没有强回声，原因是瘤内肌肉成分多或瘤内有出血。②CT：肾错构瘤 CT 表现为低密度区，CT 值为负。③MRI：肾错构瘤内的脂肪成分在 T_1 加权像表现为强信号，T_2 加权像表现为低强度信号。④血管造影：错构瘤血管呈囊状动脉瘤样扩张、葡萄状，具有诊断意义。

46. A【解析】肾血管平滑肌脂肪瘤的治疗：肿瘤小于 4cm 或双肾均有肿瘤时，采用严密观察下的保守治疗；肿瘤大于 4cm，可考虑选择性肾动脉栓塞术、肿瘤剜出术或部分肾切除术，一般不宜行肾切除术。

47. E【解析】肾血管平滑肌脂肪瘤的预后较差，可能远期复发。

48. B【解析】参见 A3/A4 型题第 39 题解析。

49. C【解析】输尿管肾镜及肾活检检查对诊断肾盂癌最有意义。

50. E【解析】参见 A3/A4 型题第 41 题解析。

51. C【解析】单纯性肾囊肿典型的 B 超表现为边缘清晰的无回声区，囊壁光滑呈强回声。如果囊壁显示不规则回声，应警惕恶变可能。如果囊壁继发感染，B 超表现为囊壁增厚，囊内可有细回声。如果囊内出血，回声增强。B 超鉴别囊性和实质性占位性病变的准确率达 98%。

52. C【解析】单纯性肾囊肿发展缓慢，对肾功能大多不造成损害。但患者大多数为老年患者，所以治疗趋于保守。对囊肿体积小的患者无明显不适，囊肿未造成对肾盂、输尿管的压迫，无干扰恶变等，一般不主张手术。可定期 B 超随诊，如发现囊肿合并感染，可用抗生素治疗观察，如感染不能控制或怀疑有恶变时应首选手术治疗。

53. A【解析】肾盂旁囊肿为良性病变，如囊肿较小且无症状，可等待观察。如囊肿较大出现症状，或发生破裂出血则需行手术治疗。手术方法可选择经腹腔镜囊肿切除术、囊肿去顶减压术或囊肿切除术。由于肾盂旁囊肿毗邻肾血管，故不提倡采用 B 超定位下穿刺抽吸囊液。

54. D【解析】参见 A3/A4 型题第 39 题解析。

55. C【解析】肾盂癌大量反复肉眼血尿，血尿严重时可见输尿管管型血块。查体常无阳性体征发现，血尿发作时膀胱镜检查可见患侧输尿管口喷血，尿液细胞学检查可见肿瘤细胞。

56. A【解析】原则上肾盂癌应行根治性肾、输尿管全长切除术，但对于单发的分期分级较低的肿瘤也可采用保留器官的手术，手术切除为肾盂肿瘤的主要治疗方法。

57. B【解析】2002 年 AJCC 肾癌的 TNM 分期见表 16－1。

表16-1 2002年AJCC肾癌的TNM分期

分期	标准
原发肿瘤（T）	
T_X	原发肿瘤无法评估
T_0	未发现原发肿瘤
T_1	肿瘤局限于肾内，最大径≤7cm
	T_{1a}肿瘤局限于肾内，肿瘤最大径≤4cm
	T_{1b}肿瘤局限于肾内，4cm < 肿瘤最大径≤7cm
T_2	肿瘤局限于肾内，最大径 > 7cm
T_3	肿瘤侵及主要静脉、肾上腺、肾周围组织，但未超过肾周筋膜
	T_{3a}肿瘤侵及肾上腺或肾周脂肪组织和/或肾窦脂肪组织，但未超过肾周筋膜
	T_{3b}肉眼见肿瘤侵入肾静脉或肾静脉段分支（含肌层）或膈下下腔静脉
	T_{3c}肉眼见肿瘤侵入膈上下腔静脉或侵犯静脉壁
T_4	肿瘤浸润超过肾周筋膜
区域淋巴结（N）	
N_X	区域淋巴结转移无法评估
N_0	无区域淋巴结转移
N_1	单个区域淋巴结转移
N_2	一个以上区域淋巴结转移
远处转移（M）	
M_X	远处转移无法评估
M_0	无远处转移
M_1	有远处转移

58. C【解析】原则上肾盂癌手术后是不需要进行系统或全身化疗的。但前提是膀胱内无肿瘤，如果膀胱内发现有尿路上皮来源的肿瘤，则需要做局部灌注化疗。

59. B【解析】静脉肾盂造影（IVP）指经静脉注射对比剂，通过肾排泄到尿路，以观察肾实质、肾盂、肾盏、输尿管及膀胱的一种全尿路病变的检查方法。

60. D【解析】参见A3/A4型题第41题解析。

四、B型题

1~4 A、B、C、D【解析】一些特殊类型的肾癌有明确的遗传因素，如染色体3p25-26的*VHL*基因与透明细胞癌、*c-met*基因与Ⅰ型乳头状透明细胞癌、*FH*基因与Ⅱ型乳头状肾癌，以及 *BHD* 基因与嫌色细胞癌。

5. A【解析】肾透明细胞癌是最常见的病理亚型，占 60%~85%。这种肿瘤特征性表现是 3 号染色体短臂遗传物质的丢失。

6. B【解析】肾乳头状腺癌又称为嗜色细胞瘤，占 10%~15%。细胞遗传学上的特征性表现为 7 号与 17 号染色体三体及 Y 染色体丢失。

7. C【解析】嫌色细胞瘤的遗传学标志是多条染色体丢失。

8~10 A、B、C【解析】肾母细胞瘤的 NWT 分期见表 16-2。

表 16-2　肾母细胞瘤的 NWT 分期

分期	表现
Ⅰ期	肿瘤局限在肾内并可完全切除，肾包膜完整，术前或术中无破溃，切缘无肿瘤残存
Ⅱ期	肿瘤超出肾但能完整切除
Ⅲ期	腹部有非血源性肿瘤残存，包括肾门或主动脉旁淋巴结受侵犯，腹腔内有广泛肿瘤转移，腹膜有肿瘤种植，肉眼或镜下切缘有肿瘤未能完整切除
Ⅳ期	存在血行转移
Ⅴ期	双侧病变

11~12 B、D【解析】单纯性肾囊肿常偶然被发现，大多数肾囊肿无临床症状，较大肾囊肿才引起症状。主要临床表现为腹侧或背侧腰痛。当出现并发症时症状明显。若囊内出血使囊壁突然伸张，包膜受压，可出现腰部剧痛；继发感染时除疼痛加重外，伴体温升高。如较大囊肿压迫肾盂或输尿管，可出现肾积水等相应临床症状。

13~15 A、D、E【解析】可定期 B 超随诊，如发现囊肿合并感染，可用抗生素治疗观察，如感染不能控制或怀疑有恶变时应首选手术治疗。对根据恶变的具体情况行肾切除或部分肾切除术。

16~17 B、B【解析】根治性肾切除术为治疗肾癌的主要方法，局部进展性肾癌首选治疗方法为根治性肾切除术，对局部进展性肾细胞癌患者手术后尚无标准辅助治疗方案。

18~19 E、B【解析】以囊性为主的 Wilms 瘤间隔中含有胚芽组织及其他 Wilms 瘤组织成分，称为部分囊性分化的肾母细胞瘤。分化性上皮和间质成分混合构成的肿瘤被称为畸胎瘤样 Wilms 瘤。

20~22 A、E、D【解析】肾血管平滑肌脂肪瘤的治疗：肿瘤小于 4cm 或双肾均有肿瘤时，采用严密观察下的保守治疗；肿瘤大于 4cm，可考虑选择性肾动脉栓塞术、肿瘤剜出术或部分肾切除术，一般不宜行肾切除术。如瘤体较大或伴有严重出血者应行肾切除。另外，术前不能排除恶变者，术中应行快速冷冻切片，若证实已有恶变者，应行根治性肾切除术。

23~25 A、E、C【解析】嗜酸细胞瘤的治疗：①无论是采取消融治疗、肾部分切除术或根治性肾切除术，均取决于其临床特征。如果考虑是嗜酸细胞瘤，无论肿瘤大小和部位，只要肿瘤是多中心、双侧、复发性的，应考虑保留肾组织手术。②尽管嗜酸细胞瘤在消融治疗前进行组织检查，但诊断不明确，因此要求患者长期随诊。③有家族史的要优先考虑保留肾单位治疗。但如果一侧病变，对侧功能良好，嗜酸细胞瘤可能合并肾癌，理想的治疗是根治性肾切除。④年轻患者肿瘤直径 <4cm，位于肾的一极，则可考虑肾部分切除术。⑤如患者年老体弱手术高位者，可等待观察。

五、X 型题

1. ABCDE【解析】肾癌的病因尚不清楚，大量的流行病学调查发现与吸烟、肥胖、职业、经济文化背景、高血压、输血史、糖尿病、放射、药物、饮酒、食物、家族史等因素有关。

2. ABE【解析】肾细胞癌核分级见表 16－3。

表 16－3　肾细胞癌核分级

级别	核大小	核外观	核仁
1 级	10mm	圆形，均匀	无核仁或很小
2 级	15mm	轻微的不规则	400 倍镜下可见
3 级	20mm	中度或显著不规则	核仁大，100 倍镜下可见
4 级	>20mm	与 3 级相似，可见分叶核、多核或奇异核明显	明显，大量染色质粗大块状

3. AB【解析】CT 为肾癌首选诊断方法，肾癌在生长过程中会逐渐占据肾实质的空间，从而导致肾形扩大，并向肾外突出。典型的肾癌呈圆形、椭圆形或不规则占位，平扫时肾癌的密度略低于肾实质，也可高于正常肾实质的密度。增强扫描时，肾癌的密度明显低于正常肾实质。肾静脉或下腔静脉内发生癌栓时，在静脉中可见低密度区，增强时可见管腔中断或腔内有充盈缺损。直径大于 2cm 的淋巴结多为肿瘤转移淋巴结。肾癌大多数情况下只侵犯一侧肾脏，少数情况下可能同时侵犯双侧肾脏，但这并不是其典型征象。

4. ABCDE【解析】肾癌放射性核素骨显像：发现骨转移病变比 X 线检查早 3~6 个月。骨转移常见部位为躯干骨、四肢骨、颅骨。其有退行性骨关节病、陈旧性骨折等病变时，放射性核素骨显像可出现假阳性。对于孤立性的骨放射性浓聚或稀疏区需行 X 线断层摄片、CT 或 MRI 证实确认是否有骨质破坏，以明确是否有骨转移。研究发现行为状态好，没有骨骼系统转移证据和骨痛症状的患者，发生骨转移的危险非常低，有上述症状的患者，骨转移发生率超过 10%，推荐放射性核素骨显像用于有骨转移证据或有骨病症状的患者。

5. ABCDE【解析】WHO 肾癌病理分型见表 16－4。

表 16－4　不同年份的 WHO 肾癌病理分型

1981 年	1998 年	2004 年
肾透明细胞癌	肾透明细胞癌	肾透明细胞癌
肾乳头状腺癌	肾乳头状腺癌	肾乳头状腺癌
肾颗粒细胞癌	肾嫌色细胞癌	肾嫌色细胞癌
肾肉瘤样癌	肾集合管癌	肾集合管癌
肾未分化癌	未分类肾细胞癌	髓样癌
		多房囊性肾细胞癌
		Xp11 异位性肾癌或成神经细胞瘤伴发的癌黏液性管状及梭形细胞癌未分类肾细胞癌

6. ACDE【解析】肾癌与肾囊肿的鉴别诊断：典型的肾囊肿从影像检查上很容易与肾癌相鉴别，但囊肿内有出血或感染时，往往容易误诊为肿瘤。而有些肾透明细胞癌内部均匀，呈很弱的低回声，在体检筛查时容易被误诊为肾囊肿。对于囊壁不规则增厚、中心密度高的良性肾囊肿，单独应用某一种检查方法进行鉴别比较困难，往往需综合分析、判断，必要时可在 B 超引导下行穿刺活检。

7. ABDE【解析】副瘤综合征：10%～40% 的肾细胞癌患者出现副瘤综合征，肾肿瘤可产生多种激素样物质，成为一系列全身症状的原因，如体重减轻、发热和贫血等；13% 的肾癌患者出现高钙血症；高血压和红细胞增多症也是常见的副肿瘤综合征症状；一些患者还表现为皮质醇增多症、高血糖、神经肌肉病变、淀粉样变性、溢乳症、凝血功能障碍等副肿瘤综合征。

8. AD【解析】肾细胞癌的“肾外表现”：①红细胞沉降率升高。②发热。③高血压。④高血钙。⑤红细胞增多症。⑥肝功能异常。⑦其他：贫血、体重下降、血清碱性磷酸酶升高、淀粉样变及神经病变等都可能发生在肾癌患者身上。

9. ABCE【解析】参见 X 型题第 7 题解析。

10. ABCD【解析】肾癌与肾淋巴瘤的鉴别诊断：肾原发性淋巴瘤少见，大多数为全身淋巴瘤的局部侵犯，肾是结外淋巴瘤好发部位之一。肾淋巴瘤在影像学上缺乏特点，一般呈多发结节状肿块或弥漫性浸润肾，偶尔有多个小结节的融合形成单发病灶，但肾外形增大，腹膜后淋巴结受累。作为全身淋巴瘤的一部分，肾淋巴瘤常伴有脾、肝等部位的淋巴瘤，因而出现上述症状时应虑到肾淋巴瘤的可能。

11. ABC【解析】肾盂癌手术切除患侧肾及全长输尿管，还应切除输尿管开口部位的膀胱壁，选项 E 错误。肾盂肿瘤多为变移上皮细胞乳头状肿瘤，鳞状细胞癌和腺癌罕见。鳞癌多与长期尿石、感染等刺激有关，选项A正确。发病年龄多为40~70岁。男∶女约为2∶1，早期临床表现为间歇性无痛肉眼血尿，偶可出现条状血块，选项B正确。取新鲜尿标本或逆行输尿管插管收集肾盂尿行细胞学检查可提高发现癌细胞，再行逆行肾盂造影可进一步发现肾盂充填缺损改变，选项C正确。膀胱镜检查可除外膀胱肿瘤，还可见患侧输尿管口喷血，非选择性检查，选项D错误。

12. AB【解析】肾癌介入治疗技术包括：①肾动脉化疗。②肾动脉栓塞。

13. ACDE【解析】肾癌根治术的手术范围包括：患肾、肾周围筋膜及脂肪囊、区域肿大淋巴结，若肿瘤位于肾上极，应切除同侧肾上腺。

14. ADE【解析】根治性肾切除术患者不常规行同侧肾上腺切除术，但在以下情况下推荐同时行同侧肾上腺切除术：术前CT检查发现肾上腺异常或术中发现同侧肾上腺异常考虑肾上腺转移或直接受侵。

15. ABC【解析】右侧淋巴结清扫的范围：右侧从膈肌脚起，沿腔静脉向下达腹主动脉分叉处。左侧淋巴结清扫范围：左腰膈下和主动脉前淋巴结，从左膈肌脚开始，向下达主动脉分叉处，主动脉前、后淋巴结均须切除。扩大淋巴结清扫范围在区域淋巴结清扫范围基础上加上腹主动脉和下腔静脉间淋巴结及患肾对侧腹主动脉或下腔静脉前后淋巴结。

16. ACD【解析】腹腔镜手术的手术途径分为经腹腔、腹膜后及手助腹腔镜。

17. ABCD【解析】传统上根治性肾切除术切除范围：患侧肾、肾周围筋膜、肾周围脂肪、同侧肾上腺、区域淋巴结及肾脂肪囊。

18. ABE【解析】2008年美国国立综合癌症网络（NCCN）和欧洲泌尿外科学会（EAU）的《肾细胞癌诊治指南》中都推荐将分子靶向治疗药物（索拉非尼、舒尼替尼、Temsirolimus、贝伐单抗联合干扰素）作为转移性肾透明细胞癌主要的一、二线治疗用药。

19. ABDE【解析】切除转移性肾细胞癌的原发病灶称为减瘤性肾切除术或辅助性肾切除术。选择减瘤性肾切除术的指征如下：①手术能够切除>75%的肿瘤负荷。②无中枢神经系统、骨或肝的转移。③足够的心、肺功能储备。④ECOG体能状态评分0~1分。⑤肿瘤的主要成分为透明细胞癌。但转移性肾透明细胞癌患者手术死亡率为2%~11%，仅有0.8%的患者在行减瘤性肾切除术后转移瘤会自然消退，不应仅以自然消退为目的选择减瘤性肾切除术。

20. ABCD【解析】家族遗传性肾癌，少见，占肾癌的2%~4%。临床诊断时需参照以下4个基本原则：①患病年龄以中、青年居多，有/无家族史。②肾肿瘤常为双侧、多发，影像学上具有各种肾细胞癌亚型的特点。③有相应遗传综合征的其他表现，如希佩尔-林道病，可合并中枢神经系统及视网膜成血管细胞瘤、胰腺囊肿或肿瘤、肾上腺嗜铬细胞瘤、附睾乳头状囊腺瘤、肾囊肿等改变。④检测证实相应的染色体和基因异常。

21. ACE【解析】常见的遗传性肾癌有：希佩尔-林道病、结节性硬化症、遗传性乳头状肾细胞瘤、遗传性平滑肌瘤和肾细胞癌综合征、BHD、遗传性副神经节瘤和嗜铬细胞瘤等。

22. ABC【解析】遗传性肾癌的治疗原则：遗传性肾癌中以希佩尔-林道病居多，其他类型的遗传性肾癌罕见。大部分遗传性肾癌与希佩尔-林道病的治疗方法和原则相近。希佩尔-林道病肾癌治疗原则：肾肿瘤直径 $<3cm$ 者观察等待，当肿瘤最大直径 $\geq 3cm$ 时考虑手术治疗，以保留肾单位手术为首选，包括肿瘤剜除术。

23. ABCD【解析】肾癌的随访方案：在手术后第1年内每3个月检查1次。除全身体检外，应做血常规，肾、肝功能，血，尿常规，胸部摄片，B超等。如发现复发，应做腹部CT、MRI及放射性核素骨显像。若1年内无复发，可逐渐延长随访时间，如第2年可半年复查1次，第3~5年复查1次。一般来讲，术后的随访应当是终身的。

24. AC【解析】在1998年WHO肾细胞癌的分类中将囊相关性细胞癌分为两型：①肾囊肿瘤变型。②囊性肾细胞癌。

25. CDE【解析】多房囊性肾细胞癌为一种特殊的病理类型，病理分期、分级低，预后良好，术前怀疑或术中证实为多房囊性肾细胞癌应考虑行腔镜保留肾单位的肾部分切除术。

26. ABCD【解析】多房囊性肾细胞癌的临床表现：多数患者在无症状时被偶然发现。有腰痛、乏力、消瘦、红细胞沉降率增快等。据统计，主诉血尿占41.5%，腹部肿块占34.1%，侧腹部疼痛占12.2%。

27. ABCDE【解析】肾癌与肾盂移行细胞癌的鉴别要点：①肾癌CT检查有典型的多血管，在无坏死和囊性变时，比肾盂癌增强更明显。②肾盂癌一般位于肾中部，可向肾实质内侵袭，而肾癌往往由肾外周向内侵袭肾窦。③肾盂癌尿脱落细胞学检查可能阳性，而肾癌一般为阴性，病变局限于肾。④肾盂癌早期即有肉眼可见血尿，而肾癌必须肿瘤侵犯肾盂、肾盏以后才见血尿。⑤肾癌的诊断主要依靠CT，而肾盂癌诊断依靠静脉或逆行尿路造影。

28. ACD【解析】多房囊性肾细胞癌的B超特点为囊肿壁厚薄不均，囊内呈多房分隔，房间隔的壁也厚薄不均，囊内无回声区充满密集的点状弱回声，此为坏死组织碎屑和出血。肿瘤为少血流性，彩超可见少量或无血流信号。

29. CD【解析】多房囊性肾细胞癌的CT检查：平扫下为囊肿边界不规则，囊壁厚伴有钙化，房间隔壁不规则，厚度 $>1mm$，或者有实性的区域位于囊壁的附属处，囊壁内有实性组织迹象或囊肿壁受到外面的包块压迫；或者囊肿呈多房性，有许多分隔，并同实性部分相连，可看到增强的软组织块影。大部分囊性肾细胞癌经CT增强扫描后，表现为单房或多房性生长的肿瘤，囊壁厚且明显增强。

30. AB【解析】囊肿穿刺细胞学检查：肾囊肿穿刺检查不但可以获得囊液进行分析，做细胞学检查，还可以注入对比剂，观察囊壁是否光滑，囊内有无结节。若穿刺检查发现其中蛋白、乳酸脱氢酶及脂肪成分异常增高，提示恶性可能性大。但通过穿刺获得的组织较少，对诊断的帮助有限。经皮肾镜检查不但可以直接观察囊腔内结构，还可以取囊液及囊壁组织进行检查，据报道效果较好。

31. ABC【解析】多房囊性肾细胞癌与遗传性肾细胞癌囊性变的鉴别：遗传性肾细胞癌囊性变是癌组织的坏死出血致使局部囊性变，囊性变周围总能见到残留的较明显的癌组织，且核分裂级别高。影像学上可见肾癌伴出血的特征。

32. AB【解析】多房囊性肾细胞癌一般预后良好。肿瘤的预后主要与细胞核分级和病理分期有关，而与肿瘤大小无关。

33. ABCD【解析】双侧散发性肾癌的治疗：①同步双侧散发性肾癌的治疗方式包括双侧肾部分切除，一侧肾部分切除、对侧根治性肾切除术和双肾根治性切除术后辅以血液透析治疗。②对于是否行保留肾单位手术需综合评价患者的年龄、肿瘤是否转移、是否侵犯周围组织和患者的一般身体状况来决定。③一次性手术治疗双侧肾肿瘤对患者打击大，风险高，不利于术后恢复，有人主张分次手术。④非同步双侧散发性肾癌的处理很大程度上依赖于第一次手术的方式和结果。如第一次为肾部分切除术，第二次手术可以根据肿瘤本身的情况，灵活采用根治性肾切除或肾部分切除术；当第一次为根治性肾切除术时，第二次手术在保留肾功能方面会有很大难度。⑤当双侧肾癌无法手术时，可以联合应用热疗、射频治疗和免疫治疗等方法对患者行姑息治疗，以缓解症状、延长生存时间。

34. ABC【解析】参见X型题第33题解析。

35. ABCD【解析】Wilms瘤的上皮也可形成肾小管样结构或向肾外组织分化，形成黏液上皮、鳞状上皮、神经上皮或分泌上皮，间质可向任何类型的软组织分化，疏松黏液样和成纤维细胞型梭形细胞间质最为常见。

36. ABCD【解析】NWTS根据组织分型与预后的关系将肾母细胞瘤分为如下两类。①良好组织型：包括上皮型、间叶型、胚芽型和混合型，以及囊性部分分化型肾母细胞瘤和胎儿横纹肌瘤型肾母细胞瘤。②不良组织型：包括间变型、肾透明细胞肉瘤和肾恶性横纹肌样瘤或称肾恶性杆状细胞瘤，占肾母细胞瘤的4.5%。

37. BCDE【解析】Wilms瘤是一种儿童常见的肾肿瘤，通常在3~5岁时出现。其表现形式多种多样，包括腹部肿块、腹痛、发热、高血压、贫血等。恶病质状态，即患儿出现全身不适、食欲缺乏、消瘦等症状，可能与体内肿瘤代谢产物增多有关。由于肿瘤释放肾素样物质导致肾动脉收缩，引起血压升高。腹部肿块是Wilms瘤最常见的临床表现之一。贫血和发热可能是肿瘤侵犯肾脏组织和疾病本身的免疫反应所致。严重血尿并非Wilms瘤的典型表现，1/3有镜下血尿，肉眼血尿少见。

38. AB【解析】肾淋巴瘤最常见的病理表现为肾实质内多发淋巴瘤浸润结节，亦有肾周围浸润。

39. ABCD【解析】肾血管平滑肌脂肪瘤常见的症状和体征包括腰部疼痛、血尿、腹部肿块和低血容量性休克，出现低血量性休克的患者常因没有及时诊断和治疗而死亡。

40. ABCD【解析】结节性硬化症的临床特点是癫痫、智力发育迟缓，面颊部皮质腺瘤、视网膜晶状体瘤及肾、脑等脏器错构瘤。腹膜后淋巴结、肝或脾也可含有此类肿瘤，提示为多中心性而不是转移。

41. ABC【解析】保留肾单位手术是保留肾的手术的总称，包括肾部分切除术、肾楔形切除术、肾肿瘤剜除术等。

42. ABCE【解析】参见 A1 型题第 54 题解析。

43. AB【解析】肾血管平滑肌脂肪瘤的血管造影检查：血管呈囊状动脉瘤样扩张、葡萄状，具有诊断意义。

44. BC【解析】肾血管平滑肌脂肪瘤的治疗：肿瘤小于 4cm 或双肾均有肿瘤时，采用严密观察下的保守治疗；肿瘤大于 4cm，可考虑选择性肾动脉栓塞术、肿瘤剜出术或部分肾切除术，一般不宜行肾切除术。

45. ABDE【解析】嗜酸细胞瘤大体表现为境界清晰，质地均一，无包膜。多数呈棕色，少数呈褐色或淡黄色。很容易见到中央瘢痕，但缺乏明显的坏死或血管过度形成。

46. ABCD【解析】嗜酸细胞瘤不典型的临床表现包括血尿、可以扪及的肿块或腰痛、腹痛。

47. ABCD【解析】肾素瘤光镜下可见多角形肿瘤细胞组成的不规则条索分布于疏松黏液样间质中，小管状及小囊腔结构常见，血管常常很丰富，有时可见淋巴细胞浸润。电镜下特征性表现为含有大量的菱形肾素原颗粒。

48. ABD【解析】肾素瘤免疫组化示Ⅷ因子及相关抗原强阳性，renin，Actin、Vimentin 和 CD34 阳性。

49. ADE【解析】后肾腺瘤肿瘤组织间可见砂粒体结构或钙盐沉积；也可见肿瘤组织坏死。当出现明确坏死成分，出现小灶状透明细胞区，细胞明显异型，见到病理性核分裂象，肿瘤呈浸润性生长方式，脉管内见到瘤栓等。

50. ABCD【解析】后肾腺瘤常见的症状包括腰腹部疼痛、肿块，血尿以及间歇性发热等。另外约有 10% 患者可见红细胞增多症，可能与肿瘤细胞分泌促红细胞生成素有关。

51. ABC【解析】后肾腺瘤术前较难准确诊断。建议术前穿刺活检或术中冷冻诊断，避免肾切除。针吸穿刺活检肿瘤行细胞学检查并联合应用免疫组化可以提高诊断准确率。

52. ABCD【解析】单纯性肾囊肿多数为单发，也可为多发。单纯性肾囊肿多发生于肾实质，尤其以皮质多见。囊肿一般孤立呈球形，囊壁薄而光滑，薄层纤维组织覆以一层扁平上皮构成，外观呈淡蓝色，多数不分隔，约 95% 含有清亮的琥珀色液体。

53. AB【解析】B 超和 CT 检查是目前单纯性肾囊肿主要的诊断手段。

54. ABE【解析】单纯性肾囊肿的典型 B 超表现为边缘清晰的无回声区，囊壁光滑呈强回声。如果囊壁显示不规则回声，应警惕恶变可能。如果囊壁继发感染，B 超下囊壁增厚，囊内可有细回声。如果囊内出血，回声增强。B 超鉴别囊性和实质性占位性病变的准确率达 98%。

55. ABCD【解析】肾盂旁囊肿镜检可发现囊壁有重度的纤维变性及玻璃变性，还可见到钙化区域，邻近肾组织也受压发生纤维变性。

56. ABC【解析】肾盂旁囊肿合并感染者可有寒战、高热、肾区叩击痛等症状。

57. AB【解析】肾盂旁囊肿的IVU表现：IVU可显示肾门旁或肾窦内有一圆形肿物压迫肾盂、肾盏或上端输尿管，出现弧形压迹、变形、移位或拉长，如囊肿与肾盂、肾盏无交通，则囊肿不显影。较小的囊肿可无上述改变。

58. CD【解析】肾盂旁囊肿的B超表现：可见肾门附近有一液性暗区。当囊肿进入肾窦内引起肾盂、肾盏积水或囊肿在肾窦深处时，易被误认为肾盂积水。

59. DE【解析】肾盂旁囊肿的CT表现：CT为最可靠的诊断方法，可显示肾盂旁边界清楚、均匀低密度的椭圆形包块，CT值为0~20HU，增强前后无明显变化。肾盂旁囊肿位于肾窦内，较大的囊肿可向肾门突出，而单纯性肾囊肿多位于肾皮质，呈圆形，可为单发或多发。

60. ABD【解析】肾盂旁囊肿的MRI表现：T_1加权像囊肿呈圆形或椭圆形低信号，与肾实质的交界面光滑锐利，信号强度均匀。T_2加权像成高信号。增强扫描无变化。

61. ABC【解析】肾盂旁囊肿的手术方法有经腹腔镜囊肿切除术、囊肿去顶减压术和囊肿切除术。

62. BCD【解析】肾盂肿瘤最常见的转移部位包括骨、肝及肺。

63. ABCD【解析】肾盂肿瘤的病理：①乳头状瘤。②乳头状癌。③鳞状上皮细胞癌。④腺癌。

64. ACDE【解析】肾乳头状癌是来源于肾盂黏膜变移上皮的恶性肿瘤，是肾盂癌最常见的组织学类型。肿瘤呈乳头状或菜花状。镜下见肿瘤以纤细的纤维血管束为核心，呈分支状排列，外被覆未分化的多形性变移上皮。

65. ADE【解析】鳞状上皮细胞癌：肿瘤扁平隆起，质地硬实，常在肾盂内扩展形成溃疡，多伴有钙化及感染。

66. AD【解析】腺癌由高柱状、分泌黏液的细胞形成腺泡状结构，腺泡周围有增生的平滑肌。

67. ABC【解析】肾盂肿瘤的临床表现如下。①血尿：为间歇性无痛全程血尿。可为肉眼或镜下血尿。镜下血尿常见于早期或分化良好的肿瘤。偶可出现蠕虫样血条。②疼痛：出血多时血块堵塞输尿管可产生肾绞痛。③肿大：除可扪及并发的积水肾外，难以扪及肾盂肿瘤包块。

68. ABCD【解析】肾盂肿瘤超声检查可发现肾盂内肿瘤，表现为肾实质回声分离，内为低回声区，可显示肿瘤表面形态。

69. ABCE【解析】肾盂肿瘤的肾动脉造影：可发现肿瘤血管变化，动脉分支缺失，肿瘤血管细小，肾实质侵犯时肾实质期呈不规则密度减低区。

70. AB【解析】该患者出现多次肉眼血尿，需要进行相关的检查以明确原因。由于疾病诊断是一个逐步排除的过程，因此初步筛选检查应具有简单、易行、低风险等特点。此病例的临床诊断膀胱肿瘤的可能性最大，常规检查为 A、B，尿脱落细胞检查可以直接观察尿液中的上皮细胞和白细胞等，发现某些异常细胞的存在，如癌细胞、结核分枝杆菌或感染性病变的细胞等，对肾脏和泌尿系统疾病的早期诊断和鉴别诊断有重要意义。B 超检查可以帮助确定泌尿系统的解剖结构是否正常，如肾脏大小，肾内占位性病变等，能够较好地了解病变的部位、范围和形态等信息。C、D、E 三项检查也可用于尿液分析，但在这个患者的情况下，它们并不是最合适的初步筛选检查。对膀胱肿瘤的诊断无临床意义。

六、案例分析题

1. AG【解析】结合患者病史考虑为肾癌转移，故应参加转移性肾癌治疗的临床研究，应行肺部转移灶切除术。

2. AH【解析】由于该患者病理检查证实为肾透明细胞癌转移，故应参加转移性肾癌治疗的临床研究并密切随诊检测。

3. ACDE【解析】该患者考虑为肾癌肺转移复发，干扰素生物疗法能减少转移瘤数目，患者可参加转移性肾癌治疗的临床研究，舒尼替尼治疗肺转移的效果很好，作为一种靶向治疗药物，用于治疗胃肠道基质肿瘤和转移性肾细胞。舒尼替尼能抑制癌细胞生长、阻断肿瘤生长所需血液和营养物质供给。研究表明，舒尼替尼对于治疗肾癌有非常好的效果，能够有效地改善患者的身体状况，明显延长患者生存期。索拉非尼与舒尼替尼均属于 FDA 批准的治疗转移性肾癌的常用靶向治疗药。

4. C【解析】该患者继续用药后手足皮肤反应消失，用药 6 个月后仍无明显异常变化，故应继续采用舒尼替尼治疗。

5. AB【解析】索拉非尼是一种新型多靶向性的治疗肿瘤的口服药物。其首要开发目标是用于治疗对标准疗法没有响应或不能耐受的胃肠道基质肿瘤和转移性肾细胞。依维莫司通常用于治疗舒尼替尼或索拉非尼治疗失败后的晚期肾细胞癌。

6. F【解析】泌尿系统肿瘤的主要症状有间歇性无痛肉眼血尿，病情进一步发展，可出现发热、腰部酸痛、小腹酸痛、小便不利等症状。

7. B【解析】该患者左肾盂输尿管扩张，应用泌尿系统 CT 检查，不仅能显示肾盂、肾盏及膀胱内腔，还能显示肾实质和膀胱壁等疾病。

8. E【解析】肾盂肿瘤的诊断：①静脉肾盂、输尿管造影，可见肾盂充盈缺损。②超声检查：可发现肾盂内肿瘤，表现为肾实质回声分离，内为低回声区，可显示肿瘤表面形态。③肾动脉造影：可发现肿瘤血管变化，动脉分支缺失、肿瘤血管细小，肾实质侵犯时肾实质呈不规则密度减低区。④膀胱镜检查：可观察到患侧输尿管口喷出血尿，并除外膀胱肿瘤及尿道肿瘤。⑤尿脱落细胞学检查：阳性率为 40%~60%，但需反复多次检查。

9. BDEFH【解析】西罗莫司是一种免疫抑制药，目前主要用于器官移植后的免疫抑制治疗以防止移植排斥反应，与肾盂、输尿管癌无明显关联，因此不适合作为治疗选项。由于左肾盂、输尿管已经被肿瘤侵犯，因此需要进行手术治疗。局部放疗在肾盂、输尿管癌的治疗中作用有限。对于肾盂、输尿管癌的治疗，全身化疗是一种常规的治疗方法，可以用于术前或术后辅助治疗。考虑到该患者已经具有淋巴结转移，全身化疗是必要的治疗措施之一。膀胱、尿道、输尿管、肾盂等尿路移行上皮癌术后灌注化疗药物可以达到抑制肿瘤复发和控制肿瘤进展的作用。对于患有尿路移行上皮癌的患者，术后灌注化疗是一种有效的治疗方法。肾盂癌最常见的类型叫尿路上皮癌，它容易沿着输尿管播散到膀胱，所以膀胱镜检查是肾盂癌术后常规复查项目。定期复查腹部 CT、胸部 X 线片、骨显像是对于已经明确诊断为泌尿系统肿瘤的患者进行术后随访的重要手段，应该作为下一步的治疗措施之一。

10. BG【解析】MRI 和泌尿系统 CT 是用于肾脏病变诊断的重要检查方法，考虑到该患者为左肾中部 5.4cm×4.5cm 囊实性占位性病变，需要进一步明确其性质和范围。其余选项不适合该病例。

11. E【解析】囊性肾癌的 CT 表现：CT 平扫病灶多表现为均匀低或稍低密度、以液性密度为主的混杂密度，少数为均匀稍高密度。病灶可以有钙化。肿块形态无特异性，多较规则呈类圆形，部分呈分叶状。增强后因肿块分隔明显强化，而呈现“花瓣状”、“蜂窝状”及“分房状”。

12. F【解析】患者体检发现左肾中部的囊实性占位性病变，并且增强 CT 提示为囊性肾癌。对于囊性肾癌的治疗，常规的治疗方法是进行肾切除术（部分肾切除或全肾切除），以彻底去除肿瘤，并减少复发和转移的风险。对于囊性肾癌，仅进行定期复查可能无法治愈肿瘤。囊肿穿刺加硬化剂治疗主要适用于简单囊肿或囊肿样病变，而不适用于囊性肾癌。囊肿去顶减压术也不适用于囊性肾癌的治疗。囊肿内引流术也不适用于囊性肾癌的治疗。肾盂成形术主要用于治疗肾盂梗阻等与囊性肾癌无关的疾病。综上所述，根据题干描述，最合适的处理方法是进行肾切除术（部分肾切除或全肾切除），以彻底去除囊性肾癌。

13. E【解析】肾囊性病变的 Bosniak 分级如下。Ⅰ级：单纯囊肿，边缘清晰，无分隔，无钙化，无实性成分，无强化。Ⅱ级：可有纤细的分隔、钙化，可有强化，但不能准确测量，高密度囊肿（密度均匀无强化）直径小于 3cm。Ⅲ级：囊肿密度不均匀，有可测量的强化，分隔厚（≥2mm），可见结节，不规则钙化（位于中心，≥2mm）。Ⅳ级：邻近囊壁或分隔有独立存在的软组织成分。

14. EF【解析】全腹部 CT 平扫和强化都用于检查腹部病变，排除肝、胆、胰、脾、肾、胃、结肠、膀胱、前列腺及妇科疾病，强化是在平扫基础上注射对比剂，加强组织间对比，使影像更加清晰。肝、胆、胰、脾的 MRI 检查的适用范围：①肝、胆、胰、脾的原发性或转移性肿瘤，以及肝海绵状血管瘤。②肝寄生虫病。如肝包虫病。③弥漫性肝病。如肝硬化、脂肪肝、色素沉着症。④肝、胆、胰、脾先天性发育异常。⑤肝脓肿。⑥肝局限性结节增生和肝炎性假瘤。⑦手术、放疗、化疗及其他治疗效果的随访和观察。⑧胰腺炎及其并发症。腹部有异常的疼痛和感觉的人群需要检查。

15. BCD【解析】根据描述，该患者在 CT 平扫中发现左肾下极有小肿物，但无法判断其性质。由于患者装有心脏起搏器，不能进行 MRI 检查，因此需要选择其他方法。肾脏核素扫描（A）和 PET-CT 检查（E）都可以评估肿瘤组织的代谢情况，但并不能提供关于肿瘤的详细形态学信息。而左侧逆行肾盂造影（F）是一种侵入性检查，在这种情况下不应该优先考虑。MRI 可以提供对肾脏占位病变的详细解剖学和组织学特征，包括是否有囊变或实性成分以及对周围组织的影响程度等。因此，MRI 是评估肾脏占位病变最常用的非侵入性检查方法之一。超声引导下肾脏肿物穿刺活检术可以确定肿瘤的组织学特征，并帮助决定是否需要手术治疗。对于老年人及有慢性肾功能不全等严重基础疾病的患者，监测和观察可能是更为合适的选择。

16. ABCDEF【解析】目前对该患者的进一步治疗意见是继续密切随诊，积极监测肾脏肿物。可行超声引导下肾脏肿物穿刺活检术、开放左肾部分切除术、腹腔镜下左肾部分切除术、开放左肾根治性切除术、腹腔镜下左肾根治性切除术，根据患者具体情况选择适当处理方式。

17. ABCDG【解析】根据病理检查提示为左肾透明细胞癌，Fuhrman 分级Ⅰ级，建议行肾部分切除术，无须行根治术与靶向治疗，排除 E、F、H。

18. D【解析】参见 A1 型题第 13 题解析。

19. ABCDEFG【解析】CT 检查是目前诊断肾癌最重要的方法，可以发现肾内大小在 0.5cm 以上的病变，了解有无肾静脉受累及淋巴结转移，了解下腔静脉内有无癌栓、肾周围组织有无侵犯及邻近器官有无受累。

20. E【解析】CT 检查示肾静脉可见癌栓，无须进一步行造影检查。

21. C【解析】参见 A3/A4 型题第 57 题解析。

22. A【解析】肾母细胞瘤应进行根治性切除术，因该患者心电图正常，故应进行左肾根治性切除术。

23. C【解析】预行左肾动脉栓塞术，应在肾动脉栓塞术后 3~7 天做根治性肾切除术。

24. E【解析】肾母细胞瘤手术切除是主要的治疗方法，并且为分期提供了重要信息。经上腹横切口，应探查肝，触诊对侧肾脏，疑有肿瘤时取活检；任何可疑肿瘤残存组织，须用银夹标记。

25. ABCDEF【解析】参见 A3/A4 型题第 41 题解析。

26. DEG【解析】由于该患者左肾多发囊肿，直径最大的囊肿达到 2.5cm，此时需要进一步明确是否为多囊肾。传统的静脉肾盂造影在多囊肾的诊断上具有局限性，因此左侧逆行肾盂造影是目前最好的确认多囊肾的方法之一。超声作为一种便捷、安全、无辐射的检查方法，在肾囊肿的诊断和评估中具有重要意义。CT 显示肾脏的解剖结构和血管情况，以帮助医生更好地了解病变的性质和范围。

27. BDE【解析】腹部及盆部疾病的 CT 检查应用日益广泛，主要用于肝、胆、胰、脾，腹膜腔及腹膜后间隙，以及泌尿生殖系统的疾病诊断。尤其是占位性、炎症性和外伤性病变等。在胃肠病变向腔外侵犯以及向邻近和远处转移等，CT 检查也有很大价值。MRI 平扫未见明显异常，但临床医生或其他检查高度怀疑有病变，就有必要作 CT 增强扫描。因为 CT 是靠密度差别显示病变的，肝、肾等实质器官有的病变在平扫时由于其密度与周围正常组织没有差别而不能显示。而病变的血液供应量或供应来源与正常组织有差异，对比剂注入静脉后随血液进入病变和正常组织的量或时相就会有差别，由对比剂造成的密度增高就有差别，从而使平扫不能显示的病变显示出来。腹部增强 MRI 声学造影在其他脏器（肝、肾、子宫、乳腺等）的临床应用中，已证实在肿瘤的检出和定性诊断中有着重要的意义。研究表明，在肝肿瘤数量的诊断方面，声学造影优于常规超声和螺旋 CT。尤其在检测 1cm 以下的病灶方面，声学造影的诊断能力可优于或至少与螺旋 CT 具有同样的敏感性。与 CT 和 MRI 相比，声学造影拥有更多的优越性，如安全性好、无过敏反应，实时性，检查费用相对较低。

28. BDEG【解析】参见案例分析题第 13 题解析。

29. AEF【解析】腹腔镜肾部分切除适应证与开放性肾部分切除术相似。经腹腔肾部分切除术入路优点在于空间广阔，解剖标志清楚，对于肾脏腹侧下级肿瘤可以降低操作技术难度，并且患者需进行密切随诊。

30. E【解析】CT 检查可判断肾损伤的部位、范围和肾周围血肿，以及术后并发症。MRI 检查能查明肿块的位置、大小、形态、侵犯范围；可识别肿块为囊性、实质性、脂肪性或钙化性病变，以便做出定性诊断。

31. D【解析】参见案例分析题第 13 题解析。

32. E【解析】肾部分切除适用于肾脏一极严重损伤无法修补，或一极严重损伤，其他部位有裂伤但可修补者。

33. C【解析】患者做完肾部分切除手术后应进行定期复查。

34. ACDE【解析】肾结石指发生于肾盏、肾盂及肾盂与输尿管连接部的结石。多数位于肾盂、肾盏内，肾实质结石少见，平片显示肾区有单个或多个圆形、卵圆形或钝三角形致密影，密度高而均匀，边缘多光滑，但也有不光滑呈桑椹状。单纯性肾囊肿典型的 B 超表现为边缘清晰的无回声区，囊壁光滑呈强回声。如果囊壁显示不规则回声，应警惕恶变可能。如果囊壁继发感染，B 超下囊壁增厚，囊内可有细回声。如果囊内出血，回声增强。B 超鉴别囊性和实质性占位性病变的准确率达 98%。CT 对 B 超不能确定者有价值。囊肿内出血或感染时呈现不均质增强，CT 值增加。静脉肾盂造影能显示囊肿压迫肾实质或输尿管的程度，并可了解囊肿和集合系统之间的关系，为治疗提供依据。多囊肾早期无异常，中晚期时有镜下血尿，部分患者出现蛋白尿，伴结石和感染时有白细胞和红细胞异常增多，尿细菌培养阳性。其主要超声表现为肾体积明显增大、肾内多个大小不等的囊肿与肾实质回声增强。彩色多普勒超声表现为各囊壁间有花色血流，分布杂乱。肾结核尿沉淀涂片抗酸染色 50%~70% 的患者可找到抗酸杆菌，以清晨第一次尿液检查阳性率最高，至少连续检查 3 次。

超声检查简单易行，对于中晚期患者可初步确定病变部位，常显示病肾结构紊乱，有钙化则显示超强回声，超声也较容易发现对侧肾积水及膀胱有无挛缩。

35. CD【解析】感染性疾病史及家族遗传病史均对肾脏疾病的诊断有意义。

36. ACE【解析】泌尿CT检查可判断肾损伤的部位、范围和肾周围血肿，以及术后并发症。尿培养是指对正常尿液里的细菌进行培养，准确地检测尿液是否存在细菌，是致病菌还是机会致病菌。

37. BC【解析】肾结石在尿路结石中居首位，男多于女，常为单侧。临床上典型症状是疼痛、血尿。X线表现为肾区的单个或者多个大小、形状不定的高密度影，较大者可以充满肾盂、肾盏，小者仅为点状或结节状，侧位X线片上肾结石的高密度影与脊柱重叠，这点可以与胆囊结石、腹内容物鉴别；尿路造影主要用于检查阴性肾结石，表现为肾盏肾盂内充盈缺损。CT平扫能确切发现位于肾盂肾盏内的高密度结石影，一些阴性结石也可以在CT检查中得以显示。多囊肾检查包括腹部X线检查、CT和MRI检查、造影检查（静脉肾盂造影、输尿管肾盂造影、放射性核素肾显像）等常规检查方法。本病经做肾盂造影（若肾脏缺乏排泄功能，则须作逆行造影）检查，可发现早期由于肾盏受囊肿压迫，肾盏末端半月状畸形；晚期肾盂肾盏都伸延，肾盏增宽，边界明显。其他检查如腹部X线片可见两侧肾体积大小改变明显，且有囊肿样或钙化阴影。

38. E【解析】左侧经皮肾镜取石术适应证：①所有需开放手术干预的肾结石，如单发和多发性结石、鹿角状结石；开放性手术后残留和复发性结石；体外冲击波无法粉碎及治疗失败的结石。②输尿管上段第4腰椎以上、梗阻较重结石。③输尿管上段结石息肉包裹及输尿管迂曲，体外冲击波碎石术无效或输尿管镜手术失败。④特殊患者的肾结石，如小儿及肥胖患者的肾结石：肾结石合并输尿管肾盂连接部狭窄；孤立肾合并结石梗阻等。

39. C【解析】肾细胞癌的典型症状：①血尿。②腰痛。③肿块。其他症状：①发热。②贫血。③消化不良。超声检查主要表现：肾外形局部增大或呈分叶状，肾实质内可见均质或非均质的团块状回声，后者常表示肿瘤内部有出血、坏死、钙化，肿块边缘常不光滑。肾窦、肾盂、肾盏回声受压及破坏，表现为变形、移位或显示不清。该患者双肾区叩击痛(-)，右上腹可扪及质硬包块，站立位时可见右侧精索静脉曲张，平卧后不消失还可能伴有下腔静脉瘤栓。

40. CD【解析】参见案例分析题第27题解析。

41. ABC【解析】该患者有间歇性全程肉眼血尿半年，近2个月出现右腰腹部胀痛不适，临床表现提示可能患有肾癌。静脉肾盂造影（IVP）是一种通过静脉注射X线对比剂并连续拍摄X线图像的影像学检查方法，可用于评估肾功能和显影泌尿系统结构情况。它可以显示肾脏和泌尿系统的解剖结构，并且对肾癌的诊断有一定帮助。放射性核素肾显像可以评估肾脏的形态、大小、位置和功能状况，还可以判断肾血供情况。对于肾功能异常和肾血流量减少的情况，放射性核素肾扫描具有较高的敏感性和特异性，因此对于肾癌等疾病也有一定的诊断价值。腹部增强 CT 可以清晰地显示肾脏的解剖结构和肾周组织的病变情况，能够评估肾上腺、肝、胰等邻近器官是否有转移，对于判断肾癌的范围及病变的性质和分期具有重要价值。因此，根据患者的临床表现和检查需要，A、B、C 均可用于明确诊断。D、E、F 不适合该患者进行。

42. E【解析】肾癌手术分为单纯性肾癌切除术和根治性肾癌切除术，目前公认的是根治性肾癌切除术，可以提高生存率。根治性肾癌切除术的切除范围包括肾周围筋膜、肾周围脂肪、肾和肾上腺，还需要进行瘤栓取出术。

43. ABI【解析】该患者出院后需要定期进行影像学复查及肾功能复查，还需要参加肾癌术后辅助治疗的临床研究。

44. ABFGH【解析】术后肾癌患者需要进行定期的影像学复查，以了解是否存在局部复发或转移情况。通常建议在手术后 3 个月、6 个月、12 个月及以后每年进行一次 CT 或 MRI 检查。肾癌患者在接受手术治疗后需要定期进行肾功能检查，以评估剩余肾脏的功能状态和是否存在肾功能损害。目前尚无充分证据表明中药可以预防肾癌的复发和转移。因此，不推荐使用中药预防复发和转移。根据国际上公认的指南，干扰素已不再是肾癌的一线治疗方案。白介素-2 也已不再是肾癌的一线治疗方案。若条件允许可应用肿瘤疫苗治疗。舒尼替尼是一种靶向治疗药物，已被 FDA 批准用于晚期肾细胞癌的治疗。与舒尼替尼类似，索拉非尼也是一种靶向治疗药物。

45. ABG【解析】血尿、腰痛、腹部包块为肾细胞癌的三大主要临床表现。常为无痛全程肉眼血尿，腰痛，腹部可触及软组织肿块，同时可伴有全身症状，如体重减轻、贫血、发热等。肾盂癌 B 超表现为肾窦回声分离、内为低回声区，并能清晰显示肿瘤的表面形态。当相应部位肾正常皮质、髓质结构紊乱，表明肿瘤已侵犯肾实质；如果在此基础上肾轮廓有不规则变形，提示肿瘤已侵及肾实质深层或浸润已超越肾包膜。CT 征象与肿瘤浸润的范围有关，CT 扫描还能发现肾周围浸润和区域淋巴结转移。选择性肾动脉造影肾盂肿瘤可有以下征象：动脉分支缺失；肿瘤血管细小，肾实质受侵犯时肾实质期呈现不规则密度减低区。肾黄色肉芽肿性肾盂肾炎可显示肾内多个结节状或较大肿块样低密度病灶，并可见肾盂或集合管系统的结石和钙化灶；也可表现为肾一极增大变形或局限性肾肿块，等密度或略高密度，但增强后强化不明显；有时可侵犯肾周围间隙和腰大肌。MRI 和 B 超检查也有助于诊断，B 超检查可见肾增大，肾内见液性暗区。

46. BCD【解析】参见案例分析题第 14 题解析。

47. ABE【解析】参见案例分析题第 42 题解析。

第十七章 肾 损 伤

一 A1 型题

1. 闭合性肾损伤最常见的病理类型是
   A. 肾积水
   B. 轻度肾损伤
   C. 重度肾损伤
   D. 肾血管损伤
   E. 动静脉瘘
2. 关于肾损伤的晚期病理改变，以下正确的是
   A. 肾积水
   B. 尿毒症
   C. 动静脉瘘
   D. 肾血管性高血压
   E. 假性动脉瘤
3. 哪项检查不宜用于了解肾损伤的部位、程度
   A. 静脉尿路造影（IVU）
   B. 双肾 CT
   C. 逆行肾盂造影
   D. 肾动脉造影
   E. 肾脏 B 超
4. 最严重的肾损伤类型是
   A. 肾挫伤
   B. 肾蒂断裂
   C. 肾全层裂伤
   D. 肾部分损伤
   E. 肾皮质裂伤
5. 关于肾损伤的创伤史，下列说法错误的是
   A. 机动车交通事故所致的肾损伤，需了解机动车车速，以及伤者是司机、乘客还是行人
   B. 观察有无体表创伤的发生，了解体表创伤的部位、深度，利器的种类
   C. 穿透伤的利器或子弹类型等是询问并记录病史的重要内容
   D. 高处坠落伤不必了解坠落高度及坠落现场地面情况
   E. 尽可能在较短的时间内了解外伤或创伤现场的情况
6. 以下肾损伤的分类不正确的是
   A. 轻型肾损伤：包括肾挫伤、肾轻度挫裂伤、包膜下血肿
   B. 中型肾损伤：伤及肾实质深层或延及集尿系统，有肾周围血肿或尿外渗，出血较多
   C. 重型肾损伤：包括肾碎裂伤及肾蒂伤

D. 特重型肾损伤：包括挫裂伤、肾碎裂伤及肾蒂伤

E. 以上是按肾损伤的严重程度进行分类

7. 判断肾损伤的程度主要依靠

A. 血尿程度
B. 尿路平片
C. 腹部可扪及包块
D. 取决于外伤方式
E. 静脉尿路造影、肾B超、CT检查

8. 关于美国创伤外科协会器官外伤委员会制订的肾损伤分级，下列叙述不正确的是

A. Ⅰ级：单纯肾挫裂伤
B. Ⅱ级：肾周围血肿局限在腹膜后或肾皮质裂伤小于1.0cm，无尿外渗
C. Ⅲ级：肾皮质裂伤大于1.0cm，无尿外渗
D. Ⅳ级：肾实质裂伤超过皮髓交界处，并进入集合系统，肾段动静脉损伤
E. Ⅴ级：肾碎裂伤，肾蒂撕裂，肾动脉血栓形成

9. 肾脏损伤的早期并发症不包括

A. 尿外渗
B. 尿性囊肿
C. 腹部肿块
D. 延迟性出血
E. 肾周脓肿

10. 肾蒂损伤的主要临床表现为

A. 腰部肿块
B. 腹膜刺激征
C. 膀胱刺激征
D. 大量肉眼血尿
E. 严重的出血性休克

11. 关于肾挫裂伤的临床特点，以下不正确的是

A. 约占肾损伤的10%，分为不完全性挫裂伤和完全性挫裂伤
B. 包膜下血肿或形成肾周血肿
C. 有明显的肉眼血尿，腰部可触及肿块
D. 无尿外渗或有尿外渗
E. 必须手术治疗

12. 特点为休克症状明显，而血尿很轻或没有血尿的肾损伤

A. 肾挫伤
B. 肾裂伤
C. 肾碎裂伤
D. 肾蒂撕裂伤
E. 肾包膜下及肾周围血肿

13. 肾蒂血管破裂最主要的临床表现为

A. 显微镜下血尿
B. 大量肉眼血尿
C. 腰部肿块
D. 腹膜炎症状
E. 不易纠正的严重休克

14. 肾挫伤的主要临床表现是
    A. 不易矫正的严重休克
    B. 腰部肿块和肉眼血尿
    C. 腰部肿块
    D. 大量肉眼血尿
    E. 镜下血尿和肉眼血尿
15. 以下哪种检查不宜用于肾损伤
    A. CT
    B. 尿常规
    C. 肾动脉造影
    D. 逆行尿路造影
    E. 静脉尿路造影
16. 对于肾损伤合并出血但血流动力学平稳，既不适宜开腹探查也无法立即进行手术治疗的患者应该采用哪种治疗方法
    A. 绝对卧床休息
    B. 介入治疗
    C. 手术治疗
    D. 放射治疗
    E. 经皮肾镜手术
17. 判断肾损伤（肾破裂）的范围和程度的有力依据是
    A. 血尿程度
    B. 腹部肿块
    C. 疼痛的程度
    D. 尿路平片
    E. 静脉尿路造影及 CT
18. 判断肾实质损伤严重程度最有意义的检查是
    A. B 超
    B. CT
    C. 静脉肾盂造影（IVP）
    D. 肾动脉造影
    E. 肾脏核素扫描
19. 肾损伤后为判断损伤的部位、程度，有无尿外渗，以及对侧肾情况，条件许可时，应首选的检查是
    A. CT
    B. 肾图
    C. B 超
    D. 动脉造影
    E. 静脉尿路造影
20. 一般不作为肾损伤常规检查的是
    A. B 超
    B. CT
    C. 腹部平片
    D. 大剂量静脉尿路造影
    E. 肾动脉造影或选择性肾动脉造影
21. 肾实质裂伤深度超过 1.0cm，但无集合系统破裂或尿外渗，所属肾损伤的分期为
    A. Ⅰ期
    B. Ⅱ期
    C. Ⅲ期
    D. Ⅳ期
    E. Ⅴ期

22. 以下哪种情况需行肾切除术（对侧肾正常）
A. 肾下极碎裂伤
B. 肾上极碎裂伤
C. 肾全层裂伤
D. 肾严重碎裂伤或肾血管撕裂
E. 肾挫伤

23. 肾闭合性损伤的处理是
A. 肾脏引流
B. 肾脏手术探查
C. 肾裂伤缝合
D. 严密观察，暂保守治疗
E. 放置导尿管膀胱引流

24. 肾损伤外科治疗围术期应该积极观察的内容是
A. 生命体征，以及局部伤口状况
B. 尿液颜色以及尿量
C. 伤口引流管引流液颜色和引流量
D. 有无肾源性高血压的发生
E. 定期检测肾功能及影像学检查

25. 肾外伤患者在保守治疗期间不需要手术治疗的情况为
A. 血尿逐渐加重，血红蛋白和血细胞比容持续下降
B. 积极抗休克治疗后症状不见好转
C. 出现发热、咳嗽和鼻塞症状
D. 腰腹部肿块增大，局部症状明显
E. 疑有腹腔内脏器损伤

26. 肾损伤伴休克时，预防急性肾衰竭的主要措施是
A. 及早使用促凝血药
B. 及早补充血容量
C. 及时清除尿路中血块
D. 及早使用利尿药
E. 及早使用抗菌药物

27. 闭合性肾损伤患者，非手术疗法须卧床到
A. 血尿开始转清
B. 休克纠正后
C. 腹部肿块不再增大
D. 2~3天
E. 至少2周，血尿消失

28. 闭合性肾损伤最常见的治疗方法是
A. 肾脏引流
B. 放置导尿管膀胱引流
C. 肾脏手术探查
D. 肾修补术
E. 暂且保守治疗，密切观察

29. 闭合性肾损伤应考虑手术治疗的情况是
A. 肾实质裂伤
B. 血尿加重伴血压下降
C. 伤后出现腰部或腹部包块
D. 血尿仍存在，但血压在上升
E. 保守治疗观察过程中出现血尿

30. 以下哪种肾损伤不必早期立即手术
A. 肾横断
B. 肾碎裂
C. 肾蒂断裂
D. 肾挫裂伤
E. 肾盂撕裂伤
31. 关于肾损伤手术的施行，以下叙述不正确的是
A. 术前应了解对侧肾功能
B. 先阻断肾蒂便于检查肾损伤情况
C. 一般经腹切口先进入腹腔，便于探查腹腔其他器官
D. 一般经腰切口进入后腹膜间隙，便于发现肾破口的位置
E. 合并肝、脾损伤一般应先处理妥善后，再处理肾损伤
32. 关于肾损伤非手术治疗过程中的注意事项，以下叙述不正确的是
A. 严密观察生命体征
B. 了解伤部疼痛的性质及程度
C. 绝对卧床休息
D. 每天观察尿量、尿色
E. 血尿转清后，尽早离床活动
33. 以下不属于肾损伤手术适应证的是
A. 开放性肾损伤者
B. 合并有腹腔其他脏器损伤者
C. 诊断明确的肾挫裂伤者
D. 腰部肿块增大，出现高热、腰痛加重者
E. 抗休克治疗血压不升或升而复降者

二 A2 型题

1. 患者，男性，22 岁。骑自行车摔伤右腰部，伤后腰部痛，无肉眼血尿。尿常规：红细胞满视野，血压、脉搏正常，右腰部无包块，但叩击痛，诊断哪种损伤确切
A. 肾挫伤
B. 重度肾损伤
C. 中度肾损伤
D. 肾血管损伤
E. 输尿管损伤
2. 患者，男性，45 岁。高空坠落后臀部着地，即刻面色苍白，脉细弱，BP 70/50mmHg，左腰腹膨隆，触痛明显，导出 150ml 淡黄色透明尿液，快速输血 800ml 无好转，患者最可能的诊断是
A. 脾破裂
B. 肠破裂
C. 肾重度损伤
D. 肾中度损伤
E. 肾蒂损伤
3. 患者，男性，41 岁。因塌方右腰部被砸伤，伤后出现大量肉眼血尿，右肾区明显肿胀，

压痛，皮下可见瘀斑，P 120 次/分，BP 80/60mmHg，可能的诊断是

A. 肾挫伤　　B. 肾实质损伤

C. 肾全层裂伤　　D. 肾蒂断裂

E. 肾实质与肾盂、肾盏破裂

4. 患者，男性，27 岁。左侧腰部击伤 6 小时，腰部钝痛，镜下血尿，生命体征平稳，肾损伤的类型应为

A. 肾蒂断裂　　B. 肾挫伤

C. 肾全层裂伤　　D. 肾部分裂伤

E. 输尿管损伤

5. 患者，男性，35 岁。半小时前不慎从 2 楼跌落，左腰疼痛，血尿 1 次，血压 80/50mmHg，疑有“左肾损伤”。依据肾损伤的类型，对患者的危害最大的是

A. 肾挫伤　　B. 肾部分裂伤

C. 肾全层裂伤　　D. 输尿管裂伤

E. 肾蒂血管断裂

6. 患者，男性，33 岁。有外伤史，影像学检查结果如下图所示，最可能的诊断是

A. 右肾挫伤　　B. 右肾裂伤

C. 右侧肾上腺外伤性出血　　D. 右肾挫伤合并右侧肾上腺外伤性出血

E. 右肾裂伤合并右侧肾上腺外伤性出血

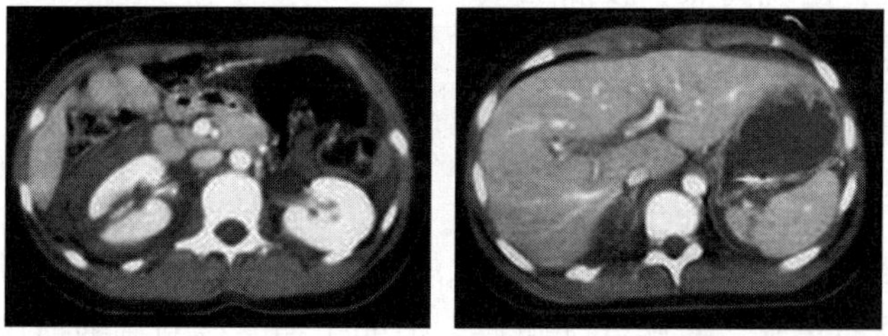

7. 患者，男性，26 岁。右腰部疼痛伴血尿，有外伤史，CT 检查结果如下图所示，应诊断为

A. 右肾挫伤并包膜下血肿　　B. 右肾血管平滑肌瘤

C. 右肾癌　　D. 右肾梗死

E. 右肾脓肿

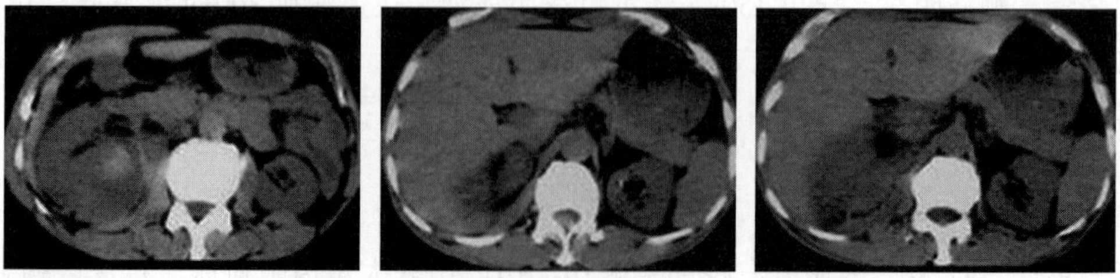

8. 患者，男性，36 岁。有外伤史，影像学检查结果如下图所示，最可能的诊断是

A. 肾皮质缺损　　B. 肾蒂损伤

C. 微小的肾裂伤　　D. 肾碎裂

E. 双肾未见异常

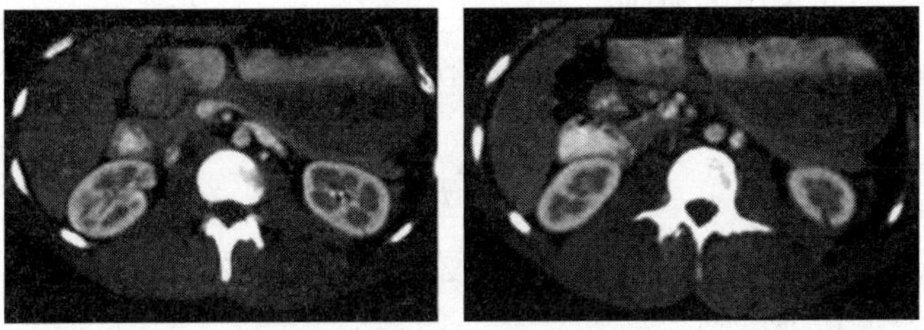

9. 患者，男性，26 岁。交通事故受伤，查体：有休克症状，影像学检查结果如下图所示，最可能的诊断是

A. 脾破裂　　B. 左肾挫伤

C. 腹膜后出血　　D. 左肾包膜下出血

E. 左肾裂伤并大血肿形成

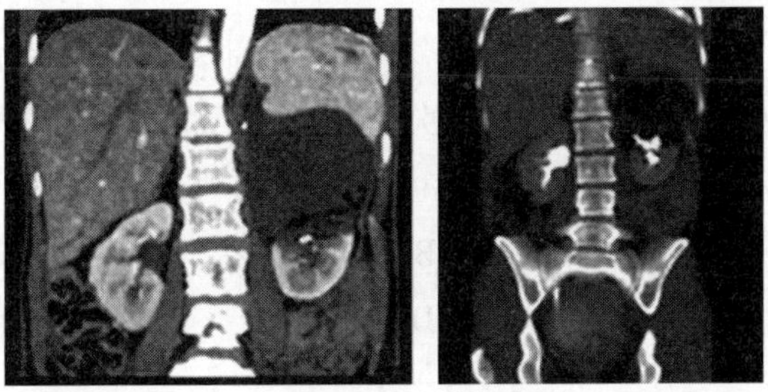

10. 患者，男性，42 岁。腰部撞击伤，腰腹痛，血尿入院。诊断左肾裂伤。经抗休克、抗感染治疗，病情稳定。2 周后，患者出现高热，T 39.6℃，伴腹痛加剧，BP 90/50mmHg，P 120 次/分，面色苍白，左上腹包块突然增大伴肌紧张。最可能的诊断是

A. 感染所致的迟发性脾破裂大出血　　B. 肾周围感染继发肾破裂大出血

C. 肾外伤后肾积水感染　　D. 肾周围感染伴麻痹性肠梗阻

E. 肾周围感染所致的感染中毒性休克

11. 患者，男性，36 岁。不慎从 2 米高处跌下，臀部着地。当时无不适而继续劳动，1 小时后感到左腰痛，排尿呈红色，尿显微镜检查：红细胞满视野，查体：腹部平、软，无明显肿块。急诊做静脉尿路造影无异常发现。应考虑诊断

A. 尿道损伤　　B. 膀胱损伤

C. 输尿管损伤　　D. 肾挫伤

E. 腰臀部肌肉损伤

12. 患者，女性，45岁。右腰部外伤后疼痛伴肉眼血尿4小时。查体：BP 150/75mmHg，P 100次/分，尿常规：红细胞满视野，可能的诊断是

A. 肾挫裂伤　　B. 肾血管断裂
C. 肾盂广泛裂伤　　D. 肾挫裂伤合并输尿管断裂
E. 肾被膜下损伤合并肾周围血肿

13. 患者，男性，36岁。左侧腰部胀痛，有外伤史，影像学检查结果如下图所示，最可能的诊断是

A. 左肾挫伤　　B. 左肾碎裂
C. 左肾动脉撕裂　　D. 左肾包膜下血肿
E. 左肾盂输尿管连接处撕裂

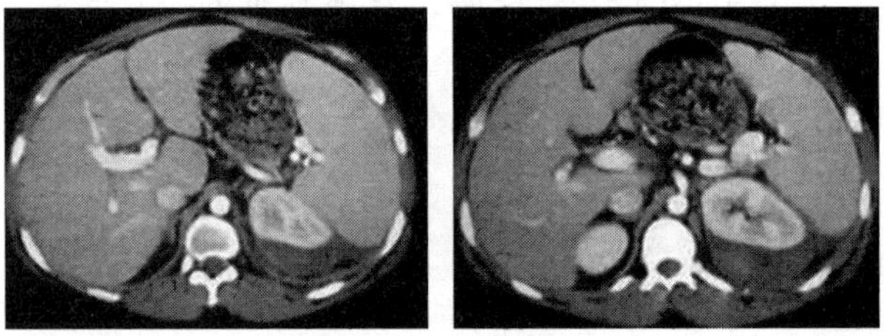

14. 患者，男性，33岁。由4米高处跌下3小时，臀部及右腰部疼痛，出现全程肉眼血尿，无血块，血压110/70mmHg，心率100次/分，右腰部有压痛，无包块，腹肌柔软，无压痛，无反跳痛，四肢关节无异常，最有可能的诊断为

A. 尿道完全断裂　　B. 膀胱破裂
C. 输尿管损伤　　D. 肾损伤
E. 尿道不全断裂

15. 患者，男性，23岁。2小时前从5米高处跌下。腰痛，血尿，神清。BP 75/45mmHg，P 120次/分，左腰皮肤擦伤，局部稍隆，触痛阳性，右上腹可触及包块，轻度肌紧张。B超：左肾周围有4.0cm×3.0cm×2.0cm液性暗区，肝、脾被膜完整，腹腔穿刺阴性。首要的处理是

A. 输血、补充血容量　　B. 促凝血药应用
C. 镇痛药应用　　D. 抗生素应用
E. 立即手术探查

16. 患者，男性，65岁。间断肉眼血尿2个月余，血尿时尿中偶有血块，期间有2次肾区绞痛史。静脉肾盂造影：肾上盏拉长并向内侧移位。B超：左肾上极4.5cm低回声实性占位。最合适的治疗是

A. 左肾根治性切除术　　B. 左肾部分切除术
C. 左肾+左输尿管全长切除术　　D. 左肾肿瘤剜除术

E. B超引导下左肾囊肿穿刺抽液、硬化剂注射

17. 患者，男性，34岁。被车撞伤在左腰部，伤后腰部痛，全程血尿伴血块10小时。BP 70/50mmHg，P 120次/分，左腰部包块季肋下5指并触痛，经输血800ml，血压仅上升到80/60mmHg，尿色无改变，左腰部肿块增大。B超提示肾裂伤，对侧肾正常。患者应立即采取的最佳治疗方法是

A. 快速输血补液

B. 经腹行肾切除术

C. 继续输血下经腹行肾切除术

D. 经第11肋间切口行肾切除术

E. 继续输血下经腹先阻断肾蒂，根据情况采取肾修补术、肾部分切除术或肾切除术

18. 患者，男性，31岁。右腰部撞击伤4小时，肉眼血尿伴腰痛。血压和脉搏均平稳。B超：肾周围血肿5cm×8cm。通常最好的治疗方法是

A. 肾造瘘　　B. 半肾切除

C. 观察和支持疗法　　D. 用导尿管冲洗肾盂

E. 肾周围血肿的早期引流

19. 患者，男性，26岁。4小时前左腰部被砸伤。就诊时神清，血压、脉搏正常，头、颈、胸、腹无异常，脊柱无压痛，四肢活动自如，排尿通畅。左腰部疼痛明显，局部可见软组织挫伤。血常规正常。尿常规：红细胞20~25个/高倍视野。急诊B超：左肾下极包膜血肿。应采取的措施是

A. 立即手术探查　　B. 输液，对症治疗

C. 休息1个月，对症治疗　　D. 绝对卧床5天，观察病情，对症治疗

E. 绝对卧床2周，观察病情，对症治疗

20. 患者，男性，41岁。因左肾结石入院，行左肾盂切开取石术，术中顺利取出结石。术后1周，患者出现高热，T 39.6℃，血压正常，但腰痛加剧肌紧张。血常规：白细胞计数 18×10^9/L，中性粒细胞占比0.90。尿常规：白细胞(++)/高倍视野。以下哪种可能性最大

A. 继发急性肾盂肾炎　　B. 术后继发肾出血

C. 急性膀胱炎　　D. 继发肾周围感染

E. 急性肾小球肾炎

21. 患者，腰部被撞伤，有明显肉眼血尿，伤侧腰部有压痛，无肌紧张，无包块，脉搏、血压正常，可能的情况是

A. 肾部分裂伤，裂口通向肾包膜　　B. 肾挫伤

C. 肾蒂损伤　　D. 肾全层裂伤

E. 肾部分裂伤，裂口通向肾盂

22. 急性创伤患者术中发现腹膜后大血肿，右肾下极严重碎裂伤，有活动性出血，其处理应是

A. 右肾修补术　　B. 右肾部分切除

C. 栓塞治疗　　D. 出血处纱布填塞止血

E. 右肾全切术

23. 在一次交通事故中，有 5 位患者被送往急诊室。经检查确诊有肾外伤，其中哪一位患者行急诊手术是不正确的

A. 女性，28 岁，开放性肾外伤

B. 女性，42 岁，右腰擦伤，明显肉眼血尿，给予促凝血药好转

C. 女性，24 岁，血压 85/65mmHg，经输血、输液无好转

D. 男性，52 岁，外伤性肾动脉断裂

E. 女性，29 岁，孕 2 个月，腹膜刺激征阳性

24. 患者，男性，22 岁。因打架被人用刀从左腰部刺入体内，伤后血尿，腹痛，伤口流血不止 2 小时。查体：P 100 次/分，BP 100/70mmHg。左腰三角处伤口长 4cm，深度 7～8cm，伤口流新鲜血液。全腹压痛，反跳痛，肌紧张明显。目前，应采取的紧急治疗措施是

A. 经腰部切口进入探查肾脏

B. 经腰部切口进入探查肾脏和腹腔脏器

C. 经腹切口探查腹腔脏器及阻断肾蒂后探查肾脏

D. 经腹切口探查腹腔脏器

E. 输血、补液密切观察病情变化，无好转考虑手术

25. 患者，男性，45 岁。因右腰部被撞伤后血尿住院治疗。影像学检查诊断为闭合性肾损伤，为进一步了解其损伤程度及观察患者全身情况，以下哪一项参考价值最小

A. 根据血尿的严重程度　　B. 血压、脉搏变化

C. 血红蛋白及血细胞比容　　D. 有发热，体温达 38.5℃

E. 腹部触诊了解肾周围血肿范围扩大

26. 患者，女性，38 岁。左腰部被刀刺伤，血尿入院，诊断右肾开放性肾损伤。经保守治疗，血压、脉搏平稳，血尿消失。2 周后出现体温升高至 38.7℃，血尿又出现，色深，有血块，BP 100/60mmHg，P 110 次/分，右腰及右上腹有压痛，经止血、输血及抗生素治疗 3 天，血尿不止，血红蛋白 67g/L。经腰切口拟行右肾切除术，术中发现粘连明显，无法切除，肾周围放置引流，但血尿仍无法控制，下一步治疗应如何进行

A. 选择性肾动脉造影，并对出血的动脉栓塞治疗

B. 剖腹探查行右肾动脉结扎术

C. 剖腹探查行右肾部分切除术

D. 大剂量促凝血药及输血治疗

E. 剖腹探查行右肾修补术

27. 患者，男性，37 岁。被车撞在左腰部和上腹部，伤后血尿伴血块，全腹痛 8 小时来院。查左腰部触痛，全腹有压痛，左侧第 11 肋骨有骨折，BP 100/70mmHg，P 92 次/分，以左肾外伤入院，入院后输血 400ml，血尿有所减轻，右下腹抽出不凝血，B 超发现脾有裂伤，左肾裂伤，右肾正常，患者应立即采取的最好治疗方法

A. 经腹探查肾同时探查脾　　B. 经第 11 肋间探查肾，经腹探查脾

C. 经腹探查脾并经腹行肾切除　　D. 行腹腔引流并继续输血

E. 经腹探查脾，先阻断肾蒂后探查肾

三 A3/A4 型题

（1~4 题共用题干）

患者，男性，33 岁。右腰部被踢伤 1 小时，全程肉眼血尿，右腰部疼痛明显，腹软，右肾区略隆起，有叩击痛，血压 100/70mmHg，心率 88 次/分，血红蛋白 139g/L。

1. 以下检查首选

A. 动脉造影　　B. B 超

C. CT　　D. 腹部平片

E. IVP

2. CT 显示右肾裂伤、肾包膜下血肿，患者的处理措施以下不妥当的是

A. 手术探查，修补肾裂口　　B. 补液，抗休克治疗

C. 应用抗生素　　D. 应用促凝血药

E. 绝对卧床

3. 若患者行保守治疗，以下观察指标中重要性较小的是

A. 血压、脉搏　　B. 血红蛋白

C. 血尿程度的变化　　D. 右肾区肿块大小的改变

E. 右肾区叩击痛程度

4. 经治疗，患者血尿消失，出院后第 5 天无诱因突然再发全程肉眼血尿，在此后的一个月内无规则的先后出现肉眼血尿伴血块，血尿常突然出现，其间无血尿时尿液清亮。处治措施应首选

A. CT 检查　　B. 手术探查

C. 继续保守治疗　　D. 肾动脉造影

E. 膀胱镜检查

（5~6 题共用题干）

患者，女性，30 岁。左腰被撞击 1 小时后就诊。查体：BP 120/70mmHg，Hb 110g/L，腹部无肌紧张及压痛，左侧腹触及包块，范围局限，无移动性浊音。

5. 可能的诊断为
   A. 对侧肾积水
   B. 肝破裂
   C. 胃穿孔
   D. 肾外伤后肾积水
   E. 肾外伤，肾周血肿、尿液外渗
6. 患者行保守治疗 2 小时后，BP 80/50mmHg，血红蛋白 70g/L，左上腹包块增大，应考虑
   A. 继续保守治疗
   B. 留置尿管
   C. 穿刺引流
   D. 探查手术
   E. 肾切除

（7~8 题共用题干）

患者，男性，40 岁。左腰部被踢伤 2 小时，全程肉眼鲜红血尿，右腰部疼痛明显。查体 BP 110/70mmHg，HR 80 次/分。血红蛋白 132g/L，腹软，右肾区略隆起，有叩击痛。

7. 为了明确诊断，最适合的检查是
   A. CT
   B. B 超
   C. 逆行肾盂造影
   D. 腹部平片
   E. 放射性核素显像
8. 患者经密切观察后，出现哪种情况时须手术治疗
   A. 经补液后，BP 100/66mmHg，HR 78 次/分
   B. 腹腔抽出不凝固血液
   C. 5 小时后血红蛋白 110g/L
   D. 右腰部疼痛如前，右肾区出现可疑肿块
   E. 全程肉眼淡红色血尿

（9~11 题共用题干）

患者，女性，27 岁。头痛、头晕、心悸、视力减退 2 年，多次在当地医院检查，诊断为原发性高血压，用一般抗高血压药无效，无高血压家族史。查体：BP 190/110mmHg，P 90 次/分，体型中等，心、肺、肝未见异常，腰背部闻及收缩期吹风样杂音。

9. 如怀疑为肾血管性高血压，以下哪项检查最支持
   A. 青壮年女性
   B. 头痛、头晕、心悸、视力减退

C. 一般抗高血压药无效
D. 血浆肾素活性明显增高及血管紧张素阻滞试验阳性
E. 腰背部闻及收缩期吹风样杂音

10. 肾血管性高血压诊断确立后，如需了解狭窄的部位、范围、程度以及有无狭窄后扩张现象，应做以下哪项检查
A. B 超　　B. 肾动脉造影
C. CT　　D. IVU
E. 肾图

11. 关于肾血管性高血压的治疗，以下不正确的是
A. 经皮腔内血管成形术最适宜于血管肌纤维发育不良者
B. 自体肾移植为其治疗方法之一
C. 患肾萎缩小于健肾 1/2 以上，肾功能严重受损，对侧肾功能良好时行肾切除术
D. 单侧肾动脉粥样硬化引起者，如对侧肾功能良好，需行肾切除
E. 血管重建手术，常用的有肾动脉病变内膜剥除术等

（12~14 题共用题干）

患者，男性，20 岁。右腰部撞击伤 2 小时，以右腰部疼痛，可扪及包块及肉眼血尿入院。入院查体：BP 80/40mmHg。CT、B 超：右肾破裂，肾盂积血、左肾正常。

12. 应采取的措施是
A. 口服抗生素，住院观察病情变化　　B. 可回家卧床休息，密切观察病情变化
C. 输血、输液补充血容量　　D. 手术探查
E. 先做膀胱镜检查

13. 在手术中发现患侧肾动静脉均明显损伤，活动出血，应采取的措施为
A. 肾切除术　　B. 血管修补术
C. 肾部分切除术　　D. 创面缝扎止血
E. 以上均不正确

14. 患者术后第 3 天，出现全身水肿，尿量减少，应进行的检查为
A. 对侧肾功能　　B. 血细胞分析
C. 尿液分析　　D. 肾 CT
E. 肾 MRI

（15~17 题共用题干）

患者，男性，31 岁。1 小时前从 2 米高处跌落，左腰部着地，伤后腰痛并有肉眼全程血

尿和小血凝块。查体：P 100 次/分，BP 110/70mmHg。左腰部皮肤青紫淤血，压痛明显。

15. 根据患者情况，可初步诊断为
   A. 膀胱损伤　　B. 输尿管损伤
   C. 脾损伤　　D. 肾损伤
   E. 腰部软组织挫伤

16. 诊断明确后，最初的治疗措施应采取
   A. 卧床休息，多饮水　　B. 卧床，监测生命体征，定期复查血、尿常规
   C. 手术探查　　D. 输血
   E. 肾动脉造影，选择性血管栓塞

17. 伤后 12 小时患者突然出现血压下降。查体：P 120 次/分，BP 70/50mmHg。左腰部扪及包块，触痛明显。经输血 800ml，BP 80/60mmHg，尿色无改变，左腰部肿块增大。B 超：肾裂伤，对侧肾正常。正确的治疗措施应采取
   A. 继续抗休克，快速输血、补液　　B. 纠正休克后，手术探查
   C. 抗休克的同时经腹施行探查术　　D. 抗休克的同时经腰部施行肾修补术
   E. 肾动脉造影 + 栓塞术

四 B 型题

（1~4 题共用备选答案）
   A. 肾挫伤　　B. 肾部分损伤
   C. 肾全层裂伤　　D. 肾蒂损伤
   E. 肾损伤

1. 肾实质轻微受损，肾被膜、肾盂、肾盏完整，可有被膜下局部淤血或血肿形成的是
2. 部分肾实质裂伤伴有包膜破裂，致肾周围血肿的是
3. 肾实质深度裂伤，外及包膜，内达肾盂、肾盏黏膜，常引起广泛肾周围血肿、血尿和尿外渗的是
4. 肾蒂血管或肾段血管的部分和全部撕裂；也可能因为肾动脉被牵拉而发生内膜断裂，形成血栓的是

（5~7 题共用备选答案）
   A. 直接外力引起的闭合性肾损伤　　B. 间接外力引起的闭合性肾损
   C. 开放性肾损伤　　D. 间接内力引起的闭合性肾损
   E. 直接内力引起的闭合性肾损

5. 肾局部承受的压力突然增加导致肾移位并撞击邻近骨骼或肾被膜破裂的是

6. 肾随呼吸正常活动的范围突然加大导致肾过度活动的是
7. 肾直接受到外界创伤的结果是

五 X 型题

1. 以下对肾损伤后血尿的叙述正确的是
   A. Ⅳ级肾损伤肾碎裂时可伴大量血尿 B. 肾损伤程度越重，血尿越重
   C. 肾动脉断裂时可无血尿 D. 肾挫伤时可出现血尿
   E. 血尿的持续时间主要与是否伴发感染有关
2. 肾损伤手术治疗的适应证包括
   A. 伴有其他脏器损伤出血或有腹膜炎症状
   B. Ⅳ、Ⅴ级肾损伤
   C. 肾周围血肿发生感染，药物不能控制
   D. 开放性肾创伤
   E. 急性大量出血，腰部肿块继续增大，血流动力学不稳定
3. 肾损伤的临床表现中，休克可见
   A. 创伤性休克 B. 失血性休克
   C. 感染性休克 D. 过敏性休克
   E. 神经源性休克
4. 肾损伤的临床表现中，疼痛及腹部包块可见
   A. 输尿管血块阻塞引起肾绞痛 B. 肾周围血肿
   C. 尿外渗 D. 过敏性休克
   E. 神经源性休克
5. 肾损伤的特殊检查包括
   A. 静脉注射靛胭脂 B. B超
   C. CT D. 静脉尿路造影
   E. 逆行肾盂造影
6. 有关肾损伤的叙述以下不正确的是
   A. 血尿的程度不一定和肾脏外伤程度有直接的关系
   B. 静脉肾盂造影若发现肾脏不显影，可能是严重出血引起的肾血管痉挛或栓塞所致
   C. 肾外伤3~6个月随访进行静脉肾盂造影的意义是检查有无肾萎缩
   D. 肾动脉造影对肾损伤有诊断意义，同时也可行肾动脉栓塞术而起到控制出血的治疗
   E. 腰部刀刺伤造成的肾损伤也应该行经腹切口探查术
7. 闭合性肾损伤可行以下哪些检查
   A. 动脉造影 B. 静脉肾盂造影

C. CT　　D. 逆行肾盂造影

E. 超声检查

8. 肾损伤的检查以下叙述正确的是

A. 对所有创伤患者首先应该积极监测各项生命体征的变化

B. 如果患者的收缩压 >90mmHg 应该考虑有发生休克的可能

C. 进行全面体格检查时，注意观察创伤的部位和创伤程度

D. 受伤部位在下胸部、上腹部、腰部并伴随有血尿等症状时，应考虑有肾损伤的可能

E. 腰部或腹部触及肿块表明有严重肾损伤和腹膜后出血的可能

9. 肾损伤的并发症包括

A. 尿外渗　　B. 尿性囊肿

C. 腹部肿块　　D. 延迟性出血

E. 肾周围脓肿

10. 关于肾损伤手术探查，以下叙述正确的是

A. 单侧肾损伤严重、对侧肾良好时，才行肾切除

B. 及早打开肾筋膜

C. 先探查并处理腹腔损伤脏器

D. 阻断肾蒂血管，检查肾

E. 经腹部切口手术

11. 肾损伤的非手术治疗措施包括

A. 绝对卧床休息至少2周，严密观察血压、脉搏和呼吸

B. 密切观察患者的病情变化，必要时输血、输液，补充失血量，碱化尿液

C. 尿液比色测定

D. 使用抗生素预防与治疗感染

E. 肾修补术和肾部分切除术

12. 肾血管性高血压常见的临床表现除高血压外，还包括

A. 腰痛　　B. 血尿

C. 蛋白尿　　D. 上腹部血管杂音

E. 继发性醛固酮增多症

13. 肾外伤的后期并发症有

A. 肾性高血压　　B. 肾下垂

C. 肾感染　　D. 肾肿瘤

E. 损伤性动静脉瘘

14. 肾损伤后迟发的肾出血在创伤后数周内都有可能发生，最基本的处理方法为

A. 补液　　B. 热疗

C. 绝对卧床　　D. 切开引流

E. 经皮穿刺引流

六 案例分析题

（1~5 题共用题干）

患者，男性，30 岁。车祸受伤后，左侧腰部疼痛伴血尿 10 小时入院。查体：T 36.5℃，HR 110 次/分，R 22 次/分，BP 80/60mmHg。神志清楚，急性病容。全腹肌紧张，压痛及反跳痛以左侧明显；左侧腰部皮肤可见擦伤，压痛明显，耻骨上无深压痛。

1. 为明确患者诊断，急诊应考虑的检查包括

A. 血常规　　B. 尿常规

C. 腹部 CT　　D. 腹部超声

E. 血生化　　F. 血型及输血前全套检查

2. 血常规检查：血红蛋白 60g/L，血细胞比容 0.40。尿常规：红细胞 1500 个/高倍视野。腹部 CT 增强扫描如下图所示，提示左肾挫裂伤伴出血，肾周围间隙及肾旁前、后间隙积液和积血。患者下一步的治疗方案是

A. 急诊行剖腹探查　　B. 绝对卧床

C. 心电监护　　D. 吸氧

E. 留置导尿管　　F. 留置胃管

G. 密切监测腰围的变化　　H. 血管介入栓塞止血

I. 输血　　J. 补液

K. 应用广谱抗生素

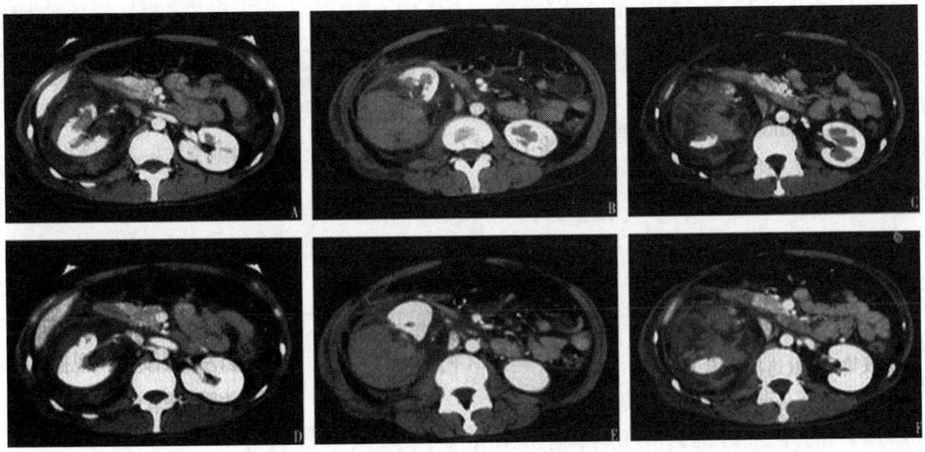

3. 患者行保守治疗 3 天后，突然出现精神淡漠，面色苍白。查体：T 36.2℃，HR 120 次/分，R 20 次/分，BP 70/50mmHg。左侧腰部包块增加，腹围增加约 1cm。血常规：血红

蛋白 60g/L，血细胞比容 0.25。患者进一步的治疗方案是

A. 加快补液速度

B. 输血

C. 在严密监测生命体征的情况下，继续保守治疗

D. 急诊行手术探查

E. 应用促凝血药

F. 血管介入栓塞止血

4. 对患者进行了手术探查，以下关于肾损伤手术探查的叙述，正确的是

A. 应选择经腰部腹膜外切口

B. 通常取剑突下至耻骨的腹正中切口

C. 应先探查腹部器官

D. 应先打开肾筋膜暴露肾脏

E. 应先控制肾蒂

F. 应尽可能行肾修补术

G. 应尽可能行肾血管修补术

5. 患者行左肾修补术，术中见左肾周围巨大血肿，可见暗红色血凝块约 2000ml，肾贯通型裂伤，腹侧裂伤开口约 3cm、背侧裂伤开口约 1cm。术后 3 天引流管突然引流出大量鲜红色血液，急查 BP 75/40mmHg，Hb 60g/L。目前对患者的最佳处理方案是

A. 切除左肾

B. 行保守治疗

C. 左肾动脉造影 + 血管介入栓塞止血

D. 经左输尿管插管灌注冰盐水

E. 再次手术修补左肾

（6~11 题共用题干）

患者，女性，25 岁。被木棍打击左侧腰部后，左侧腰部明显疼痛 1 天入院，伴血尿。查体：T 36.8℃，HR 79 次/分，R 20 次/分，BP 100/70mmHg。意识清楚，对答切题。左侧腰部可见瘀斑，全腹压痛，左腰及左侧上腹压痛明显，无反跳痛，左肾区叩击痛，深触诊可及左肾区包块。血常规：血红蛋白 70g/L，血细胞比容 0.40。尿常规：白细胞 5 个/高倍视野，红细胞满视野。

6. 首先考虑哪些诊断

A. 左肾挫裂伤

B. 异位妊娠破裂

C. 急性腹膜炎

D. 贫血

E. 失血性休克

F. 左肾周围血肿

G. 左肾肿瘤

7. 为进一步诊治需要，目前评估患者病情最重要的影像学检查是

A. 腹部 CT 平扫

B. 腹部 MRI

C. 腹部彩超

D. 腹部平片

E. 静脉肾盂造影
F. 腹部 CT 增强扫描
G. 肾动脉造影
H. 胸部 CT 扫描
I. 放射性核素肾显像

8. 腹部增强 CT 扫描示左肾挫裂伤，倾向Ⅲ级，左肾周围血肿。患者下一步首选的治疗方案包括
A. 左肾切除术
B. 绝对卧床
C. 吸氧
D. 心电监护，密切观测血压、脉搏的变化
E. 左肾修补术
F. 补液
G. 留置尿管
H. 超选择性肾动脉栓塞术
I. 观察腰围的变化
J. 使用广谱抗生素

9. 患者卧床 4 天后，血常规检查：血红蛋白 85g/L，血细胞比容 0.45。尿液颜色未加深，复查腹部 CT 增强扫描示左肾周围血肿未扩大。患者应进一步采取何种治疗措施
A. 剖腹探查
B. 继续绝对卧床休息 2 周以上
C. 输血
D. 血管介入栓塞止血
E. 使用促凝血药
F. 加快补液速度

10. 肾损伤的并发症包括
A. 尿外渗及尿性囊肿
B. 迟发性出血
C. 肾周围脓肿
D. 损伤后高血压
E. 外伤后肾积水
F. 动静脉瘘
G. 假性动脉瘤

11. 关于肾损伤患者的随访，以下叙述正确的是
A. 肾损伤近期随访的目的是评估肾功能及并发症情况
B. 肾损伤远期随访的目的是了解伤情变化、肾结构及肾功能恢复情况
C. 严密监测生命体征是近期随访的重要内容
D. 肾损伤近期随访内容包括密切观察腰腹部体征
E. 应每 3 个月复查放射性核素肾显像
F. 复查时，应根据患者情况选择影像学检查手段
G. 患者出院时可行腹部 CT 和放射性核素肾显像
H. 定期复查腹部 CT 和超声
I. 每位患者都需行静脉肾盂造影检查
J. 血清肾功能检测
K. 肾损伤患者需要进行连续的血压监测

参考答案与解析

一、A1 型题

1. B【解析】闭合性肾损伤最常见的病理类型为轻度肾损伤。

2. B【解析】肾损伤的晚期病理为尿毒症。

3. C【解析】逆行肾盂造影的优点是显影清晰，不受肾分泌功能的影响。缺点是易发生尿路感染，故多作为选择性应用。

4. B【解析】肾损伤程度可分为以下类型：肾挫伤、肾部分裂伤、肾全层裂伤、肾蒂损伤。肾蒂血管部分或全部撕裂时可引起严重大出血，患者常来不及诊治即死亡。

5. D【解析】肾损伤的创伤史：①尽可能在较短的时间内了解外伤或创伤现场的情况，有无体表创伤的发生，了解体表创伤的部位、深度和利器的种类。②穿透伤的利器或子弹类型等是询问并记录病史的重要内容。③机动车交通事故所致的肾损伤，需了解机动车车速，以及伤者是司机、乘客还是行人。④高处坠落伤应了解坠落高度及坠落现场地面情况。

6. D【解析】特重型肾损伤：肾蒂血管或肾段血管的部分或全部撕裂；肾动脉也可因被牵拉而发生内膜断裂，形成血栓。

7. E【解析】判断肾损伤的程度主要依靠静脉尿路造影、肾 B 超、CT 检查。

8. A【解析】美国创伤外科协会器官外伤委员会制订的肾损伤分级中，Ⅰ级损伤为肾挫伤或包膜下血肿。

9. C【解析】泌尿损伤并发症发生率为 3~33，可分为早期及晚期两种。早期并发症主要有出血、尿外渗、肾周脓肿、尿性囊肿、尿瘘及高血压，多发生在伤后 1 个月内，选项 C 错误。

10. E【解析】肾蒂是指出入肾门的结构，包括肾动脉、肾静脉、肾盂、淋巴管和神经。肾蒂损伤往往后果较为严重，因血管断裂大量血液丢失引发失血性休克，需要立刻救治。但因血管、输尿管断裂留置腹腔，所以血尿并不明显。

11. E【解析】肾挫裂伤需要绝对卧床 2~4 周，即吃、喝、拉、撒、睡时患者的后背都不能离开床板，同时消炎、止血治疗，手术治疗不是必需的，选项 E 错误。

12. D【解析】参见 A1 型题第 10 题解析。

13. E【解析】参见 A1 型题第 10 题解析。

14. E【解析】肾挫伤：肾实质轻微受损，肾被膜、肾盂、肾盏完整，可有被膜下局部淤血或血肿形成。临床表现为镜下或肉眼血尿，泌尿系统检查正常。

15. D【解析】早期积极的影像学检查可以发现肾损伤的部位、程度、有无尿外渗或肾血管损伤以及对侧肾情况，根据病情轻重缓急，可有选择地使用 A、B、C、E 各项检查，逆行尿路造影不宜应用，因为易造成感染。

16. B【解析】当肾损伤合并出血但血流动力学平稳，由于其他损伤不适宜开腹探查时或延迟性再出血，术后肾动静脉瘘及肾动脉分支损伤，均可采用选择性动脉插管技术，在动脉造影的同时栓塞出血的肾动脉。因此，对于肾损伤合并出血但血流动力学平稳，既不适宜开腹探查也无法立即进行手术治疗的患者，应该采用介入治疗的方法进行治疗。

17. E【解析】静脉尿路造影（IVU）：可帮助了解肾损伤的程度，肾脏原来有无异常，并可了解对侧肾功能情况。但因造影时需压迫腹部，对急诊外伤患者不适宜，故主张大剂量静脉尿路造影。CT：能迅速准确了解肾实质损伤的情况，尿外渗、肾周围血肿范围，并可了解对侧肾功能，以及肝、脾、胰、大血管情况。

18. B【解析】参见 A1 型题第 17 题解析。

19. E【解析】参见 A1 型题第 17 题解析。

20. E【解析】肾损伤的常规影像学检查：①B 超。②腹部平片。③静脉尿路造影（IVU）。④CT。⑤肾动脉造影。

21. C【解析】美国创伤外科协会器官外伤委员会制订的肾创伤分级见表 17－1。

表 17－1　美国创伤外科协会器官外伤委员会制订的肾创伤分级

级别	分型	临床表现
Ⅰ级	挫伤	镜下或肉眼血尿，泌尿系统检查正常
	血肿	包膜下血肿，无肾实质损伤
Ⅱ级	血肿	局限于腹膜后肾区的肾周围血肿
	撕裂伤	肾实质裂伤深度小于 1.0cm，无尿外渗
Ⅲ级	撕裂伤	肾实质裂伤深度超过 1.0cm，无集合系统破裂或尿外渗
Ⅳ级	撕裂伤	肾损伤贯穿肾皮质、肾髓质和集合系统
	血管	肾动脉、静脉主要分支损伤伴出血
Ⅴ级	撕裂伤	肾碎裂
	血管	肾门血管撕裂、离断伴肾无血供

22. D【解析】肾切除术：肾损伤严重，无法控制出血，若对侧肾功能良好，可采用肾切除术，以挽救生命。

23. D【解析】非手术治疗适用于损伤较轻的单纯性肾挫伤或轻度肾裂伤，主要方法包括：①绝对卧床休息至少 2 周，严密观察血压、脉搏和呼吸。②密切观察患者的一般和局部情况的变化，必要时输血、输液，补充失血量，碱化尿液。③尿液比色测定：每次排尿标本留置一部分于试管内比色，并注意血红蛋白测定，观察失血程度。④使用抗生素预防与治疗感染。

24. D【解析】肾损伤外科治疗围术期应该积极观察有无肾源性高血压的发生。

25. C【解析】肾外伤患者在保守治疗期间出现以下情况，需实行手术治疗：①血尿逐渐加重，血红蛋白和血细胞比容持续下降。②积极抗休克治疗后症状不见好转。③腰腹部肿块增大，局部症状明显。④疑有腹腔内脏器损伤。

26. B【解析】肾损伤休克的主要原因是血供不足导致的肾功能损害，因此应尽早补充血容量以预防急性肾衰竭。

27. E【解析】参见 A1 型题第 23 题解析。

28. E【解析】闭合性肾损伤最常见的治疗方法多是暂且保守治疗，密切观察。

29. B【解析】闭合性肾损伤的手术适应证：①出现无法纠正的失血性休克。②腰部或腹部肿块增大。③高热或腰痛加重。④可疑合并其他腹腔脏器损伤以及血尿呈进行性加重。

30. D【解析】非手术治疗适用于损伤较轻的单纯性肾挫伤或轻度肾裂伤，故肾挫裂伤不必早期立即手术。

31. D【解析】手术治疗：肾检查一般采用经腹入路，这样有利于肾蒂的控制和腹腔合并伤的处理，注意伤处留置引流管，选项 D 错误。

32. E【解析】参见 A1 型题第 23 题解析。

33. C【解析】肾损伤手术适应证：①开放性肾损伤或贯通肾损伤患者，应急诊手术，术中不仅需要修补损伤的肾脏，还应注意其他脏器的损伤情况，以及有无异物的存在等。②合并有胸腹腔脏器损伤者。③严重休克，经大量输血补液仍不能矫正，或者血压回升在短期内又下降，提示有大出血可能者。④非手术治疗过程中，肾区肿块不断增大，肉眼血尿持续不减，患者血红蛋白逐渐下降，短期内出现贫血者。⑤静脉尿路造影或 CT 增强扫描显示对比剂明显外渗等。⑥经较长时期的非手术治疗仍反复出现血尿或合并感染或继发性高血压等。

二、A2 型题

1. A【解析】肾挫伤是一种比较多见的肾损伤，肾组织损伤较轻，肾包膜和肾盂大多保持完整，肾实质内产生淤血或血肿，并有少量血液流入肾盂导致血尿。肾挫伤在 X 线造影片上可不显示形态上的改变。一般均能自行愈合而不造成严重后果。

2. E【解析】肾蒂损伤主要表现为失血性休克的情况，即血压下降，皮肤苍白、冰凉、湿冷，心率增快，呼吸急促，颈静脉波动减弱，尿量减少，神志改变等情况。

3. C【解析】大量肉眼血尿，右肾区明显肿胀、压痛，皮下可见瘀斑，可确定为肾全层裂伤。

4. B【解析】参见 A2 型题第 1 题解析。

5. E【解析】肾蒂或肾段血管的部分或全部撕裂时可引起大出血、休克，常来不及诊治就死亡。

6. E【解析】根据图片还可看到患者可能为右侧肾上腺外伤性出血，且该患者属于肾裂伤，因此正确答案是 E。

7. A【解析】参见 A2 型题第 6 题解析。包膜下血肿典型的临床特点：腰痛（侧腹痛）、腹部肿块、内出血征等症状。

8. C【解析】根据图片显示肾皮质无缺损，选项 A 错误，也未显示肾蒂损伤，双肾有异常表现，应是微小的肾裂伤。

9. E【解析】参见 A2 型题第 8 题解析。包膜下血肿表现为紧贴肾实质表面的新月形高密度阴影，其外有肾脂肪囊包绕，肾脏可受压移位。增强扫描包膜下血肿密度低于增强的肾实质密度。肾周围血肿血液贮留在肾包膜外吉氏筋膜内，大量血性液体蔓延在肾前间隙或肾后间隙。

10. B【解析】此患者首先判断为感染性休克，答案 C、D 可以排除，腹部包块突然增大说明有内脏大出血，选项 E 排除。结合患者有肾损伤的病史，选项 B 正确。

11. D【解析】参见 A2 型题第 6 题解析。

12. A【解析】肾挫裂伤的临床表现如下。①血尿：最常见的症状，约 90% 以上患者有肉眼或镜下血尿。②疼痛：典型症状为腰区局限性疼痛，肾区有压痛或叩击痛，合并腹腔脏器损伤者可有腹膜刺激征。③肾区肿块：由肾周围血肿和/或尿外渗所致，有时因肌肉紧张或腹胀触诊不清楚。④休克：为出血造成的低血容量休克。

13. A【解析】肾挫伤为包膜下血肿，无肾实质损伤，根据图像所示该患者应是左肾挫伤，其余选项诊断均不明确。

14. D【解析】肾损伤的临床表现如下。①休克：严重肾实质损伤，常合并有其他脏器损伤，表现有创伤性休克和出血性休克，甚至危及生命。②血尿：可镜下或肉眼血尿，若输尿管、肾盂断裂时可无血尿。③疼痛及腹部包块：疼痛可由肾被膜张力增加引起，腹部包块可由输尿管血块阻塞引起的肾绞痛、肾周围血肿和尿外渗使局部肿胀而形成，可出现腹肌及腰肌强直。④发热：由血、尿外渗后引起感染所致。

15. A【解析】参见 A1 型题第 23 题解析。

16. A【解析】肾切除术：肾损伤严重，无法控制出血，若对侧肾功能良好，可采用肾切除术，以挽救生命。

17. E【解析】患者左腰部受伤，左腰痛，出现较大包块，全程肉眼血尿伴血块，说明肾实质深度裂伤，外达肾包膜，内达肾盂、肾盏，有广泛的肾周围血肿和尿外渗及大量血尿，而且该患者处于休克状态，患者的诊断应该是肾裂伤伴休克。经过有效输血治疗后，血压仍未明显回升，休克未被纠正，说明体内尚存在失血病灶，因此在继续输血抗休克治疗的同时立即手术治疗。术中应先阻断肾蒂血管，再切开肾筋膜，清除血肿，探查肾脏，根据肾损伤情况，决定术式。如先不阻断肾蒂血管就切开肾筋膜，往往难以控制出血，也无法从容探查肾脏，而被迫行肾切除术。

18. C【解析】参见 A1 型题第 23 题解析。

19. E【解析】参见 A1 型题第 23 题解析。

20. D【解析】肾周围感染一般是细菌感染引起，有腰痛、发热等症状，给予抗感染治疗。

21. E【解析】参见 A2 型题第 12 题解析。

22. B【解析】肾修补术和肾部分切除术：闭合性肾裂伤较局限，可将创口缝合，肾的一极严重损伤者则施行肾部分切除术，对孤独肾及对侧肾功能不全患者，应多保留肾实质。

23. B【解析】参见 A1 型题第 28 题解析。患者行保守治疗，密切观察，无须行急诊手术。

24. C【解析】肾检查一般采用经腹入路，这样有利于肾蒂的控制和腹腔合并伤的处理，注意伤处留置引流管。

25. D【解析】参见 A1 型题第 23 题解析。体温为参考价值最小的。

26. A【解析】肾动脉造影能了解损伤肾段，肾段动脉栓塞治疗可达到止血目的。

27. E【解析】患者有腰腹部受伤史，伤后血尿伴血块，右下腹抽出不凝血，B 超发现脾裂伤，左肾裂伤。考虑为泌尿系统合并腹部损伤，闭合性腹部损伤常见内脏损伤顺序依次是脾、肾、胰，十二指肠损伤较少，手术探查顺序为先探查肝、脾等实质脏器，再依次探查可能损伤的器官，阻断肾蒂可减少出血，利于发现损伤的部位，故本题选 E。

三、A3/A4 型题

1. C【解析】该患者右肾区略隆起，可能为肾脏疾病，CT 检查能查明肿块的位置、大小、形态、侵犯范围，可用于辨别肿块为囊性、实质性、脂肪性或钙化性病变，做出定性诊断。

2. A【解析】参见 A1 型题第 11 题解析。

3. E【解析】参见 A1 型题第 23 题解析。

4. D【解析】在肾动脉造影中，即使直径 <1cm 的肾肿瘤的血管的特征亦可被清晰显示，并且在小肾癌中可出现特征性的血管征象，可显著提高肾肿瘤诊断的准确性，且易于与良性肿瘤鉴别。

5. E【解析】该患者被撞击后出现压痛及包块等，可能为肾损伤的表现，但未显示有肾积水，选项 E 正确。

6. D【解析】对深部的内脏肿物，有时经过各种检查不能确定其性质时，需要开胸、开腹或开颅检查肿块的形态，区别其性质或切取一小块活组织快速冷冻切片检查，明确诊断后再决定手术和治疗方案，为探查性手术。

7. A【解析】参见 A3/A4 型题第 1 题解析。

8. B【解析】腹腔穿刺抽出不凝固的血液提示腹腔内有失血病灶，考虑腹腔中有脏器破裂，建议抓紧时机进行剖腹探查，找到出血的位置后进行修补术，以免引起失血性休克。

9. D【解析】肾血管性高血压的诊断思路：高肾素活性可作为提示诊断线索，另外血管紧张素阻滞试验呈阳性。

10. B【解析】肾动脉造影是利用造影方法观察肾动脉以明确肾动脉狭窄部位、范围、程度和栓塞等情况，并根据造影结果，行肾动脉球囊扩张或放置支架植入术。肾动脉造影为肾动脉狭窄诊断的金标准，被认为是目前诊断肾动脉狭窄的主要方法。

11. D【解析】如果单侧肾动脉粥样硬化引起的肾血流减少并非太明显，而且对侧肾功能良好，那么就不需要行肾切除。因为保留正常肾组织可以维持足够的肾功能，可避免肾功能储备不足的风险。此外，肾切除是一种有创性手术，可能会造成术后并发症。经皮腔内血管成形术适用于肾动脉狭窄引起的肾血管性高血压患者，尤其是血管肌纤维发育不良者。自体肾移植可以治疗一些难以控制的肾血管性高血压患者，例如肾动脉狭窄合并肾功能丧失、单侧肾无功能、双侧肾均有供血不足等情况。肾萎缩小于健肾 1/2 以上、肾功能严重受损的患者，可能需要行肾切除术。血管重建手术也可用于肾血管性高血压的治疗，在特定情况下可以选择肾动脉病变内膜剥除术、肾动脉成形术等手术方法。

12. D【解析】参见 A3/A4 型题第 6 题解析。

13. A【解析】肾切除术：肾损伤严重，无法控制出血，若对侧肾功能良好，可采用肾切除术，以挽救生命。

14. A【解析】该患者手术后仍出现对侧肾功能损害征象，应进行对侧肾功能检查。

15. D【解析】参见 A1 型题第 5 题解析。

16. B【解析】参见 A1 型题第 23 题解析。

17. C【解析】疑内脏伤者应详细检查和观察，在积极抗休克的同时，争取尽早手术探查。

四、B 型题

1~4 A、B、C、D【解析】闭合性损伤临床上最为多见，病理类型如下。①肾挫伤：肾实质轻微受损，肾被膜、肾盂、肾盏完整，可有被膜下局部淤血或血肿形成。②肾部分损伤：部分肾实质裂伤伴有包膜破裂，致肾周围血肿。③肾全层裂伤：实质深度裂伤，外及包膜，内达肾盂、肾盏黏膜，常引起广泛肾周围血肿、血尿和尿外渗。④肾蒂损伤：肾蒂血管或肾段血管的部分和全部撕裂；肾动脉也可因被牵拉而发生内膜断裂，形成血栓。

5~7 A、B、C【解析】闭合性损伤发病机制：直接外力引起的闭合性肾损伤是肾局部承受的压力突然增加导致肾移位并撞击邻近骨骼或肾被膜破裂而产生的；间接外力引起的闭合性肾损伤主要是肾随呼吸正常活动的范围突然加大导致肾过度活动而产生的。开放性肾损伤的发生是肾直接受到外界创伤的结果。

五、X 型题

1. ACD【解析】血尿是肾损伤最常见、最重要的症状，一般血尿的程度和持续时间与肾损伤的程度密切相关，损伤程度越重，血尿越浓，持续时间越长，但并不完全一致，如血块堵塞输尿管、肾裂伤、肾损伤等，血尿程度轻，甚至可无尿。

2. ABCDE【解析】肾损伤手术治疗的适应证：①急性大量出血，腰部肿块继续增大，血流动力学不稳定。②Ⅳ、Ⅴ级肾损伤。③伴有其他脏器损伤出血或有腹膜炎症状。④开放性肾创伤。⑤肾周围血肿发生感染，药物不能控制。⑥严重继发性出血。

3. AB【解析】肾损伤的临床表现如下。①休克：严重肾实质损伤，常合并有其他脏器损伤，表现有创伤性休克和失血性休克，甚至危及生命。②血尿：可镜下或肉眼血尿，输尿管、肾盂断裂时可无血尿。③疼痛及腹部包块：疼痛可由肾被膜张力增加引起，亦可由输尿管血块阻塞引起肾绞痛、肾周围血肿和尿外渗使局部肿胀形成肿块，腹肌及腰肌强直。④发热：由血、尿外渗后引起感染所致。

4. ABC【解析】参见 X 型题第 3 题解析。

5. BCD【解析】肾损伤影像学检查如下。①B 超：a. 可初步了解肾实质的伤情。b. 连续监测腹膜后血肿及尿外渗情况。②腹部平片：对轻度肾损伤可无重要发现，但在重度肾损伤可见肾影模糊不清，腰大肌影不清楚，脊柱凹向伤侧，有时可见同侧合并肋骨或腰椎骨折。③静脉尿路造影（IVU）：可帮助了解伤肾的损伤程度，肾脏原来有无异常，并可了解对侧肾功能情况。但因造影时需压迫腹部，急诊外伤患者不适宜。④CT：能迅速准确了解肾实质损伤的情况，尿外渗、肾周围血肿范围，并可了解对侧肾功能，以及肝、脾、胰、大血管情况。⑤肾动脉造影。

6. CE【解析】肾外伤后 3~6 个月进行静脉肾盂造影的意义是了解患肾功能，选项 C 错误。腰背部刀刺伤造成肾损伤行腰部切口探查即可，选项 E 错误。

7. ABCE【解析】闭合性肾损伤不可做逆行肾盂造影，因为容易导致损伤加重及逆行感染，选项 D 错误。

8. ACDE【解析】收缩压小于 90mmHg，脉压小于 20mmHg 应考虑休克存在，选项 B 错误。

9. ABDE【解析】肾损伤的并发症：①尿外渗和尿性囊肿。②延迟性出血。③肾周围脓肿。

10. ACDE【解析】肾损伤手术探查时，经腹部切口施行手术，先探查并处理腹腔损伤脏器，再切开后腹膜，显露肾蒂血管并阻断，最后切开肾筋膜和脂肪囊，探查伤侧肾。在未控制肾动脉之前切开肾筋膜，往往难以控制出血，而被迫施行肾切除。只有在肾严重碎裂或肾血管撕裂，无法修复，而对侧肾良好时，才施行肾切除。

11. ABCD【解析】参见 A1 型题第 23 题解析。

12. ACDE【解析】肾血管性高血压的常见症状：高血压，头痛、头晕，视物模糊，弥漫性下腰部痛，无血尿、蛋白尿，舒张压上升，腹部血管杂音，间歇性跛行，下肢感应痛或放射痛的腰背痛，眼底改变。

13. AE【解析】出血、尿外渗及继发性感染等可导致肾损伤后并发症。腹膜后尿囊肿或肾周围脓肿要切开引流。输尿管狭窄、肾积水需施行成形术或肾切除术。恶性高血压要做血管修复或肾切除术。动静脉瘘和假性肾动脉瘤应予以修补，如在肾实质内侧可行部分肾切除术，持久性血尿可施行选择性肾动脉栓塞术。

14. AC【解析】肾损伤的并发症中迟发的肾出血在创伤后数周内都有可能发生，最基本的处理方法为补液，并需要绝对卧床。

六、案例分析题

1. ABCDEF【解析】为明确诊断，以上均必须检查。

2. BCDEGIJK【解析】肾挫裂伤应首选保守治疗，保守治疗期间可行选项 BCDEFGK 等处置，患者血红蛋白 60g/L，血压 80/60mmHg，提示生理性休克，应行输血、补液等抗休克治疗。

3. ABD【解析】肾外伤导致大量的持续性出血及其全身支持疗法不能纠正休克状态时，应立即行手术止血。

4. BCEF【解析】参见 X 型题第 10 题解析。

5. A【解析】参见 A3/A4 型题第 13 题解析。

6. ADEF【解析】参见 A2 型题第 12 题解析。

7. F【解析】腹部 CT 增强扫描是指从静脉注入碘对比剂后行多期扫描，可以进一步明确病变的大小范围、组织结构关系、血供，以及病变的性质。

8. BCDFGIJ【解析】肾挫裂伤首选保守治疗，包括 BCDFGIJ，AE 均为手术治疗，并非首选治疗方案。

9. BE【解析】参见 A1 型题第 23 题解析。

10. ABCDEFG【解析】肾损伤的并发症包括肾外渗及尿性囊肿、迟发性出血、肾周围脓肿、损伤后高血压、外伤后肾积水、动静脉瘘及假性动脉瘘。

11. CDEFGHIJK【解析】肾损伤的近期观察及随访目的是了解伤情变化、肾脏结构和功能恢复情况。主要内容包括严密监测生命体征，密切观察切口出现情况、引流管的引流量、尿液颜色变化及腹腰部体征。远期随访的主要目的是评估肾脏功能、有无并发症。因此 AB 错误，其余选项均为正确随访内容。

第十八章　肾脏感染性疾病

一 A1 型题

1. 以下不属于急性肾盂肾炎感染途径的是
   A. 血行感染
   B. 直接蔓延
   C. 淋巴感染
   D. 逆行感染
   E. 密切接触感染
2. 急性肾盂肾炎的致病菌是
   A. 革兰阴性菌
   B. 革兰阳性菌
   C. 非特异性细菌
   D. 特异性细菌
   E. 淋球菌
3. 以下急性肾盂肾炎的临床特点不正确的是
   A. 是肾盂和肾实质的急性感染性疾病
   B. 革兰阴性杆菌感染约占 70%，革兰阳性菌约占 20%，极少数为真菌、病毒
   C. 致病菌多由尿道侵入膀胱，上行经输尿管达肾，肾实质和肾盂都会发生炎症
   D. 主要表现为发热、腰痛、肾区压痛、叩击痛和膀胱刺激征
   E. 一般不会出现血尿
4. 血尿伴膀胱刺激征最常见于
   A. 膀胱肿瘤
   B. 急性膀胱炎
   C. 急性肾盂肾炎
   D. 急性前列腺炎
   E. 急性精囊炎
5. 关于急性肾盂肾炎的诊断，以下不正确的是
   A. 临床表现只能作为参考
   B. 血常规、尿常规、尿细菌培养菌落计数 10^5/ml 以上
   C. X 线检查可发现尿路结石影；静脉尿路造影可发现肾盂肾盏系统显影延迟或减弱
   D. 超声检查可显示患侧肾增大，肾皮质、肾髓质界限不清
   E. CT 检查可显示增大的肾，增强扫描可显示低密度区
6. 尿镜检白细胞明显多于红细胞，可见白细胞管型，蛋白增多不明显，常见于
   A. 肾结石
   B. 膀胱炎

C. 肾病综合征　　D. 肾盂肾炎
E. 肾小球肾炎

7. 关于急性肾盂肾炎的治疗，以下不正确的是
A. 卧床休息，全身支持治疗
B. 抗生素治疗应持续 5~7 天
C. 应用碱性药物碱化尿液，减轻酸性尿对膀胱的刺激
D. 应用盐酸黄酮哌酯缓解膀胱痉挛引起的疼痛和刺激症状
E. 肾内或肾周围脓肿，明确诊断后行脓肿引流

8. 孕妇患急性肾盂肾炎最适合的抗感染药物是
A. 头孢类　　B. 氨基糖苷类
C. 喹诺酮类　　D. 半合成青霉素类
E. 磺胺类

9. 抗生素广泛应用以来，大多数肾脓肿是（　　）血行播散引起
A. 淋球菌　　B. 大肠埃希菌
C. 特异性细菌　　D. 革兰阴性菌
E. 非特异性细菌

10. 以下肾周围炎的临床特点，不正确的是
A. 致病菌以金黄色葡萄球菌及大肠埃希菌多见
B. 肉眼血尿表现明显
C. 出现发热、腰痛、叩击痛，伸屈患侧下肢或向健侧弯腰引起剧痛
D. 可引起支气管炎、肾积水和输尿管狭窄
E. 脓肿形成应及时切开引流

11. 以下不属于肾周围炎常见症状和体征的是
A. 高热、寒战　　B. 肉眼血尿
C. 脓尿　　D. 脊柱侧弯
E. 肾区疼痛

12. 对肾周脓肿的诊断有特殊价值的检查是
A. B 超　　B. CT
C. MRI　　D. 肾、输尿管及膀胱（KUB）平片
E. 静脉尿路造影（IVU）

13. 肾周围脓肿若继发于尿路结石合并的脓肾或感染的肾积水，患肾功能严重损害，采取的治疗方式是
A. 切开引流　　B. B 超引导下穿刺置管引流

C. 抗菌药物治疗
D. 垂体肿瘤摘除术
E. 肾切除

14. 关于病理性肾结核的特点以下不正确的是
A. 不引起影像学改变
B. 在尿中查不到结核分枝杆菌
C. 临床上常不出现症状
D. 主要在肾小球周围毛细血管丛内形成多发性微小结核病灶
E. 这种早期结核病变可以全部自行愈合

15. 关于肾结核的叙述，以下不正确的是
A. 最初是双侧肾脏同时受累
B. 多数患者伴有全身中毒症状
C. 病理型肾结核常不出现症状
D. 病理改变主要以肾脏破坏为主
E. 临床型肾结核约 90% 为单侧发病

16. “肾自截”现象见于
A. 肾结核
B. 肾盂肾炎
C. 肾蒂损伤
D. 输尿管损伤
E. 肾透明细胞癌

17. 以下有关肾结核尿液的叙述不正确的是
A. 一般呈酸性反应
B. 有较多红细胞和白细胞
C. 50%~70% 的患者尿沉渣抗酸染色可查到结核分枝杆菌
D. 抗酸染色以清晨第 1 次尿的阳性率最高
E. 若查到抗酸杆菌即可诊断肾结核

18. 肾结核的感染途径多是
A. 直接扩散
B. 上行感染
C. 淋巴感染
D. 血行感染
E. 接触感染

19. 病理改变主要在肾，但临床表现主要在膀胱的疾病是
A. 肾结石
B. 肾结核
C. 肾肿瘤
D. 肾积水
E. 多囊肾

20. 肾结核的原发灶多存在于
A. 骨关节
B. 淋巴结
C. 肠道
D. 肺
E. 腹腔

21. 肾结核最早出现的症状是
A. 血尿
B. 尿频
C. 脓尿
D. 肾区疼痛和肿块
E. 尿失禁
22. 肾结核最主要症状为
A. 全程血尿
B. 慢性进行性膀胱刺激征
C. 脓尿
D. 全身结核中毒症状
E. 肾绞痛
23. 肾结核血尿的特点是
A. 大量无痛性肉眼血尿
B. 无其他症状的镜下血尿
C. 腰部剧痛后出现血尿
D. 膀胱刺激征后出现血尿
E. 血尿后出现排尿困难
24. 肾结核早期唯一重要的阳性发现是
A. 大量血尿和脓尿
B. 全身慢性消耗性症状
C. 尿常规见脓细胞、红细胞和少量蛋白
D. 肾区疼痛
E. IVU 检查见破坏性病灶
25. 诊断肾结核最可靠的依据是
A. 尿中找到抗酸杆菌
B. 尿培养结核分枝杆菌阳性
C. 附睾扪及结节
D. 膀胱镜检查见到膀胱黏膜有溃疡形成
E. 尿中大量脓细胞
26. 肾结核的初期 X 线表现特征是
A. 空洞形成
B. 多个肾盏消失
C. 肾显影变淡或不显影
D. 肾区弥漫性钙化
E. 单个肾盏模糊，呈虫蛀样改变
27. 关于急性肾盂肾炎的治疗，说法错误的是
A. 一般治疗：卧床休息，多饮水或静脉补液，以保证有足够的体液和尿量
B. 药物敏感试验之前可先经验用药，一般选一种氨基糖苷类抗生素 + 氨苄西林静脉给药，治疗 2 周后改口服抗生素 1 周
C. 对症治疗：解痉、镇痛、降温等
D. 症状顽固者应检查有无尿路梗阻存在，并做相应处理
E. 抗菌药物治疗：根据血和尿标本的细菌培养及药物敏感试验结果选用敏感抗生素

28. 肾结核患者血尿多表现为

A. 全程血尿　　B. 终末血尿

C. 初始血尿　　D. 蛋白血尿

E. 肉眼血尿

29. 静脉肾盂造影或逆行肾盂造影时有以下哪种表现为早期肾结核

A. 肾盂肾盏不规则扩大　　B. 肾盂肾盏模糊变形

C. 肾内有斑点状钙化影　　D. 肾盏闭塞，空洞形成

E. 肾盏边缘不整齐，如虫蛀样改变

30. 关于早期肾结核以下叙述不正确的是

A. 早期肾结核病变局限在肾皮质，并无临床症状

B. 尿中可以发现结核分枝杆菌

C. 影像学不能发现病变

D. 尿常规可发现大量蛋白

E. 病变发展到肾髓质时成为临床肾结核

31. 对诊断肾结核最有临床意义的检查是

A. KUB 平片　　B. 肾图

C. B 超　　D. IVU

E. 膀胱镜

32. 肾结核在静脉尿路造影表现为肾盏边缘不整齐，有虫蛀样改变时，应采取的适宜治疗是

A. 全身治疗 + 抗结核治疗

B. 全身治疗 + 抗结核治疗 + 病灶清除术

C. 全身治疗 + 抗结核治疗 + 患肾部分切除术

D. 全身治疗 + 抗结核治疗 + 患肾切除术

E. 单纯中医中药治疗

33. 对早期肾结核合适的处理是

A. 结肠膀胱术　　B. 单侧肾造瘘

C. 空洞引流术　　D. 尽早做肾切除

E. 积极抗结核及保守治疗

34. 肾结核单独使用抗结核药的指征是

A. 静脉肾盂造影单侧不显影　　B. 静脉肾盂造影单侧广泛破坏

C. 肾盂造影显示病变轻　　D. 单侧肾钙化

E. 肾结核并结核性挛缩膀胱

35. 以下抗结核药中不属于杀菌药的是

A. 异烟肼　　B. 利福平

C. 链霉素　　D. 吡嗪酰胺

E. 乙胺丁醇

36. 位于肾实质表浅部位不与肾盏、肾盂相通的结核病灶，最佳的治疗方案是

A. 单纯抗结核药物治疗

B. 抗结核治疗 3~6 个月，无效时行病灶清除术

C. 病灶清除术

D. 患肾部分切除术

E. 患肾切除术

37. 双侧肾结核治疗宜采取

A. 选择较严重的单侧肾切除

B. 先给予抗结核治疗，再根据情况决定是否切除无功能或病变严重的单侧肾

C. 结肠代膀胱术

D. 肾造瘘术

E. 空洞引流术

38. 肾结核行肾切除必须慎重，以下哪种情况应考虑肾切除术

A. 广泛破坏、功能丧失的肾结核　　B. 肾结核伴有肾盂、输尿管梗阻，继发感染

C. 肾结核合并大出血　　D. 肾结核合并难以控制的高血压

E. 以上都是

39. 肾结核手术治疗原则以下不正确的是

A. 手术前应给予足够抗结核治疗

B. 有男性泌尿生殖系统以外的活动病灶存在者不能手术

C. 有附睾结核存在不能切除患肾

D. 术中尽量保存肾正常组织

E. 手术后应继续抗结核治疗

40. 肾结核并发挛缩膀胱，在治疗原则上以下哪项不正确

A. 先行患侧肾切除

B. 患侧肾切除后抗结核治疗，待膀胱结核完全愈合后行膀胱扩大术

C. 同时行患侧肾切除和膀胱扩大术，术后抗结核治疗

D. 合并后尿道狭窄，不宜行膀胱扩大术

E. 对侧输尿管扩张，肾积水明显的患者不宜行膀胱扩大术

41. 患侧肾结核无功能，对侧肾积水，治疗取决于

A. 肾积水患侧的肾功能情况　　B. 全身症状

C. 血尿的程度　　D. 有无挛缩膀胱

E. 尿频、尿急的程度

42. 肾结核肾切除术前抗结核治疗不应少于

A. 3 天
B. 5 天
C. 1 周
D. 2 周
E. 3 周

43. 病变局限，肾外有活动性结核病灶，或晚期肾结核（双侧），均应使用抗结核药治疗，（　　）为 1 个疗程

A. 1~2 个月
B. 2~3 个月
C. 3~6 个月
D. 6~7 个月
E. 7~9 个月

二 A2 型题

1. 患者，男性，33 岁。11 天前颈部生疖，6 天前开始右腰痛，发热，体温最高达 40℃，至今食欲减退，消瘦，轻度贫血，尿常规正常。CT 检查怀疑右肾占位性病变，但不能除外炎性改变。如患者为尿路感染，最可能是以下哪种致病菌的感染

A. 大肠埃希菌
B. 链球菌
C. 金黄色葡萄球菌
D. 变形杆菌
E. 铜绿假单胞菌

2. 患者，男性，34 岁。右侧腰痛，伴发热 5 天，最高达 39.8℃，有轻度贫血，尿常规正常。以下情况中可能性最小的是

A. 红细胞沉降率增快
B. 白细胞高
C. CT 可能显示有占位性病变
D. 可能与大肠埃希菌感染有关
E. 可能与葡萄球菌感染有关

3. 患者，女性，38 岁。主因“突发高热、寒战、腰痛 1 天”急诊入院。查体：左肾区叩击痛阳性。血常规：白细胞计数 19.8×10^9/L，中性粒细胞占比 0.90。尿常规：白细胞(+++)，红细胞(+)。超声：双肾、输尿管及膀胱未见明显异常。目前最可能的诊断是

A. 肾结核
B. 肾周围脓肿
C. 肾皮质脓肿
D. 急性膀胱炎
E. 急性肾盂肾炎

4. 患者，女性，28 岁。妊娠 6 个月，尿频、尿急、尿痛，伴肉眼血尿 2 天，T 38.8℃，右肾区叩击痛(+)，尿常规红、白细胞满视野，应考虑诊断

A. 肾周围炎
B. 急性肾盂肾炎
C. 肾结核
D. 慢性肾盂肾炎
E. 急性膀胱、尿道炎

5. 患者，女性，35 岁。尿急、尿频、尿痛伴发热 2 天。查体：T 38.9℃，两肾区叩击痛阳

性，血常规：白细胞计数 14×10^9/L，尿常规：白细胞增多，红细胞 10~20 个/高倍视野，以下可能性最大的诊断是

A. 泌尿系统结核
B. 急性膀胱炎
C. 急性肾炎
D. 急性肾盂肾炎
E. 上尿路结石

6. 患者，女性，26 岁。尿频、尿急、尿痛，血尿伴发热 1 天入院，无呕吐、腰痛，尿蛋白(+)，白细胞满视野，红细胞 30~40 个/高倍视野，患者最可能诊断为

A. 急性膀胱炎
B. 急性肾盂肾炎
C. 急性肾小球肾炎
D. 肾结核
E. 慢性肾小球肾炎

7. 患者，女性，23 岁。突然起病，腰痛，尿蛋白阴性，红细胞 0~3 个/高倍视野，白细胞 20~30 个/高倍视野，以下不符合急性肾盂肾炎的是

A. 发热
B. 肾区叩击痛
C. 膀胱刺激征
D. 高血压
E. 尿白细胞管型

8. 患者，女性，31 岁。尿频，尿痛，腰部胀痛，T 37.4℃。最有助于区别肾盂肾炎与膀胱炎的检查结果是

A. 尿涂片革兰染色发现细菌
B. 尿中可见白细胞管型
C. 尿中有蛋白及白细胞
D. 尿培养及菌落计数阳性
E. 尿中有脓细胞

9. 患者，女性，32 岁。妊娠 4 个月，尿频，尿急，尿痛，伴肉眼血尿 4 天，T 38.5℃，右肾区叩击痛，白细胞计数 16×10^9/L，尿常规：红、白细胞满视野，诊断应首先考虑

A. 肾积脓
B. 肾周围炎
C. 急性肾盂肾炎
D. 急性膀胱、尿道炎
E. 肾结石继发感染

10. 患者，女性，32 岁。5 天来尿频、尿痛伴高热、腰痛。尿液检查有较多红细胞及白细胞，尿蛋白(+)，最可能的诊断是

A. 急性肾炎
B. 急性膀胱炎
C. 泌尿系统结核
D. 急性肾盂肾炎
E. 急性肾周围炎

11. 患者，女性，28 岁。尿频、尿痛伴寒战高热 3 天。尿中白细胞(+++)，CT 检查结果如下图所示，最佳诊断

A. 左侧肾癌
B. 左侧急性肾盂肾炎
C. 左侧肾脓肿
D. 左侧肾结核

E. 左侧肾囊肿合并感染

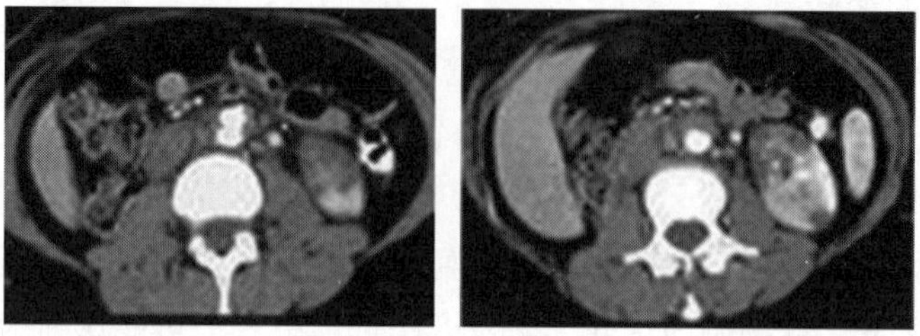

12. 患者，女性，33 岁。右腰部疼痛伴高热，影像学检查结果如下图所示，最可能的诊断是
A. 右肾囊性肾癌
B. 右肾结核
C. 右肾脓肿
D. 右肾囊肿合并感染
E. 右侧急性肾盂肾炎

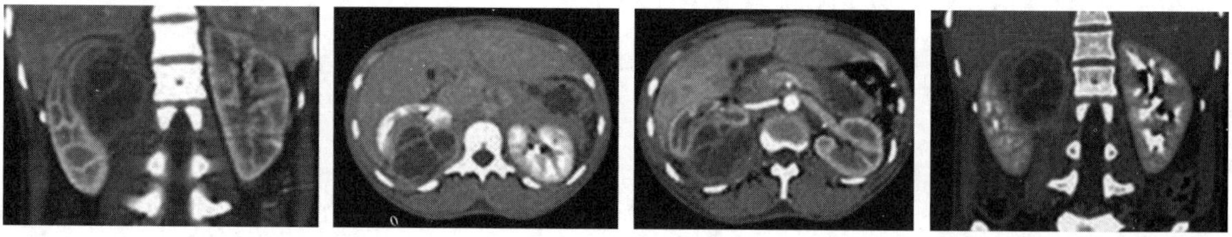

13. 患者，女性，27 岁。尿频、尿痛 1 周。尿常规：白细胞(+)，红细胞(+)。抗感染治疗后稍好转。静脉肾盂造影发现右肾区有高密度影，其钙化区呈肾脏的轮廓，左肾盂、肾盏显示正常。应考虑的诊断是
A. 肾肿瘤钙化
B. 右肾结石
C. 胆囊结石
D. 肾自截
E. 肠道粪石
14. 患者，男性，27 岁。右腰痛，发热 2 天入院，T 39.8℃，右肾区明显叩击痛，尿常规可见少量脓细胞，X 线检查和静脉尿路造影显示患侧肾影增大，肾盏受压，诊断为
A. 肾结核
B. 肾结石
C. 肾周围炎
D. 肾积脓
E. 肾盂肾炎
15. 患者，女性，35 岁。尿频、尿急、尿痛 2 年。尿常规示白细胞 30~50 个/高倍视野，红细胞 15~25 个/高倍视野，静脉尿路造影显示右肾区散在小片状高密度阴影，右肾不显影，左肾中度积水，膀胱如乒乓球大小，可能的是
A. 右肾结核
B. 左肾结核
C. 双肾结核
D. 右肾、膀胱结核
E. 右肾多发结石 + 左输尿管结石

16. 患者，男性，36 岁。2 年前开始出现尿频、尿急、尿痛，下腹不适，不规律服用诺氟沙星，症状无明显改善，尿频、尿急、尿痛渐重，其最可能的诊断是

A. 肾结核　　B. 膀胱癌

C. 膀胱结石　　D. 慢性前列腺炎

E. 膀胱三角肿瘤

17. 患者，男性，35 岁。尿频、尿急、尿痛 6 个月，多种抗生素药物治疗无效。尿常规：大量红、白细胞。为明确诊断最适合的是

A. 泌尿系统 B 超检查

B. 双肾 CT 检查

C. 静脉肾盂造影（IVP）和尿结核分枝杆菌检查

D. 肾图

E. 普通尿液细菌培养

18. 患者，女性，25 岁。尿频、尿急症状约持续 2 年，有明确的终末血尿。尿常规：白细胞(+++)，红细胞(+)。尿细菌培养阴性，IVU：左肾未显影，左肾区可见斑片状高密度阴影，右肾盂肾盏显示光滑，有轻度积水，诊断应为

A. 左肾结核　　B. 左肾结石

C. 右肾结核　　D. 左输尿管结石

E. 双肾结核

19. 患者，女性，42 岁。近日出现尿频、尿急伴腰痛。查体：BP 150/90mmHg。双肾区无叩击痛，无水肿。以下检查首选

A. 腹部平片　　B. 泌尿系统 B 超

C. 中段尿培养　　D. 尿常规及尿沉渣镜检

E. CT

20. 患者，男性，52 岁。无痛性全程血尿 3 天。影像检查结果如下图所示。以下说法正确的是

A. IVP 检查表现肾盂内形态不规则的充盈缺损

B. 左肾超声检查可见肾窦内低回声肿块

C. CT 平扫表现为右侧肾窦内软组织密度肿块

D. CT 增强扫描排泄期，肿块轻度强化，占据大部分肾盂

E. 考虑为慢性肾盂肾炎

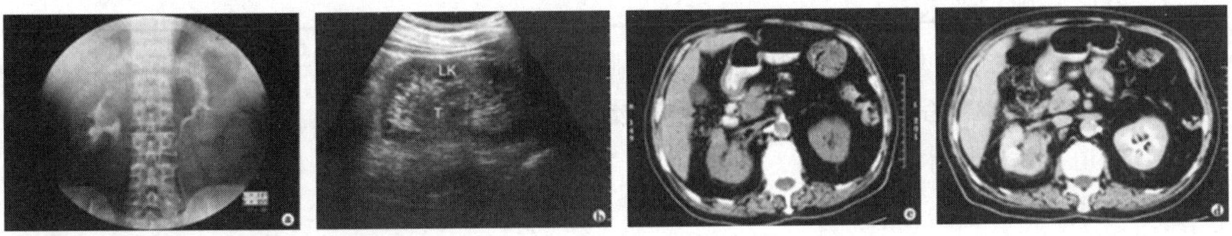

a　　b　　c　　d

21. 患者，男性，26岁。右侧结核性无功能肾切除术后1年，左肾中度积水，膀胱容量45ml，排尿费力。尿常规：白细胞3~5个/高倍视野，红细胞0~1个/高倍视野，尿抗酸染色3次阴性。行尿道扩张失败，尿道仅能插入8号尿管。目前的治疗宜采取
A. 左肾造瘘术
B. 左输尿管腹壁造瘘术
C. 膀胱造瘘术
D. 乙状结肠扩大膀胱术
E. 膀胱成形术

22. 患者，女性，28岁。尿频、尿急、尿痛1年余，有终末血尿。尿常规示白细胞(+++)，红细胞(++)，尿细菌培养阴性。IVU：右肾不显影，左肾上下盏虫蚀样改变，轻度积水。血肌酐98μmol/L。临床诊断为双肾结核。治疗首先宜采取
A. 抗结核治疗
B. 左肾造瘘术
C. 右肾切除术
D. 右肾切除，左肾造瘘术
E. 抗结核治疗后右肾切除术

23. 患者，女性，30岁。尿频、尿痛、尿血8个月，尿结核分枝杆菌检查(+)，IVP右肾不显影，左肾盂、肾盏有虫蚀样改变。查血肌酐405μmol/L。首先采取的治疗方法是
A. 右肾切除术
B. 积极抗结核治疗，右肾造瘘术
C. 先积极抗结核治疗，再切除右肾
D. 先积极抗结核治疗，再切除左肾
E. 左肾切除术

24. 患者，男性，36岁。因右肾结核行肾切除术，术后继续抗结核治疗半年，但尿频反较术前明显。多次尿结核分枝杆菌检查(-)，尿常规：白细胞0~1个/高倍视野。最可能的原因是
A. 继发膀胱挛缩
B. 继发腺性膀胱炎
C. 继发膀胱结核
D. 继发前列腺炎
E. 继发精神性尿频

25. 男性，患者，32岁。1年前诊断为右肾结核行右肾切除术，术后继续使用抗结核药，但尿频不见好转。静脉肾盂造影（IVP）示左肾轻度积水，膀胱如乒乓球大小。治疗应考虑
A. 继续抗结核治疗
B. 肾造瘘
C. 左输尿管皮肤造瘘术
D. 左肾切除术
E. 结肠膀胱扩大术

26. 患者，男性，27岁。右侧肾结核无功能伴左肾严重积水，膀胱挛缩，肌酐（Cr）768μmol/L，血红蛋白（Hb）92g/L，应选择哪项处理最好
A. 肠道扩大膀胱术
B. 左肾造瘘术
C. 右肾切除术
D. 右肾切除+左肾造瘘术
E. 抗结核治疗同时行左肾造瘘术

27. 患者，女性，34 岁。因左肾结核已行左肾切除术，术后 1 年来应用抗结核药，尿频日渐严重。化验检查：红细胞沉降率正常，尿镜检可见血细胞 2~3 个/高倍视野，红细胞 0~1 个/高倍视野，尿抗酸染色 2 次阳性，IVU：右肾盂肾盏轻度积水，膀胱小而圆形，首选治疗方法为

A. 右肾造瘘术　　B. 右输尿管皮肤造瘘术

C. 结肠扩大膀胱术　　D. 中药治疗

E. 继续抗结核治疗

28. 患者，女性，32 岁。尿频、尿急、尿痛约 2 年，尿常规：白细胞(+++)，红细胞(++)，IVU：双肾均有破坏样改变，左肾为重，各盏虫蚀样改变，Cr 104μmo1/L，其最佳治疗是

A. 左肾切除术

B. 左肾部分切除术

C. 抗结核治疗

D. 抗结核治疗 6~9 个月行左肾切除术

E. 抗结核治疗 6~9 个月行左肾部分切除术

29. 患者，女性，36 岁。尿频、尿痛、尿血 8 个月，尿结核分枝杆菌检查(+)，IVP 右肾不显影，右肾盂、肾盏有虫蚀样改变。查血肌酐升高至 405μmol/L。首先采取的治疗方法是

A. 右肾切除术　　B. 先积极抗结核治疗，再切除右肾

C. 左肾切除术　　D. 积极抗结核治疗，右肾造瘘术

E. 先积极抗结核治疗，再切除左肾

30. 患者，女性，36 岁。尿频、尿急、尿痛半年余。抗感染治疗不见好转。IVU：右肾不显影，左肾功能良好。尿常规：白细胞满视野，红细胞 10~20 个/高倍视野。右肾穿刺造影可见广泛破坏灶，肾盂肾盏严重积水扩张。临床诊断右肾结核。根据患者情况，治疗宜采取

A. 继续抗结核治疗　　B. 右肾切除

C. 全身支持疗法 + 抗结核治疗　　D. 术前抗结核治疗 + 右肾切除

E. 术前抗结核治疗 + 右肾切除 + 术后抗结核治疗

31. 患者，男性，27 岁。尿频、尿急、尿痛和血尿 2 个月，尿中红白细胞满视野，并查到抗酸杆菌。IVP 和逆行肾盂造影显示左肾正常。右肾上盏有直径 1.5cm 的空洞，与肾盂交通，曾用链霉素和异烟肼治疗 6 个月，症状不见好转，应

A. 右肾部分切除术　　B. 右肾切除术

C. 继续抗结核治理、定期复查　　D. 右肾病灶清除术

E. 右肾切开引流

32. 患者长期有膀胱刺激征和脓尿，应首先考虑为
A. 急性肾小球肾炎　　B. 肾结石
C. 输尿管结石　　D. 泌尿系统结核
E. 急性膀胱炎

33. 肾积脓患者，使用多种抗生素，病情仍较重，但对侧肾脏情况不了解，下一步治疗应
A. 继续保守治疗　　B. 患侧肾造瘘
C. 患侧输尿管造瘘　　D. 患侧脓肾切除
E. 双侧肾探查

34. 患者，男性，23岁。右侧附睾有硬结，输精管串珠样改变，合适的处理应选择
A. 前列腺液细菌培养　　B. 抗结核治疗，继续观察
C. 立即切除附睾　　D. B超检查
E. 无须治疗

三 A3/A4型题

（1~2题共用题干）

患者，男性，32岁。主诉腰腹部疼痛、畏寒、发热3天，无恶心、呕吐。查体：T 39℃，P 104次/分，巩膜无黄染，肺正常，腹部未触及肝、脾及胆囊。右上腹部深压痛，其余腹部软，墨菲征阴性，右肋脊角有压痛及叩击痛，右髋关节屈曲不能伸直。白细胞计数 $19.6\times10^9/L$，中性粒细胞占比0.90。尿常规阴性。血、尿液淀粉酶测定正常。胸部X线透视心、肺正常，右膈肌升高，活动度减弱。B超提示肝脾正常、肾影增大，腹部平片：右肾区及胆囊区无结石阴影。脊柱向左侧弯，右腰大肌阴影消失。

1. 诊断应首先考虑为
A. 急性胆囊炎　　B. 肝脓肿
C. 左肾周围脓肿　　D. 急性胰腺炎
E. 右肾周围脓肿

2. 最不可能的病因是
A. 泌尿系统梗阻性病变　　B. 类风湿关节炎
C. 牙周脓肿　　D. 皮肤化脓性感染
E. 鼻窦化脓性感染

（3~4题共用题干）

患者，女性，32岁。反复尿频、尿急及尿痛4年。尿常规见大量红细胞及白细胞。IVP发现左肾下盏有破坏灶，形成空腔。

3. 可能的诊断为
   A. 肾癌　　B. 肾积水
   C. 肾结核　　D. 肾盂肾炎
   E. 肾母细胞瘤
4. 治疗应考虑
   A. 肾切除　　B. 肾造瘘
   C. 肾部分切除　　D. 抗结核治疗
   E. 免疫治疗

(5~7 题共用题干)

患者，男性，42 岁。尿频、尿急 1 个月余。尿常规：白细胞 30~50 个/高倍视野，红细胞 10~20 个/高倍视野，尿蛋白微量。B 超：右肾轻度积水，输尿管未见显影。膀胱镜：膀胱黏膜广泛慢性炎症改变，伴多发溃疡形成，以右侧输尿管口附近。

5. 患者在逆行尿路造影的表现上最可能出现的是
   A. 右侧全肾钙化　　B. 右侧肾盏闭塞，空洞形成
   C. 右侧肾内斑点状钙化阴影　　D. 右侧肾盏、肾盂不规则扩张
   E. 右侧肾盏边缘不整齐，如虫蚀样改变
6. 首先选择的治疗方法是
   A. 广谱抗生素治疗
   B. 抗结核药和干扰素联合治疗
   C. 抗结核治疗 2 周后行患侧肾切除术
   D. 抗结核治疗 2 周后行患侧肾病灶清除术
   E. 联合抗结核药治疗半年以上再决定进一步治疗
7. 经上述治疗后症状消失，尿常规基本正常，但是 3 年后出现左肾积水，其不可能的原因为
   A. 膀胱容量减小　　B. 膀胱压增加
   C. 左侧输尿管口狭窄　　D. 膀胱尿液向左侧输尿管逆流
   E. 膀胱颈口瘢痕狭窄

(8~11 题共用题干)

患者，男性，32 岁。间歇性出现尿频、尿急、尿痛 1 年。一般抗感染治疗效果不明显。近 2 个月出现脓尿及终末肉眼血尿，膀胱刺激征加重，伴有恶心、发热、左侧腰部胀痛。

8. 根据患者症状、体征，诊断首先要考虑
   A. 泌尿系统肿瘤　　B. 泌尿系统结核

C. 慢性前列腺炎急性发作
D. 尿路结石伴感染
E. 慢性肾盂肾炎

9. 首先要做的检查是
A. 腹部平片
B. IVU
C. 尿常规
D. 尿细菌培养
E. 尿沉渣查抗酸杆菌

10. 必不可少的检查是
A. 静脉肾盂造影
B. B超
C. 血管造影
D. 逆行肾盂造影
E. 膀胱镜

11. 诊断一经明确，治疗措施宜采取
A. 抗结核治疗
B. 患肾造瘘术
C. 患肾切除术
D. 患肾切除，健肾造瘘术
E. 膀胱扩大术

（12~14题共用题干）

患者，男性，28岁。反复尿频、尿急、尿痛伴终末肉眼血尿2年。更换抗生素治疗效果欠佳，且逐渐加重。尿常规：白细胞(++)，红细胞(+++)。现排尿超过30次/日。

12. 诊断首先要考虑
A. 肾结核
B. 膀胱结石
C. 慢性肾盂肾炎
D. 慢性前列腺炎
E. 慢性膀胱炎

13. 为明确诊断首先要做的检查是
A. 膀胱镜
B. 前列腺直肠指诊
C. 泌尿系统X线检查
D. 静脉肾盂造影
E. 逆行肾盂造影

14. 还需要补充的检查是
A. 肾功能
B. 膀胱造影
C. 泌尿系统CT
D. 泌尿系统血管造影
E. 前列腺液常规

（15~17题共用题干）

患者，男性，42岁。尿频、尿急、尿痛伴血尿1个月，一般抗生素治疗无效。既往有肺结核病史。尿常规：白细胞30~40个/高倍视野，红细胞20~30个/高倍视野。

15. 在进行物理检查时最有可能发现的阳性体征是

A. 附睾、前列腺扪及硬结　　B. 脐左侧压痛
C. 下腹部压痛　　D. 肾区明显压痛及叩击痛
E. 肾区膨隆

16. 首先要采取的辅助检查是

A. 逆行肾盂造影　　B. IVU 及尿结核分枝杆菌检查
C. CT　　D. MRI
E. B 超

17. 如诊断明确后，采取针对性治疗，在判断疗效方面最有意义的检查项目是

A. 尿常规　　B. B 超
C. IVU　　D. CT
E. 红细胞沉降率 + 尿常规

(18~19 题共用题干)

患儿，女，8 岁。近半年来经常出现发热、腰酸伴尿路刺激征，尿常规发现白细胞满视野，中段尿培养发现有大肠埃希菌生长，抗生素药物治疗后症状消失，在身体抵抗力下降时症状再度出现。

18. 患儿最先考虑的诊断是

A. 急性膀胱炎　　B. 肾盂肾炎
C. 肾结核伴尿路感染　　D. 急性尿道炎
E. 肾周围炎

19. 为明确感染原因，应首先考虑以下哪项检查

A. 膀胱镜检 + 逆行肾盂造影　　B. 静脉尿路造影
C. CT　　D. MRI
E. 多次查尿中抗酸杆菌以排除或证实泌尿系统结核

(20~25 题共用题干)

患者，男性，27 岁。尿频、尿急、尿痛伴间歇性终末血尿 3 年，有时尿混浊，一般抗生素治疗无效。尿常规：白细胞 40~55 个/高倍视野，红细胞 20~30 个/高倍视野，蛋白(+)。

20. 最适宜的检查是

A. 肾图　　B. 膀胱镜
C. IVU 及尿结核分枝杆菌检查　　D. 泌尿系统 B 超
E. MRI

21. 经检查诊断为“左肾结核”，查体：双肾未触及，肾区无压痛及叩击痛，最可能的阳性体征是

A. 阴囊透光试验(+)　　B. 脐左侧压痛

C. 精索静脉曲张　　D. 上腹部可闻及血管杂音

E. 附睾、前列腺扪及硬结

22. 静脉尿路造影左肾未显影，右肾轻度积水，尿结核分枝杆菌检查3次(+)，肾功能正常，膀胱容量100ml。治疗措施是

A. 加强营养，卧床休息　　B. 抗结核药治疗

C. 诊断明确后立即行患肾切除　　D. 异烟肼治疗1周后切除患肾

E. 异烟肼、利福平、吡嗪酰胺联合用药2周后切除患肾

23. 出院后继续治疗过程中，最需注意的是

A. 卧床休息　　B. 定期尿结核分枝杆菌检查

C. 做附睾结核切除　　D. 定期胸部X线透视

E. 定期作对侧肾B超及肾功能检查

24. 肾切除术后行抗结核治疗，如果多次检查尿结核分枝杆菌阴性，患者尿频程度较术前反而明显加重，每次尿量仅数十毫升，引起尿频的最可能原因是

A. 膀胱挛缩　　B. 结核病情反复

C. 支原体感染　　D. 精神性因素

E. 大肠埃希菌感染

25. 术后随访过程中，B超及IVU示对侧肾积水，输尿管全长显著扩张，膀胱容量约50ml，伴尿道狭窄，尿结核分枝杆菌培养阴性，肾功能检查：尿素氮11.5mmol/L，肌酐165μmol/L，最适宜的治疗是

A. 继续抗结核治疗　　B. 膀胱扩大术

C. 膀胱造瘘术　　D. 肾造瘘术

E. 输尿管皮肤造瘘术

(26~28题共用题干)

患者，女性，26岁。反复血尿、脓尿2年余，长期使用抗生素疗效不佳，曾尿培养3次，均未见细菌生长。

26. 为明确诊断病史询问中应注意了解

A. 传染病史　　B. 外伤史

C. 遗传病史　　D. 药物过敏史

E. 既往有无全身结核史

27. 最有意义的辅助检查是

A. B 超
B. IVP
C. 艾迪计数
D. 尿流率
E. 尿脱落细胞学

28. 静脉肾盂造影示右肾上部肾盏轻度虫蚀样改变，其处理原则为

A. 中草药治疗半年
B. 抗结核药剂量加倍
C. 大剂量使用抗生素 3 个月
D. 尽早切除患肾
E. 抗结核，休息，加强营养

（29~31 题共用题干）

患者，男性，31 岁。2 年来反复尿频、尿急、尿痛，服抗生素治疗后症状无明显改善。

29. 近 1 个月来，症状加重，尿频次数明显增加，约 30 次/日，伴有终末肉眼血尿。诊断首先考虑

A. 慢性膀胱尿道炎
B. 慢性肾盂肾炎
C. 慢性前列腺炎
D. 膀胱结石
E. 肾结核

30. 以下检查，不必要的是

A. 前列腺指检及前列腺液常规检查
B. IVU
C. 尿常规检查
D. 尿细菌培养
E. 尿沉渣查抗酸杆菌

31. 检查发现左肾轻度积水、膀胱挛缩，治疗首先应采取

A. 膀胱扩大术
B. 应用抗结核药治疗
C. 应用广谱抗生素抗感染治疗
D. 左肾造瘘术
E. 左输尿管皮肤造瘘术

（32~33 题共用题干）

患者，男性，28 岁。尿频、尿急、尿痛 1 年，抗生素治疗不好转。尿常规：白细胞 20~30 个/高倍视野，红细胞 5~8 个/高倍视野。IVU 检查发现右肾显影浅淡，上盏破坏，边缘虫蚀样改变，初诊为肾结核。

32. 为了进一步确诊，以下哪一项应该作为首选的方法

A. B 超
B. CT 扫描
C. 磁共振水成像
D. 肾动脉造影
E. 静脉尿路造影

33. 患者伴有以下哪一种情况时不适合单纯抗结核药治疗
    A. 伴有低热等全身症状
    B. 伴有膀胱结核
    C. 伴有附睾结核
    D. 伴有输尿管多处结核性狭窄
    E. 伴有肺结核

四 B型题

（1~3题共用备选答案）
    A. 病理性肾结核
    B. 临床肾结核
    C. 结节型肾结核
    D. 肾自截
    E. 纤维钙化型肾结核

1. 结核分枝杆菌侵入肾，首先在双肾皮质毛细血管丛形成病灶，但不产生临床症状，多数病灶由于机体抵抗力的增强而痊愈，称为
2. 侵入肾的结核分枝杆菌数量多，毒力强，机体抵抗力低下，病变进一步侵入肾小管，抵达肾髓质继而抵达肾乳头，到达肾盏、肾盂，产生临床症状，称为
3. 如全肾钙化，输尿管完全闭合，膀胱的继发结核亦自行愈合，称为

（4~6题共用备选答案）
    A. 药物治疗
    B. 肾切除术
    C. 肾部分切除术
    D. 肾脏病灶清除术
    E. 抗感染治疗

4. 肾结核单侧肾严重破坏或功能完全丧失，而对侧肾功能良好者，应选择的治疗是
5. 局限在单侧肾的肾结核病灶，长期药物治疗无好转，或有区域性的病变，肾盏颈狭窄引起积水，药物难以控制者，应选择的治疗是
6. 局限性的肾结核空洞，可手术清除干酪样物质和坏死组织，应选择的治疗是

（7~9题共用备选答案）
    A. 经膀胱镜行输尿管扩张术
    B. 输尿管再植术
    C. 行肠膀胱扩大术
    D. 肾脏病灶清除术
    E. 修补膀胱穿孔，并做膀胱造瘘术

7. 肾结核继发对侧肾积水，无膀胱挛缩，轻者可应选择的治疗是
8. 肾结核继发膀胱挛缩时，可应选择的治疗是
9. 肾结核继发膀胱自发性破裂，可应选择的治疗是

五 X 型题

1. 关于肾盂、肾炎以下叙述正确的是
   A. 多发于女性，在新婚、妊娠和老年女性中发病率高
   B. 致病菌多为葡萄球菌属
   C. 区别于下尿路感染的主要表现是全身症状明显，尿路刺激征不明显
   D. 治疗疗程 5~7 天
   E. 在急性期症状控制后需要进一步检查，以明确有无尿路先天性畸形、梗阻等
2. 急性肾盂肾炎是细菌侵犯（ ）引起的急性感染性疾病
   A. 肾盂　　B. 肾间质
   C. 尿道　　D. 膀胱
   E. 输尿管
3. 急性肾盂肾炎的临床表现有
   A. 发热　　B. 腰痛
   C. 膀胱刺激征　　D. 尿频
   E. 血压升高
4. 关于肾结核的药物治疗叙述正确的有
   A. 最好三种药物联合治疗
   B. 药量要充分，疗程要够长
   C. 治疗中应每月检查尿常规和尿找结核分枝杆菌
   D. 连续 1 年尿中未找到结核分枝杆菌称为稳定阴转
   E. 轻者 5 年不复发即可认为治愈
5. 急性肾盂肾炎的全身症状包括
   A. 寒战　　B. 发热
   C. 腹痛　　D. 恶心
   E. 呕吐
6. 急性肾盂肾炎的尿常规检查可见
   A. 尿液中可见大量白细胞
   B. 大量白细胞呈团块状
   C. 尿沉渣中见到大量的颗粒管型或白细胞管型
   D. 大量白细胞呈团线状
   E. 可出现大量蛋白
7. 急性肾盂肾炎医院内感染以（ ）多见
   A. 大肠埃希菌　　B. 变形杆菌

C. 克雷伯菌　　D. 产气肠杆菌
E. 葡萄球菌

8. 急性肾盂肾炎的 B 超检查可见
A. 肾肿大　　B. 肾皮质髓质界限清楚
C. 肾皮质髓质界限不清　　D. 散在的低回声区
E. 散在的高回声区

9. 患者，女性，33 岁。右胁腹痛 7 天，尿常规可见大量的脓细胞，CT 平扫 + 增强如下图所示，以下叙述正确的是
A. 右肾体积增大，其内可见类圆形低密度病灶
B. 增强扫描可见该病灶不均匀强化，其内有无强化的坏死灶
C. 右肾病灶边界模糊不清
D. 考虑为右肾囊肿合并感染
E. 考虑为右肾脓肿

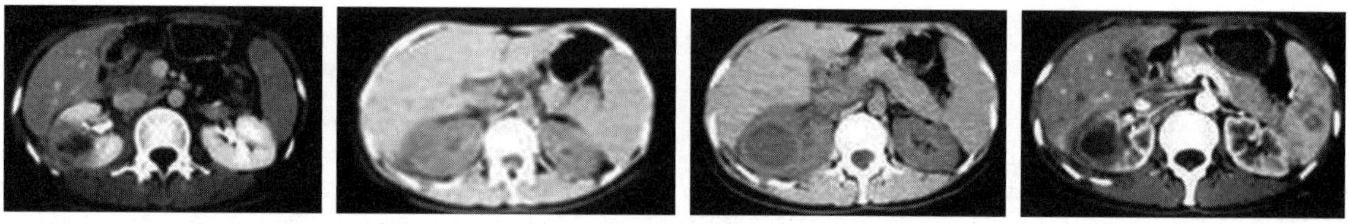

10. 患者，男性，36 岁。右侧腰部疼痛伴发热，影像学检查结果如下图所示，最可能的诊断是
A. 右侧肾脓肿
B. 右侧单纯性肾囊肿
C. 右侧囊性肾癌
D. 右肾转移瘤
E. 前列腺脓肿

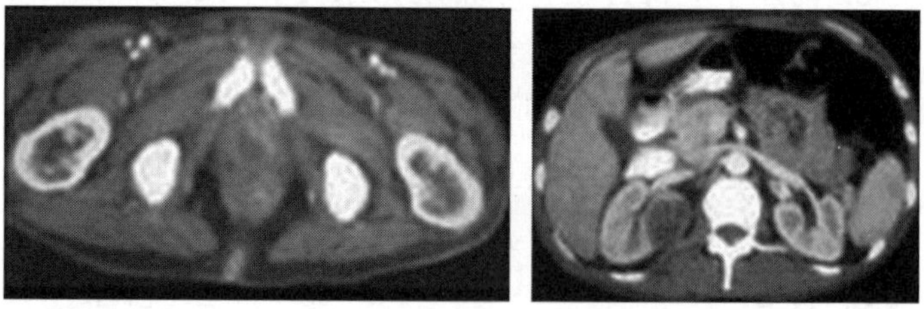

11. 关于肾周围脓肿，以下叙述正确的是
A. CT 检查有利于明确诊断
B. 患者向患侧弯曲时可引起对侧腰部疼痛
C. 多数来源于肾脏感染，血源性感染也比较常见
D. 若延误治疗，可能导致严重的肺炎和支气管瘘
E. 病原菌多样化，可以是革兰阴性杆菌，也可以是革兰阳性球菌

12. 肾周围炎和肾周围脓肿的常见病原菌为
A. 非特异性细菌　　B. 特异性细菌
C. 葡萄球菌　　D. 大肠埃希菌

E. 淋球菌

13. 肾周围炎的临床表现包括

A. 寒战
B. 高热
C. 压痛
D. 腰部钝痛
E. 肾区叩击痛

14. 肾周围脓肿的临床表现包括

A. 腰部钝痛
B. 肾区叩击痛
C. 寒战
D. 高热
E. 腰腹部压痛

15. 肾周围炎和肾周围脓肿的检查可发现

A. 血白细胞计数增多
B. 脓尿
C. 血清肌酐升高
D. 乳糜尿
E. 高血压

16. 肾周围炎和肾周围脓肿典型的 X 线特征为

A. 腰大肌影消失
B. 肾轮廓模糊
C. 肾周围包块
D. 膈影升高
E. 高血压

17. 早期肾周围炎未形成脓肿时，肾周围炎和肾周围脓肿应采取的治疗方式是

A. 局部理疗
B. 垂体放疗
C. 药物治疗
D. 抗生素治疗
E. 肾上腺肿瘤切除术

18. 肾周围炎和肾周围脓肿形成后应采取的治疗方式是

A. 切开引流
B. B 超引导下穿刺置管引流
C. 抗菌药物治疗
D. 垂体肿瘤摘除术
E. 肾上腺肿瘤切除术

19. 肾结核根据病变可分以下类型

A. 病理性肾结核
B. 临床肾结核
C. 结节型肾结核
D. 溃疡空洞型肾结核
E. 纤维钙化型肾结核

20. 单侧肾结核对侧肾积水形成的机制包括

A. 输尿管下段狭窄
B. 输尿管开口关闭不全
C. 膀胱挛缩
D. 结核分枝杆菌逆行感染破坏对侧肾
E. 尿道狭窄

21. 肾结核的病原菌为（　　）结核分枝杆菌
A. 人型
B. 牛型
C. 羊型
D. 禽型
E. 鼠型

22. 肾脓肿的治疗，说法正确的是
A. 对抗生素治疗无反应的小脓肿或直径3~5cm的脓肿应在B超引导下穿刺引流
B. 早期静脉应用抗生素治疗，在密切观察下，直径<3cm的脓肿可以保守治疗
C. 治疗期间应连续进行B超或CT检查，直至脓肿消退
D. 疗效不佳者，除应考虑抗生素药物敏感性的问题外，还应想到肾脓肿发展到肾周围脓肿的可能
E. 肾脓肿的治疗原则是外科引流，静脉应用抗生素是基础治疗

23. 肾周围炎和肾周围脓肿的治疗
A. 脓肿形成后，应切开引流或B超引导下穿刺置管引流
B. 体温和血白细胞降至正常，引流管无分泌物，B超或CT复查证明脓肿消失，可作为拔除引流管的指征
C. 肾周围脓肿若继发于尿路结石合并的脓肾或感染的肾积水，患肾功能严重损害，应考虑肾切除
D. 切开引流或B超引导下穿刺置管引流应配合有效抗菌药物治疗
E. 早期肾周围炎未形成脓肿时，及时应用抗生素治疗和局部理疗，炎症可吸收

24. 对诊断肾结核有帮助的是
A. 腰部剧痛
B. 脓尿血尿
C. 膀胱刺激征
D. 造影有破坏或钙化改变
E. 尿中找到抗酸杆菌

25. 肾结核的膀胱镜检查可见
A. 膀胱黏膜充血或结核结节、溃疡
B. 严重者黏膜广泛充血，结构不清
C. 严重者黏膜广泛充血，结构清晰
D. 病变纤维化狭窄或完全堵塞时，可见空洞充盈
E. 遗传性结核脓肿可使肾盏、肾盂变形或出现压迹

26. 肾结核治疗标准，可停药的情况是
A. 肾结核的治疗应持续1年以上，直至症状完全消失
B. 红细胞沉降率和尿化验正常
C. 尿路造影检查病灶稳定或已愈合

D. 全身无其他结核病灶

E. 长期多次尿浓缩查找抗酸杆菌均为阳性

六 案例分析题

（1~4 题共用题干）

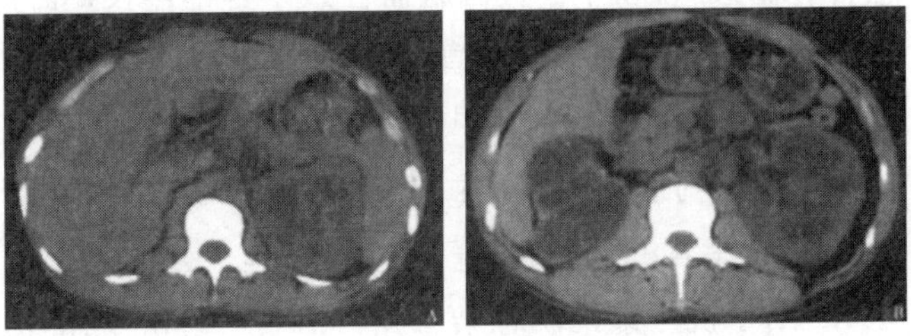

患者，男性，32 岁。因间歇性疲乏无力、恶心、呕吐 1 年余就诊。查体：消瘦，全身皮肤弥漫性色素沉着，余无阳性体征。血常规：血红蛋白 78g/L。尿常规：白细胞（+++）。血生化：肌酐 908μmol/L。CT 检查结果如右图所示。

1. 应给予患者最主要的处理是

A. 血液透析

B. 抗炎

C. 内镜下左侧逆行留置输尿管支架管

D. 超声引导下左肾穿刺造瘘术

E. 开放手术探查双侧肾脏

F. 扩容利尿

2. 患者内镜下发现膀胱容量小，左侧输尿管留置支架管不成功，左肾造瘘后引流出大量脓性尿液，每日尿量 4000~5000ml，3 天后血肌酐降至 259μmol/L。尿培养提示大肠埃希菌。尿沉渣抗酸染色 3 次，2 次为阳性。患者目前的诊断是

A. 脓肾

B. 肾多发囊肿

C. 双肾结核

D. 左肾结核，右肾积水

E. 多囊肾

F. 右肾结核，左肾积水

3. 下一步应给予患者的处理包括

A. 选择敏感抗生素控制感染

B. 规律抗结核药治疗

C. 规律给予利尿药

D. 密切观察肾功能的变化

E. 膀胱造瘘

F. 双肾切除

4. 患者经 2 个月的抗结核治疗，血 Cr 297μmol/L，Hb 98g/L，肾图显示右肾无功能，左肾功能受损。经造瘘管注入对比剂顺行造影显示左侧输尿管下段狭窄。膀胱容量 70ml。根据患者的情况，下一步应给予患者较为恰当的处理包括

A. 右肾输尿管全长切除

B. 抗结核治疗

C. 乙状结肠膀胱扩大术

D. 左侧输尿管狭窄段切除及输尿管膀胱再吻合术

E. 可考虑行左侧输尿管皮肤造瘘

F. 双肾切除血液透析

（5~8 题共用题干）

患者，女性，62 岁。因“右侧腰背皮肤疼痛、低热 15 天，发现腰部肿块 3 天”就诊。患者有糖尿病 26 年，且因脑血栓致半身不遂长期卧床 10 年。查体：患者身体向左侧弯时腰痛明显，右侧腰部可触及直径 4cm 肿块，局部波动感明显，穿刺出脓性液体。血常规：白细胞计数 $14.0\times10^9/L$。尿常规：白细胞(++)。超声：病灶直径 8cm，其内有多个分隔，病灶穿透肌层与后腹腔相通；患侧肾影增大，边界不清，混杂中低回声。

5. 应给予患者的处理包括

A. 给予抗生素控制感染
B. 局部切开引流
C. 积极控制血糖
D. 穿刺脓液培养
E. 膀胱镜检查
F. 胸部 X 线检查
G. 腹部 CT 检查

6. 考虑患者可能的诊断是

A. 腰大肌脓肿
B. 肾周围脓肿
C. 肾脓肿
D. 皮下脓肿
E. 肾盂肾炎
F. 肾结核

7. 患者经充分抗感染、引流治疗 3 天后，症状好转。血糖控制正常。CT 检查结果如下图所示。根据影像学检查结果以及目前患者的健康状况，下一步应给予患者的处理包括

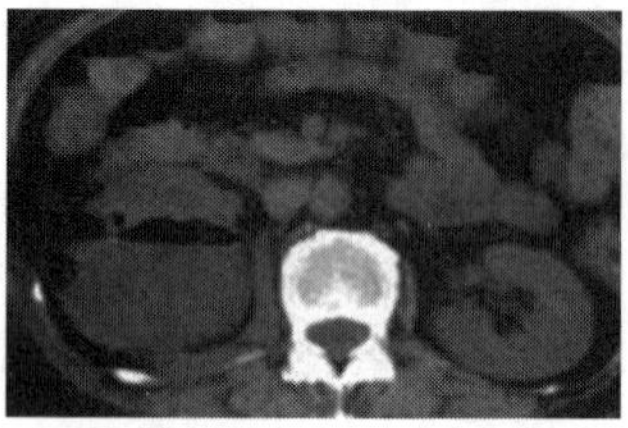

A. 给予抗生素继续控制感染
B. 膀胱镜下患侧输尿管逆行置支架管
C. 引流液真菌培养 + 药物敏感试验
D. 超声引导下患侧脓肿穿刺
E. 开放探查术
F. 肾切除术

8. 患者经充分引流及抗感染治疗后，病情一度好转。10 天后患者突发高热、呼吸困难、腰痛。CT 检查结果如下图所示。患者病情反复的最可能原因是

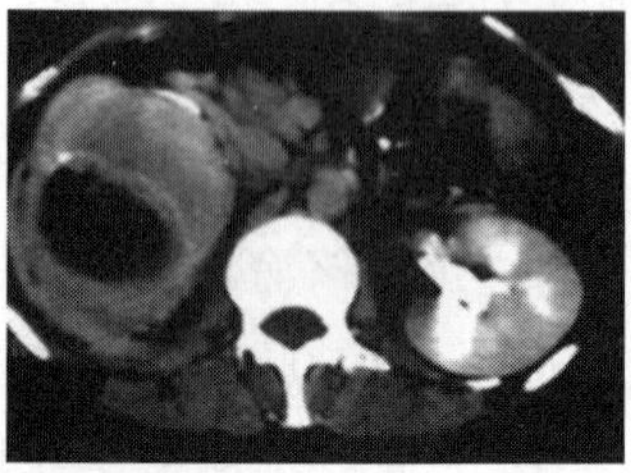

A. 肾脓肿引流不完全
B. 长期应用抗生素导致菌群失调
C. 不排除出现肺部感染
D. 长期卧床导致的其他部位的感染
E. 输尿管梗阻

F. 尿路感染

(9~13 题共用题干)

患者，男性，42 岁。主因“尿频、尿急 1 年，加重 1 个月”就诊。患者近 1 年出现尿频、尿急的症状，1 个月前上诉症状加重，泌尿系统超声检查：左肾积水，膀胱壁增厚。尿常规：白细胞 30 个/高倍视野，尿 pH 4.4，尿隐血(+++)。既往史：患者 6 年前患肺结核，已治愈。

9. 为明确诊断，患者需进一步完善的检查是

A. 结核菌素试验
B. 尿找抗酸杆菌
C. 胸部 X 线检查
D. 输尿管镜
E. 泌尿系统 CT
F. 膀胱镜检
G. 膀胱测压

10. 患者泌尿系统 CT 检查：左侧肾盂扩张，肾上极可见两处不规则低密度灶，左侧输尿管壁上段增厚且伴有扩张。膀胱壁增厚，膀胱黏膜粗糙。患者最有可能的诊断是

A. 泌尿系统结核
B. 间质性膀胱炎
C. 膀胱肿瘤
D. 肾癌
E. 慢性细菌性膀胱炎
F. 慢性肾盂肾炎
G. 慢性前列腺炎

11. 针对该患者，以下哪些选项的描述正确

A. 血尿多为全程肉眼血尿
B. 血尿多为中段血尿
C. 血尿多为终末血尿
D. 血尿多于尿频、尿急、尿痛症状之后出现
E. 血尿多于尿频、尿急、尿痛症状之前出现
F. 泌尿系统结核全身症状多不典型

12. 若患者肾功能完全丧失，决定行肾切除术治疗，术前推荐抗结核药治疗的时间为

A. 1~2 周
B. 2~4 周
C. 4~6 周
D. 6~8 周
E. 8~10 周
F. 10~12 周

13. 在入院后的体检中，发现患者阴囊内可触及质硬结节。针对此体征，以下哪几项的描述正确

A. 最有可能的是附睾结核
B. 最有可能的是输精管结核
C. 局部红、肿、热、痛症状明显

D. 通常会出现血精
E. 需与急性附睾炎加以区分
F. 附睾结核几乎均为睾丸结核直接蔓延而引起

（14~17 题共用题干）

患者，男性，29 岁。因尿频、尿急、左侧睾丸疼痛 3 个月就诊。当地医院诊断为慢性前列腺炎，口服左氧氟沙星 1 个月，症状略好转。现因病情反复来诊。查体：左侧附睾可触及黄豆大小包块。尿常规：白细胞 15 个/高倍视野，红细胞 10 个/高倍视野。前列腺液常规：卵磷脂小体 50%，白细胞 15 个/高倍视野。

14. 患者需进一步完善具有重要诊断意义的检查是
A. 泌尿系统超声
B. 泌尿系统 CT
C. 磁共振尿路造影（MRU）
D. 阴囊彩色多普勒超声
E. KUB 平片 + 静脉肾盂造影（IVP）
F. 尿细菌培养

15. 患者 CT 检查结果如下图所示。患者可能的诊断是
A. 左肾结石　　B. 左肾积水
C. 左肾囊肿　　D. 左肾结核
E. 左侧肾盂输尿管交界部狭窄　　F. 左肾肿瘤

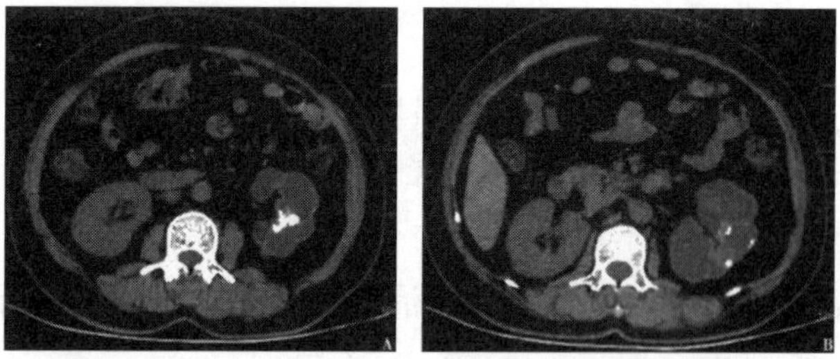

16. 患者红细胞沉降率 80mm/h。患者下一步较为合理的治疗方式为
A. 抗生素治疗　　B. 抗结核治疗
C. 左肾切除术　　D. 左肾造瘘术
E. 左侧肾盂输尿管成形术　　F. 放置双 J 管

17. 患者经 6 个月抗结核治疗后，左侧阴囊区包块增大，5cm × 5cm。患者下一步的处理方式为
A. 放疗　　B. 中药治疗

C. 物理治疗　　　　D. 手术治疗

E. 抗生素治疗　　　　F. 更换抗结核药

（18~23 题共用题干）

患者，男性，43 岁。尿频、尿急、尿痛 10 年，排尿不畅 3 年，尿潴留 10 小时。查体：耻骨上区膨隆至脐下 2 横指。尿道口无狭窄。前列腺Ⅱ度大，质偏硬，未扪及硬结。尝试导尿失败。

18. 哪些处理是正确的

A. 尿道扩张后再导尿

B. B 超检查膀胱容量

C. 用注射器于耻骨上穿刺抽出膀胱内尿液

D. 针灸足三里排尿

E. 在硬脊膜外麻醉或骶管麻醉下急诊做经尿道前列腺切除术（TURP）

F. IVU

G. 静脉注射呋塞米

H. 尿管内置铁芯后导尿

I. 耻骨上膀胱穿刺造瘘

19. 进一步查体：T 37℃。消瘦，体弱。左附睾增大，结节状，硬，无压痛。血常规：Hb 50g/L，红细胞 2×10^{12}/L，白细胞 7×10^{9}/L。尿常规：白细胞(++++)/高倍视野，红细胞(+++)/高倍视野。血 Cr 1600μmol/L。最可能的诊断是

A. 良性前列腺增生　　　　B. 前列腺癌

C. 膀胱结石　　　　D. 尿道结石

E. 艾滋病　　　　F. 膀胱癌

G. 尿道癌　　　　H. 男性泌尿生殖系统结核

I. 前列腺炎　　　　J. 后尿道瓣膜

20. 为了进一步明确诊断，应做哪些检查

A. IVU　　　　B. 胸部 X 线摄片

C. 尿沉淀涂片找抗酸杆菌　　　　D. 泌尿系统 B 超

E. 前列腺 B 超　　　　F. 阴囊超声

G. KUB 平片　　　　H. 肾图

I. CT 或 MRI　　　　J. 前列腺穿刺活检

21. 尿沉淀涂片找抗酸杆菌：连续 3 次均阳性。胸部 X 线检查提示双肺浸润性结核。KUB 平片未见阳性结石影。B 超：双肾积液；左肾大小为 16.5cm×10.5cm，右肾 13.0cm×9.5cm；

左肾实质厚度为9mm，右肾实质厚度为7mm。放射性核素肾显像：左肾小球滤过率18ml/min，右肾小球滤过率2.4ml/min。患者诊断男性泌尿生殖系统结核的确诊依据是

A. 尿沉淀涂片找抗酸杆菌
B. 胸部X线检查
C. 泌尿系统B超
D. KUB平片
E. MRI
F. 放射性核素肾显像
G. 尿液分析
H. 红细胞沉降率
I. 血肌酐
J. 以上都不是

22. 根据以上资料，患者现应采取的治疗措施是

A. 切除右肾
B. 切除左肾
C. 切除双肾
D. 抗结核药治疗
E. 血液透析
F. 双侧输尿管皮肤造瘘
G. 左睾切除
H. 经尿道前列腺切除术（TURP），解决排尿问题
I. 回肠代输尿管术
J. 结肠膀胱扩大术

23. 经过严格的抗结核药治疗和规律的血液透析半年，复查胸片提示肺结核已被控制。B超：左肾18.8cm×10.6cm，右肾16.5cm×10.5cm。放射性核素肾显像：左肾小球滤过率2.4ml/min，右肾小球滤过率0.7ml/min。下一步的处理可以是

A. 继续血液透析
B. 继续抗结核治疗
C. 终止抗结核治疗，以免肾功能进一步下降
D. 经输尿管镜留置双侧输尿管内支架
E. 保留双肾，行同种异体肾移植
F. 双侧回肠代输尿管
G. 右肾切除术
H. 左肾造瘘术
I. 左附睾切除术
J. 以上都不是

参考答案与解析

一、A1 型题

1. E【解析】急性肾盂肾炎的感染途径：①逆行感染。②血行感染。③淋巴感染。④直接蔓延。

2. A【解析】急性肾盂肾炎的致病菌是革兰阴性菌，最常见的是大肠埃希菌和变形杆菌。

3. E【解析】急性肾盂肾炎是细菌侵犯肾盂和肾间质引起的急性感染性疾病。70% 的细菌为革兰阴性细菌，其中大肠埃希菌最为常见，其次为变形杆菌、克雷伯菌、产气杆菌和铜绿假单胞菌等。革兰阳性细菌约占 20%，常见的是链球菌和葡萄球菌。急性肾盂肾炎的泌尿系统症状包括尿频、尿急、尿痛等膀胱刺激症状，可伴有腰痛、下腹部疼痛、肋脊角及输尿管点压痛及肾区叩击痛等体征。全身症状包括寒战、发热、头痛、恶心、呕吐等。急性肾盂肾炎的症状多样，有的患者会出现血尿，表现为镜下血尿或肉眼血尿，而血尿的发作呈周期性的，此时应该重视，及时就医治疗，选项 E 错误。

4. B【解析】血尿伴膀胱刺激症状（尿频、尿急、尿痛）表明病变在膀胱或后尿道，以急性膀胱炎最多见，也可见于急性肾盂肾炎、急性前列腺炎、膀胱结核和肿瘤等。

5. B【解析】诊断急性肾盂肾炎的最重要依据是清洁中段尿细菌培养菌落计数 $>10^5$/ml，选项 B 错误，其余选项均正确。

6. D【解析】尿镜检白细胞明显多于红细胞，可见白细胞管型，蛋白增多不明显，常见于肾盂肾炎。

7. B【解析】急性肾盂肾炎的治疗如下。①抗菌药物治疗：根据血和尿标本的细菌培养及药物敏感试验结果选用敏感抗生素。药物敏感试验之前可先经验用药，一般选一种氨基糖苷类加氨苄西林静脉给药治疗 1 周，然后口服抗生素 2 周。②一般治疗：卧床休息，多饮水或静脉补液，以保证有足够的体液和尿量。③对症治疗：解痉、镇痛、降温等。④症状顽固者应检查有无尿路梗阻存在，并做相应处理。

8. D【解析】青霉素抗生素类为对孕妇最安全的抗感染药物，首选青霉素 B 类，如耐药改用氨苄西林 B 类，不要超量使用。

9. D【解析】抗生素广泛应用以前，大多数肾脓肿是由葡萄球菌血行播散引起。抗生素广泛应用以来，革兰阳性菌引起的脓肿逐渐减少，革兰阴性菌成为主要的致病菌。尿路逆行感染是革兰阴性菌引起肾脓肿的主要途径，血行感染并非常见原因。多数革兰阴性菌的感染与肾损伤或肾结石有关。与梗阻、结石、妊娠、神经源性膀胱和糖尿病相关的复杂性尿路感染者易发生肾脓肿。

10. B【解析】肾周围炎是肾周围组织的化脓性炎症，多由肾痈、肾表面脓肿直接感染所致；致病菌以金黄色葡萄球菌及大肠埃希菌多见；临床表现为畏寒、发热、腰部疼痛和肌紧张，局部压痛明显；治疗首选抗生素和局部热疗，可在超声引导下穿刺或切开引流。肾周围炎患者无肉眼血尿或较轻，选项 B 错误。

11. B【解析】参见 A1 型题第 10 题解析。

12. B【解析】CT 对肾周围脓肿的诊断有特殊的价值，能够清楚地显示感染灶扩散到肾周围组织的路径。

13. E【解析】肾周围脓肿若继发于尿路结石合并的脓肾，或感染的肾积水，患肾功能严重损害，应考虑肾切除。

14. B【解析】病理性肾结核：结核分枝杆菌侵入肾，首先在双肾皮质毛细血管丛形成病灶，但不产生临床症状，不引起影像学改变。多数病灶由于机体抵抗力的增强而痊愈，此时称为病理性肾结核，但可以从尿中查到结核分枝杆菌。

15. B【解析】约 90% 肾结核为单侧性病变，10% 为双侧性病变，选项 E 正确。肾结核早期为结核结节，可彼此融合，中心干酪样坏死、液化并向肾盏、肾盂破溃形成空洞，还可扩大或发展为多个空洞和肾积脓，使整个肾破坏，选项 D 正确。病理性肾结核分枝杆菌侵入肾，首先在双肾皮质毛细血管丛形成病灶，但不产生临床症状，选项 C 正确。肾结核最初是双侧肾同时受累，选项 A 正确。肾结核全身症状多不明显，只有当肾结核破坏严重，肾积脓或合并其他器官结核时方出现低热、盗汗、乏力、消瘦等全身症状。部分肾结核患者可有高血压。双侧病变晚期，可影响肾功能而出现尿毒症症状，选项 B 错误。

16. A【解析】肾自截是指整个肾的多个干酪空洞发生广泛钙化。肾结核病灶内大量钙盐沉积，致使整个肾广泛钙化，故见于肾结核。

17. E【解析】50%~70% 的患者尿沉渣抗酸染色可查到结核分枝杆菌，这对肾结核的诊断有决定性意义，但不应作为诊断肾结核的唯一依据，因包皮垢杆菌、枯草杆菌也是抗酸杆菌，易和结核分枝杆菌混淆。

18. D【解析】肾结核血行感染最常见。

19. B【解析】大量的临床验证，肾结核病灶在肾，症状在膀胱。早期临床肾结核，仅尿中有少量白细胞和结核分枝杆菌，故答案为 B。

20. D【解析】由原发结核病灶如肺、骨、关节、淋巴结等经血行播散至泌尿生殖器官，肾最先发生，然后蔓延到输尿管、膀胱、前列腺、附睾等处，其中原发结核病灶多存在于肺。

21. B【解析】肾结核最早出现的症状为尿频、尿急、尿痛等膀胱刺激症状。

22. B【解析】膀胱刺激症状是肾结核的最重要、最主要也是最早出现的症状。

23. D【解析】膀胱刺激征为肾结核患者最早出现的症状，其后出现血尿，多为终末血尿，50% 的患者为显微镜下血尿，可见大量的脓细胞，严重者尿呈米汤样。尿液呈酸性，蛋白阳性。

24. C【解析】参见 A1 型题第 23 题解析。

25. B【解析】尿培养结核分枝杆菌阳性为诊断肾结核最可靠的依据。

26. E【解析】肾结核初期 X 线检查肾实质钙化是主要所见，其钙化灶密度较低，边缘不整齐，不甚清晰，是由于干酪坏死物质内有少量钙盐沉积所致，呈虫蛀样改变。

27. B【解析】参见 A1 型题第 7 题解析。

28. B【解析】参见 A1 型题第 23 题解析。

29. E【解析】静脉肾盂造影或逆行肾盂造影是一种常用的检查方法，可以观察尿路系统的情况，包括肾脏、输尿管和膀胱。早期的肾结核主要表现为肾盂、肾盏边缘不整齐，形似虫蛀样改变，这是肾盂周围的病变组织侵袭了肾盂壁而导致的。

30. D【解析】肾结核病变局限在肾皮质时并不引起症状，但是尿中可以发现结核分枝杆菌。而尿的其他检查并无异常，患者无其他不适，影像学检查也不能发现任何改变。早期临床肾结核仅在尿中发现少量白细胞，尿中可查到结核分枝杆菌。尿频是肾结核最早出现的症状。尿频开始是由含有脓液和结核分枝杆菌的酸性尿对膀胱刺激引起，但不久膀胱亦继发结核病变，形成结核性溃疡，这时尿频加重，并同时有尿痛和尿急。膀胱病变越严重，这些现象越显著。

31. D【解析】静脉尿路造影（IVU）是对诊断肾结核最有临床意义的检查。肾结核是一种由结核分枝杆菌引起的肾感染性疾病，而 IVU 可以提供关于尿路解剖和功能异常的详细信息。IVU 是诊断肾结核的重要检查方法。

32. A【解析】肾结核继发于全身性结核病，因此在治疗上必须重视全身治疗并结合局部病变情况全面考虑，才能收到比较满意的效果。肾结核患者还应该应用抗结核药，抗结核药治疗在目前可以使大部分肾结核得以控制和治愈。

33. E【解析】对早期肾结核的合适处理是积极抗结核及保守治疗（选项 E）。早期肾结核可以采用药物治疗来控制感染，并帮助恢复肾功能。常用的抗结核药包括异烟肼、利福平、吡嗪酰胺等。这种保守治疗方法可以避免不必要的手术风险，并在很多情况下能够有效控制疾病。结肠膀胱术主要用于晚期肾结核，当严重的肾损伤导致肾功能无法维持时，可能需要将尿液排出到结肠或膀胱中。一侧肾造瘘也常用于晚期肾结核，当一个肾完全失去功能时，通过手术将另一侧肾连接到膀胱，以维持尿液排出功能。空洞引流术通常用于治疗肾结核中的脓肿或空洞，通过引流将脓液排出体外。尽早做肾切除可能适用于晚期肾结核，当疾病无法通过药物治疗控制，并出现严重的肾损伤时。但对于早期肾结核而言，尽量避免切除肾是更理想的选择。

34. C【解析】选项 C（肾盂造影显示病变轻）是单纯使用抗结核药治疗肾结核的指征。肾结核是一种由结核分枝杆菌引起的感染，其特点是肾和泌尿系统的结核病变。在治疗肾结核时，如果肾盂造影显示病变轻微且没有广泛破坏，通常可以考虑仅使用抗结核药进行治疗。其他选项中，A 和 B 选项是较严重的病变，D 选项肾钙化，E 选项结核性挛缩膀胱，这些情况可能需要手术等其他治疗方法干预。因此，选项 C 是正确答案。

35. E【解析】血液中（包括巨噬细胞）药物浓度在常规剂量下，达到试管内最低抑菌浓度的 10 倍以上时才能起杀菌作用，否则仅有抑菌作用。常规剂量的异烟肼、利福平在细胞内外均能达到该浓度，称全杀菌剂。链霉素及吡嗪酰胺亦是杀菌剂，但链霉素在偏碱环境中才能发挥最大作用，且很少渗入巨噬细胞内，吡嗪酰胺可渗入巨噬细胞，但在偏酸环境中发挥吞噬作用，因此，二者为半杀菌剂。乙胺丁醇为抑菌剂。

36. B【解析】泌尿系统结核是全身性疾病，故须重视全身的治疗，包括营养、环境、休息、医疗体育等。现代化学治疗的进展，使泌尿系统结核的治疗原则有所改变，以药物治疗为主，配合必要的手术治疗。早期泌尿系统结核病变较轻，范围局限。在正确使用抗结核药治疗后，多能治愈。只有在肾破坏严重或泌尿系统有严重并发症，如输尿管狭窄、膀胱结核性挛缩伴对侧肾积水时，才需要手术治疗。手术旨在去除不可修复的破坏病灶，解除梗阻，抢救肾功能。

37. B【解析】肾结核是全身性疾病，在治疗中必须重视全身治疗，并且无论其病变程度如何，是否需要行外科手术，都必须按标准治疗方案服用抗结核药。所以最好的治疗方法是先给予抗结核药治疗再切除严重的一侧肾。

38. E【解析】肾结核患者的肾切除术：一侧肾脏严重破坏或功能完全丧失，而对侧肾功能良好者；患肾广泛钙化，丧失功能，输尿管已闭塞，即肾自截；肾结核合并感染形成脓肾，肾结核合并大出血或高血压难以控制，均应切除患肾。

39. C【解析】肾切除术前抗结核治疗不应少于 2 周。术中尽量保持正常肾组织，术后应继续抗结核治疗。存在除泌尿生殖系统以外的结核活动病灶者不适宜手术治疗，附睾结核者可以切除患肾。故肾结核手术治疗原则不正确的是选项 C。

40. C【解析】肾结核并发挛缩膀胱，在患肾切除及抗结核治疗 3~6 个月，待膀胱结核完全愈合后，对侧肾正常、无结核性尿道狭窄的患者，可行肠膀胱扩大术，选项 C 错误。

41. A【解析】一侧肾结核无功能，对侧肾积水，治疗取决于肾积水一侧的肾功能情况。

42. D【解析】肾切除术前抗结核治疗不应少于 2 周。

43. C【解析】病变局限，肾外有活动性结核病灶，或晚期肾结核（双侧），均应使用抗结核药治疗，常用药物有异烟肼 300mg，每日 1 次；利福平 600mg，每日 1 次；吡嗪酰胺 1.0g，每日 1 次；乙胺丁醇 750mg，每日 1 次。一般选两种或三种药物联合应用，3~6 个月为一疗程。

二、A2 型题

1. C【解析】该患者可能为肾脓肿，大多数肾脓肿是由葡萄球菌血行播散引起的。

2. C【解析】该患者可能为肾脏感染疾病，可能性最小的为 CT 显示可能有占位性病变。

3. E【解析】急性肾盂肾炎血常规呈现以中性粒细胞为主的白细胞增多。红细胞沉降率快，C 反应蛋白升高。B 超可见肾肿大，肾皮质髓质界限不清，散在的低回声区。可诊断结石，分辨肾积水、肾积脓和肾周围脓肿。腹部平片没有特异性表现，有时可见尿路结石影，如腰大肌影或肾轮廓异常，提示肾脓肿或肾周围脓肿。

4. B【解析】急性肾盂肾炎的泌尿系统症状包括尿频、尿急、尿痛等膀胱刺激症状，可伴有腰痛、下腹部疼痛、肋脊角及输尿管点压痛及肾区叩击痛等体征。全身症状包括寒战、发热、头痛、恶心、呕吐等。血常规呈现以中性粒细胞为主的白细胞增多。红细胞沉降率快，C 反应蛋白升高。尿液中可见大量白细胞，通常呈团块状。在尿沉渣中见到大量的颗粒管型或白细胞管型提示急性肾盂肾炎。可出现红细胞和少量蛋白。

5. D【解析】参见 A2 型题第 4 题解析。

6. B【解析】参见 A2 型题第 4 题解析。

7. D【解析】参见 A2 型题第 4 题解析。

8. B【解析】有助于鉴别肾盂肾炎与膀胱炎的检查是尿白细胞管型。膀胱炎无白细胞管型，肾盂肾炎可见白细胞管型。

9. C【解析】参见 A2 型题第 4 题解析。

10. D【解析】参见 A2 型题第 4 题解析。

11. B【解析】急性肾盂肾炎 B 超可见肾肿大，肾皮质髓质界限不清，可见散在的低回声区。可诊断结石，分辨肾积水、肾积脓和肾周围脓肿。腹部平片没有特异性表现，有时可见尿路结石影，如腰大肌影或肾轮廓异常，提示肾脓肿或肾周围脓肿。急性肾盂肾炎患者的 CT 显示患侧肾外形增大，增强扫描可见楔形低密度区域，从集合系统向肾包膜放散。MRI 对肾脏炎症的评估不如 CT，但对肾周围炎症的诊断有优势。

12. C【解析】B 超是发现肾脓肿最便捷的方法。在急性期，脓肿的边界不清，内有散在回声，且周围肾实质水肿。脓肿形成后，可见边界清楚的团块，内部形态多样，回声强度取决于脓肿内碎屑的位置。CT 可极好地显示脓肿的轮廓，脓肿在增强前后都特征性地表现为边界清楚的占位。脓肿早期，CT 显示肾增大和圆形低密度区，几天后脓肿周围形成厚壁，增强时显示“指环征”，反映了脓肿壁新生的血管。

13. D【解析】肾自截为肾结核终末期病变，是泌尿系统结核的一种特殊病理类型，发生于极少数患者，此时输尿管因结核病灶侵蚀，完全阻塞，全肾在肾积水或积脓基础上广泛钙化，混有干酪样物质，结核分枝杆菌不能随尿液流入膀胱，膀胱的继发结核病变反而好转和愈合，症状消失。腹部平片显示病变肾不同程度钙化，IVP 检查病变肾无对比剂充填，同侧输尿管未显示。CT 在平肾门水平可见花瓣状或弯曲充盈肠腔样钙化，为 CT 诊断肾自截的典型特征，可与肾肿瘤、肾囊肿及肾脓肿等引起的钙化相鉴别。超声检查特征为全肾结核钙化型，即全肾表现为强回声弧形光带伴后方声影，是肾结核全肾钙化所特有的图像，超声检出率高，诊断价值极高。

14. D【解析】根据患者的症状和检查结果，可以初步怀疑该患者患有肾积脓。肾积脓是一种严重的肾感染性疾病，通常由肾结石或其他尿路梗阻引起，导致肾内积聚脓液。症状包括腰痛、发热、明显叩击痛和尿中脓细胞的存在。影像学检查显示患侧肾影增大、肾盏受压。因此，根据给出的信息，最可能的诊断是肾积脓。

15. D【解析】肾结核逆行尿路造影能显示多数空洞性破坏阴影；B 超、CT 检查对肾结核早期诊断价值不大。但对中晚期病变可显示扩大的肾盏、肾盂、空洞、钙化，还可观察到肾实质的厚度和肾周围的病变，反映结核破坏的程度。膀胱结石尿检查对肾结核诊断有决定性意义，尿液一般呈酸性，如果存放过久，则因尿素分解，而转为碱性。尿内有蛋白、白细胞、红细胞。尿沉渣涂片做抗酸染色，50%~70% 的患者可查到结核分枝杆菌，如用结核分枝杆菌培养，则结核分枝杆菌的检出率可达 90% 。聚合酶链反应（PCR）技术可提高检查阳性率且快速。静脉尿路造影，部分患者显示一侧肾结核病变。晚期患者有对侧肾积水，肾功能减退。膀胱造影见膀胱边缘毛糙，不光滑。膀胱造影见膀胱容量缩小在 50ml 以下，部分患者对侧有膀胱输尿管反流。

16. A【解析】肾结核的临床表现：①尿频、尿急、尿痛等膀胱刺激症状。②血脓和/或脓尿：多为终末血尿，50% 的患者为显微镜下血尿，可见大量的脓细胞，严重者尿呈米汤样。尿液呈酸性，蛋白阳性。③局部症状：当肾脏破坏严重引起结核性肾积脓或肾周围炎时，少数患者可出现腰酸、腰痛，肾区可触及肿大的肾脏并有压痛。④全身症状：多不明显，只有当肾破坏严重，肾积脓或合并其他器官结核时方出现低热、盗汗、乏力、消瘦等全身症状。部分肾结核患者可有高血压。⑤双侧病变晚期，可影响肾功能而出现尿毒症症状。⑥肾结核患者可合并肺结核、骨关节结核、淋巴结核、腹膜结核等；男性患者常合并附睾结核，阴囊寒性脓肿、窦道等。⑦肾结核晚期并发症：有对侧肾积水、膀胱挛缩、结核性膀胱自发破裂、结核性膀胱阴道瘘和直肠瘘。

17. C【解析】IVP 通过肾排泄到尿路，借以观察肾实质、肾盂、肾盏、输尿管及膀胱。尿结核分枝杆菌检查是诊断肾结核的关键，排除标本污染和操作误差后，只要扩增出 245bp 结核分枝杆菌特异的 DNA 片段，即可作为诊断依据。

18. A【解析】参见 A2 型题第 15 题解析。

19. D【解析】尿常规是临床上三大常规检验中的一项。尿液可以反映机体的代谢状况，是很多疾病诊断的重要指标，不少肾脏病变早期就可以出现蛋白尿或者尿沉渣中出现有形成分。尿常规异常是肾脏或尿路疾病的征兆。尿沉渣镜检是使用显微镜对尿沉淀物进行检查，识别尿液中的细胞、管型、结晶、细菌、寄生虫等各种病理成分，并根据它们的数量和形态分析，辅助对泌尿系统疾病做出诊断、定位、鉴别诊断以及预后判断。

20. E【解析】肾盂癌的影像学诊断依据是发现肾盂肾盏内肿块，其中尿路造影检查是较敏感的检查方法。尿路造影检查显示肾盂、肾盏内有固定不变的充盈缺损，形态不规则（图 a）；超声表现为高回声的肾窦发生变形，内有低回声团块（图 b）；CT 平扫表现为肾窦区肿块，其密度或信号强度既不同于肾窦脂肪，也不同于尿液，易于辨认（图 c）；增强检查，肿块有轻度强化（图 d）。

21. B【解析】该患者已出现膀胱挛缩合并尿道狭窄，因此单纯膀胱扩大已不能解决排尿问题，只能选择输尿管腹壁造瘘。

22. E【解析】该患者为双肾结核，其右肾不显影，应进行抗结核治疗后再行右肾切除术。

23. C【解析】参见 A2 型题第 22 题解析。

24. A【解析】膀胱挛缩的诊断依据：①有肾结核史，经手术和药物治疗后仍有严重尿频，但无尿痛、脓尿，每次尿量减少。容量在 100ml 左右为轻度挛缩，50ml 以下者为重度挛缩，严重者呈尿失禁状。②尿常规检查正常。③膀胱造影：膀胱容量明显缩小，呈圆形，边缘光滑。多出现输尿管反流及肾积水。

25. E【解析】肠膀胱扩大术适应证：①泌尿系统结核，患肾已切除，膀胱已经瘢痕化，膀胱容量不足 100ml，经抗结核药治疗半年以上，尿内已无脓球、结核分枝杆菌，体内其他部位结核已稳定者。②非炎症性尿频，膀胱容量在 50ml 以内者。③女性间质性膀胱炎久治不愈者。④膀胱肿瘤行膀胱部分切除术膀胱容量太小，或膀胱全切除者。⑤输尿管乙状结肠吻合术后有严重并发症，不能控制，而下尿路已恢复正常者。

26. E【解析】肾结核破坏严重，而对侧肾正常，应切除患肾。双侧肾结核一侧广泛破坏、无功能，另一侧病变较轻，抗结核药治疗后择期切除严重的一侧患肾。肾结核对侧肾积水，如果积水肾功能代偿不良，抗结核药治疗同时应先引流肾积水。本题中患者右肾无功能，左肾积水，应在抗结核治疗的同时，行左肾造瘘术。目前血肌酐较高，表明结核活动。如右肾切除，且左肾功能不良，患者则失去肾功能，故选项 E 正确。

27. C【解析】结合患者主诉及辅助检查，患者出现尿频日渐严重，且 IVU 显示膀胱小而圆，在肾切除术后，结核治疗一年后可行肠膀胱扩大术。

28. C【解析】参见 A1 型题第 43 题解析。

29. D【解析】尿结核分枝杆菌检查（+）结合 IVP 检查结果，考虑为肾结核合并肾功能不全，积极抗结核治疗的目的是抑制结核分枝杆菌的繁殖并杀灭结核分枝杆菌，阻止结核分枝杆菌对肾脏的进一步破坏；造瘘的目的是为改善引流。

30. E【解析】肾结核手术治疗的指征：药物治疗 6~9 个月无效，肾破坏严重者。该患者右肾 IVU 不显影，穿刺造影可见广泛破坏，肾盂肾盏严重积水扩张，左肾正常，应选用右肾切除术。术前抗结核治疗不应少于 2 周，肾结核为全身结核的一部分，因此术后要继续抗结核治疗。

31. B【解析】右肾结核，抗结核治疗 6 个月无效，且左肾功能正常，考虑将右肾切除。

32. D【解析】患者长时间出现膀胱刺激征和脓尿，首先要考虑为泌尿系统慢性疾病。泌尿系统结核慢性发病，病程长，脓尿明显，故选 D。

33. B【解析】肾积脓是一种严重的感染性疾病，常常需要积极的治疗干预。在患者已经接受多种抗生素治疗后仍然病情较重的情况下，下一步的治疗选择通常是进行手术干预。患侧肾造瘘是通常的治疗选择。穿刺和引导导管进入患侧肾，以便排除积脓并恢复尿液排出，可以缓解病情，减轻对健康侧肾功能的影响。如果病情严重且没有改善迹象，继续保守治疗可能无法有效控制感染，因此不是首选。患侧输尿管造瘘与肾造瘘不同，是将导管插入输尿管排出积脓。但通常情况下，患侧肾造瘘是更好的选择，能更直接地处理积脓。如无法控制感染或出现严重的并发症，可能需要考虑肾切除。如果对侧肾情况不了解，并且没有特殊指征，双侧肾探查通常不是首选治疗方案。

34. B【解析】参见 A1 型题第 43 题解析。

三、A3/A4 型题

1. E【解析】肾周围脓肿的 B 超表现多样，可为整个肾被无回声团块占据，也可为肾周围脂肪囊强回声相混合的强回声团。典型的 X 线影像学特征为腰大肌影消失，肾轮廓模糊及肾周包块，膈影升高。产气细菌导致的肾周围脓肿，可见肾周围出现气泡。CT 对肾周围脓肿的诊断有特殊的价值，能够清楚地显示感染灶扩散到肾周围组织的路径。

2. B【解析】肾周围脓肿病原菌可来源于肾脏的感染灶，也可由血行或淋巴播散而来。常见病原菌为葡萄球菌和大肠埃希菌，故最不可能的病因为类风湿关节炎。

3. C【解析】肾结核常表现为尿频、尿急、尿痛等膀胱刺激症状。血尿和/或脓尿：多为终末血尿，50% 的患者为显微镜下血尿，可见大量的脓细胞，严重者尿呈米汤样。尿液呈酸性，蛋白阳性。静脉尿路造影能显示多数空洞性破坏阴影。

4. D【解析】参见 A1 型题第 43 题解析。

5. E【解析】该患者可能为肾结核，肾结核的静脉尿路造影可以表现为肾盏边缘不整齐，如虫蚀样改变。

6. C【解析】肾结核的手术治疗：凡药物治疗 6~9 个月无效、肾脏破坏严重者，应在药物治疗的配合下行手术治疗。肾切除术前抗结核治疗不应少于 2 周。肾切除术：一侧肾脏严重破坏或功能完全丧失，而对侧肾功能良好者；患肾广泛钙化，丧失功能，输尿管已闭塞；结核肾合并感染形成脓肾，均应切除患肾。

7. C【解析】肾结核患者经手术治疗后症状消失，尿常规检查基本正常，但 3 年后出现左肾积水，其可能的原因为：①膀胱容量减小。②膀胱压增加。③膀胱尿液向左侧输尿管反流。④膀胱颈口瘢痕狭窄。

8. B【解析】泌尿系统结核是全身结核病的一部分，多数继发于肺结核，少数继发于肠结核或骨关节结核。可累及肾、输尿管、膀胱、尿道、前列腺、精囊、睾丸、输精管、输卵管等部位。典型的症状是尿频、尿急、血尿或脓尿。全身症状可有体重减轻、低热、乏力或贫血。也可无任何症状而在尿常规检查时才被发现。

9. C【解析】参见 A2 型题第 19 题解析。

10. A【解析】静脉肾盂造影是指经静脉注射对比剂，通过肾排泄到尿路，借以观察肾实质、肾盂、肾盏、输尿管及膀胱的一种全尿路病变检查方法，也称静脉尿路造影，是泌尿系统疾病必不可少的检查。

11. A【解析】参见 A1 型题第 43 题解析。

12. A【解析】参见 A2 型题第 16 题解析。

13. D【解析】参见 A3/A4 型题第 10 题解析。

14. C【解析】泌尿系统 CT 检查不仅能显示肾盂、肾盏及膀胱内腔，还能显示肾实质和膀胱壁等疾病，是泌尿系统常用的检查方式，对泌尿系统结石、肿瘤以及畸形等具有较高的检出率。

15. A【解析】该患者可能为泌尿系统疾病，在进行物理检查时，附睾、前列腺扪及硬结可能为阳性。

16. B【解析】静脉尿路造影（IVU）：可了解病变程度和范围。肾结核早期表现为肾盏边缘不光滑，如虫蛀样改变。病变较重者，肾盏不规则地扩大和模糊变形，有时可见空洞形成。更为严重者，肾功能丧失，患肾不显影，膀胱挛缩，对侧肾呈不同程度的积水。尿结核分枝杆菌检查是诊断肾结核的关键，排除标本污染和操作误差后，只要扩增出 245bp 结核分枝杆菌特异的 DNA 片段，即可作为诊断依据。

17. E【解析】在明确诊断后进行针对性治疗时，判断疗效最有意义的检查项目是红细胞沉降率 + 尿常规。红细胞沉降率可以反映炎症情况的变化，而尿常规则可以了解尿液中白细胞和红细胞的数量，以监测炎症是否减轻和尿路感染的改善情况。

18. B【解析】急性肾盂肾炎的血常规呈现以中性粒细胞为主的白细胞增多。红细胞沉降率增快，C 反应蛋白升高。尿液中可见大量白细胞，通常呈团块状。在尿沉渣中见到大量的颗粒管型或白细胞管型提示急性肾盂肾炎。可出现红细胞和少量蛋白。尿沉渣涂片革兰染色可见致病菌。为了选择合适的抗生素，应进行尿细菌培养及药物敏感试验。如尿培养菌落计数 < 105cfu/ml 时，尿沉渣涂片革兰染色可能为阴性。70% 的细菌为革兰阴性细菌，其中大肠埃希菌最为常见，其次为变形杆菌、克雷伯菌、产气杆菌和铜绿假单胞菌等。革兰阳性细菌约占 20%，常见的是链球菌和葡萄球菌。医院内感染以大肠埃希菌、克雷伯菌、肠杆菌等为多见。常规需氧菌培养没有微生物生长时，应怀疑厌氧菌的感染。有菌血症和败血症表现时，应做血培养。

19. B【解析】静脉尿路造影是用以显示包括肾盂肾盏系统、输尿管、膀胱的重要方法，它不仅可以显示上述部位的形态，结石在尿路分布关系，而且还能够提供分侧肾脏的分泌功能等信息。

20. C【解析】参见 A3/A4 型题第 16 题解析。

21. E【解析】参见 A3/A4 型题第 15 题解析。

22. E【解析】肾结核一般选两种或三种药物联合应用，3 ~ 6 个月为一疗程。同时注意休息和加强营养。肾切除术前抗结核治疗不应少于 2 周。肾切除术：一侧肾严重破坏或功能完全丧失，而对侧肾功能良好者；患肾广泛钙化，丧失功能，输尿管已闭塞；结核肾合并感染形成脓肾，均应切除患肾。

23. E【解析】患者被诊断为左肾结核，并且已经切除了受影响的肾。对侧肾可能会承担更多的功能负担，因此需要进行定期的 B 超和肾功能检查来监测对侧肾的状况，确保其功能正常并排除其他潜在问题。这有助于早期发现并处理对侧肾可能出现的并发症或损伤。

24. A【解析】根据题干，患者多次检查尿结核分枝杆菌呈阴性，每次尿量仅数十毫升，故可能为膀胱挛缩引起的尿频。

25. E【解析】输尿管皮肤造瘘术适用于如下情况。①临时性尿路故道手术的适应证：a. 严重的膀胱输尿管反流；b. 输尿管膀胱梗阻性疾病；c. 难治的尿路感染；d. 某些尿道梗阻性疾病。②永久性尿路改道手术的适应证：a. 神经源性膀胱；b. 异位膀胱；c. 膀胱切除术后。

26. E【解析】该患者可能为肾结核，应询问既往有无全身结核史。

27. B【解析】参见 A2 型题第 17 题解析。

28. E【解析】参见 A1 型题第 43 题解析。

29. E【解析】参见 A2 型题第 16 题解析。

30. A【解析】前列腺指检目的主要是为了触摸前列腺，了解前列腺的大小、质地，中央沟有无消失、有没有结节等。前列腺液常规检查，主要检查有没有前列腺炎，前列腺增生和前列腺癌的情况。该患者可能为肾结核，故以上检查无必要。

31. B【解析】参见 A1 型题第 43 题解析。

32. B【解析】肾结核采用 CT 扫描，能够明确发现肾结核图像特征，在早期肾结核诊断与临床应用中具有重要意义。

33. D【解析】根据题干描述，患者初诊为肾结核，IVU 检查显示右肾有显影浅淡、上盏破坏和边缘虫蚀样改变。如果患者伴有输尿管多处结核性狭窄，单纯抗结核药治疗可能无法有效达到治疗输尿管病变的效果。因此 D 选项正确，即伴有输尿管多处结核性狭窄的患者不适合单纯抗结核药治疗。

四、B 型题

1. A【解析】病理性肾结核：结核分枝杆菌侵入肾脏，首先在双肾皮质毛细血管丛形成病灶，但不产生临床症状，多数病灶由于机体抵抗力的增强而痊愈，此时称为病理性肾结核。

2. B【解析】临床肾结核：如侵入肾脏的结核分枝杆菌数量多，毒力强，机体抵抗力低下，病变进一步侵入肾小管，抵达肾髓质继而肾乳头，到达肾盏、肾盂，产生临床症状，此时称为临床肾结核。

3. D【解析】如全肾钙化，输尿管完全闭合，膀胱的继发结核亦自行愈合，称为肾自截。

4~6 B、C、D【解析】肾结核的手术治疗如下。①肾切除术：一侧肾脏严重破坏或功能完全丧失，而对侧肾功能良好者；患肾广泛钙化，丧失功能，输尿管已闭塞；结核肾合并感染形成脓肾，均应切除患肾。②肾部分切除术：局限在肾脏一侧的病灶，长期药物治疗无好转，或有区域性的病变，肾盏颈狭窄引起积水，药物难以控制者。③肾脏病灶清除术：局限性的肾结核空洞，可手术清除干酪样物质和坏死组织。

7~9 A、C、E【解析】肾结核并发症的手术治疗：①肾结核继发对侧肾积水：如无膀胱挛缩，轻者可经膀胱镜行输尿管扩张术；狭窄严重时可做输尿管口切开或输尿管再植术。②膀胱挛缩：行肠膀胱扩大术。尿道狭窄则做尿流改道（如输尿管造瘘术或肾造瘘术）。③结核灶膀胱自发性破裂：修补膀胱穿孔，并做膀胱造瘘术。

五、X 型题

1. ACE【解析】急性肾盂肾炎多发于女性，在新婚、妊娠和老年女性中发病率高，致病菌为革兰阴性菌，最常见的是大肠埃希菌和变形杆菌。区别于下尿路感染的主要表现是全身症状明显，尿路刺激症状不明显，在急性期症状控制后需要进一步检查，以明确有无尿路先天性畸形、梗阻等。根据血和尿标本的细菌培养及药敏试验结果选用敏感抗生素。药物敏感试验之前可先经验用药，一般选一种氨基糖苷类加氨苄西林静脉给药 1 周，然后口服抗生素 2 周，选项 B、D 错误。

2. AB【解析】急性肾盂肾炎是细菌侵犯肾盂和肾间质引起的急性感染性疾病。

3. ABCD【解析】急性肾盂肾炎的泌尿系统症状包括尿频、尿急、尿痛等膀胱刺激症状，可伴有腰痛、下腹部疼痛、肋脊角及输尿管点压痛及肾区叩击痛等体征。全身症状包括寒战、发热、头痛、恶心、呕吐等。

4. ABCE【解析】药物治疗最好为三种药物联合服用的方法，并且药量要充分，疗程要够长。治疗中应每月检查尿常规和尿结核分枝杆菌做涂片检查。连续半年尿中未找见结核分枝杆菌称为稳定阴转；轻者 5 年不复发即可认为治愈。

5. ABDE【解析】参见 X 型题第 3 题解析。

6. ABC【解析】急性肾盂肾炎的尿常规检查：尿液中可见大量白细胞，通常呈团块状。在尿沉渣中见到大量的颗粒管型或白细胞管型提示急性肾盂肾炎。可出现红细胞和少量蛋白。

7. ACD【解析】急性肾盂肾炎医院内感染以大肠埃希菌、克雷伯菌、产气肠杆菌等为多见。

8. ACD【解析】急性肾盂肾炎的 B 超检查可见肾肿大，肾皮质髓质界限不清，散在的低回声区。

9. ABCE【解析】根据该图，患者右肾体积增大，其内可见类圆形低密度病灶，增强扫描可见该病灶不均匀强化，其内有无强化的坏死灶，右肾病灶边界模糊不清，考虑为右肾脓肿。

10. AE【解析】B 超是发现脓肿最便捷的方法。在急性期，脓肿的边界不清，内有散在回声，且周围肾实质水肿。脓肿形成后，可见边界清楚的团块，内部形态多样，回声强度取决于脓肿内碎屑的量。CT 可极好地显示脓肿的轮廓，脓肿在增强前后都特征性地表现为边界清楚的占位。脓肿早期，CT 显示肾增大和圆形低密度区，几天后脓肿周围形成厚壁，增强时显示“指环征”，反映了脓肿壁新生的血管。前列腺脓肿 B 超可见前列腺区有暗区反射，形态不规整，包膜光带不整齐，不连续；CT 可显示前列腺不同程度增大伴有低密度区，有时可见液性暗区，增强扫描后脓肿壁呈环形增强。

11. ACDE【解析】肾周脓肿：CT 检查有利于明确诊断；多数来源于肾脏感染，血源性感染也比较常见；若延误治疗，可能导致严重的肺炎和支气管瘘；病原菌多样化，可以是革兰阴性杆菌，也可以是革兰氏阳性球菌；肾周围脓肿患者向患侧弯曲时可引起患侧腰部疼痛，选项 B 错误。

12. CD【解析】肾周围炎和肾周围脓肿病原菌可来源于肾脏的感染灶，也可由血行或淋巴播散而来。常见病原菌为葡萄球菌和大肠埃希菌。

13. DE【解析】肾周围炎起病缓慢，有腰部钝痛和肾区叩击痛。脓肿形成时有寒战、高热，患侧腰部和腹部明显叩击痛和压痛，腰大肌试验阳性。

14. CDE【解析】参见 X 型题第 13 题解析。

15. ABC【解析】肾周围炎和肾周围脓肿的实验室检查可发现血白细胞计数增多、脓尿和血清肌酐升高。血细菌培养的阳性率大于尿培养，但仅 40% 的患者能够被确定致病菌。

16. ABCD【解析】肾周围炎和肾周围脓肿典型的 X 线影像学特征为腰大肌影消失，肾轮廓模糊及肾周围包块，膈影升高。产气细菌导致的肾周围脓肿，可见肾周围出现气泡。

17. AD【解析】早期肾周围炎未形成脓肿时，及时应用抗生素治疗和局部理疗，炎症可吸收。

18. ABC【解析】肾周围炎和肾周围脓肿形成后，应做切开引流或 B 超引导下穿刺置管引流，并配合有效抗菌药物治疗。体温和血白细胞降至正常，引流管无分泌物，B 超或 CT 复查证明脓肿消失，可作为拔除引流管的指征。

19. CDE【解析】肾结核根据病变可分以下类型：①结节型肾结核。②溃疡空洞型肾结核。③纤维钙化型肾结核。

20. ABC【解析】一侧肾结核对侧肾积水形成的机制为输尿管下段狭窄、输尿管开口关闭不全及膀胱挛缩。

21. AB【解析】肾结核的病原菌为人型和牛型结核分枝杆菌。

22. ABCDE【解析】肾脓肿的治疗：肾脓肿的治疗原则是外科引流，静脉应用抗生素是基础治疗。早期静脉应用抗生素治疗，在密切观察下，直径 <3cm 的脓肿可以保守治疗。B 超引导下穿刺针吸进行细菌培养可以指导用药。对抗生素治疗无反应的小脓肿或直径 3~5cm 的脓肿应在 B 超引导下穿刺引流。直径 >5cm 的脓肿应考虑手术切开引流。治疗期间应连续进行 B 超或 CT 检查，直至脓肿消退。疗效不佳者，除应考虑抗生素药物敏感问题外，还应想到肾脓肿发展到肾周围脓肿的可能。

23. ABCDE【解析】肾周围炎和肾周围脓肿的治疗：①早期肾周围炎未形成脓肿时，及时应用抗生素治疗和局部理疗，炎症可吸收。②脓肿形成后，应做切开引流或B超引导下穿刺置管引流，并配合有效抗菌药物治疗。体温和血白细胞计数降至正常，引流管无分泌物，B超或CT复查证明脓肿消失，可作为拔除引流管的指征。③肾周围脓肿若继发于尿路结石合并的脓肾，或感染的肾积水，患肾功能严重损害，应考虑肾切除。

24. BCDE【解析】肾结核的诊断：①脓尿血尿。②膀胱刺激征。③造影有破坏或钙化改变。④尿中找到抗酸杆菌。

25. AB【解析】肾结核患者的膀胱镜检查：能在直视下观察膀胱黏膜充血或结核结节、溃疡，严重者黏膜广泛充血，结构不清；可取活组织检查。晚期膀胱容量过小，不宜作此检查。

26. ABCD【解析】肾结核治愈标准：肾结核的治疗持续1年以上，症状完全消失，红细胞沉降率和尿化验正常，泌尿系统造影检查病灶已愈合或结核肾及输尿管结核病灶已切除；全身无其他结核病灶；尿沉渣找抗酸杆菌长期多次阴性，尿培养结核分枝杆菌阴性；肾结核并发症得到彻底治疗。

六、案例分析题

1. CD【解析】该患者可能有输尿管狭窄，需要留置输尿管支架管。超声引导下肾穿刺造瘘术，通过穿刺，把导管送到肾盂内，达到高位引流，解决尿液改道，引流脓液，缓解梗阻的目的。

2. AC【解析】参见A2型题第14题和16题解析。

3. ABD【解析】该患者可能为肾感染，应选择敏感抗生素控制感染。若为肾结核应使用抗结核药治疗，同时密切观察肾功能的变化。

4. AB【解析】肾、输尿管全切除术适用于结核性脓肿，同侧输尿管因下端狭窄或闭锁致扩张积脓，或全段有多处狭窄、扩张，形成脓肿者，旨在清除泌尿生殖系统结核，有利于术后治疗及防止后遗症。对于病变局限，肾外有活动性结核病灶，或晚期肾结核（双侧），均应使用抗结核药治疗。

5. ABCDFG【解析】肾脓肿患者可行抗生素，切开引流控制血糖，穿刺脓液培养，腹部CT，胸部X线平片用于判断肺部情况，但患者白细胞计数增高，处于感染期禁止行膀胱镜检查。

6. C【解析】肾脓肿患者可以表现为发热、寒战、腹部或季肋部痛，也可出现下尿路刺激症状。肾区可有叩击痛。尿液检查多有显著白细胞计数增多。血培养常为阳性，当脓肿含有革兰阴性菌时，尿培养结果通常与脓肿中分离的细菌一致。革兰阳性菌常为血行感染，因此，尿液中往往无细菌生长或培养结果不同于脓肿中分离出来的细菌。B超是发现脓肿最便捷的方法。在急性期，脓肿的边界不清，内有散在回声，且周围肾实质水肿。脓肿形成后，可见边界清楚的团块，内部形态多样，回声强度取决于脓肿内碎屑的量。CT 可极好地显示脓肿的轮廓，脓肿在增强前后都特征性地表现为边界清楚的占位。脓肿早期，CT 显示肾增大和圆形低密度区，几天后脓肿周围形成厚壁，增强时显示“指环征”，反映了脓肿壁新生的血管。

7. ACD【解析】该患者抗感染、引流治疗 3 天后症状好转，故应继续控制感染，继续引流治疗。超声引导下穿刺治疗肾脓肿，其损伤小、费用低、并发症少，能清晰显示脓腔在肾内的位置，可以确定皮肤穿刺进针点、进针角度及进针深度，从而大大提高穿刺的成功率。

8. A【解析】根据图片，该患者可能为肾脓肿引流不完全导致的病情反复。

9. ABCE【解析】输尿管镜，膀胱镜检，膀胱测压一般不用于泌尿系统结核的检查。

10. A【解析】泌尿系结核的诊断检查：结核菌素试验，血、尿结核分枝杆菌 DNA 检测有助于诊断。清晨尿沉渣作抗酸染色 50%~70% 可查找到结核分枝杆菌；结核分枝杆菌培养和动物接种证实有结核分枝杆菌是可靠的诊断方法。泌尿系统结核的 X 线检查见全肾钙化时，一般可诊断为肾结核，但有此钙化影者在 10% 以下。静脉尿路造影和逆行肾盂造影有极良好的诊断价值。初期为肾盏边缘不光滑，如虫蛀状，肾盏失去杯形，严重时形成空洞，肾盏肾盂变形。全肾广泛破坏时，肾功能低下以致无功能不显影。CT 检查：肾结核在 CT 上表现为肾实质不规则外形的多房空腔，CT 值接近水，往往可见钙化。造影后无明显增强。肾结核晚期肾体积明显缩小，肾功能丧失，多有大量钙化。超声检查能了解肾、膀胱的形态、实质结构，有无积水、钙化等，对病变的筛查极有价值。

11. CDF【解析】泌尿系统结核患者血尿多为终末血尿，多于尿频、尿急、尿痛症状之后出现，泌尿系统结核全身症状多不典型。

12. B【解析】若患者肾功能完全丧失，决定行肾切除术治疗，术前推荐抗结核药物治疗的时间为 2~4 周。

13. AE【解析】附睾结核为感染性疾病，因结核分枝杆菌传入附睾所致，大多数继发于肾结核。临床症状一般无局部红、肿、热、痛，只有少数患者急性起病时才表现为高热，附睾局部热痛，此时才需与急性附睾炎等鉴别，在本例中无须进行鉴别。

14. B【解析】泌尿系统 CT 可以对肾、输尿管、膀胱的结构、功能进行较为详细的检查，有效筛查肿瘤、结石、炎症、脓肿、梗阻等疾病，对于该患者具有重要的诊断意义。

15. D【解析】肾结核在 CT 下表现为边缘比较模糊，密度偏高，此时，如果肾功能损害不明显，肾盏扩张形成的囊腔是属于肾结核的修复期改变，在增强扫描中可以观察对比剂，如果对比剂能够进入囊腔，说明囊腔与肾实质及集合系统相通，此时用药效果较好。

16. B【解析】参见 A1 型题第 43 题解析。

17. D【解析】凡药物治疗 6~9 个月无效、肾脏破坏严重者，应在药物治疗的配合下行手术治疗。肾切除术前抗结核治疗不应少于 2 周。

18. BI【解析】膀胱穿刺造瘘术是一种常见的膀胱穿刺检查和治疗方式，既可以加强检查深度，又可以起到一定的缓解症状的作用。该患者还应进行膀胱容量的检查。

19. H【解析】根据患者的症状和查体结果，最可能的疾病是男性泌尿生殖系统结核（H）。尿频、尿急、尿痛以及排尿不畅提示存在下尿路梗阻的情况。耻骨上区膨隆至脐下 2 横指可能是膀胱尿液积聚所致。前列腺呈Ⅱ度增大，质偏硬，未扪及硬结，这些表现与前列腺癌不符。而结核分枝杆菌感染可以导致前列腺增大和质地异常。左附睾增大、结节状、硬，无压痛也支持结核分枝杆菌感染的可能性。血液检查显示贫血（Hb50g/L），红细胞计数降低（2×10^9/L），白细胞计数正常（7×10^9/L），可能与长期慢性感染相关。尿液检查显示白细胞和红细胞计数增多，进一步提示尿路感染的存在。血肌酐（Cr）升高（1600μmol/L）表示肾功能受损。

20. BCDEFGHI【解析】静脉尿路造影（IVU）一般用于了解患侧肾脏功能、病变部位、病变范围，且可判断存肾积水、肾结石、肾结核等情况，不用于检查附睾结核。前列腺穿刺活检用于诊断前列腺病变，不用于泌尿系统结核的诊断。

21. A【解析】尿沉渣找抗酸杆菌可明确诊断泌尿生殖系统结核。

22. DE【解析】对于泌尿生殖系统结核应先行抗结核治疗，患者左肾小球滤过率为 18ml/min，右肾小球滤过率为 2. 4ml/min，提示肾功能严重破坏，可行血液透析治疗。

23. ABGHI【解析】患者已规律抗结核治疗，原发病已控制，现可继续行抗结核及血液透析治疗（A、B 对），放射性核素肾显像提示左肾 GFR 2. 4ml/min，右肾 GFR 0. 7ml/min，右肾功能破坏较左肾严重，可行右肾切除（G 对），同时行左肾造瘘术保护左肾功能（H 对），对左附睾进行切除（I 对）。

第十九章 肾 结 石

一 A1 型题

1. 关于尿路结石对泌尿系统的危害以下不正确的是
   A. 直接损伤　B. 尿路梗阻
   C. 尿路感染　D. 泌尿系统恶性病变
   E. 诱发痛风发作
2. 与活动有关的血尿和腰腹部疼痛首先应考虑的是
   A. 急性阑尾炎　B. 急性肾盂肾炎
   C. 上尿路结石　D. 卵巢囊肿扭转
   E. 膀胱癌
3. 尿路结石的形成部位是
   A. 肾和膀胱　B. 肾、输尿管、膀胱及尿道
   C. 肾　D. 膀胱
   E. 以上都不是
4. 单侧上尿路完全梗阻一定时间可使肾功能完全丧失，梗阻时限是
   A. 1 周　B. 2 周
   C. 4 周　D. 6 周
   E. 3 个月
5. 肾结石的个体因素不包括
   A. 遗传疾病　B. 饮食习惯
   C. 性别　D. 代谢性疾病
   E. 种族
6. 与肾结石形成有关的各种代谢性因素包括尿 pH 异常、低枸橼酸尿症等。其中常见的代谢异常疾病不包括
   A. 急性肾小管坏死恢复期　B. 近端肾小管性酸中毒
   C. 皮质醇增多症或肾上腺功能不全　D. 甲状腺功能亢进症或减退症
   E. 甲状旁腺功能亢进症

7. 以下关于先天性巨输尿管的叙述不正确的是
   A. 输尿管末端肌肉结构异常，环行肌缺乏，纵形肌增多
   B. 输尿管末端功能性梗阻
   C. 常无明显机械性梗阻
   D. 远端无动力性巨输尿管常无解剖性狭窄，但近端扩张，无蠕动功能
   E. 伴有尿路感染及结石时，尿常规检查可见红、白细胞
8. 结石长期存在，可引起的尿路恶性肿瘤为
   A. 肉瘤　　B. 腺癌
   C. 鳞状上皮癌　　D. 变移上皮癌
   E. 以上都不对
9. 药物诱发结石形成的原因不包括
   A. 钙补充剂　　B. 维生素 A
   C. 氨苯蝶啶　　D. 茚地那韦（抗病毒药）
   E. 磺胺类药物
10. 在尿路结石形成的理论中，结石的形成与尿中的抑制结晶形成物质减少有关，以下哪一种物质不是抑制结晶形成的物质
   A. 镁　　B. 枸橼酸
   C. 焦磷酸盐　　D. 碳酸氢钠
   E. 酸性黏多糖
11. 由于肾结石可以造成梗阻，感染不容易控制，严重时不会造成的情况是
   A. 血尿　　B. 高热
   C. 感染中毒性休克　　D. 寒战
   E. 败血症
12. 对于所有怀疑尿路结石诊断者，都应全面采集病史，不包括
   A. 治疗方法及结局　　B. 个人史和既往结石发作情况
   C. 结石成分分析结果　　D. 家族史
   E. 住院史
13. 促进上尿路结石形成的因素不包括
   A. 饮食结构中纤维素过少　　B. 长期卧床不起
   C. 饮食结构中肉类过多　　D. 尿中枸橼酸增多
   E. 肾小管酸中毒
14. 属于家族遗传性疾病的结石是
   A. 磷酸盐结石　　B. 草酸盐结石

C. 碳酸盐结石　　D. 尿酸结石

E. 胱氨酸结石

15. 临床上最常见的尿路结石是

A. 磷酸盐结石　　B. 尿酸盐结石

C. 胱氨酸结石　　D. 草酸盐结石

E. 黄嘌呤结石

16. 关于上尿路结石的临床表现特点，以下不正确的是

A. 结石可引起钝痛或绞痛　　B. 结石越大，越易引起疼痛

C. 可引起肉眼或镜下血尿　　D. 伴感染时可有尿频、尿痛等症状

E. 双侧或孤立肾上尿路结石完全梗阻可无尿

17. 肾绞痛发作伴镜下血尿多见于

A. 结石　　B. 结核

C. 肿瘤　　D. 肾积水

E. 梗阻

18. 腹部平片见右上腹部有一不透 X 线的圆形阴影，可用哪种较简单的方法来区别为胆囊结石还是肾结石

A. CT　　B. 腹部侧位 X 线片

C. 静脉尿路造影　　D. 逆行肾盂造影

E. 肾穿刺造影

19. 以下不属于肾积水的治疗原则是

A. 最大限度地保护肾功能　　B. 凡有梗阻存在，应解除梗阻

C. 保护肾血供　　D. 凡对侧肾功能良好者，一律行肾切除

E. 对不能用药物控制合并感染的肾积水，应先行经皮肾穿刺造瘘引流

20. 以下哪种血尿应考虑为上尿路结石

A. 无痛性血尿　　B. 活动后血尿

C. 终末血尿　　D. 初期血尿

E. 血尿伴血块

21. 关于 B 超检查在诊断尿路结石方面的价值以下不正确的是

A. 能发现肾、输尿管及膀胱（KUB）平片不能显示的小结石和透光结石

B. 能发现结石所致的肾结构改变

C. 可直接显示双肾功能改变

D. 可用于无尿、慢性肾衰竭患者

E. 可用于对碘剂过敏或孕妇合并结石患者

22. 肾结石甲状旁腺功能亢进时骨溶解增加，可出现
  A. 高血钾　　B. 二氧化碳结合力降低
  C. 低血钾　　D. 血氯升高
  E. 血碱性磷酸酶升高
23. 以下不能判断分肾功能的检查是
  A. 肾小球滤过率测定　　B. 逆行肾盂造影
  C. 肾图　　D. DSA
  E. CT
24. 下列关于肾结石分析的说法错误的是
  A. 肾结石分析包括物理方法和化学方法两类
  B. 物理分析法比化学分析法精确，常用的物理分析法是X线晶体学和红外光谱法
  C. 红外光谱法既可分析各种有机成分和无机成分，又可分析晶体和非晶体成分，所需标本仅为1mg
  D. 化学分析法简单价廉，可以满足临床基本需要
  E. 化学分析法的主要优点是所需标本较少，而且分析结果精确
25. 腹部平片不易显影的结石是
  A. 磷酸盐结石　　B. 草酸盐结石
  C. 尿酸结石　　D. 碳酸盐结石
  E. 混合结石
26. 经皮肾镜取石后判断是否存在残余结石的最佳检查方法为
  A. 肾CT　　B. 肾MRI
  C. 造瘘管造影　　D. 肾B超
  E. 肾、输尿管及膀胱（KUB）平片
27. 腹部平片能够发现的结石是
  A. 3mm以上的阳性结石　　B. 3mm以下的阳性结石
  C. 5mm以上的阴性结石　　D. 5mm以下的阴性结石
  E. 5mm以上的阳性结石
28. 对肾结石的诊断准确、迅速，其敏感性和特异性均超过95%的影像学检查是
  A. 肾结石B超检查　　B. 泌尿系统X线检查
  C. 肾结石静脉尿路造影　　D. 肾结石CT检查
  E. 肾结石磁共振成像
29. 再次行体外冲击波碎石术（ESWL）至少应间隔多少天
  A. 5天　　B. 7天

C. 10天　　D. 14天

E. 20天

30. 体外冲击波碎石术的禁忌证不包括

A. 鹿角形结石　　B. 妊娠

C. 过于肥胖，影响聚焦　　D. 严重尿路感染

E. 结石以下有尿路梗阻

31. 可行体外震波碎石的是

A. 结石远端尿路梗阻　　B. 安置心脏起搏器者

C. 血肌酐超过265μmol/L　　D. 肾结石

E. 育龄妇女输尿管下段结石

32. 肾内型肾盂结石，直径2cm大小，处理是

A. 肾窦肾盂切开取石　　B. 肾部分切除术

C. 肾实质切开取石术　　D. 体外冲击波碎石术

E. 输尿管套石术

33. 甲状旁腺功能亢进症并发双肾结石患者，为防止结石复发，需要

A. 多饮水　　B. 进食含钙多的食物

C. 酸化尿液　　D. 摘除甲状旁腺腺瘤或增生组织

E. 碱化尿液

34. 右肾有直径1.8cm结石，右肾盂输尿管交界处狭窄，妥当的处理是

A. 药物保守治疗　　B. ESWL

C. 输尿管套石术　　D. 输尿管镜取石

E. 肾盂切开取石＋肾盂成形术

35. 关于肾结石的血生化检查，下列说法错误的是

A. 近端肾小管酸中毒时，可出现低血钾和血氯降低

B. 远端肾小管酸中毒时，可出现低血钾和血氯升高

C. 甲状旁腺功能亢进症时骨溶解增加，可导致血碱性磷酸酶升高

D. 肾功能不全时可出现高血钾或二氧化碳结合力降低

E. 血清肌酐、尿素氮和肾小球滤过率反映总肾功能

36. 为预防结石复发，以下需酸化尿液的结石是

A. 草酸盐结石　　B. 尿酸铵结石和磷酸盐结石

C. 尿酸结石　　D. 黄嘌呤结石

E. 混合结石

37. 左肾上盏多发结石并明显扩张，最好的治疗方法是

A. 肾盂切开取石术　　B. 肾切开取石术

C. 肾部分切除术　　D. ESWL

E. 以上都不是

38. 关于体外冲击波碎石术（ESWL）治疗尿路结石，以下不正确的是

A. 是上尿路结石最常用的治疗方法

B. 上尿路结石合并结石远端尿路梗阻者禁用

C. <2cm 的肾结石碎石效果较好

D. 对胱氨酸结石疗效差

E. 不适用于输尿管中段结石

39. 对侧肾功能良好的肾结石，以下可做患侧肾切除术的情况是

A. 肾盂结石功能尚好　　B. 肾盏结石

C. 肾下极多发结石　　D. 鹿角形结石合并肾积水

E. 肾多发结石合并积脓，肾功能丧失

40. 对鹿角形结石的最适宜治疗方法是

A. 体外冲击波碎石术（ESWL）　　B. 经皮肾镜取石术

C. 经皮肾镜取石术 + ESWL　　D. 经肾盂切开取石术

E. 患肾切除术

41. 下列关于体外冲击波的治疗方法，说法错误的是

A. 对于双肾结石，原则为分侧碎石，先碎阻塞尿路侧

B. 对于孤立肾结石、小儿肾结石，应适当延长间隔时间

C. 对于同侧肾、输尿管结石，应先处理输尿管结石，解除梗阻后，再治疗肾结石

D. 目前以高电能、多冲击次数，分次疗程为宜

E. 治疗间隔应大于 2 周

42. 关于体外冲击波碎石治疗以下不正确的是

A. 结石体积过大需要多次治疗

B. 结石长期停留，并与周围粘连容易击碎结石

C. 草酸钙结石质地硬，不易被击碎

D. 治疗后一般性血尿不需要特殊处理

E. 结石排出过程中可引起肾绞痛

43. 体外冲击碎石术时应用抗生素的原则以下不正确的是

A. 一般不给抗生素

B. 治疗前尿中白细胞数超过正常值时使用

C. 结石较大时使用

D. 常规应用

E. 有感染症状时使用

44. 治疗肾结石时，对于体外碎石、输尿管镜碎石和经皮肾镜取石等方法的选择，最重要的决定因素是

A. 结石成分　　B. 结石位置

C. 结石大小　　D. 泌尿系统解剖因素

E. 身体状况

45. 体外冲击波最不容易击碎的结石成分为

A. 鸟粪石　　B. 一水草酸钙

C. 二水草酸钙　　D. 尿酸

E. 磷酸钙

46. 关于体外冲击波碎石术治疗后的处理，错误的是

A. 术后需对血尿、腰痛、感染及石街形成等可能出现的症状密切观察，并做相应处理

B. 小结石，碎石效果好，可适当活动，多饮水有利碎石排出

C. 大结石，碎石效果好，可卧床休息，以防碎石排出过程中石街形成

D. 较大结石或感染性结石必须常规应用广谱抗生素 5~7 天

E. 收集尿中碎石，行结石成分分析，以便采取预防复发措施

47. 经皮肾镜手术时最佳的穿刺通道应进入

A. 肾盂　　B. 肾盏

C. 肾盏盏颈　　D. 肾盂输尿管连接部

E. 肾窦

48. 若左肾功能良好，右肾结石在哪种情况下考虑切除右肾

A. 复发性右肾结石　　B. 右肾下极多发结石

C. 右肾无功能或肾功能严重受损　　D. 右肾鹿角状结石

E. 药物治疗无效

49. 下列关于肾结石并发尿路狭窄、尿漏的说法中错误的是

A. 输尿管、肾盂输尿管连接部或肾盏的梗阻因素未解决，术后引流不畅

B. 术中肾盂严重撕裂

C. 术后误将肾盂造瘘管、肾周围引流管过早拔除

D. 术中结石块或小结石滑入输尿管引起梗阻

E. 尿路原有梗阻性病变应尽可能不进行手术处理

50. 经皮肾镜取石最术常见的并发症是

A. 尿外渗　　B. 出血

C. 尿路感染　　D. 胸腔积液

E. 残余结石

二 A2 型题

1. 患者，女性，27 岁。因反复肾绞痛住院。查体：肾区叩击痛明显，尿中有许多红细胞，超声示双肾多发结石，KUB 平片(-)，静脉尿路造影示双肾轻度积水，血尿酸及尿尿酸增高，可能的原因是
A. 吃含尿酸类食物过多
B. 长期尿路感染，尿 pH 升高
C. 尿酸代谢障碍
D. 家族遗传性疾病
E. 可能由于某种药物引起
2. 患者，男性，24 岁。驾车返城时突感右腰部绞痛，伴恶心，呕吐。查体：面色苍白，冷汗，尿常规：红细胞 20~30 个/高倍视野，腹部平片：右第 3 腰椎横突旁见绿豆大小的高密度阴影，当即给予肌内注射哌替啶 100mg 后疼痛缓解，半小时后见结石排出，结石成分分析主要为草酸钙。以下哪项措施与避免结石再发无关
A. 养成多饮水的习惯
B. 去除尿路梗阻因素
C. 积极治疗尿路感染
D. 鼓励多活动
E. 碱化尿液，口服别嘌呤醇
3. 患者，男性，26 岁。诊断左肾结核，右输尿管结石，直径 0.8cm。静脉肾盂造影：左肾未显示，右肾轻度积水，结石下端输尿管显示正常，肾功能检查正常。目前，首先宜采取的治疗是
A. 切除左肾
B. 引流右肾积水
C. 右输尿管切开取石
D. 抗结核治疗，等待结石自然排出
E. 抗结核治疗，输尿管结石体外冲击波碎石
4. 患者，女性，31 岁。右肾结石行体外冲击波碎石术 3 天后排出结石。两周复查右肾结石已排净，结石成分分析为磷酸盐结石。此后应采取的预防方法是
A. 口服维生素 B 或氧化镁
B. 口服别嘌呤醇
C. 碱化尿液，口服卡托普利
D. 碱化尿液，少食动物内脏
E. 控制感染，口服氯化铵
6. 患者，女性，21 岁。B 超发现右肾重度积水，左肾轻度积水，右肾皮质厚 0.9cm，左肾皮质厚 1.8cm。泌尿系统 CT 示双侧肾盂输尿管连接部狭窄。利尿肾动态检测示双侧上尿路完全机械性梗阻，肾小球滤过率（GFR）右侧 13ml/min，左侧 30ml/min。首先应采取的处理措施是
A. 左肾盂输尿管连接部成形术
B. 右肾盂输尿管连接部成形术
C. 右肾切除术
D. 左肾切除术
E. 左肾造瘘术
7. 患者，男性，24 岁。左腰区疼痛 5 天，尿常规红细胞(++++)，B 超可见左输尿管内强

回声影，腹部平片未见异常，最可能的原因是

A. 尿酸结石　　B. 草酸钙结石

C. 磷酸镁铵结石　　D. 磷酸钙结石

E. 胱氨酸结石

8. 患者，女性，53岁。入院肾B超：右肾结石伴肾积水。肾、输尿管及膀胱（KUB）平片：右肾区鹿角形较淡致密影。尿细菌培养：变形杆菌。患者肾结石的成分最可能为

A. 草酸钙　　B. 尿酸

C. 磷酸镁铵　　D. 胱氨酸

E. 磷酸钙

9. 患者，男性，32岁。因"头晕、头痛3年，发现血压升高1年"来诊。连续3次测血压平均值为160/100mmHg，服多种抗高血压药效果不佳。诊断不考虑

A. 原发性醛固酮增多症　　B. 肾动脉狭窄

C. 肾结石　　D. 嗜铬细胞瘤

E. 肾萎缩

10. 患者，男性，28岁。影像学检查结果如下图所示，最可能的诊断是

A. 右侧肾盂血块　　B. 右侧肾盂结石

C. 右侧肾盂癌　　D. 右肾结石

E. 右肾钙化

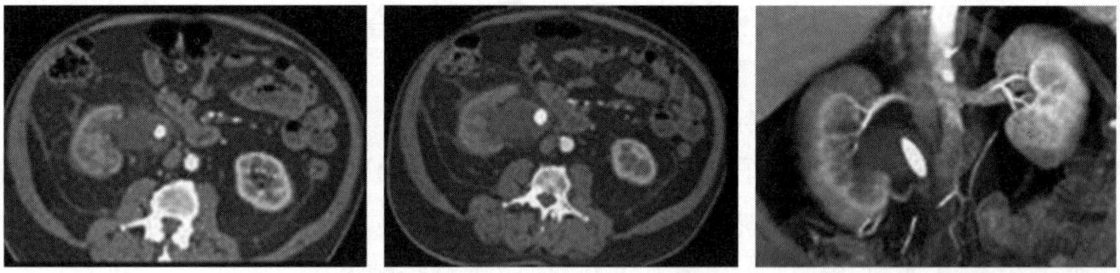

11. 患者，男性，36岁。左腰部痛伴镜下血尿反复发作1年，近2天无尿，右肾已切除。查体：神志不清，全身水肿，BP 170/95mmHg，左肾区叩击痛，血尿素氮（BUN）54.5mmol/L，腹部平片于左骶髂关节下缘见1.0cm×0.8cm高密度影一枚，应该做哪项检查

A. CT　　B. 肾图

C. B超　　D. 常规静脉尿路造影

E. 经膀胱镜行左输尿管插管和逆行肾盂造影

12. 患者，女性，43岁。间歇性无痛肉眼血尿伴蚯蚓状血块2个月。膀胱镜检查：膀胱内未发现肿瘤，可见左输尿管口喷血。为尽快明确诊断，最有意义的检查是

A. CT　　B. B超

C. MRI
D. 左肾穿刺顺行造影
E. 左逆行肾盂造影

13. 患者，女性，42岁。反复左侧腰痛伴血尿5年，无尿3天。2年前右肾已切除，查体：血压：203/98mmHg，一般情况差，全身水肿，左肾区叩击痛阳性，血肌酐618.8μmol/L，腹部平片于左骶髂关节下缘见0.6cm×0.7cm高密度阴影。宜选择以下哪项检查明确诊断
A. 常规静脉尿路造影
B. 肾图
C. 选择性肾动脉造影
D. 左输尿管插管+逆行肾盂造影
E. CT

14. 患者，男性，64岁。无痛性肉眼血尿5个月，B超示左肾盂内肿瘤，尿细胞学检查有可疑肿瘤细胞。进一步检查应首选
A. CT
B. 膀胱镜输尿管插管收集左肾尿液细胞学检查
C. 膀胱镜左侧肾盂刷取活组织检查
D. 左侧逆行尿路造影
E. MRI

15. 患者，男性，41岁。1个月前行左肾切开取石术。现左侧腰痛伴畏寒、高热，腰无法伸直。尿常规：蛋白少量，白细胞少许。根据患者情况，如果行腹部平片检查可出现以下哪种影像学特征
A. 脊柱凸向右侧
B. 右侧腰大肌阴影模糊
C. 右侧横膈活动受限
D. 脊柱凸向左侧
E. 左肾轮廓不清

16. 患者，男性，43岁。右腰部隐痛2年，KUB平片+静脉肾盂造影（IVP）是示右侧肾内型肾盂，右肾下盏多发性结石并重度扩张积水，盏颈部有狭窄，应行
A. 肾切除术
B. 肾部分切除术
C. 肾盂切开取石术
D. 肾窦内肾盂切开取石术
E. 肾实质切开取石术

17. 患者，女性，42岁。因左腰部胀痛就诊。超声检查发现左肾盂积水，肾盂内有直径2.0cm结石，IVP示左肾中度积水，输尿管通畅，右肾正常，目前最佳治疗方法是
A. 肾盂切开取石
B. 经皮肾镜取石术
C. 体外冲击波波碎石术（ESWL）
D. 观察待积水加重再治疗
E. 经肾窦切开取石

18. 患者，男性，37岁。腰痛2年，半月前B超发现右肾结石3.0cm，右肾积水中度，5天前上呼吸道感染发热并右腰痛加重，伴高热，尿频，尿痛，T 38.5℃，右肾区叩击痛明

显。尿常规：红细胞满视野。肾图：右肾功能严重受损，左侧正常。B超：右肾中度积水，肾盂内透声不好，疑感染，右肾穿刺为脓性。其治疗方法是

A. 右肾切除　　B. 右肾造瘘
C. 右肾切开取石　　D. 继续抗生素治疗
E. 体外冲击波碎石术

19. 患者，男性，46岁。右腰钝痛3年，未经诊治。2周前B超可见右肾区有鹿角形结石，面积400mm，有轻度积水。肾图提示右肾轻度受损。静脉尿路造影（IVU）左肾正常，双输尿管正常。应采取的治疗方法

A. 经皮肾镜碎石　　B. 体外冲击波碎石
C. 肾切除术　　D. 肾盂切开取石
E. 肾实质切开取石

20. 患者，男性，41岁。半年前因左肾盂结石1.0cm×1.5cm，行肾盂切开取石术，近几天又发生左肾区绞痛伴镜下血尿，腹部平片示左肾区0.6cm×0.5cm结石，静脉尿路造影双肾功能正常。最适当的治疗方法是

A. 肾镜取石
B. 再次肾盂切开取石术
C. ESWL
D. 大量饮水，抗炎、解痉、镇痛，促进结石排出
E. 肾切除术

21. 患者，女性，26岁。活动后突感右下腹放射痛，伴恶心，1个月前有同样发作史。查体：右肾区叩击痛，腹软，右下腹有深压痛，无肌紧张。尿常规：白细胞3~4个/高倍视野，红细胞20~30个/高倍视野，腹部平片右输尿管上段有阴影0.8cm，B超示右肾轻度积水。最好的治疗方法是

A. 体外冲击波碎石　　B. 输尿管切开取石
C. 肾镜取石　　D. 解痉镇痛后体外冲击波碎石
E. 非手术排石

22. 患者，女性，29岁。因左侧腰部钝痛3个月就诊，经B超、KUB平片+IVP检查发现左侧肾盂有2.0cm×3.0cm结石，左肾积水，左输尿管正常，右肾及输尿管正常。患者首选的治疗方案为

A. 中药排石　　B. 暂时观察
C. 内腔镜碎石　　D. 开放手术
E. 体外冲击波碎石术（ESWL）

23. 患者，男性，52岁。右肾下极多发结石，左输尿管上段结石直径1.5cm。IVP示右肾下极重度积水，左肾中度积水。平时无症状，血BUN、癌胚抗原（CEA）均正常。治疗应

采用

A. 左输尿管切开取石术
B. 右肾实质切开取石术
C. 右肾盂切开取石术
D. 右肾部分切除术
E. 左肾造瘘术

24. 患者，女性，37 岁。反复右腰痛伴镜下血尿 2 年。KUB 平片及 IVP 示右肾多发结石，左输尿管上段结石，直径 1.2cm，双肾积水，双肾功能良好。首先考虑应采取的治疗是

A. 左输尿管体外碎石术
B. 右肾盂切开取石术
C. 右肾实质切开取石术
D. 右肾造瘘术
E. 左输尿管切开取石术

25. 患者，男性，25 岁。长跑后发生腰部绞痛，继而出现肉眼血尿，最大可能是

A. 肾肿瘤
B. 输尿管肿瘤
C. 膀胱肿瘤
D. 上尿路结石
E. 下尿路结石

26. 患者，男性，40 岁。临床诊断左肾结石，行左肾盂切开取石术。术后 1 周，患者 T 39.6℃，伴腰痛，腰肌紧张。血常规：白细胞计数 $18\times10^9/L$，中性粒细胞占比 0.90。尿常规：白细胞(++)/高倍视野。首先要考虑的术后并发症是

A. 急性肾盂肾炎
B. 切口感染
C. 残余结石尿路梗阻
D. 肾周围感染
E. 脓肾

27. 患者，男性，32 岁。左肾盂单个结石 1.2cm，右肾盂多发结石，IVP 显示双肾积水。处理应是

A. 左肾盂切开取石
B. 左肾造瘘
C. 右肾盂切开取石
D. 右肾造瘘
E. 双肾造瘘

28. 患者，男性，72 岁。IVP 示单侧肾结石，双侧输尿管上段结石，伴双肾积水，肾功能正常。治疗原则是

A. 一次手术取出同侧肾结石输尿管结石
B. 单侧输尿管切开取石
C. 先取肾结石 + 肾造瘘
D. 一次手术取出双侧结石
E. 药物

29. 患者右肾结石，直径 1.8cm，右肾盂输尿管交界处狭窄，适当的治疗方法是

A. 肾盂切开取石 + 肾盂成形术
B. 输尿管肾镜取石
C. 输尿管套石术
D. 药物保守治疗

E. ESWL

30. 患者，女性，35岁。左肾盂和肾盏内有多个大小不等的结石，右肾盂内有直径1.5cm的结石，应先做

A. 左肾盂切开取石术
B. 左肾实质切开取石术
C. 右肾盂切开取石术
D. 右肾实质切开取石术
E. 左肾切除术

31. 患者，男性，42岁。肾盂下盏多发性结石并明显扩张、实质萎缩和有明显复发因素，最好的治疗方法是

A. 肾切除
B. 肾部分切除
C. 肾切开取石
D. 肾盂切开取石
E. 体外震波碎石术

32. 患者，男性，40岁。诊断为马蹄肾合并1cm肾结石不伴肾积水，最佳治疗方法为

A. 输尿管镜取石
B. 经皮肾镜取石
C. 体外冲击波碎石
D. 腹腔镜取石
E. 开放手术取石

33. 患者，男性，41岁。左肾巨大结石并重度积水，静脉尿路造影左肾不显影，右肾功能正常，应行

A. 左肾窦肾盂切开取石
B. 左输尿管套石术
C. 左肾切除术
D. 左肾实质切开取石术
E. 左肾部分切除术

34. 患者，女性，28岁。右肾结石0.6cm，光滑，肾轻度积水，应采取哪种治疗方法

A. 肾盂切开取石
B. 肾实质切开取石
C. 套石术
D. 非手术治疗
E. 肾镜取石

35. 患者，男性，43岁。右侧输尿管结石，肾积水，间断服药治疗。5年后，因为右侧腰痛，高热就诊。超声显示，右肾重度积水，肾皮质厚度0.5cm。放射性核素肾动态扫描显示：肾小球滤过率，左侧90ml/min，右侧5ml/min。IVP显示：左肾、输尿管正常，右侧不显影。行右肾穿刺造瘘术，引流出脓性尿液，造影显示：右侧输尿管下端结石，梗阻。患者最合理的处理措施是

A. 右肾切除术
B. 永久性肾造瘘术
C. 输尿管切开取石术
D. 拔除右侧肾造瘘管，保持原状
E. 体外震波碎石术

三 A3/A4 型题

（1～3 题共用题干）

患者，男性，43 岁。活动多时常出现右腰部钝痛。尿常规：红细胞 15～20 个/高倍视野，白细胞 3～5 个/高倍视野，B 超：右肾盂内可见 3cm×2cm 不规则形强回声，后方伴声影。

1. 患者可能的诊断是
   A. 右肾癌
   B. 右肾盂肾炎
   C. 右肾盂癌
   D. 右肾盂结石
   E. 运动后血尿
2. 为明确诊断还需要进行的检查是
   A. 膀胱镜
   B. 肾动脉造影
   C. 磁共振
   D. CT 和尿培养
   E. KUB 平片及 IVP
3. 最合适的治疗是
   A. 右肾切除术
   B. 右肾输尿管全长切除术
   C. ESWL
   D. 右肾造瘘
   E. 右肾部分切除术

（4～5 题共用题干）

患者，男性，47 岁。左肾区疼痛，间歇性肾绞痛 1 个月，尿常规：红细胞 10～15 个/高倍视野，B 超可见左肾积水轻至中度，静脉肾盂造影：左肾中段有直径 1cm 的高密度影，形状似桑椹状。

4. 患者结石成分最可能的是
   A. 尿酸盐结石
   B. 磷酸盐结石
   C. 胱氨酸结石
   D. 草酸盐结石
   E. 碳酸盐结石
5. 为预防结石的复发，应该告知患者尽量少吃以下哪一种蔬菜
   A. 芹菜
   B. 洋葱
   C. 菠菜
   D. 菜花
   E. 南瓜

（6～7 题共用题干）

患者，女性，27 岁。右侧腰痛 2 个月，B 超发现右侧肾积水。IVP 右肾不显影，左肾

正常。

6. 下一步的检查是

A. MRI　　B. 肾图

C. CT　　D. 右侧肾穿刺造影

E. 右侧逆行插管造影

7. 患者最后被确诊为右肾盂输尿管连接部狭窄伴巨大。肾积水，肾皮质厚度为0.8cm。最佳治疗方案是

A. 密切随访　　B. 右输尿管扩张术

C. 右肾切除术　　D. 右肾盂造瘘术

E. 右肾盂成形术

（8~10题共用题干）

患儿，男，7岁。近1年来右腰部间断胀痛，无血尿、尿频、尿急和尿痛，无排尿困难。右上腹略饱满，双合诊右肾区可触及软性包块，并随呼吸上下活动。

8. 患儿最可能为以下哪一种疾病

A. 肾癌　　B. 肾母细胞瘤

C. 后尿道瓣膜　　D. 肾盂输尿管连接部狭窄

E. 脊膜膨出所致的神经源性膀胱

9. 右上腹略饱满，双合诊右肾区可触及软性包块，并随呼吸上下活动。首先应行的检查是

A. CT　　B. B超

C. MRI　　D. 肾图

E. 肾动态扫描

10. IVU右肾不显影，进一步处理不正确的是

A. 磁共振尿路造影（MRU）　　B. 逆行造影

C. 顺行静脉肾盂造影　　D. CT检查了解梗阻的部位

E. 肾穿刺造瘘术并数天后行经造瘘管肾盂造影

（11~12题共用题干）

患者，男性，63岁。血尿1周入院。B超发现右肾有3cm×4cm×4cm实质性包块。

11. 为进一步明确诊断，以下哪项检查不予考虑

A. CT　　B. IVU

C. 红细胞相差显微镜　　D. 肾动脉造影

E. 腹部平片

12. 最有诊断意义的检查是

A. CT　　B. IVU

C. 红细胞相差显微镜　　D. 肾动脉造影

E. 腹部平片

（13~15 题共用题干）

患者，男性，43 岁。B 超发现左肾结石 1cm 大小，平时无明显症状，偶有腰部酸胀不适感，既往体健，无排石史。

13. 为明确诊断还应做

A. 尿培养　　B. 膀胱镜检查

C. CT　　D. KUB 平片 + IVP

E. 尿流率检查

14. 上尿路结石最常见的症状是

A. 疼痛和血尿　　B. 尿频、尿急、尿痛

C. 尿频和血尿　　D. 恶心、呕吐

E. 排除结石及疼痛

15. 患者的首选治疗为

A. 肾盂切开取石　　B. 经皮肾镜取石

C. 口服排石药物　　D. 体外冲击波碎石

E. 溶石治疗

（16~18 题共用题干）

患者，男性，36 岁。间歇性右下腹绞样痛 3 天。尿常规：高倍镜下红细胞充满视野，白细胞 2~3 个/高倍视野，腹部平片：可见右输尿管下段走行区直径 0.6cm 高密度阴影。IVU 检查：可见右输尿管下段结石，其上段输尿管轻度扩张，右肾轻度积水。

16. 根据患者情况，主要的对症治疗措施是

A. 大量饮水，促使结石排出　　B. 体外冲击波碎石

C. 立即手术取石　　D. 输尿管导管套石

E. 用药物解除绞痛症状

17. 患者在治疗过程中突然出现尿流中断及排尿终末痛。其可能的原因是

A. 急性前列腺炎　　B. 结石在输尿管壁间段

C. 结石到膀胱　　D. 结石到尿道

E. 急性尿道炎

18. 患者目前的治疗可采取

A. 膀胱切开取石术
B. 套石术
C. 药物排石
D. 大量饮水等待自然排出
E. 体外冲击波碎石

（19~20 题共用题干）

患者，男性，43 岁。凌晨 2 时出现右上腹及右腰部突发剧痛，难忍，伴恶心，呕吐，疼痛向右下腹和大腿内侧放射。查体：右上腹深压痛，右腰部轻叩击痛。

19. 患者最可能的诊断是

A. 急性胆囊炎
B. 急性胰腺炎
C. 急性溃疡病穿孔
D. 胆囊结石急性发作
E. 上尿路结石急性发作

20. 为明确诊断简便易行的检查方法是

A. B 超
B. CT
C. IVP
D. MRI
E. 肾图

四 X 型题

1. 肾结石合并真菌感染可以发生于

A. 使用免疫抑制药
B. 神经源性膀胱
C. 长期使用抗生素
D. 糖尿病
E. 尿酸结石

2. 尿路结石在以下哪些部位形成

A. 膀胱
B. 输尿管上段
C. 尿道
D. 输尿管下段
E. 肾盂

3. 影响尿路结石形成的因素包括

A. 梗阻
B. 感染
C. 异物
D. 肾损伤
E. 体质的强弱

4. 与肾结石形成有关的各种代谢性因素包括

A. pH 异常
B. 低枸橼酸尿症
C. 胰岛素抵抗
D. 尿酸增高
E. 高尿钙

5. 肾结石形成的因素肥胖，肥胖患者容易患尿酸结石和草酸钙结石，可能与（　　）有关
   A. 尿 pH 低　　B. 低枸橼酸尿症
   C. 胰岛素抵抗　　D. 尿酸增高
   E. 高尿钙
6. 临床上容易引起肾结石的梗阻性疾病包括机械性梗阻和非机械性梗阻两大类，机械性梗阻原因包括
   A. 肾小管扩张　　B. 肾盏盏颈狭窄
   C. 肾盂输尿管连接部狭窄　　D. 神经源性膀胱
   E. 膀胱输尿管反流
7. 导致感染性肾结石的常见原因包括
   A. 尿路感染　　B. 肾盏盏颈狭窄
   C. 肾盂输尿管连接部狭窄　　D. 神经源性膀胱
   E. 肾盂肾炎
8. 患者，男性，64 岁。进行性尿频，排尿困难 5 年，B 超发现前列腺增大伴有多发膀胱结石。行耻骨上经膀胱前列腺切除术，并取出膀胱结石 20 多枚，直径在 0.5～1.0cm，类圆形，表面光滑，淡黄色。为预防结石的复发，以下正确的措施是
   A. 酸化尿液　　B. 碱化尿液
   C. 多吃动物蛋白　　D. 少饮用牛奶制品
   E. 多吃富含纤维素食物
9. （　　）是肾、输尿管结石的典型表现
   A. 肾绞痛　　B. 镜下血尿
   C. 全程肉眼血尿　　D. 压痛
   E. 寒战
10. 临床上容易引起肾结石的机械性梗阻原因包括
   A. 输尿管口膨出　　B. 肾盂输尿管连接部狭窄
   C. 重复肾盂输尿管畸形　　D. 马蹄肾及肾旋转不良
   E. 肾小管扩张、肾盏盏颈狭窄
11. 结石分析包括物理方法和化学方法两类。物理分析法的主要优点是
   A. 可分析各种有机成分和无机成分　　B. 可分析晶体和非晶体成分
   C. 所需标本较少　　D. 所需标本较多
   E. 简单价廉
12. 肾结石的血生化检查，肾功能不全时可出现
   A. 高血钾　　B. 二氧化碳结合力降低

C. 低血钾　　D. 血氯升高

E. 血碱性磷酸酶升高

13. 患者，男性，41岁。跑步后出现右腰剧烈绞痛1天，尿呈淡洗肉水样，为明确诊断应做以下哪些检查

A. 尿常规　　B. 24小时尿液电解质分析

C. 血常规　　D. 肾功能检查

E. 泌尿系统X线检查

14. 逆行造影的禁忌证是

A. 下尿路感染　　B. 尿路阴性结石

C. 尿道狭窄　　D. 膀胱肿瘤

E. 泌尿系统结核

15. 肾内型肾盂，肾下盏内结石直径2.5cm，伴肾下盏积水且明显扩张者，以下可供选择的治疗方法有

A. 肾窦肾盂切开取石术　　B. 肾部分切除术

C. 肾实质切开取石术　　D. 经皮肾镜取石术

E. 经输尿管软镜碎石术

16. 患者，男性，46岁。左肾下盏多发结石，伴有下盏积水和扩张，盏颈狭窄，左肾下极皮质变薄。比较合理的手术治疗措施是

A. 肾盂切开取石术　　B. 经肾窦肾盂切开取石术

C. 肾实质切开取石术　　D. 肾部分切除术

E. 经皮肾镜取石术

17. 行肾盂的“鸟粪”石手术后，为预防结石复发的后续治疗应包括

A. 抗感染治疗　　B. 口服碳酸氢钠片

C. 多饮水　　D. 限制食物中磷的摄入

E. 口服氯化铵

五 案例分析题

（1~5题共用题干）

患者，男性，43岁。因“反复发作右肾绞痛1年”就诊。2年来常进食肉类，尤其是动物内脏，曾反复出现趾关节红、肿、热、痛等症状。泌尿系统X线检查未见异常。

1. 需要完善以下哪些检查项目，有助于患者诊断

A. 泌尿系统B超　　B. 静脉肾盂造影（IVP）

C. 血尿酸检测　　D. 尿细菌培养

E. 趾关节 X 线检查
F. 24 小时尿的尿酸检测
G. 24 小时尿的钙、磷检测
H. 再次复查泌尿系统 X 线检查
I. 尿液结晶成分分析

2. 患者腹部泌尿系统 X 线检查未见异常，以下有助于明确尿路结石诊断的检查是
A. 泌尿系统 B 超
B. IVP
C. 泌尿系统 MRI
D. 泌尿系统 CT
E. 逆行尿路造影
F. 输尿管镜检
G. 肾图
H. 放射性核素肾显像
I. 肾盂穿刺顺行造影

3. 患者尿常规检查中出现哪些异常对其诊断有临床意义
A. 尿红细胞
B. 尿比重增加
C. 尿比重减低
D. 尿 pH 升高
E. 尿 pH 降低
F. 尿无机盐结晶
G. 尿结核分枝杆菌培养阳性
H. 尿细胞学检查阳性

4. 以下属于 X 线阴性结石的尿路结石是
A. 胱氨酸结石
B. 草酸盐结石
C. 尿酸盐结石
D. 磷酸钙结石
E. 磷酸镁铵结石
F. 双膦酸盐结石

5. 以下对预防结石的复发有临床作用的药物是
A. 复方 α-酮酸片
B. 丙磺舒
C. 氯化铵
D. 碳酸氢钠
E. 枸橼酸钾
F. 螺内酯
G. 别嘌呤醇

（6~12 题共用题干）

患者，女性，36 岁。反复出现活动后肉眼血尿 3 年，每经对症处理可以缓解，近 3 个月来发作频繁，KUB 平片，发现左肾盂有不规则的“铸形”结石，5.0cm×2.5cm。尿常规可见镜下较多白细胞。

6. 入院后，患者需进行哪些具有重要临床意义的检查
A. 尿白细胞分类镜检
B. 静脉肾盂造影（IVP）
C. 磁共振尿路造影（MRU）
D. 血肾功能检测
E. 血钙、磷检测
F. 尿结晶成分分析
G. 血甲状腺素检测
H. 肾图

I. 血甲状旁腺素检测
J. 血碱性磷酸酶检测
K. 尿细菌培养 + 药物敏感试验

7. 以下对患者最为合理的治疗措施是
A. 经肾盂切开取石术
B. 经肾实质切开取石术
C. 经肾窦切开取石术
D. 体外冲击波碎石术
E. 留置双J管体外冲击波碎石术
F. 经皮肾镜取石术
G. 经输尿管镜碎石、取石术

8. 结石常对患者造成的损害有
A. 损伤肾盂，造成出血
B. 造成严重感染而影响肾功能
C. 结石长期存在可致癌变
D. 肾盂的感染可能会波及肾周围
E. 往往会发生严重肾积水，损害肾功能
F. 不及时治疗往往会引发急性肾绞痛
G. 形成肾乳头多发小结石，影响肾的排泄功能
H. 常常会出现急性完全性上尿路梗阻，严重影响肾功能

9. 如果首先对患者行体外冲击波碎石治疗，出现以下哪几种情况则不适合
A. 长期服用阿司匹林
B. 原发性高血压
C. 糖尿病
D. 装有心脏起搏器
E. 中期妊娠
F. 器质性心律失常
G. 原发性血小板减少
H. 多囊肾
I. 马蹄肾
J. 尿常规镜下可见较多白细胞

10. 患者经过第一次体外冲击波碎石治疗后，排出少量碎石。KUB 平片提示部分结石堆积于下段输尿管，形成“石街”，长度为 3cm。患者一般情况良好，患侧肾区胀痛，无发热。进一步的处理应该是
A. 大量饮水，增加活动以促进结石排出
B. 静脉输液，并用中药总攻排石治疗
C. 静脉应用广谱抗生素
D. 行输尿管镜取石术
E. 急症行输尿管切开取石术
F. 静脉输液加用利尿药促进结石排出
G. 行肾盂穿刺造瘘术，以减轻肾盂压力并缓解症状
H. 从“石街”的远端再次行体外冲击波碎石治疗

11. 经上述治疗后得到的结石外观为灰白色，质地脆，容易被粉碎。结石的成分多为

A. 胱氨酸结石
B. 草酸盐结石
C. 尿酸盐结石
D. 磷酸钙结石
E. 磷酸镁铵结石
F. 双膦酸盐结石
G. 黄嘌呤结石

12. 患者的结石治疗成功后，复查 KUB 平片提示肾内结石全部消失，为预防结石复发，应采取的措施是

A. 大量饮水
B. 口服广谱抗生素
C. 口服碳酸氢钠
D. 口服枸橼酸钾
E. 口服氯化铵
F. 限制食物中磷酸的摄入
G. 口服别嘌呤醇
H. 口服丙磺舒

（13~16 题共用题干）

患者，女性，56 岁。右腰痛伴高热 3 天就诊。泌尿系统 B 超提示右肾重度积水，左肾轻度积水，右肾皮质厚 0.4cm，左肾皮质厚 1.6cm。泌尿系统 CT 提示双侧肾盂与输尿管连接部狭窄。血液生化检测示肾功能正常。

13. 首先应对患者进行的处理是

A. 右肾造瘘术
B. 右肾盂输尿管连接部成形术
C. 右肾切除术
D. 左肾切除术
E. 左肾造瘘术

14. 患者行右肾造瘘术，引流出大量脓尿。后经积极抗感染治疗，体温逐步恢复至正常。右肾造瘘引流每日 200ml，尿比重 1.012。为进一步评价肾功能，应进行的检查是

A. 夹闭造瘘管，行放射性核素利尿肾动态检测
B. 泌尿系统增强 CT
C. 双肾 MRI
D. 尿流率检测
E. 开放造瘘管，行放射性核素尿肾动态检测
F. 双侧输尿管逆行造影

15. 3 个月后，患者行放射性核素利尿肾动态检测，提示左肾灌注正常，右肾灌注减低；肾小球滤过率（GFR）左侧为 28ml/min，右侧为 4ml/min；左侧上尿路不完全性机械性梗阻，右侧上尿路完全性机械性梗阻。对该患者应进一步采取的治疗措施是

A. 右肾切除术
B. 右肾盂输尿管连接部成形术
C. 右肾输尿管全长切除术
D. 左肾盂输尿管连接部成形术

E. 左肾切除术　　F. 左肾输尿管全长切除术

16. 患者左侧的肾盂输尿管连接部狭窄，应采取的处理措施是

A. 等待观察

B. 肾盂输尿管连接部成形术

C. 肾切除术

D. 肾造瘘术

E. 输尿管支架（双J管）置入术

F. 肾输尿管全长切除术

（17～20题共用题干）

患者，女性，49岁。反复发作左侧腰痛尿频和尿痛2年，症状加重伴高热1天入院。查体：患者消瘦，左肾区叩击痛阳性。尿常规：白细胞20～30个/高倍视野，红细胞5～10个/高倍视野。血常规：白细胞16.3×10^9/L。超声：左肾中度积水，肾盂肾盏内多发强回声，可疑多发结石。

17. 患者的泌尿系统CT检查结果如下图所示。患者需进一步完善的重要检查包括

A. 中段尿培养+药物敏感试验　　B. 静脉尿路造影

C. 肾动态显像　　D. 泌尿系统CT

E. 膀胱镜　　F. 膀胱造影

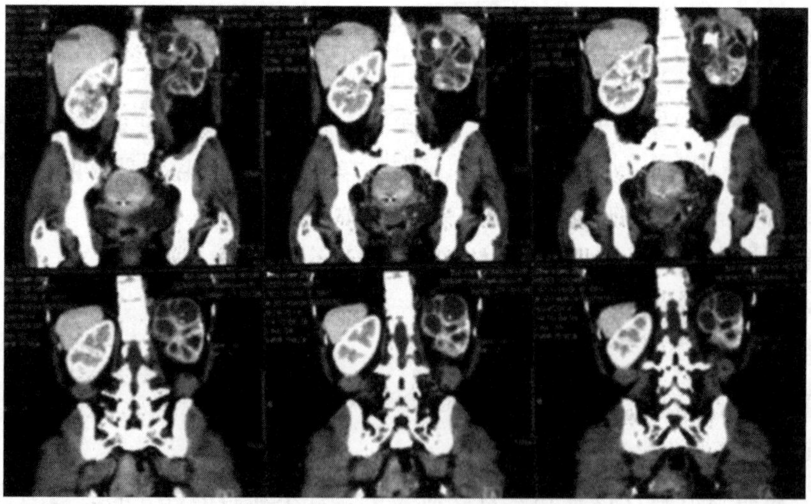

18. 患者最可能的诊断是

A. 左侧脓肾　　B. 左肾多发结石

C. 左肾钙乳症　　D. 肾实质脓肿

E. 左肾周围脓肿　　F. 左肾结核

19. 患者尿细菌抗酸染色阴性，尿培养为大肠埃希菌，肾动态显像示患侧肾小球滤过率（GFR）12ml/（min · 1.73m^3）。应给予患者的处理措施包括

A. 静脉应用广谱抗生素
B. 全身应用抗结核药
C. 膀胱镜下患侧逆行留置支架管
D. 结核菌素试验
E. 泌尿系统 MRI 检查
F. 尿沉渣抗酸染色检测

20. 下一步应给予患者的处理方案包括

A. 进一步控制感染，加强引流
B. 输尿管狭窄扩张术
C. 患肾切除术
D. 肾部分切除术
E. 经皮肾镜取石术
F. 观察病情

（21～24 题共用题干）

患者，男性，43 岁。因左腰部疼痛剧烈难忍，疼痛向睾丸和大腿内侧放射，伴恶心，呕吐 4 小时就诊。查体：T 36.6℃，HR 80 次/分，BP 150/90mmHg。轻度腹胀，腹软无压痛，左脊肋角压痛明显，左肾区叩击痛明显，肠鸣音减弱。

21. 为明确诊断，应选择的检查项目有

A. 血常规
B. 尿常规
C. 尿红细胞位相
D. 血淀粉酶
E. 尿淀粉酶
F. 泌尿系统 B 超
G. KUB 平片
H. 静脉尿路造影（IVU）
I. 腹部平片

22. 在检查的过程中，患者疼痛呈阵发性加重，即肌内注射阿托品，1 小时后仍未缓解。对患者下一步的处理措施应包括

A. 禁食
B. 胃肠减压
C. 再次肌内注射阿托品
D. 肌内注射盐酸哌替啶
E. 静脉输液加用地西泮
F. 口服或静脉注射广谱抗生素
G. 应用利尿药

23. 经上述处理，患者的疼痛症状完全缓解。泌尿系统 B 超：左肾盂轻度积水，左输尿管上段可见直径约 0.5cm 的强光点回声伴有声影。其他影像学检查未见异常。进一步临床治疗可以选择的方法有

A. 临床密切观察
B. 中药排石治疗
C. 体外冲击波碎石术
D. 输尿管镜取石术
E. 经皮肾镜取石术
F. 输尿管逆行插管结合体外冲击波碎石术
G. 输尿管切开取石术

24. 为预防本病的复发，可以采用下述哪些措施

A. 多饮水　　B. 多运动

C. 口服抗生素以预防感染　　D. 口服10%的枸橼酸钾

E. 少吃动物蛋白和牛奶制品　　F. 钠盐的摄入不用加以限制

（25~28题共用题干）

患者，男性，67岁。主因“左侧腰腹部疼痛10天，少尿1天”就诊。患者10天前无明显诱因出现左侧腰腹部绞痛，阵发性发作，无恶心、呕吐，伴尿频、尿急、尿痛，无肉眼血尿。近1天来少尿。既往双肾结石病史3年。查体：T 39.6℃，血压100/60mmHg，神志清，精神差，腹平，无压痛、反跳痛、肌紧张，墨菲征阴性，肠鸣音正常，左肾区叩击痛阳性，左侧肋脊点、肋腰点压痛阳性，双侧输尿管压痛点压痛阴性。实验室检查，尿常规：白细胞(++++)，红细胞(+)。血常规：白细胞计数$20.4\times10^9/L$，Hb 128g/L。

25. 对患者具有重要诊断意义的检查是

A. 泌尿系统超声　　B. 泌尿系统CT平扫

C. 磁共振尿路造影　　D. 腹部平片+静脉肾盂造影

E. 泌尿系统增强CT　　F. 肾图

26. 患者泌尿系统CT检查结果如下图所示，血Cr 306μmol/L。考虑患者可能的诊断是

A. 急性肾功能不全　　B. 双肾结石

C. 双输尿管结石　　D. 双肾积水

E. 左输尿管肿瘤　　F. 尿路感染

G. 左肾结核　　H. 左肾周围积液

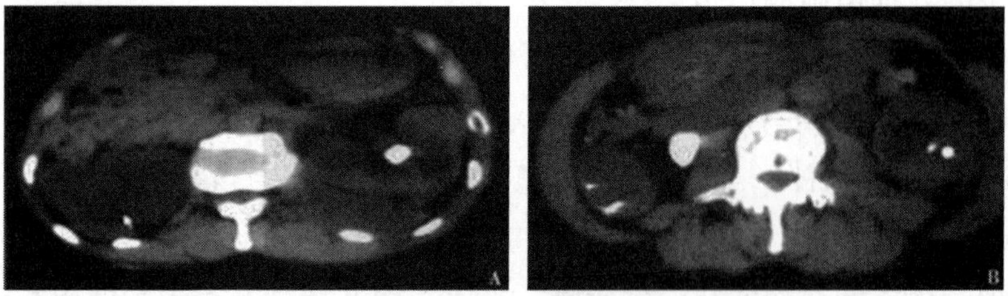

27. 患者入院后复查肾功能：肌酐（Cr）250μmol/L，血尿素氮（BUN）22.09mmol/L，K^+ 3.98mmol/L，二氧化碳16mmol/L。患者下一步较为合理的治疗方法是

A. 抗炎对症治疗　　B. 抗结核治疗

C. 双侧输尿管镜碎石取石术　　D. 左肾穿刺造瘘

E. 左肾输尿管全长切除术　　F. 左侧经皮肾镜取石术（PCNL）

G. 留置左侧双J管　　H. 右肾穿刺造瘘术

28. 患者行左输尿管双 J 管置入术，肾动态显像示左侧 GFR 28ml/min，右侧 GFR 5ml/min。结合下图，患者下一步较为合理的处理方案是

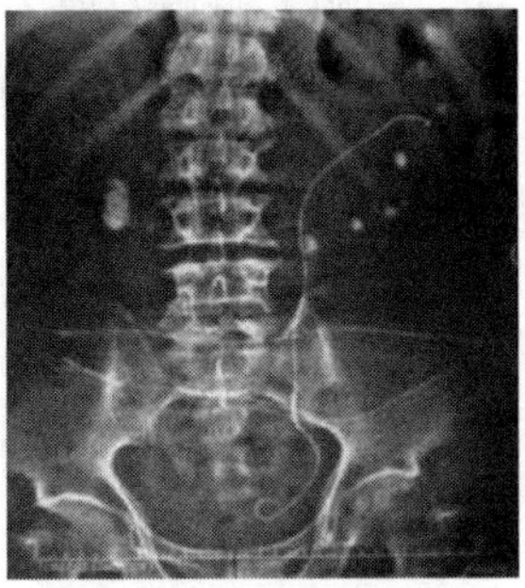

A. 左输尿管结石 ESWL
B. 左侧输尿管镜碎石取石
C. 右侧输尿管镜碎石取石
D. 左侧 PCNL
E. 右侧 PCNL
F. 双侧 PCNL
G. 腹腔镜右输尿管切开取石
H. 右肾切除术

参考答案与解析

一、A1 型题

1. E【解析】尿路结石可以对泌尿系统造成直接损伤、尿路梗阻、尿路感染及泌尿系统恶性病变等危害。

2. C【解析】上尿路结石临床表现：主要症状是腰腹部疼痛和血尿，镜下血尿更为常见，故首先考虑上尿路结石。

3. B【解析】尿路结石可分为上尿路结石和下尿路结石，前者指肾结石和输尿管结石，后者指膀胱结石和尿道结石。

4. D【解析】一侧上尿路完全梗阻一定时间可使肾功能完全丧失，梗阻时限是 6 周。

5. C【解析】肾结石的个体因素包括种族、遗传疾病、代谢性疾病、肥胖、饮食习惯和服用药物等。

6. B【解析】与肾结石形成有关的各种代谢性因素包括尿 pH 异常、低枸橼酸尿症等。其中常见的代谢异常疾病有甲状旁腺功能亢进症、远端肾小管性酸中毒、痛风，长期卧床、结节病、皮质醇增多症或肾上腺功能不全，甲状腺功能亢进症或减退，急性肾小管坏死恢复期、多发性骨髓瘤、小肠切除、克罗恩病、乳碱综合征等。

7. A【解析】先天性巨输尿管是输尿管末端肌肉结构发育异常（环形肌增多、纵形肌缺乏），导致输尿管末端功能性梗阻、输尿管甚至肾盂严重扩张、积水，选项 A 错误。

8. C【解析】当尿路变移上皮长期受到结石、炎症和尿源性致癌物质刺激时，局部上皮组织可发生增生性改变，甚至出现乳头样增生或者鳞状上皮化生，最后发展为鳞状上皮癌。

9. B【解析】药物诱发结石形成的原因有两类。一类为能够诱发结石形成的药物，包括

钙补充剂、维生素D，维生素C（每天超过4g），乙酰唑胺（利尿药）等，这些药物在代谢的过程中导致其他成分结石的形成。另一类为溶解度低的药物，在尿液浓缩时析出形成结石，药物本身就是结石的成分，包括磺胺类药物、氨苯蝶啶、茚地那韦（抗病毒药物）等。

10. D【解析】尿中抑制结晶形成和聚集的物质包括：枸橼酸、焦磷酸盐、酸性黏多糖、镁等。

11. A【解析】由于肾结石可以造成梗阻，感染不容易控制，严重时可造成败血症，出现高热、寒战，感染中毒性休克。

12. E【解析】对于所有怀疑尿路结石诊断者，都应全面采集病史，包括家族史、个人史和既往结石发作情况、排石情况、治疗方法及结局，结石成分分析结果等。

13. D【解析】饮食中动物蛋白质、精制糖过多，纤维素过少均可增加上尿路结石形成的危险性；长期卧床和各种伴有骨脱钙的疾病，均可并发上尿路结石；此外肾小管酸中毒，尿中易形成尿酸和胱氨酸结晶，会增加上尿路结石的形成。尿中枸橼酸增多，可减少草酸钙等沉积，反而会减少上尿路结石的形成，故选D。

14. E【解析】胱氨酸结石是属于家族遗产性疾病，但是并不一定会遗传给后代。结石质坚、光滑，X线检查不显影。

15. D【解析】临床上最常见的尿路结石为草酸盐结石。

16. B【解析】肾结石可引起肾区疼痛伴肋脊角叩击痛。肾区内大结石及肾盏结石，可无明显症状。结石活动或引起输尿管完全梗阻时，可出现肾绞痛。患者活动或肾绞痛后，所致黏膜损伤，出现肉眼或镜下血尿。结石引起严重的肾积水时，可触到增大的肾；双侧上尿路完全梗阻时可导致无尿。结石伴感染或输尿管膀胱壁段结石时，可有尿频、尿急、尿痛。

17. A【解析】肾绞痛和镜下血尿是肾、输尿管结石的典型表现。

18. B【解析】腹部X线平片见右上腹部有一不透X线的圆形阴影，可用腹部侧位X线片来区别为胆囊结石还是肾结石。

19. D【解析】选项D不符合尽可能保护肾功能的原则，故选项D错误。

20. B【解析】结石所致血尿的特点是活动后出现，故活动后血尿应考虑肾、输尿管结石。

21. C【解析】B超检查不能直接显示双肾功能改变，能发现X线片不能显示的小结石和透X线结石，能显示肾结构改变和肾积水等，可用于无尿、慢性肾衰竭患者、对碘剂过敏或孕妇合并结石患者；放射性核素肾显像可以评价治疗前受损的肾功能和治疗后的恢复状况。

22. E【解析】肾功能不全时可出现高血钾或二氧化碳结合力降低。远端肾小管酸中毒时，可出现低钾血症和血氯升高。甲状旁腺功能亢进时骨溶解增加，可导致血碱性磷酸酶增高。

23. B【解析】肾小球滤过率测定、放射性核系肾图、DSA 及 CT 均能判断分肾功能的检查。

24. E【解析】肾结石分析包括物理方法和化学方法两类。①物理分析法比化学分析法精确，常用的物理分析法是 X 线晶体学和红外光谱法。红外光谱法既可分析各种有机成分和无机成分，又可分析晶体和非晶体成分，所需标本仅为 1mg。②化学分析法的主要缺点是所需标本较多，而且分析结果不很精确，但该法简单价廉，可以满足临床基本需要。

25. C【解析】只有尿酸结石在腹部平片不易显影。

26. A【解析】经皮肾镜取石后判断是否存在残余结石的最佳检查方法为肾 CT。

27. A【解析】腹部平片能够发现 3mm 以上的阳性结石。

28. D【解析】肾结石 CT 检查对肾结石的诊断准确、迅速，其敏感性和特异性均超过 95% 。

29. B【解析】再次行 ESWL 至少应间隔 7 天。

30. A【解析】体外冲击波碎石的禁忌证：①结石以下有尿路梗阻。②不能治愈的出血性疾病及抗凝治疗患者。③肾功能不全者。④过分肥胖。⑤急性尿路炎症。⑥孕妇。⑦新发脑血管疾患，心力衰竭及严重心律不齐者。⑧肝功能损害者。⑨肾动脉硬化者等。故选 A。

31. D【解析】体外震波碎石是 20 世纪 80 年代的高新技术。1980 年 2 月首先由德国慕尼黑市 Chaussy 等用于临床治疗肾结石，取得良好效果。

32. D【解析】体外冲击波碎石一般认为适用于直径小于 2. 5cm 的肾结石（孤立肾者应小于 2cm），结石远端无尿路梗阻，患侧肾功能良好。并注意禁忌证。

33. D【解析】对于伴有甲状旁腺功能亢进症者，必须摘除甲状旁腺腺瘤或增生组织。

34. E【解析】腹腔镜下肾实质切开取石 + 肾盂成形术是一种复杂的泌尿外科腹腔镜手术，且出血少、创伤小、恢复快、并发症少，具有了良好的应用前景。

35. A【解析】肾结石的血生化检查：血清肌酐、尿素氮和肾小球滤过率反映总肾功能。肾功能不全时可出现高血钾或二氧化碳结合力降低。远端肾小管酸中毒时，可出现低血钾和血氯升高。甲状旁腺功能亢进症时骨溶解增加，可导致血碱性磷酸酶（ALP）升高。

36. B【解析】为预防结石复发，需酸化含尿酸铵结石和磷酸盐结石的尿液。

37. C【解析】肾部分切除术：对局限于肾上盏或肾下盏的多发结石，特别是肾盏颈部有狭窄时，肾切开取石术或肾盂切开取石术都不易取尽结石，此时可行肾部分切除术，将肾上极或肾下极连同结石一并切除。

38. E【解析】体外冲击波碎石的适应证：①肾结石。②输尿管结石：a. 直径 <1. 0cm 的上段输尿管结石是 ESWL 的最佳适应证，直径 >1. 0cm 上段结石可选 ESWL，输尿管镜取石术，PCNL。b. 直径 <1. 0cm 中下段结石可选 ESWL 或输尿管镜取石术；直径 >1. 0cm 中下段结石首选输尿管镜取石术，第二选择为 ESWL。c. 停留时间过长或结构致密的结石

ESWL 效果较差。③膀胱结石。④尿道结石，选项 E 错误。

39. E【解析】肾切除术：结石引起肾严重破坏、功能丧失，或合并肾积脓，而对侧肾功能良好者，可切除患肾。

40. C【解析】鹿角形肾结石的常用治疗方式有经皮肾镜取石术（PCNL）和 ESWL 联合治疗、PCNL 与 RIRS 联合治疗、开放性手术或腹腔镜肾切开取石术等。在选择治疗方案时应该全面评估患者的情况，并且充分考虑各种治疗方法的疗效，以及并发症的发生率等影响因素。

41. D【解析】体外冲击波的治疗方法：目前以低电能、少冲击次数，分次疗程为宜。对于双肾结石，原则为分侧碎石，先碎阻塞尿路侧；对于同侧肾、输尿管结石，应先处理输尿管结石，解除梗阻后，再治疗肾结石。每次治疗间隔应大于 2 周。孤立肾结石、小儿肾结石应适当延长间隔时间。

42. B【解析】结石体积过大常需多次碎石，长期停留已与周围组织粘连，不易击碎，或击碎后难以排出。治疗后一般性血尿不需要特殊处理，结石排出过程中可引起肾绞痛，选项 B 错误。

43. D【解析】体外冲击碎石一般不给抗生素，抗生素在结石较大、有感染症状的情况下使用，或者在治疗前尿中白细胞数超过正常值的情况下使用。

44. C【解析】体外冲击波碎石一般认为适用于直径小于 2. 5cm 的肾结石（孤立肾者应小于 2cm），结石远端无尿路梗阻，患侧肾功能良好。经皮肾镜取石术（PCNL）适用于 > 2. 5cm 的肾结石、ESWL 后残留结石或未被粉碎的结石；移植肾、马蹄肾、旋转异常的肾结石亦可实施 PCNL。经尿道输尿管镜肾结石碎石术适应证：①肾外型肾盂，且结石位于肾盂。②肾上盏结石，则上盏与输尿管腔相对较直，结石的长径≤3cm，且为单个结石。③同时合并有输尿管结石。

45. B【解析】体外冲击波最不容易击碎的结石成分为一水草酸钙。

46. D【解析】体外冲击波碎石的治疗后处理：①术后需对血尿、腰痛、感染及石街形成等可能出现的症状密切观察，并做相应处理。②较大结石或感染性结石必须常规应用广谱抗生素 3~5 天。②小结石，碎石效果好，可适当活动，多饮水有利碎石排出。大结石，碎石效果好，可卧床休息，以防碎石排出过程中石街形成。④体位排石。⑤收集尿中碎石，行结石成分分析，以便采取预防复发的措施。

47. B【解析】肾盏为经皮肾镜手术时的最佳穿刺通道。

48. C【解析】参见 A1 型题第 39 题解析。

49. E【解析】肾结石并发尿路狭窄、尿漏的主要原因有输尿管、肾盂输尿管连接部或肾盏的梗阻因素未解决，术后引流不畅；术中肾盂严重撕裂；术中结石块或小结石滑入输尿管引起梗阻；术后误将肾盂造瘘管、肾周围引流管过早拔除。估计术后有可能尿瘘、狭窄者，术中可放置输尿管内支架管。尿路原有梗阻性病变应尽可能一并手术处理。

50. B【解析】经皮肾镜取石术是一种安全有效的治疗上尿路结石的方法。主要并发症包括：①出血。②肾集合系统损伤。③肾毗邻器官损伤。④感染。最常见的为出血。

二、A2 型题

1. C【解析】该患者双肾多发结石，血尿酸及尿尿酸均增高，可能为尿酸代谢障碍。

2. E【解析】结石是泌尿系统中比较常见的疾病之一，其形成与多种因素有关，如饮食习惯、代谢紊乱、尿路感染等。通过采取一系列的措施可以避免结石再次发生，常见的措施如下。①养成多饮水的习惯（选项 A)：多饮水可以增加尿液的排出量，减少结晶物质在尿液中的浓度，从而降低结石的发生率。②去除尿路梗阻因素（选项 B)：如果存在尿路梗阻，应及时就医治疗，以免引起尿液淤积和继发性感染，使结石更容易形成。③积极治疗尿路感染（选项 C)：尿路感染有可能导致尿液变得酸性，从而促进结石的形成，因此应及时治疗尿路感染，避免复发。④鼓励多活动（选项 D)：适当的体育锻炼可以促进血液循环和新陈代谢，预防结石的形成。选项 E，碱化尿液，口服别嘌呤醇：别嘌醇可用来治疗伴有高尿酸尿症的草酸钙肾结石，这部分患者可同时伴有高尿酸血症或不伴高尿酸血症。但并不是避免结石再次发生的首选方法，因为长期使用可能会导致其他副作用，甚至有一定的致死性，用药过程中一旦发现皮疹必须立即停药。

3. E【解析】对于病变局限，肾外有活动性结核病灶，或晚期肾结核（双侧)，均应使用抗结核药治疗。体外冲击波碎石术一般认为适用于直径小于 2.5cm 的肾结石（孤立肾者应小于 2cm)，结石远端无尿路梗阻，患侧肾功能良好。并注意禁忌证。

4. E【解析】感染性结石（磷酸钙结石及磷酸镁铵结石）的预防：控制感染，取出结石；酸化尿液，应用脲酶抑制药如氯化铵，有控制结石长大作用。

6. A【解析】肾盂输尿管连接部成形术，主要解决患者肾盂与输尿管连接部分的血管异位。由于肾盂与输尿管的连接部分，有一纤维肌肉环或偶尔同时存在异位血管，可造成狭窄，引起肾盂积水。如肾实质尚属正常，肾功能有恢复的可能者，应用手术方法解除梗阻。

7. A【解析】尿酸结石的诊断具体如下。①X 线：尿路平片不显影，X 线造影片表现为负影，若混有草酸钙、磷酸钙等成分，则表现为密度不一的结石影。②B 超：可见高回声区伴声影。③CT：对尿酸石的诊断很有帮助，尿酸结石密度的 CT 值为 300~400HU，远低于胱氨酸结石，但远高于血块、肿瘤等病变。④尿液呈持续性酸性，pH 值均低于 6.0，大多数在 5.5 以下。⑤尿沉渣检查可见淡红色的尿酸结晶。⑥血和 24 小时尿中尿酸可增高，也可正常或低于正常。

8. C【解析】磷酸镁铵结石：由于这种结石生长迅速，易被肾内集合系统塑形，往往可以长成较大的鹿角形结石。

9. C【解析】肾结石的临床表现：①疼痛。②血尿。③排石史。④其他症状：肾结石常见并发症是阻塞和感染。也有患者因尿路感染而就医。阻塞会引惹起肾积水，呈现上腹痛或腰部肿块。鹿角形结石疼痛症状并不突出，易被忽视，患者常因体检时发现肾积水而就诊，临床上并不少见。一般肾结石不会引起高血压，故选项 C 不考虑。

10. B【解析】肾结石 CT 检查：CT 平扫对肾结石的诊断准确、迅速，其敏感性和特异性均超过 95%，高于 KUB 平片和 IVU，能够检出其他影像学检查不能发现的小结石和尿酸结石。如 CT 未发现尿路结石，可以避免 IVU 等使用对比剂的检查。不同的 CT 值可以反映结石的成分、硬度及脆性，可以为体外碎石等治疗方法的选择提供参考。CT 值超过 1000HU 的结石不容易被击碎，CT 测算皮肤到结石的距离超过 10cm 者残余结石的比例较高。磁共振成像（MRI）对尿路结石的诊断不敏感，结石在 MRI 的 T_1、T_2 加权像上都表现为低信号。但磁共振尿路造影（MRU）能够了解上尿路梗阻的形态，而且不需要对比剂即可获得与静脉尿路造影同样的效果，不受肾功能改变的影响，没有放射性，适合于对对比剂过敏者、肾功能受损者、未控制的甲状腺功能亢进症患者以及儿童和孕妇等。

11. E【解析】经膀胱镜输尿管置管术，手术创伤较小，一般没有风险，偶见置管不成功。逆行肾盂造影适用于肾、肾盂、输尿管及膀胱畸形、梗阻性疾病、结石、肿瘤，是泌尿外科的重要检查手段。

12. E【解析】逆行肾盂造影适用于：①常规静脉肾盂造影观察不满意者。②不适合做静脉肾盂造影检查者，如心、肝、肾功能异常及碘过敏者。③为了详细观察尿路的解剖形态。④确定血尿患者尿路内有无占位性病变。⑤确定 X 线片所见腹内致密钙化影与尿路的关系。其优点是显影清晰，不受肾分泌功能的影响。缺点是易发生尿路感染，故多作为选择性应用。

13. D【解析】参见 A2 型题第 11 题解析。

14. D【解析】逆行尿路造影是泌尿外科的重要检查手段。有尿道狭窄、前列腺增生、最近的下尿路外伤或手术禁忌作膀胱镜检查的疾病时，不能做逆行尿路造影。对因各种原因使排泄性尿路造影时上尿路显影不满意或对对比剂过敏的患者，为明确诊断，需进行逆行尿路造影。即通过膀胱镜向一侧或双侧输管内插入输尿管导管直到肾盂内，注入对比剂以显示病变的部位。

15. E【解析】患者 1 个月前行左肾切开取石术，现出现左侧腰痛伴畏寒、高热，考虑肾周围感染可能性，行 X 线检查可发现左肾轮廓不清。

16. E【解析】肾实质切开取石术：适用于鹿角形肾盂肾盏结石或肾盏内的多发结石、经肾盂无法取出或不易取净的结石。需广泛切开肾实质，要求肾局部低温。

17. C【解析】体外冲击波碎石术（ESWL）一般认为适用于直径小于 2.5cm 的肾结石（孤立肾者应小于 2cm），结石远端无尿路梗阻，患侧肾功能良好。并注意禁忌证。

18. A【解析】肾切除术：结石引起肾严重破坏、功能丧失，或合并肾积脓，而对侧肾功能良好者，可切除患肾。

19. B【解析】参见 A2 型题第 17 题解析。

20. D【解析】肾结石一般治疗具体如下。①饮水：患者每日应大量饮水，以维持每日 2~3L尿量，并尽量做到睡前饮水和夜间起床时饮水。②饮食调节：采用低嘌呤、低钙、低磷、低草酸的饮食，限制高蛋白、高脂肪饮食，增加纤维素食品摄入。③急性肾绞痛的治疗：当肾绞痛发作时，肌内注射阿托品 0.5mg 和哌替啶 50mg，或肌内注射吗啡 10mg、阿托品 0.5mg 或山莨菪碱 10mg 以解痉镇痛，也可肌内注射孕酮 20mg，对镇痛和排石均有一定作用。吲哚美辛栓 100mg 直肠内用药，在疼痛发作时用药，约 20 分钟后，75% 患者的肾绞痛即完全缓解。静脉补充液体，液体内加入地塞米松 5mg，山莨菪碱 10mg，并选用抗生素，起到较好的抗炎、解痉、镇痛作用。④排石治疗：包括中、西药，解痉，利尿，针灸等，对结石排出有促进作用。⑤控制感染：根据细菌培养及药物敏感试验结果合理选用抗菌药物。⑥应用预防结石的药物。

21. D【解析】该患者伴有叩击痛、深压痛，故应先镇痛。参见 A2 型题第 17 题解析。

22. C【解析】该患者可能为肾结石，且只发现肾盂内存在结石，故应用内腔镜碎石术。

23. A【解析】输尿管切开取石术是治疗输尿管结石的手术方法。适用于：①输尿管结石直径大于 1cm，或表面不规则，呈多角形者。②尿路狭窄，或结石位置固定（因有多次感染发作致局部炎症引起较重粘连）者。③输尿管结石合并感染经治疗无效，或合并肾盂积水，严重威胁肾功能者。④双侧输尿管结石梗阻引起尿闭者。

24. A【解析】参见 A2 型题第 17 题解析。

25. D【解析】上尿路结石的临床表现具体如下。①疼痛：肾、输尿管结石引起的疼痛常位于肋脊角、腰、腹部，呈阵发性或持续性，可表现为钝痛或绞痛。大而活动度小的肾结石可无痛。小而活动度大的结石疼痛较重，甚至出现肾绞痛。疼痛呈刀割样，位于腰、腹部，并向下腹、外阴放射，常伴恶心、呕吐。②血尿：血尿为另一重要症状。疼痛后出现血尿，多在身体活动时出现。③膀胱刺激征：下段输尿管结石或伴感染时，可出现尿频、尿急、尿痛。④恶心呕吐。

26. D【解析】肾周围感染：肾内感染蔓延至肾周围间隙，多数肾周围脓肿由此途径感染，包括肾皮质脓肿、慢性或复发性肾盂肾炎（由于存在尿路梗阻）、肾积脓黄色肉芽肿性肾盂肾炎等。

27. A【解析】肾盂切开取石术适用于 > 1cm 的肾盂结石，或易从肾盂钳取的肾盂肾盏结石。肾盂肾盏内多发性小结石、结石碎屑、小盏内不易钳取的结石及残余结石可用凝块法肾盂切开取石术。

28. B【解析】参见 A2 型题第 23 题解析。

29. A【解析】参见 A2 型题第 27 题解析。肾盂成形术主要是用于解决患者肾盂与输尿管连接部分的血管异位现象。

30. C【解析】参见 A2 型题第 27 题解析。

31. B【解析】参见 A1 型题第 37 题解析。

32. C【解析】参见 A2 型题第 17 题解析。

33. C【解析】参见 A1 型题第 39 题解析。

34. D【解析】非手术疗法一般适合于结石直径小于 1cm、周边光滑、无明显尿流梗阻及感染者，对某些临床上不引起症状的肾内较大鹿角形结石亦可暂行非手术处理。

35. A【解析】参见 A1 型题第 39 题解析。

三、A3/A4 型题

1. D【解析】肾结石血常规：肾绞痛时可伴血白细胞计数短时轻度升高。结石合并感染或发热时，血白细胞计数可明显升高，此时需同时行血培养及药物敏感试验。结石导致肾功能不全时，可有贫血表现。B 超对肾结石的诊断准确性较高，可以用于肾结石的筛查和复查。B 超没有放射性，可以用来诊断孕妇肾结石。肾结石的 B 超表现为肾集合系统中的强回声光团，后方伴声影。B 超还可以用于了解是否存在肾积水，肾盂肾盏扩张的程度。通过对肾大小，肾实质厚度的测量以及肾实质回声的特点，来初步评价肾功能。

2. E【解析】大部分肾结石在 KUB 平片上表现为不透 X 线的阴影或致密影（X 线阳性结石），KUB 平片可以直观地判断阳性结石的位置、数目、大小、形态。约 90% 的肾结石为阳性结石。KUB 平片可以初步诊断肾结石，并用于 X 线阳性结石治疗后的复查。静脉肾盂造影是指经静脉注射对比剂，通过肾排泄到尿路，以观察肾实质、肾盂、肾盏、输尿管及膀胱的一种全尿路病变检查方法。

3. C【解析】参见 A2 型题第 17 题解析。

4. D【解析】草酸钙结石一般呈黄褐色或青铜色，表面光滑（草酸钙一水合物）、粗糙（草酸钙二水合物）或桑椹状，大小不一，质地坚硬，多见于酸性或中性尿。

5. C【解析】摄入较多的富含草酸的食物（如巧克力、坚果、菠菜）和动物蛋白饮食可以导致高草酸尿症，故草酸结石患者应少吃。

6. E【解析】通过膀胱镜进行输尿管逆行插管上尿路造影，为有创检查，不作为肾结石的常规检查手段。对 B 超、KUB 平片等不能明确是否存在肾输尿管结石者，而且对对比剂过敏不能行 IVU 检查或 IVU 尿路不显影或显影不良，又无条件行 CT 检查者，可行逆行造影。逆行造影可以清晰直观地显示上尿路，判定是否同时存在肾盂输尿管连接部狭窄等解剖因素。

7. E【解析】参见 A2 型题第 29 题解析。

8. D【解析】肾盂输尿管连接部梗阻的典型症状：①部分患者肾积水严重，可能出现腹部肿块，肿块多呈囊性感，表面光滑无压痛。②可能出现肾绞痛并伴有恶心、呕吐等现象。

在大量饮水后有时会出现腰痛。③如果是孤立肾或对侧肾功能受损，部分患者在晚期可能有肾功能不全表现，如无尿、贫血、生长发育迟缓及厌食等消化系统紊乱症状。④部分患者可能因为该疾病导致的肾内血管受压而使肾素分泌增多，从而出现高血压症状。

9. A【解析】肾脏的 CT 检查目的在于检查肾脏疾病，如结石、炎症、肿瘤等。

10. A【解析】IUV 右肾不显影，不可进行 MRU 检查。

11. C【解析】血尿在尿常规检测中较为常见，红细胞相差显微镜检查尿中红细胞形态是判断血尿来源的重要方法之一，不适用于该患者。

12. A【解析】参见 A3/A4 型题第 9 题解析。

13. D【解析】参见 A3/A4 型题第 2 题解析。

14. A【解析】参见 A2 型题第 25 题解析。

15. D【解析】参见 A2 型题第 17 题解析。

16. E【解析】一般结石 <0.6cm，无明显尿路梗阻感染症状，可先行保守疗法，故本题选药物治疗。当肾绞痛发作时，肌内注射阿托品 0.5mg 和哌替啶 50mg，或肌内注射吗啡 10mg、阿托品 0.5mg 或山莨菪碱 10mg 以解痉镇痛，也可肌内注射孕酮 20mg，对镇痛和排石均有一定作用。吲哚美辛栓 100mg 直肠内用药，在疼痛发作时一般用药后大约 20 分钟，75% 患者的肾绞痛即完全缓解。静脉补充液体，液体内加入地塞米松 5mg，山莨菪碱 10mg，并选用抗生素，起到较好的抗炎、解痉镇痛作用。

17. C【解析】患者治疗后出现尿流中断及排尿终末痛，考虑输尿管结石脱落到膀胱所致。

18. D【解析】肾结石患者的一般治疗为每日大量饮水，以维持每日 2~3L 尿量，并尽量做到睡前饮水和夜间起床时饮水。

19. E【解析】参见 A2 型题第 25 题解析。

20. A【解析】B 超对肾结石的诊断准确性较高。可以用于肾结石的筛查和复查。B 超没有放射性，可以用来诊断孕妇肾结石。还可以了解是否存在肾积水，以及肾盂肾盏扩张的程度。通过对肾大小，肾实质厚度的测量以及肾实质回声的特点，来初步评价肾功能。

四、X 型题

1. ABCD【解析】肾结石合并真菌感染可以发生于糖尿病、神经源性膀胱、长期使用抗生素及使用免疫抑制药。

2. AE【解析】尿路结石在膀胱及肾盂形成。

3. ABCD【解析】感染、梗阻、异物及肾损伤均是影响尿路结石形成的因素。

4. AB【解析】与肾结石形成有关的各种代谢性因素包括尿 pH 异常、低枸橼酸尿症等。

5. ACDE【解析】肥胖患者容易患尿酸结石和草酸钙结石，可能与胰岛素抵抗造成尿 pH 低、尿酸增高和高尿钙有关。

6. ABC【解析】临床上容易引起肾结石的梗阻性疾病包括机械性梗阻和非机械性梗阻两大类。①机械性梗阻原因包括肾小管扩张、肾盏盏颈狭窄、肾盂输尿管连接部狭窄、马蹄肾及肾旋转不良、重复肾盂输尿管畸形、输尿管狭窄、输尿管口膨出等。②非机械性梗阻原因包括神经源性膀胱、膀胱输尿管反流和先天性巨输尿管等。

7. AE【解析】导致感染性肾结石的常见原因包括尿路感染及肾盂肾炎。

8. BDE【解析】肾结石治疗后一般情况下不排除复发的可能。生活中可以注意调养，预防结石复发、多喝水、多做有氧运动、碱化尿液、适当限制钙的摄入量、少吃含嘌呤碱高的食物，比如动物内脏等。限制各种肉类虾类高蛋白食物。少吃鸡蛋，牛奶，花生等。多吃新鲜的水果和蔬菜。定期复查。

9. AB【解析】肾绞痛和镜下血尿是肾、输尿管结石的典型表现。

10. ABCDE【解析】参见X型题第6题解析。

11. ABC【解析】结石分析包括物理方法和化学方法两类。①物理分析法比化学分析法精确，常用的物理分析法是X线晶体学和红外光谱法。红外光谱法既可分析各种有机成分和无机成分，又可分析晶体和非晶体成分，所需标本仅为1mg。②化学分析法的主要缺点是所需标本较多，而且分析结果不很精确，但该法简单价廉，可以基本满足临床需要。

12. AB【解析】肾结石血生化检查：血清肌酐、尿素氮和肾小球滤过率反映总肾功能。肾功能不全时可出现高血钾或二氧化碳结合力降低。远端肾小管酸中毒时，可出现低血钾和血氯升高。甲状旁腺功能亢进症时骨溶解增加，可导致血碱性磷酸酶（ALP）升高。

13. AE【解析】尿常规检查属于常规检查，也是一个很重要的检查，通过尿常规检查可以了解泌尿系统的疾病以及部分泌尿系统之外的疾病。尿路平片可以显示肾大小和位置，主要用于查出尿路结石，绝大多数尿路结石均可被X线片显示。

14. ACE【解析】逆行造影的禁忌证有膀胱结核，尿道急性感染疾患，尿道狭窄，泌尿系统损伤、下尿路感染等。

15. CD【解析】肾实质切开取石术适用于鹿角形肾盂肾盏结石或肾盏内的多发结石、经肾盂无法取出或不易取净的结石。需广泛切开肾实质，要求肾局部低温。经皮肾镜取石术（PCNL）适用于 >2.5cm 的肾结石、ESWL后残留结石或未被粉碎的结石；移植肾、马蹄肾、旋转异常的肾结石亦可实施PCNL。既往行开放手术者也可施行，特别要注意拟定穿刺径路，避免损伤邻近脏器。对于大结石需与ESWL并用时，宜采用PCNL、ESWL再行PCNL的顺序。

16. CD【解析】肾部分切除术对局限于肾上盏或肾下盏的多发结石，特别是肾盏颈部有狭窄时，肾切开取石或肾盂切开取石都不易取尽结石，此时可行肾部分切除术，将肾上极或肾下极连同结石一并切除。肾实质切开取石术适用于鹿角形肾盂肾盏结石或肾盏内的多发结石、经肾盂无法取出或不易取净的结石。需广泛切开肾实质，要求肾局部低温。

17. ACDE【解析】预防结石复发的治疗：①抗感染治疗。②多饮水。③限制食物中磷的摄入。④口服氯化铵。

五、案例分析题

1. ABCF【解析】泌尿系统 B 超检查可以发现很多泌尿系统的病变，比如肾的病变，如肾囊肿、肾结石、肾积水等。还可以发现膀胱的病变，如膀胱结石、膀胱憩室、前列腺增生症、前列腺炎等。泌尿系统 B 超检查安全、没有创伤、方便易行，在临床上应用广泛。静脉肾盂造影是指经静脉注射对比剂，通过肾排泄到尿路，以观察肾实质、肾盂、肾盏、输尿管及膀胱的一种全尿路病变检查方法。血尿酸检测是检查痛风的主要方法。尿酸是体内核酸中嘌呤分解的最终产物。大部分经肾排出。当肾功能受损时，尿酸易潴留于血中而导致血中含量升高。在肾病变早期，血中尿酸浓度常首先升高，24 小时尿酸检测可以确定肾病变。

2. ABDE【解析】泌尿系统 CT 检查不仅能显示肾盂、肾盏及膀胱内腔，还能显示肾实质和膀胱壁。逆行尿路造影是泌尿外科的重要检查手段。有尿道狭窄、前列腺增生、最近的下尿路外伤或手术禁忌做膀胱镜检查的疾病时，不能做逆行造影。参见案例分析题第 1 题解析。

3. AE【解析】尿常规检查主要包括白细胞、红细胞、pH、蛋白及亚硝酸盐等。pH 高于 7.0 提示感染性结石或者肾小管性酸中毒（选项 D 错误）；pH 低于 5.5 提示痛风体质引起的尿酸结石（选项 E 正确）。肾结石患者尿中常出现红细胞和脓细胞（选项 A 正确），值得注意的是，尿检白细胞正常不能排除上尿路感染，而尿中检出白细胞也可能是非感染性肾脏疾病。尿蛋白一般为阴性或微量。尿亚硝酸盐阳性多见于大肠埃希菌等革兰氏阴性菌引起的尿路感染（选项 F 错误），当尿中细菌数大于 10^5/ml 时多呈阳性反应，反应的程度与尿液中细菌数成正比。

4. AC【解析】胱氨酸结石、尿酸盐结石均为 X 线阴性的尿路结石。

5. DEG【解析】该患者尿酸结石用枸橼酸氢钾钠（选项 E）、碳酸氢钠（选项 D）碱化尿液，口服别嘌呤醇（选项 G），以抑制结石形成。丙磺舒（选项 B）为促进尿酸排泄药，本类药可抑制近端肾小管对尿酸盐的重吸收，使尿酸排出增加，从而降低血尿酸浓度，减少尿酸沉积，但升高尿尿酸水平而易导致肾结石。其余复方 α-酮酸片（选项 A）、氯化铵（选项 C）、螺内酯（选项 F）均不能有效预防结石的复发，因为它们对结石成分没有明显的溶解或抑制作用，且无法改变尿液状态。

6. BDEIK【解析】该患者可能为肾结石，应该进行的检查：①静脉肾盂造影（IVP）。②血钙、磷检测。③尿细菌培养 + 药物敏感试验。④血肾功能检测。⑤血甲状旁腺素检测。

7. EF【解析】经皮肾镜取石术（PCNL）适用于 >2.5cm 的肾结石、ESWL 后残留结石或未被粉碎的结石；移植肾、马蹄肾、旋转异常的肾结石亦可实施 PCNL。经尿道输尿管镜肾结石碎石术适应证：①肾外型肾盂，且结石位于肾盂。②肾上盏结石，则上盏与输尿管腔相对较直，结石的长径≤3cm，且为单个结石。③同时并有输尿管结石。

8. ABCD【解析】结石的症状表现：①腰痛。②血尿。③发热。④无尿和急性肾功能不全。⑤损伤肾盂，造成出血。⑥造成严重感染而影响肾功能。⑦肾盂的感染可能会波及肾周围。⑧肾积水和慢性肾功能不全。⑨结石长期存在可致癌变。

9. ADEFG【解析】体外冲击波碎石有绝对禁忌证和相对禁忌证，前者主要是妊娠期结石。相对禁忌证有两种含义，一是指在无充分准备的情况下，不应行冲击波碎石，应当控制和纠正基础疾病后再进行。二是在碎石后出现并发症时有相应的补救措施。具体包括：结石远端尿路梗阻、少尿期慢性非梗阻性肾功能不全、尿路感染、出凝血功能障碍、泌尿系统结核，结石大于2cm、严重心律失常。除此之外还包括长期服用阿司匹林、装有心脏起搏器及器质性心律失常等。

10. CDH【解析】静脉应用广谱抗生素具有杀菌、抗感染的作用。输尿管镜肾结石取石术适应证：①肾外型肾盂，且结石位于肾盂。②肾上盏结石，则上盏与输尿管腔相对较直，结石的长径≤3cm，且为单个结石。③同时并有输尿管结石。体外冲击波碎石（ESWL）一般认为适用于直径小于2.5cm的肾结石（孤立肾者应小于2cm），结石远端无尿路梗阻，患侧肾功能良好。

11. DEF【解析】磷酸钙结石、磷酸镁铵结石及双膦酸盐结石均外观为灰白色，质地脆，容易被粉碎。

12. ABEF【解析】大量饮水能增加尿量，稀释尿中形成结石物质的浓度，减少晶体沉积，成人24小时尿量在2000ml以上，这对任何类型的结石都是一项很重要的预防措施（选项A）。该患者尿常规检查镜下可见较多白细胞，感染证据明显，可口服广谱抗生素（选项B）。磷酸镁铵结石的形成往往与尿路感染有关，通常在碱性尿液中容易生成尿路结石，在治疗和预防中抗感染和酸化尿液是常规治疗方法。口服氯化铵及限制食物中磷酸的摄入（选项E、F）可以起到酸化尿液的作用。

13. A【解析】肾造瘘术是一种高位尿流改道的方法，在泌尿外科有较重要的用处。肾造瘘术本身是一种单独手术，有时亦应用于肾脏其他手术如肾盂成形术后。在肾盂积脓时肾造瘘术则是一种紧急措施。目前由于泌尿外科内镜技术的发展，肾造瘘术由解决肾盂引流发展到经皮肾造瘘碎石、取石，通过肾造瘘引流，可在体外冲击波碎石的治疗中进行造影检查，确定结石的位置，而留置的肾造瘘管可使ESWL治疗后碎石易排出体外，避免碎石堵塞输尿管，又能进行再次经皮肾造瘘碎石治疗，成为结石治疗中的辅助手段。

14. A【解析】术中出血较多者，夹闭造瘘管利于止血，并进行放射性核素利尿肾动脉检测，观察肾病变畸形等。

15. A【解析】肾切除术：结石引起肾严重破坏、功能丧失，或合并肾积脓时，而对侧肾功能良好者，可切除患肾。

16. A【解析】该患者左侧的肾盂输尿管连接部狭窄，应进行等待观察。

17. ABD【解析】中段尿培养检查的临床意义是对怀疑或诊断为尿路感染的患者进行检查，并明确其感染的是何种病原体。如果培养出细菌或真菌，则进一步做药物敏感试验，可以发现这些细菌或真菌对哪种抗生素敏感或耐药，指导临床用药治疗尿路感染和观察疗效。静脉尿路造影能了解肾、输尿管、膀胱的形态、位置，尿路是否有功能性或器质性异常，还可以判断肾的排泄功能，对鉴别肾盂肾炎、肾结核、肾肿瘤有一定的意义。静脉尿路造影在诊断肾盂肿瘤、输尿管肿瘤及膀胱肿瘤方面有特别重要的意义，是以上几种肿瘤诊断的基础性检查之一。泌尿系统 CT 检查不仅能显示肾盂、肾盏及膀胱内腔，还能显示肾实质和膀胱壁等疾病。

18. ABF【解析】脓肾：①患侧肾区肾轮廓，形态消失。②该肾区为一较大的囊状结构充填，其中无肾结构。③囊状物为孤立的结构，与周围器官无关。④须排除肝、胆、脾、胰及其邻近器官与组织的囊性疾病。临床表现可有全身感染中毒的症状，如急性期的发烧、虚弱无力，慢性期的低热、消瘦、贫血以及肾区痛，肾区叩击痛、肾肿大、血液化验呈白细胞增多，核左移。特征性的表现为脓性尿，肉眼及镜下均可发现。肾结石尿常规大多数患者可见到红细胞，如运动后尿中红细胞多于运动前，有诊断意义。伴感染时，可见到脓细胞。血常规：肾绞痛时可伴血白细胞计数短时轻度升高。结石合并感染或发热时，血白细胞计数可明显升高，此时需同时行血培养及药物敏感试验。结石导致肾功能不全时，可有贫血表现。肾结核的临床表现：①尿频、尿急、尿痛等膀胱刺激症状。②血脓和/或脓尿。③局部症状：少数患者当肾破坏严重引起结核性肾积脓或肾周围炎时，可出现腰酸、腰痛，肾区可触及肿大的肾并有压痛。

19. ACDF【解析】患者尿细菌抗酸染色阴性，尿培养为大肠埃希菌，应静脉应用广谱抗生素（选项 A）；该患者考虑左肾结核，应做结核菌素试验（选项 D），并做尿沉渣抗酸染色检测，以寻找结核分枝杆菌的存在，了解感染的情况并作出相应的治疗方案（选项 F）。膀胱镜下患侧逆行留置支架管，以排除尿路梗阻，排除积水，缓解相关症状（选项 C）。

20. C【解析】结石引起肾严重破坏、功能丧失，或合并肾积脓，而对侧肾功能良好者，可切除患肾。

21. ABFG【解析】该患者可能为肾结石，应进行的检查项目包括血常规、尿常规、泌尿系统 B 超、KUB 平片。

22. CDE【解析】该患者疼痛症状仍未缓解，可以继续肌内注射阿托品，或者其他镇痛药。盐酸哌替啶为人工合成的阿片受体激动药，属于苯基哌啶衍生物，是一种临床应用的合成镇痛药，为白色结晶性粉末，味微苦，无臭，其作用和机理与吗啡相似，但镇静、麻醉作用较小，仅相当于吗啡的（1/10）~（1/7）。地西泮具有抗焦虑、抗癫痫、镇静、松弛骨骼肌及消除记忆的作用，常用于医治焦虑、失眠、肌肉痉挛及部分癫痫症。

23. AB【解析】该患者应该进行临床密切观察，同时进行中药排石治疗。中药排石汤具有使胆汁分泌增加、胆囊收缩、胆总管下端括约肌舒张等调节作用。

24. ABE【解析】肾结石是常见的尿路结石，通常是由钙质沉积引起的，跟平时的饮食习惯有关系。患者平时要保证每天的饮水量，尽量不要过多食用富含草酸钙的食物。避免久坐，适当进行体育锻炼，定期复查。

25. B【解析】CT 检查已经成为临床上最常用的影像学检查方法之一，具有扫描速度快、密度分辨率高、空间分辨率高等优点。泌尿系统 CT 检查有重要的临床应用，可用于诊断多种肾疾病。如果存在双侧肾上腺皮质增生、肾结石、肾脓肿等症状，都需要做泌尿系统 CT 检查具体的病因。

26. ABCDFH【解析】①患者主诉少尿，食欲缺乏，肌酐值为 306μmol/L，可提示急性肾功能不全（A 对）。②CT 检查提示双肾结石，左侧腰腹部压痛，不除外输尿管结石（B、C 对）。③CT 检查可见两侧高密度影，提示结石梗阻所致双肾积水（D 对）。④尿常规、血常规提示尿路感染（F 对）。⑤CT 检查提示左肾周围积液可能性大（H 对）。

27. ADGH【解析】根据患者目前诊断，应行抗炎对症治疗，左肾穿刺造瘘并留置左侧双 J 管，右肾穿刺造瘘术。

28. ABD【解析】行左侧输尿管双 J 管置入术后，左侧肾功能改善明显，提示左肾为功能肾，应积极处理原发病。针对左肾、输尿管结石，可行左侧 ESWL 或左侧输尿管碎石取石术或左侧 PCNL，故 ABD 正确。

急性肾衰竭

慢性肾衰竭

第二十章　肾功能异常

急性肾小管坏死

肾移植

一 A1 型题

1. 急性肾衰竭时可出现的电解质紊乱是
   A. 高钠血症　　B. 高镁血症
   C. 高钙血症　　D. 高氯血症
   E. 低磷血症
2. 急性肾衰竭少尿期最常见的酸碱失衡是
   A. 代谢性酸中毒　　B. 呼吸性酸中毒
   C. 代谢性碱中毒　　D. 呼吸性碱中毒
   E. 呼吸性酸中毒合并代谢性碱中毒
3. 肾毒性急性肾衰竭形态学变化最明显的部位是
   A. 髓袢　　B. 肾间质
   C. 肾小囊　　D. 近端肾小管和集合管
   E. 近端肾小管曲部和直部
4. 以下不符合急性肾衰竭病理变化的是
   A. 肾间质水肿　　B. 肾小管管腔阻塞
   C. 肾小管基底膜裸露　　D. 肾小管上皮细胞萎缩
   E. 肾小管上皮细胞片状或和灶状坏死
5. 急性肾衰竭少尿或无尿期常见的致死原因是
   A. 低钠血症　　B. 低氯血症
   C. 高镁血症　　D. 高钾血症
   E. 高磷血症与低钙血症
6. 急性肾衰竭少尿、无尿期治疗最应注意
   A. 高蛋白、高热量、少盐饮食　　B. 高血钾及补液的量
   C. 要治疗并发症　　D. 注意血压
   E. 心力衰竭
7. 急性肾衰竭少尿期最常见的血镁、磷、钙代谢异常是
   A. 高镁、高磷、低钙　　B. 低镁、高磷、低钙

C. 高镁、低磷、高钙　　D. 低镁、高磷、高钙
E. 高镁、高磷、高钙

8. 以下关于急性肾衰竭的叙述正确的是
A. 肾性急性肾衰竭时通常尿液浓缩，尿比重和渗透压高
B. 尿量是判断有无急性肾衰竭的唯一指标
C. 20% 的急性肾衰竭与创伤和手术相关
D. 高血钾是少尿期最主要的死亡原因
E. 多尿期时氮质血症恢复正常

9. 严重急性肾衰竭少尿期治疗中不正确的是
A. 限制钾的摄入　　B. 限制水、钠的摄入
C. 限制蛋白质的摄入　　D. 早期给予透析治疗
E. 用洋地黄制剂纠正容量负荷过多引起的心力衰竭

10. 急性肾后性肾衰竭的治疗原则是
A. 保护肾功能　　B. 抗感染
C. 防止血管扩张　　D. 尽快解除梗阻
E. 降低血钙

11. 鉴别急、慢性肾衰竭最重要的检查指标是
A. 贫血　　B. 肾脏大小
C. 血肌酐　　D. 尿素氮
E. 尿量

12. 各种类型的肾小球肾炎的肾功能损害首先表现为
A. 尿蛋白增加　　B. 尿比重降低
C. 内生肌酐清除率下降　　D. 血清尿素氮升高
E. 血清肌酐升高

13. 慢性肾衰竭患者肌酐清除率（Ccr）为 35ml/min 时应选择的治疗方案为
A. 噻嗪类利尿药　　B. 袢利尿药
C. 人工肾　　D. 限制蛋白质摄入
E. 肾移植

14. 半透膜两侧的溶液，在压力梯度作用下，从压力高的一侧向压力低的一侧移动为超滤，其超滤效果取决于
A. 膜两侧的浓度差　　B. 扩散物质的分子质量
C. 膜的阻力　　D. 液体动力超滤
E. 液体静力超滤

15. 血液透析的相对禁忌证不包括

A. 休克或收缩压 <80mmHg　　B. 大手术术后 3 天内，或有严重出血倾向

C. 严重贫血（Hb <50g/L）　　D. 严重心功能不全

E. 儿童

16. 对于急性血液透析治疗，常规透析时间为（　　）小时

A. 2~4　　B. 5~6

C. 7~8　　D. 9~10

E. 11~13

17. 有关腹膜透析叙述不正确的是

A. 腹膜透析对小分子物质的清除强于血液透析

B. 腹膜透析对大分子物质的清除强于血液透析

C. 腹膜透析对小分子物质的清除弱于血液透析

D. 严重肺部病变是腹膜透析的禁忌证

E. 持续不卧床腹膜透析（CAPD）是最常应用的腹膜透析方式

18. 以下不属于同种异体肾移植手术禁忌证的是

A. 慢性肾衰竭病因不明的患者　　B. 伴有糖尿病的患者

C. 伴有贫血的患者　　D. 伴有活动期胃溃疡的患者

E. 双侧肾积水的患者

19. 慢性肾衰竭（CRF）的临床表现，说法错误的是

A. 由于残存肾功能的适应作用，在 80% 的肾单位丧失之前或者肾小球滤过率（GFR）<25ml/min 以前，慢性肾衰竭患者可无任何临床表现或仅仅出现轻度的生化异常

B. CRF 中期以后常出现的症状有瘙痒、全身不适，疲劳、健忘、性欲下降、恶心及易疲劳感等

C. 有肾病家族史且青春期前发病的患者，往往主诉发育不良

D. 在 50% 的肾单位丧失后患者就会出现严重的生化异常

E. 晚期尿毒症阶段，患者将出现严重酸中毒、贫血、消化道出血、急性心力衰竭等严重临床症状

20. 关于尸体供肾的绝对禁忌证以下哪项是正确的

A. 热缺血时间大于 20 分钟　　B. 人类免疫缺陷病毒（HIV）阳性

C. 年龄 >70 岁　　D. 转移性恶性肿瘤

E. 以上全是

21. 对于一个终末期肾衰竭的患者以下哪种情况不适宜进行肾移植手术

A. 年龄大于 50 岁　　B. 年龄小于 2 岁

C. 肾盂肾炎病史　　D. 肾癌

E. 幼年发病的长期胰岛素依赖型糖尿病病史

22. 尸体肾移植中肾冷藏保存最长不应大于

A. 30小时　　B. 48小时

C. 72小时　　D. 24小时

E. 10小时

23. 人白细胞抗原（HLA）配型，按照国际标准的6位点配型，错配数最好

A. <1个　　B. <3个

C. <4个　　D. <5个

E. <6个

24. 肾移植手术后2周出现急性排斥反应，尿量减少，血钾升高伴有心律失常，以下处理措施不正确的是

A. 急诊行血液透析　　B. 适量静脉应用氯化钙

C. 适量静脉输注碳酸氢钠　　D. 适量静脉输注低渗盐水，稀释血钾

E. 注射用高渗葡萄糖液+中和量普通胰岛素

25. 尸体肾移植手术中肾的灌注压力为

A. 30cmH_2O　　B. 80cmH_2O

C. 110cmH_2O　　D. 150cmH_2O

E. 180cmH_2O

26. 移植肾摘取时肾灌流量应控制在

A. 250ml　　B. 50ml

C. 500ml　　D. 500~1000ml

E. 大于1000ml

27. 肾移植手术前纠正贫血，注射促红细胞生成素，必要时间断输血，要求血红蛋白（Hb）

A. >30g/L　　B. >40g/L

C. >50g/L　　D. >60g/L

E. >70g/L

28. 关于尸体供肾切取术，以下叙述不正确的是

A. 腹部大十字切口

B. 整块或分侧游离、切取双肾

C. 迅速用10℃离体肾保存液（一般采用UW-1液）灌注

D. 灌注液高度一般为100~120cm

E. 每侧肾灌注150~200ml

29. 关于活体供肾的要求，有误的是

A. 若供体的匹配位点相同的话，应该先选择双亲作为供体

B. 年轻的兄弟姐妹可作为二次移植的供体

C. ABO 血型不符是活体供肾的绝对禁忌证

D. 供着年龄没有绝对要求

E. 吸毒和酗酒者是活体供肾的绝对禁忌证

30. 肾移植确诊各种排斥反应的可靠手段是

A. B超

B. 实验室检查

C. CT

D. 静脉尿路造影（IVU）

E. 细针穿刺活检

31. 肾移植术后 3 天可拔管，如引流量较多，可延长拔管时间，每天引流量（　　）时可考虑拔管

A. <5ml

B. <8ml

C. <9ml

D. <10ml

E. <15ml

32. 以下不属于急性排斥反应常见表现的是

A. 发热

B. 尿量减少

C. 移植肾区胀痛

D. 移植肾动脉阻力指数偏低

E. 血肌酐水平进行性升高

33. 关于肾移植急性排斥反应，以下叙述不正确的是

A. 多发生于肾移植后第一周及数月内

B. 急性排斥反应主要应与急性肾小管坏死和输尿管梗阻相鉴别

C. 诊断急性排斥反应之前应排除免疫抑制导致的移植肾中毒

D. B 细胞是主要的参与细胞

E. 诊断的金标准是肾活检

34. 慢性肾衰竭（CRF）的治疗原则，说法错误的是

A. 慢性肾衰竭不同时期，治疗的重点是一样的

B. 早、中期以内科保守治疗即非透析治疗为主，目的在于延缓肾功能恶化，保护残肾功能

C. 不论何种病因，不管为免疫还是非免疫机制，如果得不到有效治疗，达到一定程度的肾实质损害后，CRF 都有进行性恶化和不可逆转性的特点

D. 低蛋白饮食和维持足够的热量供给，限制磷的摄入，还有一些中医中药的治疗，延缓了 CRF 的发展，保守治疗受到了多方面的研究和重视

E. CRF晚期以透析和肾移植为主，并加强并发症的预防及治疗

35. 肾移植后可引起慢性排斥反应的因素是

A. 细胞免疫　　B. 免疫抑制不适当

C. 激素用量过大　　D. 非ABO同型移植

E. 钙神经蛋白抑制药中毒

二 A2型题

1. 患者，男性，49岁。肾移植术后6天内出现少尿或无尿，白细胞计数轻度升高，血尿素氮肌酐持续不降，尿常规提示红细胞中量，同时伴有发热（38.5℃以下），应考虑是

A. 急性肾小管坏死　　B. 移植肾功能不良

C. 热缺血时间过长　　D. 免疫抑制药过量

E. 急性排斥反应

2. 患者，女性，54岁。发热2周，应用吲哚美辛栓可退热，停用后复发。尿量200ml/24h，血尿素氮（BUN）27mmol/L，肌酐（Cr）561μmol/L。肾活检病理：20个肾小球，2个纤维性新月体，肾间质嗜酸性粒细胞浸润。最可能的诊断是

A. 肾前性急性肾衰竭　　B. 急性肾小管坏死

C. 急进性肾小球肾炎　　D. 肾后性急性肾衰竭

E. 急性间质性肾炎致急性肾衰竭

3. 患者，男性，63岁。冠状病史10余年，冠脉造影检查后，出现恶心、食欲减退。BUN 22mmol/L，Cr 230μmol/L，Hb 118g/L。尿量500ml/24h，BP 140/80mmHg，最可能的诊断是

A. 慢性肾衰竭　　B. 急性肾衰竭

C. 缺血性肾病　　D. 过敏性间质性肾炎

E. 良性肾小动脉硬化

4. 患者，男性，71岁。突发腹痛伴血尿，尿量54ml/24h，BUN 21mmol/L，Cr 402μmol/L。治疗后尿量740ml/24h，BUN 8mmol/L，Cr 105μmol/L。最可能的诊断是

A. 肾前性急性肾衰竭　　B. 急性肾小管坏死

C. 急进性肾小球肾炎　　D. 肾后性急性肾衰竭

E. 急性间质性肾炎致急性肾衰竭

5. 患者，男性，20岁。根据下图影像学检查结果所示，最可能的诊断是

A. 右肾积水　　B. 右肾出血

C. 右肾囊肿　　D. 右侧肾癌

E. 肾与输尿管结石

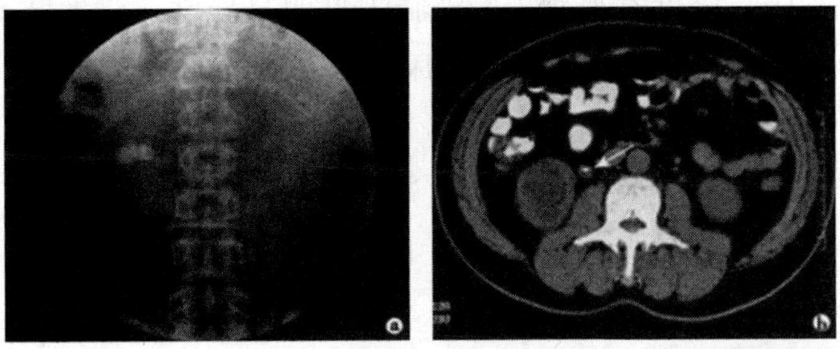

6. 患者，男性，23岁。慢性肾小球肾炎6年出现肾衰竭，行同种异体肾脏移植手术。术后肾功能恢复良好，血肌酐正常。术后3个月因上呼吸道病毒感染，发热后5天，出现尿量减少，500ml/24h，并伴乏力、食欲缺乏。查体：T 38.5℃，移植肾部位胀满，压痛明显。血常规：白细胞计数 $6.0\times10^9/L$，Hb 72g/L，血肌酐升高1倍。患者的治疗措施以下不正确的是

A. 静脉滴注广谱抗生素　　B. 加用抗病毒药

C. 皮下注射干扰素提高免疫力　　D. 甲基泼尼松龙静脉冲击治疗

E. 静脉滴注丹参注射液改善移植肾的血液循环

7. 患者，男性，26岁。肾移植术后1个月，口服环孢素、吗替麦考酚酯、泼尼松免疫抑制治疗，肌酐下降至100mmoL/L，近1周患者肌酐缓慢上升至160mmol/L，每日尿量在2000~2500ml，无发热，BP 150/95mmHg，环孢素浓度350mmoL/L，诊断考虑最可能为

A. 急性排斥反应　　B. 慢性排斥反应

C. 加速性排斥反应　　D. 环孢素中毒

E. 移植肾血管栓塞

8. 患者，男性，31岁。慢性肾小球肾炎10年，发生慢性肾衰竭，尿毒症1年。行同种异体肾移植手术。术后第5天血肌酐基本恢复正常。术后第10天不明原因地出现尿量减少，500ml/24h，并伴乏力、食欲缺乏、移植肾部位胀痛。检查：T 38.5℃，移植肾部位胀满，压痛明显。血常规：白细胞计数 $15.0\times10^9/L$，Hb 74g/L，血肌酐升高1倍。患者病情变化最为可能的原因是

A. 呼吸道病毒感染　　B. 移植肾感染

C. 移植肾急性排斥反应　　D. 移植肾破裂出血

E. 移植肾急性肾小管坏死

三 A3/A4 型题

（1~3题共用题干）

患者，女性，43岁。因"乏力，伴轻微恶心、食欲缺乏6个月余"来诊。查体：P 80

次/分，BP 140/70mmHg；轻度贫血貌；心、肺未见明显异常；双下肢不肿。实验室检查：Hb 101g/L，Cr 260μmol/L；尿蛋白(+++)，尿隐血(+)。

1. 为进一步明确诊断，相关检查不包括
   A. 24小时尿蛋白定量
   B. 泌尿系统超声
   C. 肾穿刺活检
   D. 血液免疫学
   E. 静脉肾盂造影
2. 对患者的处理措施不恰当的是
   A. 积极控制高血压
   B. 减少蛋白尿
   C. 补充食物中蛋白质
   D. 避免肾毒性药物
   E. 限盐
3. 慢性肾衰竭患者的水、电解质紊乱常表现为
   A. 代谢性酸中毒、低血磷和低钙血症
   B. 代谢性碱中毒、低血磷和低钙血症
   C. 代谢性酸中毒、高血磷和低钙血症
   D. 代谢性酸中毒、高血磷和高钙血症
   E. 代谢性碱中毒、低血磷和高钙血症

（4~6题共用题干）

患者，女性，63岁。心脏手术后出现持续低心输出量，之后尿量减少，血肌酐和尿素氮进行性增高。血钾6.7mmol/L。

4. 患者高钾血症的心电图表现不包括
   A. P波消失
   B. T波高耸
   C. 窦性心动过速
   D. PR间期延长
   E. QRS波群增宽
5. 高钾血症最有效的治疗是
   A. 立即予10%葡萄糖酸钙静脉滴注
   B. 立即予5%碳酸氢钠静脉滴注
   C. 给予高渗葡萄糖静脉滴注
   D. 进行血液透析
   E. 口服阳离子交换树脂
6. 针对患者的严重急性肾衰竭，以下措施不适合的是
   A. 低蛋白饮食
   B. 限制钠、水摄入
   C. 限制钾摄入
   D. 早期进行透析
   E. 及时给予呋塞米及硝普钠

（7~8 题共用题干）

患者，男性，72 岁。主因“进行性吞咽困难 2 个月”入院，诉乏力、口渴，尿少而色深，10ml/h。查体：生命体征平稳，恶病质，眼窝深陷，皮肤弹性差。

7. 患者最可能合并的水、电解质失衡的诊断为

A. 低渗性脱水　　B. 等渗性脱水

C. 轻度高渗性脱水　　D. 中度高渗性脱水

E. 重度高渗性脱水

8. 对患者的进一步处理中不恰当的是

A. 输注 0.45% 的氯化钠溶液　　B. 输注 0.9% 的氯化钠溶液

C. 输注 5% 葡萄糖溶液　　D. 静脉补钾

E. 适量酌情补给碳酸氢钠

（9~12 题共用题干）

患者，男性，65 岁。胃癌根治术后进行性少尿，尿量 <300ml/24h，伴心悸、乏力；既往慢性肾功能不全 3 年。BP 95/60mmHg，HR 90 次/分，双侧膝腱反射减弱；心电图发现 T 波高尖，血 pH 7.28，Cr 110μmol/L。

9. 还应警惕患者可能合并存在的电解质代谢异常是

A. 高钙血症　　B. 高氯血症

C. 高镁血症　　D. 低锌血症

E. 低磷血症

10. 针对患者目前的状况，以下哪一项治疗措施是不合理的

A. 静脉输注碳酸氢钠溶液　　B. 自胃管注入枸橼酸钾

C. 应用阳离子交换树脂　　D. 输注葡萄糖溶液和胰岛素

E. 10% 葡萄糖酸钙缓慢滴注

11. 以下哪一项检查或操作是不适当的

A. 腹部 B 超　　B. 耻骨上膀胱穿刺引流

C. 持续心电血压监测　　D. 测定血电解质浓度

E. 血生化检查

12. 患者存在的水电解质及酸碱平衡紊乱为

A. 低钾血症、呼吸性酸中毒　　B. 低钾血症、代谢性酸中毒

C. 低钠血症、呼吸性酸中毒　　D. 高钾血症、代谢性酸中毒

E. 高钠血症、呼吸性酸中毒

（13~14题共用题干）

患者，男性，52岁。发现多囊肾、多囊肝15余年，1年来出现慢性肾衰竭，准备近期行肾移植手术。

13. 以下哪种情况不宜手术

A. 贫血，Hb 70g/L
B. 少量胸腔积液
C. 中度腹腔积液
D. 伴有慢性前列腺炎
E. 伴有胃、十二指肠溃疡

14. 该病病因是

A. 常染色体显性遗传
B. 常染色体隐性遗传
C. 性染色体显性遗传
D. 性染色体隐性遗传
E. 非特异性遗传性疾病

（15~16题共用题干）

患者，男性，62岁。接受肾移植手术后2周出现尿量减少，体重增加0.5kg/d，查体移植肾压痛明显，血肌酐和尿素氮升高。

15. 初步判断造成目前状况的原因是

A. 超急性排斥反应
B. 慢性排斥反应
C. 加速性排斥反应
D. 急性排斥反应
E. 液体摄入量不足

16. 应首先采取的治疗措施为

A. 补液治疗，增加血容量
B. 暂不作处理，继续观察
C. 应用大剂量利尿药
D. 糖皮质激素冲击治疗
E. 立即进行再次移植手术

四 B型题

（1~5题共用备选答案）

A. 1级
B. 2级
C. 3级
D. 4级
E. 5级

1. 慢性肾衰竭GFR<15ml/min，属于
2. 慢性肾衰竭GFR为15~29ml/min，属于
3. 慢性肾衰竭GFR为30~59ml/min，属于
4. 慢性肾衰竭GFR为60~89ml/min，属于

5. 慢性肾衰竭 GFR >90ml/min，慢性肾损害情况持续存在，属于

（6~7 题共用备选答案）

A. 扩散　　B. 超滤

C. 循环　　D. 失调

E. 平衡

6. 半透膜两侧溶液内的溶质从浓度高的一侧向浓度低的一侧运动为
7. 半透膜两侧的溶液，在压力梯度作用下，从压力高的一侧向压力低的一侧移动为

（8~9 题共用备选答案）

A. 200ml/min　　B. 300ml/min

C. 400ml/min　　D. 500ml/min

E. 70~100ml/min

8. 对于急性血液透析治疗，血流量为
9. 对于腹膜透析，血流量为

（10~11 题共用备选答案）

A. 1　　B. 2

C. 3　　D. 4

E. 5

10. 尸肾移植，供受体间 HLA 配型要求至少几个点相配
11. 亲属肾移植，供受体间 HLA 配型要求至少几个点相配

五 X 型题

1. 引起急性肾衰竭的原因有

A. 肾缺血　　B. 肾移植后的急性排斥反应

C. 糖尿病肾病　　D. 肾毒性损害

E. 血栓性微血管病

2. 能够引起高血压和高血糖的疾病有

A. 儿茶酚胺症　　B. 皮质醇增多症

C. 慢性肾衰竭　　D. 原发性醛固酮增多症

E. 肾移植后用泼尼松、吗替麦考酚酯和他克莫司来控制排斥反应的患者

3. 晚期尿毒症阶段患者将出现的症状有

A. 严重酸中毒　　B. 贫血

C. 消化道出血　　D. 寒战
E. 急性心力衰竭

4. 慢性肾衰竭的诊断依据是
A. 血尿素氮、肌酐升高
B. 不同程度的贫血，血小板和凝血机制异常
C. 影像学检查示双肾固缩
D. 代谢性碱中毒
E. 水、电解质失衡

5. 慢性肾衰竭晚期主要的治疗方式是
A. 药物治疗　　B. 姑息治疗
C. 透析　　D. 肾移植
E. 热疗

6. 半透膜两侧溶液内的溶质，从浓度高的一侧向浓度低的一侧运动为扩散。其扩散速度取决于
A. 膜两侧的浓度差　　B. 扩散物质的分子质量
C. 膜的阻力　　D. 液体动力超滤
E. 液体静力超滤

7. 临时性血管通路的适应证包括
A. 急性肾衰竭　　B. 慢性肾衰竭
C. 尚无良好血管通路者　　D. 肾结石
E. 尿结石

8. 属于临时性血管通路的治疗方式是
A. 直接血管穿刺法　　B. 经皮静脉穿刺插入导管法
C. 动-静脉外瘘成形术　　D. 动、静脉内瘘成形术
E. 人造或生物血管的移植

9. 属于永久性血管通路的治疗方式是
A. 直接血管穿刺法　　B. 经皮静脉穿刺插入导管法
C. 动-静脉外瘘成形术　　D. 动、静脉内瘘成形术
E. 人造或生物血管的移植

10. 对于急性血液透析治疗最重要的是
A. 治疗的时间　　B. 血流量
C. 透析时间　　D. 透析器效能
E. 透析治疗的频度

11. 对于急性血液透析治疗，透析抗凝的方法有

A. 全身肝素化法　　B. 局部肝素化法
C. 小剂量肝素化法　　D. 大剂量肝素化法
E. 体内肝素化法

12. 关于急性腹膜透析导管，以下叙述不正确的是

A. 直形、质地稍硬的硅胶管　　B. 配有金属可弯性管芯
C. 有床边经皮穿刺操作设备　　D. 软质硅胶制作
E. 管壁上有 1~2 个涤纶套

13. 肾移植受者适应证包括

A. 年龄　　B. 原发疾病
C. 全身状况　　D. 移植前危险因素
E. 腹膜透析

14. 怀疑移植肾急性排斥反应，可做哪几项检查

A. 移植肾 B 超　　B. 腹部增强 CT
C. 免疫抑制药血药浓度　　D. 群体反应性抗体
E. 移植肾穿刺活检

15. 在用于肾移植抗排斥反应的药物中，以下常见能引起肝损害的药物有

A. 硫唑嘌呤　　B. 环孢素 A
C. 泼尼松　　D. 吗替麦考酚酯
E. 他克莫司

16. 同种异体肾移植，术后免疫抑制药的应用以下正确的是

A. 联合应用免疫抑制药
B. 术后半年即可停用抗免疫药物
C. 单卵亲子之间的肾移植可不使用免疫抑制药
D. 终身服用免疫抑制药
E. 以上都不正确

17. 关于急性肾衰竭，以下叙述正确的是

A. 肾排泄功能在数小时至数周内迅速减退
B. 血尿素氮以及血肌酐持续升高
C. 引起水、电解质失调及氨质血症
D. 肾排泄功能在数小时至数周内迅速升高
E. 血尿素氮以及血肌酐持续降低

18. 急性肾后性肾衰竭的常见的病因有

A. 双侧输尿管结石　　B. 孤立肾输尿管结石

C. 双侧输尿管损伤　　D. 晚期盆腔肿瘤压迫双侧输尿管
E. 孤立输尿管损伤

六 案例分析题

（1～4题共用题干）

患者，女性，72岁。因右输尿管癌在全麻下行右肾输尿管全长切除术，患者术前尿量及对侧肾功能正常，术后24小时总尿量170ml。查体：T 37.2℃，P 87次/分，BP 178/92mmHg，中心静脉压（CVP）21cmH_2O。患者嗜睡，双下肺少许湿啰音，双下肢轻度水肿，伤口引流量20ml，尿管通畅。血常规：白细胞7.4×10^9/L，Hb 116g/L。血生化：Cr 274μmol/L，BUN 4.7mmol/L，钾4.1mmol/L。血气分析：pH 7.32，二氧化碳分压39.1mmHg，氧分压59.2mmHg，实际碱剩余-5.7mmol/L，碳酸氢根19.6mmol/L。

1. 患者初步诊断为
   A. 高血压　　B. 急性左心衰竭
   C. 肾动脉栓塞　　D. 急性肾炎
   E. 急性肾衰竭　　F. 低氧血症
   G. 代谢性酸中毒　　H. 呼吸性酸中毒
2. 患者应完善的进一步检查包括
   A. 胸部X线检查　　B. 腹部增强CT
   C. 头颅CT　　D. 腹部超声
   E. 尿钠检测　　F. 脑钠肽（BNP）检测
   G. 肾动脉造影　　H. 补液试验
3. 患者有高血压病史20年，血压最高可达200/130mmHg，平时服药将血压维持在140/90mmHg左右。手术前10天曾行腹部增强CT检查。在术中患者血压波动幅度大，曾低于120/50mmHg长达25分钟。泌尿系统超声显示左肾较术前增大，血流正常，无积水。推断患者急性肾衰竭的原因为
   A. 急性输尿管梗阻　　B. 药物过敏致急性间质性肾炎
   C. 感染相关性急性间质性肾炎　　D. 缺血性急性肾小管坏死（ATN）
   E. 对比剂肾毒性ATN　　F. 肾动脉栓塞
4. 患者术后第2天总尿量25ml，血肌酐495.4μmol/L。结合患者病史与检查情况，应采取的治疗措施是
   A. 抗高血压药治疗　　B. 糖皮质激素类药物治疗
   C. 吸氧　　D. 增加液体入量
   E. 利尿药治疗　　F. 抗生素治疗

G. 左侧输尿管双 J 管置入术　　H. 营养支持疗法
I. 透析疗法　　J. 维持水电解质和酸碱平衡

（5~8 题共用题干）

患者，男性，42 岁。16 年来因膀胱癌在外院行膀胱部分切除术 4 次，术后间断膀胱灌注治疗。既往有糖尿病史 5 年，口服二甲双胍治疗。3 周前复查膀胱镜提示膀胱肿瘤复发，泌尿系统超声示膀胱壁弥漫性增厚，可见多发肿物，膀胱颈部肿物与前列腺分界不清，基底宽，侵犯膀胱壁全层；右肾扩张积水，残余尿量 78ml。近 1 周来患者述下腹痛尿频、尿量减少。查体：T 36.8℃，P 78 次/分，R 20 次/分，BP 148/86mmHg。痛苦面容，心肺未见异常，下腹可见手术瘢痕。耻骨上区压痛。实验室检查：Hb 117g/L，Cr 644.1μmol/L，BUN 22.6mmol/L，葡萄糖 11.3mmol/L，钾 5.1mmol/L，碳酸氢根离子 21.4mmol/L。

5. 患者的初步诊断为
A. 糖尿病　　B. 慢性肾衰竭
C. 肾积水　　D. 急性肾衰竭
E. 急性肾炎　　F. 药物性肾损害
G. 代谢性酸中毒　　H. 呼吸性酸中毒

6. 患者应完善的进一步检查包括
A. 膀胱镜　　B. 腹部 MRI
C. 腹部增强 CT　　D. 胸部 X 线检查
E. 腹部超声　　F. 尿常规
G. 静脉尿路造影（IVU）　　H. 肾穿刺活检

7. 腹部超声示患者双肾积水，无明显残余尿。对患者应采取的即刻处理是
A. 留置导尿管　　B. 紧急透析
C. 根据尿量调整液体入量　　D. 维持水电解质和酸碱平衡
E. 输尿管皮肤造瘘　　F. 肾穿刺造瘘术
G. 双 J 管置入术　　H. 膀胱造瘘术

8. 对患者进行了超声引导下左肾穿刺造瘘术，穿刺成功后因尿液流出压力较高，故扩张置管，过程顺利，即刻引流出 200ml 尿液。患者回病房后其左肾造瘘管不再有尿液引出，复查血肌酐较前升高。造成这种现象的可能原因为
A. 液体入量不足　　B. 缺血性肾损害
C. 药物性肾损害　　D. 造瘘管移位
E. 梗阻性肾损害　　F. 急性间质性肾炎

（9~12题共用题干）

患者，男性，62岁。4周前因膀胱癌行膀胱全切和双侧输尿管皮肤造瘘术，术后双侧输尿管留置单J管引流尿液。2天前出现发热，双侧腰痛等症，且引流尿液减少，尿色混浊。查体：T 39.8℃，P 92次/分，R 24次/分，BP 134/74mmHg，急性痛苦面容，心肺无异常，双侧肾区触痛叩击痛，下腹正中切口愈合好，无红肿，无压痛。血常规：白细胞17.3×10^9/L，Hb 125g/L。尿常规：尿蛋白(+)，亚硝酸盐(++)，白细胞满视野，红细胞15~20个/高倍视野。血生化：Cr 695.4μmol/L，BUN 18.6mmol/L，钾5.8mmol/L，碳酸氢根离子17.0mmol/L。

9. 患者的初步诊断为

A. 急性肾盂肾炎
B. 急性间质性肾炎
C. 急性肾衰竭
D. 慢性肾衰竭
E. 手术部位感染
F. 高血钾
G. 代谢性酸中毒
H. 呼吸性酸中毒

10. 患者需要进一步检查的项目是

A. 静脉尿道造影（IVU）
B. 肾、输尿管及膀胱（KUB）平片
C. 腹部超声
D. 尿细菌培养
E. 血细菌培养
F. 逆行肾盂造影
G. 腹部CT
H. 输尿管镜检

11. 腹部CT示双侧单J管位置正常，双肾积水。应如何尽快解决患者肾积水的问题

A. 更换单J管
B. 冲洗疏通单J管
C. 用导丝疏通单J管
D. 肾穿刺造瘘术
E. 嘱患者多饮水
F. 静脉补液

12. 对患者应采取的治疗措施包括

A. 静脉滴注5%碳酸氢钠溶液
B. 营养支持
C. 静脉给予抗生素治疗
D. 肾穿刺造瘘引流尿液
E. 紧急透析
F. 输血

（13~17题共用题干）

患者，男性，43岁。主因“肾移植术后5个月，发热3天”就诊。患者5个月前行同种异体肾移植手术，术后肾功能良好，给予环孢素+麦考酚钠+泼尼松三联免疫抑制治疗。3天前无明显诱因出现发热，体温最高39.3℃，发热时伴有全身乏力肌肉酸痛，伴有胸闷憋气，伴有咳嗽，无咳痰，伴有尿量减少，无恶心、呕吐，无腹痛、腹泻，无尿频、尿急、尿痛，无颜面四肢水肿，无移植肾区胀痛，无肉眼血尿，无皮肤红肿热痛，门诊给予头孢美唑

治疗，效果欠佳。查体：T 38.6℃，BP 135/80mmHg。神清，双肺呼吸音粗，未闻及干湿啰音。HR 90 次/分，心律齐，未闻及杂音。腹软，无压痛；右下腹可见长约 15cm 纵弧形手术瘢痕。移植肾 11cm×5cm，质中，无触痛，肾周未及异常包块。

13. 患者最可能的诊断是
A. 急性排斥反应　　B. 肺部感染
C. 急性阑尾炎　　D. 急性胃肠炎
E. 胆囊炎　　F. 肺癌
G. 尿路感染　　H. 急性上呼吸道感染

14. 辅助检查，血常规：白细胞计数 $6.5\times10^9/L$，中性粒细胞占比 0.76，Hb 113g/L，血小板 $250\times10^9/L$。尿、便常规：未见异常。血生化：Cr 178.1μmol/L，BUN 13.8mmol/L。环孢素 A 谷浓度：302μg/L。胸部 X 线检查：双侧弥漫性肺间质浸润，累及上下肺野。为明确病原学诊断，需进一步做的检查是
A. 病毒九项　　B. 结核感染 T 淋巴细胞检测
C. 肺孢子菌 PCR 检测　　D. 血降钙素原
E. 血培养　　F. 痰培养
G. 血红细胞沉降率　　H. C 反应蛋白

15. 进一步检查，病毒九项：阴性。血降钙素原：0.16μg/L。肺孢子菌 PCR 检测：阳性。G 试验：阴性。结核感染 T 淋巴细胞检测：阴性。血培养及痰培养：阴性。支原体抗体：阴性。血气分析：氧分压 53.4mmHg，二氧化碳分压 29.2mmHg。胸部 CT：双肺可见弥漫对称分布片状磨玻璃样密度影，其内可见索条细网格影及支气管充气征，并可见散在透光区，呈马赛克样改变，部分支气管管壁增厚，管腔狭窄如下图所示。患者的诊断是
A. 急性排斥反应　　B. 细菌性肺炎
C. 肺结核　　D. 肺孢子菌肺炎
E. 巨细胞病毒性肺炎　　F. 支原体肺炎
G. 肺癌　　H. 真菌性肺炎

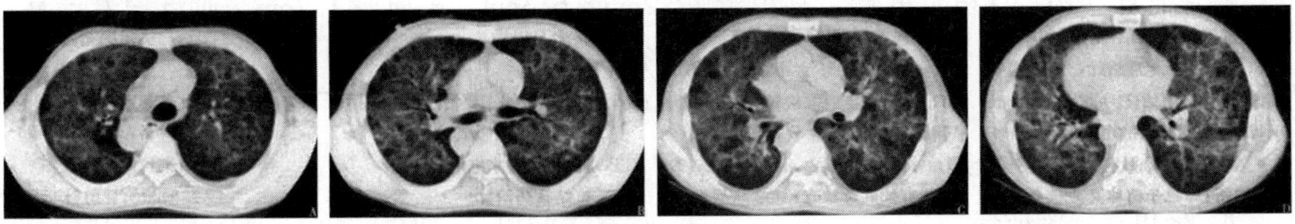

16. 好发于肾移植术后哪个时间段
A. 1 个月内　　B. 1～3 个月
C. 3～6 个月　　D. 6～9 个月

E. 9~12个月　　F. 12个月以后

17. 患者的主要治疗措施包括

A. 持续低流量吸氧　　B. 补液，维持水电解质平衡

C. 抗结核药治疗　　D. 拉氧头孢治疗

E. 氟康唑治疗　　F. 联磺甲氧苄啶治疗

G. 更昔洛韦治疗　　H. 环孢素减量治疗

（18~21题共用题干）

患者，男性，32岁。主因“肾移植术后1个月，发热2天”就诊。患者1个月前行同种异体肾移植手术，术后肾功能恢复良好，血肌酐水平降至正常，尿量正常，体重70kg。给予环孢素300mg/d＋麦考酚钠1080mg/d＋泼尼松30mg/d三联免疫抑制治疗。2天前患者无明显诱因出现发热，体温最高38.7℃，发热时伴有全身乏力肌肉酸痛、恶心、呕吐、腹胀、腹痛、尿量减少、移植肾区胀痛，血压无明显变化，无胸闷憋气、咳嗽、咳痰，无尿频、尿急、尿痛、肉眼血尿，无明显颜面四肢水肿，无皮肤红肿热痛。既往史：糖尿病病史，血糖控制良好。查体：T 38.5℃，BP 145/90mmHg。神清。双肺呼吸音清，未闻及干湿啰音。HR 86次/分，律齐，未闻及杂音。右髂窝移植肾12cm×6cm，质硬，触痛(+)，肾周未及异常包块。

18. 患者最可能的诊断是

A. 急性排斥反应　　B. 肺炎

C. 急性阑尾炎　　D. 急性胃肠炎

E. 肺结核　　F. 移植肾结石

G. 急性肾盂肾炎　　H. 移植肾动脉栓塞

19. 辅助检查，血常规：白细胞计数3.5×10^9/L，中性粒细胞占比0.26，Hb 125g/L，血小板150×10^9/L。尿常规：蛋白(+)，潜血(+)，白细胞(-)。便常规：未见异常。血生化：Cr 203.6μmol/L，BUN 16.8mmol/L。胸部X线检查：未见明显异常。腹部B超：阑尾管样结构。移植肾B超：移植肾12.2cm×6.3cm，皮质厚1.2cm，血流信号丰富，动脉阻力指数0.92。为明确诊断，进一步行最有意义的检查是

A. 环孢素A浓度　　B. 腹部增强CT

C. *CYP3A5*基因检测　　D. 群体反应性抗体

E. 移植肾穿刺活检　　F. 病毒学检测

G. 细菌学检测　　H. 移植肾动脉造影

20. 进一步检查，环孢素A谷浓度：125μg/L。群体反应性抗体（PRA）：Ⅰ类、Ⅱ类均阴性。病毒九项：均阴性。抗结核抗体：阴性。传染病相关检查：未见异常。移植肾穿刺

活检病理：移植肾间质淋巴细胞浸润（受累肾实质 >25%），伴有重度肾小管炎病灶（>10 个单核细胞/小管横切面），C4d 染色阴性。患者的诊断是

A. 慢性排斥反应
B. 急性排斥反应
C. 糖尿病肾病
D. 移植肾肾病复发
E. 环孢素中毒
F. 局灶性节段性肾小球硬化症
G. 病毒感染
H. 移植肾动脉栓塞

21. 患者的主要治疗措施包括

A. 激素冲击治疗
B. 抗 CD25 单克隆抗体治疗
C. 血浆置换
D. 增加环孢素剂量
E. 减少环孢素剂量
F. 抗胸腺细胞球蛋白治疗
G. 免疫吸附测定
H. 定期复查血肌酐及环孢素血药浓度

参考答案与解析

一、A1 型题

1. B【解析】急性肾衰竭时可出现的电解质紊乱为高镁血症。

2. A【解析】急性肾衰竭少尿期最常见的酸碱失衡为代谢性酸中毒。

3. E【解析】肾毒性急性肾衰竭形态学变化最明显的部位为近端肾小管曲部和直部。

4. D【解析】急性肾衰竭病理变化：肾间质水肿，肾小管管腔阻塞、肾小管基底膜裸露、肾小管上皮细胞片状或和灶状坏死。

5. D【解析】高钾血症是急性肾衰竭少尿期的重要致死原因。血钾轻度升高仅需密切随访，严格限制含钾药物和食物的摄入，并使用离子交换树脂。当血钾超过 6.5mmol/L，心电图表现为 QRS 波群增宽等明显变化时，需马上采取紧急措施。

6. B【解析】高钾血症是急性肾衰竭少尿期的重要致死原因，故少尿期应注意高血钾及补液的量。

7. A【解析】正常情况下，60% 的镁和磷由粪便排泄，40% 经尿液排泄。急性肾衰竭少尿期，经尿液排出的镁、磷减少，可导致高镁、高磷血症。当血磷增高时，60%~80% 的磷转向肠道排泄，并与钙结合成不溶性的磷酸钙，影响钙的吸收，从而导致低钙血症。

8. D【解析】急性肾衰竭是由各种原因引起的急性肾功能损害。约 60% 与创伤和手术相关。尿量明显减少是肾功能受损的最突出表现，但不是判断有无急性肾衰竭的唯一指标。有一种为非少尿型急性肾衰竭，每日尿量可能超过 800ml。肾性急性肾衰竭通常为等渗尿，尿比重一般在 1.010~1.014。高钾血症是少尿、无尿阶段最重要的电解质失调，是最主要的死

亡原因之一。在多尿期仍处于氮质血症和水、电解质失衡状态，并未恢复正常。

9. E【解析】急性肾衰竭少尿期，过多的水分进入身体常引起水中毒，从而发生肺水肿。处理应以限制水、钠摄入，积极透析脱水为主；此时的肺水肿，如不恰当地使用洋地黄制剂，即有可能发生洋地黄制剂中毒（肾衰竭排泄受限、钾平衡紊乱、肾衰竭本身的消化道症状影响对中毒症状的观察等），同时肺水肿的主要原因是容量过多，而不单纯是心肌收缩无力，使用洋地黄制剂相当于鞭打疲马，既起不到预期的作用，又很难掌握合适的剂量。

10. D【解析】急性肾后性肾衰竭的治疗原则为尽快解除梗阻。

11. B【解析】鉴别急、慢性肾衰竭最重要的检查指标为肾脏大小。

12. C【解析】各种类型的肾小球肾炎的肾功能损害首先表现为内生肌酐清除率下降。

13. D【解析】指导治疗：慢性肾衰竭 Ccr 在 30~40ml/min，应开始限制蛋白质的摄入；Ccr＜30ml/min，噻嗪类利尿治疗常无效，不宜应用；Ccr＜10ml/min，应结合临床进行肾替代治疗，肾脏对利尿药的反应已极差。

14. E【解析】超滤效果取决于液体静力超滤，包括跨膜压力、超滤系数及渗透压超滤。

15. E【解析】血液透析的相对禁忌证：①休克或收缩压＜80mmHg。②大手术术后 3 天内，或有严重出血倾向。③严重贫血（Hb＜50g/L）。④严重心功能不全。

16. A【解析】对于急性血液透析治疗，常规透析时间为 2~4 小时。

17. A【解析】腹膜透析对大分子物质的清除强于血液透析，对小分子物质的清除弱于血液透析。严重肺部病变是腹膜透析的禁忌证。持续不卧床腹膜透析（CAPD）是目前最常应用的腹膜透析方式。

18. D【解析】同种异体肾移植手术禁忌证：①慢性肾衰竭病因不明的患者。②伴有糖尿病的患者。③伴有贫血的患者。④双侧肾积水的患者。

19. D【解析】慢性肾衰竭的临床表现：①由于残存肾功能的适应作用，在 80% 的肾单位丧失之前或者 GFR＜25ml/min 以前，慢性肾衰竭患者可无任何临床表现或仅仅出现轻度的生化异常。②CRF 中期以后常出现的症状有瘙痒、全身不适、疲劳、健忘、性欲下降、恶心及易疲劳感等，这些症状往往轻重不一。③晚期尿毒症阶段，患者将出现严重酸中毒、贫血、消化道出血、急性心力衰竭等严重临床症状。有肾病家族史且青春期前发病的患者，往往主诉发育不良。

20. E【解析】尸体供肾的绝对禁忌证：①热缺血时间大于 20 分钟。②HIV 阳性。③年龄＞70 岁。④转移性恶性肿瘤。

21. E【解析】长期胰岛素依赖型糖尿病为自身免疫性疾病，不适宜进行肾移植手术。

22. A【解析】尸体肾移植中肾冷藏保存最长不应大于 30 小时。

23. B【解析】人白细胞抗原（HLA）配型，按照国际标准的 6 位点配型，错配数最好＜3个。

24. D【解析】患者行肾移植手术后出现肾功能下降，少尿，此时应严格限制水钠摄入，所以 D 选项错误。

25. C【解析】尸体肾移植手术中肾的灌注压力为 110cmH_2O。

26. A【解析】移植肾摘取时肾灌流量应控制在 250ml。

27. E【解析】肾移植手术前纠正贫血，注射促红细胞生成素，必要时间断输血，要求 Hb >70g/L。

28. C【解析】尸体供肾切取术：腹部大十字切口，游离肠管后向上方牵开，整块或分侧游离、切取双肾，迅速用4℃离体肾保存液（一般采用 UW-1 液）灌注，灌注液高度一般为 100~120cm，每侧肾灌注 150~200ml，然后将其置入放有肾保存液的无菌塑料袋中，再保存于灭菌贮存罐内，袋周放置少量无菌冰块，封口后放入冰转运箱内。

29. C【解析】原则上，若家族中有多个供体可供选择，理论上应仔细评估谁的基因位点匹配得最好（如两个位点相匹配比一个位点相匹配更好），若供体的匹配位点相同的话，应该先选择双亲作为供体（A 对），因为考虑到如果第一次肾移植失败，年轻的兄弟姐妹可作为二次移植的供体（B 对）。ABO 血型不符是活体供肾的相对禁忌证（C 错），吸毒和酗酒者是活体供肾的绝对禁忌证（E 对）。供着年龄没有绝对要求，但是从伦理学角度考虑，至少要在 18 岁以上（含 18 岁）（D 对）。

30. E【解析】细针穿刺活检为肾移植确诊各种排斥反应的可靠手段。

31. A【解析】肾移植术后每天引流量 <5ml 时可考虑拔管。

32. D【解析】急性排斥反应临床表现有体温突然升高且持续高热，伴有血压升高、尿量减少、血清肌酐升高、移植肾区闷胀感、压痛及情绪改变等。

33. D【解析】多发生于肾移植后第一周和其后数月。白细胞介素-2（IL-2）抑制药（环孢素和他克莫司）可造成移植肾中毒，在诊断急性排斥反应之前应予以排除。急性排斥反应，T 淋巴细胞是主要的参与细胞。急性排斥反应主要应与急性肾小管坏死和输尿管梗阻相鉴别，诊断的金标准是肾活检。

34. A【解析】慢性肾衰竭（CRF）的治疗原则：CRF 不同时期，治疗的重点是不一样的，早、中期以内科保守治疗即非透析治疗为主，目的在于延缓肾功能恶化，保护残肾功能，并开始对并发症的预防治疗，通过合理的内科治疗，可延缓病程的进展。因为不论何种病因，不管为免疫还是非免疫机制，如果得不到有效治疗，达到一定程度的肾实质损害后，CRF 都有进行性恶化和不可逆转性的特点。低蛋白饮食和维持足够的热量供给，限制磷的摄入，还有一些中医中药的治疗，延缓了 CRF 的发展，保守治疗受到了多方面的研究和重视。CRF 晚期以透析和肾移植为主，并加强并发症的预防及治疗。

35. B【解析】慢性排斥指排除其他原因后，移植肾出现逐步进展性功能丧失的过程。影响慢性排斥反应发生的因素包括供肾来源、急性排斥反应发生的时间和次数、术后感染、缺血性肾损伤、免疫抑制不适当和不遵医嘱用药。

二、A2 型题

1. E【解析】急性排斥反应患者可出现发热和移植肾压痛。这些症状常不明显，只因肾功能持续恶化即怀疑急性排斥反应的可能。虽然许多患者通过临床表现就可诊断为急性排斥反应，但诊断的金标准还是肾活检。在进一步激素治疗无效的急性排斥反应时，大部分患者需行肾活检。环孢素发现后，尸体供肾移植肾 1 年存活率达 80% 以上，活体亲属供肾移植达 90% 以上。

2. E【解析】急性间质性肾炎有血白细胞增多、核左移等全身感染性症状，Tamm-Horsfall 抗体阳性，IgG 升高。发生急性肾功能减退时可有氮质血症和血肌酐水平升高，最常见的血清电解质紊乱是高钾血症、高氯血症和低碳酸氢根血症。高钾高氯性代谢性酸中毒常在 GFR 严重降低（小于 20ml/min）以前出现，当浓缩能力下降时可出现高钠。如果近端小管功能不全加重，可出现血钾正常的代谢性酸中毒、低磷血症和低尿酸血症，严重者可并发肾实质广泛性出血坏死性急性肾衰竭综合征。

3. B【解析】患者短时间内出现尿量减少，血肌酐、尿素氮升高，结合对比剂损害的诱因，最为可能的诊断是急性肾衰竭。

4. D【解析】肾后性急性肾衰竭的临床表现：肾区疼痛和紧张感经常出现。如果手术导致输尿管损伤，可发生尿液自伤口渗出。由于液体超负荷，水肿也可出现。腹胀及呕吐可由肠梗阻引起。尿液检查无重要意义。如果插管后出现大量尿液，则可以诊断并治疗下尿路梗阻。放射性核素检查可显示尿液渗漏现象，对于梗阻患者，可见核素在肾盂的蓄积。超声检查常可发现肾盂积水的上部集合系统扩张现象。

5. E【解析】KUB 平片可见右肾影内显示两个相互重叠的类圆形高密度钙化结节即为肾结石；CT 平扫可见右肾下极内大片水样密度影为肾盏扩张积水，右肾盂输尿管移行部腔内钙化影，即为输尿管结石。

6. C【解析】该患者术后 3 个月开始出现症状，可能为缺乏免疫力导致的，故应皮下注射干扰素提高免疫力。

7. D【解析】该患者体内环孢素浓度为 350mmol/L，故应考虑为环孢素中毒。

8. D【解析】该患者移植肾部位胀满，压痛明显。血常规白细胞计数 15.0×10^9/L，Hb74g/L，血肌酐升高一倍，故可能为移植肾破裂出血。

三、A3/A4 型题

1. E【解析】静脉肾盂造影是指经静脉注射对比剂，通过肾排泄到尿路，以观察肾实质、肾盂、肾盏、输尿管及膀胱的一种全尿路病变检查方法。

2. C【解析】参见 A1 型题第 34 题解析。

3. C【解析】慢性肾衰竭患者的水、电解质紊乱常表现为代谢性酸中毒、高血磷和低钙血症。

4. C【解析】心电图的改变可以提示高钾血症的严重程度，典型的表现是T波高尖，P波消失，有时会出现广泛的PR间期延长，QRS波群增宽，严重者会出现心室颤动。

5. D【解析】透析治疗法是治疗高钾血症最快、最有效的方法。

6. E【解析】硝普钠作用迅速且短暂，是治疗高血压急症及急性左心衰竭的常用药物。呋塞米为利尿药，用于治疗水肿性疾病、高血压，预防急性肾衰竭、高钾血症及高钙血症、稀释性低钠血症，尤其是血钠浓度低于120mmol/L、抗利尿激素分泌失调综合征（SIADH）、急性药物毒物中毒如巴比妥类药物中毒等。

7. C【解析】患者轻度高渗性脱水时只有口渴的临床症状，并没有身体其他的临床症状，此时脱水量为身体总体重的2%~4%。

8. D【解析】高渗性脱水应避免引起高钾血症，故不适合静脉补钾。

9. C【解析】最新研究将血清镁浓度>1.05mmol/L定义为高镁血症。镁主要通过肾排泄维持平衡，当肾功能出现异常时，肾调节镁能力降低，容易发生高镁血症。

10. B【解析】枸橼酸钾的禁忌：①高钾血症患者禁用。②心力衰竭或严重心肌损害患者禁用。③消化性溃疡患者禁用。

11. B【解析】耻骨上膀胱穿刺造瘘术的禁忌证：膀胱空虚，术前无法使之充盈。耻骨上膀胱穿刺术适用于急性尿潴留导尿未成功者。

12. D【解析】从该患者T波高耸等可得出，该患者水电解质及酸碱平衡紊乱为高钾血症、代谢性酸中毒。

13. E【解析】肾移植禁忌证：①当肾疾病是由全身疾患所引起的局部表现时，不能考虑肾移植，因为这一疾病将蔓延到移植的肾。如淀粉样变性、结节性动脉周围炎和弥漫性血管炎等。②全身严重感染、肺结核、消化性溃疡和恶性肿瘤患者，不能考虑肾移植。因在移植后应用免疫抑制药和类固醇时，疾病将迅速恶化。③当患有严重的内科疾病无法耐受手术或麻醉时，不能考虑肾移植。如严重的心脏病、慢性阻塞性肺疾病、肝硬变等。④因为移植后需要终生维持治疗，患有精神性疾病、患者依从性差、经济条件差的患者，不能考虑肾移植。

14. A【解析】常染色体显性遗传是指缺陷基因呈显性表达，50%的子女都有发病可能性的遗传性疾病。基因的作用可受环境和其他基因的影响而改变其表型的表达。

15. D【解析】参见A2型题第1题解析。

16. D【解析】糖皮质激素大剂量冲击疗法能抑制粒细胞聚集和T细胞受体的表达，能长期抑制自然杀伤（NK）细胞活性。

四、B型题

1~5 E、D、C、B、A【解析】慢性肾衰竭一般分为如下5级。①1级：GFR>90ml/min，

有慢性肾损害情况持续存在。②2 级：GFR 为 60～89ml/min。③3 级：GFR 为 30～59ml/min。④4 级：GFR 为 15～29ml/min。⑤5 级：GFR＜15ml/min。

6～7 A、B【解析】溶质和水分的运转方式如下。①扩散：半透膜两侧溶液内的溶质从浓度高的一侧向浓度低的一侧运动为扩散。其扩散速度取决于膜两侧的浓度差、扩散物质的分子质量及膜的阻力。②超滤：半透膜两侧的溶液，在压力梯度作用下，从压力高的一侧向压力低的一侧移动为超滤。

8～9 A、E【解析】对于急性血液透析治疗，血流量为 200ml/min；对于腹膜透析，血流量为 70～100ml/min。

10～11 B、C【解析】尸肾移植，供受体间 HLA 配型要求至少 2 个点相配；亲属肾移植，供受体间 HLA 配型要求至少 3 个点相配。

五、X 型题

1. ABDE【解析】引起急性肾衰竭的原因：①肾缺血。②肾移植后的急性排斥反应。③肾毒性损害。④血栓性微血管病。

2. BCDE【解析】能够引起高血压和高血糖的疾病有皮质醇增多症、慢性肾衰竭、原发性醛固酮增多症、肾移植后用泼尼松，吗替麦考酚酯和他克莫司来控制排斥反应的患者。

3. ABCE【解析】晚期尿毒症阶段，患者将出现严重酸中毒、贫血、消化道出血、急性心力衰竭等严重临床症状。

4. ABCE【解析】慢性肾衰竭的诊断依据：①血尿素氮、肌酐升高，内生肌酐清除率＜70ml/min。②不同程度的贫血，血小板和凝血机制异常，血甲状旁腺激素（PTH）升高。③影像学检查示双肾固缩。胸部 X 线片可见肺门区呈中心肺水肿，周围肺区正常，呈“蝴蝶状”分布。④有慢性肾炎、糖尿病、高血压、慢性间质性肾炎、原发性痛风、多囊肾等病史。⑤水、电解质失衡（水潴留、低血钠、高钾、高磷、高镁、低钙血症等）、代谢性酸中毒。⑥累及全身多器官的临床表现、如消化道出血、心包炎、心功能不全、高血压、肾性骨病、尿毒症脑病等。

5. CD【解析】慢性肾衰竭晚期以透析和肾移植为主，并加强并发症的预防及治疗。

6. ABC【解析】扩散速度取决于膜两侧的浓度差、扩散物质的分子质量及膜的阻力。

7. ABC【解析】临时性血管通路的适应证：用于治疗急性肾衰竭、慢性肾衰竭尚无良好血管通路者，腹膜透析或肾移植患者临时需要血液透析、血浆置换，急性中毒的抢救等。

8. ABC【解析】临时性血管通路的治疗方式：①直接血管穿刺法。②经皮静脉穿刺插入导管法。③动-静脉外瘘成形术。

9. DE【解析】永久性血管通路的治疗方式：①动、静脉内瘘成形术。②人造或生物血管的移植。

10. AB【解析】急性血液透析治疗的时间和血流量在治疗的全过程中最重要，一般以透析治疗后血尿素氮是透析前水平的70%来决定。

11. ABC【解析】透析抗凝的方法有：①全身肝素化法。②局部肝素化法。③小剂量肝素化法。

12. DE【解析】急性腹膜透析导管：直形、质地稍硬的硅胶管，配有金属可弯性管芯，并有床边经皮穿刺操作设备。导管上无涤纶套，易发生感染。建议短期使用。

13. ABCD【解析】肾移植受者适应证：①年龄。②原发疾病。③全身状况。④移植前危险因素。

14. ACDE【解析】怀疑移植肾急性排斥反应，应该做的检查：①移植肾B超。②免疫抑制药血药浓度。③群体反应性抗体。④移植肾穿刺活检。

15. ABE【解析】常见能引起肝损害的药物有硫唑嘌呤、环孢素A及他克莫司等。

16. ACD【解析】同种异体肾移植，术后免疫抑制药的应用：①联合应用免疫抑制药。②单卵亲子之间的肾移植可不使用免疫抑制药。③终身服用免疫抑制药。

17. ABC【解析】肾排泄功能在数小时至数周内迅速减退，血尿素氮以及血肌酐持续升高，肌酐清除率下降低于正常的一半时，引起水、电解质失调及氮质血症，称为急性肾衰竭（ARF）。

18. ABCD【解析】急性肾后性肾衰竭的常见的病因有双侧输尿管结石、孤独肾输尿管结石、双侧输尿管损伤、晚期盆腔肿瘤压迫双侧输尿管等，解除梗阻后肾功能可恢复。

六、案例分析题

1. AEFG【解析】该患者手术后24小时总尿量仅为170ml，而血生化检查显示血肌酐（Cr）浓度升高，提示可能存在急性肾衰竭。另外，患者血压较高，为高血压的表现。而血气分析显示实际碱剩余（AG）为负值，碳酸氢根（HCO_3^-）浓度降低，排除了呼吸性酸中毒；同时二氧化碳分压正常，提示代谢性酸中毒。此外，患者有嗜睡、双下肺少许湿啰音、双下肢轻度水肿等表现，提示可能存在低氧血症。综上所述，该患者初步诊断为急性肾衰竭、高血压、低氧血症和代谢性酸中毒。

2. ACDEF【解析】患者嗜睡，双下肺少许湿啰音，胸部X线平片（选项A）有助于评估肺部情况；头颅CT（选项C）可排除颅内原因引起的意识障碍；腹部超声可以观察肾形态、大小等情况，并了解尿管切除术后情况（选项D）；尿钠浓度是判断肾对盐类调节的重要指标，需要进行尿钠检查以了解该患者的盐类代谢状况（选项E）；血液钠尿肽（BNP）检测可以评估心脏功能（选项F）。

3. D【解析】ATN是导致急性肾衰竭的最主要的直接原因，ATN大约占急性肾衰竭的2/3。

4. ACEFHIJ【解析】患者尿量只有25ml，血肌酐495.4μmol/L，应该进行降压、吸氧、利尿、抗生素、透析、纠正电解质紊乱营养支持疗法等治疗。

5. ACDH【解析】糖尿病（选项 A）：既往有糖尿病史 5 年，口服二甲双胍治疗，葡萄糖 11.3mmol/L。肾积水（选项 C）：右肾扩张积水。急性肾衰竭（选项 D）：根据患者的肾功能指标，尿量减少和右肾扩张积水等表现，可初步诊断为急性肾衰竭。膀胱肿瘤复发可能影响泌尿系统的正常排泄功能，导致肾功能异常。此外，术后多次膀胱灌注治疗也可能对肾功能产生不良影响。呼吸性酸中毒（选项 H）：根据患者的动脉血气分析结果，碳酸氢根离子浓度升高，pH 下降，提示代谢性酸中毒。糖尿病患者易出现代谢性酸中毒，而患者的血糖明显升高，也支持此诊断。

6. BDEFG【解析】根据患者的临床表现和初步诊断结果，需要进一步明确病因和病情。腹部 MRI 可以更清晰地了解膀胱肿物的范围和侵犯情况（选项 B）；胸部 X 线平片可以排除肺部转移（选项 D）；腹部超声可以观察肾积水情况，评估肾功能（选项 E）；尿常规检查可以了解患者尿液的颜色、透明度、PH、比重等信息（选项 F）；静脉尿路造影（IVU）可以进一步了解泌尿系统情况，确定肾盂系统是否有阻塞等问题（选项 G）。

7. CDF【解析】患者双肾积水，为保护肾功能，应根据尿量调整液体入量，维持水电解质和酸碱平衡，行肾穿刺造瘘术处置。

8. D【解析】该患者左肾造瘘管不再有尿液引出，复查血肌酐较前升高，故可能为造瘘管移位。

9. ACFG【解析】急性肾盂肾炎起病急，典型症状包括高热、膀胱刺激症状、腰痛等，可有食欲缺乏、恶心、呕吐，个别患者出现中上腹或全腹疼痛。急性肾盂肾炎常见的并发症包括肾乳头坏死、肾周围脓肿、中毒性休克等。急性肾衰竭患者如果由于急性肾小管坏死导致，在病理上有肾小管坏死和修复两个阶段，临床上表现为少尿或无尿和多尿两个不同时期，少尿期主要症状有水电解质紊乱、水钠潴留、代谢性酸中毒、尿液颜色的变化等症状，易引发感染以及全身各系统并发症。高钾血症是由多种病因引起的，体内钾总量增多，血钾浓度能反映体内钾总量的多少，一般血钾浓度 >5.5mmol/L，代谢性酸中毒是指细胞外液 H^+ 增加和/或 HCO_3^- 丢失引起的 pH 下降，以血浆原发性 HCO_3^- 减少为特征，是临床上最常见的酸碱平衡失调。

10. BCDEG【解析】该患者需要进一步检查的项目：KUB 平片和腹部超声（选项 B、C）以观察肾大小、回声、是否存在积水等情况；尿细菌培养（选项 D）以确定是否存在尿路感染；血细菌培养（选项 E）以排除败血症；腹部 CT 了解泌尿系统结构畸形和肾功能状态（选项 G）。

11. D【解析】腹部 CT 示患者双侧单 J 管位置正常，双肾积水，提示可能是单 J 管不畅或由其他原因引起的尿路梗阻所致。更换单 J 管、冲洗疏通单 J 管、用导丝疏通单 J 管和静脉补液等措施都无法解决尿路梗阻的根本问题，因此不是首选的治疗方法。肾穿刺造瘘术（选项 D）是一种有效的解决肾积水的方法，它可以通过穿刺皮肤和肾并插入引流管，将肾内积聚的液体引流到体外，从而达到缓解肾积水的目的。在严格遵循无菌操作原则和安全技术的前提下，肾穿刺造瘘术是一种安全可靠的治疗方法，适用于急性肾积水和慢性肾积水等多种情况。

12. ABCD【解析】患者现诊断为急性肾盂肾炎、急性肾衰竭、高钾血症、代谢性酸中毒。处理原则包括一般支持治疗，碱化尿液、降血钾、抗感染治疗，并且行肾穿造瘘解除梗阻。

13. B【解析】肺部感染是由各类病原体（细菌、病毒、真菌）引起的。肺部感染患者最常见的临床表现以咳嗽、咳痰为主，一般还伴有发热、胸痛、呼吸急促、呼吸困难、胸闷、气短、胸痛等。老年患者的症状一般比较明显，不典型时可出现腹痛。

14. ABCDEF【解析】为了明确病原学诊断，应做病毒九项、结核感染 T 淋巴细胞检测、肺孢子菌 PCR 检测、血降钙素原、血培养、痰培养检查。红细胞沉降率与 C 反应蛋白对于病原学诊断的价值是有限的。

15. D【解析】肺孢子菌肺炎检查及结果如下。①血液学检查：白细胞计数增高或正常，与基础疾病有关。嗜酸性粒细胞轻度增高。血清乳酸脱氢酶常增加。②动脉血气分析和肺功能检查：动脉血气分析常有低氧血症和呼吸性碱中毒。肺功能检查肺活量减低。肺弥散功能低于 70% 估计值。③病原学检查：痰、支气管肺泡灌洗液，经纤维支气管镜肺活检做特异性的染色如吉姆萨染色、亚甲胺蓝染色、Gomori 大亚甲基四胺银染色，查获含 8 个囊内小体的棘球蚴为确诊依据。④血清学检查：常见的方法有对流免疫电泳检测抗原，间接荧光试验，免疫印迹试验。检测血清中抗体及补体结合试验等，但缺乏较好的敏感性和特异性，尚不能用以诊断肺孢子菌肺炎。⑤X 线表现：此种检查是非特异性的，部分患者胸部 X 线片可正常。典型的 X 线片表现为弥漫性肺间质浸润，以网状结节影为主，由肺门向外扩展。病情进展，迅速发展为肺泡实变，病变广泛而呈向心性分布，与肺水肿相似。在实变病灶中夹杂有肺气肿和小段肺不张，以肺的外围最明显。罕有气胸或胸腔积液等胸膜病变。亦有以局限性结节阴影，单侧浸润为表现。

16. C【解析】肺部感染好发于肾移植术后 3~6 个月。

17. ABFH【解析】肺孢子菌肺炎的治疗原则包括持续低流量给氧，纠正水电解质紊乱，联磺甲氧苄啶治疗及环孢素治疗。

18. A【解析】参见 A2 型题第 1 题解析。

19. E【解析】肾穿刺活检术，是应用穿刺针刺入活体肾组织，取出少量的肾组织进行病理学分析的全过程。移植肾穿刺活检作为一种常规的有创性检查，目前已经成为临床上用于鉴别诊断、指导治疗及判断预后最为切实可靠的方法。

20. B【解析】急性排斥反应是最常见的一种移植排斥反应，一般发生在移植术后几个小时至六个月内，临床上表现为发热、全身不适，移植物肿大和疼痛同时伴有移植物功能突然减退。

21. ADFH【解析】对于急性排斥反应的主要治疗措施包括激素冲击治疗，增加环孢素剂量，ATG治疗以及定期复查血肌酐和环孢素血液浓度。

第四篇

输尿管疾病

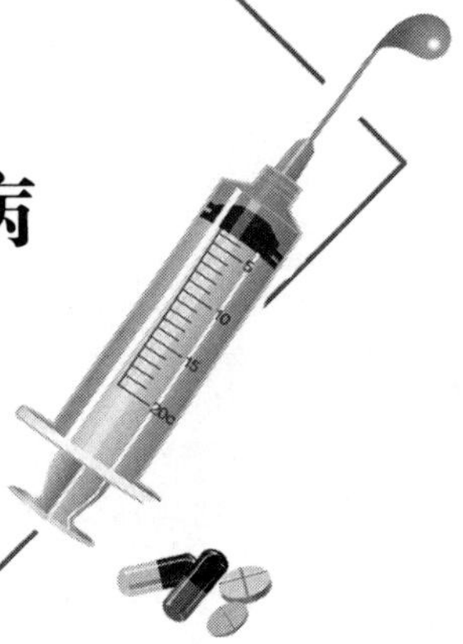

第二十一章　输尿管解剖和生理

一 A1 型题

1. 妇科手术最易受损伤部位是
   A. 输尿管　　B. 尿道
   C. 膀胱　　D. 肾
   E. 以上都不是
2. 成人输尿管长
   A. 5～10cm　　B. 15～20cm
   C. 25～30cm　　D. 30～40cm
   E. 40～50cm
3. 关于腹段输尿管，以下叙述不正确的是
   A. 腹段输尿管位于腹膜前面
   B. 自肾盂末端起始后沿腰大肌前面斜向外下行走
   C. 周围有疏松结缔组织包绕
   D. 男性的输尿管经过睾丸动脉的后方，与之成锐角交叉
   E. 女性的输尿管与卵巢血管交叉
4. 关于输尿管的位置，以下叙述不正确的是
   A. 输尿管位于腹膜后间隙
   B. 左右各一，起自肾盂末端，终于膀胱
   C. 输尿管全段直径粗细一样
   D. 上狭窄部，在肾盂与输尿管的移行处
   E. 中狭窄部在骨盆上口，输尿管跨过髂血管处
5. 关于输尿管的生理功能，以下叙述不正确的是
   A. 输尿管的生理功能是传输尿液
   B. 在壁间段处与膀胱逼尿肌构成抗反流结构
   C. 输尿管的蠕动是平滑肌层电位变化引起肌肉扩张的结果
   D. 正常肾盂容量为 5ml 左右

E. 肾盂输尿管连接部是蠕动的起始点

6. 输尿管的蠕动频率为每分钟

A. 2~10次
B. 5~10次
C. 10~15次
D. 15~20次
E. 12~25次

二 X型题

1. 输尿管可分为3部分

A. 腹段
B. 盆段
C. 壁内段
D. 下段
E. 上段

2. 输尿管的走行并非垂直下降，全长有3个弯曲

A. 第3个弯曲在骨盆内，输尿管壁内段与盆段的移行处，为肾曲
B. 第1个弯曲在输尿管上段，为骨盆曲
C. 第1个弯曲在输尿管上段，为肾曲
D. 第2个弯曲在骨盆上口处，为界曲，呈S形
E. 第3个弯曲在骨盆内，输尿管壁内段与盆段的移行处，为骨盆曲

3. 关于盆段输尿管，以下叙述正确的是

A. 盆段输尿管长度较腹部稍短
B. 首先向下后外方，经过髂内血管、腰骶干和骶髂关节的后方或后内侧
C. 女性输尿管在跨越髂血管时，行经卵巢悬韧带的后内侧
D. 在盆腔，男性输尿管接近膀胱时，有输精管跨过其前方
E. 在腹膜外结缔组织内，沿盆腔侧壁经过

4. 关于输尿管的血液供应，以下叙述正确的是

A. 输尿管的血运丰富
B. 每侧有3~9条，右侧稍多于左侧
C. 输尿管腹段血供主要由肾静脉供给
D. 女性来自卵巢动脉和子宫动脉的分支
E. 输尿管腹段血供主要由肾动脉供给

5. 关于输尿管的管壁结构，以下叙述正确的是

A. 黏膜表面为变移上皮，有1~3层细胞
B. 固有层由细密的结缔组织构成，内含胶原纤维和少量弹性纤维
C. 在上2/3段输尿管只有内纵和外环2层，而输尿管下1/3段环层肌外面还可见一层纵

形肌层

D. 上皮有时向固有层凹陷形成囊状结构，囊内充满胶样液

E. 光镜下，输尿管管壁结构可分为4层

参考答案与解析

一、A1型题

1. A【解析】女性输尿管在跨越髂血管时，行经卵巢悬韧带（内藏卵巢血管）的后内侧，输尿管进入盆腔后，行经卵巢的后方，在接近膀胱时，有子宫动脉经其前上方与之交叉，在该处附近结扎子宫动脉时易伤及输尿管。

2. C【解析】成人输尿管长25~30cm，两侧长度大致相等。

3. A【解析】腹段输尿管位于腹膜后面，为腹膜外器官。自肾盂末端起始后沿腰大肌前面斜向外下行走，周围有疏松结缔组织包绕，形成输尿管周围鞘。约在腰大肌中点的稍下方处，男性的输尿管经过睾丸动脉的后方，与之成锐角交叉，而女性的输尿管与卵巢血管交叉。

4. C【解析】输尿管位于腹膜后间隙。左右各一，起自肾盂末端（约平第2腰椎上缘水平），终于膀胱。输尿管全段直径粗细不一。狭窄部位可分上、中、下三处：上狭窄部，在肾盂与输尿管的移行处（第1~2腰椎之间）；中狭窄部在骨盆上口，输尿管跨过髂血管处；下狭窄部在输尿管进入膀胱处，是输尿管的最狭细之处。

5. C【解析】输尿管的生理功能是运输尿液，在壁间段处与膀胱逼尿肌构成抗反流结构。输尿管的蠕动是平滑肌层电位变化引起肌肉收缩的结果。肾盂输尿管连接部是蠕动的起始点。当尿液从肾乳头汇集到肾盏内后，肾盏会出现有节律的收缩与舒张，将尿液挤入肾盂内。正常肾盂容量为5ml左右。随着尿液积聚，肾盂开始扩张，接着肾盂输尿管连接部及输尿管充盈，肾盂输尿管呈圆锥充盈。蠕动由上向下传递，尿液被排入膀胱。

6. A【解析】输尿管的蠕动频率为每分钟2~10次，每次收缩时间为2~3秒，有时可达7秒，每次松弛时间为1~3秒，蠕动间隔时间为7~9秒，蠕动速度约每秒3cm。

二、X型题

1. ABC【解析】输尿管可分为腹段、盆段和壁内段3部分。

2. CDE【解析】输尿管的走行并非垂直下降，全长有3个弯曲：①第1个弯曲在输尿管上段，为肾曲，位于肾盂与输尿管的移行处。②第2个弯曲在骨盆上口处，为界曲，呈S形，由向下的方向斜转向内，过骨盆上口后再转向下方。③第3个弯曲在骨盆内，输尿管壁内段与盆段的移行处，为骨盆曲，由斜向内下转向前下方，为凸向后下方的弯曲。

3. ACDE【解析】盆段输尿管长度较腹部稍短，在腹膜外结缔组织内，沿盆腔侧壁经过，首先向下后外方，经过髂内血管、腰骶干和骶髂关节的前方或前内侧，然后在脐动脉起始部、闭孔神经及闭孔血管等结构的内侧跨过，约至坐骨棘平面，转向前内方，经盆底上方的结缔组织到达膀胱底。在盆腔，男性输尿管接近膀胱时，有输精管跨过其前方，以后输尿管经精囊前方进入膀胱。女性输尿管在跨越髂血管时，行经卵巢悬韧带（内藏卵巢血管）的后内侧，输尿管进入盆腔后，行经卵巢的后方，在接近膀胱时，有子宫动脉经它的前上方与之交叉，在该处附近结扎子宫动脉时易伤及输尿管，是妇科手术时容易受损的部位。

4. ABDE【解析】输尿管的血液供应：输尿管的血运丰富。输尿管腹段血供主要由肾动脉供给，每侧有 3~9 条，右侧稍多于左侧。输尿管盆段的血供较腹段更多，除来自髂内动脉和膀胱下动脉外，在男性还来自精索动脉及睾丸动脉，在女性则来自卵巢动脉和子宫动脉的分支。膀胱下动脉分支还分布至输尿管壁内段和膀胱三角的大部分。输尿管动脉进入管壁后，外膜下相互吻合，并穿入肌层，在黏膜下形成血管网，然后集合成静脉离开输尿管。输尿管的静脉汇入上述动脉的同名静脉后，经髂总静脉或汇入腹主静脉回流。

5. BCDE【解析】输尿管的管壁结构：光镜下，输尿管管壁结构可分为 4 层。管壁收缩时黏膜有许多纵行皱襞，使管腔横断面呈星状。黏膜表面为变移上皮，有 4 ~ 5 层细胞。基膜不明显。固有层由细密的结缔组织构成，内含胶原纤维和少量弹性纤维。上皮有时向固有层凹陷形成囊状结构，囊内充满胶样液。固有层内常见散在分布的淋巴细胞，偶有淋巴滤泡形成。输尿管肌层主要由内纵和外环 2 层平滑肌组成。在上 2/3 段输尿管只有内纵和外环两层，而输尿管下 1/3 段环层肌外面，还可见 1 纵行肌层，但 3 层界限并不清楚。

第二十二章　输尿管畸形

一 A1 型题

1. 关于重复输尿管畸形的叙述，不正确的是
   A. 分为完全性和非完全性两种
   B. 重复肾输尿管畸形可发生于单侧，也可双侧同时发生
   C. 男性多于女性
   D. 女性多于男性
   E. 左右侧无明显差异
2. 重复输尿管畸形的临床表现叙述不正确的是
   A. 当异位输尿管开口于尿道括约肌以上尿路或膀胱内可出现漏尿
   B. 重复输尿管远端梗阻可导致肾输尿管严重积水
   C. 患者除了正常分次排尿外，内裤常潮湿，漏尿呈点滴状
   D. 巨大肾积水或合并结石、输尿管反流等时可出现腹痛
   E. 重复肾输尿管畸形常合并输尿管开口异位
3. 确诊重复输尿管畸形的主要依据是
   A. B 超　　B. CT
   C. 膀胱镜检查　　D. 静脉尿路造影（IVU）
   E. 磁共振尿路造影
4. 异位输尿管口囊肿常来源于重复肾的
   A. 上位肾　　B. 下位肾
   C. 发育不良肾　　D. 对侧肾
   E. 以上都不是
5. 电镜下肾盂输尿管连接部梗阻病变部位平滑肌细胞间的改变是
   A. 胶原纤维减少　　B. 胶原纤维断裂
   C. 胶原纤维增多　　D. 胶原纤维缺乏
   E. 以上都不是
6. 先天性肾盂输尿管连接部梗阻的早期表现是
   A. 腹部包块　　B. 腰腹部疼痛

C. 消化道症状　　D. 尿路感染

E. 血尿

7. 先天性肾盂输尿管连接部梗阻患者腰腹部疼痛多以（　　）为主

A. 钝痛　　B. 压痛

C. 刺痛　　D. 胀痛

E. 酸痛

8. 对静脉尿路造影不显影的肾盂输尿管连接部梗阻，明确梗阻部位的有效检查是

A. B超　　B. CT

C. MRI　　D. 利尿肾图

E. 患侧输尿管逆行插管检查

9. 肾盂输尿管连接部梗阻治疗的目的是

A. 切除病肾　　B. 解除梗阻，改善肾功能

C. 肾盂整形　　D. 恢复肾形态

E. 恢复肾功能

10. 治疗肾盂输尿管连接部梗阻的首选术式是

A. Y-V成形术　　B. Anderson-Hynes肾盂成形术

C. 输尿管镜下狭窄段内切开　　D. 输尿管狭窄球囊扩张术

E. 双J管留置术

11. 术中疑有输尿管破裂，由静脉注射靛胭脂，观察

A. 手术野是否有蓝色尿液流出　　B. 输尿管的蠕动是否增强

C. 对侧肾的功能　　D. 患侧肾的功能

E. 有无血管损伤

12. 关于重复肾盂输尿管畸形，以下哪种叙述不正确

A. 是较罕见的泌尿系统畸形

B. 完全性重复肾盂输尿管畸形指重复的输尿管下行至壁间段处才汇合

C. 不完全性重复肾盂输尿管畸形指重复的输尿管汇合后共同开口于膀胱

D. 重复肾上半肾较小而下半肾较大

E. 诊断首选逆行肾盂造影检查

二 A2型题

1. 患者，女性，42岁。子宫肌瘤行子宫全切术后1周，阴道流清亮尿液。对确定损伤部位最有帮助的依据是

A. 盆腔手术史

B. 阴道流出尿液

C. 阴道内能查到瘘孔

D. 静脉注射靛胭脂观察阴道漏尿颜色

E. 向膀胱内注入靛胭脂观察阴道尿颜色

2. 患者，男性，27 岁。左侧肾结核，于半年前手术切除，手术后尿频症状日渐加重。入院前 2 天出现尿量减少，每天约为 400ml，伴有右侧腰部胀痛，经 B 超检查发现右肾重度积水，膀胱容量明显减小，约 50ml。血肌酐 350μmol/L，在抗结核治疗的同时首先需要处理的是

A. 血液透析　　B. 行膀胱扩大术

C. 右肾穿刺造瘘术　　D. 留置导尿管持续导尿

E. 经膀胱镜右侧输尿管插管引流

3. 患者，女性，53 岁。主诉劳累后左腰部不适 5 年，无血尿、尿频、尿急和尿痛病史。B 超显示左肾盂积水，同侧输尿管未见扩张。静脉肾盂造影（IVP）显示左肾盂中度积水，未见充盈缺损，肾盂输尿管连接部略狭窄，右肾及输尿管正常。患者最恰当的治疗为

A. 永久性左肾穿刺造瘘保护肾功能　　B. 随访观察

C. 行左肾盂输尿管连接部成形术　　D. 行左肾切除术

E. 留置输尿管支架管并定期更换

4. 患儿，男，10 岁。发现有腹部包块 1 个月。查体：右上腹包块，质软。超声显示右肾严重积水，肾皮质厚度 0.4cm。静脉肾盂造影显示右肾及输尿管不显影，左肾、输尿管显影正常。经超声引导右肾盂造瘘及造影显示肾盂输尿管连接部狭窄，经右肾造瘘管引流尿量每天约 400ml，引流尿的比重为 1.005~1.010。患儿最恰当的处理措施为

A. 右肾切除术　　B. 拔除肾造瘘管维持原状

C. 右肾盂输尿管连接部成形术　　D. 永久性右肾盂造瘘术

E. 右肾及输尿管全切除术

5. 患儿，女，3 岁。发现患儿自 1 岁后经常有尿液浸湿裤子的现象，但又有正常排尿。用亚甲蓝注入膀胱，阴道没有蓝色液体流出，考虑诊断是

A. 膀胱阴道瘘　　B. 输尿管阴道瘘

C. 输尿管异位开口　　D. 神经源性膀胱

E. 尿道肉阜

6. 有正常分次排尿的女性患者出现持续滴尿，一般应考虑诊断为

A. 输尿管癌　　B. 输尿管结石

C. 输尿管重复畸形　　D. 输尿管异位开口

E. 先天性肾盂输尿管连接部梗阻

三 A3/A4 型题

（1~3 题共用题干）

患者，女性，18 岁。长期持续性阴道漏尿，间隔有正常分次排尿。尿常规：白细胞(++)，红细胞(+)，B 超检查：右肾重度积水，肾图提示右肾无功能。

1. 除尿路感染、右肾积水、右肾无功能外，最可能的诊断是
   A. 压力性尿失禁
   B. 充溢性尿失禁
   C. 异位输尿管开口
   D. 膀胱阴道瘘
   E. 膀胱过度活动症
2. 首先要进行的检查是
   A. 膀胱尿道造影
   B. 尿流动力学检查
   C. 静脉肾盂造影
   D. 逆行肾盂造影
   E. 膀胱镜
3. 对患者的治疗宜采取
   A. 控制感染 + 右肾、输尿管切除术
   B. 控制感染 + 膀胱颈悬吊术
   C. 控制感染 + 口服酒石酸托特罗定
   D. 控制感染 + 膀胱阴道瘘修补术
   E. 控制感染 + 右肾、输尿管切除 + 膀胱阴道瘘修补术

（4~7 题共用题干）

患者，女性，14 岁。腹部被踢伤后出现血尿，在当地医院诊断为先天性肾盂输尿管交界处狭窄，右肾巨大积水。查体：右腰腹肿块，有波动感，轻压痛。肾图示右肾呈梗阻曲线，功能重度受损，左肾正常。

4. 先天性肾盂输尿管交界处狭窄的病因不包括
   A. 巨输尿管症
   B. 输尿管管腔狭窄
   C. 纤维束状带压迫
   D. 输尿管肾盂高位连接
   E. 肾下极异位血管受压迫
5. 对先天性肾盂输尿管交界处狭窄最具确诊意义的检查是
   A. 肾图
   B. 肾动脉造影
   C. IVP 或逆行肾盂造影
   D. CT
   E. 经皮肾穿刺造影
6. 根据临床表现及检查应采取的治疗措施是
   A. 肾部分切除术
   B. 肾切除术

C. 肾造瘘术
D. 肾盂输尿管连接部成形术
E. 输尿管皮肤造瘘术

7. 肾积水的治疗应不包括
A. 凡有梗阻存在，应解除梗阻
B. 凡对侧肾功能良好者，一律行肾切除
C. 保护肾血供
D. 最大限度地保护肾功能
E. 保证良好的远期尿液引流

（8~9 题共用题干）

患者，女性，24 岁。因“右侧腰痛 1 个月”来诊。肾 B 超：右肾重度积水，左肾正常。

8. 检查结果提示肾盂输尿管连接部梗阻，其最常见的原因是
A. 肾盂输尿管连接部狭窄
B. 异位血管压迫
C. 动力性梗阻
D. 纤维束压迫
E. 肿瘤

9. 放射性核素显像右肾功能中度受损，最适合的处理方法为
A. 右肾穿刺造瘘
B. 右肾切除
C. 右肾盂成形术
D. 右侧输尿管逆行放置双 J 管
E. 随访观察

（10~12 题共用题干）

患儿，男，5 岁。主诉近 1 年来腰部有间断胀痛，无血尿、尿频、尿急和尿痛，无排尿困难。查体：右上腹略饱满，双合诊右肾区可触及软性包块，并随呼吸上下活动。

10. 患儿行静脉肾盂造影，显示右肾不显影，进一步首选处理是
A. 逆行尿路造影
B. 行磁共振尿路造影
C. 行 CT 检查了解梗阻的部位
D. 行肾盂穿刺直接注入对比剂行肾盂造影
E. 肾穿刺造瘘术并数天后行经造瘘管肾盂造影

11. 患儿最可能的诊断是
A. 肾盂输尿管连接部狭窄
B. 肾母细胞瘤
C. 后尿道瓣膜
D. 膀胱膨出所致的神经源性膀胱
E. 肾癌

12. 首先应行以下哪一种检查
A. CT
B. 超声检查
C. 肾图
D. MRI
E. 肾动态扫描

（13~15题共用题干）

患者，男性，17岁。因右侧腰部酸胀，劳累后加重就诊，无发热和肾绞痛史。超声显示：右肾中度积水。尿常规正常。

13. 初步诊断应考虑为
A. 肾结核
B. 肾肿瘤
C. 右侧输尿管结石
D. 先天性后尿道瓣膜
E. 先天性肾盂输尿管连接部狭窄

14. 进一步应先做的检查是
A. CT扫描
B. 腹部平片
C. 静脉尿路造影
D. 放射性核素显像
E. 逆行输尿管造影

15. 如果诊断明确，治疗应选择
A. 右肾切除术
B. 药物治疗
C. 留置双J管
D. 永久性肾造瘘
E. 右肾盂输尿管连接部成形术

四 B型题

（1~3题共用备选答案）

A. 热疗
B. 化疗
C. 输尿管膀胱吻合术
D. 输尿管肾盂吻合术
E. 上半肾及上输尿管切除术

1. 上半肾功能良好，出现梗阻、反流及临床症状的重复输尿管畸形者，可选择的手术是
2. 上半肾功能好，无膀胱输尿管反流并有症状的重复输尿管畸形者，可选择的手术是
3. 上肾部功能丧失、上输尿管迂曲扩张、异位输尿管膨出引起尿路梗阻及感染的重复输尿管畸形者，可选择的手术是

五 X型题

1. 重复输尿管畸形的病因，叙述正确的是
A. 重复肾输尿管畸形与胚胎发育过程有关
B. 输尿管与生肾组织汇合前过早发出分支，则形成不完全性重复肾输尿管畸形
C. 中肾管多发出一输尿管芽，与正常输尿管并列走行，进入生肾组织，则形成完全性重复肾输尿管畸形
D. 输尿管与生肾组织汇合前过早发出分支，则形成完全性重复肾输尿管畸形

E. 中肾管多发出一输尿管芽，与正常输尿管并列走行，进入生肾组织，则形成不完全性重复肾输尿管畸形

2. 重复输尿管畸形，尿路感染者可见

A. 膀胱刺激征　　B. 腰痛

C. 发热　　D. 高血压

E. 寒战

3. 静脉尿路造影检查重复输尿管畸形，可见

A. 上肾盂为小肾盂，肾盏数目少　　B. 上肾盂类似发育不全，管型或杵状

C. 上肾盂肾积水时呈囊状扩张　　D. 下肾盂特点为肾盏数目减少

E. 上肾盏长宽

4. 以下排尿不能自控的情况，不属于尿失禁的排尿异常是

A. 急性尿失禁　　B. 阴道膀胱瘘

C. 输尿管异位开口　　D. 压力性尿失禁

E. 充溢性尿失禁

5. 关于男性输尿管开口异位的临床表现以下叙述正确的是

A. 异位输尿管开口于尿道括约肌近端不会出现尿失禁

B. 异位输尿管开口于尿道括约肌近端可能出现反复尿路感染症状

C. 异位输尿管开口于精囊、输精管会引起患者射精疼痛

D. 长期反复发热、腰痛、腰腹部肿块、尿路刺激征等尿路感染症状

E. 异位输尿管开口于尿道括约肌近端会出现尿失禁

6. 男性患者输尿管异位开口出现什么症状后较易诊断

A. 梗阻　　B. 畸形

C. 感染　　D. 癌症

E. 结石

7. 对于输尿管开口异位患者的诊断，重要的是明确

A. 异位开口的部位　　B. 是否合并其他畸形

C. 异位开口的大小　　D. 异位开口的形状

E. 是否合并其他结石

8. 膀胱颈重建术适用于

A. 双侧单一输尿管口异位　　B. 膀胱三角及底盘未形成

C. 膀胱颈肌肉未发育　　D. 膀胱容量小

E. 单侧单一输尿管口异位管

9. 输尿管膀胱吻合术后最常见并发症是

A. 梗阻　B. 反流
C. 肿瘤　D. 癌症
E. 血栓

10. 异位肾出现肾积水的原因有

A. 肾盂输尿管连接部梗阻　B. 尿液反流
C. 肾旋转不良　D. 一般较正常肾小
E. 输尿管膀胱连接处梗阻

11. 先天性肾盂输尿管连接部梗阻的治疗原则是

A. 解除梗阻　B. 保留肾脏
C. 保护患者肾功能　D. 积极手术
E. 姑息治疗

六 案例分析题

（1~5 题共用题干）

患儿，女，12 岁。会阴皮肤发红 11 年，漏尿 1 年。平时未用尿垫。每夜更换内裤至少 2 次。运动时未见漏尿。无尿频、尿急、尿痛和排尿困难。无便秘。无腰骶痛。双下肢功能正常。查体：会阴皮肤发红，未见异常开口。外阴亦未见异常开口。咳嗽时见有少许液体从阴道口流出。肛门括约肌张力正常。球-海绵体反射存在。骶尾部未见异常。向膀胱内注入亚甲蓝后阴道内棉签不蓝染。

1. 对患者的诊断可能是

A. 压力性尿失禁　B. 急迫性尿失禁
C. 混合性尿失禁　D. 膀胱阴道瘘
E. 输尿管异位开口　F. 神经源性膀胱尿道功能障碍

2. 尿液分析结果正常。尿培养结果阴性。血电解质和肌酐正常。B 超：左肾、左输尿管、膀胱未见异常；未见右肾。IVU：左肾显影良好，左肾、左输尿管未见扩张；膀胱轮廓光滑，形态大小正常；右肾、右输尿管未见显影。MRI：腰骶髓未见异常。膀胱尿道镜检未见异常。考虑的诊断是

A. 右肾缺如　B. 膀胱阴道瘘
C. 输尿管异位开口　D. 神经源性膀胱尿道功能障碍
E. 异位肾

3. CT 提示盆腔有实质性占位，直径 2cm。现在考虑诊断是

A. 右肾缺如　B. 膀胱阴道瘘

C. 输尿管异位开口　　D. 异位肾

E. 神经源性膀胱尿道功能障碍

4. 应采取的治疗措施是

A. 观察 1 年　　B. 观察 2 年

C. 口服盐酸米多君　　D. 盆底肌训练

E. 电刺激　　F. 生物反馈

G. 盆腔探查

5. 患者经腹腔镜探查盆腔，并切除盆腔实质性占位，病理报告为肾脏。术后症状消失。患者的最后诊断是

A. 右肾缺如　　B. 膀胱阴道瘘

C. 输尿管异位开口　　D. 异位肾

E. 神经源性膀胱尿道功能障碍

(6~10 题共用题干)

患者，女性，26 岁。出生后漏尿至今。漏尿量不大，咳嗽时明显，每天用尿垫 1 块。无尿频、尿急、尿痛和排尿困难。无便秘。无腰骶痛。双下肢功能正常。查体：会阴、外阴未见异常开口。咳嗽时见有少许液体流出，但难以鉴别是从尿道口还是从阴道口漏出。肛门括约肌张力正常，海绵体反射存在。骶尾部未见异常。向膀胱内注入亚甲蓝后阴道内棉签不蓝染。

6. 最可能的诊断是

A. 尿道不稳定　　B. 膀胱阴道瘘

C. 输尿管阴道瘘　　D. 压力性尿失禁

E. 急迫性尿失禁　　F. 混合性尿失禁

G. 输尿管异位开口　　H. 神经源性膀胱尿道功能障碍

7. 尿液分析结果正常。尿培养结果阴性。血电解质和肌酐正常。B 超：左肾、左输尿管、膀胱未见异常；未见右肾。IVU：左肾显影良好，左肾、左输尿管未见扩张；膀胱轮廓光滑，形态大小正常；右肾、右输尿管未见显影。MRI：腰骶髓未见异常。膀胱尿道镜检未见异常。应考虑的诊断是

A. 右肾缺如　　B. 膀胱阴道瘘

C. 输尿管异位开口　　D. 神经源性膀胱尿道功能障碍

E. 异位肾　　F. 输尿管阴道瘘

G. 压力性尿失禁　　H. 急迫性尿失禁

I. 混合性尿失禁

8. 鉴别压力性尿失禁最有效的是
A. 棉签试验（Q-tip试验）
B. 1小时尿垫试验
C. 24小时尿垫试验
D. 48小时尿垫试验
E. 72小时尿垫试验
F. 平卧位咳嗽激发试验
G. 站立位咳嗽激发试验
H. 膀胱颈抬高试验

9. CT提示盆腔有实质性占位，直径3cm大小。应采取的治疗措施是
A. 口服托特罗定
B. 口服盐酸米多君
C. 口服托特罗定＋管通
D. 盆底肌训练
E. 电刺激
F. 生物反馈
G. 盆腔探查

10. 患者经腹腔镜探查盆腔，并切除盆腔实质性占位，病理报告为肾脏。术后症状消失。患者的最后诊断是
A. 右肾缺如
B. 膀胱阴道瘘
C. 输尿管阴道瘘
D. 输尿管异位开口
E. 异位肾

参考答案与解析

一、A1型题

1. C【解析】重复输尿管通常引流重复肾，偶尔引流自附加肾，故常将这种畸形称为重复肾输尿管畸形，分为完全性和非完全性两种。重复肾输尿管畸形可发生于一侧，也可双侧同时发生，左右侧无明显差异，女性多于男性。

2. A【解析】重复输尿管畸形的临床表现如下。①尿路感染：最常见症状。表现为膀胱刺激征、腰痛、发热等，可能和重复输尿管本身及其重复肾特别是上位肾盂易发生淤积、梗阻或反流有关，也可能由膀胱输尿管反流或输尿管间反流所致。②肾积水：重复输尿管远端梗阻可导致肾输尿管严重积水，在腹部可摸到囊性肿块，此时应与肾囊肿相鉴别。③排尿困难：重复肾输尿管畸形常合并输尿管口膨出，当膨出的囊肿逐渐增大，阻塞尿道内口时可出现排尿困难。④漏尿：重复肾输尿管畸形常合并输尿管开口异位，当异位输尿管开口于尿道括约肌以下尿路或膀胱外可出现漏尿，表现为患者除了正常分次排尿外，内裤常潮湿，漏尿呈点滴状。⑤腹痛：巨大肾积水或合并结石、输尿管反流等时可出现腹痛。

3. D【解析】静脉尿路造影是确诊输尿管畸形的主要依据。

4. A【解析】异位输尿管口囊肿常来源于重复肾的上位肾。

5. C【解析】电镜下肾盂输尿管连接部梗阻病变部位平滑肌细胞间的改变为胶原纤维增多。

6. A【解析】腹部包块是多数先天性肾盂输尿管连接部梗阻病例中的早期表现，尤其是新生儿及婴幼儿，常因发现腹部包块就诊，有时仅表现为全腹部膨隆。

7. A【解析】先天性肾盂输尿管连接部梗阻腰腹部患者疼痛多以钝痛为主。大量饮水后出现腹痛是本病的一大特点，是肾盂因利尿突然扩张所致。

8. E【解析】对排泄性尿路造影不显影的肾盂输尿管连接部梗阻，明确梗阻部位的有效检查是患侧输尿管逆行插管检查。

9. B【解析】肾盂输尿管连接部梗阻治疗是为了解除梗阻，改善肾功能。

10. B【解析】治疗肾盂输尿管连接部梗阻的首选术式为 Anderson-Hynes 肾盂成形术。

11. A【解析】术中疑有输尿管破裂，由静脉注射靛胭脂，观察手术野是否有蓝色尿液流出。

12. B【解析】肾盂输尿管畸形可分为完全性肾盂输尿管畸形与不完全性肾盂输尿管畸形两种。前者是指重复的输尿管分别开口于膀胱或其他部位。后者是指重复的输尿管汇合后共同开口于膀胱，选项 B 错误。

二、A2 型题

1. E【解析】参见 A1 型题第 11 解析。

2. C【解析】肾造瘘术是一种高位尿流改道的方法，其本身是一种单独手术，有时亦应用于肾脏其他手术如肾盂成形术后。在肾盂积脓时肾造瘘术则是一种紧急措施。随着泌尿外科内镜技术的发展，肾造瘘术由解决肾盂引流发展到经皮肾造瘘碎石、取石。肾造瘘术按造瘘管留置时间及目的可分为永久性肾造瘘和暂时性肾造瘘。

3. C【解析】该患者可能为输卵管开口异位，可行肾盂输尿管连接部成形术，主要解决患者肾盂与输尿管连接部分的血管异位。

4. A【解析】结石引起肾严重破坏、功能丧失，或合并肾积脓，而对侧肾功能良好者，可切除患肾。

5. C【解析】女性输尿管异位开口多位于膀胱颈或尿道括约肌以下的阴道壁、尿道壁或前庭部，所以多数患者既有正常的分次排尿，也有持续性滴尿，内裤或尿垫常被尿液浸湿，外阴及大腿内侧潮红，甚至出现尿疹和溃烂。通常平卧时症状轻，白天直立位时滴尿更加明显。有的患者患侧肾功能很差，仅能分泌少量尿液，夜间睡眠时尿液存储于扩大的输尿管中，可暂时没有滴尿。有的患者因输尿管口梗阻而引起上尿路梗阻症状及尿路感染。

6. D【解析】参见 A2 型题第 5 题解析。

三、A3/A4 型题

1. C【解析】参见 A2 型题第 5 题解析。

2. D【解析】肾盂造影是通过使用医学影像设备实现的对肾盂、输尿管、膀胱等泌尿系统脏器的影像呈现的过程，在早期X线检查设备普及初期，一般是利用引入对比剂来呈现泌尿系统的高密度影像，以区别其他部位。

3. A【解析】该患者应首先进行控制感染。肾、输尿管切除术适用于单一输尿管开口异位并肾发育不良无功能或肾功能丧失者。对术前影像学未能定位的发育不良肾的切除手术，腹腔镜既能检查又能操作，极具优越性。

4. A【解析】先天性肾盂输尿管交界处梗阻的原因包括输尿管管腔狭窄、纤维束状带压迫、输尿管肾盂高位连接及肾下极异位血管受压迫，还有输尿管肾盂高位连接并有粘连及成角。

5. C【解析】IVP为先天性肾盂输尿管交界处梗阻主要的诊断方法，IVP检查不仅可以了解肾盂、肾盏扩张的程度，还可了解肾的功能及梗阻的部位。肾不显影可能是因肾实质长期受压导致功能严重受损或肾发育不良、孤立肾等，也可能是因肾积水量较大，对比剂被稀释。如静脉肾盂造影不能显影，应行逆行肾盂造影。

6. D【解析】参见A2型题第3题解析。

7. B【解析】肾积水的治疗包括解除梗阻，保护肾血供，保护肾功能及保证远期尿液引流。对于对侧肾功能良好者，一般不做肾切除（选项B错误）。

8. A【解析】在肾盂输尿管连接部梗阻中，肾盂输尿管连接处狭窄是最常见的原因，约占85%以上。

9. C【解析】参见A2型题第3题解析。

10. B【解析】行磁共振尿路造影可以清晰了解梗阻的部位。

11. A【解析】肾盂输尿管连接部狭窄的临床表现：①腹部包块。②腰腹部疼痛。③消化道症状。④尿路感染。⑤血尿。⑥高血压。⑦尿毒症。超声检查是肾积水诊断的首选检查方法。超声检查既可以判断包块的性质（囊性或实性），又可判断包块的位置和大小。超声检查能观察到肾盂、肾盏扩大的程度及肾实质的厚度，如肾盂扩大，而输尿管不扩张，可初步诊断为肾盂输尿管连接部梗阻性肾积水。

12. B【解析】参见A3/A4型题第11题解析。

13. E【解析】参见A3/A4型题第11题解析。

14. C【解析】对于患有肾积水的患者，静脉尿路造影（IVP）是最好的筛查方法。CT扫描或放射性核素显像也可以用于评估肾功能和解剖结构，但通常在IVP后进行。腹部平片不能提供关于肾功能和结构的足够信息，因此不是首选检查方法。逆行输尿管造影属于有创性检查，仅在必要时使用。

15. E【解析】参见A3/A4型题第11题解析。

四、B型题

1~3 C、D、E【解析】根据肾功能及合并畸形情况，可采用开放或后腹腔镜下手术方式：①输尿管膀胱吻合术：如上半肾功能良好，出现梗阻、反流及临床症状者，可行输尿管膀胱吻合术。②输尿管肾盂吻合术：对于非完全性重复肾输尿管畸形者，如上半肾功能好，无膀胱输尿管反流并有症状时，可行输尿管肾盂吻合术。③上半肾及上输尿管切除术：适用于上肾部功能丧失、上输尿管迂曲扩张、异位输尿管膨出引起尿路梗阻及感染等临床症状者。

五、X 型题

1. ABC【解析】重复输尿管畸形的病因：重复肾输尿管畸形与胚胎发育过程有关。胚胎第 4 周时，输尿管芽迅速增长，近端形成输尿管，远端进入生肾组织，并且发育成肾盂、肾盏以及集合管等。如在输尿管与生肾组织汇合前过早发出分支，则形成不完全性重复肾输尿管畸形；如中肾管多发出一输尿管芽，与正常输尿管并列走行，进入生肾组织，则形成完全性重复肾输尿管畸形。

2. ABC【解析】重复输尿管畸形的最常见症状为尿路感染。表现为膀胱刺激征、腰痛、发热等，可能和重复输尿管本身及其重复肾特别是上位肾盂易发生淤积、梗阻或反流有关，也可能由膀胱输尿管反流或输尿管间反流所致。

3. ABCD【解析】静脉尿路造影是确诊的主要依据。IVP 可见上肾盂为小肾盂，肾盏数目少，类似发育不全，管型或杵状，肾积水时呈囊状扩张；下肾盂特点为肾盏数目减少，约为正常的 2/3，位置偏外下方，上肾盏短宽，指向外下侧，形似凋谢花朵，肾盂位置居全肾的外下方。

4. BC【解析】尿失禁是指控制尿的功能障碍，尿液不自主流出，可见于尿路结石或功能异常，伴有尿急的尿失禁多为膀胱或尿道感染所致，亦可见于神经性膀胱炎等。尿失禁异常包括急性尿失禁、压力性尿失禁及充溢性失禁。

5. ABCD【解析】输尿管开口异常男性患者与女性患者的临床表现不同。女性：如果输尿管开口于尿道括约肌近端，则无尿失禁表现。如开口于尿道括约肌远端，则会出现不同程度的持续性尿失禁，临床上容易误诊为遗尿症。会阴部皮肤由于长期受尿液浸泡，会出现皮疹、慢性炎症等疾病。若患者年龄较大才出现症状，则表现为阴道分泌物增多，后期表现为阴道炎。男性：如果异位输尿管开口于尿道括约肌近端如膀胱颈、前列腺尿道部，患者不会出现尿失禁，多无明显症状表现，但也可能出现反复尿路感染症状。如果异位输尿管开口于精囊、输精管或附睾时会引起患者射精疼痛或者附睾炎的症状（可表现为患侧附睾疼痛、肿大、发热，甚至引起不育）。无论男性女性，输尿管开口无论是位于尿道括约肌的远端还是近端，由于均有异位输尿管开口狭窄，都可能引起结石、梗阻，从而导致输尿管、肾盂积水，出现长期反复发热、腰痛、腰腹部肿块、尿路刺激征等尿路感染症状，以及肾功能损害的一系列表现。

6. AC【解析】男性患者输尿管异位开口常不易诊断，但出现梗阻或感染的临床症状后较易诊断。

7. AB【解析】对于输尿管开口异位患者，重要的是明确异位开口的部位及是否合并其他畸形。

8. ABCD【解析】膀胱颈重建术适用于双侧单一输尿管口异位、膀胱三角及底盘未形成、膀胱颈肌肉未发育、膀胱颈宽大而无括约能力或膀胱容量小者。

9. AB【解析】输尿管膀胱吻合术后最常见并发症是梗阻和反流。

10. ABCE【解析】异位肾出现肾积水的原因：①肾盂输尿管连接部梗阻。②尿液反流。③肾旋转不良。④输尿管膀胱连接处梗阻。

11. ABC【解析】先天性肾盂输尿管连接部梗阻的治疗原则：应解除梗阻并尽可能地保留肾脏，以最大限度地保护患者肾功能。

六、案例分析题

1. DE【解析】根据患者的病史和查体，考虑可能的诊断如下。膀胱阴道瘘（选项D）：考虑到患者出现漏尿、阴道流液等症状，尤其是在咳嗽时会有少许液体从阴道口流出，提示可能存在膀胱阴道瘘。此外，向膀胱内注入亚甲蓝后阴道内棉签不蓝染也支持该诊断。输尿管异位开口（选项E）：尿流正常，无尿频、尿急、尿痛和排尿困难等症状，但出现了漏尿和会阴皮肤长期发红等情况，可能存在输尿管异位开口，导致尿液在膀胱内不正常地进出，引起尿失禁等症状。

2. ABCE【解析】根据B超和IVU结果，右肾未见显影，提示存在右肾缺如（选项A）；同时，B超、IVU和MRI结果均未发现膀胱阴道瘘和腰骶髓异常，但IVU结果未见右肾显影，提示可能存在右侧异位肾（选项E）；另外，没有发现输尿管扩张，但由于右肾未显影，不能排除输尿管异位开口的可能性（选项C）。因此，综合考虑，可能的诊断包括右肾缺如、膀胱阴道瘘、异位肾和输尿管异位开口。

3. CD【解析】参见A2型题第5题解析。异位肾是指发育完好的肾不能达到腹膜后肾窝正常位置的先天性异常。多数异位肾处于盆腔，少数位于对侧，极少数位于胸腔，常伴旋转不良及输尿管、血管异常，其输尿管开口于膀胱的位置正常。

4. G【解析】根据患者的症状和检查结果，需要进行盆腔探查来确定诊断和制定治疗方案。在探查过程中，可以进一步评估盆底肌状态，查看输尿管、肾等结构情况，以及进行必要的手术治疗。其他治疗措施，如口服管通、盆底训练、电刺激和生物反馈等，可能适用于某些特定类型的尿失禁，但需要根据具体情况进行选择。

5. CD【解析】参见案例分析题第3题解析。

6. G【解析】参见A2型题第5题解析。

7. ACE【解析】单侧肾缺如（孤立肾）是由一侧生肾组织及输尿管芽不发育，或仅有残缺的后肾组织引起。尿路造影一侧无肾影、膀胱三角不对称、患侧输尿管缺如。B超或

CT：一侧无肾，单侧肾常有代偿增大现象。参见案例分析题第 3 题解析。

8. G【解析】站立位咳嗽激发试验方法：使受试者雾化吸入一定量的辣椒素气雾溶胶颗粒，诱发其产生咳嗽，并以咳嗽次数作为咳嗽敏感性的指标。

9. G【解析】参见案例分析题第 4 题解析。

10. DE【解析】参见案例分析题第 3 题解析。

第二十三章　输尿管肿瘤

一 A1 型题

1. 输尿管中段癌行输尿管镜肿瘤切除术后最需要关注的是

A. 肾功能　　B. 肿瘤复发

C. 血尿变化　　D. 输尿管支架（双 J 管）情况

E. 输尿管狭窄

2. 输尿管肿瘤最好发于

A. 肾盂输尿管连接部　　B. 输尿管上段

C. 输尿管中段　　D. 输尿管下段

E. 膀胱壁内段

3. 关于输尿管乳头状瘤，以下叙述不正确的是

A. 镜下观察，细长的绒毛状突起　　B. 表面被覆 3 层变移上皮

C. 形状与正常变移上皮无明显差别　　D. 开放或内镜手术治疗为主

E. 乳头中央为纤维血管轴心，乳头细长

4. 关于输尿管息肉，以下叙述不正确的是

A. 分支状如肉柱样悬垂在输尿管腔内，分支长短不一

B. 静脉肾盂造影通常表现为输尿管内境界清楚

C. 肉眼呈黄白色，菊花瓣状

D. 手术多采用保留肾脏的方法，根据息肉部位、大小及肾受累情况选择不同的术式

E. 输尿管息肉是输尿管原发的良性病变

5. 关于输尿管炎性假瘤，以下叙述不正确的是

A. 炎性假瘤是组织炎性增生形成的境界清楚的肿瘤样团块

B. 输尿管炎性假瘤少见，主要表现为梗阻

C. 输尿管炎性假瘤多见，主要表现为感染

D. 发病机制可能与细菌或病毒感染、创伤、炎症后修复有关

E. 脱落细胞学检查有助于鉴别病变性质，确诊需要病理检查

6. 关于输尿管肾源性腺瘤，以下叙述错误的是
   A. 输尿管肾源性腺瘤多为单灶，呈息肉样或乳头状
   B. 由黏膜固有层内类似肾小管的细长小管组成
   C. 输尿管肾源性腺瘤多为多灶，呈息肉样或乳头状
   D. 肾源性腺瘤可见于肾盂、输尿管、膀胱、尿道及憩室腔内等部位
   E. 成群分布，表面被覆单层立方或“钉头”样细胞

二　A2 型题

患者，男性，45 岁。无痛性血尿 2 个月，影像学检查结果如下图所示，应诊断为
A. 左侧输尿管结核　　B. 左侧输尿管炎
C. 左侧输尿管癌　　D. 左侧输尿管结石
E. 左侧输尿管血块

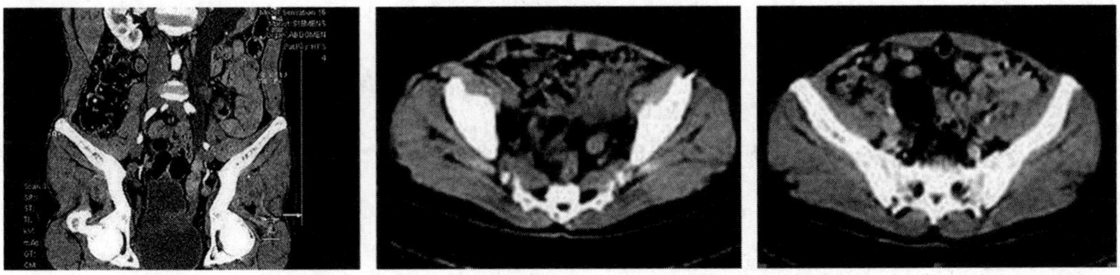

三　A3/A4 型题

（1~2 题共用题干）

患者，男性，33 岁。左侧腰部剧烈疼痛，伴恶心、呕吐、无尿 3 天。5 年前因右肾积水行肾切除术。查体：左肾区叩击痛，血尿素氮（BUN）50.6mmol/L，肾、输尿管及膀胱（KUB）平片显示左侧骶髂关节处有一个 0.8cm 的高密度阴影。

1. 确诊最有意义的辅助检查是
   A. 超声检查　　B. 静脉尿路造影（IVU）
   C. 肾图　　D. CT 平扫
   E. 输尿管插管和逆行造影
2. 急诊处理应首选
   A. 输尿管切开取石　　B. 输尿管插管引流
   C. 输尿管导管套石术　　D. 输尿管皮肤造瘘术
   E. 中西医结合治疗

四 X型题

1. 对上尿路上皮癌有诊断价值的是
   A. 肾图
   B. 增强CT尿路造影（CTU）
   C. 磁共振尿路造影（MRU）
   D. 静脉肾盂造影（IVP）
   E. 逆行尿路造影
2. 输尿管癌行姑息性手术治疗的适应证包括
   A. 孤立肾、肾衰竭或双侧肾均有肿瘤
   B. 输尿管中、上段非浸润性1级或2级肿瘤
   C. 需要保留肾单位的3级输尿管肿瘤
   D. 患者不同意行根治术
   E. 需姑息性手术治疗

五 案例分析题

（1~4题共用题干）

患者，男性，51岁。因“无痛性肉眼血尿1周”就诊。门诊查B超：右肾输尿管扩张积水，下段输尿管低回声占位。尿常规：尿隐血(+++)。

1. 以下可以进一步明确诊断的检查是
   A. 尿培养
   B. 泌尿系统增强CT
   C. 磁共振尿路造影（MRU）
   D. 逆行尿路造影
   E. 尿红细胞相位
   F. 尿脱落细胞学
2. 患者完善了泌尿系统CT检查，影像学检查结果如下图所示。目前诊断应考虑的是
   A. 右输尿管下段结石
   B. 右输尿管炎性狭窄
   C. 右输尿管肿瘤
   D. 右输尿管结核
   E. 右侧巨输尿管
   F. 膀胱输尿管反流

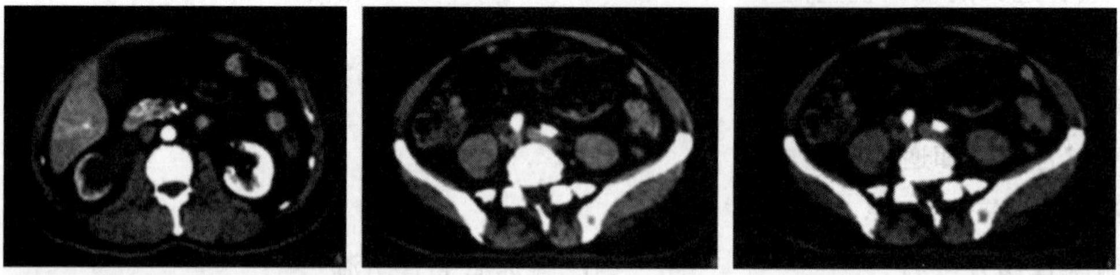

3. 患者尿脱落细胞学检查提示未找到癌细胞。以下较为恰当的治疗方案是
   A. 抗结核治疗3个月

B. 右输尿管下段球囊扩张术

C. 右输尿管狭窄段切除，输尿管膀胱再植术

D. 输尿管镜检查及活检，若确诊为输尿管癌行右肾输尿管全长切除 + 膀胱袖套状切除，局部淋巴结清扫

E. 右输尿管下段探查，术中冰冻样本做病理检查，若确诊为输尿管癌行右肾输尿管全长切除 + 膀胱袖套状切除，局部淋巴结清扫

F. 留置双 J 管，1 个月后复诊

4. 对患者行右侧输尿管下段探查，冰冻病理检查提示输尿管移行细胞癌。进一步行右侧肾输尿管全长切除 + 膀胱袖套状切除及局部淋巴结清扫。术后病理报告右侧输尿管移行细胞癌（pT_2N_0）。适合患者的随访方案是

A. 随访至少 5 年

B. 术后 3 个月复查膀胱镜，以后每年复查 1 次

C. 术后 3 个月复查尿脱落细胞，以后每年复查 1 次

D. 每年复查 1 次 CT 尿路成像（CTU）

E. 术后 6 个月复查 CTU

F. 术后每 6 个月复查 1 次 CTU，2 年后每年复查 1 次 CTU

（5~12 题共用题干）

患者，男性，62 岁。因“间歇性无痛全程肉眼血尿 10 天”就诊。无尿频、尿急、尿痛及排尿费力症状。

5. 患者可能的诊断是

A. 膀胱癌
B. 肾盂癌
C. 输尿管癌
D. 肾癌
E. 良性前列腺增生
F. 膀胱结石
G. 肾结石
H. 输尿管结石
I. 尿道癌

6. 患者 B 超检查提示右肾中度积水，右输尿管上段扩张；左肾、输尿管和膀胱未见异常。静脉尿路造影（IVU）：提示右侧肾积水，右上段输尿管梗阻；左侧肾、输尿管和膀胱未见异常。以下最有可能的诊断是

A. 肾癌
B. 膀胱癌
C. 肾盂癌
D. 肾结石
E. 输尿管癌
F. 膀胱结石
G. 输尿管结石
H. 良性前列腺增生

7. 患者尿脱落细胞学检查发现癌细胞。CT检查提示左侧输尿管上段实质性占位病变，2.0cm×2.0cm×1.5cm，输尿管周围未见浸润，腹膜后未见淋巴结肿大。以下合理的治疗方式是

A. 对症处理
B. 放疗
C. 化疗
D. 放疗联合化疗
E. 随访观察
F. 输尿管镜下钬激光
G. 根治性手术

8. 患者术前还必须完善的是

A. 右侧逆行尿路造影
B. 右侧输尿管镜检查
C. 磁共振尿路造影
D. 膀胱镜检查
E. 放射性核素骨显像
F. 肾图

9. 可供选择的手术切口是

A. 第11肋间+腹直肌旁切口
B. 胸腹联合切口
C. 下腹正中切口
D. 吉布森（Gibson）切口
E. 肋缘下切口
F. 腰部斜切口+下腹弧形小切口

10. 手术切除的范围是

A. 左肾+左输尿管全长+左输尿管口周围1cm全层膀胱壁
B. 左肾+左输尿管全长+左输尿管口周围1cm膀胱壁黏膜
C. 左肾+左肾周围脂肪囊+左输尿管全长+左输尿管口周围1cm全层膀胱壁
D. 左肾+左肾周围脂肪囊+左输尿管全长+左输尿管口周围1cm膀胱壁黏膜
E. 左肾+左肾周围脂肪囊+肾周围筋膜+左输尿管全长+左输尿管口周围1cm全层膀胱壁
F. 左肾+左肾周围脂肪囊+肾周围筋膜+左输尿管全长+左输尿管口周围1cm膀胱壁黏膜

11. 患者接受了左输尿管癌根治术，术后病理报告提示为移行细胞癌，灶性浸润出输尿管肌层。送检腹膜后淋巴结共8颗，其中1颗见癌转移。患者输尿管癌病理分期是

A. $TisN_0M_0$
B. $T_1N_0M_0$
C. $T_2N_0M_0$
D. $T_2N_1M_0$
E. $T_3N_0M_0$
F. $T_3N_1M_0$

12. 患者可选择的下一步治疗方案是

A. 铂类化疗药为基础的全身化疗
B. 术后辅助放疗
C. 内分泌治疗
D. 免疫治疗
E. 腹膜后淋巴结清扫
F. 卡介苗（BCG）膀胱内灌注

（13~19 题共用题干）

患者，女性，63 岁。无痛全程肉眼血尿 3 天。无尿频、尿急和尿痛。无排尿费力。无腰痛，无发热。

13. IVU 示双肾功能良好；左肾轻微积液，左输尿管上段距肾盂 1cm 处见充盈缺损，0.5cm ×0.3cm，光滑；右肾、右输尿管和膀胱形态未见异常。对患者诊断意义最大的检查是
   A. 左侧逆行肾盂造影　　B. 泌尿系统 B 超
   C. CT　　D. MRI
   E. 动脉造影
14. CT 提示左输尿管上段距肾盂 1cm 处有实质性占位病变，0.5cm ×0.3cm，CT 值 46HU，输尿管周围未见浸润，腹后未见淋巴结肿大。初步诊断是
   A. 左输尿管息肉　　B. 左输尿管尿酸结石
   C. 左输尿管血块　　D. 左输尿管癌
   E. 左输尿管嗜酸性肉芽肿
15. 尿脱落细胞学检查未发现癌细胞。为了明确诊断，可以考虑哪些检查
   A. 左侧输尿管导管引流尿找癌细胞　　B. 左侧输尿管逆行造影
   C. 左侧输尿管镜检 + 活检　　D. 左侧经皮肾镜检查 + 活检
   E. MRU
16. 左侧输尿管导管引流尿找到癌细胞，G_2 级。应选择的治疗方案是
   A. 观察等待　　B. 放疗
   C. 化疗　　D. 放疗联合化疗
   E. 中药　　F. 根治性左肾输尿管全切除术
   G. 左侧输尿管镜肿瘤电切术　　H. 左侧输尿管镜钬激光肿瘤切除术
17. 拟行根治性左肾输尿管全切除术，患者术前必需要做的是
   A. 放疗　　B. 化疗
   C. 内分泌治疗　　D. 放射性核素骨显像
   E. 膀胱镜检
18. 手术的切除范围是
   A. 左肾 + 左输尿管全长 + 左输尿管口周围 1cm 全层膀胱壁
   B. 左肾 + 左肾周围脂肪囊 + 左输尿管全长 + 左输尿管口周围 1cm 全层膀胱壁
   C. 左肾 + 左肾周围脂肪囊 + 左输尿管全长 + 左输尿管口周围 1cm 的膀胱黏膜
   D. 左肾 + 左肾周围脂肪囊 + 左肾周围筋膜 + 左输尿管全长 + 左输尿管口周围 1cm 全层膀胱壁
   E. 左肾 + 左肾周围脂肪囊 + 左肾周围筋膜 + 左输尿管全长 + 左输尿管口周围 1cm 的膀胱黏膜

19. 患者接受了根治性左肾输尿管全切除术，术后病理报告为移行细胞癌Ⅱ级，输尿管肌层可见癌细胞。腹膜后淋巴结阴性。患者左输尿管癌的分期是

A. $T_{is}N_0M_0$　　B. $T_aN_0M_0$

C. $T_1N_0M_0$　　D. $T_2N_0M_0$

E. $T_3N_0M_0$　　F. $T_4N_0M_0$

G. $T_1N_1M_0$　　H. $T_2N_1M_0$

参考答案与解析

一、A1 型题

1. B【解析】输尿管中段癌行输尿管镜肿瘤切除术后最需要关注肿瘤复发。

2. D【解析】输尿管肿瘤最好发于输尿管下段。

3. D【解析】输尿管乳头状瘤较少见，一般蒂窄。镜下观察：细长的绒毛状突起，表面被覆5~10层变移上皮，层次和细胞大小、形状与正常变移上皮无明显差别，核分裂少见。乳头中央为纤维血管轴心，乳头细长，一般无分支，乳头相互间无融合。开放或内镜手术治疗为主。

4. C【解析】输尿管息肉是输尿管原发的良性病变，病因不清，可能与炎症、损伤、慢性刺激、激素失调、致癌物质等有关。肉眼呈灰白色，菊花瓣状，分支状如肉柱样悬垂在输尿管腔内，分支长短不一，最长者可达20cm。静脉肾盂造影通常表现为输尿管内境界清楚，边缘光滑的条状充盈缺损，呈“蚯蚓状”。病变之上可见肾积水征象。输尿管逆行插管造影可显示病变区充盈缺损。手术多采用保留肾脏的方法，根据息肉部位、大小及肾受累情况选择不同的术式。

5. C【解析】输尿管炎性假瘤：炎性假瘤是组织炎性增生形成的境界清楚的肿瘤样团块，发病机制不明确，可能与细菌或病毒感染、创伤、炎症后修复，以及变态反应物作用下间质细胞过度增生等有关。输尿管炎性假瘤少见，主要表现为梗阻。脱落细胞学检查有助于鉴别病变性质，确诊需要病理检查，其性质的明确对决定治疗方案有重要意义。术前难以明确肿物性质，同时发病隐匿，发现时肿物往往较大，以手术治疗为主。

6. C【解析】输尿管肾源性腺瘤多为单灶，呈息肉样或乳头状，由黏膜固有层内类似肾小管的细长小管组成，成群分布，表面被覆单层立方或“钉头”样细胞。有的腺管扩张成小囊状。肾源性腺瘤可见于肾盂、输尿管、膀胱、尿道及憩室腔内等部位，可发生于任何年龄，男性多见，常无典型的临床症状，可有血尿、尿频或尿痛等。本病与癌难以用肉眼区别，所以均应完整切除和定期随访。

二、A2 型题

C【解析】输尿管癌 CT 平扫示病变上方的输尿管、肾盂、肾盏常有不同程度扩张、积水。于输尿管梗阻段可见软组织密度肿块，较小者呈圆形，边缘光滑或有棘状突起，较大者形态不规则，并可累及周围软组织。增强检查，肿块呈不均匀强化，并可显示病变区输卵管狭窄或闭塞，管壁不规则增厚或腔内充盈亏损。

三、A3/A4 型题

1. E【解析】由于患者病史中有肾切除术的经历，因此需要特别关注剩余肾和上尿路情况。根据患者的临床表现、体格检查和实验室检查结果，高度怀疑左侧肾绞痛伴肾功能损害。进一步确诊最有价值的辅助检查是输尿管插管和逆行造影（选项 E）。

2. B【解析】参见 A3/A4 型题第 1 题解析。

四、X 型题

1. BCDE【解析】CTU、MRU、静脉肾盂造影（IVP）及逆行尿路造影对上尿路上皮癌均有诊断价值。

2. ABCE【解析】输尿管癌行姑息性手术治疗的适应证：①孤立肾、肾衰竭或双侧肾均有肿瘤。②输尿管中、上段非浸润性 1 级或 2 级肿瘤。③需要保留肾单位的 3 级输尿管肿瘤。④需姑息性手术治疗。

五、案例分析题

1. BCDF【解析】该患者可能为输尿管疾病，应该进行泌尿系统增强 CT、磁共振尿路造影（MRU）、逆行尿路造影及尿脱落细胞学检查等。

2. C【解析】参见 A2 型题第 2 题解析。

3. DE【解析】结合影像检查，考虑患者为右输尿管肿瘤可能性大，而输尿管癌的治疗原则为 D 与 E。

4. ABCF【解析】患者术后病理为 T_2期，针对 T_2期右输尿管癌，适当的随访方案包括：①至少随访 5 年（A 对）。②术后 3 个月复查膀胱镜，以后每年 1 次（B 对）。③术后 3 个月复查尿脱落细胞，以后每年复查 1 次（C 对）。④术后每 6 个月复查 CTU，2 年后每年复查 CTU（F 对）。

5. ABCD【解析】对于老年男性患者，当出现“间歇性无痛全程肉眼血尿”时，需要考虑膀胱癌、肾盂癌、输尿管癌与肾癌的可能性（A、B、C、D 对）。

6. E【解析】输尿管肿瘤的临床表现是肉眼血尿、腰痛、腹部包块，也是本病的三大症状。但是这些为非特异性表现，与肾及膀胱肿瘤的症状相似。如有右侧输尿管肿瘤伴有右侧精索静脉曲张时，应该高度怀疑右侧输尿管肿瘤的可能。B 超作为一种无创性检查，阳性率较高，能较早发现肾盂、输尿管的扩张积水，有助于确定梗阻的部位，结合患者有血尿等症状，可为进一步明确诊断提供线索。超声显示：输尿管肿瘤首先发现输尿管扩张，肾盂积水，沿输尿管检查，可以发现肿瘤。鉴别诊断有：①肾盂癌：当发现有肾盂癌时，应注意有无输尿管癌同时存在。②输尿管癌有钙质沉积时，要与输尿管结石相鉴别。③还应该与输尿管结核、尿路感染相鉴别。

7. G【解析】根治性手术是指对原发灶的广泛切除，连同其周围的淋巴结转移区域的整块组织切除，尽可能地达到“根治”的目的。

8. D【解析】患者术前还必须完成的检查是膀胱镜检查（选项D），以进一步明确病变范围和是否存在其他病变。

9. AF【解析】输尿管癌手术切口可选择单切口或双切口。单切口位置在第11肋间或经第12肋，并向下延长成腹直肌旁切口。双切口其中一切口在第11肋间或腰部斜切口，另一切口在下腹正中小切口或下腹弧形小切口。

10. E【解析】开放式根治性肾输尿管切除术范围：肾、输尿管全长和输尿管口周围膀胱黏膜以及肾周围脂肪囊和肾周围筋膜。

11. F【解析】根据该患者病理报告提示为移行细胞癌，灶性浸润出输尿管肌层，以及送检腹膜后淋巴结共8颗，其中1颗见癌转移的结果，根据国际TNM分期系统，该患者输尿管癌病理分期是$T_3N_1M_0$（选项F）。其中，T代表原发肿瘤的大小和侵犯程度，N代表淋巴结转移情况，M代表是否存在远处转移。

12. AB【解析】对于$T_3N_1M_0$期的输尿管癌，术后应行铂类化疗药为基础的全身化疗（A对）。若无法耐受化疗，可考虑术后辅助放疗（B对）。

13. C【解析】泌尿系统CT检查不仅能显示肾盂、肾盏及膀胱内腔，还能显示肾实质和膀胱壁等部位。

14. D【解析】参见A2型题第2题解析。

15. AC【解析】若尿脱落细胞学检查未发现癌细胞，可考虑行左侧输尿管导管引流，再行尿脱落细胞学检查（A对）。也可行输尿管镜检+活检，根据活检病理来明确是否存在癌细胞（C对）。

16. F【解析】参见案例分析题第7题解析。

17. ABCD【解析】拟行根治性左肾输尿管全切除术，对该患者术前必须进行放疗、化疗、内分泌治疗及放射性核素骨显像等。

18. E【解析】根治性左肾输尿管全切除术的手术切除范围是左肾+左肾周脂肪囊+左肾周筋膜+左输尿管全长+左输尿管口周围1cm的膀胱黏膜（选项E）。其中，左肾、左肾周脂肪囊、左肾周筋膜和左输尿管全长需要全部切除，以确保彻底切除肿瘤；而左输尿管口周围1cm的膀胱黏膜需要切除一层，以预防癌细胞残留并减少术后复发的风险。

19. D【解析】根据该患者术后病理报告为移行细胞癌Ⅱ级，输尿管肌层可见癌细胞，腹膜后淋巴结阴性，根据国际 TNM 分期系统，该患者左输尿管癌的分期是 $T_2N_0M_0$（选项 D）。其中，T 代表原发肿瘤的大小和侵犯程度，N 代表淋巴结转移情况，M 代表是否存在远处转移。

第二十四章　输尿管损伤

一 A1 型题

1. 常见的输尿管损伤不包括
   A. 输尿管刀刺伤
   B. 子宫癌根治术中损伤输尿管
   C. 输尿管镜钬激光碎石术后输尿管穿孔
   D. 肾盂输尿管交界处狭窄致严重肾积水
   E. 放疗后输尿管闭塞
2. 输尿管损伤可分为
   A. 部分或完全结扎
   B. 扭曲成角致部分或全部阻塞
   C. 不完全断裂
   D. 广泛剥离钳夹致缺血坏死
   E. 部分或全部压碎
3. 输尿管损伤最常见的原因是
   A. 开放性损伤
   B. 闭合性损伤
   C. 医源性损伤
   D. 放射性损伤
   E. 自发性破裂
4. 医源性输尿管损伤多发生在
   A. 输尿管腰段
   B. 输尿管入盆腔处
   C. 肾盂输尿管交界处
   D. 输尿管膀胱壁段
   E. 输尿管盆腔段
5. 以下关于输尿管损伤的叙述正确的是
   A. 开放性输尿管损伤多见于锐器穿刺伤
   B. 术中发现输尿管被结扎，立即松解结扎线即可
   C. 进行逆行肾盂造影插管时发生输尿管穿孔，应立即进行修补
   D. 盆腔手术前可预先进行输尿管插管，以利术中辨认，预防损伤
   E. 输尿管损伤合并腹腔其他脏器损伤，因有尿外渗，多不易被掩盖
6. 直肠手术最易损伤的泌尿器官是
   A. 膀胱
   B. 精索

C. 前列腺　　D. 尿道
E. 输尿管

7. 输尿管外伤的早期诊断要点不包括
A. 凡有肉眼血尿者
B. 伤口内流出尿液或有腹膜刺激征
C. 静脉尿路造影显示输尿管外伤处的尿外渗、尿漏或有无梗阻
D. 超声发现尿外渗和梗阻所致的肾积水
E. 逆行肾盂造影，输尿管插管至外伤部位有受阻感

8. 关于输尿管损伤的临床特点不正确的是
A. 发生率很低，但早期诊断也较困难
B. 平时多见于医源性损伤
C. 损伤约 2/3 发生于腰段，1/3 发生于盆段
D. 依据损伤程度可分为挫伤、破裂、断裂和缺损
E. 一般不造成严重后果

9. 肾结核晚期合并膀胱挛缩时，膀胱容量 < 50ml，应想到有对侧肾积水的可能。在辅助检查中不应选择
A. CT　　B. B 超
C. 静脉尿路造影（IVU）　　D. 肾穿刺造影
E. 逆行肾盂造影

10. 输尿管损伤的治疗原则
A. 留置支架管　　B. 及时诊断，及时处理
C. 术后留置引流管　　D. 部分扩创
E. 患者全身情况危急，休克、脱水、失血严重或合并有其他重要器官创伤时

二　A2 型题

1. 患者，女性，52 岁。因子宫颈癌行全子宫切除，术后当日无尿。术中出血不多，术前肾功能正常。因此诊断最大的可能为
A. 肾功能衰竭　　B. 术中误扎双侧输尿管
C. 盆腔肿瘤侵犯双侧输尿管　　D. 一过性无尿
E. 以上都不是

2. 患者，女性，43 岁。双侧经皮肾镜术后 1 月，左输尿管留置双 J 管，腹部平片左肾盂仍有细小结石，体温一直偏高，最高时 39.8℃，查体：左肾区压痛、叩击痛，患者应诊断为
A. 腹膜后血肿　　B. 术后出血

C. 术后感染　　D. 肾周积尿
E. 肾盂穿孔

3. 患者，女性，46岁。因“间歇性无痛肉眼血尿，伴蚯蚓状血块2个月”来诊。膀胱镜：未见膀胱内肿瘤，左输尿管口喷血。为尽快明确诊断，应随即进行的检查是
A. 输尿管CT　　B. 输尿管镜
C. 输尿管B超　　D. 左肾穿刺顺行造影
E. 左输尿管插管逆行造影

4. 患者，女性，38岁。行迈尔斯手术（Miles手术）后第3天出现右侧腰部疼痛。B超检查：右肾轻度积水。根据患者情况，首先要进行的检查是
A. 双肾CT　　B. 静脉肾盂造影或逆行肾盂造影
C. 全腹CT　　D. 腹部平片
E. B超

三 A3/A4型题

（1~3题共用题干）

患者，女性，45岁。1周前因子宫内膜癌行根治性子宫切除术，术中出血较多，术后阴道中有清亮液体不间断流出，于膀胱内注入亚甲蓝溶液后，阴道流出的液体仍清亮。

1. 应首先考虑的诊断是
A. 肾损伤　　B. 输尿管损伤
C. 膀胱损伤　　D. 前尿道损伤
E. 后尿道损伤

2. 为进一步明确诊断，最常用的检查是
A. 泌尿系统彩色多普勒超声　　B. 尿路X线摄片
C. 尿路MRI　　D. 肾图
E. 静脉尿路造影

3. 明确诊断后，对患者采取的处理为
A. 肾切除术　　B. 经皮肾穿刺造瘘术
C. 输尿管修补术　　D. 耻骨上膀胱造瘘术
E. 经会阴尿道修补术

四 X型题

1. 输尿管损伤的临床表现包括
A. 尿外渗或尿瘘　　B. 镜下血尿或肉眼血尿

C. 多尿或夜尿　　D. 感染症状
E. 尿路梗阻症状

2. 患者，女性，36 岁。因子宫癌根治术后 2 个月余，发现左肾积水 2 天就诊。2 个多月前曾行子宫癌根治术，2 天前行腹部彩色多普勒超声检查，提示左肾重度积水。考虑有输尿管损伤可能，为进一步明确诊断，需进行的检查是
A. 腹部 CT 平扫　　B. 静脉尿路造影
C. 逆行肾盂造影　　D. 放射性核素肾显像
E. PET-CT 检查

五 案例分析题

（1~6 题共用题干）

患者，男性，27 岁。因右侧腰部阵发性绞痛 1 天就诊，行泌尿系统彩色多普勒超声，提示右肾轻度积水，右侧输尿管上段有 0.6cm 的结石。

1. 患者要求选择创伤最小的治疗方案，应选择的最佳治疗方式为
A. 药物排石　　B. 体外冲击波碎石术
C. 输尿管镜钬激光碎石术　　D. 输尿管结石切开取石术
E. 经皮肾镜碎石术　　F. 腹腔镜输尿管切开取石术

2. 患者术后 1 周，复查泌尿系统彩色多普勒超声，提示右肾积水，右侧输尿管上段结石 0.6cm。适于选择的治疗方案是
A. 药物排石　　B. 体外冲击波碎石术
C. 输尿管镜钬激光碎石术　　D. 输尿管结石切开取石术
E. 经皮肾镜碎石术　　F. 腹腔镜输尿管切开取石术

3. 患者行右侧输尿管结石体外冲击波碎石术后 2 周，行泌尿系统彩色多普勒超声复查，提示右肾积水，右侧输尿管下段结石，直径 0.7cm。应选择的治疗方案是
A. 药物排石　　B. 体外冲击波碎石术
C. 输尿管镜钬激光碎石术　　D. 输尿管结石切开取石术
E. 经皮肾镜碎石术　　F. 腹腔镜输尿管切开取石术

4. 患者行右侧输尿管结石输尿管镜钬激光碎石术后 3 个月，行泌尿系统彩色多普勒超声检查，提示右肾中度积水，右输尿管上段扩张。行利尿肾图检查，提示右侧上尿路引流不畅，右肾功能中度受损。造成患者右侧上尿路受损的可能原因为
A. 右输尿管结石　　B. 右输尿管损伤
C. 右输尿管狭窄　　D. 右输尿管肿瘤
E. 右肾盂输尿管交接部狭窄　　F. 右输尿管膀胱壁内段狭窄

5. 为进一步明确患者病因，最适合做以下哪项检查

A. 腹部CT平扫　　B. 腹部CT增强扫描
C. 腹部平片　　D. 逆行肾盂造影
E. 静脉肾造影　　F. 腹部彩色多普勒超声

6. 患者行逆行肾盂造影，可见右输尿管中下段显影良好，输尿管上段未显影，提示输尿管狭窄或闭塞，如下图所示。根据患者目前的病情，可选择的治疗方案为

A. 输尿管镜检查
B. 输尿管支架置入术
C. 输尿管成形术
D. 肾造瘘术
E. 肾切除术
F. 输尿管双J管置入术

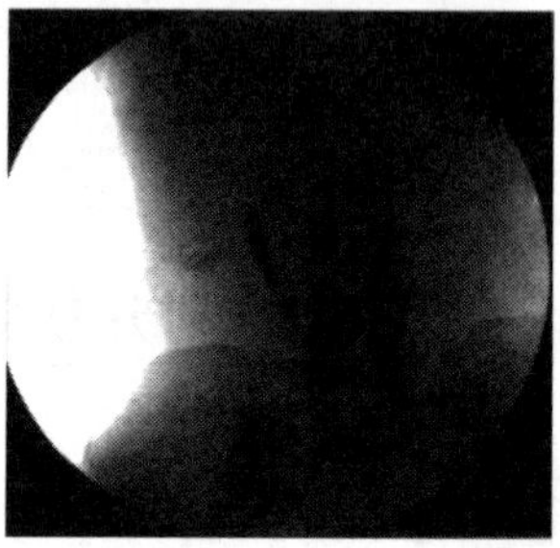

（7～12题共用题干）

患者，女性，38岁。因子宫内膜癌于1周前行子宫癌根治性切除术。术中出血量较多，术后阴道不间断地流出清亮液体，每日600～800ml。术中留置导尿管，导尿管引流尿液清亮，每日尿量800～1200ml。

7. 患者阴道渗出物最可能为

A. 尿液　　B. 淋巴液
C. 血浆引流液　　D. 阴道分泌物
E. 癌性分泌液　　F. 肠道分泌物

8. 最可能的诊断是

A. 肾损伤　　B. 输尿管损伤
C. 膀胱损伤　　D. 前尿道损伤
E. 后尿道损伤　　F. 阴道损伤

9. 输尿管损伤好发于

A. 子宫癌根治术后　　B. 直肠癌根治术后
C. 骨盆骨折后　　D. 腹部放疗后
E. 输尿管镜检查术后　　F. 腹膜后巨大肿瘤切除术后

10. 子宫癌根治术后发生的输尿管损伤多位于

A. 输尿管膀胱壁内段　　B. 输尿管入盆腔处
C. 输尿管盆腔段　　D. 肾盂输尿管交界处
E. 输尿管腰段　　F. 输尿管上段

11. 患者行膀胱镜检：膀胱尿道黏膜未见损伤。双侧输尿管开口清晰。左侧输尿管开口未见喷尿，右侧输尿管开口可见喷尿，左侧输尿管插管 3cm 后置入困难。行左侧逆行肾盂造影，提示输尿管插管段上方未见显影，输尿管插管段输尿管显影清晰，考虑为左侧输尿管盆腔段梗阻所致。为明确患者诊断，可选择的检查方法有

A. 输尿管镜检　　B. 逆行肾造影
C. 腹部 CT　　D. CT 输尿管成像
E. 利尿肾图　　F. 剖腹探查

12. 以下治疗方案恰当的是

A. 积极行剖腹探查术
B. 一期行输尿管端端吻合术
C. 先行肾造瘘术
D. 积极控制感染
E. 行输尿管端端吻合术并留置输尿管支架管
F. 二期行输尿管成形术

（13~18 题共用题干）

患者，女性，46 岁。因“右侧输尿管结石术后 1 个月余”就诊。1 个多月前，患者因右侧输尿管结石行腹腔镜右侧输尿管切开取石术，并留置右侧输尿管双 J 管。术后患者自觉右侧腰背部疼痛，食欲缺乏，未给予特殊诊治。

13. 复诊时考虑为患者拔除输尿管双 J 管，需完善的检查是

A. 胃镜　　B. 利尿肾图
C. 腹部平片　　D. 逆行肾盂造影
E. 静脉肾盂造影　　F. 泌尿系统彩色多普勒超声

14. 患者行泌尿系统彩色多普勒超声检查，提示右侧肾 15cm 大小，为巨大肾积水，右侧输尿管上段扩张明显，下段输尿管显示不清。行膀胱镜检查提示膀胱内未见输尿管支架管。考虑患者可能的诊断为

A. 输尿管双 J 管移位　　B. 输尿管梗阻
C. 输尿管切开取石术后尿外渗　　D. 输尿管结石复发
E. 膀胱输尿管反流　　F. 膀胱炎

15. 患者需进一步完善以下哪些检查

A. 腹部 CT 平扫　　B. 逆行肾盂造影
C. 静脉肾盂造影　　D. 利尿肾图
E. 输尿管镜　　F. 经皮肾镜

16. 患者行腹部 CT 平扫检查结果如下图所示。考虑患者的诊断为

A. 肾囊肿
B. 输尿管损伤
C. 输尿管结石复发
D. 输尿管双 J 管移位
E. 输尿管切开取石术后尿瘘
F. 输尿管结石术后肾重度积水

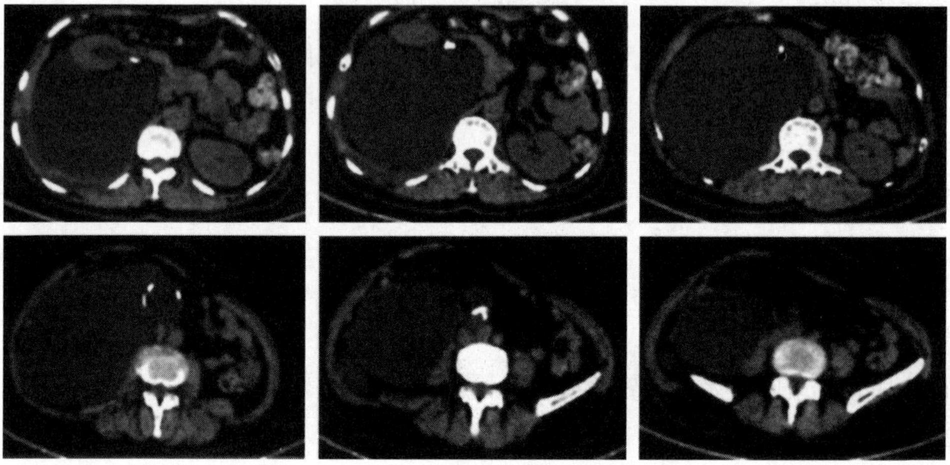

17. 考虑患者的诊断为输尿管切开取石术后尿瘘，输尿管双 J 管移位。可选择的治疗方式为

A. 肾造瘘术
B. 输尿管镜手术
C. 尿瘘引流术
D. 输尿管成形术
E. 肾切除术
F. 尿瘘切除术

18. 患者经过慎重考虑后，选择行输尿管镜检术，术中发现右侧输尿管中上段扩张积水，输尿管双 J 管移位至输尿管管壁外侧。术中经输尿管镜取出输尿管双 J 管，并成功留置新的双 J 管。术中同时行右侧尿瘘引流术。术后患者右侧腰部疼痛明显好转，术后第 5 天，右侧腰部尿瘘引流管每日引流量大于 800ml，以后逐渐减少。术后 1 个月腰部引流管无引流液流出。考虑为患者实施的下一步治疗方案为

A. 拔除右侧腰部引流管
B. 拔除输尿管双 J 管
C. 行输尿管–输尿管吻合术
D. 继续留置输尿管双 J 管
E. 行静脉尿路造影明确输尿管狭窄处有无尿瘘
F. 行肾切除术

（19~26 题共用题干）

患者，女性，22 岁。未婚未育，阵发性右下腹剧痛 2 小时，伴恶心、呕吐、尿频、尿急。无尿痛和肉眼血尿。无发热。1 周前来末次月经。查体：T 37℃，P 90 次/分，R 22 次/

分，BP 110/60mmHg。腹平软，右下腹有轻度压痛，无反跳痛。右肾区有叩击痛。

19. 应首选做哪些检查

A. 尿常规
B. IVU
C. 泌尿系统 B 超
D. 妇科 B 超
E. 磁共振尿路造影
F. 泌尿系统 CT + 重建

20. 可先做哪些初步治疗

A. 哌替啶，75mg，肌内注射
B. 硝苯地平，10mg，舌下含服
C. 孕酮，20mg，肌内注射
D. 坦索罗辛，0. 2mg，口服
E. 呋塞米，20mg，静脉注射

21. 尿常规提示红细胞(+++)/高倍视野，白细胞(-)，NIT (-)；B 超提示右肾集合系统有液性暗区，右输尿管上度轻度扩张，右输尿管下段有 0. 7cm 结石，左肾、左输尿管和膀胱均未见异常。经保守治疗 1 周后症状缓解，但未见结石排出。为了进一步明确诊断，首选哪一个检查

A. 肾图
B. 肾、输尿管及膀胱（KUB）平片
C. IVU
D. CT
E. 逆行肾盂造影
F. 输尿管镜

22. IVU 提示右肾显影延迟，右肾盏杯口变钝，右输尿管下段有 0. 6cm 阳性结石，其上输尿管扩张；左侧尿路和膀胱未见异常。可以考虑的治疗方案是

A. 体外冲击波碎石术
B. 右输尿管下段切开取石术
C. 右侧输尿管镜检 + 钬激光碎石术
D. 右侧输尿管镜检 + 弹道碎石术
E. 药物保守治疗

23. 患者选择了保守治疗，3 个月后仍未见结石排出。下一步应进行的处理措施是

A. 复查 B 超
B. 复查 KUB 平片
C. 复查 IVU
D. 体外冲击波碎石术
E. 右输尿管下段切开取石术右侧输尿管镜检 + 钬激光碎石术
F. 右侧输尿管镜检 + 弹道碎石术
G. 药物保守治疗

24. 复查 IVU 结果无改变，右肾区有叩击痛，应采取的治疗方案是

A. 体外冲击波碎石术
B. 右输尿管下段切开取石术
C. 右侧输尿管镜检 + 钬激光碎石术
D. 右侧输尿管镜检 + 弹道碎石术
E. 药物保守治疗

25. 采取了右侧输尿管镜检+钬激光碎石术，但出镜时发现输尿管镜将3cm长的输尿管套出体外。紧急处理措施是

A. 再入镜并留置双J管（内支架）

B. 开放手术探查右输尿管

C. 开放手术结扎右输尿管

D. 留置尿管，暂不进一步处理

E. 右肾切除术

F. 右输尿管腹壁造瘘术

26. 对患者立即进行开放手术探查右输尿管，发现右输尿管下段撕脱一段，上断端距膀胱3cm，其下未见输尿管残留。最恰当的手术方案是

A. 立即做右肾造瘘术，引流右肾尿液，3个月后再行输尿管膀胱吻合术

B. 将右肾移植到左髂窝

C. 回肠代右输尿管术

D. 膀胱壁瓣右输尿管吻合术

E. 右肾切除术

参考答案与解析

一、A1型题

1. D【解析】常见的输尿管损伤包括输尿管刀刺伤、子宫癌根治术中损伤输尿管、输尿管镜钬激光碎石术后输尿管穿孔以及放疗后输尿管闭塞等。

2. C【解析】输尿管损伤可分为：①部分或完全断裂。②部分或完全结扎。③部分或全部压碎。④广泛剥离钳夹致缺血坏死。⑤扭曲成角致部分或全部阻塞。

3. C【解析】输尿管损伤最常见的原因为医源性损伤。

4. E【解析】医源性输尿管损伤最常见于妇产科、下腹部手术以及某些泌尿外科手术，如输尿管镜、膀胱镜、腹腔镜检查或治疗等均可导致膀胱损伤，多发生在输尿管盆腔段。

5. D【解析】开放性输尿管损伤多见于枪弹伤；术中发现输尿管被结扎后，单纯松解结扎线往往是不够的，需将缺血段切除，再进行端端吻合；输尿管小的穿刺伤常可不做处理或仅留置双J管即可；输尿管损伤合并腹腔其他脏器损伤，常被掩盖。盆腔手术则可预先进行输尿管插管，以利术中辨认，预防损伤，因此答案选D。

6. E【解析】直肠手术最易损伤的泌尿器官为输尿管。

7. A【解析】外伤，腹盆腔手术及腔内泌尿外科器械操作后，如果出现伤口内流出尿液

或一侧持续性腹痛、腹胀，腹膜刺激征等症状时，均应警惕输尿管外伤的可能性。值得注意的是，以血尿来判断是否存在输尿管损伤并不可靠，因为仅有 50%~75% 的患者会出现血尿。常用的诊断方法如下：①静脉注射靛胭脂检查，手术中怀疑输尿管有外伤时，由静脉注射靛胭脂，如有裂口则可见蓝色尿液从外伤处流出。术中或术后可选择膀胱镜检查，如输尿管被结扎或裂口较大甚至断裂，则伤侧输尿管口无蓝色尿液喷出。②静脉尿路造影可显示输尿管外伤处的尿外渗、尿漏或有无梗阻。③逆行肾盂造影，输尿管插管至外伤部位有受阻感，注射对比剂可显示梗阻或对比剂外溢。④超声可发现尿外渗和梗阻所致的肾积水。⑤放射性核素肾显像可显示伤侧上尿路有无梗阻。⑥CT 检查虽不能直接显示输尿管有无外伤，但可显示外伤区域的变化，如尿液囊肿、输尿管周围脓肿、肾积水及尿瘘。而计算机体层成像尿路造影（CTU）可见外伤部位是否通畅或有无对比剂外渗。

8. E【解析】输尿管破裂或断裂后，尿外渗于周围组织内，可发生蜂窝组织炎，继而感染、坏死、化脓。尿液进入腹腔引起弥漫性腹膜炎，严重者可发生脓毒血症。晚期可形成输尿管瘘或输尿管假性囊肿。伤后狭窄或闭锁，引起上段输尿管及肾积水，继发感染后造成积脓，最终导致肾功能受损。因此，输尿管损伤漏诊的后果极为严重，甚至可危及生命。

9. E【解析】逆行肾盂造影的禁忌证包括尿道狭窄及下尿道感染；严重膀胱瘤禁做膀胱镜者；心血管及全身性严重疾病等。伴有肾积水也不应该选择逆行肾盂造影。

10. D【解析】输尿管损伤的治疗原则：①患者全身情况危急，休克、脱水、失血严重或合并有其他重要器官创伤时。②及时诊断，及时处理。③彻底扩创。④修复及吻合术应在无张力情况下进行。⑤留置支架管。⑥术后留置引流管。

二、A2 型题

1. B【解析】该患者术后当日无尿，术中出血不多，术前肾功能正常可能为术中误扎双侧输尿管。

2. C【解析】该患者术后体温升高，出现疼痛，可能为炎症，最有可能为术后感染。

3. E【解析】输尿管插管逆行造影是指在膀胱镜的观察下，将输尿管导管插入输尿管并注入对比剂，使肾盏、肾盏、输尿管充盈，用以观察全尿路情况的检查方法。本造影法的优点是显影清楚，不受肾自然分泌功能影响。

4. B【解析】根据患者情况，首先要进行的检查是静脉肾盂造影或逆行肾盂造影（选项 B）。右侧腰部疼痛和右肾轻度积水提示可能存在尿路梗阻，静脉肾盂造影或逆行肾盂造影可以用来评估尿路梗阻的原因和程度。

三、A3/A4 型题

1. B【解析】输尿管损伤的临床表现复杂多样，有可能出现较晚，也有可能不典型或者被其他重要脏器损伤所掩盖，常见的临床表现有如下几种：①血尿。②尿外渗和尿瘘。③无尿。④疼痛、发热。⑤合并伤表现。

2. E【解析】为进一步明确诊断，最常用的检查是静脉尿路造影（选项 E）。这项检查可显示输尿管外伤处的尿外渗、尿漏或有无梗阻。

3. C【解析】该患者为输尿管损伤，应该进行输尿管修补术。

四、X 型题

1. ABDE【解析】输尿管损伤的临床表现复杂多样，也有可能不典型或者被其他脏器损伤所掩盖。其主要决定于损伤的类型、性质、发现的时间、单侧或双侧损伤、感染存在与否以及尿漏发生时间及部位。常见的有：尿外渗或尿瘘、无尿、镜下血尿或肉眼血尿、感染、尿路梗阻等。

2. ABCD【解析】根据患者的情况描述，可能存在输尿管损伤导致左肾积水。为了进一步明确诊断，需要进行以下检查：腹部 CT 平扫（选项 A）虽不能直接显示输尿管有无外伤，但可显示外伤区域的变化，如尿液囊肿、输尿管周围脓肿、肾积水及尿瘘。静脉尿路造影（选项 B）可显示输尿管外伤处的尿外渗、尿漏或有无梗阻。逆行肾盂造影（选项 C），输尿管插管至外伤部位有受阻感，注射对比剂可显示梗阻或对比剂外溢。放射性核素肾显像（选项 D）可显示伤侧上尿路有无梗阻。PET-CT 检查（选项 E）不适用于评估输尿管损伤和积水的原因是常用于癌症的筛查和评估。

五、案例分析题

1. A【解析】排石药物有中药排石颗粒，副作用相对较小，可控制输尿管结石不再增大，或减轻胆石的疼痛。

2. B【解析】体外冲击波碎石术（ESWL）一般认为适用于直径小于 2.5cm 的肾结石（孤立肾者应小于 2cm），结石远端无尿路梗阻，患侧肾功能良好。并注意禁忌证。

3. C【解析】输尿管镜钬激光碎石手术，目前是临床上一种比较先进的治疗尿路结石的方法，安全、有效，对人体基本没有创伤，将微导管经尿道插入到膀胱、输尿管一直到肾，利用钬激光把结石打碎取出，大部分被钬激光打碎的结石随尿液排出体外。

4. ABC【解析】尿路受损的原因包括：输尿管结石、损伤及狭窄。

5. D【解析】逆行肾盂造影是经膀胱将输尿导管插入输尿管，注入对比剂，使肾盏、肾盂、输尿管显影，可以了解肾盏、肾盂、输尿管及膀胱的病变。

6. ABCDF【解析】逆行肾盂造影提示输尿管狭窄或闭塞，对此可选择输尿管镜来明确狭窄原因（A 对）。也可行输尿管支架置入术，输尿管成形术，肾造瘘术，双 J 管置入来解除狭窄（B、C、D、F 对）。

7. A【解析】该患者尿管引流尿液清亮，故阴道不间断地流出清亮液体可能为尿液。

8. B【解析】参见 A1 型题第 7 题解析。

9. ABDEF【解析】输尿管损伤好发于子宫癌根治术后、直肠癌根治术后、腹部放疗后、输尿管镜检查术后及腹膜后巨大肿瘤切除术后。

10. C【解析】子宫癌根治术后发生的输尿管损伤多位于输尿管盆腔段。

11. ABCDE【解析】该患者可能为输尿管疾病，应该进行输尿管镜检、逆行肾造影、腹部 CT、CT 输尿管成像及利尿肾图检查。

12. CDF【解析】对于输尿管梗阻，可先行肾造瘘术，同时积极控制感染，待感染控制后，可二期行输尿管成形术（选项 C、D、F 对）。

13. CF【解析】根据该患者的症状，患者要想拔除输尿管双 J 管，需要进行的检查是腹部平片及泌尿系统彩色多普勒超声。

14. ABCD【解析】超声提示右肾巨大肾积水，考虑存在输尿管梗阻或输尿管切开取石术后尿外渗的可能（选项 B、C 对）。对于输尿管梗阻，考虑双 J 管移位或结石复发所致（选项 A、D 对）。

15. ABCD【解析】为进一步明确诊断，可行 CT、逆行肾盂造影、静脉肾盂造影、肾图检查（选项 A、B、C、D 对）。患者右侧输尿管梗阻，无法行输尿管镜检查（E 错）。经皮肾镜一般用于碎石（F 错）。

16. BDE【解析】结合 CT 平扫检查，考虑患者为输尿管损伤，输尿管双 J 管移位及切开取石术后尿瘘（选项 B、D、E）。

17. ABCD【解析】对于尿瘘，双 J 管移位，常用的治疗方法包括肾造瘘术，输尿管镜手术，尿瘘引流术及输尿管成形术（选项 A、B、C、D 对）。一般不做肾切除术（E 错）。

18. ADE【解析】下一步治疗方案可选择拔除右侧引流管，继续留置双 J 管及再次行静脉尿路造影明确是否存在尿瘘（选项 A、D、E 对）。

19. AC【解析】尿常规是临床上三大常规检验中的一项，作为排泄物检查，尿液反映了机体的代谢状况，是很多疾病诊断的重要指标，做尿常规检查主要是检查是否患有尿路感染。泌尿系统 B 超一般情况下可以判断出肾有无积水，泌尿系统有无结石以及泌尿系统是否存在囊肿，或者是恶性肿瘤的情况。

20. BCD【解析】该患者可能为输尿管疾病，可以进行药物治疗：①硝苯地平，10mg，舌下含服。②孕酮，20mg，肌内注射。③坦索罗辛，0.2mg，口服。

21. C【解析】静脉尿路造影是用以显示包括肾盂肾盏系统、输尿管、膀胱的重要方法，它不仅可给我们提供上述部位的形态、结石在尿路分布关系，而且还可给我们提供分侧肾的分泌功能等方面的信息。

22. BCDE【解析】对于 0.6cm 的阳性结石，可选择药物保守治疗，也可行手术治疗，手术方式可选择输尿管切开取石，右侧输尿管镜钬激光碎石术或弹道碎石术（选项 B、C、D、E 对）。

23. ABC【解析】保守治疗无效后应先复查 B 超、KUB 平片、IVU，明确结石是否仍然存在，若复查确定结石未排出，再尝试手术治疗，故选项 A、B、C 对。

24. BCD【解析】明确结石仍存在后，此时保守治疗效果不佳，可选择手术治疗，手术方式可选择右输尿管下段切开取石术、右侧输尿管镜检＋钬激光碎石术、右侧输尿管镜检＋弹道碎石术。

25. B【解析】该患者出镜时发现输尿管镜将3cm长的输尿管套出体外，应该进行开放手术探查右输尿管。

26. D【解析】根据描述，患者的右输尿管下段撕脱了一段，并且上断端距离膀胱3cm，下段未见输尿管残留。在这种情况下，恰当的手术方案是进行膀胱壁瓣右输尿管吻合术。该方法通过将膀胱的一部分组织制作成壁瓣，然后将其与右输尿管的上断端吻合，以恢复正常的尿液通路。这样可以修复右输尿管的撕脱，并重新建立连接到膀胱的路径。

第二十五章　输尿管结石

一、A1 型题

1. 输尿管结石发生腰部绞痛的机制是
   A. 结石压迫输尿管壁，引起输尿管壁坏死
   B. 结石合并上尿路感染
   C. 结石嵌顿引起输尿管黏膜充血水肿
   D. 结石在输尿管内移动或嵌顿引起输尿管平滑肌痉挛
   E. 以上都不是
2. 输尿管中、上段结石取石要点，不正确的是
   A. 应尽量减小灌洗液体的压力
   B. 采用套石篮固定结石后，再行碎石
   C. 减少碎石的能量和频率
   D. 调整体位，如头低足高位
   E. 碎石从结石一侧边缘开始，尽量将结石击碎成碎末，结石输尿管粘连的一面留至最后碎石
3. 血尿伴肾绞痛时应首先考虑
   A. 肾肿瘤　　B. 肾输尿管结石
   C. 泌尿系统结核　　D. 肾盂肾炎
   E. 腰肌劳损
4. 肾输尿管结石引起血尿的特点是
   A. 膀胱刺激征持续一段时间后才出现血尿，以终末血尿多见
   B. 常为全程无痛肉眼血尿
   C. 常伴有肾绞痛症状
   D. 排尿有时尿线突然中断，尿道内剧烈疼痛
   E. 主要在急性阶段出现，常同时伴有膀胱刺激征
5. 输尿管结石的典型表现是
   A. 感染和发热　　B. 排石

C. 肾功能不全　　D. 肾绞痛伴血尿
E. 无尿和肾功能不全

6. 对肾功能影响最大的结石是
A. 肾盂结石　　B. 膀胱结石
C. 肾盏结石　　D. 尿道结石
E. 输尿管结石

7. 输尿管结石疼痛多表现为
A. 腹痛　　B. 压痛
C. 全身痛　　D. 急性绞痛
E. 钝性腰痛

8. 输尿管结石与腹腔淋巴结钙化阴影、肠内容物、盆腔静脉石和骨岛的鉴别最好的方法是
A. B超　　B. 静脉肾盂造影（IVP）
C. 磁共振尿路成像（MRU）　　D. 腹部X线摄片
E. 输尿管逆行插管造影

9. 输尿管结石手术入手术室急需做肾、输尿管及膀胱（KUB）平片，其目的是
A. 作最后结石定位　　B. 了解结石以下尿路有否狭窄
C. 了解双侧肾功能　　D. 排除泌尿系统结核病变
E. 以上都不是

10. 诊断尿路结石首选的X线检查是
A. 逆行肾盂造影　　B. 静脉尿路造影（IVU）
C. 肾动脉造影　　D. CT
E. 腹部平片+静脉尿路造影

11. 伴有膀胱刺激征及尿道和阴茎头部放射性疼痛者，最可能的是
A. 肾盏结石　　B. 肾盂结石
C. 输尿管上段结石　　D. 输尿管末段结石
E. 输尿管中段结石

12. 为了解肾积水程度检查哪一项帮助不大
A. B超　　B. 肾图
C. 静脉肾盂造影　　D. 逆行尿路造影
E. MRU

13. 诊断输尿管结石最简便的方法是
A. 腹部平片　　B. B超检查
C. 尿常规检查　　D. 静脉尿路造影

E. 逆行尿路造影

14. 胱氨酸结石预防复发的主要方法为

A. 酸化尿液
B. 增加胱氨酸在尿中的溶解度
C. 降低尿钠水平
D. 降低胱氨酸的溶解度
E. 在小肠内结合胱氨酸

15. 以下哪项不属于体外冲击波碎石术（ESWL）治疗的绝对禁忌证

A. 结石远端尿路梗阻
B. 严重心脑血管病
C. 骨关节严重畸形
D. 直径≤2cm 的肾结石
E. 尚未控制的尿路感染

16. 经皮肾镜建立皮肾通道时最常选择的穿刺部位是

A. 肾盂
B. 上盏
C. 下前盏
D. 下后盏
E. 上盏盏颈

17. 输尿管结石经皮肾镜取石的绝对禁忌证是

A. 有症状的肾盂结石
B. 马蹄肾
C. 盆腔异位肾
D. 神经源性膀胱
E. 未纠正的凝血功能障碍

18. 输尿管结石经皮肾镜采用的冲洗液是

A. 5% 甘露醇
B. 0.9% 氯化钠溶液
C. 灭菌蒸馏水
D. 1.5% 甘氨酸
E. 稀释对比剂

19. 输尿管结石经皮肾镜手术中建立皮肾通道时，常见的严重错误是

A. 扩张过深
B. 穿刺前盏
C. 使用超滑导丝
D. 没使用逐级金属扩张器
E. 扩张过浅

20. 输尿管结石行开放手术，输尿管中段病变一般采用的切口是

A. 腰部斜切口
B. 腹部斜切口
C. 下腹部斜切口
D. 腰大肌直切口
E. 腹部正中切口

21. 肾绞痛发作怀疑输尿管结石选择静脉尿路造影检查的时间是

A. 急诊即刻检查
B. 1 周内
C. 1 周后
D. 2 周后
E. 3 周后

二 A2 型题

1. 患者，男性，32 岁。B 超可见肾上盏结石 0.6cm，经解痉、中西药治疗和大量饮水，现出现尿频、尿急、尿痛、现结石的位置应在
   A. 肾盂　　B. 膀胱
   C. 尿道　　D. 输尿管中段
   E. 输尿管膀胱入口段
2. 患者，女性，34 岁。突发右上腹痛，伴恶心、呕吐，以往有排石史，最可能的诊断是
   A. 右肾结石　　B. 右输尿管结石
   C. 胆囊结石　　D. 右肾结核
   E. 胆总管结石
3. 患者，男性，35 岁。左腰部绞痛 1 天。尿常规：红细胞(+++)。B 超：左肾积水。左肾积水最可能的原因是
   A. 左肾结核　　B. 左输尿管结石
   C. 左肾肿瘤　　D. 肾盂输尿管连接部狭窄
   E. 左输尿管肿瘤
4. 患者，女性，27 岁。右肾区痛伴高热，影像学检查结果如下图所示，最可能的诊断是
   A. 右肾结石　　B. 右侧输尿管上段结石
   C. 右侧输尿管中段结石　　D. 右侧输尿管下段结石
   E. 右侧椎旁脓肿

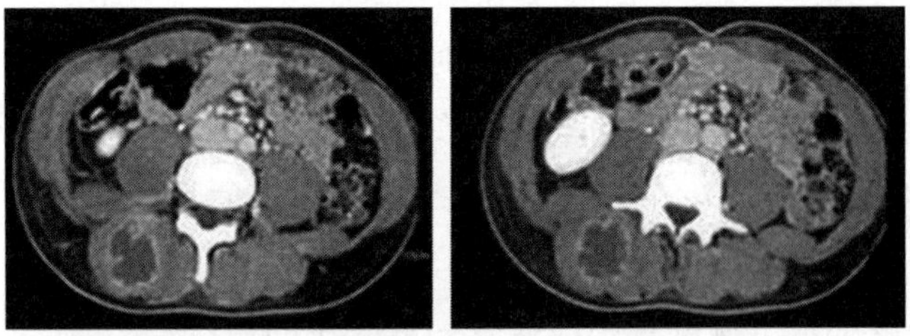

5. 患者，男性，36 岁。右腰部剧痛 1 小时，伴恶心、呕吐，疼痛向大腿内侧放射，尿常规：红细胞 10~20 个/高倍视野，白细胞偶见，应考虑
   A. 肾肿瘤　　B. 肾结核
   C. 膀胱结石　　D. 输尿管结石
   E. 前尿道结石
6. 患者，女性，42 岁。做家务时突然发生右下腹痛 3 小时，伴恶心，近年来有多次同样发作史。查体：腹柔软，右下腹深压痛。尿常规：白细胞少数，红细胞(+++)。诊断首先

考虑

A. 梅克尔憩室炎　　B. 急性阑尾炎

C. 不完全性肠梗阻　　D. 右侧附件炎

E. 右输尿管下段结石

7. 患者，男性，55 岁。左肾切除 6 年，右腰部痛伴镜下血尿反复发作 1 年，近 5 天无尿。查体：神志蒙眬，全身水肿，血压 180/100mmHg，血肌酐 560μmol/L，腹部平片未见明显异常，应考虑

A. 肾盂肿瘤　　B. 肾动脉栓塞

C. 肾盏结石　　D. 输尿管结石

E. 肾囊肿破裂

8. 患者，男性，32 岁。突发左腰部绞痛伴镜下血尿，左腰部轻度压痛和叩击痛，无肌紧张，应考虑

A. 肾肿瘤　　B. 肾结核

C. 急性肾盂肾炎　　D. 肾输尿管结石

E. 肾积水

9. 患者，女性，43 岁。反复右下腹部绞痛向会阴部放射 1 月，CT 检查结果如下图所示，以下诊断正确的是

A. 右侧输尿管上段结石，其上方输尿管扩张积水

B. 右侧输尿管中段结石，其上方输尿管扩张积水

C. 右侧输尿管下段结石，其上方输尿管扩张积水

D. 右侧输尿管下段结核，其上方输尿管扩张积水

E. 右侧输尿管下段炎性狭窄，其上方输尿管扩张积水

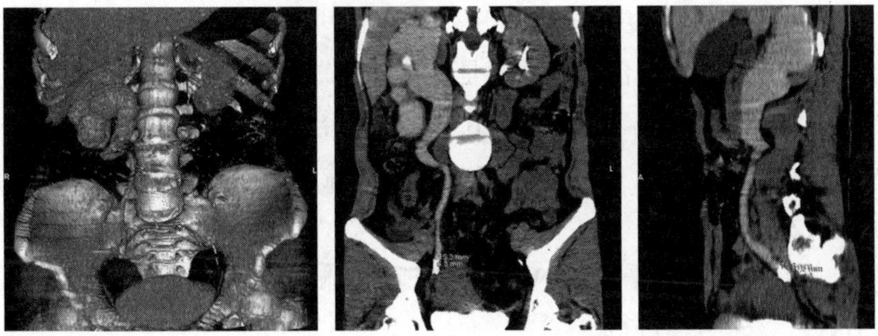

10. 患者，男性，48 岁。肾盂造影示左肾中度积水，左输尿管中段结石，直径 1.5cm，右侧输尿管上段结石 1.2cm，右肾无积水，最佳治疗方案是

A. 同时行双侧体外冲击碎石　　B. 先行左侧体外冲击碎石

C. 先行左肾造瘘　　D. 先行左输尿管切开取石

E. 左输尿管逆行插管引流尿液

11. 患者，男性，31 岁。右肾绞痛后尿闭 1 天，腹部平片可见双侧输尿管中段各有结石 1 个，1cm，左肾内还有鹿角形结石，急诊处理应先采用

A. 服中药排石

B. 中西医结合解痉排石

C. 膀胱镜下输尿管插管引流尿液缓解肾功能

D. 利尿药应用

E. 立即手术输尿管切开取石

12. 患者，男性，47 岁。KUB 平片及 IVP 证实左输尿管上段结石，直径 2.1cm，左肾中度积水，试行体外冲击波治疗 3 次。无结石排出，复查 KUB 平片，结石无变化，下一步考虑进行

A. 左输尿管切开取石术

B. 输尿管镜碎石取石术

C. 左肾和输尿管切除术

D. 反复进行上述治疗

E. 保守治疗

13. 患者，男性，46 岁。半年前患输尿管结石，3 天来出现排尿困难，伴尿道疼痛。检查发现于会阴部的尿道可及一个直径 1.5cm 硬结，X 线平片示尿道球部结石 1.5cm。临床处理应采用

A. 经尿道切开取石

B. 经尿道外口钳夹取石

C. 多饮水，多活动并适当应用利尿药

D. 切开膀胱取石

E. 将结石推回膀胱再按膀胱结石处理

14. 患者，女性，55 岁。右下腹隐痛 2 个月，既往常排出光滑小结石，KUB 平片示右输尿管下段结石，直径 1.2cm，合适的处理是

A. 暂不处理

B. 非手术治疗 1 个月后复查

C. 中西医结合治疗

D. 经尿道输尿管镜钬激光碎石取石术

E. 留置输尿管双 J 管

15. 患者，男性，40 岁。KUB 平片及 IVP 检查发现左输尿管下段结石直径 0.4cm，既往曾经排出过小结石。首先考虑进行

A. 开放手术

B. 保守疗法

C. ESWL

D. 输尿管肾镜取石术

E. 经皮肾镜取石术

16. 患者，女性，25 岁。因左侧腰部钝痛 2 个月就诊，经 B 超、KUB 平片、静脉尿路造影

检查发现左侧肾盂有 2cm×2cm 结石，左肾积水，左输尿管正常；右肾及输尿管正常。首选的治疗方案为

A. 中西医结合治疗　　B. 观察
C. 内腔镜碎石　　D. 开放手术
E. ESWL

17. 患者，女性，27 岁。左输尿管上段结石 1.1cm×1.0cm，左肾轻度积水，非手术治疗后结石下移 1cm，无明显不适，处理应是

A. 非手术治疗半年后复查　　B. 输尿管切开取石
C. 中药排石　　D. 左肾造瘘
E. 体外冲击波碎石

18. 患者，男性，46 岁。患双肾结石 3 年，左腰胀痛不适半年。查体：左肾区轻度叩击痛。KUB 平片显示右肾下盏结石，直径 2cm，左输尿管上段结石，直径 1.1cm。选择治疗先应考虑的是

A. 左输尿管切开取石术　　B. 右肾部分切除术
C. 右肾盂切开取石术　　D. 左输尿管结石行 ESWL 治疗
E. 右肾下盏结石行 ESWL 治疗

19. 患者，男性，35 岁。左肾结核无功能，右输尿管结石一个，直径 1.5cm，右肾积水，全身无尿毒症表现，宜先做何种处理

A. 立即输尿管切开取石　　B. 切除无功能左肾
C. 抗结核治疗，等待结石排出　　D. 引流右肾积水
E. 抗结核治疗下右输尿管切开取石

20. 患者，男性，43 岁。右肾下极多发结石，左输尿管结石，直径 1.5cm，IVP 示右肾下盏重度积水，左肾中度积水，治疗首选

A. 左输尿管切开取石　　B. 右肾实质切开取石
C. 右肾盂切开取石　　D. 右肾部分切除
E. 作肾造瘘

21. 患者，女性，35 岁。反复右腰痛伴镜下血尿 2 年，KUB 平片示右肾下极多发结石，右输尿管下段结石，直径 2cm，首先考虑做哪种手术

A. 右肾切除术　　B. 右肾盂切开取石术
C. 右肾实质切开取石术　　D. 右肾造瘘术
E. 右输尿管切开取石术

22. 患者左肾及右输尿管结石各一个，为 1.2cm，IVP 示双肾积水，处理应是

A. 左肾切开取石　　B. 左肾造瘘

C. 右肾切除
D. 右输尿管切开取石
E. 右肾造瘘

23. 患者，男性，42岁。右腰痛5年。B超：右肾中度积水。腹部平片：右侧输尿管中段结石1.2cm。静脉肾盂造影：左肾显示正常，右肾盏扩张，肾盂未显示。右肾穿刺造影：右肾中度积水，输尿管上段扩张2cm，结石下端输尿管有狭窄。最好的治疗方法是
A. 右肾盂造瘘
B. 经输尿管镜取石
C. 右输尿管切开取石，输尿管成形术
D. 右肾切除术
E. 体外冲击波碎石

24. 初次发作输尿管上段结石患者，结石直径4mm，最佳治疗方法为
A. 体外冲击波碎石
B. 输尿管镜取石
C. 留置输尿管支架管
D. 留置输尿管支架管后行体外冲击波碎石
E. 保守治疗

25. 青年男性，突发上腹痛，伴恶心、呕吐，急查尿常规示红细胞满视野，白细胞5~10个/高倍视野，血常规正常，考虑右输尿管结石，最适当的急诊处理方法是
A. 大量饮水
B. 口服抗菌药物
C. 抗炎、解痉、镇痛
D. ESWL
E. 手术探查

26. 左肾结核患者，IVP示左肾无功能，右输尿管结石一个，直径1.3cm，右肾轻度积水，全身无尿毒症表现，宜先作何处理
A. 切除无功能左肾
B. 立即输尿管切开取石
C. 抗结核治疗
D. 抗结核治疗下行ESWL治疗
E. ESWL治疗

27. 右输尿管上段有1.6cm×1.3cm×1.2cm结石，左输尿管上段1.2cm×1.0cm×0.9cm结石，静脉尿路造影示右肾明显积水，功能受损；左肾功能正常。以下术式最恰当的是
A. 右肾盂造瘘术
B. 右输尿管套石术
C. 左输尿管切开取石术
D. 右输尿管切开取石术
E. 左输尿管套石术

28. 患者，男性，47岁。半年来反复发作右肾区绞痛。泌尿系统平片显示右上腹可见一个1.5cm×1.6cm致密影，侧位片致密影位于第2腰椎前缘后方。患者拟定行体外冲击波碎石治疗，以下应该作为首选的检查是
A. B超
B. 静脉肾盂造影

C. 逆行尿路造影　　D. CT 三维重建

E. MRU

三 A3/A4 型题

(1~3 题共用题干)

患者，女性，21 岁。近 1 年来时有右下腹疼痛伴膀胱刺激征。查体：腹软、右下腹深压痛，右腰部轻叩击痛。尿常规：红细胞(++)/高倍视野，白细胞(+)/高倍视野。

1. 应进行哪项检查进一步确诊
   A. 肾超声检查　　B. 膀胱镜
   C. 血常规　　D. 肾 CT 检查
   E. 以上均可
2. 肾图检查：右侧呈梗阻型曲线，应考虑为
   A. 慢性膀胱炎　　B. 急性阑尾炎
   C. 慢性附件炎　　D. 急性肾盂肾炎
   E. 右输尿管下段结石
3. 针对以上检查结果，可以采取的治疗方法为
   A. 体外冲击波碎石　　B. 口服中药排石
   C. 经皮肾镜碎石　　D. 抗生素
   E. 大量饮水

(4~5 题共用题干)

患者，男性，25 岁。KUB 平片示双侧肾盂各有一个 1.0cm×1.5cm 密影，静脉尿路造影示双肾中度积水，双侧输尿管通畅，一次体外冲击波碎石将双侧结石粉碎。术后当天即有血尿及碎石排出，第 2 天突然出现双肾绞痛、发热、无尿。

4. 最可能的诊断是
   A. 血块梗阻　　B. 肾挫伤
   C. 双侧输尿管碎石梗阻　　D. 急性肾小管坏死
   E. 急性肾盂肾炎
5. 正确的处理是
   A. 中草药排石　　B. 无须处理
   C. 利尿药利尿　　D. 血液透析
   E. 手术处理

（6~10 题共用题干）

患者，男性，35 岁。因“突发右肾区绞痛 2 小时”来诊。2 小时前突然出现右肾区绞痛，并向右下腹放射，难以忍受，伴恶心、呕吐。查体：右下腹部深压痛。尿常规：红细胞 10~15 个/高倍视野。

6. 首选处理措施是
   A. 保守观察　　B. 解痉
   C. 镇痛　　D. 体外碎石
   E. 明确诊断
7. 为明确诊断，进一步检查应除外
   A. 泌尿系统 B 超　　B. 肾、输尿管及膀胱（KUB）平片
   C. 静脉肾盂造影（IVP）　　D. 泌尿系统 CT
   E. 膀胱镜
8. 经上述检查发现右肾盂输尿管连接部结石，直径 11mm，不伴肾积水。下一步治疗是
   A. 输液抗炎　　B. 中药排石
   C. 解痉镇痛　　D. 体外碎石
   E. 多饮水
9. 结石的最佳治疗方法是
   A. 输尿管镜碎石　　B. 体外冲击波碎石
   C. 经皮肾镜取石　　D. 保守治疗
   E. 手术取石
10. 如选择了体外碎石，碎石后出血，右腰痛加重，高热、寒战。应首先考虑的是
    A. 肾被膜下血肿形成　　B. 肾破裂
    C. 继发肾盂肾炎　　D. 碎石阻塞输尿管形成石街，并发肾积脓
    E. 肠道损伤

（11~15 题共用题干）

患者，男性，25 岁。反复右腰部绞痛，有时向右下腹放射 3 个月。疼痛发作多发生在劳动后，无烟酒嗜好。无相关家族史。门诊查血及尿常规 1 次，未见异常。

11. 肾绞痛发作时能与阑尾炎鉴别的最主要表现是
    A. 疼痛剧烈程度及局部体征　　B. 有无恶心、呕吐
    C. 血尿　　D. 有无寒战、发热
    E. 有无血压、脉搏上升
12. 肾绞痛与胆囊炎鉴别最主要的化验根据是
    A. 血清胆固醇正常　　B. 尿常规检查发现红细胞

C. 肝、肾功能检查是否正常
D. 血常规检查白细胞无升高
E. 电解质检查

13. 为确诊是否肾输尿管结石，最需采用的手段是
A. 肾图
B. 腹部平片 + 静脉尿路造影
C. B 超
D. 膀胱镜
E. CT

14. 经检查证实右肾盂结石 1.2cm×1.0cm，伴中度积水。应采取的最佳治疗措施是
A. 中西医结合治疗
B. 解痉、镇痛、利尿、热敷
C. 体外冲击波碎石
D. 输尿管套石术
E. 输尿管镜取石术

15. 经 ESWL 失败，最不恰当的处理是
A. 右肾切除术
B. 肾造瘘灌注溶石药物
C. 肾盂切开取石术
D. 经皮肾镜取石
E. 输尿管镜碎石及取石

（16~17 题共用题干）

患者，男性，45 岁。右肾区疼痛，间歇性肾绞痛 1 个月。尿常规：红细胞 10~15 个/高倍视野。B 超：左肾积水轻至中度。IVU：左输尿管上段有 1.0cm 结石，结石以上输尿管扩张 1.2cm，双侧肾盂肾盏显示好。

16. 根据患者情况，最佳的治疗方案是
A. 输尿管切开取石
B. 输尿管套石术
C. 左肾造瘘术
D. 体外冲击波碎石
E. 中西医结合排石

17. 配合的治疗方法中，不包括
A. 应用解痉药
B. 利尿药氢氯噻嗪（双氢克尿噻）
C. 多饮水每天排尿 2000ml 以上
D. 每天服用镇痛药
E. 应用排石中药

（18~21 题共用题干）

患者，男性，43 岁。反复发作右肾绞痛 1 年，2 年来常于进食肉类尤其是动物内脏后，出现脚趾关节红肿疼痛，泌尿系统平片未发现异常。

18. 患者应进行以下哪项检查以明确诊断
A. 血尿酸检测和 B 超检查
B. 多次复查泌尿系统平片
C. 磷、尿酸化验检查
D. 尿常规检查和尿细菌培养

E. 小关节摄片

19. 治疗中不正确的措施是

A. 酸化尿液　　B. 多饮水

C. 少吃动物蛋白　　D. 少吃食盐

E. 多活动

20. 对疾病具有诊断意义的尿常规化验特点为

A. 低比重尿　　B. 高比重尿

C. 尿 pH 增加　　D. 尿 pH 降低

E. 尿钙增加

21. 为预防疾病的复发以下哪一项措施是不恰当的

A. 多饮水　　B. 适当增加盐的摄入

C. 少饮用牛奶　　D. 少吃动物蛋白

E. 多吃富含纤维素食物

（22~23 题共用题干）

患者，男性，36 岁。反复发作右肾绞痛，B 超发现右上段输尿管结石影 0.6cm，IVU 可见右肾轻度积水，上段输尿管轻度扩张。

22. 3 天来患者出现尿频，伴有膀胱区酸胀不适，其原因为

A. 尿路结石继发尿路感染　　B. 尿路结石伴前列腺炎

C. 结石位于输尿管末端　　D. 大量服用中药排石利尿药的不良反应

E. 肾绞痛的伴随症状

23. 对患者的治疗措施不正确的是

A. 输尿管镜下取石　　B. 体外震波碎石

C. 中药排石治疗　　D. 经皮肾镜取石

E. 大量饮水，促进结石排出

（24~25 题共用题干）

患者，男性，36 岁。因“体检发现左输尿管上段结石 1 周”来诊。患者 1 周前体检时检查泌尿系统 B 超发现左输尿管上段结石，直径 1cm。平时无明显症状，偶尔有左腰部酸胀不适感。既往体健，无排石史。

24. 为明确诊断应进行的检查是

A. 尿细菌培养

B. 膀胱镜

C. 腹部 CT

D. 肾、输尿管及膀胱（KUB）平片 + 静脉尿路造影（IVU）
E. 尿流率测定

25. 患者首选的治疗是
A. 输尿管切开取石术
B. 经皮肾镜取石术
C. 口服排石药物
D. 体外冲击波碎石术
E. 溶石治疗

（26~28 题共用题干）

患者，男性，46 岁。左腰部胀痛、少尿伴恶心、呕吐 7 天入院。既往有排石史。查体：左肾区压痛、叩击痛明显。肌酐（Cr）1050μmol/L，血钾 5.9mmol/L，尿常规：高倍镜下红细胞充满视野，白细胞 2~3 个/高倍视野。B 超：左肾为孤立肾，伴肾盂积水及左输尿管上段扩张。尿路平片：肠道积气重，左输尿管中段可疑结石。

26. 根据患者情况，还需要补充的检查是
A. 肾图
B. 输尿管镜
C. MRI
D. KUB 平片 + IVU
E. CT

27. 检查发现左输尿管中段结石，0.8cm。治疗首先应采取
A. 输尿管切开取石
B. 经皮肾穿刺造瘘引流尿液
C. 输尿管逆行插管引流尿液
D. 血液透析
E. 体外冲击波碎石

28. 待患者情况好转后，以下治疗方法中不宜采取的是
A. 输尿管切开取石
B. 经皮肾穿刺造瘘引流尿液
C. 输尿管逆行插管引流尿液
D. 输尿管镜下碎石
E. 体外冲击波碎石

四 X 型题

1. 输尿管结石的好发部位是
A. 输尿管肾盂连接部
B. 女性输尿管经过子宫阔韧带的基底部
C. 男性输精管跨越输尿管处
D. 输尿管膀胱壁段包括膀胱开口处
E. 膀胱壁段包括输尿管开口处

2. 肾输尿管结石手术适应证有
A. 经非手术治疗法无效
B. 结石引起绞痛不能忍受者
C. 结石直径大于 1.0cm
D. 结石引起梗阻影响肾功能
E. 质地较硬难以用冲击波击碎的结石

3. 肾绞痛时常用的解痉药有

A. 孕酮
B. 钙离子通道阻滞药
C. M 型胆碱受体阻断药
D. β 肾上腺素受体阻断药
E. α 肾上腺素受体阻断药

4. 临床常用碱化尿液的方法预防尿路结石的复发，可以用该方法预防的结石是

A. 草酸钙结石
B. 磷酸钙结石
C. 尿酸结石
D. 胱氨酸结石
E. 磷酸镁胺结石

5. 在尿酸结石的预防中以下不正确的是

A. 少食钠盐
B. 多吃富含纤维素食物
C. 酸化尿液
D. 少饮用牛奶
E. 多吃动物蛋白

6. 体外冲击波碎石的并发症有

A. 血尿
B. 肾输尿管绞痛
C. 梗阻
D. 腹痛
E. 肾功能损害

7. 体外震波碎石在尿路结石的治疗中得以广泛应用，以下哪些情况不适合进行体外震波碎石治疗

A. 怀孕 6 个月的孕妇
B. 长期服用阿司匹林的患者
C. 输尿管末端的结石
D. X 线不显影的阴性结石
E. 伴有下尿路梗阻

8. 患者，男性，32 岁。右肾结石行 ESWL 治疗，排出碎石颗粒成分分析为磷酸镁铵结石，为预防结石的复发应

A. 抗感染治疗
B. 碱化尿液
C. 口服枸橼酸钾
D. 多饮水
E. 酸化尿液

9. 输尿管镜取石或碎石术的适应证有

A. 输尿管下段结石
B. 未控制的尿路感染
C. ESWL 后的石街
D. ESWL 失败后的输尿管上段结石
E. 停留时间长的嵌顿性结石而 ESWL 困难

10. 输尿管镜取石或碎石术的禁忌证有

A. 不能控制的全身出血性疾病
B. 严重的心肺功能不全，无法耐受手术
C. 结石并发可疑的尿路上皮肿瘤
D. 严重髋关节畸形，截石位困难
E. 严重的尿道狭窄，腔内手术无法解决

11. 输尿管镜取石或碎石术近期并发症包括
   A. 感染
   B. 穿孔
   C. 黏膜下损伤
   D. 输尿管闭塞
   E. 输尿管反流
12. 输尿管镜取石或碎石术远期并发症包括
   A. 感染
   B. 穿孔
   C. 黏膜下损伤
   D. 输尿管闭塞
   E. 输尿管反流
13. 输尿管结石经皮肾镜取石术的手术要点有
   A. 选择腋后线到肩胛线之间肋缘下或15肋间隙为穿刺点
   B. 穿刺针进入肾集合系统后，放入导丝最好能够插入输尿管腔内
   C. 沿导丝用扩张器进行扩张，注意保持导丝拉直有一定的张力，不能随扩张器一起动
   D. 术中一定要保持操作鞘出水通畅
   E. 选择腋后线到肩胛线之间肋缘下或11肋间隙为穿刺点
14. 患者，男性，51岁。右肾盂结石直径1.5cm，在不伴有肾积水的情况下，应选择的治疗方法是
   A. 肾盂切开取石术
   B. 肾实质切开取石术
   C. 体外冲击波碎石术
   D. 经皮肾镜碎石取石术
   E. 经输尿管软镜碎石术
15. 输尿管结石开放手术和腹腔镜手术的适应证有
   A. ESWL和输尿管取石失败的输尿管结石
   B. 过度肥胖，皮肤到肾的距离超过穿刺扩张器的长度
   C. 身体严重畸形
   D. 合并输尿管或邻近组织其他病变需要同时处理
   E. 直径>1.5cm. 需行多次ESWL或输尿管镜治疗
16. 输尿管结石开放手术和腹腔镜手术的禁忌证有
   A. 未纠正的全身出血性疾病
   B. 过度肥胖，皮肤到肾的距离超过穿刺扩张器的长度
   C. 严重心脏疾病和肺功能不全
   D. 未控制的糖尿病和高血压
   E. 合并感染和肾功能不全
17. 输尿管结石行开放手术，输尿管上段手术一般采用的切口是
   A. 腰部斜切口
   B. 腹部斜切口
   C. 下腹部斜切口
   D. 腰大肌直切口

E. 腹部正中切口

18. 输尿管结石行开放手术，输尿管下段手术一般采用的切口是

A. 腰部斜切口　　B. 腹部斜切口
C. 下腹部斜切口　　D. 腰大肌直切口
E. 腹部正中切口

19. 输尿管石街形成的原因有

A. 一次粉碎结石过多　　B. 结石未能粉碎为很小的碎片
C. 两次碎石间隔时间太长　　D. 碎石后患者过早大量活动
E. ESWL 引起肾功能损害，排出碎石块的动力减弱

20. 关于石街的形成叙述正确的是

A. 石街是大量碎石在输尿管与男性尿道内堆积没有及时排出，堆积形成石街
B. 以输尿管石街为多见
C. 以输尿管梗阻为多见
D. 碎石后患者没有活动
E. 输尿管有炎症、息肉、狭窄和结石等梗阻

21. 输尿管石街的治疗以下叙述正确的是

A. 在对较大的肾结石进行 ESWL 之前常规放置双 J 管，石街的发生率大为降低
B. 对于有感染迹象的患者，给予抗生素治疗，并尽早予以充分引流
C. 对于输尿管远端的石街，可以用输尿管镜碎石以便将其最前端的结石击碎
D. 在对较小的肾结石进行 ESWL 之前常规放置双 J 管，石街的发生率大为提高
E. URS 治疗为主，联合 ESWL、PNL 是治疗复杂性输尿管石街的好方法

五 案例分析题

（1~4 题共用题干）

患者，男性，48 岁。右腰部钝痛 3 年。泌尿系统 B 超检查提示右肾盂结石，直径 2cm，右肾中度积水，左肾未见异常。

1. 以下哪些检查有助于进一步明确病因

A. KUB 平片　　B. 泌尿系统 CT 平扫
C. 尿常规检测　　D. 利尿肾动态检测
E. 尿流率检测　　F. 尿脱落细胞学检测

2. 泌尿系统 CT 平扫，示骨窗下肾结石密度为 1600HU。这种肾结石的成分不可能是

A. 草酸钙结石　　B. 尿酸结石
C. 磷酸钙结石　　D. 磷酸镁氨结石
E. 混合结石　　F. 碳酸磷灰石

3. 患者行体外冲击波碎石术（ESWL）后引起最常见的并发症为
   A. 尿路感染　　B. 输尿管断裂
   C. 肾破裂　　D. 血尿
   E. 感染中毒性休克　　F. 石街形成
4. 假如 ESWL 后大量结石堆积于输尿管下段，可考虑的处理方法是
   A. 肾切除术　　B. ESWL
   C. 经皮肾镜取石术　　D. 输尿管镜取石、碎石术
   E. 溶石治疗　　F. 输尿管切开取石术

（5~9 题共用题干）

患者，女性，23 岁。1 周前突发右下腹绞痛，伴恶心、呕吐，在当地医院就诊，查尿常规未见异常，予以解痉、镇痛、抗感染治疗，半日后缓解。次日再次发作上述症状，疼痛症状较轻，未经治疗自行缓解。4 小时前再次发作，右下腹疼痛剧烈，阵发性加重，为进一步诊治来我院就诊。患者发病以来精神、食欲好，睡眠佳，无尿频、尿急及尿痛等症状。查体：右下腹局限性深压痛，无肌紧张，无反跳痛，右肾区轻叩击痛，双侧输尿管走行区无压痛，肠鸣音减弱。

5. 在询问病史的过程中，还有哪些与诊断和鉴别诊断相关的问题需要向患者了解
   A. 出生地和居住地　　B. 结核病史
   C. 疫区接触史　　D. 外伤和手术史
   E. 月经史　　F. 婚育史
   G. 烟酒嗜好　　H. 家族遗传病史
6. 为明确诊断，针对患者的临床表现特点，需要进一步仔细询问的内容包括
   A. 疼痛有无向后腰部和肩胛区放射　　B. 发作间隙，疼痛症状是否能够完全缓解
   C. 发作期间是否伴有发热　　D. 应用什么药物可以缓解疼痛症状
   E. 发作与进食有无关系　　F. 发作与活动有无关系
   G. 发作期间有无阴道出血
7. 为明确患者的诊断，应该与以下哪些疾病相鉴别
   A. 异位妊娠　　B. 肠梗阻
   C. 急性阑尾炎　　D. 溃疡病穿孔
   E. 卵巢囊肿蒂扭转　　F. 胆石症急性发作
   G. 卵泡黄体破裂出血
8. 急性发作时的临床辅助检查项目中叙述正确的是
   A. KUB 平片可见右侧肾阴影增大
   B. 静脉肾盂造影（IVP）检查中往往右侧肾盂和输尿管均不显影

C. 泌尿系统 B 超仅见右肾盂轻度积水，上段输尿管扩张，未见结石影
D. 泌尿系统 CT 绝大多数可以看到其他检查不能明确诊断的尿路结石
E. 放射性核素肾显像对诊断意义不大
F. 如果结石位于输尿管的末端，B 超很容易检查到
G. MRU 检查对患者的诊断最有意义

9. 患者泌尿系统 B 超和 KUB 平片均未见结石影。经过对症治疗症状缓解，随后又因频繁的发作而收入院。下一步可选择的治疗方法有
A. 用中药总攻排石治疗
B. 行输尿管镜碎石取石术
C. 急症行输尿管切开取石术
D. 多饮水，增加活动以促进结石排出
E. 静脉输液加用利尿药以促进结石排出
F. 行肾盂穿刺造瘘术，以减轻肾盂压力而缓解症状
G. 输尿管逆行插管注入对比剂以辅助定位，再行体外冲击波碎石术

（10~16 题共用题干）

患者，女性，28 岁。4 小时前突发左肾绞痛，疼痛难忍，辗转不安，伴恶心，遂就诊于当地某基层医院。尿常规：红细胞(++)，白细胞(+)；泌尿系统 B 超：左肾盂轻度积水，余未见异常；诊断：左侧输尿管结石。给予山莨菪碱（654-2）肌内注射，并静脉滴注生理盐水后，疗效不佳。因该患者妊娠 26 周，为进一步诊疗来我院急诊。查体：血压、脉率及体温均正常，左肾区叩击痛明显，腹部检查未见异常。血常规正常，复查泌尿系统 B 超结果同前。临床诊断：左侧输尿管结石，左肾盂轻度积水。

10. 患者入院后肾区疼痛不止，为缓解症状可采取的方法有
A. 再次肌内注射山莨菪碱
B. 肌内注射黄体酮
C. 直肠内应用吲哚美辛栓剂
D. 肌内注射盐酸哌替啶
E. 急诊体外震波碎石治疗
F. 急诊行双 J 管置入
G. 急诊行输尿管镜碎石手术

11. 患者的临床诊断为左侧输尿管结石，泌尿系统 B 超检查未发现结石的直接证据，为明确诊断，下一步应选择的检查方法是
A. 行 KUB 平片，以明确结石的位置和大小
B. 行静脉尿路造影（IVU），以明确结石的位置、大小和肾功能状况
C. 行泌尿系统 CT 平扫，以明确结石的位置和大小
D. 行计算机体层摄影尿路造影（CTU），以明确结石的位置，大小和肾功能状况
E. 行泌尿系统 MRI，以明确结石的位置和大小

F. 行磁共振尿路造影（MRU），以明确结石的位置，大小和肾功能状况

G. 仅依据目前泌尿系统 B 超检查结果进行治疗，不必再进行其他检查

12. 当时急诊给予肌内注射山莨菪碱 10mg 和盐酸哌替啶 50mg，20 分钟后，患者疼痛症状缓解并回家休息。次日左肾绞痛再次发作，疼痛症状较前严重，伴发热，体温 38.5℃。再次来院急诊。查体：左肾区叩击痛较前明显，左上腹深压痛，无肌紧张和反跳痛，肠鸣音减弱。血常规：白细胞计数 $15.2\times10^{9}/L$，中性粒细胞占比 0.85。复查泌尿系统 B 超：左肾盂轻度积水，输尿管上段扩张。患者入院后应检查的项目有

A. 血细菌培养　　B. 尿细菌培养

C. 血生化检测　　D. 血电解质分析

E. 凝血全项检测　　F. 动脉血气分析

G. 腹部平片

13. 目前应选择的处理方法是

A. 再次肌内注射山莨菪碱和哌替啶以解痉镇痛，不必再行侵入性的处理

B. 急诊双 J 管置入

C. 急诊行输尿管镜检查，并行碎石治疗

D. 行左肾盂穿刺造瘘术以缓解症状和保护肾功能

E. 静脉应用三代头孢菌素类抗生素（如头孢曲松钠）

F. 静脉应用氨基糖苷类抗生素（如依替米星）

G. 静脉应用喹诺酮类抗生素（如莫西沙星）

14. 对于无药物过敏史的患者，以下哪些抗生素静脉应用前需要进行皮试

A. 美罗培南　　B. 头孢呋辛钠

C. 头孢曲松钠　　D. 哌拉西林钠舒巴坦钠

E. 头孢哌酮钠舒巴坦钠　　F. 氨基糖苷类抗生素（如依替米星）

G. 阿莫西林钠克拉维酸钾

15. 患者入院后急诊行双 J 管置入，留置导尿，静脉注射头孢曲松钠 2g，2 次/天。次日患者疼痛症状缓解，体温恢复正常。因患者不能耐受留置导尿管，反复出现膀胱痉挛症状，要求拔除导尿管。病情稳定后，患者出院，嘱其继续口服抗生素治疗。于拔除导尿管的第 2 天，患者再次发热，体温升高达 38℃。应采用的合理处理方法是

A. 将抗生素改用美罗培南，继续观察

B. 头孢曲松钠和美罗培南联合应用，继续观察

C. 再行留置导尿管，持续开放导尿

D. 急诊行左侧肾盂穿刺造瘘术

E. 更换双 J 管

F. 急诊行经输尿管镜下碎石术

16. 在对患者进行上述处理后其体温恢复正常，下一步的首选治疗方法是
   A. 持续留置双J管和导尿管，直至分娩后再处理输尿管结石
   B. 持续留置双J管和导尿管，并用中药排石治疗
   C. 1~2个月更换双J管1次，直至分娩后再处理输尿管结石
   D. 感染控制后2~3周，拔除双J管和导尿管，改行左侧肾盂穿刺造瘘术，直至分娩
   E. 感染控制后2~3周，拔除双J管和导尿管，临床观察随访
   F. 感染控制后2~3周，在局部麻醉下行经输尿管镜碎石手术

（17~24题共用题干）

患者，男性，32岁。左腰腹阵发性剧痛8小时，无尿频、尿急、尿痛，无肉眼血尿。无呕吐。无发热。否认尿石症病史。尿常规：红细胞(+++)/高倍视野，白细胞(-)。血常规正常。查体：T 37℃，P 82次/分，R 22次/分，BP 130/70mmHg。颜面和双下肢无水肿。腹软，无压痛和反跳痛。左肾区叩击痛明显。右肾区无叩击痛。双侧输尿管行程无明显压痛。

17. 基本上可以排除哪些疾病
   A. 左肾绞痛
   B. 左肾积水
   C. 肠穿孔
   D. 肠扭转
   E. 左输尿管结石
   F. 尿路感染
   G. 肠梗阻

18. 应进一步采取的辅助检查是
   A. 尿培养
   B. 尿液分析
   C. 血电解质
   D. 血肌酐
   E. 泌尿系统超声
   F. 静脉尿路造影
   G. 利尿肾图
   H. 肾图

19. 上述检查结果出来前可马上做哪些治疗
   A. 阿托品0.5mg肌内注射
   B. 孕酮20mg肌内注射
   C. 盐酸坦索罗辛0.2mg口服
   D. 硝苯地平10mg口服
   E. 口服抗生素
   F. 静脉滴注头孢类抗生素
   G. 静脉滴注喹诺酮类抗生素
   H. 联合静脉滴注头孢类和喹诺酮类抗生素

20. 患者24小时尿量200ml。血肌酐400μmol/L。血电解质：K^+ 4.5mmol/L，Na^+ 136mmol/L，Cl^- 100mmol/L，Ca^{2+} 2mmol/L，二氧化碳结合力20mmol/L。B超：左肾盂肾盏略扩张，左输尿管上段近肾盂处有1.0cm×0.8cm大小强回声区，后伴声影；右肾右输尿管未探及；

膀胱未见异常。以下哪些处理是正确的

A. KUB 平片

B. IVU

C. 体外冲击波碎石术（ESWL）

D. 血液透析

E. 膀胱镜下左输尿管逆行插管

F. 经皮肾穿刺造瘘术

G. 经皮肾碎石取石术

H. 急诊左侧输尿管镜检查 + 钬激光或弹道碎石

I. 静脉注射呋塞米

J. 静脉滴注喹诺酮类抗生素加强抗感染

21. 在膀胱镜下向左输尿管插入输尿管导管，并引出混浊尿液。下一步哪些处理是正确的

A. KUB 平片

B. 左侧逆行肾盂造影

C. 经输尿管导管反复冲洗左肾盂

D. 记录 24 小时尿量

E. 监测血电解质

F. 监测血 Cr

G. 监测血酸碱平衡

H. 抗感染

22. 经左输尿管逆行插管引流 5 天后 24 尿量 1600ml，尿清。血肌酐 126μmol/L。血电解质：K^+ 3.9mmol/L，Na^+ 138mmol/L，Cl^- 102mmol/L，Ca^{2+} 2.2mmol/L，CO_2CP 26mmol/L。患者要求行体外冲击波碎石术，碎石前哪些检查是不可缺少的

A. KUB 平片

B. IVU 或逆行肾盂造影

C. 肾图

D. 利尿肾图

E. 胸部摄片

F. 心电图

G. 出血时间和凝血时间

H. 左侧输尿管镜检

23. IVU 示左肾盂肾盏扩张，左输尿管上段近肾盂处有 1.0cm × 0.8cm 致密影，右肾右输尿管未显示，膀胱轮廓光滑。哪些检查有助于明确有无右肾缺如

A. 盆腔 CT

B. 盆腔 B 超

C. 肾 ECT

D. 膀胱镜检 + 右侧逆行输尿管插管造影

E. 膀胱造影

24. 盆腔 CT 提示未见实质性包块（异位肾）。膀胱镜检未见右输尿管开口。可以考虑的治疗方案是

A. 体外冲击波碎石术

B. 逆行输尿管镜弹道碎石 + 体外冲击波碎石术

C. 逆行输尿管镜钬激光碎石 + 体外冲击波碎石术

D. 经皮肾碎石取石术

E. 右输尿管切开取石术

参考答案与解析

一、A1型题

1. D【解析】输尿管结石发生腰部绞痛的机制为结石在输尿管内移动或嵌顿引起输尿管平滑肌痉挛。

2. D【解析】输尿管中、上段结石取石要点：①应尽量减小灌洗液体的压力。②调整体位，如头高足低位。③减少碎石的能量和频率。④采用套石篮固定结石后，再行碎石。⑤碎石从结石一侧边缘开始，尽量将结石击碎成碎末，结石输尿管粘连的一面留至最后碎石。⑥使用阻石网篮等阻石器械。经输尿管镜看到结石后，利用碎石设备将结石粉碎成3mm以下的碎片，而对于那些小结石以及直径≤5mm的碎片也可用套石篮或取石钳取出。

3. B【解析】输尿管结石产生血尿的原因：结石进入输尿管引起输尿管黏膜受损出血或引起感染。因此一般认为，先出现输尿管绞痛而后出现血尿的患者应首先考虑输尿管结石。

4. C【解析】肾输尿管结石的血尿：输尿管结石急性绞痛发作时，可见肉眼血尿，尤其在绞痛伴有结石排出者不发生急性绞痛时，以镜下血尿多见。一般认为，首先出现输尿管绞痛而后出现血尿的患者应首先考虑输尿管结石；而先出现大量肉眼血尿，排出条索状或蚯蚓状血块，再表现为输尿管绞痛的患者则可能是由于梗阻上端来源的大量血液排入输尿管后未及时排出，凝固形成血块引起绞痛，因此，需要首先排除肾出血性疾病，例如肾盂恶性肿瘤或肾小球肾炎等肾内科疾病。

5. D【解析】参见A1型题第4题解析。

6. E【解析】输尿管结石可引起输尿管梗阻，导致明显的肾积水，严重影响肾功能，故本题答案为E。

7. D【解析】输尿管结石多表现为急性绞痛，少数出现钝性腰痛或腹痛。

8. E【解析】输尿管逆行插管造影是经膀胱将输尿管导管插入输尿管，注入对比剂，使肾盏、肾盂、输尿管显影。其是：①常规静脉肾盂造影观察不满意者。②不适合做静脉肾盂造影检查者。③为了详细观察尿路的解剖形态。④确定血尿病者尿路内有无占位性病变。⑤确定平片所见腹内致密钙化影与尿路的关系，是鉴别输尿管结石与腹腔淋巴结钙化阴影、肠内容物、盆腔静脉石和骨岛的最好方法。

9. A【解析】KUB平片的主要作用是发现尿路结石和肾的钙化病变，即定位结石。

10. E【解析】尿路结石腹部平片易于发现肾区和输尿管的异常钙化灶，阳性结石显示高密度灶。静脉尿路造影是临床上十分常用的一种检查方法。静脉尿路造影可以来观察肾积水的严重程度以及尿路梗阻的情况，同时还可以帮助判断分肾的功能。

11. D【解析】肾绞痛伴有膀胱刺激征及尿道或阴茎头部放射痛时，说明结石位于输尿管膀胱壁间段或输尿管开口处，属于输尿管末端结石。

12. B【解析】肾图检查可以了解肾的功能状态，以及上尿路梗阻的程度，但并不能从结构上显示肾盂积水的程度。B 超检查、逆行尿路造影 MRN 只能显示器官的结构变化，不能反映功能状态。静脉肾盂造影能反映肾的结构变化和功能状态。

13. A【解析】输尿管结石腹部平片：结石 >3mm，95% 的结石能够在腹部平片中发现，能够了解结石的位置、大小、数目和可能的成分。结石 <3mm，腹部平片可能观察不到，是输尿管结石最简便的方法。

14. B【解析】胱氨酸结石的预防：注意大量饮水以增加胱氨酸的溶解度，保证每天的尿量在 3000ml 以上，即饮水量至少要达到 150ml/h。碱化尿液，使尿的 pH 达到 7.5 以上，可以服用枸橼酸氢钾钠 1~2g，3 次/天。宜多摄入以蔬菜及谷物为主的低蛋白饮食，避免过多食用富含蛋氨酸的食物（大豆、小麦、鱼、肉、豆类和蘑菇等），低蛋白饮食可减少胱氨酸的排泄。

15. D【解析】体外冲击波碎石术的适应证：适用于直径≤2cm 的肾结石及输尿管上段结石。禁忌证：结石远端尿路梗阻、妊娠、出血性疾病、严重心脑血管病、主动脉或肾动脉瘤、尚未控制的尿路感染等。过于肥胖、肾位置过高、骨关节严重畸形、结石定位不清等，由于技术性原因而不适宜采用此法。

16. D【解析】经皮肾镜建立皮肾通道时最常选择的穿刺部位为下后盏。

17. E【解析】PNL 禁忌证：①全身性出血性疾病未控制，重要脏器严重疾病不适合手术和传染性疾病活动期的患者。②身体严重畸形，不能保持 PNL 体位。③过度肥胖，皮肤到肾的距离超过穿刺扩张器的长度。④肾内或肾周围急性感染未能有效控制或合并有肾结核。⑤脾或肝过度肿大，结肠位于肾后外侧，穿刺建立通道的过程中有可能引起损伤的患者。⑥糖尿病或高血压未纠正。⑦服用阿司匹林、华法林等抗凝血药者，需停药 2 周，复查凝血功能正常才可以进行手术。

18. B【解析】输尿管结石经皮肾镜采用的冲洗液为 0.9% 氯化钠溶液。

19. B【解析】参见 A1 型题第 16 题解析。

20. B【解析】输尿管结石开放手术：输尿管上段手术一般采用腰部斜切口，也可以选择经腰大肌直切口；输尿管中段病变一般采用腹部斜切口；下段一般采用下腹部斜切口、下腹部腹直肌旁切口或腹部正中切口。

21. C【解析】肾绞痛发作怀疑输尿管结石选择静脉尿路造影检查的时间为 1 周后。

二、A2 型题

1. E【解析】肾盏小结石患者，经非手术治疗后，出现尿频、尿急、尿痛等膀胱刺激征，提示结石应处于输尿管膀胱入口段或输尿管口。有时还可有尿道和阴茎头部放射痛。

2. B【解析】参见A2型题第1题解析。

3. B【解析】输尿管结石的尿常规检查：多数患者有镜下血尿，合并感染时，尿中白细胞计数增多。新鲜尿液尿沉渣检查有时可以发现草酸钙、磷酸钙、尿酸或胱氨酸结晶，尿pH与结石的成分有关，远端肾小管酸中毒，尿pH通常>6.0。B超检查可以发现上段输尿管结石或末端输尿管结石，中下段输尿管由于被肠管和其内容物的遮挡，需要有经验的医生和分辨率比较高的B超机才能发现结石。结石的超声图像为强回声伴声影，B超能够发现X线检查不能显示的小结石和阴性结石，可以作为普查手段或用于不适宜做静脉尿路造影的患者。输尿管结石引起梗阻，B超可以发现输尿管、肾盂和肾盏扩张积水，还可以了解肾皮质厚度。同时可以发现合并肾、输尿管的其他疾病。

4. E【解析】椎旁脓肿：脓液汇集在椎体旁，可在前方、后方和两侧，以积聚在两侧和前方比较多见；脓液将骨膜掀起，还可以沿着韧带间隙向上和向下蔓延，使数个椎体的边缘都出现骨腐蚀，它还可以向后方进入椎管内，压迫脊髓和神经根。

5. D【解析】参见A2型题第3题解析。

6. E【解析】下段输尿管的位置：从骶髂关节下缘处开始穿过盆腔终于膀胱。肾绞痛伴有膀胱刺激征及尿道或茎头部放射痛时，说明结石位于输尿管膀胱壁间段或输尿管开口处，属于输尿管末端结石。

7. D【解析】输尿管结石的体格检查：无肾绞痛发作时，局部常无特殊体征，部分患者可以有患侧肋脊角的叩击痛。肾绞痛发作时患侧有叩压痛，有肾积水时，肾区可以触及积水的肾，当合并感染时，压痛、叩击痛更明显。有肾功能不全的患者，常有贫血、水肿、血压增高及代谢性酸中毒的表现。腹部平片：结石>3mm，95%的结石能够在腹部平片中发现，能够了解结石的位置、大小、数目和可能的成分。结石<3mm，腹部平片可能观察不到。腹部平片上结石要与骨岛、腹腔淋巴结钙化、盆腔静脉石和髂血管钙化相鉴别，第3腰椎横突边缘骨密度比较高，容易误认为是输尿管上段结石，需要注意鉴别。

8. D【解析】参见A2型题第7题解析。

9. B【解析】中段输尿管结石，从骶髂关节上缘到骶髂关节下缘，如图所示，其上方输尿管扩张积水。

10. D【解析】患者由于左侧输尿管中段结石较大，且导致左肾中度积水，存在较大的风险，因此需要优先处理。左输尿管切开取石是一种常用的方法，可以通过手术切开输尿管并取出结石，从而解除积水和消除结石对尿液流动的阻塞。

11. C【解析】题中患者出现尿闭，首先解除尿路梗阻，选C膀胱镜下输尿管插管引流尿液缓解肾功能。①一侧输尿管结石合并对侧肾结石时，首先处理输尿管结石，因其对肾功能影响较大。②双侧均为输尿管结石时，如果总肾功能正常，应当首先处理肾功能较差一侧的结石，尽早解除梗阻，挽救肾功能；如果总肾功能较差，应先治疗肾功能较好一侧的结石，亦可同时做对侧经皮肾穿刺造瘘，目的在于运用有限的残存肾功能来纠正氮质血症、改善全身状况以挽救患者生命。③双侧输尿管结石的客观情况相似时，应先处理主观症状较重的或技术上容易处理的一侧，如果患者全身条件许可，亦可将双侧结石同时处理。

12. A【解析】根据描述，患者的左输尿管上段有直径为 2.1cm 的结石，经过 3 次体外冲击波治疗后，结石未被排出。下一步考虑进行左输尿管切开取石术（选项 A），通过切开输尿管直接取出结石，适用于 >2cm 输尿管结石；或经 ESWL、输尿管镜手术治疗失败者。其他选项如输尿管镜取石碎石术（选项 B）可用于较小的结石，左肾和输尿管切除术（选项 C）一般是在其他治疗失败或存在其他严重情况时考虑。反复进行上述治疗（选项 D）可能无法达到结石的有效治疗效果。保守治疗（选项 E）对于该大小的结石不太可能成功。

13. E【解析】后尿道结石需在麻醉下用金属探条将结石推回膀胱，再按膀胱结石处理，尽量不要做尿道切开取石，以免引起尿道狭窄。

14. D【解析】该患者右下腹隐痛 2 个月，KUB 平片显示右输尿管下段结石，直径 1.2cm 大小。合适的处理是经尿道输尿管镜钬激光碎石取石术（选项 D）。该方法可以通过尿道插入镜器和激光器，将碎石进行粉碎并排出体外，是一种常用于治疗输尿管结石的微创手术方法。

15. B【解析】输尿管结石选择保守治疗的评判标准：①小于 6mm 可以保。②表面光滑的结石排出的概率大。③除该颗结石堵塞外，不能有其他引起阻塞尿路的因素，如前列腺增生。④输尿管阻塞时间越长，对肾功能损害就越大，因此，结石堵塞的时间不能太久，最好不要超过两个星期。

16. E【解析】输尿管结石绝大部分都能体外采用冲击波碎石术治疗，一般停留在输尿管里 3 个月之内不考虑有肉芽组织包裹，但有肾积水的情况下尽量不要拖久。

17. E【解析】参见 A2 型题第 16 题解析。

18. D【解析】参见 A2 型题第 16 题解析。

19. E【解析】患者存在左肾结核无功能和右输尿管结石导致右肾积水。在这种情况下，合适的处理方法是进行抗结核治疗，并在治疗期间进行右输尿管切开取石。

20. A【解析】一侧肾结石伴另一侧输尿管结石的治疗原则是先解决输尿管结石。因为输尿管结石可能导致如下情况。①输尿管梗阻：输尿管结石堵塞了尿液的流动通道，会引起剧烈的腰背痛和尿路感染等症状。如果不及时解决输尿管结石，梗阻可能会持续存在，增加肾的压力，导致肾功能受损。②尿液反流：输尿管结石的存在可能导致尿液逆流到肾，增加肾的负担，甚至引发肾盂积水等严重并发症。③感染风险：输尿管结石容易滋生细菌，导致尿路感染。如果感染扩散到肾，将增加治疗的难度和风险。因此，先解决输尿管结石，减轻肾的压力，预防并发症的发生，并为后续处理肾结石创造更好的条件。

21. E【解析】同一侧肾结石和输尿管结石合并存在时，应先解决输尿管结石。原因如下。①防止引起肾功能损害：输尿管结石堵塞了输尿管，阻碍了尿液从肾排出，可能导致肾盂积水和肾功能受损。通过先解决输尿管结石，可以恢复正常的尿液流动，减轻对肾的压力，保护肾功能。②减轻疼痛症状：输尿管结石通常会引起剧烈的腰背痛和腹痛，给患者带来极大不适。如果先解决输尿管结石，可以迅速缓解疼痛症状，提高患者的生活质量。③降低并发症风险：输尿管结石容易引发尿路感染和输尿管壁损伤等并发症。通过及时处理输尿管结石，可以减少并发症的发生和进一步的健康风险。

22. D【解析】参见A2型题第20题解析。

23. C【解析】根据所提供的信息，患者右侧肾盂积水、输尿管中段结石以及下段狭窄。右输尿管切开取石和输尿管成形术可以同时解决结石问题和狭窄问题，恢复正常的尿液排泄。其他选项不适用于该患者的情况。

24. E【解析】结石<0.6cm、表面光滑、结石以下尿路无梗阻时可采用保守排石治疗。

25. C【解析】输尿管结石的紧急处理：①输尿管结石肾绞痛发作时的治疗目的是解除患者痛苦，首先注射解痉镇痛物，药物种类比较多。②非甾体类镇痛抗炎药。③阿片类镇痛药。④解痉药。

26. D【解析】参见A2型题第19题解析。

27. D【解析】患者右输尿管上段有一1.6cm×1.3cm×1.2cm结石，并且静脉尿路造影显示右肾明显积水和功能受损。在这种情况下，最恰当的手术选择是右输尿管切开取石术（选项D），通过切开右侧输尿管取出结石，从而解除积水和恢复右肾功能。

28. A【解析】输尿管结石B超检查确定具体位置和大小后再行体外冲击波碎石治疗。

三、A3/A4型题

1. A【解析】肾超声检查能够检查出肾的很多疾病，它是通过观察肾的大小、形态和内部回声，以及肾内有没有异常的回声，来判定一些肾的相关疾病。

2. E【解析】该患者肾图检查右侧呈梗阻型曲线可以考虑为右输尿管下段结石。

3. A【解析】在排除禁忌证的情况下，全段输尿管结石均可行体外冲击波碎石治疗。

4. C【解析】该患者双侧输尿管通畅，一次体外冲击波碎石将双侧结石粉碎。术后当天即有血尿及碎石排出，第2天突然出现双肾绞痛、发热、无尿，可能为双侧输尿管碎石梗阻。

5. E【解析】在双侧输尿管结石的情况下，严重阻塞的一侧通常先治疗。如果条件允许，可以同时进行双侧输尿管切开术。

6. E【解析】因不知该患者的具体病因，故应该首先明确诊断。

7. E【解析】膀胱镜检查是内窥性检查之一，通过尿道将膀胱镜送入膀胱，来检测膀胱黏膜有没有水肿、炎症、结石及肿瘤，不能用于明确诊断。

8. C【解析】患者2小时前突然出现右肾区绞痛，应首先进行解痉镇痛。

9. B【解析】体外冲击波碎石是结石治疗的最佳方法。

10. D【解析】石街是大量碎石在输尿管与男性尿道内堆积没有及时排出，堆积形成石街，阻碍尿液排出，以输尿管石街多见。

11. C【解析】肾绞痛典型临床表现是绞痛，其主要表现包括以下几方面：①急性腰痛，腰痛一般发生在肾区或者输尿管走行的方向，腰部剧痛主要向侧腹部、腹股沟、髂窝放射，合并腹部和会阴部放射性疼痛。②部分肾绞痛患者会伴有恶心、呕吐等症状。③患者会表现出血压升高，因剧烈疼痛导致血压下降等症状。④常常伴有镜下血尿。急性阑尾炎的症状是腹痛、胃肠道症状、全身症状。慢性阑尾炎的症状是腹痛、胃肠道功能障碍，急性阑尾炎和慢性阑尾炎的最常见症状是腹痛。

12. B【解析】胆囊炎可以有腹部疼痛、发热、恶心、呕吐、食欲缺乏，血常规检查往往提示白细胞计数增多，尿常规多无变化，检查腹部超声有助于明确。而肾绞痛尿常规检查中红细胞增多。

13. B【解析】在诊断尿路结石时，最常做的一个检查就是立位腹部平片。静脉尿路造影是用以显示包括肾盂肾盏系统、输尿管、膀胱的重要方法，它不仅可以给我们提供上述部位的形态、结石在尿路分布关系，还可以提供分侧肾的分泌功能等方面的信息。

14. C【解析】对于右肾盂结石1.2cm×1.0cm大小，伴中度积水，最佳的治疗措施是体外冲击波碎石（选项C）。这是一种非侵入性治疗方法，可以将结石击碎成小块，然后通过尿液排出体外。体外冲击波碎石通常适用于直径小于2厘米、位置较好的肾结石，并且患者没有明显的感染或其他并发症。

15. A【解析】在体外冲击波碎石失败的情况下，仍有多种手段进行碎石或排石处置，切除患肾不是首选的处置方法。

16. D【解析】参见A3/A4型题第9题解析。

17. D【解析】对于输尿管结石，可以每天多饮水，服用利尿药促进尿液的排出，防止肾积水的产生影响肾功能，针对疼痛症状可以服用解痉药，解痉药与镇痛药联合服用效果更好。不提倡单独应用镇痛药治疗。

18. A【解析】当肾发生病变时，血尿酸会升高。血尿酸的检测，有助于肾损伤的早期诊断。泌尿系统B超检查是非常安全的检查，对人体没有任何的影响。一般来说可以发现泌尿系统的结石、肿瘤、血管畸形等等很多的问题。通常出现不明原因的腰痛、尿路感染、血尿，都有必要做泌尿系统B超检查以明确诊断。

19. A【解析】该患者血尿酸检查中血尿酸增高，治疗中应该碱化尿液。

20. D【解析】对该患者具有诊断价值的尿常规化验特点为尿pH降低，因为其血尿酸增高。

21. B【解析】盐的摄入会使尿液中的尿酸浓度升高，增加尿酸结晶的风险，因此在预防疾病复发时应避免过多的盐的摄入。其他选项如多饮水、少吃动物蛋白和多吃富含纤维素食物都是适当的预防措施。

22. C【解析】参见A1型题第11题解析。

23. D【解析】经皮肾镜取石术（PCNL）适用于>2.5cm的肾结石、ESWL残留结石或未被粉碎的结石，该患者结石影为0.6cm，故不适用。

24. D【解析】针对患者体检发现左输尿管上段结石的情况，为明确诊断，应进行KUB平片+静脉尿路造影（IVU）。90%以上的输尿管结石可以在KUB平片上显影。通过KUB平片，可以大致确定结石的位置、形态、大小和数量。根据结石在KUB平片上的密度，可以初步判定结石的成分。IVU一般应结合KUB平片进行，此项检查可以了解尿路的解剖结构，进一步明确结石在输尿管的位置、结石引起的尿路梗阻情况以及对肾功能的影响。此外，IVU还可以发现KUB平片上不能显示的阴性结石，并能与腹腔内的钙化影相鉴别。

25. D【解析】参见A3/A4型题第9题解析。

26. E【解析】尿路结石的CT优点：确定结石的位置、形态、大小和数量及周围组织关系；输尿管中下段结石、X线阴性结石、小结石显示好，能够用于评价尿路扩张情况、结石成分及肾功能。

27. D【解析】上尿路结石梗阻引起的急性肾衰竭患者，需要在术前进行血液透析。

28. E【解析】ESWL的相对禁忌证：①患者患有急性炎症，尤其是泌尿系统炎症。②育龄女性的中下段输尿管结石。③结石以下尿路狭窄，不易排石，需要开放手术同时处理。④出血性疾患活动期，妇女月经期。⑤身体太高、太胖、太小或太瘦，有些机器无法聚焦定位或严重心律不齐，需要选择合适的碎石机进行治疗。

四、X型题

1. ABCD【解析】输尿管结石常见于以下部位：①输尿管肾盂连接部。②输尿管跨越髂血管部位。③女性输尿管经过子宫阔韧带的基底部，男性输精管跨越输尿管处。④输尿管膀胱壁段包括膀胱开口处。

2. ACD【解析】肾输尿管结石手术适应证：①经非手术治疗无效。②结石直径大于1.0cm。③结石引起梗阻影响肾功能。

3. ABCE【解析】肾绞痛时常用的解痉药有孕酮、钙离子通道阻滞药、M型胆碱受体阻断药及α肾上腺素受体阻断药等。

4. CD【解析】预防尿酸结石的方法如下。①大量饮水：使每天的尿量保持在2000ml以上。②碱化尿液：使尿的pH维持在6.5~6.8，可以给予枸橼酸氢钾钠1~2g，3次/天。预防胱氨酸结石：注意大量饮水以增加胱氨酸的溶解度，保证每天的尿量在3000ml以上，即饮水量至少要达到150ml/h。碱化尿液，使尿的pH达到7.5以上，可以服用枸橼酸氢钾钠 1~2g，3 次/天。

5. CE【解析】尿酸结石的预防：①尿酸结石患者不宜吃嘌呤含量高的食物，如肉汤，心、肝、肺等动物的内脏，贝壳类海鲜，以及火锅等；因为嘌呤含量高的食物，容易导致血尿酸水平的升高。②尿酸结石患者不宜吃草酸盐含量高的食物，如菠菜、荔枝等，这些可会加重结石的症状。③尿酸结石患者不能吃果糖含量高的食物，如无花果。④尿酸结石患者不宜吃辛辣刺激性的食物，不宜饮酒、吸烟，要适当地多饮水，促进尿酸的排泄。⑤碱化尿液。

6. ABCE【解析】治疗后比较常见的合并症：①血尿很常见，一般无须处理。②碎石排出过程中，可能引起肾绞痛，对症处理即可。如果击碎的结石堆积在输尿管内形成石街，有时会继发感染，如果石街梗阻时间长或继发感染比较严重，需要做肾穿刺造瘘，引流尿液，缓解症状，保护肾功能，待结石排净再将造瘘管拔除。③早期的碎石机损伤比较多，碎石后可以出现皮肤瘀斑（皮肤损伤）、血尿（肾损伤）、粪便隐血（肠损伤）、咳血（肺损伤）等，严重者肾被击碎，危及生命，需予以注意。正确定位、低能量、低频率，限制冲击次数能够减少损伤。

7. ABE【解析】体外碎石的禁忌证：①严重骨、关节畸形。②重度肥胖。③合并严重的心、脑血管、肝、肾或其他全身性疾患，如严重的凝血机制障碍者。④传染病活动期。⑤妊娠。⑥肾结石合并同侧肾以下尿路梗阻。

8. ADE【解析】磷酸镁铵结石的形成往往与尿路感染有关，通常在碱性尿液中容易生成尿路结石，在治疗中抗感染和酸化尿液是常规治疗方法，并多饮水。

9. ACDE【解析】输尿管镜取石或碎石术的适应证：①输尿管下段结石。②输尿管中段结石。③ESWL 失败后的输尿管上段结石。④ESWL 后的石街。⑤结石并发可疑的尿路上皮肿瘤。⑥X 线阴性的输尿管结石。⑦停留时间长的嵌顿性结石而 ESWL 困难。

10. ABDE【解析】输尿管镜取石或碎石术的禁忌证：①不能控制的全身出血性疾病。②严重的心肺功能不全，无法耐受手术。③未控制的尿路感染。④严重的尿道狭窄，腔内手术无法解决。⑤严重髋关节畸形，截石位困难。

11. ABC【解析】输尿管镜取石或碎石术的近期并发症及其处理如下。①感染：应用敏感抗生素积极抗感染治疗。②黏膜下损伤：放置双 J 管，引流 1~2 周。③假道：放置双 J 管，引流 4~6 周。④穿孔为主要的急性并发症之一，小的穿孔可放置双 J 管，引流 2~4 周，如穿孔严重，应进行手术修补。⑤输尿管黏膜撕脱为最严重的急性并发症之一，应积极手术重建（自体肾移植、输尿管膀胱吻合术或回肠代输尿管术等）。

12. DE【解析】输尿管镜取石或碎石术的远期并发症及其处理如下。①输尿管狭窄：输尿管狭窄内切开或狭窄段切除端端吻合术。②输尿管闭塞：狭窄段切除端端吻合术或输尿管膀胱再植术。③输尿管反流：轻度随访，重度行输尿管膀胱再植术。

13. BCDE【解析】PNL手术要点：①选择腋后线到肩胛线之间肋缘下或11肋间隙为穿刺点。②穿刺针进入肾集合系统内后，放入导丝最好能够插入输尿管腔内，至少插入肾盂或肾盏内5~10cm。③沿导丝用扩张器进行扩张，注意保持导丝拉直有一定的张力，不能随扩张器一起动，但是也一定要注意导丝不要脱出。④术中一定要保持操作鞘出水通畅，有血块、脓苔、泥沙样结石等物时，容易影响出水速度，造成液体外渗，应该及时取出或吸出。⑤观察到结石后，使用气压弹道碎石机、钬激光或超声碎石机进行碎石，将结石碎成小块随灌洗液冲出或用超声碎石直接吸出，稍大结石用取石钳取出。

14. CE【解析】对于直径1.5cm的肾盂结石，在不伴有肾积水的情况下，合适的治疗方法是体外冲击波碎石术和经输尿管软镜碎石术。体外冲击波碎石适用于直径≤2cm的肾结石及输尿管上段结石。输尿管软镜主要用于肾结石（<2cm）的治疗。

15. ADE【解析】输尿管结石开放手术和腹腔镜手术的适应证：①ESWL和输尿管取石失败的输尿管结石。②合并输尿管或邻近组织其他病变需要同时处理。③直径>1.5cm，需多次行ESWL或输尿管镜治疗或输尿管扭曲估计ESWL或输尿管镜治疗比较困难。

16. ACDE【解析】输尿管结石开放手术和腹腔镜手术的禁忌证：①未纠正的全身出血性疾病。服用阿司匹林、华法林等抗凝血药者，需停药2周，复查凝血功能正常才可以进行手术。②严重心脏疾病和肺功能不全，无法承受手术。③未控制的糖尿病和高血压。④合并感染和肾功能不全，需先行引流，待病情稳定后再行手术。

17. AD【解析】参见A1型题第20题解析。

18. CE【解析】参见A1型题第20题解析。

19. ABDE【解析】输尿管石街形成的原因：①一次粉碎结石过多。②结石未能粉碎为很小的碎片。③两次碎石间隔时间太短。④输尿管有炎症、息肉、狭窄和结石等梗阻。⑤碎石后患者过早大量活动。⑥ESWL引起肾功能损害，排出碎石块的动力减弱。⑦ESWL术后综合治疗关注不够。

20. ABE【解析】石街是大量碎石在输尿管与男性尿道内堆积没有及时排出，堆积形成石街，阻碍尿液排出，以输尿管石街为多见。参见X型题第19题解析。

21. ABCE【解析】输尿管石街的治疗：在对较大的肾结石进行ESWL之前常规放置双J管，石街的发生率大为降低。对于有感染迹象的患者，给予抗生素治疗，并尽早予以充分引流。通过经皮肾穿刺造瘘术放置造瘘管通常能使结石碎片排出，对于输尿管远端的石街，可以用输尿管镜碎石以便将其最前端的结石击碎。URS治疗为主，联合ESWL、PNL是治疗复杂性输尿管石街的好方法。

五、案例分析题

1. ABC【解析】KUB平片可以用于确定结石的位置和大小，并评估是否存在其他泌尿系统问题。泌尿系统CT平扫能发现以上检查不能显示的或较小的输尿管中、下段结石。有助于鉴别不透X线的结石、肿瘤、血凝块等，以及了解有无肾畸形。尿常规检测可以检测尿液中的异常成分，如血液、白细胞、细菌等，帮助评估是否存在感染或其他泌尿系统问题。这些检查有助于进一步明确病因，包括确定结石的特征，评估泌尿系统的功能和状态，以及排除其他可能存在的问题。

2. B【解析】尿酸结石密度的CT值为300-400HU，远低于1600HU，故不可能为尿酸结石。

3. ADEF【解析】碎石后多数患者出现一过性肉眼血尿（选项D），一般无须特殊处理。肾周围血肿形成较为少见，可保守治疗。感染性结石或结石合并感染者，由于结石内细菌播散、碎石梗阻引起肾盂内高压、冲击波引起的肾组织损伤等因素，可发生尿源性败血症，往往病程进展很快，可继发感染性休克（选项E）甚至死亡，需高度重视积极治疗。碎石排出过程中，由于结石碎片或颗粒排出可引起肾绞痛。若碎石过多地积聚于输尿管内，可引起石街（选项F），患者腰痛或不适，有时可合并继发尿路感染（选项A）等。

4. BD【解析】参见X型题第9题及14题解析。

5. EF【解析】该患者右下腹局限性深压痛，无肌紧张，无反跳痛，右肾区轻叩击痛，双侧输尿管走行区无压痛，肠鸣音减弱，可能为结石，需要询问月经史及婚育史。

6. BCDF【解析】蒂扭转、输尿管结石等症状可在发作间隙，疼痛症状完全缓解，阑尾炎患者会伴有发热，使用解痉药可以有效缓解输尿管痉挛引起的疼痛。剧烈活动情况下可以引起卵泡黄体破裂出血，导致疼痛。

7. ACEG【解析】右下腹痛一般可以考虑异位妊娠、急性阑尾炎、卵巢囊肿蒂扭转、卵泡黄体破裂出血、右侧输尿管结石等。

8. BCDEF【解析】输尿管结石可引起肾积水，对肾体积的影响不大。MRU对其诊断有一定意义，但不是最有意义的诊断。其余选项均正确。

9. BG【解析】泌尿系统B超和KUB平片未见结石影考虑为阴性结石。行ESWL必须明确结石位置，可通过逆行插管注入对比剂来完成，或行输尿管镜于肉眼直视下寻及结石并取出。

10. ABCDF【解析】再次肌内注射山莨菪碱、肌内注射孕酮、直肠内应用吲哚美辛栓剂、肌内注射盐酸哌替啶及急诊行双J管置入均可缓解肾区疼痛。

11. G【解析】输尿管结石的传统诊断方式为X线，但是现如今随着超声技术的不断发展，B超成为该疾病的首选诊断方式，具有操作简单、无创等特点，可以对患者病灶部位进行有效的判断。

12. ABCDE【解析】该患者左侧输尿管结石诊断明确。无段行腹部平片检查，根据该患者症状可知患者感染症状加重，因此入院急查血培养、尿培养。完善血生化、血电解质及凝血全项检查，评估患者身体情况，不排除行左侧输尿管双J管置入术可能，动脉血气分析对于现有症状影响不大。

13. BE【解析】输尿管双J管置入可以缓解体内肾积水。第三代头孢菌素类抗生素提高了抗绿脓杆菌的活性，延长了半衰期，减轻了对肾的毒性，故可以静脉应用三代头孢菌素类抗生素。

14. CDG【解析】需要做皮试的药物分为两种类型：一类是按规定必须做皮试的药物，另一类是特定情况下才需要做皮试的药物。必须做皮试的药物还包括两种情况：一种是常规皮试药物，包括青霉素类（注射和口服剂型）、链霉素、结核菌素、皮伤风抗毒素血清、盐酸普鲁卡因、细胞色素C、有机碘对比剂、门冬酰胺酶。无论药品说明书中是否说明要做皮试，这些药物在使用前必须做皮试。另一种是容易过敏的药品，而药品说明书中又要求做皮试的药品（非常规皮试药物）。头孢曲松钠、哌拉西林钠舒巴坦钠、阿莫西林钠和克拉维酸钾均属于青霉素类。

15. C【解析】该患者于拔除导尿管的第2天再次发热，体温升高达38℃，故应再次留置导尿管，持续开放导尿。

16. E【解析】该患者再行留置导尿管后体温恢复正常，故应控制感染后2~3周，症状消失，再次拔除导尿管，并观察临床表现。

17. CDG【解析】该患者无呕吐症状，可排除肠扭转、肠梗阻，腹软无压痛及反跳痛，可排除肠穿孔。

18. ABCDE【解析】该患者可能为输尿管肾区疾病，应该进行的辅助检查为尿培养、尿液分析、血电解质、血肌酐及泌尿系统超声等。

19. BCDE【解析】根据患者目前症状，考虑输尿管结石可能性大，应用孕酮、盐酸坦索罗平、硝苯地平解痉治疗，可以先口服抗生素预防感染的发生，暂不考虑静脉滴注抗生素预防。

20. AEF【解析】该患者血肌酐400μmol/L，严重肾功能不全，不能行IVU、ESWL，暂未达到行血液透析的指征，可行KUB平片以明确结石位置。膀胱下左输尿管逆行插管，经皮肾穿刺造瘘术可缓解肾功能，不能应用经皮肾碎石取石术。

21. ADEFGH【解析】患者长期肾积水，肌酐400μmol/L，插入输尿管导管后，引出混浊尿液，此时不能经输尿管导管反复冲洗左肾盂，容易造成细菌入血，加重感染，也不能行逆行肾盂造影。

22. ABEFG【解析】肾图主要检测患者肾功能，现患者血肌酐126μmol/L，已恢复正常肾功能，暂不需要行此检查，输尿管镜检主要检查膀胱及输尿管情况，碎石前并不是不可缺少检查。

23. ABCD【解析】膀胱造影主要观察膀胱内有无占位发生，对肾的检查无明显效果，余各项均可用于检查是否存在右肾缺如的情况。

24. BCDE【解析】该患者盆腔 CT 未见实质性包块（异位肾），证明该患者为独肾，该情况下行 ESWL 治疗，若发生石街，阻塞输尿管，可加重肾积水，引起急性肾衰竭，因此不建议单独行 ESWL。

第二十六章　上尿路梗阻

一 A1 型题

1. 童年时期尿路梗阻最常见的原因是
   A. 尿道口狭窄　　B. 尿道异物
   C. 膀胱颈梗阻　　D. 后尿道瓣膜
   E. 先天性尿道狭窄
2. 引起输尿管梗阻的常见病因是
   A. 先天性因素　　B. 炎性疾病
   C. 肿瘤　　D. 医源性损伤
   E. 以上都是
3. 输尿管口囊肿最常见的临床症状是
   A. 尿路感染　　B. 尿路梗阻
   C. 尿道口肿块　　D. 下腹疼痛
   E. 尿失禁
4. 盆腔手术时误将单侧输尿管缝扎，造成输尿管急性完全性梗阻，如不及时处理，在短期内最可能会出现的病理改变是
   A. 肾体积变小，肾皮质变薄，肾盂扩张，肾功能严重受损
   B. 肾体积变小，肾皮质变薄，肾盂轻度扩张，肾功能轻度受损
   C. 肾体积无变化，肾皮质变薄，肾盂明显扩张，肾功能明显受损
   D. 肾体积明显增大，肾皮质变薄，呈巨大肾积水，肾功能明显受损
   E. 肾体积明显增大，肾皮质明显变薄，肾盂中度积水，肾功能轻度受损
5. 手术造成的输尿管梗阻，其最为严重的病理改变是
   A. 导致肾萎缩　　B. 通常见于腹部钝器伤
   C. 导致肾积水　　D. 罕见于盆腔手术后
   E. 引起血尿
6. 单侧输尿管梗阻超过多长时间，肾功能即出现一定程度的不可逆变化
   A. 2 小时　　B. 8 小时

C. 12 小时　　D. 24 小时
E. 36 小时

7. 小儿先天性上尿路梗阻最常发生的部位在
A. 输尿管口（入膀胱处）　　B. 输尿管下段
C. 输尿管中段　　D. 输尿管上段
E. 输尿管肾盂连接部

8. 以下有关腹膜后纤维化的叙述不正确的是
A. 大多数原因不明
B. 是免疫相关性疾病
C. 腹膜后纤维化只有继发性，没有原发性
D. 甲基多巴、安非他明可引起腹膜后纤维化
E. 在泌尿系统可表现为双肾积水

9. 腹膜后纤维化的病理以下叙述不正确的是
A. 肉眼所见为扁平、坚实的灰白色纤维斑块与腹膜后致密粘连
B. 腹主静脉下段、上腔静脉均被纤维组织包绕
C. 镜下见其表现为一种亚急性、非特异性、具有不同程度的纤维、脂肪组织炎症反应
D. 以纤维组织为主要成分
E. 伴中性粒细胞、淋巴细胞、单核细胞浸润

10. 腹膜后纤维化患者早期有典型的临床表现是
A. 两侧下腹部钝痛，有时可放射至外阴部
B. 输尿管梗阻症状
C. 恶心、呕吐
D. 贫血
E. 肾性高血压和肉眼血尿

11. 目前确诊腹膜后纤维化最重要的方法是
A. B 超　　B. CT
C. MRI　　D. 肾、输尿管及膀胱（KUB）平片
E. 静脉尿路造影（IVU）

二 A2 型题

1. 患者，男性，24 岁。反复发作的右上腹痛向会阴部放射 2 个月。尿常规：红细胞满视野，经检查发现肾盂输尿管连接部有 2cm 结石，合并右肾积水，左肾功能及形态正常。患者尿路梗阻最危险的是
A. 肾功能减退　　B. 结石逐渐增大，肾积水加重

C. 无尿　　D. 频繁肾绞痛，影响工作生活

E. 合并感染，细菌进入血循环，发展为菌血症

2. 患者，男性，53岁。以尿频，进行性排尿困难2年伴尿发红6天来就诊。曾在外院做过B超：前列腺肥大。尿常规：镜下红细胞20~30个/满视野。血肌酐、尿素氮在正常值范围内。医生根据上述情况行静脉肾盂造影检查，静脉注入对比剂后，肾盏、肾盂显影时间最早应出现在

A. 5分钟内　　B. 15分钟

C. 20分钟　　D. 30分钟

E. 45分钟

三 A3/A4型题

（1~3题共用题干）

患者，女性，55岁。无痛血尿4个月。查体无阳性体征。B超：右肾轻度积水，尿脱落细胞学检查3次，未发现癌细胞。

1. 根据患者情况，首先要做的检查是

A. B超和胸部摄片　　B. 尿路平片和静脉尿路造影

C. 膀胱镜　　D. 膀胱造影

E. 重复尿脱落细胞学检查

2. 检查发现右肾盂内似有充盈缺损，但不肯定。尿脱落细胞学检查发现可疑癌细胞。下一步需补充的是

A. CT检查　　B. MRI检查

C. 右肾逆行造影　　D. 输尿管镜插管右侧刷取活组织检查

E. 膀胱镜插管收集右肾盂尿细胞学检查

3. 检查发现右肾盂有充盈缺损，轻度积水。收集的尿液中查到癌细胞。目前，应采取的治疗方案是

A. 先放疗、后手术　　B. 先化疗、后手术

C. 尽早手术　　D. 放疗+化疗

E. 介入治疗

（4~6题共用题干）

患儿，男，6岁。洗澡时发现右腹部包块1个月。查体：右上腹包块，肋缘下3cm可及，质软。超声显示右肾严重积水，肾皮质厚度0.5cm。患儿不能配合静脉肾盂造影检查。

4. 为了解肾盂、输尿管梗阻的部位和程度，进一步应选择

A. CT平扫　　B. 磁共振水成像

C. 肾图
D. 放射性核素肾动态显像
E. 经膀胱镜肾盂、输尿管逆行造影

5. 在镇痛麻醉下经超声引导右肾盂穿刺造瘘及造影显示肾盂输尿管连接部狭窄，造瘘管引流尿量每天约400ml，引流尿的比重为1.015。该患儿最合理的处理为
A. 右肾切除术
B. 永久性右肾盂造瘘术
C. 右肾及输尿管全切除术
D. 拔除肾造瘘管维持原状
E. 右肾盂-输尿管连接部成形术

6. 为决定患肾是否应该切除，术前应该行以下哪一项最有必要
A. CT平扫
B. 磁共振
C. 肾图
D. 放射性核素肾动态显像
E. 静脉肾盂造影（IVP）

四 B型题

（1~2题共用备选答案）
A. B超
B. CT
C. 放射性核素显像
D. MRU
E. 逆行尿路造影

1. 对输尿管狭窄定位定性诊断准确率较高的检查是
2. 输尿管梗阻患者治疗后随访的重要手段是

（3~7题共用备选答案）
A. 肾移位术
B. 膀胱瓣修复术
C. 膀胱腰肌悬吊术
D. 输尿管-膀胱吻合术
E. 输尿管-输尿管吻合术

输尿管梗阻的治疗：

3. 狭窄长度为2~3cm时，可选择的外科修复治疗方式是
4. 狭窄长度为4~5cm时，可选择的外科修复治疗方式是
5. 狭窄长度为6~8cm时，可选择的外科修复治疗方式是
6. 狭窄长度为6~10cm时，可选择的外科修复治疗方式是
7. 狭窄长度为12~15cm时，可选择的外科修复治疗方式是

五 X型题

1. 关于单侧或完全输尿管梗阻后关于肾血流量的变化，下列叙述正确的有
A. 早期肾血流量增加
B. 1周后肾血流量恢复正常

C. 2周后肾血流量开始下降
D. 18小时后肾血流量下降至正常的40%~50%
E. 8周后肾血流量降低到正常的12%

2. 腹膜后纤维典型的静脉肾盂造影的三大征象是
A. 不同程度的肾盂输尿管积水及输尿管扭曲，通常为单侧性
B. 不同程度的肾盂输尿管积水及输尿管扭曲，通常为双侧性
C. 外来性输尿管压迫征象，输尿管变细呈棱状，直至成僵直性狭窄
D. 该段输尿管向正中移位
E. 该段输尿管向两侧移位

3. 腹膜后纤维血常规检查可见
A. 白细胞计数增多
B. 血红蛋白降低
C. 红细胞沉降率加快
D. 白细胞计数减少
E. 血红蛋白升高

4. 造成输尿管肠吻合口狭窄的原因包括
A. 输尿管解剖分离技术
B. 替代输尿管的肠管类型
C. 吻合口的类型
D. 输尿管局部缺血
E. 血红蛋白升高

5. 输尿管肠吻合口狭窄的内镜治疗以下叙述正确的是
A. 内镜治疗输尿管肠吻合口狭窄应用逆行的方法
B. 内镜治疗输尿管肠吻合口狭窄应用顺行的方法
C. 首先建立经皮通道，缓解梗阻引起的肾积水以及可能同时合并的感染
D. 支架的留置时间一般为4~8周
E. 支架的留置时间一般为2~4周

6. 腹膜后纤维化的主要治疗方法是
A. 手术探查
B. 输尿管松解
C. 药物治疗
D. 姑息治疗
E. 抗生素治疗

7. 腹膜后纤维化的主要治疗目的是
A. 解除梗阻
B. 改善肾功能
C. 根治切除
D. 寻找原病因
E. 抗感染

8. 输尿管松解后为防止再压迫可采用
A. 切除狭窄段行吻合术
B. 肾移植术
C. 根治切除
D. 转移到腹腔内，使输尿管腹膜化
E. 将输尿管向侧方移位，在输尿管与纤维组织之间填入腹膜后脂肪或用大网膜脂肪将其包裹

六 案例分析题

(1~4 题共用题干)

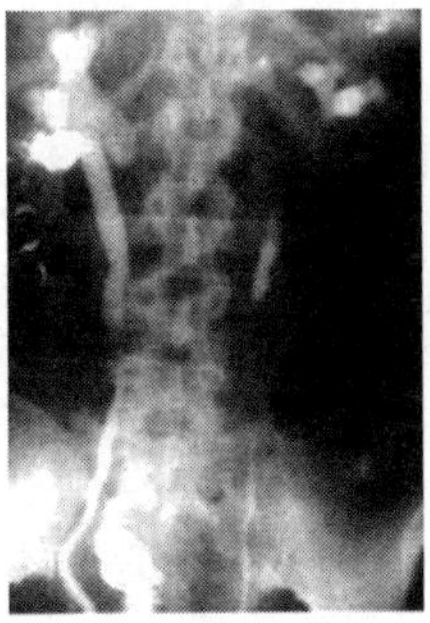

患者，男性，47 岁。泌尿系统 B 超提示双肾积水，行静脉肾盂造影(IVP) 如右图所示。泌尿系统增强 CT 提示双肾盂及输尿管上段扩张，双输尿管中段呈外压性改变，伴腹主动脉周围软组织密度影包绕双侧输尿管。双肾 MRI 提示软组织部位呈弥漫短 T_1、长 T_2信号，考虑腹主动脉周围炎。

1. 患者可能的诊断是
   A. 腹膜后纤维化　　B. 腹膜后转移癌
   C. 盆腔脂肪增多症　　D. 腹膜后结核
   E. 腹膜后脓肿　　F. 腹膜后淋巴瘤
2. 主要发病机制为
   A. 免疫调节紊乱　　B. 癌前病变
   C. 医源性损伤　　D. 病毒感染
   E. 细菌感染　　F. 肿瘤转移
3. 以下哪些药物可能与患者的发病有关
   A. 麦角类生物碱　　B. 美托洛尔
   C. 非那西丁　　D. 头孢菌素类抗生素
   E. 钙离子通道阻滞药　　F. 雄激素受体阻断药
4. 治疗方法包括
   A. 激素类药物治疗　　B. 肾造瘘术
   C. 输尿管支架置入术　　D. 输尿管皮肤造瘘术
   E. 自体肾移植术　　F. 输尿管重建术

(5~8 题共用题干)

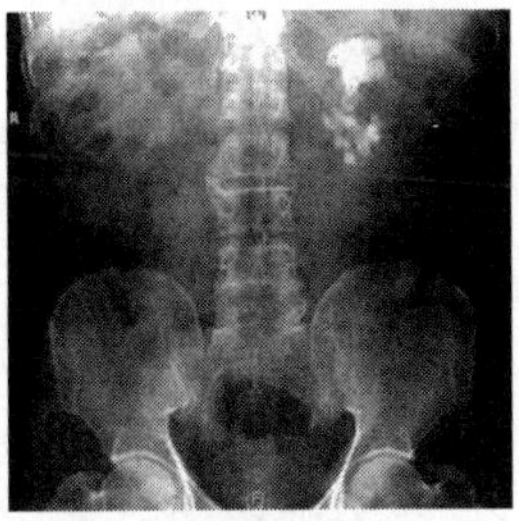

患者，女性，54 岁。发现左肾结石 10 年，在外院行体外冲击波碎石后，出现高热、寒战、腰痛 2 天就诊。查体：神志淡漠，反应迟钝，体温 40.2℃，血压 80/50mmHg，左肾区叩击痛(+)。血常规：白细胞计数 26.0×10^9/L，中性粒细胞占比 0.95，Hb 105g/L。尿常规：白细胞(++)，红细胞(++)。超声检查：左肾轮廓不清，多发肾结石。碎石前腹部平片如右图所示，提示多发左肾结石。

5. 患者可能的诊断是

A. 左肾多发结石
B. 感染性休克
C. 失血性休克
D. 肾破裂
E. 输尿管梗阻
F. 输尿管损伤

6. 应给予患者的处理包括

A. 抗休克治疗
B. 敏感抗生素控制感染
C. 膀胱镜下左侧输尿管逆行留置双J管
D. 肾探查术
E. 患肾造瘘术
F. 腹部CT检查

7. 患者经抗休克治疗3天后症状好转，生命体征平稳，有间断高热，血常规：白细胞计数 $15.6 \times 10^9/L$。腹部CT检查结果如下图所示。下一步应给予患者的处理包括

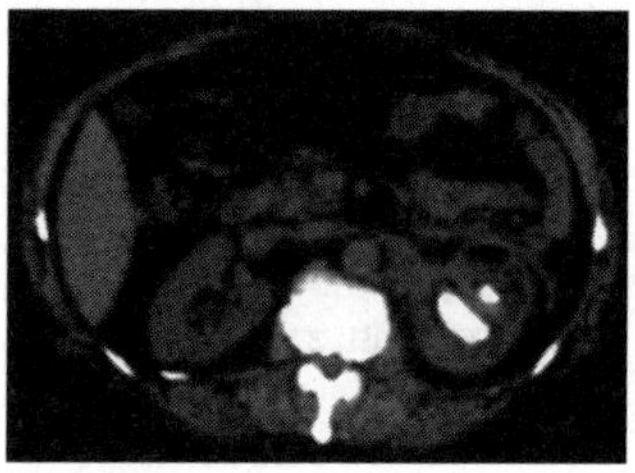

A. 敏感抗生素控制感染
B. 保证输尿管支架管或肾造瘘管通畅
C. 泌尿系统增强CT检查
D. 反复取引流液做细菌学检测
E. 血清降钙素原监测了解感染的严重程度
F. 肾图了解患肾功能

8. 患者症状好转，血常规：白细胞计数 $9.8 \times 10^9/L$，肾图显示患肾的肾小球滤过率 $32ml/(min \cdot 1.73m^2)$。患者最合适的治疗方法是

A. 体外冲击波碎石术
B. 输尿管软镜钬激光碎石术
C. 经皮肾镜碎石术
D. 肾实质切开取石术
E. 肾盂切开取石术
F. 肾切除术

（9～13题共用题干）

患者，男性，60岁。主因“腰部不适，发现肾功能不全1个月”就诊。患者1个月前无明显诱因出现腰部不适，活动后无改变，不伴血尿，于外院血生化检测发现“血肌酐升高”，诊断为“慢性肾功能不全”。之后患者来本院就诊，复查血肌酐500μmol/L，超声检查提示双肾及输尿管上段扩张积水。患者既往有高血压病史10余年，口服抗高血压药后血压控制在160/100mmHg；冠心病病史5年，口服药物控制病情；前列腺增生病史3年，未予治疗。

9. 为明确诊断，下一步应当完善的检查是

A. 复查超声
B. 泌尿系统CT

C. 磁共振尿路造影（MRU）　　D. 尿脱落细胞荧光原位杂交（FISH）

E. 尿培养　　F. 静脉肾盂造影

G. 放射性核素骨显像　　H. 肾动态显像

10. 患者泌尿系统 MRU 图像如下图所示。考虑最可能的诊断是

A. 腹膜后肿瘤累及双侧输尿管　　B. 双侧输尿管癌

C. 双侧输尿管炎症　　D. 双侧输尿管狭窄

E. 双侧输尿管结核　　F. 腹膜后纤维化

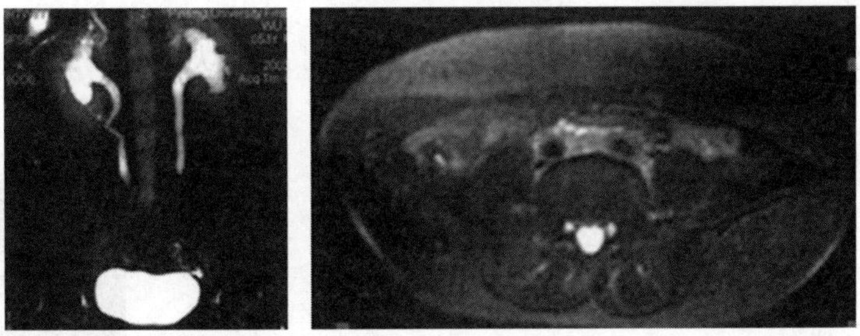

11. 患者下一步较为合理的治疗措施是

A. 血液透析

B. 服用激素三苯氧胺等药物

C. 局部放疗

D. 留置双侧双 J 管

E. 开腹探查，行肿物切除术及输尿管切断再吻合术

F. 全身化疗

12. 患者留置双侧 F 7 输尿管支架管。复查血肌酐降至 200μmol/L，超声提示双肾积水缓解，测量血压 140/90mmHg。1 周后复查血肌酐 400μmol/L，超声提示肾积水加重。下一步采取的合理处理措施是

A. 血液透析　　B. 输尿管镜检术

C. 局部放疗　　D. 更换双侧输尿管肿瘤支架管或双肾造瘘术

E. 输尿管狭窄扩张术　　F. 服用激素三苯氧胺等药物

13. 患者在改用输尿管肿瘤支架管后，双肾积水再次缓解，复查血肌酐维持在 150μmol/L 左右。患者继续服用激素半年后，拔除支架管，双肾积水再次出现，血肌酐亦上升至 400μmol/L。进一步的处理措施是

A. 血液透析　　B. 输尿管镜检术

C. 局部放疗　　D. 再次放置双侧输尿管支架管

E. 输尿管松解，腹腔内置术　　F. 继续服用激素三苯氧胺等药物

（14~17题共用题干）

患者，男性，71岁。主因“体检B超发现双肾积水1周”就诊。患者无明显排尿困难症状，无腰痛血尿发生。血生化检查：血肌酐81μmol/L。

14. 为明确诊断，下一步最有诊断价值的检查是
    A. 泌尿系统增强CT
    B. 泌尿系统MRI平扫
    C. 尿脱落细胞荧光原位杂交（FISH）
    D. 尿培养
    E. 静脉肾盂造影
    F. 放射性核素骨显像
    G. 肾动态显像

15. 患者泌尿系统CT如下图所示，显示主动脉周围可见斑块形成，斑块包绕双侧输尿管，上方的肾盂扩张积水。考虑最可能的诊断是
    A. 腹膜后肿瘤累及双侧输尿管
    B. 双侧输尿管癌
    C. 双侧输尿管炎症
    D. 双侧输尿管狭窄
    E. 双侧输尿管结核
    F. 腹膜后纤维化

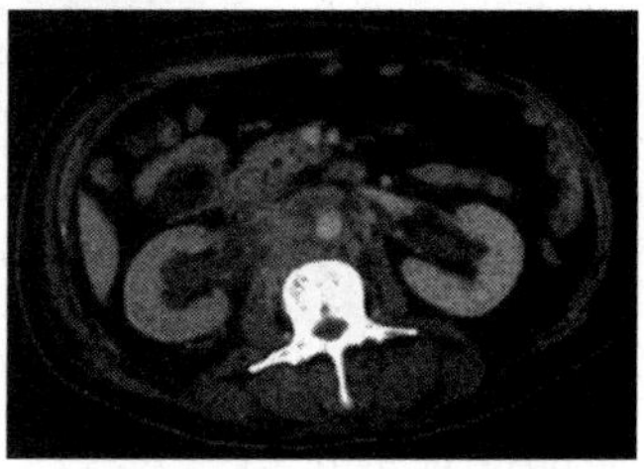

16. 患者下一步可以考虑的合理治疗措施是
    A. 服用激素、三苯氧胺等药物
    B. 输尿管狭窄扩张术
    C. 局部放疗
    D. 留置双侧双J管或行肾造瘘术
    E. 开腹探查，行肿物切除术及输尿管切断再吻合术
    F. 全身化疗
    G. 输尿管松解腹腔内置术

17. 患者留置双侧双J管，服用激素和三苯氧胺后半年，拔除双J管后，肾积水再次出现，患者下一步可以考虑的合理治疗措施是
    A. 继续服用激素，三苯氧胺等药物
    B. 输尿管狭窄扩张术
    C. 局部放疗
    D. 继续留置双侧双J管或行肾造瘘术
    E. 开腹探查，行肿物切除术及输尿管切断再吻合术
    F. 全身化疗
    G. 输尿管松解腹腔内置术

参考答案与解析

一、A1 型题

1. A【解析】尿道口狭窄为童年时期尿路梗阻最常见的原因。

2. E【解析】引起输尿管梗阻的常见病因包括先天性因素、炎症、肿瘤、医源性损伤、腹膜后纤维化等。①先天性因素：主要见于儿童，以肾盂输尿管连接部狭窄和输尿管膀胱连接部狭窄为主，输尿管中段狭窄相对少见。②炎性疾病：感染是输尿管梗阻的常见病因。输尿管结核患者几乎都伴有不同程度的输尿管狭窄。此外，输尿管结石嵌顿也是引起炎性输尿管狭窄的重要原因。炎性输尿管狭窄多发生在输尿管的生理性狭窄处，其中以中下段狭窄最为常见。③医源性损伤：手术损伤是输尿管梗阻最常见的病因。输尿管本身及周围脏器的手术存在导致输尿管损伤后狭窄的风险。放疗也是导致输尿管损伤的原因之一。

3. B【解析】输尿管口囊肿最常见的临床症状为尿路梗阻。

4. C【解析】盆腔手术时误将一侧输尿管缝扎，造成输尿管急性完全性梗阻，如不及时处理，在短期内最可能会出现的病理改变为肾体积无变化、肾皮质变薄、肾盂明显扩张、肾功能明显受损。

5. A【解析】手术造成的输尿管梗阻，其最为严重的病理改变为导致肾萎缩。

6. D【解析】单侧输尿管梗阻超过 24 小时，肾功能即出现一定程度的不可逆变化。

7. E【解析】小儿先天性上尿路梗阻最常发生在输尿管肾盂连接部。

8. C【解析】腹膜后纤维化可分为原发性与继发性两种，大多数原因不明，选项 C 错误。腹膜后纤维化为免疫相关性疾病，在泌尿系统可表现为双肾积水，甲基多巴、安非他明可引起腹膜后纤维化。

9. B【解析】腹膜后纤维化的病理：肉眼所见为扁平、坚实的灰白色纤维斑块与腹膜后致密粘连，腹主动脉下段、下腔静脉均被纤维组织包绕。镜下见其表现为一种亚急性、非特异性、具有不同程度的纤维、脂肪组织炎症反应，以纤维组织为主要成分，伴多核白细胞、淋巴细胞、单核细胞浸润。某些部位纤维组织内有特别致密的胶原纤维束。

10. A【解析】约 90% 的腹膜后纤维化患者早期有典型疼痛，表现为两侧下腹部钝痛，有时可放射至外阴部。

11. B【解析】目前确诊腹膜后纤维化最重要的方法是 CT。

二、A2 型题

1. E【解析】尿路梗阻最危险的是合并感染，细菌进入血循环，发展为菌血症。这是因为尿路梗阻可以导致尿潴留，为细菌生长提供了适宜环境，增加了尿路感染的风险。如果感染扩散到血液中，可以引发严重的菌血症，威胁生命。其他选项如肾功能减退、结石增大和肾积水加重、无尿以及频繁肾绞痛也是尿路梗阻可能出现的问题，但与感染相关的并发症最具危险性。

2. A【解析】静脉肾盂造影检查，静脉注入对比剂后肾盏、肾盂显影时间最早应出现在 5 分钟以内。

三、A3/A4 型题

1. B【解析】尿路平片是能显示肾大小和位置的摄片检查。主要用于查出尿路结石，绝大多数尿路结石均可被 X 线显示。

2. C【解析】如果发现右肾盂内有可疑充盈缺损并且尿细胞学检查显示可疑癌细胞，下一步需要进行的补充检查是右肾逆行造影（选项 C）。这种检查可以提供更详细的肾盂和输尿管图像，以确认充盈缺损的性质和位置。

3. C【解析】该患者尿液中查到癌细胞，应尽早进行手术治疗。

4. B【解析】磁共振水成像是指利用特殊的磁共振成像方法显示由液体构成的结构而忽略其他组织器官的一种成像技术。磁共振水成像由于其突出含水结构的特点被广泛应用于各个器官，包括磁共振胰胆管造影、磁共振尿路造影、磁共振内耳淋巴管造影、磁共振涎腺管造影等。

5. A【解析】肾切除术：肾损伤严重，无法控制出血，若对侧肾功能良好，可采用肾切除术，以挽救生命。

6. D【解析】放射性核素肾显像是应用肾选择性浓聚和排泄放射性核素标记化合物，并使用扫描器体外检查使肾显影。根据所得图像，分析两肾的位置、形态、大小、放射性分布密度做比较，结合临床病情而作诊断。

四、B 型题

1. E【解析】逆行尿路造影为对输尿管狭窄定位定性诊断符合率较高。

2. A【解析】输尿管梗阻患者治疗后随访的重要手段是 B 超检查。

3~7 E、D、A、C、B【解析】不同输尿管狭窄的长度的外科修复方式见表 26－1。

表 26－1　不同输尿管狭窄长度的外科修复方式

狭窄长度（cm）	外科修复方式
2~3	输尿管–输尿管吻合术
4~5	输尿管–膀胱吻合术
6~8	肾移位术
6~10	膀胱腰肌悬吊术
12~15	膀胱瓣修复术

五、X 型题

1. ADE【解析】根据动物实验与临床观察，目前认为输尿管梗阻后早期肾血流量增加，3 小时后恢复到正常水平，18 小时后即降到正常的 40%~50%，此后肾血流量继续下降，8 周时肾血流量降低到正常的 12%。

2. BCD【解析】腹膜后纤维化典型的静脉肾盂造影有三大征象：①不同程度的肾盂输尿管积水及输尿管扭曲，通常为双侧性。②外来性输尿管压迫征象，输尿管变细呈棱状，直至成僵直性狭窄，一般长 3~6cm，位置在第 3 或 4 腰椎，狭窄段管壁仍光滑。③该段输尿管向正中移位。如为肿瘤压迫所致，输尿管一般向外或内侧移位。如静脉肾盂造影不能显影，应行逆行造影。

3. ABC【解析】腹膜后纤维化血常规检查：白细胞计数增多，其中嗜酸性粒细胞占比增高。血红蛋白降低。红细胞沉降率加快。

4. ABCD【解析】造成输尿管肠吻合口狭窄的因素有多种，包括输尿管解剖分离技术、应用于替代输尿管的肠管类型、吻合口的类型等。由于输尿管局部缺血是导致输尿管肠吻合口狭窄的主要原因，因此，手术中对输尿管的解剖、分离至关重要。

5. BCD【解析】输尿管肠吻合口狭窄的内镜治疗：内镜治疗输尿管肠吻合口狭窄应用顺行的方法。首先建立经皮通道，缓解梗阻引起的肾积水以及可能同时合并的感染。一旦患者病情稳定，积水得到明显缓解，感染得到控制，球囊借助内镜通过经皮通道到达吻合口狭窄处，进行狭窄部位的扩张，直至狭窄环消失。或同样的方法置入支架，扩张狭窄环。由于支架容易出现黏液堵塞，导致治疗失败，多个治疗中心为避免上述情况发生，支架的留置时间一般为 4~8 周。

6. AB【解析】手术探查、输尿管松解是腹膜后纤维化的主要治疗方法，手术的目的是解除梗阻，改善肾功能。

7. AB【解析】参见 X 型题第 6 题解析。

8. DE【解析】输尿管松解后为防止再压迫可采用以下两种方法：①转移到腹腔内，使输尿管腹膜化。②将输尿管向侧方移位，在输尿管与纤维组织之间填入腹膜后脂肪或用大网膜脂肪将其包裹。

六、案例分析题

1. A【解析】CT 是目前确诊腹膜后纤维化的最重要方法，检出率可达 88.9%。典型的 CT 表现为肾积水，同时合并明显的腹膜后软组织团块，包绕大血管和输尿管。但在疾病不同阶段，CT 的表现可有所不同。在纤维化开始形成时，CT 表现为腹膜后软组织密度影，密度均匀，也可不对称。前缘境界多较锐利，后缘边界不甚清楚。病变可局限或广泛，团块的大小不等，病变 CT 值与肌肉或实质性脏器相近似。MRI 检查对腹膜后纤维化的发现及确定作用也很明显。通过多平面图像能完整确定病变形态，通过流空效应可确定病变与血管结构的关系。T1 和 T2 加权像，病变均表现为低到中等信号，增强后不均匀强化。如果 T2 加权信号高于 T1 加权信号，呈高或不均匀信号，常提示为恶性病变引起的腹膜后纤维化。而 T1 和 T2 加权像均为低信号，则提示纤维化斑块为成熟期。

2. A【解析】腹膜后纤维化的主要发病机制为免疫调节紊乱。

3. A【解析】麦角类生物碱是与腹膜后纤维化发病相关的药物之一。它们包括埃尔果酮和利血平，长期使用这些药物可能导致腹膜后纤维化。其他选项与腹膜后纤维化的发病无直接关联。美托洛尔（选项 B）是一种 β 受体阻断药，用于治疗高血压和心脏病，并不会导致腹膜后纤维化。非那西丁（选项 C）是一种镇静药，常用于治疗焦虑和失眠，并不会导致腹膜后纤维化。头孢菌素类抗生素（选项 D）是一类广谱抗生素，用于治疗多种感染，与腹膜后纤维化发病无直接关联。钙离子通道阻滞药（选项 E）常用于治疗高血压和心脏病，并不会导致腹膜后纤维化。雄激素受体阻断药（选项 F）常用于治疗前列腺癌等疾病，并不会导致腹膜后纤维化。

4. ABCDEF【解析】腹膜后纤维化的治疗方法包括激素类药物治疗、肾造瘘术、输尿管支架植入术、输尿管皮肤造瘘术、自体肾移植术及输尿管重建术等。

5. ABE【解析】该患者碎石前腹部平片示多发左肾结石，故可能为左肾多发结石。感染性休克亦称脓毒症休克，是指由微生物及其毒素等产物所引起的脓毒病综合征伴休克。感染灶中的微生物及其毒素、胞壁产物等侵入血循环，激活宿主的各种细胞和体液系统，产生细胞因子和内源性介质，作用于机体各种器官、系统，影响其灌注，导致组织细胞缺血缺氧、代谢紊乱、功能障碍，甚至多器官功能衰竭。输尿管梗阻的实验室检查：①慢性感染或双侧输尿管梗阻导致肾积水晚期，出现尿毒症的患者可出现贫血。②急性感染期白细胞计数增多。白细胞计数增多不明显通常提示慢性感染。③镜下血尿提示可能为结石、肿瘤、炎症，尿液中可有细菌和脓细胞。④严重的双侧肾积水时，尿液流经肾小管的速度变缓，尿素被大量重吸收，但是肌酐没有被吸收。⑤血生化检查提示尿素与肌酐的比值大于正常。尿毒症期，血肌酐和尿素氨水平明显增高。

6. ABCEF【解析】该患者白细胞计数增多，考虑感染可能，且患者血压处于休克状态，神态淡漠，反应迟钝，可先行抗休克，抗感染处置，行左侧输尿管双 J 管置入术，减轻肾积水或行患肾造瘘术。不需行肾探查术。患者腹部 CT 检查的目的是确定左肾多发结石的具体情况，包括结石的大小、数量、位置等，以进一步指导治疗方案的制定。

7. ABCDEF【解析】该患者经过抗休克治疗后症状略有好转，应继续行抗感染治疗，待白细胞计数恢复至正常范围内，保证输尿管支架管或肾造瘘管通畅，避免再次发生肾积水，通过肾图了解患肾功能，反复取引流液做细菌学检测，血清降钙素原监测了解感染的严重程度，泌尿系统增强 CT 评估患肾是否合并有其他病症。

8. C【解析】经皮肾镜取石术（PCNL）适用于 >2.5cm 的肾结石、ESWL 残留结石或未被粉碎的结石；移植肾、马蹄肾、旋转异常的肾结石亦可实施 PCNL 术。

9. C【解析】参见 A3/A4 型题第 4 题解析。

10. F【解析】参见案例分析题第 1 题解析。

11. ABD【解析】该患者血肌酐 500μmol/L，符合血液透析指征，针对患者双肾积水，考虑前列腺增生所致，但暂不宜行 TUR-P 术，可先行双侧双 J 管置入术，待患者肾功能改善，再行 TUR-P 术治疗，服用三苯氧胺可改善腹膜后纤维化情况，改善肾积水。

12. DF【解析】恶性肿瘤致输尿管梗阻患者，膀胱镜下留置输尿管支架管术和经皮肾造瘘术两种微创外科技术可以有效解除输尿管梗阻。膀胱镜下留置输尿管支架管术可作为首选方法，对梗阻段输尿管较长、肿瘤浸润输尿管壁、多部位梗阻患者，膀胱镜下留置输尿管支架管引流不能有效解除梗阻，需行经皮肾造瘘术。服用激素三苯氧胺等药物亦为合理处理措施。

13. E【解析】根据描述，患者在拔除支架管后出现双肾积水和血肌酐升高，这意味着问题可能与输尿管梗阻相关。因此，进一步的处理措施可以考虑进行输尿管松解术并腹腔内置术（可将输尿管放入腹腔内），以减轻输尿管梗阻。

14. A【解析】泌尿系统 CT 检查不仅能显示肾盂、肾盏及膀胱内腔，还能显示肾实质和膀胱壁等疾病。

15. F【解析】参见案例分析题第 1 题解析。

16. ADG【解析】服用激素、三苯氧胺可改善腹膜后纤维化情况，进而改善双侧肾盂积水情况，针对目前双侧肾积水，可先行双侧双 J 管置入术或肾穿刺造瘘术。行输尿管松解腹腔内置术可促进尿液排出。

17. G【解析】参见案例分析题第 13 题解析。

第五篇
膀胱疾病

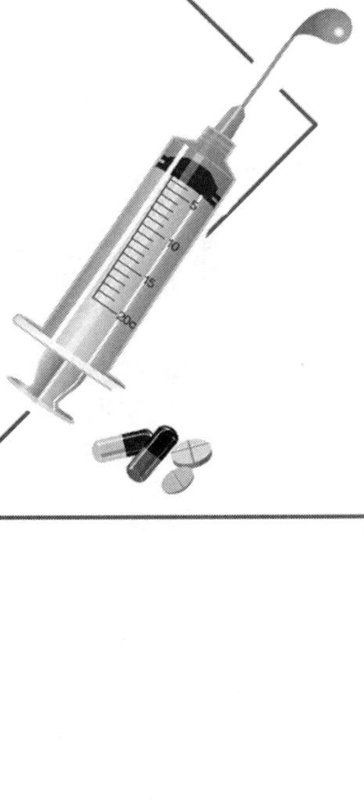

第二十七章　膀胱解剖和生理

一　A1 型题

1. 关于膀胱的形态，以下叙述不正确的是
   A. 膀胱底为三角形，朝向后下方
   B. 膀胱尖朝向耻骨联合上部，由脐正中韧带与脐相连
   C. 膀胱体上面呈三角形，前角为膀胱尖
   D. 成人膀胱呈两面锥形体
   E. 位置最低的膀胱颈位于耻骨联合下部后方 3~4cm 处，也是最固定的部位

二　B 型题

（1~3 题共用备选答案）

A. 约 50ml　　B. 约 150ml
C. 约 250ml　　D. 250~550ml
E. 350~750ml

1. 新生儿膀胱容量
2. 成人男性膀胱容量
3. 成人女性膀胱容量

三　X 型题

1. 排尿过程可分为
   A. 储尿期　　B. 排尿期
   C. 中断排尿　　D. 连续排尿
   E. 全程排尿
2. 膀胱的生理功能为
   A. 化生尿液　　B. 储存尿液
   C. 排泄尿液　　D. 吸收水分
   E. 蒸化尿液

参考答案与解析

一、A1 型题

1. D【解析】膀胱是一个储存尿液的囊性空腔脏器。成人膀胱呈四面锥形体，分为底、体、尖及颈四部，以及上面和两个下外侧面。①膀胱底为三角形，朝向后下方。女性膀胱底紧贴阴道前壁，男性膀胱底上部间隔着直肠膀胱凹陷，下部有精囊腺和射精管壶腹与直肠相邻。②膀胱尖朝向耻骨联合上部，由脐正中韧带与脐相连。③膀胱体上面呈三角形，前角为膀胱尖，后方二角为输尿管进入膀胱部，两侧边缘有脐外侧韧带。④位置最低的膀胱颈位于耻骨联合下部后方3~4cm处，也是最固定的部位，位于骨盆下口稍上方水平，其间有尿道内口穿过。

二、B 型题

1~3 A、E、D【解析】新生儿膀胱容量约50ml，成人男性350~750ml，女性250~550ml。

三、X 型题

1. ABC【解析】排尿过程可分为储尿期、排尿期及中断排尿。

2. BC【解析】膀胱的生理功能为储存和排泄尿液。

第二十八章　膀胱畸形

一 A1 型题

1. 膀胱内翻缝合术是保护膀胱功能的主要手段，应尽早完成，可在出生后（　　）内进行。
   A. 12 小时　　B. 72 小时
   C. 1 个月　　D. 3 个月
   E. 6 个月
2. 关于脐尿管瘘的诊断，叙述不正确的是
   A. 从导尿管向膀胱内注射亚甲蓝，可见蓝染尿液自脐孔漏出
   B. 从导尿管向膀胱内注射亚甲蓝，无蓝染尿液自脐孔漏出
   C. 脐部瘘口注入对比剂或行排泄性膀胱尿道造影，可显示瘘管
   D. 尿道膀胱造影可见对比剂从膀胱顶部自脐部漏出
   E. 膀胱镜检查可发现膀胱顶部有一个瘘孔
3. 脐尿管囊肿临床少见，有关叙述不正确的是
   A. 多见于男性
   B. 囊肿位于脐下正中腹壁深处，介于腹横筋膜与腹膜之间
   C. 囊肿内液体为囊壁上皮的渗出物
   D. 多在儿童期发现
   E. 多见于女性
4. 开口较宽敞的脐尿管憩室常见于典型的
   A. 梨状腹综合征　　B. 冠状腹综合征
   C. 花状腹综合征　　D. 管状腹综合征
   E. 线条状腹综合征
5. 关于膀胱憩室，以下叙述不正确的是
   A. 先天性憩室也称真性憩室，是指膀胱壁肌层局限性发育薄弱而膨出，憩室含有膀胱黏膜及肌层
   B. 后天性憩室也称假性憩室，多继发于下尿路梗阻病变，憩室由黏膜和结缔组织组成
   C. 多见于男性，常为多发性
   D. 两段排尿为本病的特征性临床表现

E. 主要应与输尿管憩室、尿道憩室、重复膀胱等疾病鉴别

6. 膀胱憩室主要病因是
   A. 逆行感染　B. 上尿路梗阻
   C. 下行感染　D. 尿路蛋白尿
   E. 下尿路梗阻

7. 巨大憩室的特征性表现是
   A. 排尿困难　B. 尿急
   C. 尿频　D. 尿痛
   E. 两段排尿症状

二 A2 型题

1. 患者，男性，70 岁。尿频，影像学检查如下图所示，最可能的诊断是
   A. 输尿管囊肿
   B. 先天性巨输尿管
   C. 膀胱憩室
   D. 膀胱癌
   E. 输尿管癌

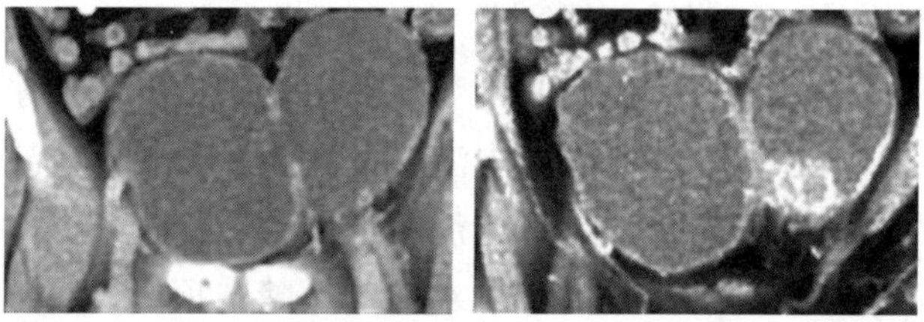

2. 患者，男性，65 岁。排尿困难 1 年余，加重 1 个月，影像学检查如下图所示，最可能的诊断是
   A. 膀胱憩室
   B. 输尿管囊肿
   C. 膀胱结石
   D. 膀胱结核
   E. 膀胱炎

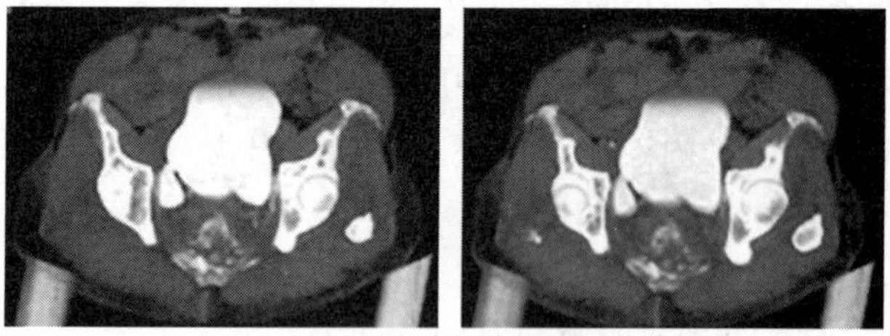

三 B 型题

（1~3 题共用备选答案）
A. 姑息治疗　B. 药物治疗
C. 手术切除囊肿　D. 脐尿管膀胱根治性切除术
E. 先切开引流，控制感染至炎症消退后，再切除囊肿

1. 对未感染的脐尿管囊肿，应选择的治疗方式是
2. 有感染的脐尿管囊肿，应选择的治疗方式是
3. 对脐尿管恶变的脐尿管囊肿，应选择的治疗方式是

（4～5 题共用备选答案）

A. 重复阑尾
B. 重复结肠
C. 重复骶椎
D. 完全性重复膀胱
E. 不完全性重复膀胱

4. 每个膀胱均有发育良好的肌层和黏膜，各有一侧输尿管和完全重复的尿道，经各自尿道排尿是指
5. 则仅有一个尿道共同排尿，其他还有膀胱内矢状位分隔或额状位分隔，以及多房性分隔或葫芦状分隔是指

（6～7 题共用备选答案）

A. 手术治疗
B. 不做任何处理
C. 脐尿臂膀胱根治性切除术
D. 药物治疗
E. 姑息治疗

6. 重复膀胱如无尿路梗阻和感染，可选择的治疗方式是
7. 重复膀胱如存在梗阻或反复尿路感染，可选择的治疗方式是

（8～11 题共用备选答案）

A. 药物治疗
B. 姑息治疗
C. 憩室切除术
D. 仅解除梗阻，不必行憩室切除
E. 憩室切除术、输尿管膀胱再植术

8. 如膀胱憩室较小，可选择的治疗方式是
9. 膀胱憩室巨大，输尿管口邻近憩室或位于憩室内，有膀胱输尿管反流，可选择的治疗方式是
10. 经常感染，并发结石、肿瘤的膀胱憩室，可选择的治疗方式是
11. 先天性膀胱憩室较大，多位于膀胱基底部，常造成膀胱出口梗阻、膀胱输尿管反流和继发感染，可选择的治疗方式是

（12～13 题共用备选答案）

A. B 超
B. X 线片
C. MRI
D. 肾、输尿管及膀胱（KUB）平片
E. 静脉尿路造影（IVU）

12. 根据典型的临床表现和体征可以明确膀胱外翻的诊断，有助于排除其他的合并畸形的检查是
13. 根据典型的临床表现和体征可以明确膀胱外翻的诊断，可观察耻骨间距离的检查是

四 X 型题

1. 关于膀胱外翻的临床表现，以下叙述正确的是
   A. 外翻膀胱黏膜鲜红，异常敏感，易出血，尿液不断从输尿管口外流
   B. 浸渍周围腹部和腿部的皮肤，臭味外扬
   C. 紧贴外翻膀胱黏膜的头侧为脐带附着处，以后不能形成肚脐
   D. 外翻黏膜长期暴露者可变厚、形成息肉及鳞状上皮化生
   E. 外翻膀胱的大小差异不大
2. 男性典型的膀胱外翻常伴有的症状包括
   A. 尿道上裂　B. 阴茎短小、背屈
   C. 阴茎头扁平　D. 阴蒂分离
   E. 阴道口前移
3. 膀胱外翻治疗的目的包括
   A. 保护肾功能　B. 控制排尿
   C. 修复膀胱、腹壁及外生殖器　D. 缓解疼痛
   E. 预防感染
4. 膀胱外翻术后短期并发症包括
   A. 尿道瘘　B. 尿道狭窄
   C. 皮肤裂开　D. 尿道癌
   E. 脐尿管囊肿
5. 关于脐尿管瘘的发病机制，以下叙述不正确的是
   A. 连接脐部与膀胱顶部有一个细管，即脐尿管
   B. 至胚胎晚期脐尿管全部闭锁，退化为脐正中韧带
   C. 若脐尿管完全不闭锁，脐部有通道与膀胱相通则形成脐尿管瘘
   D. 至胚胎早期脐尿管全部闭锁，退化为脐正中韧带
   E. 若脐尿管完全闭锁，脐部有通道与膀胱相通则形成脐尿管瘘
6. 关于脐尿管瘘的发病情况，以下叙述不正确的是
   A. 多见于男性　B. 多见于女性
   C. 可合并下尿路梗阻　D. 可合并上尿路梗阻
   E. 可发生脐尿管癌
7. 脐尿管瘘的临床表现包括
   A. 尿液间歇性自脐孔漏出　B. 增加腹压时漏出增多
   C. 合并下尿路梗阻则尿液漏出更多　D. 增加腹压时漏出减少
   E. 尿液可连续性自脐孔漏出

8. 脐尿管瘘与脐肠瘘相鉴别，脐肠瘘的特征有
   A. 渗液的尿素氮和肌酐检查可显示为渗出液而非尿液
   B. 膀胱内注入亚甲蓝，脐部无蓝色液体流出
   C. 脐部瘘口注入对比剂后 X 线检查显示对比剂通向肠腔
   D. 重复膀胱
   E. 膀胱外翻
9. 脐尿管瘘的主要治疗方法为
   A. 放疗
   B. 热疗
   C. 药物治疗
   D. 手术切除脐尿管
   E. 缝合膀胱顶部瘘口
10. 脐尿管瘘术后应采取
   A. 放疗
   B. 热疗
   C. 药物治疗
   D. 留置导尿管
   E. 膀胱造瘘管
11. 脐尿管囊肿的临床表现包括
   A. 发热
   B. 继发感染时，出现局部炎症反应
   C. 在脐部正中触及囊性肿物，大小相等
   D. 继发感染时，可有脓性分泌物自脐部流出
   E. 囊肿可破入腹腔引起腹膜炎
12. 关于脐尿管囊肿的诊断检查，以下叙述正确的是
   A. CT 检查可提示下腹部、腹横筋膜与腹膜间有囊性肿块
   B. 膀胱造影侧位 X 线片则显示肿块影位于腹膜外
   C. 胃肠造影显示为肠外肿块
   D. 胃肠造影显示为肠内肿块
   E. 膀胱造影侧位 X 线片显示肿块影位于腹膜内
13. 对于脐尿管窦，以下叙述正确的是
   A. 脐尿管窦为脐尿管顶部靠近脐的一段长期不能闭合，与外界相通，常有分泌物流出
   B. 脐尿管窦可发生于任何年龄
   C. 脐尿管窦多位于脐下方
   D. 脐尿管窦多位于脐上方
   E. 治疗方法以手术切除为主

14. 对于脐尿管憩室，以下叙述正确的是
   A. 脐尿管憩室是脐尿管靠近膀胱的一端未闭合形成与膀胱相通的憩室
   B. 憩室与膀胱的开口大小不等
   C. 当开口较小时易在憩室内形成结石，开口较宽敞的脐尿管憩室常见于典型的梨状腹综合征
   D. 脐尿管憩室是脐尿管靠近膀胱的一端已经闭合形成与膀胱相通的憩室
   E. 对于已有结石形成的脐尿管憩室应做憩室切除术
15. 重复膀胱的临床表现包括
   A. 贫血　　B. 尿失禁
   C. 乳糜尿　　D. 高血压
   E. 尿路刺激症状
16. 重复膀胱与膀胱憩室的鉴别要点包括
   A. 膀胱憩室多不存在下尿路梗阻
   B. 膀胱憩室多不伴有其他畸形
   C. 斜位或侧位排泄性膀胱尿道造影可发现膀胱憩室位于膀胱轮廓外
   D. 排尿时膀胱憩室不缩小，反而扩大
   E. 膀胱 B 超、膀胱 CT 检查膀胱憩室壁较正常膀胱壁薄
17. 重复膀胱的影像学检查可见
   A. 两个膀胱或膀胱内有纵隔　　B. 有时发现多房性膀胱
   C. 每个膀胱均有良好的肌层和黏膜　　D. 有时发现葫芦状膀胱
   E. 每个膀胱均有破坏的肌层和黏膜
18. 重复膀胱的尿道膀胱镜检查可见
   A. 检查完全性重复膀胱时可发现双尿道、双膀胱
   B. 检查完全性重复膀胱时一次只能进入一个膀胱
   C. 不完全性重复膀胱可发现膀胱内矢状位或额状位分隔
   D. 不完全性重复膀胱甚至出现多房性膀胱
   E. 每个膀胱均有破坏的肌层和黏膜
19. 关于重复膀胱的治疗，以下叙述正确的是
   A. 有异位输尿管口或狭窄者可行输尿管膀胱再植术
   B. 如患侧肾无功能，可行肾切除术
   C. 同时注意治疗其他畸形
   D. 完全性重复膀胱可切除较小的膀胱，输尿管移植到较大的膀胱
   E. 不完全性重复膀胱可切除较小的膀胱，输尿管移植到较大的膀胱

五 案例分析题

（1~3 题共用题干）

患儿，男，2 个月。出生时发现下腹部膨出肿物，排尿不能自控。入院查体见下腹部为外翻膀胱，基底部可见两侧输尿管口如右图所示。

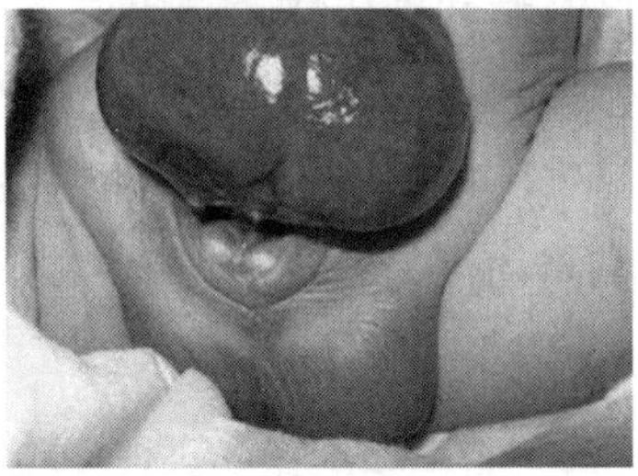

1. 患儿目前的诊断是
   A. 尿道上裂　　B. 膀胱外翻
   C. 尿道下裂　　D. 输尿管膨出
   E. 重复膀胱畸形　　F. 脐尿管肿瘤
2. 患儿的临床表现包括
   A. 骨骼肌肉系统异常　　B. 泌尿系统异常
   C. 男女生殖系统异常　　D. 直肠肛门异常
   E. 心血管系统异常　　F. 呼吸系统异常
3. 患儿下一步合理的手术方式包括
   A. 髂骨截骨术　　B. 膀胱内翻缝合术
   C. 抗反流输尿管移植术　　D. 膀胱颈紧缩成形术
   E. 尿道上裂修复术　　F. 尿道下裂修复术

参考答案与解析

一、A1 型题

1. B【解析】膀胱内翻缝合术是保护膀胱功能的主要手段，应尽早完成，可在出生后 72 小时内进行。

2. B【解析】脐尿管瘘的诊断具体如下。①亚甲蓝试验：从导尿管向膀胱内注射亚甲蓝，可见蓝染尿液自脐孔漏出。②渗液检查：脐部漏出液检测尿素氮和肌酐含量，可判断是否为尿液。③X 线检查：从脐部瘘口注入对比剂或行排泄性膀胱尿道造影，可显示瘘管；尿道膀胱造影可见对比剂从膀胱顶部自脐部漏出。④膀胱镜检查：膀胱镜检查可发现膀胱顶部有一瘘孔。

3. E【解析】脐尿管囊肿临床少见，多见于男性。囊肿位于脐下正中腹壁深处，介于腹横筋膜与腹膜之间。囊肿内液体为囊壁上皮的渗出物，多在儿童期发现。

4. A【解析】当开口较小时易在憩室内形成结石，开口较宽敞的脐尿管憩室常见于典型的梨状腹综合征。

5. C【解析】膀胱憩室是由于先天性膀胱壁肌层局限性薄弱而膨出或继发于下尿路梗阻后膀胱壁自分离的逼尿肌之间突出而形成的。多见于男性，常为单发性。有两段排尿，但膀胱造影和排尿性膀胱尿道造影可显示膀胱内无憩室，尿道内有囊性肿块，尿道镜检查显示憩室开口在尿道而不是在膀胱。主要应与输尿管憩室、尿道憩室、重复膀胱等疾病鉴别。

6. E【解析】膀胱憩室主要病因是下尿路梗阻，如后尿道瓣膜、膀胱颈挛缩和脐尿管末端未闭等，即便是先天性病变，下尿路梗阻也是主要因素。

7. E【解析】巨大憩室可出现两段排尿症状，为本病的特征性表现。

二、A2 型题

1. C【解析】膀胱憩室的诊断具体如下。①实验室检查：并发感染、结合时，尿液中可有红细胞和脓细胞。②超声检查：可直接发现憩室，膀胱充盈时和排尿后检查有助于诊断。③X 线检查：静脉尿路造影可显示憩室或输尿管受压移位，斜位或侧位行排尿性膀胱尿道造影，并于膀胱排空后再次摄片可明确诊断。排尿时憩室不缩小，反而扩大。④CT 检查：可清楚地显示憩室的大小、部位。⑤膀胱镜检查：膀胱镜检查可看到憩室的开口及与输尿管开口的关系，可观察到憩室内有无结石和肿瘤。

2. A【解析】参见 A2 型题第 1 题解析。

三、B 型题

1~3 C、E、D【解析】脐尿管囊肿的治疗：对未感染的囊肿应手术切除。如有感染则先切开引流，控制感染，待炎症消退后，再切除囊肿。对脐尿管恶变者将整个脐尿管包括肿瘤、部分腹膜、腹横筋膜及膀胱顶部切除，亦有主张作脐尿管膀胱根治性切除术，以提高治愈率。

4~5 D、E【解析】重复膀胱分为完全性重复膀胱及不完全性重复膀胱。①完全性重复膀胱：每一膀胱均有发育良好的肌层和黏膜，各有一侧输尿管和完全重复的尿道，经各自尿道排尿。②不完全性重复膀胱：则仅有一个尿道共同排尿，其他还有膀胱内矢状位分隔或额状位分隔，以及多房性分隔或葫芦状分隔。

6~7 B、A【解析】重复膀胱的治疗：如无尿路梗阻和感染可不做任何处理。如存在梗阻或反复尿路感染可行手术治疗。

8~11 D、E、C、C【解析】膀胱憩室的治疗：①如憩室较小，仅解除梗阻，不必行憩室切除。②憩室巨大，输尿管口邻近憩室或位于憩室内，有膀胱输尿管反流，则需做憩室切除、输尿管膀胱再植术。③经常感染，并发结石、肿瘤的憩室，需行憩室切除术。④先天性憩室较大，多位于膀胱基底部，常造成膀胱出口梗阻、膀胱输尿管反流和继发感染，需手术切除憩室。

12~13 A、B【解析】膀胱外翻的诊断：根据典型的临床表现和体征可以明确诊断，但应注意是否合并其他畸形。B 超检查有助于排除其他的合并畸形，骨盆 X 线片可观察耻骨间距离。静脉尿路造影可了解有无肾输尿管畸形和积水等上尿路情况。

四、X 型题

1. ABCD【解析】膀胱外翻的临床表现：外翻膀胱黏膜鲜红，异常敏感，易出血，尿液不断从输尿管口外流，浸渍周围腹部和腿部的皮肤，臭味外扬。紧贴外翻膀胱黏膜的头侧为脐带附着处，以后不能形成肚脐。外翻黏膜长期暴露者可变厚、形成息肉及鳞状上皮化生，尤以膀胱顶部为甚，最终可使逼尿肌纤维化，导致膀胱变为僵硬的硬块。外翻膀胱的大小差异很大，小者直径仅有 6~7cm，视耻骨联合分离大小而定。

2. ABC【解析】男性典型的膀胱外翻常伴有尿道上裂，阴茎短小、背屈，阴茎头扁平、包皮堆于腹侧，可伴有隐睾。

3. ABCE【解析】膀胱外翻治疗的目的是保护肾功能，控制排尿，修复膀胱、腹壁及外生殖器，多主张分期完成。

4. ABC【解析】膀胱外翻术后短期并发症包括尿道瘘、尿道狭窄及皮肤裂开等。

5. DE【解析】脐尿管瘘的发病机制：连接脐部与膀胱顶部有一细管，即脐尿管。至胚胎晚期脐尿管全部闭锁，退化为脐正中韧带。若脐尿管完全不闭锁，脐部有通道与膀胱相通则形成脐尿管瘘。

6. BD【解析】脐尿管瘘的发病情况：脐尿管瘘临床上较少见，发生率约为 1/30 万，多见于男性，可合并下尿路梗阻，可发生脐尿管癌。

7. ABC【解析】脐尿管瘘的临床表现：尿液间歇性自脐孔漏出，增加腹压时漏出增多，若合并下尿路梗阻则尿液漏出更多。合并感染时脐部出现红、肿、热、痛，流出黏稠的分泌物。

8. ABC【解析】脐尿管瘘与脐肠瘘的鉴别：脐肠瘘时，脐部也有液体流出，多为混浊的渗液或肠内容物。渗液的尿素氮和肌酐检查可显示为渗出液而非尿液。膀胱内注入亚甲蓝，脐部无蓝色液体流出。脐部瘘口注入对比剂后 X 线检查显示对比剂通向肠腔。

9. DE【解析】脐尿管瘘的主要治疗方法为手术切除脐尿管，缝合膀胱顶部瘘口。术后应留置导尿管或膀胱造瘘管。需要注意，部分患者可同时存在下尿路梗阻，应予以解除梗阻。

10. DE【解析】参见 X 型题第 9 题解析。

11. BDE【解析】脐尿管囊肿的临床表现：脐下正中深部囊性肿块，大小不等，大者可触及，多无症状。继发感染时，出现局部炎症反应，脐部有脓性分泌物流出且可形成脐部窦道。偶见囊肿穿孔破入腹腔、膀胱，引起腹膜炎、尿路感染。

12. ABC【解析】脐尿管囊肿的诊断：B 超、CT 检查可提示下腹部、腹横筋膜与腹膜间有囊性肿块，与膀胱不相通；膀胱造影侧位 X 线片则显示肿块影位于腹膜外，胃肠造影显示为肠外肿块。

13. ABCE【解析】脐尿管窦为脐尿管顶部靠近脐的一段长期不能闭合，与外界相通，常有分泌物流出且易发生感染。脐尿管窦可发生于任何年龄，术前应做探针探查及窦道造影。与脐肠系膜残留导管不一样，脐尿管窦多位于脐下方。治疗方法以手术切除为主。

14. ABCE【解析】脐尿管憩室是脐尿管靠近膀胱的一端未闭合形成与膀胱相通的憩室。憩室与膀胱的开口大小不等。当开口较小时易在憩室内形成结石，开口较宽敞的脐尿管憩室常见于典型的梨状腹综合征。对于已有结石形成的脐尿管憩室应做憩室切除术。对梨状腹综合征，若憩室是大量残余尿的来源也应做憩室切除。

15. BE【解析】重复膀胱的临床表现：本症多因合并上尿路或其他器官畸形而致死产或生后不久死亡。临床上可表现为尿路刺激症状、尿失禁及其他畸形的相应症状。但也有重复膀胱长期无症状偶被发现，或者因并发尿路感染、结石经尿路造影而被诊断。

16. BCDE【解析】重复膀胱要应与膀胱憩室相鉴别。膀胱憩室多存在下尿路梗阻，多不伴有其他畸形，斜位或侧位排泄性膀胱尿道造影可发现憩室位于膀胱轮廓外，排尿时憩室不缩小，反而扩大，膀胱B超、CT检查憩室壁较正常膀胱壁薄。

17. ABCD【解析】重复膀胱的影像学检查：B超和CT检查可发现两个膀胱或膀胱内有纵隔，有时发现多房性膀胱或葫芦状膀胱，每个膀胱均有良好的肌层和黏膜。可合并其他脏器畸形。静脉尿路造影、排泄性膀胱尿道造影可明确诊断。

18. ABCD【解析】重复膀胱的尿道膀胱镜检查：完全性重复膀胱可发现双尿道、双膀胱，检查时一次只能进入一个膀胱。不完全性重复膀胱可发现膀胱内矢状位或额状位分隔，甚至出现多房性膀胱。

19. ABCD【解析】重复膀胱的治疗：①切除膀胱中隔，解除梗阻，有异位输尿管口或狭窄者可行输尿管膀胱再植术，如一侧肾无功能，可行肾切除术。②完全性重复膀胱可切除较小的膀胱，输尿管移植到较大的膀胱。③同时注意治疗其他畸形。

五、案例分析题

1. B【解析】参见X型题第1题解析。

2. ABCD【解析】膀胱外翻通常属于一系列异常（包括尿路、生殖道、肌肉骨骼系统异常，有时还有肠道异常）的一部分。典型的膀胱外翻，通常表现为腹壁、膀胱、外生殖器、骨盆骨骼、直肠和肛门的缺陷。

3. ABCDE【解析】膀胱外翻患儿应该进行的手术方式包括髂骨截骨术、膀胱内翻缝合术、抗反流输尿管移植术、膀胱颈紧缩成形术及尿道上裂修复术等。

第二十九章　膀　胱　癌

一　A1 型题

1. 可能与膀胱肿瘤的发生有关的是
   A. 饮酒　　B. 饮茶
   C. 吸烟　　D. 运动
   E. 喜食动物蛋白
2. T_3期膀胱肿瘤表明侵犯
   A. 黏膜层　　B. 固有层
   C. 浅肌层　　D. 深肌层
   E. 膀胱周围脂肪组织
3. 膀胱肿瘤 T_{is}期是指
   A. 限于膀胱黏膜层　　B. 限于固有层
   C. 达膀胱浅肌层　　D. 达膀胱深肌层
   E. 侵犯膀胱壁外
4. 泌尿生殖系统男性肿瘤中最常见的器官是
   A. 肾　　B. 膀胱
   C. 睾丸　　D. 输尿管
   E. 前列腺
5. 膀胱癌最常见的组织类型是
   A. 非上皮性肿瘤　　B. 鳞状细胞癌
   C. 腺癌　　D. 绒毛膜上皮癌
   E. 移行细胞癌
6. 膀胱癌在病理上最重要的是
   A. 组织类型　　B. 分化程度
   C. 病变部位　　D. 浸润深度
   E. 生长方式
7. 膀胱癌最为常见的是
   A. 癌肉瘤　　B. 腺细胞癌

C. 转移性癌
D. 鳞状细胞癌
E. 尿路上皮细胞癌

8. 以下不属于膀胱上皮肿瘤的是
A. 膀胱类癌
B. 膀胱腺癌
C. 膀胱尿路上皮癌
D. 膀胱鳞状细胞癌
E. 膀胱内翻性乳头状瘤

9. 膀胱肿瘤的 T_{2a}期是指
A. 乳头状无浸润
B. 局限于固有层内
C. 肿瘤浸润浅肌层
D. 肿瘤浸润深肌层
E. 已有局部淋巴结转移

10. 表浅膀胱肿瘤是指
A. T_{is}、T_1期
B. T_{is}、T_a 期
C. T_{is}、T_a、T_1期
D. T_1、T_2、T_3期
E. T_a、T_1期

11. 膀胱癌的恶性程度取决于
A. 患者年龄
B. 治疗方法
C. 血尿的程度
D. 肿瘤的大小和数目
E. 浸润膀胱癌的深度及组织学等级

12. 经尿道膀胱肿瘤电切时，较容易诱发闭孔神经反射的肿瘤部位是位于膀胱
A. 底部
B. 顶部
C. 前壁
D. 侧壁
E. 三角区

13. 膀胱肿瘤侵犯膀胱壁深肌层（外 1/2），病理分期属于
A. T_1期
B. T_{2a}期
C. T_{2b}期
D. T_{3a}期
E. T_{3b}期

14. 膀胱肿瘤最常见的临床表现是
A. 尿频、尿急、尿痛
B. 疼痛 + 血尿
C. 镜下血尿
D. 排尿困难
E. 无痛血尿

15. CT 检查对膀胱癌的作用，说法错误的是
A. CT 扫描可分辨出肌层、膀胱周围的浸润，用于膀胱癌的分期诊断
B. CT 仿真膀胱镜可获取与膀胱镜相似的视觉信息，是膀胱镜较好的替代和补充方法

C. CT 可清晰显示肿大淋巴结，＞10mm 者被视为转移可能，但肿大淋巴结不能区分是转移还是炎症，有时需结合临床分析

D. CT 检查能清晰地显示 2cm 以上的膀胱肿瘤，CT 薄层扫描能增加肿瘤的检出率

E. CT 对早期局限于膀胱壁内的＜1cm 的肿块不易显示，易漏诊，需结合膀胱镜检查

16. 膀胱肿瘤转移的最常见径路是

A. 淋巴转移　　B. 血行转移
C. 直接扩散　　D. 尿液转移
E. 种植转移

17. 关于膀胱肿瘤所致的血尿，叙述不正确的是

A. 大多为无痛性　　B. 一般为间歇性出现
C. 可出现全程血尿　　D. 血尿程度与肿瘤大小可不完全一致
E. 血尿程度与肿瘤恶性度相平行

18. 膀胱肿瘤发生部位最多的是膀胱

A. 颈部　　B. 底部
C. 顶部　　D. 三角区
E. 两侧壁及后壁

19. 膀胱肿瘤合并良性前列腺增生症的同期手术，说法错误的是

A. 中叶突入膀胱影响操作时，先切除肿瘤，再切除部分中叶腺体，这有利于膀胱肿瘤的彻底切除

B. 切除膀胱肿瘤时谨慎操作，尽量避免膀胱穿孔，过早的膀胱穿孔会影响下一步的手术操作

C. 经尿道前列腺切除术（TURP）结束后应常规再次检查膀胱肿瘤创面及膀胱颈部，警惕肿瘤被遗漏

D. 术中密切观察下腹部变化，及时放液，避免压力过高导致膀胱内电切创面穿孔

E. 同期手术风险大，高压下施行 TURP 手术时间不宜过长

20. 诊断膀胱癌具有决定性意义的检查方法是

A. 膀胱造影　　B. 直肠膀胱双合诊
C. 膀胱镜检查　　D. 尿脱落细胞学检查
E. 尿常规

21. 行膀胱镜检查最常见的并发症是

A. 发热　　B. 血尿
C. 尿道损伤　　D. 膀胱损伤
E. 排尿困难

22. T_a、T_1期的表浅膀胱肿瘤和局限的T_2期肿瘤采用保留膀胱的手术后，均需定期随诊，其中最重要的检查是

A. CT
B. 超声
C. 静脉肾盂造影
D. 尿常规
E. 膀胱镜

23. 关于静脉尿路造影诊断膀胱癌的价值，以下不正确的是

A. 了解双肾功能
B. 是否存在因膀胱肿瘤引起的上尿路梗阻
C. 是否合并肾盂癌及输尿管癌
D. 根据膀胱内充盈缺损，初步估计肿瘤大小及部位
E. 可确定膀胱肿瘤浸润深度

24. 以下哪种膀胱肿瘤情况可采用经尿道电切或电灼

A. 肿瘤小于2cm，有蒂，单发或为数不多
B. 肿瘤侵犯膀胱肌层
C. 多发且基底较宽
D. 复发且恶性程度增加
E. 肿瘤边缘距输尿管口不足2cm

25. 膀胱肿瘤经尿道膀胱肿瘤切除术（TURBT）后膀胱灌注效果最好的是

A. 多柔比星
B. 噻替派
C. 顺铂
D. 卡介苗
E. 丝裂霉素

26. 膀胱癌的主要扩散方式是

A. 向膀胱壁的壁内浸润
B. 血行转移
C. 种植
D. 随尿液逆行传播
E. 随尿液顺行传播

27. TURBT后即刻膀胱灌注化疗是指药物灌注的时间为术后

A. 3小时内
B. 24小时内
C. 36小时内
D. 48小时内
E. 72小时内

28. 下列关于可控尿流改道的说法错误的是

A. 可控贮尿囊：在多种术式中值得推荐的是使用缩窄的末段回肠作为输出道的回结肠贮尿囊
B. 尿粪合流术易出现逆行感染、低氯性酸中毒、肾功能受损和恶变等并发症

C. 可控贮尿囊：使用原位阑尾作为输出道的回结肠贮尿囊以及去带盲升结肠贮尿囊
D. 尿粪分流术方法简单，能建立一个相对低压、可控的直肠储尿囊
E. 利用肛门控制尿液术式现已很少用，尿粪分流术现在仍为许多医院所采用

29. 决定膀胱癌预后最重要的因素为
A. 肿瘤大小
B. 肿瘤部位
C. 肿瘤的单发、多发
D. 治疗方法
E. 癌细胞分化程度和浸润深度以及机体的免疫力

30. 位于膀胱三角的T期膀胱癌最适宜的治疗方法是
A. 放疗
B. 化疗
C. 膀胱全切除术
D. 膀胱部分切除术
E. 经尿道切除膀胱肿瘤

31. 根治性膀胱切除术中标准盆腔淋巴结清扫的范围不包括
A. 双侧髂外动脉周围淋巴结
B. 髂内动脉周围淋巴结
C. 骶前淋巴结
D. 闭孔淋巴结
E. 膀胱周围淋巴结

二 A2 型题

1. 单发的直径 1cm 的 T_2期膀胱癌，肿块边缘距右输尿管口 1cm，应选择
A. 经尿道电切肿瘤
B. 膀胱切开，肿瘤切除
C. 膀胱部分切除
D. 膀胱部分切除及右输尿管膀胱吻合
E. 膀胱全切 + 尿流改道

2. 膀胱移行上皮癌患者，经膀胱部分切除术后进一步治疗应首选
A. 静脉化疗
B. 局部放疗
C. 髂内动脉灌注化疗
D. 膀胱内灌注治疗
E. 对症治疗

3. 对行经尿道膀胱肿瘤切除术的患者，为防止肿瘤复发，术后应采取
A. 全身联合化疗
B. 定期膀胱内灌注丝裂霉素等化疗药物或卡介苗
C. 应用干扰素或白细胞介素治疗
D. 局部大剂量放疗
E. 以上都不是

4. 多发的 T_1期膀胱癌，治疗后多次复发并且恶性程度增高，应选择
A. 经膀胱肿瘤切除
B. 经尿道肿瘤切除

C. 膀胱部分切除　　D. 膀胱全切除术
E. 膀胱灌注抗癌药

5. 膀胱三角有蒂乳头状瘤（T_1期），肿瘤直径小于 2cm，治疗应选择
A. 经尿道电切或电灼　　B. 膀胱部分切除
C. 膀胱全切除　　D. 化学疗法
E. 放射疗法

6. 患者，男性，42 岁。无痛性肉眼血尿 2 个月，膀胱镜检查见膀胱右侧壁有一个 3.0cm × 2.5cm × 2.0cm 乳头状新生物，膀胱部分切除术后发现病变已侵犯膀胱壁浅肌层，这属于国际抗癌联合会分期法中
A. T_a期　　B. T_1期
C. T_{2a}期　　D. T_{2b}期
E. T_3期

7. 患者，男性，73 岁。尿频、尿急、尿痛伴间歇性血尿半年，尿脱落细胞学检查 3 次阳性。膀胱镜观察，右侧黏膜粗糙，活检病理结果为膀胱原位癌。有关原发性膀胱原位癌的临床表现特点，以下不正确的是
A. 常表现为膀胱刺激症状　　B. 膀胱灌注免疫治疗效果好
C. B 超声显示肿瘤侵及膀胱肌层　　D. 膀胱病变广泛
E. 尿脱落细胞学检查阳性率高

8. 患者，男性，62 岁。间歇性肉眼血尿 4 个月余，根据下图影像特征，最可能的诊断是
A. 膀胱结石
B. 膀胱血块
C. 膀胱结核
D. 膀胱癌
E. 膀胱息肉

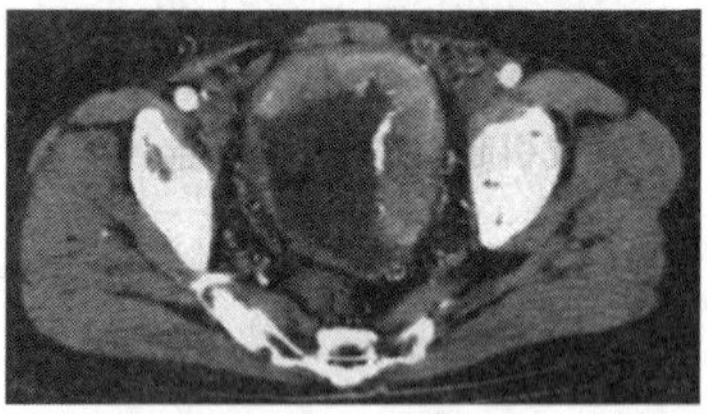

9. 患者，男性，72 岁。无痛性肉眼血尿 1 个月余，CT 扫描如下图所示，最可能的诊断为
A. 膀胱癌　　B. 膀胱结石
C. 膀胱血块　　D. 膀胱息肉
E. 输尿管囊肿

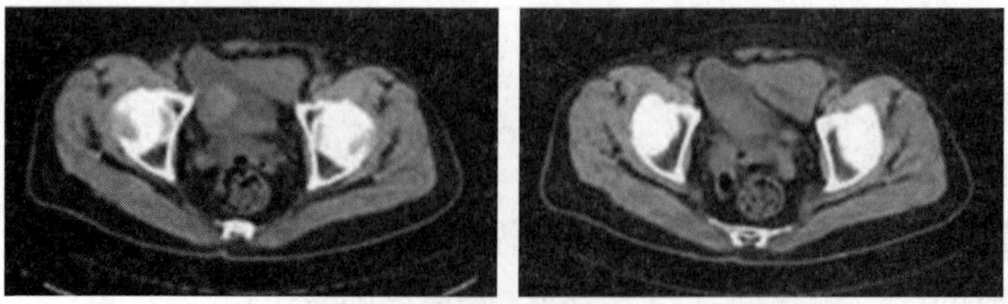

10. 患者，男性，58 岁。血尿 1 个月。MRI 检查如下图所示。最可能的诊断是

A. 膀胱内血块
B. 膀胱癌
C. 膀胱结石
D. 膀胱息肉
E. 输尿管囊肿

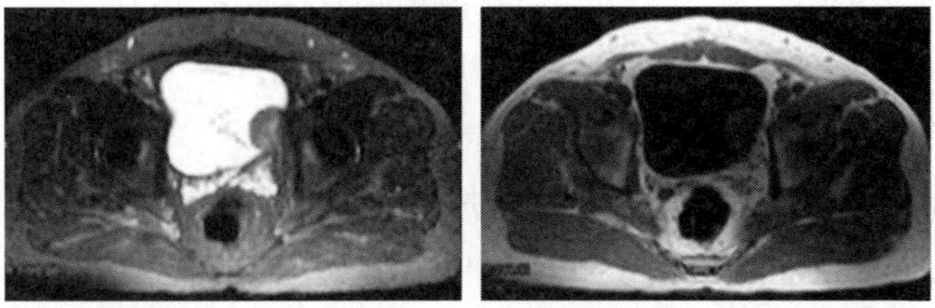

11. 患者，男性，54 岁。尿频、尿急 3 个月余，肉眼血尿 1 个月余，根据下图影像，判断其最可能的诊断是

A. 膀胱癌伴出血
B. 膀胱结石
C. 膀胱憩室伴出血
D. 慢性膀胱炎
E. 膀胱憩室伴感染

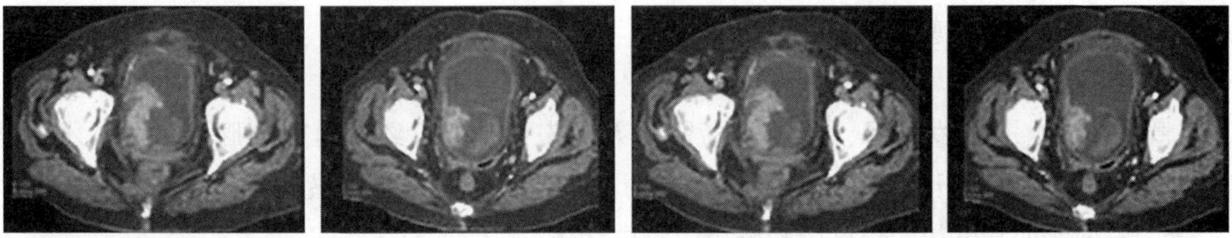

12. 患者，男性，62 岁。无痛性肉眼血尿 1 周，膀胱镜发现膀胱左侧壁肿瘤直径 2cm，有蒂，活检为 TCC 2 级。手术前必须行以下哪项检查

A. 尿脱落细胞学检查
B. 肾功能测定
C. 静脉肾盂造影（IVP）
D. 经膀胱活检
E. 泌尿系统 CT 重建

13. 患者，女性，46 岁。肉眼血尿，膀胱镜检见右侧壁有 1.5cm × 1.0cm 乳头状新生物，有蒂，病理检查分期为 T 期，首选治疗方法是

A. 膀胱全切除
B. 化疗
C. 电切
D. 放疗
E. 膀胱部分切除

14. 血尿患者，膀胱镜检见膀胱三角有 4cm × 5cm 肿瘤，无蒂，表面有坏死，活检为 T 期，最佳的治疗方案应为

A. 化疗 + 放疗
B. 肿瘤切除术

C. 膀胱部分切除术　　D. 膀胱全切除

E. 髂内动脉栓塞

15. 患者，女性，52岁。无症状肉眼血尿1个月，膀胱镜检查发现膀胱左侧壁有1.0cm×1.2cm×1.5cm乳头状肿瘤，暗红色，蒂看不清，周围黏膜水肿，应行

A. 腔内化疗　　B. 放射治疗+免疫治疗

C. 膀胱全切除术　　D. 膀胱部分切除

E. 膀胱肿瘤电灼或激光治疗

16. 患者，女性，48岁。间歇性无痛肉眼血尿3年余。行膀胱镜检查发现膀胱右侧壁有2.0cm×1.5cm×1.5cm带蒂的乳头状瘤。以下哪项治疗是不恰当的

A. 经尿道膀胱肿瘤切除术　　B. 膀胱部分切除术

C. 膀胱全切术　　D. 术后膀胱内灌注化疗

E. 术后加免疫治疗

17. 患者，女性，46岁。无症状肉眼血尿2周，膀胱镜检查发现膀胱左侧壁有一个0.8cm×1.2cm菜花状肿瘤，蒂看不清，肿瘤周围的膀胱黏膜充血，最佳治疗方法应是

A. 腔内化疗　　B. 放射治疗

C. 膀胱肿瘤电灼或激光治疗　　D. 膀胱部分切除

E. 膀胱全切除术

18. 患者，男性，70岁。因“急性尿潴留1天”来诊。拟行经尿道前列腺切除术。术中膀胱镜：膀胱颈截石位约2点处可见直径约1cm乳头状新生物。最佳治疗方案为

A. 先做前列腺电切术，再行膀胱新生物电切术

B. 先切除膀胱新生物，再切除前列腺组织

C. 先行前列腺电切术，等创面恢复后择期行膀胱新生物电切术

D. 先行膀胱新生物切除术，等创面愈合后择期行前列腺电切术

E. 停止任何手术，行进一步的相关检查

19. 患者，男性，55岁。间歇性全程肉眼血尿1年多。血尿伴不规则小血块及轻度膀胱刺激征，不发热，体重下降3~4kg，B超提示膀胱左侧壁上有5cm肿瘤，侵犯膀胱壁几乎达全层，左输尿管下段扩张，提示膀胱癌。入院查体：体温正常，P 68次/分，BP 180/90mmHg。最有助于膀胱癌确诊的检查项目为

A. 尿脱落细胞学检查　　B. 膀胱镜检+活检

C. 尿培养　　D. 静脉尿路造影

E. CT

20. 患者，男性，67岁。尿频、尿急4年余，一直以前列腺增生服药治疗，近半年来间断出现肉眼血尿来就诊。如膀胱镜检查发现膀胱内多处散在黏膜充血，取活检做病理检查证

实为分化不良的膀胱原位癌，应采取

A. 严密随诊观察
B. 膀胱全切，尿流改道
C. 经尿道切除原位癌
D. 经尿道电灼原位癌
E. 经尿道膀胱内灌注化疗药物

21. 患者，女性，64 岁。间歇性全程肉眼血尿半年，不伴尿频、尿急、尿痛，尿脱落细胞细菌学检查 2 次阳性，超声示膀胱三角肿物 3.0cm × 2.5cm，无蒂，侵犯膀胱壁超过1/2，IVP 未见异常，患者适宜的治疗是

A. 膀胱部分切除术
B. 经尿道电切术
C. 放疗
D. 膀胱全切 + 尿流改道
E. 化疗

22. 男性膀胱癌患者，膀胱内肿瘤多发，最大肿瘤直径为 5cm，菜花样生长，膀胱镜检查发现前列腺部尿道可见乳头样新生物，在行根治性膀胱切除手术中，以下哪一种术式为最佳选择

A. 膀胱全切，回肠膀胱术
B. 膀胱全切，盆腔淋巴结清扫，回肠膀胱术
C. 膀胱全切，盆腔淋巴结清扫，回肠膀胱重建术
D. 膀胱全切，盆腔淋巴结清扫，乙状结肠膀胱重建术
E. 尿道全切，盆腔淋巴结清扫，回肠膀胱术

23. 患者，男性，43 岁。无痛性肉眼血尿 2 个月。膀胱镜检查发现在右输尿管开口上方 1.0cm 处有一个乳头样肿瘤，直径 1.5cm，有蒂，活检证实为移行细胞癌Ⅰ级。请选择最佳的疗方法

A. 经尿道膀胱肿瘤切除术
B. 膀胱部分切除术
C. 膀胱内抗癌药物灌注治疗
D. 膀胱全切并尿流改道
E. 静脉或动脉化疗

24. 患者，女性，47 岁。间歇性无痛肉眼血尿 1 个月，膀胱镜检查发现膀胱左后壁有直径 3cm 大小浅红色绒毛样肿瘤，似水草样在水中漂浮。B 超提示膀胱左后壁肿瘤，3cm × 2.8cm，有蒂，肿瘤后方膀胱完整。患者最适合的治疗方法是

A. 经尿道膀胱肿瘤切除术
B. 膀胱全切，尿流改道术
C. 经尿道膀胱镜电灼术
D. 膀胱部分切除术
E. 膀胱灌注化疗

25. 患者，男性，56 岁。无痛肉眼血尿 8 个月，膀胱镜检查提示膀胱三角有 3cm 团块，双合诊检查：肿物坚硬，诊断为膀胱浸润性癌。患者一般情况良好，最佳的治疗方案是

A. 回肠膀胱术
B. 膀胱全部切除及回肠膀胱术

C. 膀胱部分切除术　D. 膀胱全部切除及输尿管皮肤造瘘术
E. 放射治疗后行膀胱全部切除及回肠膀胱术

26. 前列腺肥大患者行经尿道前列腺切除术（TURP）时发现膀胱穿孔，有尿外渗，适宜的处置是
A. 立即手术行膀胱修补术
B. 输血、输液、镇静、镇痛
C. 尽快结束手术，置尿管行膀胱持续引流
D. 继续行经尿道前列腺切除术（TURP），输高渗液
E. 行膀胱造瘘术

三 A3/A4 型题

（1~2题共用题干）

患者，男性，55岁。间歇性全程肉眼血尿伴有不规则血块及轻度膀胱刺激症状1年余。患病以来体重下降约5kg。B超：膀胱左侧壁有直径5cm占位性病变，侵犯膀胱壁几乎达全层，左输尿管下段扩张。入院后一般检查：体温正常，P 70次/分，R 18次/分，BP 180/90mmHg。

1. 最有助于膀胱癌确诊的项目是
A. 尿脱落细胞学检查　B. 膀胱镜
C. 静脉尿路造影（IVU）　D. 尿培养
E. 肾图

2. 最适宜的治疗方法是
A. 经尿道膀胱肿瘤电切术　B. 膀胱部分切除术
C. 经尿道激光切除术　D. 膀胱全切，尿流改道术
E. 膀胱内化疗药物灌注治疗

（3~5题共用题干）

患者，男性，54岁。间歇性无痛全程肉眼血尿3个月。IVP：肾脏、输尿管未见异常，膀胱右侧壁见直径1.5cm充盈缺损。

3. 为明确诊断应考虑做何种检查
A. CT　B. 双合诊
C. 膀胱镜检　D. 尿常规
E. 肾功能

4. 若病理诊断为T_1期，考虑治疗
A. 膀胱灌流化疗　B. 膀胱全切术

C. 膀胱部分切除　　D. 经尿道膀胱肿瘤切除术

E. 以上都不是

5. 膀胱移行细胞癌术后行膀胱灌注的药物中，临床应用时间最久，也是证实有效的药物是

A. 左旋咪唑　　B. 卡介苗

C. 干扰素　　D. 丝裂霉素

E. 多柔比星

(6~8 题共用题干)

患者，男性，65 岁。以间歇性无痛全程肉眼血尿 1 周来院就诊，经 B 超及膀胱镜检查证实，膀胱右侧壁有一个直径 2. 5cm 占位性病变，收入院诊治。

6. 首先考虑的诊断是

A. 膀胱癌　　B. 膀胱肉瘤

C. 膀胱憩室　　D. 膀胱滤泡

E. 输尿管口囊肿

7. 治疗原则是

A. 化疗　　B. 放疗

C. 局部注射化疗　　D. 手术治疗

E. 冷冻治疗

8. 预防复发采用什么方式最合适

A. 全身化疗　　B. 放疗

C. 口服卡介苗　　D. 膀胱灌注化疗药或卡介苗

E. 生物学治疗

(9~12 题共用题干)

患者，男性，64 岁。尿频、尿急 4 年余，口服前列腺增生药治疗，近半年来间断出现肉眼血尿前来就诊。

9. 对患者而言，哪项是不必要的

A. B 超检查　　B. 尿流率检查

C. 尿脱落细胞学检查　　D. 静脉肾盂造影

E. 直肠指检

10. 采集病史时应特别注意

A. 血尿的持续时间　　B. 血尿的色泽深浅

C. 发生血尿时的其他伴随症状　　D. 血尿在一天中的发生时间

E. 尿中血块的形状

11. 如果尿脱落细胞学检查发现有肿瘤细胞而其他检查结果正常，则最可能发现病变的下一项检查是

A. 膀胱镜
B. 血清前列腺特异性抗原（PSA）
C. 逆行尿路造影
D. 盆腔 CT
E. 盆腔 MRI

12. 假如膀胱镜检查发现膀胱内多处散在黏膜充血，取活检病理证实为分化不良的膀胱原位癌，应采取以下哪项治疗

A. 严密随诊观察
B. 全身化疗
C. 经尿道切除原位癌
D. 经尿道电灼原位癌
E. 膀胱全切，尿流改道

（13~17 题共用题干）

患者，男性，42 岁。膀胱 B 超：膀胱右壁乳头状新生物，直径 2cm。

13. 下一步最佳的处理方案是

A. 膀胱镜
B. 尿脱落细胞学检查
C. 定期多次表柔比星膀胱灌注治疗
D. 诊断性 TURBT
E. 光动力学治疗

14. 患者诊断为膀胱肿瘤，在连续硬膜外麻醉下行 TURBT，最好的手术切除方法为

A. 顺行切除法逐块切除肿瘤
B. 逆行切除法逐块切除肿瘤
C. 垂直点切法逐块切除肿瘤
D. 直接将肿瘤进行气化
E. 直接从肿瘤基底部切除肿瘤

15. 术中出现严重的闭孔神经反射，不适宜的处理措施是

A. 降低电切电流强度，完成手术
B. 改用等离子双极电切术
C. 留取组织活检标本后，改用气化电极行肿瘤气化术
D. 留取组织活检标本后，改用激光切除肿瘤
E. 尝试闭孔神经封闭后再手术

16. 患者在 TURBT 进行过程中发生闭孔神经反射，并导致膀胱壁全层穿孔，下一步最合理的处理方法为

A. 立即终止手术，留置导尿管持续引流，创面愈合后行二期手术
B. 控制膀胱容量，降低电流强度，尝试完成手术
C. 立即改开放性手术探查
D. 术野进行彻底止血后，回病房即刻行丝裂霉素 C 膀胱灌注
E. 立即终止手术，改用光动力治疗

17. 经手术治疗，术后除长期定期随访外，下一步最佳的治疗方案是
    A. 单纯定期随访
    B. 术后 24 小时内即刻膀胱灌注 1 次丝裂霉素 C
    C. 术后定期多次行丝裂霉素 C 膀胱灌注治疗
    D. 再次 TURBT
    E. 光动力学治疗

（18~19 题共用题干）

患者，男性，53 岁。因单发低度恶性倾向尿路上皮乳头状瘤（T_1期），行 TURBT。

18. 除长期定期随访外，下一步最佳的治疗方案是
    A. 单纯定期随访
    B. 术后 24 小时内即刻膀胱灌注表柔比星 1 次
    C. 术后定期多次表柔比星膀胱灌注
    D. 再次 TURBT
    E. 光动力学治疗
19. 若患者肿瘤再次复发，且前壁、侧壁多发灶，影像学检查提示部分病灶 T_2期可能，下一步最佳治疗方案为
    A. 再次行 TURBT + 术后丝裂霉素 C 灌注
    B. 再次行 TURBT + 术后卡介苗（BCG）灌注
    C. 再次行 TURBT + 术后 2~3 周再行 TURBT
    D. 再次行 TURBT + 术后光动力学治疗
    E. 膀胱全切术及原位肠道代膀胱术

（20~22 题共用题干）

患者，女性，36 岁。无痛性血尿 2 天。尿常规检查：高倍镜下见红细胞满视野。用促凝血药治疗后尿色转清。B 超：膀胱内有 2.5cm×3.0cm 占位性病变。

20. 膀胱镜检查：右输尿管开口外侧有 1.5cm×3.0cm 肿瘤，呈团块状，蒂看不清，肿块周围黏膜充血水肿，近蒂部活检为移行上皮细胞癌。按分期属于
    A. T_{is}期
    B. T_a、T_3期
    C. T_2、T_3期
    D. T_3期
    E. T_4期
21. 膀胱肿瘤不可能的临床表现是
    A. 血尿多为无痛性全程肉眼血尿
    B. 血尿程度和肿瘤恶性程度一致
    C. 血尿不经治疗会自行停止
    D. 可有尿频、尿痛、排尿困难
    E. 盆腔广泛浸润可出现下肢水肿

22. 手术前必不可少的检查是

A. 尿脱落细胞学检查
B. 膀胱肿瘤细胞的 ABO 抗原测定
C. 尿流式细胞术（FCM）检查
D. 静脉尿路造影
E. 膀胱造影

（23~27 题共用题干）

患者，女性，58 岁。间歇性无痛全程肉眼血尿 5 个月，尿色为鲜红色，伴片状小血凝块。

23. 根据患者情况，首先要考虑的是

A. 肾癌
B. 肾盂癌
C. 膀胱癌
D. 膀胱结石
E. 前列腺增生

24. 首先要进行的诊断性检查是

A. 静脉尿路造影
B. CT
C. 膀胱造影
D. 尿脱落细胞学检查
E. 膀胱镜检查、活检

25. 能够帮助判断膀胱癌分期的检查是

A. B 超
B. CT
C. MRI
D. 膀胱镜
E. 以上都是

26. 能够帮助判断膀胱癌恶性程度的方法中，不包括

A. 病程
B. Gleason 分级
C. 尿脱落细胞学检查
D. 流式细胞术检查
E. MRI 检查

27. 经检查，病理诊断为浅表性膀胱癌，治疗宜采取

A. 放疗
B. 化疗
C. 免疫治疗
D. 经尿道膀胱瘤切除术
E. 全膀胱切除术

（28~31 题共用题干）

患者，男性，58 岁。间歇性无痛肉眼血尿 2 个月。查体：一般情况良好，腹部未扪及肿块，双肾区无叩击痛。直肠指检：前列腺增大，光滑，无结节。B 超：双肾未见异常，膀胱内有 2.0cm×2.5cm 实质占位。

28. 对明确诊断最有帮助的是

A. CT 检查　　B. 尿脱落细胞学检查

C. 尿流式细胞术检查　　D. 膀胱镜检查 + 活检

E. 膀胱造影

29. 检查发现左输尿管开口外侧有 2.5cm 包块，呈乳头状，蒂长 0.5cm。活检病理报告为移行上皮细胞癌。手术治疗宜采取

A. 全膀胱切除，回肠代膀胱术

B. 膀胱部分切除术

C. 经尿道膀胱肿瘤切除或膀胱切开肿瘤切除

D. 膀胱灌注抗癌药物和 BCG

E. 先行放射治疗，后再行膀胱部分切除

30. 为预防肿瘤复发，最好的控制方法是

A. 放射疗法

B. 顺铂、多柔比星及甲氨蝶呤全身化学疗法

C. 定期复查膀胱镜及膀胱内灌注抗癌药物

D. 干扰素、IL-2 免疫治疗

E. 放疗 + 化疗

31. 病例为表浅性膀胱肿瘤，按分期属于

A. T_1、T_2、T_3期　　B. T_{is}、T_1、T_2期

C. T_a、T_3、T_4期　　D. T_2、T_3、T_4期

E. T_{is}、T_a、T_1期

（32~33 题共用题干）

患者，女性，37 岁。1 年前因左肾盂癌已行左侧肾、输尿管及部分膀胱壁切除。近 2 个月反复出现无痛性肉眼血尿，排尿不畅及尿频，尿中找到脱落的肿瘤细胞。

32. 根据患者情况，诊断首先应考虑

A. 右肾盂癌　　B. 右肾癌

C. 右输尿管癌　　D. 膀胱癌

E. 膀胱结核

33. 首先要做的检查是

A. B 超　　B. 膀胱尿道造影

C. 静脉尿路造影（IVU）　　D. 膀胱镜检及活检

E. 腹部 X 线摄片

（34~36 题共用题干）

患者，男性，52 岁。间歇性全程肉眼血尿 1 年余。血尿伴有不规则小血块及轻度膀胱刺激征，不发热，患病以来体重减轻 2.5kg。CT 发现膀胱左侧壁有直径 4cm 肿瘤，侵犯膀胱壁几乎达全层，左输尿管上段扩张，提示为膀胱癌。

34. 最有助于膀胱癌诊断的检查是
A. 尿培养
B. IVU
C. 肾图
D. 尿脱落细胞学检查
E. 膀胱镜检

35. 最佳治疗方案是
A. 膀胱灌注
B. 膀胱局部放疗
C. 膀胱全切，尿流改道术
D. 经尿道膀胱肿瘤激光切除术
E. 经尿道膀胱癌电切除术

36. 术前必须做的检查是
A. 尿培养
B. IVU
C. 肾图
D. B 超
E. 尿脱落细胞学检查

（37~38 题共用题干）

患者，女性，53 岁。反复发作全程肉眼无痛血尿 1 个月收住院。尿脱落细胞学检查五级。B 超：膀胱左、右侧壁及后壁可见 7 个直径 1~4cm 肿物，侵及深肌层，双肾未见异常。膀胱镜检查与 B 超相似。KUB 平片 + IVP：双肾输尿管显影良好，膀胱内可见充盈缺损。

37. 患者膀胱肿瘤的分期是
A. T_{is}期
B. T_a 期
C. T_1期
D. T_2期
E. T_3期

38. 治疗方法是
A. 膀胱部分切除术
B. 化疗
C. 膀胱全切，回肠膀胱术
D. 放疗
E. 经尿道膀胱肿瘤切除术

（39~40 题共用题干）

患者，男性，52 岁。间歇性无痛肉眼血尿 1 年余，有不规则血块及轻度膀胱刺激征。患病以来体重下降 3kg。B 超：膀胱左侧壁有直径 5cm 肿瘤，侵犯膀胱壁几乎达全层，左输尿管下段扩张。体温正常，P 68 次/分，R 18 次/分，BP 165/90mmHg。

39. 最有助于膀胱癌确诊的检查项目是
A. 膀胱镜
B. B 超
C. IVU
D. CT
E. MRI

40. 最合适的治疗是
A. TURBT
B. 膀胱部分切除术
C. 姑息性手术 + 膀胱灌注治疗
D. 膀胱全切，尿流改道术
E. 单纯膀胱内化疗药物灌注治疗

（41~43 题共用题干）

患者，男性，74 岁。不能自行排尿 10 小时入院。患者曾有排尿困难 3 年，排尿时常出现尿流中断，改变姿势后又能恢复排尿。夜尿 3~5 次。查体：一般情况好，下腹膨隆，浊音界位于脐下 2 指。B 超示膀胱内有多枚 2~4cm 强光团。

41. 患者的诊断为
A. 前列腺增生伴尿路感染
B. 尿道狭窄
C. 前列腺增生
D. 神经源性膀胱
E. 前列腺增生伴膀胱结石

42. 若诊断明确，首先应采用的合理治疗方法是
A. 插尿管使尿液慢慢流出，不留置尿管
B. 急行膀胱造瘘
C. 耻骨上膀胱穿刺抽出尿液
D. 抗生素及利尿治疗，继续观察
E. 导尿后留置尿管

43. 入院后，经检查患者心、肺、肾功能良好，准备开放手术摘除前列腺，合理的手术途径为
A. 经尿道切除
B. 经膀胱切除
C. 经耻骨后切除
D. 经会阴切除
E. 经骶前切除

（44~45 题共用题干）

44. 患者，男性，58 岁。间歇性无痛肉眼血尿 2 个月，尿出蚯蚓状血块，收入院，膀胱镜检查：膀胱未见病征，右侧输尿管口喷血，有小凝血块。为确诊首先应做哪项检查
A. CT
B. B 超

C. IVP
D. 输尿管肾盂镜
E. 右肾穿刺造影

45. 经检查证实右肾上盏有1.5cm乳头状肿瘤，最恰当的手术应是
A. 右肾切除
B. 肿瘤局部切除
C. 右肾根治性切除
D. 经输尿管肾盂镜切除肿瘤
E. 右肾输尿管全长及膀胱开口部位膀胱壁切除

（46~47题共用题干）

患者，男性，46岁。因“间歇性无痛血尿8个月”来诊。多为终末血尿，无明显尿频、尿急、尿痛及夜尿增多表现，无明显腰痛、腹痛、发热等不适。精神、食欲可，无明显消瘦，睡眠好，排便正常。既往无特殊病史。吸烟20多年，约20支/天；无嗜酒嗜好。

46. 最可能的诊断是
A. 肾结石
B. 肾盂肾炎
C. 肾盂肿瘤
D. 膀胱肿瘤
E. 膀胱结石

47. 首选检查为
A. 尿常规
B. 血常规
C. 泌尿系统B超
D. 膀胱镜
E. 肾功能

四 B型题

（1~3题共用备选答案）

A. Ⅰ级
B. Ⅱ级
C. Ⅲ级
D. Ⅳ级
E. Ⅴ级

1973年WHO的膀胱癌组织学分级：

1. 变移上皮层多于7层，其结构及核的异型与正常稍有差异，属于
2. 上皮增厚外，细胞极性消失中等度核异型性出现，核分裂常见，属于
3. 不分化形，与正常上皮毫无相似之处，核分裂多见，属于

（4~5题共用备选答案）

A. 乳头状无浸润
B. 局限于固有层内
C. 肿瘤浸润肌层深度小于1/2
D. 肿瘤浸润肌层深度大于1/2
E. 已有局部淋巴结转移

4. 膀胱肿瘤的 T 期是指
5. 膀胱肿瘤的 T_1 期是指

（6~7 题共用备选答案）

A. 药物灌注后严密随诊
B. 经尿道电切肿瘤
C. 膀胱全切
D. 膀胱部分切除
E. 化疗 + 放疗

6. 分化不良的膀胱原位癌、癌旁原位癌应进行
7. 分化良好的原位癌可行

（8~10 题共用备选答案）

A. 丝裂霉素 C
B. 羟喜树碱
C. 噻替哌
D. 多柔比星
E. 吡柔比星

8. 属于细胞周期特异性药物的膀胱灌注药是
9. 易产生骨髓抑制不良反应的膀胱灌注药是
10. 膀胱肿瘤细胞 P-糖蛋白（P-gp）的高表达与某种药物耐药性有关，这种药物是

五 X 型题

1. 以下可导致膀胱癌的化学致癌物质是
A. 4-氨基联苯
B. α-萘胺
C. β-萘胺和联苯胺
D. α-氨基联苯
E. 1-氨基联苯
2. 对于膀胱癌病因，以下叙述正确的是
A. 人工甜味剂如糖精等可能有致膀胱癌作用
B. 长期服用镇痛药非那西丁能增加膀胱肿瘤发生危险
C. 长期服用环孢素 A 等免疫抑制药降低膀胱肿瘤发生率
D. 埃及血吸虫病患者，由于膀胱壁中血吸虫卵的刺激，可诱发膀胱肿瘤
E. 膀胱黏膜白斑病、结石、长期尿潴留也可能诱发膀胱肿瘤
3. 根据复发风险及预后的不同，对非肌层浸润性膀胱癌进行分组，以下哪些是高危组的特征
A. 多发或高复发且肿瘤直径 >3cm
B. 膀胱癌 T_1 期
C. 膀胱原位癌（Cis）
D. 膀胱癌 G_3 期

E. 膀胱癌 T_aG_1期

4. 关于低度恶性倾向的尿路上皮乳头状瘤，叙述正确的有

A. 属于良性膀胱肿瘤

B. 乳头状肿瘤细胞排列有序，结构轻度异常，细胞核轻度间变

C. 细胞核轻微增大，染色质增多，偶见有丝分裂相

D. 乳头状尿路上皮损害

E. 常累及膀胱壁肌层

5. 属于非肌层浸润性膀胱肿瘤的有

A. 乳头状瘤

B. T_{is}

C. T_a

D. T_1

E. T_2

6. 膀胱原位癌的特征包括

A. 组织黏附性差，易脱落

B. 长期无症状，不出现浸润

C. 短期内发展成为浸润性膀胱肿瘤

D. 呈乳头状生长

E. 侵犯基底膜

7. 有助于评估膀胱肿瘤分期的方法有

A. 尿脱落细胞学检查

B. 静脉肾盂造影（IVP）

C. 膀胱B超

D. 膀胱CT

E. 膀胱MRI

8. 膀胱癌的主要表现是

A. 典型症状是无痛性肉眼血尿

B. 肿瘤以膀胱三角和两侧壁多见

C. 影像学特征为膀胱壁局限性增厚或突入腔内的软组织密度肿块

D. T_1WI呈等信号或高信号，T_2WI呈稍低信号

E. DWI为高信号，表弥扩散系数（ADC）明显低于尿液

9. 关于膀胱癌，叙述正确的有

A. 血尿是膀胱癌最常见和最早出现的症状

B. 膀胱刺激征多为膀胱肿瘤的晚期表现

C. 膀胱肿瘤可能导致肾积水与肾功能不全

D. 出血量多少与肿瘤的大小、数目及恶性程度成比例

E. 非上皮性肿瘤血尿较严重

10. 对怀疑有膀胱癌的患者应进行的检查包括

A. 尿脱落细胞学

B. 静脉肾盂造影

C. B超引导下的膀胱壁随机活检

D. 尿癌细胞PCR检测

E. 膀胱镜

11. 通过尿脱落细胞学检测的有

A. 端粒酶　　B. 膀胱肿瘤抗原

C. 流式细胞光度术　　D. Uro Vysion 试验

E. 核基质蛋白

12. 膀胱癌的介入治疗适应证

A. 恶病质　　B. 手术前化疗

C. 术后复发　　D. 不能手术切除

E. 合并出血

13. 患者，男性，65 岁。因膀胱癌 TURBT 术后 3 个月复查膀胱镜时不慎于尿道球部戳出 2.2cm 长的假道伴会阴部渗尿，最合理的处理为

A. 尿道会师术　　B. 经会阴尿道端端吻合术

C. 损伤局部留置尿道网状支架　　D. 经尿道留置尿管并保留 2 周

E. 静脉用抗生素预防感染

14. 对浅表的膀胱移行细胞癌行经尿道膀胱肿瘤切除术的患者，为早期发现和预防肿瘤复发，术后常规采取

A. 定期膀胱内灌注丝裂霉素等化疗药物或卡介苗

B. 局部放疗

C. 应用干扰素或白细胞介素治疗

D. 全身联合化疗

E. 定期膀胱镜检查

15. 可能会导致闭孔神经反射的经尿道膀胱肿瘤切除方法有

A. 电切　　B. 等离子体双极电切

C. 电切联合气化　　D. 激光

E. 光动力学治疗

16. 膀胱肿瘤复发的主要原因包括

A. 原发肿瘤未去除干净

B. 肾细胞癌经泌尿道种植

C. 术中膀胱肿瘤细胞脱落种植

D. 来源于原已存在的移行上皮增殖或非典型病变

E. 膀胱上皮继续受到尿内致癌物质的刺激

17. 可能有心脏毒性的膀胱灌注药物有

A. 丝裂霉素 C　　B. 羟喜树碱

C. 多柔比星　　D. 表柔比星

E. 卡介苗

18. 过量表达多药耐药相关蛋白的膀胱肿瘤患者进行膀胱灌注治疗，不宜使用的化疗药物有

A. 丝裂霉素 C　　B. 多柔比星

C. 吡柔比星　　D. 依托泊苷（VP-16）

E. 羟喜树碱

19. 以下关于二次经尿道膀胱肿瘤电切的叙述正确的是

A. 能更准确评估肿瘤病理分期

B. 可以切除残存肿瘤，降低复发风险

C. 推荐 T_1期和 G_3期膀胱癌进行二次电切

D. 通常在首次彻底电切术后 2~6 周进行

E. 二次电切若明确无残存肿瘤组织，术后可不必行膀胱镜检查随访

20. 超声检查对膀胱癌的作用

A. 经腹超声检查是膀胱癌术前诊断和分期、术后复查的首选方法

B. 能在膀胱适度充盈下清晰显示肿瘤的部位、数目、大小、形态及基底宽窄等情况

C. 能分辨出 0.5cm 以上的膀胱肿瘤，同时还能检测上尿路是否有积水扩张

D. 经直肠和经尿道超声检查能更清晰显示膀胱癌部位及浸润程度，可对膀胱癌进行更为准确的分期

E. 超声检查是目前诊断膀胱癌最为简便、经济、具有较高检出率的一种诊断方法

21. 下列关于膀胱癌的 MRI 检查，说法正确的是

A. MRI 诊断原则与 CT 不同

B. 应用对比剂行 MRI 检查，可更好区分非肌层浸润性肿瘤与肌层浸润性肿瘤以及浸润深度

C. MRI 对肿瘤的分期略低于 CT

D. 判断膀胱肌壁受侵程度没有 CT 准确

E. 可发现正常大小淋巴结有无转移征象

22. 以下哪几种情况提示应该加以重视，尽早行根治性膀胱切除

A. 肿瘤 2 处，位于膀胱两侧壁，直径在 0.3~0.8cm，呈乳头样生长

B. 肿瘤 2 个，一个位于膀胱左侧壁，直径 3cm，菜花样，宽基底；另一个位于膀胱顶部，直径 1.8cm

C. 肿瘤单发，位于右输尿管开口上方，直径 1.0cm，有蒂，乳头样生长

D. 肿瘤单发，位于膀胱三角，直径 0.8cm，乳头样生长，有细蒂

E. 单发膀胱肿瘤行 TURBT 后半年复发，肿瘤直径 2cm，菜花样，表面坏死，基底宽

23. 膀胱全切肠道代膀胱术后早期并发症有

A. 漏尿　　B. 电解质失调

C. 急性肠梗阻　　D. 肠瘘

E. 结（回）肠袢坏死

六 案例分析题

（1~5 题共用题干）

患者，男性，72 岁。因“血尿 1 个月”就诊。于 1 个月前，无明显诱因出现无痛性全程肉眼血尿，无尿频、尿急，无排尿费力等不适。遂至门诊就诊。尿常规：尿瘤血（+++）。CT 检查图像如右图所示。

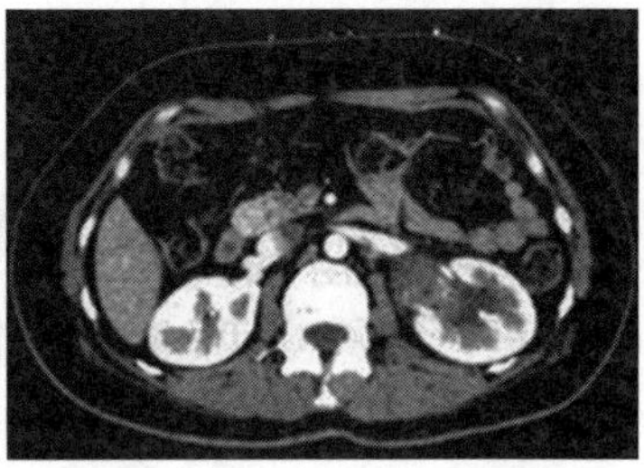

1. 患者诊断首先应考虑
   A. 肾结石　　B. 左肾错构瘤
   C. 左肾细胞癌　　D. 左肾盂肾炎
   E. 左肾盂癌　　F. 左肾动静脉瘘
2. 患者尿脱落细胞学检查发现癌细胞。膀胱镜：膀胱内黏膜光整，血管纹理清晰，未见新生物，右侧输尿管喷尿清，左侧上尿路出血。拟诊：肾盂癌。予以行左侧肾盂癌根治术。术后病理检查：提示左肾盂移行细胞癌Ⅱ级，肿瘤肌层侵犯，部分区域侵及肾实质及肾盂周围脂肪，自检肾周淋巴结 4 枚，未见癌转移。该患者肾盂癌病理分期是
   A. $T_1N_0M_0$　　B. $T_2N_0M_0$
   C. $T_2N_1M_0$　　D. $T_3N_0M_0$
   E. $T_3N_1M_0$　　F. $T_4N_0M_0$
3. 患者术后接受了膀胱灌注化疗，同时于门诊随访。术后 10 个月，患者再次出现无痛性肉眼血尿。以下哪些检查对于明确诊断有意义
   A. 血肿瘤标志物检测　　B. 尿脱落细胞学检查
   C. 膀胱镜检查　　D. 泌尿系统 CT
   E. 右侧逆行尿路造影　　F. 右侧输尿管镜检查
4. 患者行膀胱镜检查：提示膀胱左侧壁水草样新生物，3.8cm×0.5cm。患者下一步治疗方案应首选
   A. 膀胱灌注化疗　　B. 全身化疗
   C. 放疗　　D. 根治性膀胱切除+尿流改道
   E. TURBT　　F. 膀胱部分切除术
5. 患者接受 TURBT 术后，病理检查提示膀胱移行细胞癌（pT_aG_2）。以下关于上尿路的尿路上皮癌术后膀胱复发的正确描述是
   A. UUT-UCC 术后膀胱复发的高峰期是术后 2 年以内
   B. 可能与肿瘤细胞的腔内播种和上皮迁移有关

C. 膀胱复发灶与原病灶具有相同病理分级，且其分期具有相关性
D. UUT-UCC术后膀胱复发远高于膀胱癌术后继发UUT-UCC
E. 膀胱镜在UUT-UCC的随访中占重要地位，UUT-UCC根治术后应每3个月复查膀胱镜
F. 膀胱灌注化疗是预防UUT-UCC术后膀胱复发的有效手段
G. UUT-UCC术后复发的膀胱癌多为肌层浸润性（T_2及以上）

（6~9题共用题干）

患者，男性，52岁。因“右侧肾盂癌根治术后3年，血尿1周”就诊。患者于3年前，因右肾盂癌于当地医院行右侧肾盂癌根治术，术后门诊定期随诊。1周前无明显诱因出现肉眼血尿，无尿频、尿急，无排尿费力等不适。遂至门诊就诊。尿常规：尿隐血(+++)。尿脱落细胞学：可见核异型性细胞。B超：右肾缺如，左肾、输尿管未见异常，膀胱内多发低回声占位。膀胱镜：膀胱左侧壁、后壁多发菜花样隆起。活检提示膀胱移行细胞癌（G_3）。

6. 患者下一步可选择的治疗方案是
A. 膀胱灌注化疗
B. 全身化疗
C. 放疗
D. 根治性膀胱全切+尿流改道
E. 经尿道膀胱肿瘤切除术（TURBT）
F. 经髂动脉栓塞化疗

7. 患者选择了TURBT，术后病理：提示膀胱移行细胞癌，肌层组织未见肿瘤侵犯（pT_1G_3）。患者术后于门诊随访及行卡介苗（BCG）膀胱内灌注。术后3个月，门诊复诊行膀胱镜：膀胱左侧壁呈地毯样隆起，拟诊肿瘤复发。活检：提示膀胱移行细胞癌（G_3）。患者下一步的治疗方案应首选
A. 膀胱灌注化疗
B. 继续BCG膀胱内灌注
C. 全身化疗
D. 放疗
E. 根治性膀胱切除+尿流改道
F. TURBT
G. 经髂动脉栓塞化疗

8. 患者接受了根治性膀胱切除+回肠原位新膀胱及扩大淋巴结清扫。手术经过顺利。术后第3周，患者出现了恶心、呕吐及发热。查体：T 39.6℃，精神不振。心肺检查无殊。腹平软，肠鸣音无亢进或减弱，2~3次/分，腹部未及压痛与反跳痛，全腹未及包块。新膀胱不充盈。导尿管尿色偏混浊。24小时尿量约400ml。患者可能的诊断是
A. 术后胃瘫
B. 粘连性肠梗阻
C. 回肠吻合口狭窄
D. 肠瘘
E. 输尿管支架管堵塞，肾积水
F. 肾功能不全
G. 尿瘘
H. 尿路感染

9. 患者再次入院，肾功能检查：血肌酐388μmol/L；电解质检测：血钾6.0mmol/L。血常规：白细胞计数$32\times10^9/L$，中性粒细胞占比0.91。B超：提示左肾轻度积水。下一步的

治疗方案是

A. 纠正水电解质紊乱　　B. 抗感染治疗
C. 血液透析　　D. 左肾造瘘
E. 拔除双 J 管　　F. 输尿管新膀胱再植

(10~13 题共用题干)

患者，女性，62 岁。因行经尿道膀胱肿瘤切除术（TURBT）后 8 个月，血尿伴排尿困难 1 周就诊。3 个月前，因发现膀胱癌行 TURBT 治疗，术后病理检查提示膀胱移行细胞癌（pT_2G_3）。术后进一步行 GC 方案化疗 6 个疗程。至 1 周前，患者出现全程肉眼血尿，伴有排尿费力。遂至门诊就诊。门诊行泌尿系统 B 超：提示膀胱内多发低回声占位伴血块形成。膀胱镜：提示膀胱颈口、膀胱三角、膀胱两侧壁多发占位性病变，考虑为膀胱癌复发。盆腔增强 CT：提示膀胱内多发占位性病变，盆腔未见肿大淋巴结。

10. 下一步治疗方案首选

A. 重新启动 GC 方案化疗　　B. 改为 MVAC 方案化疗
C. 卡介苗（BCG）膀胱灌注　　D. 放疗
E. 髂动脉栓塞化疗　　F. 根治性手术

11. 可选择以下哪种手术方式

A. TURBT
B. 膀胱部分切除术
C. 根治性膀胱切除 + 回肠原位新膀胱术
D. 根治性膀胱切除 + 回肠膀胱术
E. 根治性膀胱切除 + 输尿管皮层移植术
F. 根治性膀胱切除 + 全尿道切除 + 回肠膀胱术
G. 根治性膀胱切除 + 全尿道切除 + 输尿管皮层移植术

12. 患者接受了根治性膀胱切除术，手术范围应包括

A. 膀胱及周围组织　　B. 输尿管远端
C. 子宫　　D. 附件
E. 阴道前壁　　F. 阴道后壁
G. 若肿瘤累及膀胱颈，应行全尿道切除

13. 患者接受了根治性膀胱切除 + 全尿道切除 + 回肠膀胱术，同时术中行局部淋巴结清扫，术后病理检查提示膀胱移行细胞癌（pT_2G_3），双侧输尿管切缘阴性。左盆腔淋巴结 2 个及右盆腔淋巴结 4 个均未见癌转移。下一步较为合理的处理方案是

A. 辅助化疗，GC 方案
B. 辅助化疗，MVAC 方案

C. 辅助化疗，TC 方案

D. 辅助放疗

E. 辅助放化疗

F. 密切随访，每3个月复查盆腔 CT

G. 密切随访，每6个月复查生化、胸部摄片及 B 超

（14~18 题共用题干）

患者，男性，65 岁。因“无痛性肉眼血尿 5 天”就诊。泌尿系统 B 超：示双肾输尿管未见异常。膀胱内 1.5cm×1.6cm 低回声，考虑左侧壁占位性病变。膀胱镜检查结果如右图所示。

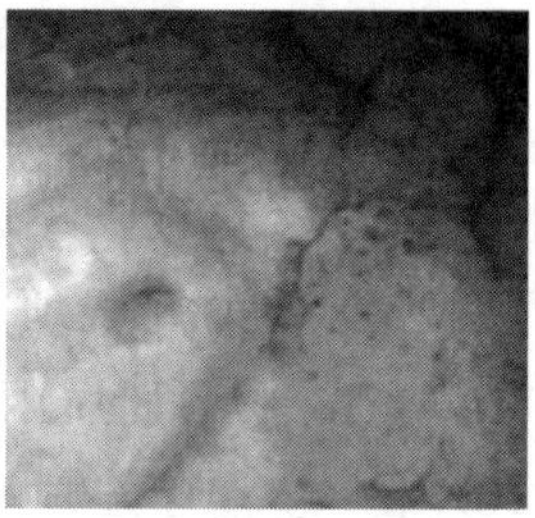

14. 以下哪些检查对进一步明确诊断有意义

A. 尿培养

B. 尿红细胞相位

C. 尿脱落细胞学检查

D. 膀胱镜下活检

E. 诊断性经尿道电切术（TUR）

F. 静脉尿路造影（IVU）

15. 首选的治疗方案是

A. 经尿道膀胱肿瘤切除术（TURBT）

B. 下段输尿管切除+膀胱部分切除+输尿管膀胱再植

C. 根治性膀胱切除+尿流改道

D. 膀胱灌注化疗

E. 卡介苗（BCG）膀胱内灌注

F. 膀胱部分切除

16. 患者接受了 TURBT 术，术后病理报告为膀胱癌移行细胞癌（pT_1G_1）。主诊医师建议 4 周后行二次电切术。以下哪些情况推荐行二次电切术

A. 初次 TUR 不彻底

B. T 期肿瘤，但初次电切标本中无肌层组织

C. G_1级肿瘤，但初次电切标本中无肌层组织

D. 原位癌，但初次电切标本中无肌层组织

E. 所有 T_1期肿瘤

F. 除原位癌以外的 G_3级肿瘤

17. 患者术后的辅助治疗中，应首选以下哪些药物进行膀胱灌注

A. 表柔比星

B. 吡柔比星

C. 顺铂

D. 羟喜树碱

E. 多柔比星

F. 卡介苗（BCG）

18. 患者接受了 BCG 灌注，灌注治疗期间无明显副反应，但出现了左侧腰酸。术后 1 个月复

查 B 超：提示左输尿管积水，左肾轻度积水。CT：提示左输尿管下段梗阻，左输尿管扩张积水，左肾轻度积水。膀胱镜：提示左输尿管口周瘢痕形成，左输尿管开口瘢痕挛缩。患者可选择以下哪种治疗方式

A. 膀胱扩大

B. 输尿管膀胱再植

C. 输尿管狭窄段球囊扩张 + 双 J 管置入

D. 肠代输尿管

E. 输尿管皮层移植

F. 肾输尿管全长切除

参考答案与解析

一、A1 型题

1. C【解析】近年来发现吸烟与膀胱肿瘤有明显关系，男性吸烟者比不吸烟者的膀胱癌发病率高 4 倍。

2. E【解析】2001 年膀胱癌 TNM 分期见表 29 - 1。

表 29 - 1　2001 年膀胱癌 TNM 分期

原发肿瘤（T）
T_X 原发肿瘤无法评估
T_0 无原发肿瘤证据
T_a 非浸润性乳头状癌
T_{is} 原位癌："平坦肿瘤"
T_1 肿瘤侵犯上皮下结缔组织
T_2 肿瘤侵犯肌层
T_{2a} 肿瘤侵犯浅肌层（内 1/2）
T_{2b} 肿瘤侵犯深肌层（外 1/2）
T_3 肿瘤侵犯膀胱周围组织
T_{3a} 显微镜下
T_{3b} 肉眼（膀胱外肿块）

续表

原发肿瘤（T）
T_4 肿瘤侵犯下列任何器官：前列腺、子宫、阴道、盆腔、腹壁
T_{4a}肿瘤浸润前列腺、子宫、阴道
T_{4b}肿瘤侵犯盆腔、腹壁
区域淋巴结（N）
N_X 区域淋巴结无法评估
N_0 无区域淋巴结转移
N_1 单个淋巴结转移，最大直径≤2cm
N_2 单个淋巴结转移，最大直径＞2cm，但≤5cm或多个淋巴结转移，但无一最大直径＞5cm者
N_3 单个淋巴结转移，最大直径＞5cm
远处转移（M）
M_X 远处转移无法评估
M_0 无远处转移
M_1 有远处转移

3. A【解析】参见A1型题第2题解析。

4. B【解析】泌尿生殖系统男性肿瘤中最常见的器官为膀胱。

5. E【解析】膀胱癌最常见的组织类型是移行细胞癌。

6. B【解析】膀胱癌在病理上最重要的是分化程度。

7. E【解析】膀胱癌包括尿路上皮细胞癌、鳞状细胞癌和腺细胞癌，其次还有较少见的转移性癌、小细胞癌和癌肉瘤等。其中，膀胱尿路上皮癌最为常见，占膀胱癌的90%以上。膀胱鳞状细胞癌比较少见，占膀胱癌的3%～7%。膀胱腺癌更为少见，占膀胱癌的比例＜2%。

8. A【解析】膀胱腺癌、膀胱尿路上皮癌、膀胱鳞状细胞癌、膀胱内翻性乳头状瘤均属于膀胱上皮肿瘤，膀胱类癌不是。

9. C【解析】参见A1型题第2题解析。

10. C【解析】如图所示，表浅膀胱肿瘤是指T_{is}、T_a、T_1。

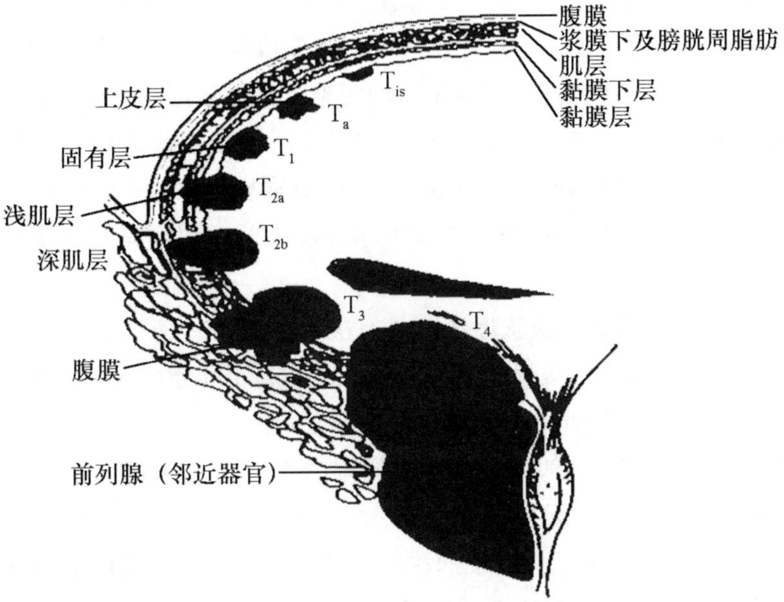

11. E【解析】膀胱癌的分级与膀胱癌的复发、浸润性成正比，Ⅰ级、Ⅱ级、Ⅲ级膀胱癌发展为浸润癌的可能性为 10%、50%、80%。

12. D【解析】经尿道膀胱肿瘤切除时，较容易诱发闭孔神经反射的肿瘤部位是位于膀胱侧壁。

13. C【解析】参见 A1 型题第 2 题解析。

14. E【解析】绝大多数膀胱肿瘤患者的首发症状是无痛性血尿，如肿瘤位于膀胱三角或其附近，血尿常在排尿终末出现。

15. D【解析】CT 检查对膀胱癌的作用：①CT 检查能清晰地显示 1cm 以上的膀胱肿瘤，CT 薄层扫描能增加肿瘤的检出率。②CT 扫描可分辨出肌层、膀胱周围的浸润，用于膀胱癌的分期诊断。③CT 可清晰显示肿大淋巴结，大于 10mm 者被视为转移可能，但肿大淋巴结不能区分是转移还是炎症，有时需结合临床分析。④CT 对早期局限于膀胱壁内的 $<1cm$ 的肿块不易显示，易漏诊，需结合膀胱镜检查。⑤CT 仿真膀胱镜可获取与膀胱镜相似的视觉信息，是膀胱镜较好的替代和补充方法。

16. A【解析】膀胱肿瘤转移的最常见经路为淋巴转移。

17. E【解析】绝大多数膀胱肿瘤患者的首发症状是无痛性血尿，如肿瘤位于膀胱三角或其附近，血尿常在排尿终末出现。如肿瘤出血较多时，亦可出现全程血尿。血尿可间歇性出现，常能自行停止或减轻，容易造成“治愈”或“好转”的错觉。血尿严重者因血块阻塞尿道内口可引起尿潴留。血尿程度与肿瘤大小、数目、恶性程度可不完全一致，非上皮肿瘤血尿情况一般不很明显。

18. E【解析】膀胱肿瘤发生部位最多的是膀胱两侧壁及后壁。

19. A【解析】膀胱肿瘤合并良性前列腺增生症的同期手术：①同期手术风险大，高压下施行 TURP 手术时间不宜过长。②切除膀胱肿瘤时谨慎操作，尽量避免膀胱穿孔，过早的膀胱穿孔会影响下一步的手术操作。③术中密切观察下腹部变化，及时放液，避免压力过高导致膀胱内电切创面穿孔。④中叶突入膀胱影响操作时，先切除部分中叶腺体，再切除肿瘤，这有利于膀胱肿瘤的彻底切除。⑤TURP 结束后应常规再次检查膀胱肿瘤创面及膀胱颈部，警惕肿瘤被遗漏。施行 TURBT 时采用蒸馏水灌洗，肿瘤切除完成后反复冲洗，吸净组织块，尽可能减少肿瘤种植。

20. C【解析】膀胱镜检查对膀胱癌诊断具有决定性意义。膀胱镜检查应包括全程尿道和膀胱，检查膀胱时应边观察边慢慢充盈，对膀胱壁突起要区分真正病变还是黏膜皱褶。

21. B【解析】行膀胱镜检查最常见的并发症为血尿。

22. E【解析】T_a、T_1期的表浅膀胱肿瘤和局限的 T_2期肿瘤采用保留膀胱的手术后，均需定期随诊，其中最重要的检查是膀胱镜检查。

23. E【解析】CT 可确定膀胱肿瘤浸润深度。排泄性尿路造影可以了解双肾功能，是否因膀胱肿瘤引起的上尿路梗阻，是否合并肾盂癌及输尿管癌，根据膀胱内充盈缺损，初步估计肿瘤大小及部位。

24. A【解析】经尿道电切或电灼术适用于肿瘤小于 2cm，有蒂且浅表，单发或为数不多。

25. D【解析】膀胱肿瘤 TURBT 术后膀胱灌注效果最好的是卡介苗。

26. A【解析】膀胱癌的主要扩散方式为向膀胱壁的壁内浸润。

27. B【解析】TURBT 术后即刻膀胱灌注化疗，即 TURBT 术后 24 小时内完成化疗药物膀胱腔内灌注。

28. B【解析】可控尿流改道如下。①可控贮尿囊：在多种术式中值得推荐的是使用缩窄的末段回肠作输出道的回结肠贮尿囊，使用原位阑尾作输出道的回结肠贮尿囊以及去带盲升结肠贮尿囊。②利用肛门控制尿液术式：尿粪合流术，这种术式易出现逆行感染、高氯性酸中毒、肾功能受损和恶变等并发症，现已很少用；尿粪分流术，方法简单，能建立一个相对低压、可控的直肠储尿囊，现在仍被许多医院采用。

29. E【解析】决定膀胱癌预后最重要的因素为癌细胞分化程度和浸润深度以及机体的免疫力。

30. C【解析】位于膀胱三角的 T 期膀胱癌最适宜的治疗方法是膀胱全切除术。

31. C【解析】根治性膀胱切除术中标准盆腔淋巴结清扫的范围为闭孔淋巴结、膀胱周围淋巴结、髂内动脉周围淋巴结及双侧髂外动脉周围淋巴结。

二、A2 型题

1. D【解析】T_2 期膀胱癌已侵犯浅肌层且肿瘤为单发，应行膀胱部分切除术，切除范围应超过肿瘤边缘 2cm，而肿块边缘距右输尿管口 1cm，在切除范围内，切除后再行右输尿管膀胱吻合。

2. D【解析】非肌层浸润性膀胱肿瘤电切后应行膀胱内灌注治疗。

3. B【解析】对行经尿道膀胱肿瘤切除术的患者，为防止肿瘤复发，术后应采取定期膀胱内灌注丝裂霉素等化疗药物或卡介苗。

4. D【解析】对于多次复发且恶性程度增高的 T_1 期膀胱癌，选择膀胱全切除术是较为合适的治疗选项。膀胱全切除术是将整个膀胱移除，并进行尿路重建手术。这种手术可以去除患者整个膀胱中的肿瘤组织，从根本上解决复发和进展的问题，并提供更好的治疗效果。其他选项如经膀胱肿瘤切除、经尿道肿瘤切除或膀胱部分切除等手术方式可能无法彻底清除患者体内的肿瘤，因此在这种情况下选择膀胱全切除术更为适宜。

5. A【解析】T_1 期膀胱肿瘤仅侵犯黏膜下层，如有蒂，且直径小于 2cm，可采用经尿道电切或电灼。

6. C【解析】参见 A1 型题第 2 题解析。

7. C【解析】膀胱原位癌是非肌层浸润性膀胱癌，但一般分化差，向肌层浸润性进展的概率较高，属于高度恶性的肿瘤。

8. D【解析】膀胱癌的 CT 检查：①CT 检查能清晰地显示 1cm 以上的膀胱肿瘤，CT 薄层扫描能增加肿瘤的检出率。②CT 扫描可分辨出肌层、膀胱周围的浸润，用于膀胱癌的分期诊断。③CT 可清晰显示肿大淋巴结，大于 10mm 者被视为转移可能，但肿大淋巴结不能区分是转移还是炎症，有时需结合临床分析。④CT 对早期局限于膀胱壁内的 <1cm 的肿块不易显示，易漏诊，需结合膀胱镜检查。⑤CT 仿真膀胱镜可获取与膀胱镜相似的视觉信息，是膀胱镜较好的替代和补充方法。MRI 诊断原则与 CT 相同。凸入膀胱的肿块和膀胱壁的局限性增厚在 T_1WI 上呈等或略高信号，T_2WI 上呈低于尿液的略高信号，但小肿瘤有时被尿液高信号掩盖而显示不满意。MRI 对肿瘤的分期略优于 CT，判断膀胱肌壁受侵程度较 CT 准确。应用对比剂行 MRI 检查进行检查，可更好区分非肌层浸润性肿瘤与肌层浸润性肿瘤以及浸润深度，也可发现正常大小淋巴结有无转移征象。

9. A【解析】参见 A2 型题第 8 题解析。

10. B【解析】参见 A2 型题第 8 题解析。

11. A【解析】参见 A2 型题第 8 题解析。

12. C【解析】膀胱肿瘤术前检查中膀胱造影确实没有必要，其余 4 项均应作为常规检查项目。尿细胞学检查用于检查尿液中是否存在异常的细胞，可以帮助判断是否存在膀胱肿瘤以及肿瘤的性质。肾功能测定通过检测血液中的肾功能指标，如血尿素氮（BUN）和血肌酐等，评估肾脏的功能状态，以确定患者是否适合手术。经膀胱镜活检通过膀胱镜插入体内，对膀胱肿瘤进行活检，获取组织样本，进一步明确肿瘤的性质和恶性程度。泌尿系统

CT 重建通过计算机断层扫描（CT）技术对泌尿系统进行成像，可以确定肿瘤的大小、位置以及是否有其他病变，为手术做出更准确的评估。

13. C【解析】膀胱肿瘤以手术治疗为主，根据肿瘤的病理情况结合患者全身情况选择合适的手术方法。膀胱侧壁有基底窄带蒂的新生物，病理分期为 T_1 期，表明肿瘤仅浸润到黏膜固有层，以经尿道电切为主要疗法。

14. D【解析】膀胱肿瘤以手术治疗为主。原则上 T_a、T 及局限的 T 期肿瘤，可采用保留膀胱的手术。较大、多发、反复发作及分化不良的 T 期肿瘤和 T 期肿瘤以及浸润性鳞癌和腺癌，应行膀胱全切术。T 期浸润性癌常失去根治性手术机会，可采用姑息性放、化疗以减轻症状，延长生存时间。为预防术后肿瘤复发，可采用膀胱内药物灌注治疗，故选 D。

15. D【解析】膀胱肿瘤根据肿瘤的病理情况选择合适的手术方式，表浅肿瘤一般以经尿道切除为主。该患者为乳头状肿瘤，蒂不清，周围黏膜水肿，表明可能浸润至黏膜层。考虑为 T 期，可行经尿道切除或膀胱部分切除，故选 D。

16. C【解析】参见 A2 型题第 14 题解析。

17. D【解析】参见 A2 型题第 15 题解析。

18. B【解析】经尿道前列腺切除术（TURP）与经尿道膀胱肿瘤切除术（TURBT）原则上不可于同一台手术中完成，此情况下可先行 TURBT，术后取出膀胱肿物标本后再行 TURP，若颠倒顺序可能导致：①膀胱内可残留部分前列腺组织标本，影响膀胱肿物标本的取得。②先行经尿道前列腺切除术后再行经尿道膀胱肿瘤切除术可导致前列腺创面发生种植转移。

19. B【解析】膀胱镜检查是泌尿生殖系统疾病检查的常用方法，通过膀胱镜可以在直视下对一些泌尿生殖系统疾病进行诊断和治疗。膀胱活检主要是检查膀胱内异物是良性还是恶性。

20. B【解析】膀胱全切手术在泌尿外科领域是一项比较复杂的手术方式，这个手术的创伤是比较大的，一般适用于多发性的膀胱肿瘤，或者是反复发生的膀胱肿瘤，或者是浸润性的膀胱肿瘤。膀胱切除后一般会进行尿流改道手术，让尿液流出至患者全天佩戴的集尿袋中。

21. D【解析】参见 A2 型题第 20 题解析。

22. E【解析】患者膀胱癌伴有尿道转移，适宜行膀胱、尿道全切，盆腔淋巴结清扫，回肠膀胱术。

23. A【解析】膀胱移行细胞癌 I 级首选经尿道膀胱肿瘤切除术。

24. A【解析】该患者膀胱癌诊断明确，B 超显示肿瘤未侵及肌层，可行经尿道膀胱肿瘤切除术。

25. E【解析】按膀胱肿瘤的治疗原则，生长在膀胱三角的浸润性癌，应行膀胱全部切除及回肠膀胱术，术前放射治疗可提高患者5年生存率。

26. C【解析】TURP时膀胱穿孔多为腹膜外穿孔，不一定需要膀胱造瘘，尽快结束手术，导尿并保持引流通畅即可。

三、A3/A4型题

1. B【解析】膀胱镜检查对膀胱癌的诊断具有决定性意义。

2. B【解析】膀胱部分切除术：适用于肿瘤位于膀胱憩室内、输尿管开口周围，或者肿瘤位于经尿道手术操作盲区的患者，有严重尿道狭窄和无法承受截石位的患者。

3. C【解析】参见A3/A4型题第1题解析。

4. D【解析】经尿道膀胱肿瘤切除术（TURBT）既是非肌层浸润性膀胱癌的重要诊断方法，同时也是主要的治疗手段。既可以切除肉眼可见的全部肿瘤，又可以切除组织进行病理分级和分期。

5. B【解析】膀胱移行细胞癌术后行膀胱灌注的药物中，临床应用时间最久，也证实有效的药物是卡介苗。

6. A【解析】根据患者的症状和检查结果，最可能的诊断是膀胱癌（选项A）。间歇性无痛性全程肉眼血尿是膀胱癌常见的症状之一。B超和膀胱镜检查示膀胱右侧壁上存在一个直径为2.5cm的占位性病变，支持膀胱癌的可能性。其他选项如膀胱肉瘤、膀胱憩室、膀胱滤泡以及输尿管口囊肿与患者的症状和检查结果不符合。因此，选项A膀胱癌是最可能的诊断。

7. D【解析】膀胱癌的治疗原则以手术为主，术后配合中医中药治疗，是最佳的选择。

8. D【解析】膀胱癌预防复发的术后膀胱灌注化疗：①TURBT术后即刻膀胱灌注化疗。②术后早期膀胱灌注化疗及维持膀胱灌注化疗。③膀胱灌注化疗的药物。术后膀胱灌注免疫治疗：①卡介苗（BCG）。②免疫调节药。

9. B【解析】尿流率是指单位时间内经尿道排出的尿量，也就是排尿的速度，以ml/s表示。简单且为非侵袭性，可直接观察排尿状态的好坏，是评估排尿状态的量化指标，与该患者的疾病诊断无关。

10. C【解析】现病史难点在于主要症状特点和伴随症状，故应特别注意。

11. A【解析】由于膀胱镜检查要将膀胱镜通过尿道置入膀胱，且尿道又是人体中十分敏感的部位，因此尿脱落细胞学检查发现有肿瘤细胞，膀胱镜最有可能发现病变。

12. E【解析】参见A2型题第20题解析。

13. D【解析】参见A3/A4型题第4题解析。

14. A【解析】在连续硬膜外麻醉下行TURBT，最好的手术切除方法为顺行切除法逐块切除肿瘤。

15. C【解析】气化电极行肿瘤气化术并不能减轻闭孔神经反射，而降低电切电流强度改用等离子双极电切术，改用激光切除肿瘤，尝试闭孔神经封闭后再手术可以减轻闭孔神经反射对手术的影响。

16. B【解析】患者在TURBT进行过程中发生闭孔神经反射，并导致膀胱壁全层穿孔，应控制膀胱容量，降低电流强度，尝试完成手术。

17. C【解析】参见A3/A4型题第8题解析。

18. B【解析】参见A3/A4型题第8题解析。

19. E【解析】根治性膀胱全切原位回肠代膀胱术是治疗高分化、多发、复发及T_2期以上浸润性膀胱癌的首选术式，但该手术创伤较大、并发症较多，尤其对于老年患者，围手术期护理工作更需周到、细致。

20. C【解析】参见A1型题第2题解析。

21. B【解析】参见A1型题第17题解析。

22. D【解析】参见A1型题第23题解析。

23. C【解析】参见A1型题第17题解析。

24. E【解析】参见A3/A4型题第1题解析。

25. E【解析】能够帮助判断膀胱癌分期的检查包括B超、CT、MRI及膀胱镜等。

26. B【解析】能够帮助判断膀胱癌恶性程度的方法包括病程、尿脱落细胞学检查、流式细胞术检查及MRI检查等。

27. D【解析】经尿道膀胱肿瘤切除术，是将膀胱电切镜经尿道置入膀胱内，观察肿瘤在膀胱生长的部位，适用于浅表性细胞癌。

28. D【解析】参见A3/A4型题第1题解析。

29. C【解析】参见A3/A4型题第2题解析。

30. C【解析】参见A3/A4型题第8题解析。

31. C【解析】参见A1型题第2题解析。

32. D【解析】参见A3/A4型题第23题解析。

33. D【解析】参见A3/A4型题第1题解析。

34. E【解析】参见A3/A4型题第1题解析。

35. C【解析】参见A2型题第20题解析。

36. B【解析】IVU可以显示尿路形态是否规则，输尿管、肾盂是否有扩张，肾盂、肾盏是否有推移、受压以及充盈、缺损的情况，同时可以了解双侧的分肾功能。

37. D【解析】参见A1型题第2题解析。

38. C【解析】回肠膀胱术的基本优点：①回肠膀胱分流能很快将尿液由肾和输尿管引入承接袋，因分流肠道短，使尿与该肠道接触的时间短暂。②与输尿管乙状结肠吻合术相比，电解质紊乱轻微，尿路感染的发病率较少。参见A2型题第20题解析。

39. A【解析】参见 A3/A4 型题第 1 题解析。

40. D【解析】参见 A2 型题第 20 题解析。

41. E【解析】前列腺增生伴膀胱结石的症状如下。①尿频、排尿困难：尿频出现早，首先为夜间尿频，随后白天也出现尿频。后期膀胱逼尿肌失代偿后剩余尿增多，膀胱有效容量减少，也使尿频更加严重。进行性排尿困难为该病的显著特点，表现为排尿起始延缓、尿线变细、射程缩短、尿后滴沥等。②血尿：前列腺黏膜上毛细血管充血及小血管扩张，并受到膀胱充盈、收缩的牵拉而破裂出血。③排尿突然中断。

42. E【解析】该患者排尿困难，应该进行导尿并留置导尿管。

43. B【解析】耻骨上经膀胱前列腺切除术仍是治疗前列腺增生的常用方法，可减少手术出血和避免术后膀胱颈狭窄。

44. D【解析】肾盂镜是一项用于检查肾是否正常的辅助诊断方法。输尿管肾盂镜检查是泌尿内腔镜技术上的重要发展，它改变了长期以来一直认为输尿管部位难以进行直观检查及输尿管疾患必须行开放手术治疗的传统概念。

45. E【解析】肾盂肿瘤的治疗：肾切除及全长输尿管，包括输尿管开口部位的膀胱壁切除腹腔镜手术、开放手术膀胱肿瘤，是全身比较常见的肿瘤之一。

46. D【解析】膀胱肿瘤的典型症状包括血尿、膀胱刺激征、排尿困难等症状，部分患者出现输尿管梗阻、腰骶部疼痛、尿毒症、腹痛、下肢水肿、贫血、体重下降等症状，膀胱肿瘤常见的并发症有尿潴留、肾功能不全、贫血等。

47. D【解析】参见 A3/A4 型题第 1 题解析。

四、B 型题

1~3 A、B、C【解析】1973 年 WHO 的膀胱癌组织学分级法是根据癌细胞的分化程度，将其分为高分化、中分化和低分化 3 级，分别用Ⅰ级、Ⅱ级、Ⅲ级表示。Ⅰ级，肿瘤的分化好，变移上皮层多于 7 层，其结构及核的异形与正常稍有差异，偶见核分裂。Ⅱ级，除上皮增厚外，细胞极性消失中等度核异型性出现，核分裂常见。Ⅲ级，为不分化形，与正常上皮毫无相似之处，核分裂多见。

4~5 C、B【解析】参见 A1 型题第 2 题解析。

6. C【解析】分化不良的膀胱原位癌、癌旁原位癌应进行膀胱全切。

7. A【解析】分化良好的原位癌可行药物灌注后严密随诊。

8. B【解析】属于细胞周期特异性药物的膀胱灌注药是羟喜树碱。

9. C【解析】易产生骨髓抑制不良反应的膀胱灌注药物是噻替哌。

10. D【解析】膀胱肿瘤细胞 P–糖蛋白（P-gp）的高表达与某种药物耐药性有关，这种药物是多柔比星。

五、X型题

1. ABC【解析】化学致癌物质：一些芳香胺类的化学物质，如4-氨基联苯、α-萘胺、β-萘胺和联苯胺，经皮肤、呼吸道或消化道吸收后，自尿液排出其代谢产物如邻羟氨基酚等，后者可作用于尿路上皮并诱发肿瘤，因尿液在膀胱中停留时间最长，故膀胱肿瘤发病率最高。

2. ABDE【解析】膀胱癌的病因：①人工甜味剂如糖精等可能有致膀胱癌作用。②长期服用镇痛药非那西丁，或肾移植患者长期服用环孢素A等免疫抑制药能增加膀胱肿瘤发生危险。③埃及血吸虫病患者，由于膀胱壁中血吸虫卵的刺激，可诱发膀胱肿瘤的发生。④膀胱黏膜白斑病、结石、长期尿潴留、某些病毒感染以及药物环磷酰胺等也可能诱发膀胱肿瘤。

3. ABCD【解析】根据复发风险及预后的不同，对非肌层浸润性膀胱癌进行分组，高危组包括多发或高复发且肿瘤直径>3cm，膀胱癌T_1期，膀胱原位癌（Cis）及膀胱癌G_3期。

4. BCD【解析】尿路上皮乳头状瘤为良性膀胱肿瘤，低度恶性倾向的尿路上皮乳头状瘤为恶性膀胱肿瘤，常见于膀胱的后壁或侧壁。

5. ABCD【解析】非肌层浸润性膀胱癌占全部膀胱肿瘤的75%~85%，其中T_a占70%、T_1占20%、T_{is}占10%，除此之外还包括乳头状瘤。

6. ABC【解析】膀胱原位癌的特征：①组织黏附性差，易脱落。②长期无症状，不出现浸润。③短期内发展成为浸润性膀胱肿瘤。

7. CDE【解析】膀胱超声、膀胱CT及膀胱MRI均可作为膀胱肿瘤分期的检查方法。

8. ABCE【解析】绝大多数膀胱肿瘤患者以膀胱三角和两侧壁多见，首发症状是无痛性血尿，如肿瘤位于膀胱三角或其附近，血尿常为终末出现。影像学特征为膀胱壁局限性增厚或突入腔内的软组织密度肿块，凸入膀胱的肿块和膀胱壁的局限性增厚在T_1WI上呈等或略高信号，T_2WI上呈低于尿液的略高信号，但小肿瘤有时被尿液高信号掩盖显示不满意。DWI为高信号，表观弥散系数（ADC）明显低于尿液。

9. ABC【解析】出血量多少与膀胱肿瘤大小、数目及恶性程度不成比例（而不是成比例），非上皮性肿瘤血尿一般较轻（而不是较重）。绝大多数膀胱肿瘤患者的首发症状是无痛性血尿，如肿瘤位于膀胱三角或其附近，血尿常为终末出现。

10. CD【解析】对怀疑有膀胱癌的患者应进行超声引导下的膀胱壁随机活检及尿癌细胞PCR检测检查。

11. ACD【解析】通过尿脱落细胞检测的有端粒酶、流式细胞光度术及Uro Vysion试验等。

12. BCDE【解析】介入治疗膀胱癌的适应证：①凡准备手术切除的患者术前均可介入治疗。②手术不能切除的膀胱癌。③手术后复发的膀胱癌。④膀胱癌并发不可控制的出血。

13. ADE【解析】患者有尿道损伤并出现尿液外渗，应该先行尿道会师术，术后留置导尿管2周，加强抗感染治疗以预防感染。

14. AE【解析】浅表的膀胱移行细胞癌经电切术后，一般常规定期膀胱内灌注化疗药物以预防其复发，定期行膀胱镜检查以早期发现复发肿瘤。

15. ABC【解析】可能会导致闭孔神经反射的经尿道膀胱肿瘤切除方法包括电切、等离子体双极电切及电切联合气化等。

16. ACDE【解析】膀胱肿瘤复发的主要原因：①原发肿瘤未去除干净。②术中膀胱肿瘤细胞脱落种植。③来源于原已存在的变移上皮增殖或非典型病变。④膀胱上皮继续受到尿内致癌物质的刺激。

17. CD【解析】作为膀胱灌注药物，多柔比星及表柔比星可能有心脏毒性。

18. BCD【解析】过量表达多药耐药相关蛋白的膀胱肿瘤患者进行膀胱灌注治疗，不宜使用多柔比星、吡柔比星、依托泊苷（VP-16）等。

19. ABCD【解析】二次经尿道膀胱肿瘤电切通常在首次彻底电切术后2~6周进行，能更准确评估肿瘤病理分期，可以切除残存肿瘤，降低复发风险，推荐T_1期和G_3期膀胱癌进行二次电切，二次电切若明确无残存肿瘤组织，术后需行膀胱镜检查随访。

20. ABCDE【解析】超声检查是目前诊断膀胱癌最为简便、经济、具有较高检出率的一种诊断方法。能在膀胱适度充盈下清晰显示肿瘤的部位、数目、大小、形态及基底宽窄等情况，能分辨出0.5cm以上的膀胱肿瘤，同时还能检测上尿路是否有积水扩张。经腹超声检查是膀胱癌术前诊断和分期、术后复查的首选方法，经直肠和经尿道超声检查能更清晰显示膀胱癌部位及浸润程度，可对膀胱癌进行更为准确的分期。

21. BE【解析】膀胱癌的MRI检查：MRI诊断原则与CT相同。MRI对肿瘤的分期略优于CT，判断膀胱肌壁受侵程度较CT准确。应用对比剂行MRI检查，可更好区分非肌层浸润性肿瘤与肌层浸润性肿瘤以及浸润深度，也可发现正常大小淋巴结有无转移征象。

22. BE【解析】多发性或浸润性膀胱癌应尽早行根治性膀胱切除，故选项B、E正确。

23. ACDE【解析】膀胱全切肠道代膀胱术后早期并发症有漏尿、急性肠梗阻、肠瘘及结（回）肠袢坏死等。

六、案例分析题

1. E【解析】肾盂癌多为发生在肾盂、肾盏内的移行上皮癌，静脉肾盂造影对肾盂、肾盏的小病变较敏感，故为首选的影像检查方法，CT检查多作为尿路造影后的进一步影像检查方法。CT平扫、增强及CTU检查均可以很好地显示病灶，进行定性、分期诊断。肿瘤多与相邻的肾实质分界不清，肾实质易受浸润破坏，晚期可穿出肾实质侵犯肾周脂肪，增强扫描可见肿块轻度强化，分泌期扫描肾盂内见充盈缺损灶。

2. D【解析】病理检查结果显示左肾盂移行细胞癌Ⅱ级，肿瘤肌层侵犯，部分区域侵及肾实质及肾盂周围脂肪，自检肾周淋巴结 4 枚，未见癌转移。根据 TNM 分期系统，T 分期提示肿瘤的原发部位和侵犯程度，N 分期提示淋巴结的受累情况，M 分期用提示是否有远处转移。根据病理检查结果，肿瘤已侵犯肌层，部分已侵犯肾实质和肾盂周围脂肪，但没有淋巴结转移和远处转移的证据。符合 $T_3N_0M_0$ 分期，表示肿瘤侵犯肌层并没有淋巴结和远处转移。

3. BCD【解析】尿脱落细胞学检查的目的是找癌细胞，用于肾、输尿管、膀胱肿瘤的早期诊断。膀胱镜检查是内窥性检查之一，通过尿道将膀胱镜送入膀胱，检测膀胱黏膜有无水肿、炎症、结石以及肿瘤。泌尿系统 CT 检查不仅能显示肾盂、肾盏及膀胱内腔，还能显示肾实质和膀胱壁等疾病。

4. E【解析】经尿道膀胱肿瘤切除术（TURBT）是一个既能用于诊断，又能用于治疗的手术。通过 TURBT，能获得标本进行组织学检查，从而明确病理诊断、肿瘤分级和分期；同时通过腔镜手术技术，将肉眼可见的非浸润性肿瘤全部切除。

5. ABDF【解析】上尿路的尿路上皮癌（UUT-UCC）术后膀胱复发的高峰期在术后 2 年以内，可能与肿瘤细胞的腔内播种和上皮迁移有关。膀胱复发灶与原病灶不一定具有相同的病理分级，且分期不一定具有相关性，多以非肌层浸润性癌为主。UUT-UCC 术后膀胱复发远高于膀胱癌术后继发 UUT-UCC。膀胱镜在 UUT-UCC 随访中作用不是很重要，但术后化疗是预防 UUT-UCC 术后膀胱复发的有效手段。

6. DE【解析】参见案例分析题第 4 题解析。参见 A2 型题第 20 题解析。

7. E【解析】参见 A2 型题第 20 题解析。

8. EFH【解析】尿道堵塞后就是排尿不通畅、尿道有异物感、排尿淋漓不尽，有尿频、尿急，每次尿量非常少，甚至有尿潴留，膀胱区会有明显的充盈现象。肾积水的临床表现：上尿路急性梗阻时，常常出现肾绞痛、恶心、呕吐、血尿及肾区压痛等。肾功能不全主要表现有贫血、高血压、恶心、呕吐、代谢性酸中毒等，同时也可以伴随全身各个系统的症状。尿路感染的典型症状是膀胱刺激征，即表现为尿频、尿急、尿痛，不同病变类型症状会有区别，比如肾盂肾炎一般会出现发热、腰痛，而无症状尿路感染可能没有任何不适。

9. ABE【解析】轻度积水应该纠正水电解质紊乱、抗感染治疗及拔除双 J 管。

10. F【解析】根治性手术是指对肿瘤原发灶，连同其周围的淋巴引流区的淋巴结整块切除，以尽可能达到“根治”目的。根治性手术适合肿瘤局限于原发部位及区域淋巴结，未发现远处转移灶，患者全身情况可耐受手术者。对原发灶及可能受累的周围组织做尽可能“干净”的切除，是根治手术的基本原则。

11. FG【解析】参见 A2 型题第 20 题解析。

12. ABCDEG【解析】该患者接受了根治性膀胱切除术，手术范围应包括子宫、附件、阴道前壁、输尿管远端及膀胱及周围组织等，若肿瘤累及膀胱颈，应行全尿道切除。

13. G【解析】该患者左盆腔淋巴结 2 枚及右盆腔淋巴结 4 枚均未见癌转移，故应该密切随访，每 6 个月复查生化、胸部摄片及 B 超。

14. CDE【解析】该患者可能为膀胱癌，还需要进行尿脱落细胞学检查、膀胱镜下活检、诊断性经尿道电切术（TUR）等检查。

15. A【解析】参见案例分析题第 4 题解析。

16. AEF【解析】符合下列情况者建议行二次 TUR：①首次 TURBT 不充分。②首次电切标本中没有基层组织，T_aG_1（低级别）肿瘤和单纯原位癌除外。③T_1期肿瘤。④G_3（高级别）肿瘤，单纯原位癌除外。

17. F【解析】参见 A1 型题第 25 题解析。

18. BC【解析】输尿管膀胱再植一般适用于膀胱恶性肿瘤，如果侵犯到输尿管口，也就是在进行手术时无法避免不损伤输尿管口，或者肿瘤就在输尿管进入膀胱的部位。良性输尿管狭窄采用球囊扩张加双重双 J 管置入治疗，可有效缩短患者手术时间和术后恢复时间，减少术中出血量，治疗效果良好。

第三十章　膀胱炎症

一 A1 型题

1. (　　) 的典型表现为洪纳病变（Hunner 溃疡），是一种慢性非细菌性膀胱炎症
   A. 急性膀胱炎　　B. 慢性膀胱炎
   C. 间质性膀胱炎　　D. 结核性膀胱炎
   E. 混合型膀胱炎
2. 间质性膀胱炎的特点主要是
   A. 膀胱破裂　　B. 膀胱壁的纤维化
   C. 膀胱功能障碍　　D. 急迫性尿失禁
   E. 膀胱特异性炎症
3. 关于急性细菌性膀胱炎的发病率女性明显高于男性的原因，以下不正确的是
   A. 尿道外口解剖畸形　　B. 女性尿道短而直
   C. 尿道口附近常有感染病灶　　D. 感染常继发于尿结石
   E. 性交时摩擦损伤
4. 膀胱感染途径最常见的是
   A. 上行感染　　B. 淋巴感染
   C. 直接感染　　D. 血行感染
   E. 下行感染
5. 急性膀胱炎一般不会有以下哪项症状
   A. 尿频　　B. 血尿
   C. 尿痛　　D. 发热
   E. 尿急
6. 血尿伴膀胱刺激征最常见于
   A. 膀胱肿瘤　　B. 急性前列腺炎
   C. 急性膀胱炎　　D. 急性肾盂肾炎
   E. 肾癌
7. 以下急性细菌性膀胱炎的临床特点不正确的是
   A. 致病菌以大肠埃希菌最为常见

B. 有明显的性别差异，女性发病率高于男性
C. 典型的膀胱刺激征，可出现急迫性尿失禁，常见终末血尿
D. 尿常规、尿沉渣涂片、菌落计数检查有助诊断
E. 治疗常选用青霉素类、四环素类抗生素

8. 关于慢性细菌性膀胱炎的临床特点不正确的是
A. 上尿路急性感染的迁移或慢性感染的结果
B. 可诱发或继发于某些下尿路病变
C. 膀胱癌的重要诱发因素
D. 治疗原则为应用抗菌药物，保持排尿通畅，处理诱发尿路感染的病因
E. 反复发作或持续存在尿频、尿急、尿痛，尿液混浊

9. 下列关于膀胱癌的 CT 检查，说法错误的是
A. CT 检查能清晰地显示 1cm 以上的膀胱肿瘤，CT 薄层扫描能增加肿瘤的检出率
B. CT 扫描可分辨出肌层、膀胱周围的浸润，用于膀胱癌的分期诊断
C. CT 可清晰显示肿大淋巴结，大于 10mm 者被视为转移可能，但肿大淋巴结不能区分是转移还是炎症，有时需结合临床分析
D. CT 对早期局限于膀胱壁内的大于 1cm 的肿块不易显示，易漏诊，需结合膀胱镜检查
E. CT 仿真膀胱镜可获取与膀胱镜相似的视觉信息，是膀胱镜较好的替代和补充方法

10. 关于急性膀胱炎临床表现以下叙述不正确的是
A. 耻骨上膀胱区无任何压痛
B. 排尿时尿道有烧灼样疼痛
C. 尿混浊、尿液中有脓细胞
D. 有时出现血尿，常在排尿终末时明显
E. 急性膀胱炎可突然发生或缓慢发生

11. 以下不适合用尿流动力学检查的疾病是
A. 急性膀胱炎
B. 神经源性膀胱
C. 良性前列腺增生
D. 尿失禁
E. 逼尿肌括约肌协同失调

12. 急性膀胱炎期间不应
A. 热水坐浴
B. 膀胱镜检查
C. 多饮水
D. 卧床休息
E. 使用抗生素

13. 关于慢性膀胱炎的病理，以下叙述不正确的是
A. 黏膜溃疡较浅
B. 边缘不规则
C. 基底呈肉芽肿状
D. 可有假膜样渗出物覆盖
E. 病理变化与急性膀胱炎一样

14. 关于慢性膀胱炎的诊断以下叙述不正确的是
   A. 中段尿培养反复阴性
   B. 女性多见、常有泌尿系统其他病史
   C. 膀胱镜检查见膀胱黏膜轻度充血水肿
   D. 查体可有耻骨上区压痛，尤以膀胱充盈时明显
   E. 尿常规多次检查见少量或中等量白细胞、红细胞
15. 慢性膀胱炎的治疗应注意休息，多饮水，并保证每天尿量
   A. >200ml　　B. >500ml
   C. >1000ml　　D. >1500ml
   E. >2000ml
16. 膀胱镜检时膀胱结核病灶多位于
   A. 膀胱侧壁　　B. 膀胱顶壁
   C. 膀胱三角　　D. 膀胱后壁
   E. 膀胱颈口
17. 关于结核性膀胱炎的临床表现，以下叙述不正确的是
   A. 多为镜下血尿或隐约可见的肉眼血尿
   B. 尿液镜检可见大量的脓细胞
   C. 当伴有全身性活动结核时，可出现结核中毒症状
   D. 多为肉眼血尿或隐约可见的镜下血尿
   E. 终末血尿多见，有时亦可表现为全程血尿
18. 确诊结核性膀胱炎的重要方法是
   A. 膀胱镜检查　　B. 磁共振成像检查
   C. CT 检查　　D. 实验室检查
   E. X 线检查

二 A2 型题

1. 持续脓尿，普通培养无细菌生长或涂片亚甲蓝染色未见细菌，应首先考虑
   A. 结核病　　B. 慢性膀胱炎
   C. 急性膀胱炎　　D. 间质性膀胱炎
   E. 肌层浸润性膀胱癌
2. 患者，女性，41 岁。反复尿路感染 10 余年，服用多种抗生素，近 2 年出现憋尿时下腹部疼痛，尿频加重，尿常规：红细胞 3~5 个/高倍视野，白细胞 10~15 个/高倍视野，口服抗生素症状无缓解，尿常规好转，进一步查膀胱镜检查见膀胱容量约 150ml，冲水时疼痛

难忍，至400ml时膀胱黏膜出现出血斑，诊断考虑

A. 急性膀胱炎　　B. 慢性膀胱炎

C. 腺性膀胱炎　　D. 间质性膀胱炎

E. 盆腔炎

3. 患者，男性，46岁。尿频、尿急、尿痛1月余，根据下图所示，最可能的诊断

A. 膀胱血块

B. 膀胱结石

C. 膀胱息肉

D. 膀胱癌

E. 膀胱炎

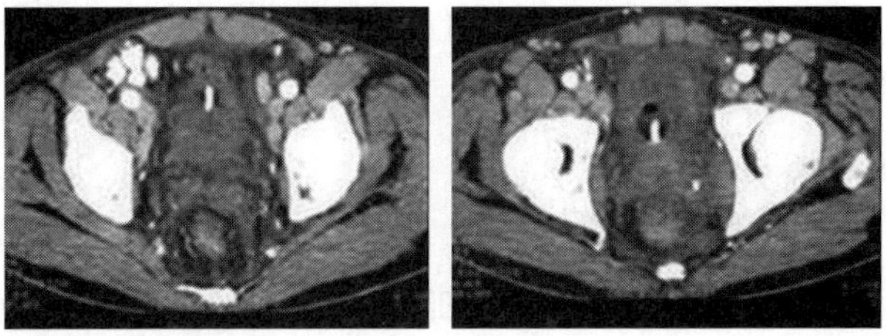

4. 患者，女性，25岁。婚后3天，尿频、尿急、尿痛3天。查体：T 36.4℃，双肾区无叩击痛，下腹部轻压痛，尿常规：许多红、白细胞。最可能的诊断为

A. 慢性膀胱炎　　B. 急性膀胱炎

C. 慢性肾盂肾炎　　D. 急性肾盂肾炎

E. 膀胱结核急性发作

5. 患者，女性，29岁。3个月来反复下尿路感染，1周来又出现尿频、尿急、尿痛，伴终末肉眼血尿1天，以下哪项检查是不正确的

A. 尿常规　　B. 泌尿系统B超

C. 尿培养加药敏检测　　D. 膀胱镜

E. 尿液涂片查找结核分枝杆菌

三 A3/A4型题

（1~3题共用题干）

患者，女性，25岁。3天来感尿频、尿急、终末尿痛，灼热感，现有轻度畏寒，下腹隐痛，检查尿色微红，无腰部及输尿管走行区压痛，下腹未触及肿块，无压痛，为有效治疗。

1. 重要的检查是

A. 多次尿常规　　B. 尿培养，细菌菌落计数，药物敏感试验

C. B超　　D. 膀胱镜检查及活检

E. 尿结核分枝杆菌培养

2. 最可能的诊断是

A. 急性肾盂肾炎　　B. 急性细菌性膀胱炎

C. 泌尿系统结核　　D. 肾积脓

E. 肾周围炎

3. 以下治疗措施中哪项是不正确的
   A. 多饮水
   B. 症状好转即可停用抗生素
   C. 根据尿培养检查调整选用最敏感的抗菌药物
   D. 检查和治疗诱发感染的病灶
   E. 根据尿涂片检查初步选用抗菌药物

（4~6 题共用题干）

患者，女性，23 岁。突发尿频、尿急、尿痛、有排尿不尽，伴有低热，尿常规检查白细胞计数增多，少许红细胞。

4. 应进一步的检查是
   A. 尿液菌培养　　B. 腹部超声
   C. 血常规　　D. 腹部 CT
   E. 以上均不正确
5. 细菌培养证实为尿路感染，则其最可能的感染途径是
   A. 直接感染　　B. 血行感染
   C. 淋巴感染　　D. 逆行感染
   E. 精道感染
6. 根据上述菌培养结果首选的治疗是
   A. 口服喹诺酮类药物　　B. 头孢菌素静脉滴注
   C. 导尿　　D. 膀胱冲洗
   E. 以上均可

（7~9 题共用题干）

患者，女性，26 岁。尿频、尿急、尿痛、小腹痛伴终末血尿 2 天，尿常规见许多红、白细胞。

7. 进一步检查中哪一项为禁忌
   A. 静脉肾盂造影（IVP）　　B. 膀胱镜
   C. B 超　　D. 尿培养
   E. 肾图
8. 以下诊断哪一项是正确的
   A. 尿路结石　　B. 泌尿系统结核
   C. 急性肾盂肾炎　　D. 膀胱肿瘤

E. 急性膀胱炎

9. 主要的治疗措施是

A. 抗感染

B. 口服解痉药

C. 卧床休息、多饮水

D. 每日清洁会阴部

E. 碱化尿液

四 X型题

1. 挛缩膀胱可见于以下哪些疾病

A. 细菌性膀胱炎

B. 膀胱结核

C. 慢性间质性膀胱炎

D. 膀胱憩室

E. 神经源性膀胱

2. 间质性膀胱炎的主要表现为

A. 昼夜尿频

B. 尿急

C. 尿痛

D. 排尿困难

E. 乳糜尿

3. 关于间质性膀胱炎的治疗原则以下叙述正确的是

A. 间质性膀胱炎的治愈非常困难

B. 治疗的目的只是缓解症状，改善生活质量

C. 很难达到完全缓解和根治

D. 间质性膀胱炎可以根治

E. 治疗间质性膀胱炎应该是越早越好

4. 关于间质性膀胱炎患者饮食调节以下叙述正确的是

A. 以清淡饮食为主

B. 避免刺激性食物和饮料

C. 应该避免因为控制食物而导致的营养不良

D. 以肉类食物为主

E. 饮食调节的治疗方案适合所有患者

5. 间质性膀胱炎的膀胱扩张疗法以下叙述正确的是

A. 在硬膜外麻醉或全麻下先行膀胱镜检查

B. 向膀胱内以 80~100cmH_2O 的压力注入盐水逐步扩张膀胱，持续 30 分钟

C. 在硬膜外麻醉或全麻下先行 B 超检查

D. 向膀胱内以 120~140cmH_2O 的压力注入盐水逐步扩张膀胱，持续 60 分钟

E. 扩张之后，没有膀胱不舒服感觉

6. 急性膀胱炎最常见的两种致病菌是

A. 大肠埃希菌
B. 淋球菌
C. 肠球菌
D. 腐生葡萄球菌
E. 链球菌

7. 急性膀胱炎早期的病理表现包括

A. 膀胱黏膜充血水肿
B. 白细胞浸润
C. 有斑片状出血
D. 膀胱黏膜脆性增加
E. 表面呈颗粒状

8. 以下哪几种疾病情况不宜行膀胱镜检查

A. 膀胱结核导致膀胱容量过小
B. 急性膀胱炎
C. 血尿伴有血块
D. 尿道狭窄
E. 尿频，排尿困难

9. 急性细菌性膀胱炎应立即施行的检查有

A. 膀胱镜
B. 尿道扩张
C. 尿细菌培养
D. 细菌菌落计数
E. 药物敏感试验

10. 慢性膀胱炎的病因包括

A. 下尿路慢性感染的继发改变
B. 上尿路慢性感染的继发改变
C. 急性膀胱炎未彻底治愈的并发症
D. 某些上尿路病变的并发症
E. 某些下尿路病变的并发症

11. 女性诱发慢性膀胱炎的重要因素是

A. 处女膜伞
B. 尿道口处女膜融合
C. 慢性膀胱炎未彻底治愈的并发症
D. 某些上尿路病变的并发症
E. 输尿管癌

12. 慢性膀胱炎的临床表现包括

A. 轻度的膀胱刺激征
B. 严重的膀胱刺激征
C. 经常反复发作
D. 非特异性体征
E. 特异性体征

13. 慢性膀胱炎的治疗，以下叙述正确的是

A. 一般口服抗生素 10~14 天
B. 尿常规阴性后再予 1/2 量服用 1~2 周
C. 再次培养阴性后停药
D. 再次培养阳性后停药
E. 尿常规阳性后再予 1/2 量服用 1~2 周

14. 结核性膀胱炎的主要症状和早期症状是

A. 尿频
B. 尿急

C. 尿痛　　D. 排尿困难

E. 乳糜尿

15. 结核性膀胱炎随着病变的逐渐发展，结核结节相互融合、干酪样化，并形成溃疡。溃疡表面可有

A. 坏死　　B. 出血

C. 与正常黏膜之间界限模糊　　D. 与正常黏膜之间界限清楚

E. 由肾内结核分枝杆菌上行感染致病

16. 关于结核性膀胱炎，膀胱结核病变初始表现为

A. 膀胱黏膜充血水肿

B. 结核结节形成

C. 患侧输尿管周围最为明显

D. 由肾内结核分枝杆菌下行感染致病

E. 由肾内结核分枝杆菌上行感染致病

17. 关于结核性膀胱炎以下叙述正确的是

A. 结核性膀胱炎是结核分枝杆菌所致的膀胱非特异性炎症

B. 结核性膀胱炎是结核分枝杆菌所致的膀胱特异性炎症

C. 多继发于肾结核

D. 由肾内结核分枝杆菌下行感染致病

E. 由肾内结核分枝杆菌上行感染致病

18. 结核性膀胱炎药物治疗适应证包括

A. 结核肾

B. 挛缩膀胱

C. 手术治疗前后的抗结核药治疗

D. 其他部位有活动性结核暂不宜手术者

E. 临床检查提示为早期肾结核合并结核性膀胱炎者

19. 结核性膀胱炎结核肾的手术治疗方法包括

A. 病肾切除术　　B. 肾部分切除术

C. 病灶清除术　　D. 膀胱扩大术

E. 输尿管膀胱再植术

20. 结核性膀胱炎挛缩膀胱和对侧肾积水的手术治疗方法包括

A. 病肾切除术　　B. 肾部分切除术

C. 病灶清除术　　D. 膀胱扩大术

E. 输尿管膀胱再植术

五 案例分析题

（1~4 题共用题干）

患者，女性，45 岁。主因“尿频、尿急伴间断下腹痛5 年，加重1 个月”就诊。5 年前无明显诱因逐渐出现尿急、尿频（白天排尿 >10 次，夜间排尿 5~7 次），伴间断下腹痛，无明显尿痛、血尿、腰痛及排尿困难等症状，长期予抗感染治疗，疗效欠佳；1 个月前上述症状加重。既往无特殊病史。查体：双肾区无叩击痛，耻骨上区轻度压痛。尿常规：白细胞 1 个/高倍视野，红细胞 2 个/高倍视野。

1. 需要进一步完善的必要检查是
   A. 血细菌培养 + 药物敏感试验　B. 尿细菌培养 + 药物敏感试验
   C. 尿找瘤细胞　D. 尿找抗酸杆菌
   E. 膀胱测压　F. 泌尿系统增强 CT
2. 患者上述检查结果均为阴性，最可能的诊断是
   A. 膀胱结核　B. 膀胱癌
   C. 泌尿系统结石　D. 细菌性膀胱炎
   E. 间质性膀胱炎　F. 肾盂肾炎
   G. 腺性膀胱炎
3. 为明确诊断，下一步需进行的检查是
   A. 尿三杯试验　B. 膀胱造影
   C. 静脉肾盂造影　D. 膀胱镜检 + 黏膜随机活检
   E. 尿道探子检查　F. 尿流动力学检查
4. 膀胱黏膜活检的病理报告提示慢性非特异性炎症，并无其他病理改变，初步诊断为间质性膀胱炎。下一步较为合理的治疗方法是
   A. 抗炎治疗　B. 膀胱黏膜保护治疗
   C. 抗组胺治疗　D. 抗胆碱治疗
   E. 抗病毒治疗　F. 抗生素治疗
   G. 膀胱切除术

（5~8 题共用题干）

患者，女性，43 岁。主因“尿频、尿急 6 个月”就诊。6 个月前无明显诱因出现尿频、尿急，尿液混浊，伴有低热、乏力，不伴腰痛、肉眼血尿。患者既往体健。查体：双肾区有轻度叩击痛，外阴正常，无异常分泌物。血常规：白细胞计数 $6.5\times10^9/L$，中性粒细胞占比 0.67；尿常规：红细胞 10~15 个/高倍视野，白细胞 30~35 个/高倍视野。

5. 通过病史分析，可能诊断为

A. 慢性膀胱炎　　B. 泌尿系统结核

C. 膀胱肿瘤　　D. 慢性宫颈炎

E. 慢性阴道炎　　F. 间质性膀胱炎

6. 患者口服抗生素治疗，效果欠佳。应进行的检查是

A. 尿浓缩找抗酸杆菌　　B. 尿找瘤细胞

C. 泌尿系统 CT　　D. 结核菌素试验

E. 胸部摄片　　F. 尿细菌培养

7. 患者尿找抗酸杆菌阳性，泌尿系统 CT：左肾多发液性暗区、左侧输尿管炎性增粗，右肾无明显功能和结构异常。据此，诊断为泌尿系统结核。患者经过抗结核药治疗后，行左侧肾切除术，术后再次予足量足疗程的抗结核药治疗。2 年后患者尿频症状逐渐加重，每次排尿量约 30ml，无其他症状，泌尿系统 B 超提示右侧肾盂输尿管积水。患者下一步需要做哪些检查以辅助治疗

A. 尿常规和尿细菌培养　　B. 尿找抗酸杆菌

C. 计算机体层成像尿路造影（CTU）　　D. 尿流动力学检查

E. 肾图　　F. 血肌酐 + 尿素氮检测

8. 患者严重尿频及排尿量明显减少提示可能存在膀胱纤维挛缩，右肾功能尚可。CTU 及影像尿流动力学检查提示低顺应性膀胱，膀胱容量 30ml，膀胱输尿管反流。CTU 等影像学检查未见膀胱颈和尿道狭窄。患者尿频症状严重影响生活质量，但无明显尿失禁症状。最佳的治疗方式为

A. 右肾造瘘术　　B. 右侧输尿管皮肤造瘘术

C. 膀胱造瘘术　　D. 膀胱扩大术

E. 口服托特罗定治疗　　F. 留置尿管

参考答案与解析

一、A1 型题

1. C【解析】间质性膀胱炎的典型表现为 Hunner 溃疡，是一种慢性非细菌性膀胱炎症，常发生于中年妇女，其特点主要是膀胱壁的纤维化，并伴有膀胱容量的减少。

2. B【解析】参见 A1 型题第 1 题解析。

3. D【解析】关于急性细菌性膀胱炎的发病率女性明显高于男性的原因：①尿道外口解剖畸形。②女性尿道短而直。③尿道口附近常有感染病灶。④性交时摩擦损伤。

4. A【解析】膀胱感染的途径以上行感染最常见。

5. D【解析】急性膀胱炎可突然发生或缓慢发生，排尿时尿道有烧灼样疼痛，尿频，往往伴尿急，严重对类似尿失禁。尿混浊、尿液中有脓细胞，有时出现血尿，常在排尿终末时明显。耻骨上膀胱区有轻度压痛。单纯急性膀胱炎，无全身症状，无发热。

6. C【解析】血尿伴膀胱刺激征最常伴于急性膀胱炎。

7. E【解析】急性细菌性膀胱炎以革兰阴性杆菌感染为最常见，抗生素治疗常选用头孢菌素类、喹诺酮类药物，选项E错误，其余选项均正确。

8. C【解析】慢性细菌性膀胱炎并不是膀胱癌的重要诱发因素，两者是不同的疾病。慢性细菌性膀胱炎是由细菌感染引起的膀胱炎症，常见临床症状包括反复发作或持续存在的尿频、尿急、尿痛和尿液混浊。慢性膀胱炎常是上尿路慢性感染的继发改变，也可能是急性膀胱炎未彻底治愈而转为慢性或为某些下尿路病变的并发症，如良性前列腺增生、膀胱内剩余尿量增多、尿道狭窄等。治疗原则为应用抗菌药物，保持排尿通畅，处理诱发尿路感染的病因。

9. D【解析】膀胱癌的CT检查：①CT检查能清晰地显示1cm以上的膀胱肿瘤，CT薄层扫描能增加肿瘤的检出率。②CT扫描可分辨出肌层、膀胱周围的浸润，用于膀胱癌的分期诊断。③CT可清晰显示肿大淋巴结，大于10mm者被视为转移可能，但肿大淋巴结不能区分是转移还是炎症，有时需结合临床分析。④CT对早期局限于膀胱壁内的<1cm的肿块不易显示，易漏诊，需结合膀胱镜检查。⑤CT仿真膀胱镜可获取与膀胱镜相似的视觉信息，是膀胱镜较好的替代和补充方法。

10. A【解析】参见A1型题第5题解析。

11. A【解析】尿流动力学检查对男性膀胱炎患者的诊断具有一定的帮助，但并非间质性膀胱炎诊断的必要手段，故急性膀胱炎不适合尿流动力学检查。

12. B【解析】急性膀胱炎是膀胱镜检查的禁忌，但在症状较轻、尿常规白细胞不是很高，而血尿较明显时可行膀胱镜检查。

13. E【解析】慢性膀胱炎的病理变化与急性膀胱炎大致相似，但黏膜充血较轻，出血和渗出较少，化脓性变化较广泛，黏膜苍白变薄，有的呈颗粒状或束状，表面不平，有小结节和小梁形成。黏膜溃疡较浅，边缘不规则，基底呈肉芽肿状，可有假膜样渗出物覆盖，或有尿盐附着。

14. A【解析】慢性膀胱炎的诊断：①尿常规多次检查见少量或中等量白细胞、红细胞，反复中段尿培养阳性。②女性多见、常有其他泌尿系统病史，部分患者有急性膀胱炎病史。③体检可有耻骨上区压痛，尤以膀胱充盈时明显。④膀胱镜检查见膀胱黏膜轻度充血水肿，血管纹理不清，黏膜粗糙增厚，有时可见伪膜样渗出物。

15. E【解析】慢性膀胱炎注意休息，多饮水，并保证每天尿量>2000ml。加强营养，禁食刺激性食物。

16. C【解析】膀胱镜检时膀胱结核病灶多位于膀胱三角。

17. D【解析】结核性膀胱炎的临床表现如下。①膀胱刺激症状：结核性膀胱炎的主要症状和早期症状为尿频、尿急、尿痛。②血尿：一般发生于尿频、尿急、尿痛之后，多为镜下血尿或隐约可见的肉眼血尿，严重肉眼血尿并混有大量血凝块者比较少见。终末血尿多见，有时亦可表现为全程血尿。③脓尿：尿液镜检可见大量的脓细胞。严重者尿液中可混有干酪样物质，呈现米汤样混浊。有时还可混有血丝或脓血尿。④全身症状：当伴有全身活动性结核时，可出现结核中毒症状，如乏力、低热、盗汗和红细胞沉降率加快等。

18. A【解析】膀胱镜是确诊结核性膀胱炎的重要方法。

二、A2 型题

1. A【解析】持续脓尿，普通培养无细菌生长或涂片亚甲蓝染色未见细菌，应首先考虑结核病。

2. D【解析】间质性膀胱炎主要表现为昼夜尿频、尿急、尿痛，排尿困难；耻骨上及尿道、会阴部、肛门周围和盆腔疼痛，性交及走路时加重；膀胱充盈时剧痛，排尿后疼痛减轻为其特征。①体格检查：膀胱区可触及饱满的膀胱，且有压痛。功能性膀胱容量缩小，一般为50~150ml。②实验室检查：尿内可无异常发现，偶有少量血尿，脓细胞很少。尿培养无细菌生长。尿中嗜酸性阳离子蛋白浓度增加。③膀胱镜检查：在充液时有疼痛，故需要在麻醉下进行检查，可见膀胱黏膜有小的表浅溃疡，尤其是前壁和顶部，或见到瘢痕、裂隙或渗血；膀胱扩张后更明显。活检可见黏膜及肌层中肥大细胞数目明显增多，为其特殊的病理表现。

3. E【解析】膀胱炎 CT 表现为膀胱壁增厚，当膀胱完全充盈时，膀胱壁厚度超过0. 5cm 应视为异常；急性炎症时，膀胱容量不受限，壁厚度在临界范围。膀胱容量减少及壁增厚主要见于慢性膀胱炎，膀胱壁增厚在放射性膀胱炎时均匀，在血吸虫病主要表现在前壁，在结核是不均匀的；急性炎症患者膀胱充盈时，膀胱壁内侧可见薄层高密度环状增强；膀胱壁钙化常见于血吸虫病和结核，而很少见于放射性膀胱炎。

4. B【解析】急性膀胱炎可突然发生或缓慢发生，排尿时尿道有烧灼样疼痛，尿频，往往伴尿急，严重者类似尿失禁。尿混浊、尿液中有脓细胞，有时出现血尿，常在排尿终末时明显。耻骨上膀胱区有轻度压痛。单纯急性膀胱炎，无全身症状，无发热。急性膀胱炎的诊断，除根据病史及体征外，需做中段尿液检查，尿液中常有大量脓细胞和红细胞。将尿液涂片行革兰染色检查，初步明确细菌的性质，同时行细菌培养、菌落计数和抗生素药物敏感试验，为以后治疗提供更准确的依据。急性膀胱炎的患者血液中白细胞计数可增多。急性膀胱炎时忌行膀胱镜检查。

5. D【解析】参见 A1 型题第 12 题解析。

三、A3/A4 型题

1. B【解析】急性细菌性膀胱炎的检查：尿培养最容易被外尿道处污染，特别是女性，需用无菌技术采尿，最好是导尿术。但男性患者利用中段尿培养可以获得无菌技术采尿的效果，可以检查出上尿路的细菌感染。菌落计数是微生物实验中最普遍的实验之一，是统计物品含菌数的有效方法。药物敏感试验指在了解病原微生物对各种抗生素的敏感（或耐受）程度，以指导临床合理选用抗生素药物的微生物学试验。

2. B【解析】急性细菌性膀胱炎是一种常见的尿路感染性疾病，因细菌感染而引起，其致病菌多数为大肠埃希菌。通常多发于女性，多数患者发病突然，排尿时有烧灼感并在尿道区有疼痛，有时有尿急和严重的尿频以及耻骨上下不适和腰背痛，急性细菌性膀胱炎，最典型的症状，即尿频、尿急、尿痛，甚至有急迫性尿失禁，可以有血尿和脓尿。

3. B【解析】该患者症状好转后应继续使用抗生素，直到症状消失。

4. A【解析】尿细菌培养是用于判断尿路感染的一种检查手段。如果培养为阳性，就说明患者存在尿路感染，但不能够用来判断尿毒症。

5. D【解析】若该患者为尿路感染，则可能的感染途径为逆行感染。

6. A【解析】喹诺酮类药物是指含有4-喹诺酮类母核的合成抗菌药物，属于静止期杀菌剂，具有抗菌谱广、抗菌力强、组织浓度高、口服吸收好、与其他常用抗菌药无交叉耐药性、抗菌后效应较长、不良反应相对较少等特点，已成为临床治疗细菌感染性疾病的重要药物。

7. B【解析】参见A1型题第12题解析。

8. E【解析】参见A2型题第4题解析。

9. A【解析】急性膀胱炎需要进行抗感染治疗。

四、X型题

1. BC【解析】膀胱结核、慢性间质性膀胱炎均可见挛缩膀胱。

2. ABCD【解析】参见A2型题第2题。

3. ABCE【解析】间质性膀胱炎的治愈非常困难，应向患者说明治疗的目的只是缓解症状，改善生活质量，很难达到完全缓解和根治。每一种治疗方法并非适用于所有的患者，几种方法联合应用可取得较好的效果。治疗间质性膀胱炎应该是越早越好。

4. ABC【解析】饮食调节是最基本的治疗方法，间质性膀胱炎患者应以清淡饮食为主，避免刺激性食物和饮料，对食物过敏的患者尤为重要。但并非所有的患者都有食物过敏史，且过于严格的饮食控制可能导致营养不良。因此，饮食调节的治疗方案应该个体化。

5. AB【解析】膀胱扩张疗法：在硬膜外麻醉或全麻下先行膀胱镜检查，然后向膀胱内以80~100cmH_2O的压力注入盐水逐步扩张膀胱，持续30分钟。扩张之后，通常会有2~3天的强烈膀胱不舒服的感觉，但之后反而会有一段时间膀胱疼痛消失，尿频、尿急的症状也有较为明显的改善。此种情形是由于膀胱以水扩张后对位于膀胱壁上的感觉神经末梢所造成的破坏。

6. AD【解析】急性膀胱炎最常见的两种致病菌为大肠埃希菌及腐生葡萄球菌。

7. ABC【解析】在急性膀胱炎早期，膀胱黏膜充血水肿，有白细胞浸润，可有斑片状出血，以膀胱三角和尿道内口处最明显。后期的膀胱黏膜脆性增加，易出血，表面呈颗粒状，局部有浅表溃疡，内含渗出物，但一般不累及肌层，经抗生素治疗后可不留痕迹。

8. ABD【解析】急性膀胱炎、尿道狭窄及膀胱结核导致膀胱容量过小等均不宜行膀胱镜检查。

9. CDE【解析】参见 A3/A4 型题第 1 题解析。

10. BCE【解析】慢性膀胱炎常是上尿路慢性感染的继发改变，也可能是急性膀胱炎未彻底治愈而转为慢性或为某些下尿路病变的并发症，如良性前列腺增生、膀胱内剩余尿量增多、尿道狭窄等。在女性，处女膜伞、尿道口处女膜融合也是诱发本病的重要因素。

11. AB【解析】参见 X 型题第 10 题解析。

12. ACD【解析】慢性膀胱炎有轻度的膀胱刺激症状，且经常反复发作。通常无明显体征或出现非特异性体征。

13. ABC【解析】慢性膀胱炎的如下。①全身支持疗法：注意休息，多饮水，并保证每天尿量 >2000ml。加强营养，禁食刺激性食物。②找出病原，去除病因，保持排尿通畅，控制原发感染灶。③抗菌药物：一般口服药物 10~14 天，尿常规阴性后再予 1/2 量服用 1~2 周，再次培养阴性后停药。对于反复发作的中青年女患者，可于性交前后服用抗菌药物。

14. ABC【解析】结核性膀胱炎的主要症状和早期症状，表现为尿频、尿急、尿痛。

15. ABD【解析】结核性膀胱炎随着病变的逐渐发展，结核结节相互融合、干酪样化，并形成溃疡。溃疡表面可有坏死、出血，其边缘不规则成潜行性，与正常黏膜之间界限清楚。

16. ABC【解析】膀胱结核病变初始表现为膀胱黏膜充血水肿，结核结节形成，以患侧输尿管周围最为明显。以后逐渐蔓延到膀胱三角和对侧输尿管口附近，甚至累及整个膀胱。

17. BCD【解析】结核性膀胱炎是结核分枝杆菌所致的膀胱特异性炎症，多继发于肾结核，由肾内结核分枝杆菌下行感染致病，少数患者可由前列腺结核蔓延所致。

18. CDE【解析】结核性膀胱炎药物治疗适应证：①临床检查提示为早期肾结核合并结核性膀胱炎者。②其他部位有活动性结核暂不宜手术者。③手术治疗前后的抗结核药治疗。

19. ABC【解析】结核性膀胱炎手术治疗包括结核肾的处理以及挛缩膀胱和对侧肾积水的处理。前者主要有病肾切除术、肾部分切除术和病灶清除术等。而后者主要有膀胱扩大术和输尿管膀胱再植术等。上述各种手术都必须等到抗结核药治疗后确认膀胱结核痊愈时方可进行。

20. DE【解析】参见 X 型题第 19 题解析。

五、案例分析题

1. BCDF【解析】尿细菌培养 + 药物敏感试验可以重点寻及尿中细菌，可以确定是否存在尿路感染，该症状可与肿瘤和结核相鉴别。尿频、尿急伴间断下腹痛也可提示尿路肿瘤的可能性，尿找瘤细胞检查有助于排除泌尿系统肿瘤。尿频、尿急伴间断下腹痛还需要排除结核分枝杆菌感染的可能性，尿找抗酸杆菌检查有助于诊断尿路结核。泌尿系统增强 CT 可以评估泌尿系统的解剖结构，并排除泌尿系统结构的病变，如肾结石或膀胱肿瘤等。

2. E【解析】参见 A2 型题第 2 题解析。

3. D【解析】膀胱镜检查加膀胱黏膜活检是诊断泌尿系统结核的重要方法。

4. ABCD【解析】间质性膀胱炎为非细菌性炎，非病毒性炎症，首选膀胱黏膜保护治疗，其次可抗炎治疗、抗组胺治疗、抗胆碱治疗，不首选膀胱切除术。

5. AB【解析】慢性膀胱炎的诊断：①尿常规多次检查见少量或中等量白细胞、红细胞，反复中段尿培养阳性。②女性多见、常有其他泌尿系统病史，部分患者有急性膀胱炎病史。③体检可有耻骨上区压痛，尤以膀胱充盈时明显。④膀胱镜检查见膀胱黏膜轻度充血水肿，血管纹理不清，黏膜粗糙增厚，有时可见伪膜样渗出物。泌尿系统结核大多继发于肺结核。结核病变主要侵犯肾引起肾结核，但往往蔓延至膀胱时才出现典型的临床症状：尿频、尿急、血尿或脓尿，可伴有低热、体重减轻、乏力和贫血等。

6. ABCDEF【解析】患者肉眼血尿不排除结核，肿瘤可能，并且尿常规中白细胞 30~35 个/高倍视野，存在炎性可能。胸部 X 线平片评估患者是否曾患过肺结核，行泌尿系统 CT 可明确泌尿系统病变情况。

7. ABCDEF【解析】根据患者病史和当前症状，可能需要进行以下检查。①辅尿常规和尿细菌培养可以用于评估尿路感染的存在和类型，并指导抗生素治疗。②尿找抗酸杆菌可以用于检测结核分枝杆菌感染是否存在或复发。③计算机体层成像尿路造影（CTU）可以评估肾盂输尿管系统的解剖结构，检测是否存在积水或其他异常情况。④尿流动力学检查可以评估尿液在泌尿系统中的流动情况，帮助确定是否存在尿液潴留或其他排尿问题。⑤肾图可以评估肾功能，判断肾是否正常工作。血肌酐 + 尿素氮检测可以评估肾功能是否正常，并监测肾的代谢产物排泄情况。综上所述，为了全面评估患者的情况并制定相应的治疗方案，患者下一步需要进行 A、B、C、D、E、F 六个方面的检查。

8. D【解析】根据患者的症状和检查结果，诊断为患有膀胱纤维挛缩和低顺应性膀胱。右肾功能尚可，但存在右侧肾盂输尿管积水。在这种情况下，最佳的治疗选择是进行膀胱扩大术（选项 D）。膀胱扩大术可以增加膀胱容量，减轻尿频症状，并改善排尿功能。其他选项如右肾造瘘术、右侧输尿管皮肤造瘘术和膀胱造瘘术一般适用于严重的泌尿系统梗阻或尿路憩室等特定情况。口服托特罗定是一种抗胆碱药，可用于治疗膀胱过度活动症，但在这种情况下可能不是最佳选择。留置尿管通常被用作暂时的解决方案，而不是长期治疗的首选。

第三十一章　膀胱损伤

一 A1 型题

1. 下腹部暴力外伤造成膀胱破裂最容易发生于以下哪一种情况
   A. 膀胱憩室
   B. 膀胱结石
   C. 膀胱充盈
   D. 神经源性膀胱
   E. 前列腺增生伴膀胱慢性尿潴留
2. 当膀胱充盈超过（　　），高出耻骨联合之上，若下腹受到打击，膀胱可能破裂
   A. 50ml
   B. 100ml
   C. 200ml
   D. 300ml
   E. 150ml
3. 诊断膀胱破裂的类型，最可靠的方法是
   A. 腹腔穿刺
   B. 用金属探子试探
   C. 耻骨上膀胱穿刺
   D. 膀胱造影
   E. 导尿并做注水试验
4. 以下临床表现提示可能有膀胱损伤的是
   A. 排尿障碍而膀胱空虚
   B. 导尿管不易插入
   C. 假性尿失禁
   D. 血尿
   E. 下腹部腹膜刺激征阳性
5. 以下膀胱损伤的临床特点不正确的是
   A. 充盈的膀胱更易遭直接暴力损伤
   B. 腰骶部损伤最易合并膀胱损伤
   C. 根据病理，可分为挫伤、穿孔和破裂 3 种类型
   D. 膀胱破裂可分为腹膜内、腹膜外和混合型膀胱破裂 3 类
   E. 休克、腹痛、排尿困难和血尿为主要临床表现
6. 疑有膀胱破裂行导尿试验，为明确诊断主要观察
   A. 导尿管能否插入膀胱
   B. 有无引流出血尿
   C. 注入大量生理盐水后膀胱能否膨隆

D. 液体进出量的差异

E. 注水后行腹部 B 超检查时，腹腔或腹膜后液体量有无增加

7. 判断膀胱破裂最简便的检查方法是

A. 耻骨上膀胱穿刺

B. 腹腔穿刺

C. 插入金属尿管

D. 导尿及膀胱注水试验

E. 膀胱造影

8. 骨盆骨折后膀胱破裂最好的检查是

A. 膀胱镜检查

B. 液体排出量低于液体入量

C. 静脉肾盂造影

D. 血尿

E. 膀胱造影

9. 以下关于膀胱损伤的叙述正确的是

A. 通过导尿管注入生理盐水，如抽出液体量与注入的不相同即可排除膀胱损伤

B. 膀胱破裂时，应尽快进行手术修补

C. 通过导尿管注入生理盐水，如抽出液体量与注入的差异很大，则提示有膀胱破裂

D. 腹膜外膀胱破裂因无尿液漏入腹腔，一般不会引起腹痛

E. 膀胱破裂合并出血，不应早期进行手术，以免发生大出血并招致感染

10. 诊断膀胱损伤的主要依据是

A. 下腹部、臀部、会阴部创伤、特别是骨盆骨折时均应考虑

B. 不能排尿，下腹剧烈疼痛、腹膜刺激征

C. 导尿检查

D. 膀胱注水试验

E. 以上都是

11. 下列关于混合型膀胱破裂伤的说法错误的是

A. 火器、利刃所致的穿通伤是其中一个主要原因

B. 强大的外力作用可导致此类型的膀胱破裂发生

C. 此类膀胱损伤往往合并多脏器损伤

D. 死亡率高达 60%

E. 约 90% 的膀胱破裂患者同时发生腹膜外和腹膜内膀胱破裂

二 A2 型题

1. 患者，女性，28 岁。半小时前遇车祸腰部及下腹部被挤压，患者顿感下腹痛，逐渐扩展至全腹，来院急诊，查尿常规，患者有尿意但只滴出数滴血性尿液。首先应考虑的诊断是

A. 尿道损伤

B. 膀胱破裂

C. 肾损伤　　D. 肝破裂

E. 脾破裂

2. 患者，男性，38岁。大量饮酒，4小时未排尿，回家途中向前摔倒，立即出现下腹部剧痛，无法自解小便，急诊入院。查体：BP 110/75mmHg，P 85次/分，腹部肌紧张，有压痛，下腹部较重，移动性浊音阳性。导尿管可顺利插入，引流少量血性液，注入100ml无菌生理盐水，可回抽出40ml，腹腔穿刺抽出血性液。考虑

A. 膀胱损伤　　B. 输尿管损伤

C. 脾损伤并肾损伤　　D. 后尿道断裂

E. 肾挫伤

3. 患者，男性，43岁。因“车祸后下腹部疼痛伴少量肉眼血尿3小时”来诊。置导尿管顺利。注水试验：进出水量差异极大。应考虑的诊断是

A. 肾损伤　　B. 输尿管损伤

C. 膀胱损伤　　D. 前尿道损伤

E. 后尿道损伤

4. 患者，男性，42岁。上腹被车撞伤2小时，面色苍白，烦躁，脉搏细弱，P130次/分，BP 60/40mmHg。以下哪些检查最有诊断意义

A. 立位腹部X线平片　　B. 血常规

C. 腹腔穿刺　　D. 腹部B超

E. 以上都不是

5. 患者，男性，26岁。骑跨伤后4天，排尿困难、尿道口流血。查体：发热，阴囊明显肿大，发绀。其处理方法应是

A. 立即导尿并留置橡胶导尿管　　B. 立即以金属尿管导尿

C. 立即施行尿道修补术　　D. 立即行尿道会师术

E. 耻骨上膀胱造瘘术及引流外渗尿液

6. 患者，男性，74岁。排尿困难3年，多次尿潴留，每次导尿后拔除尿管仍不能排尿，现留置导尿管。查体：直肠指检前列腺Ⅱ度增大，患者不能平卧，心功能不全，长期慢性气管炎病史，患者最佳治疗方法是

A. 耻骨后膀胱前列腺切除术　　B. 耻骨上前列腺切除术

C. 经尿道前列腺切除术　　D. 局麻下膀胱造瘘双侧睾丸切除术

E. 继续留置导尿

7. 患者，男性，37岁。急欲上厕所，横穿马路被自行车撞倒，感下腹部疼痛，有尿意，但仅排出数滴血水。查体：全腹肌紧张，压痛及反跳痛，肠鸣音稀少，腹腔穿刺抽出血性液体10ml。最合理的治疗是

A. 及早行剖腹探查术　　B. 耻骨上膀胱造瘘术

C. 尿道修补术　　D. 尿道会师术

E. 保留导尿持续引流膀胱

三 A3/A4型题

（1~2题共用题干）

患者，男性，40岁。醉酒后于楼梯处摔伤1小时，腹痛、肉眼血尿入院。查体：BP 100/60mmHg，P 100次/分，面色苍白，下腹部广泛压痛，并有肌紧张及反跳痛。B超示肝、脾正常，少量腹腔积液。腹穿有淡红色液体。顺利留置尿管有少量血性尿液流出，色较淡。Hb 120g/L。

1. 下列内脏损伤中，可能性大的是

A. 肾损伤　　B. 膀胱损伤

C. 输尿管损伤　　D. 直肠损伤

E. 尿道损伤

2. 下列哪项检查对诊断泌尿系损伤为首选

A. 腹腔动脉造影　　B. B超

C. CT　　D. 膀胱造影

E. 尿道造影

（3~5题共用题干）

患者，男性，33岁。墙倒砸伤下腹部。查体：BP 110/75mmHg，HR 78次/分，下腹轻压痛，导尿有少量血性尿液，4小时后尿量仅120ml，淡红色。患者下腹痛加重，延及全腹，移动性浊音阳性。

3. 患者较为可能的诊断为

A. 尿道球部损伤　　B. 尿道膜部损伤

C. 膀胱损伤　　D. 输尿管损伤

E. 前列腺损伤

4. 为明确诊断，以下哪一项为简单、有效的检查方法

A. 腹部平片　　B. 利尿试验

C. 膀胱镜检　　D. 静脉肾盂造影

E. 膀胱注水试验

5. 对于患者首选的治疗方法为

A. 紧急手术探查　　B. 耻骨上膀胱造瘘术

C. 药物控制出血和感染　　D. 留置导尿，抗感染治疗

E. 待全面泌尿系统检查后，行手术治疗

（6~7 题共用题干）

患者，男性，36 岁。骨盆被重物挤压伤入院。查体：BP 90/50mmHg，P 120 次/分，面色苍白，下腹部有压痛。Hb 110g/L。X 线示髂骨线性骨折。经补液治疗，生命体征平稳，但仍无尿，留置尿管仅有 50ml 尿液流出，淡红色。腹部膨胀，移动性浊音阳性。

6. 首先应行哪项检查
   A. CT　　B. B 超
   C. 膀胱造影　　D. 尿道造影
   E. 腹腔动脉造影

7. 治疗选择以下哪项为正确
   A. 尿道修补术　　B. 腹穿抽吸腹腔积液治疗
   C. 耻骨上膀胱造瘘术　　D. 剖腹探查行膀胱修补术
   E. 继续临床观察

（8~10 题共用题干）

患者，男性，32 岁。不慎被车撞伤至骨盆骨折，不能排尿，留置尿管顺利，但无尿液引出，自尿管注入生理盐水 200ml，只回吸出 100ml。

8. 下列治疗方法错误的是
   A. 补液　　B. 手术修补
   C. 切开引流盆腔血肿　　D. 抗生素治疗
   E. 持续引流膀胱

9. 最可靠的诊断方法为
   A. 静脉肾盂造影（IVP）　　B. 膀胱造影
   C. 腹部平片　　D. 膀胱镜
   E. 膀胱穿刺

10. 诊断应考虑
   A. 尿道损伤　　B. 膀胱破裂
   C. 肾损伤　　D. 输尿管损伤
   E. 无泌尿系统损伤

（11~12 题共用题干）

患者，男性，34 岁。因“下腹部外伤后腹痛，不能排尿 30 分钟”来诊。30 分钟前被踢伤下腹部，当时膀胱处于憋尿状态，感下腹剧痛，不能自行排尿。查体：上腹部无明显压痛，移动性浊音(-)，耻骨上区皮下波动感，阴囊无明显肿胀。

11. 最可能的诊断是
    A. 输尿管损伤
    B. 腹膜内膀胱破裂
    C. 腹膜外膀胱破裂
    D. 前尿道损伤
    E. 后尿道损伤

12. 为明确诊断，最有意义的诊断方法是
    A. 导尿试验
    B. 膀胱造影
    C. 泌尿系统 CT
    D. 泌尿系统 MRI
    E. 静脉尿路造影

（13~16 题共用题干）

患者，男性，38 岁。反复血尿 1 年。查体：腹平软，无压痛。某日在黏膜麻醉下行膀胱镜检，发现膀胱内视野暗红，模糊不清，用蒸馏水反复冲洗，冲出少量血性液体及血凝块，患者诉剧烈腹痛，不能忍受，被迫停止检查。膀胱镜检后腹部膨隆，全腹压痛及反跳痛，肠鸣音低。

13. 膀胱镜检失败的原因不包括
    A. 尿道狭窄
    B. 膀胱容量过小
    C. 膀胱黏膜充血水肿
    D. 膀胱内血液及血凝块过多
    E. 膀胱镜光源出故障

14. 造成患者剧烈腹痛可能性最大的原因是
    A. 麻醉不充分
    B. 腹膜内膀胱破裂
    C. 腹膜外膀胱破裂
    D. 冲洗液温度过低致使肠痉挛
    E. 膀胱直肠损伤，膀胱直肠瘘

15. 患者的确诊措施是
    A. CT
    B. 腹腔穿刺
    C. 膀胱造影
    D. 肾、输尿管及膀胱（KUB）平片
    E. 导尿及注水试验

16. 如以上诊断成立，以下哪项处理不适用于患者
    A. 剖腹探查
    B. 导尿并留置导尿管引流尿液
    C. 耻骨上膀胱造瘘
    D. 使用足量抗生素
    E. 膀胱裂孔修补

（17~19 题共用题干）

患者，男性，42 岁。骨盆被重物挤压伤 2 小时入院。查体：P 120 次/分，BP 80/50mmHg，面色苍白。全腹压痛、反跳痛，肌紧张明显，以下腹部为甚。移动性浊音(+)。骨盆 X 线平片：髂骨线性骨折。经补液后，生命体征平稳，但仍无尿，留置导尿管仅有 50ml 尿液流出，淡红色。

17. 根据患者病史、体征，结合辅助检查，腹内脏器损伤可能性最大的是

A. 肾损伤　　B. 膀胱损伤
C. 输尿管损伤　　D. 直肠损伤
E. 尿道损伤

18. 首先要做的检查是

A. 腹腔动脉造影　　B. B 超
C. CT　　D. 膀胱造影
E. 尿道造影

19. 患者的治疗宜采取

A. 持续留置导尿管　　B. 剖腹探查术
C. 耻骨上膀胱造瘘术　　D. 尿道修补术
E. 继续抗休克，监测生命体征

（20~21 题共用题干）

患者，男性，33 岁。因塌方被埋，来急诊科就诊。查体：BP 110/70mmHg，P 90 次/分。腹部膨隆，全腹压痛，反跳痛，以下腹部为重，移动性浊音(+)。骨盆 X 线片提示有骨盆多发骨折。患者不能排尿，置尿管顺利，但只有少量淡红色尿液流出。

20. 以下治疗方法中，哪一项是正确的

A. 抗感染，抗休克治疗，急诊行剖腹探查术
B. 抗感染，抗休克治疗，急诊行经尿道会师术
C. 抗感染，抗休克治疗，急诊行经会阴尿道修补术
D. 抗感染，抗休克治疗，急诊行耻骨上膀胱穿刺造瘘术
E. 抗休克治疗，临床继续观察

21. 为明确诊断首选的方法是

A. IVP　　B. 腹部平片
C. 尿道造影　　D. 膀胱注水试验
E. 膀胱镜检查

四 X型题

1. 膀胱损伤的原因包括
   A. 骨盆骨折
   B. 腔道器械损伤
   C. 自发性破裂
   D. 膀胱空虚时下腹被拳击
   E. 贯通伤
2. 膀胱破裂后可出现的临床表现有
   A. 血尿
   B. 无尿或排尿困难
   C. 休克
   D. 大量乳糜尿
   E. 尿瘘
3. 关于膀胱挫伤，以下叙述正确的是
   A. 仅伤及膀胱黏膜或肌层
   B. 膀胱壁未被穿破
   C. 局部出血或形成血肿
   D. 无尿外渗
   E. 无血尿发生
4. 关于腹膜外膀胱破裂，以下叙述正确的是
   A. 腹膜外膀胱破裂较腹膜内膀胱破裂更为常见
   B. 多发生于骨盆骨折时，且常合并有前尿道损伤
   C. 膀胱壁破裂，但腹膜完整
   D. 多发生于骨盆骨折时，且常合并有后尿道损伤
   E. 大多由膀胱后壁的损伤引起
5. 关于腹膜内膀胱破裂，以下叙述正确的是
   A. 后果较腹膜外膀胱破裂严重得多
   B. 多见于膀胱后壁和顶部损伤
   C. 膀胱壁破裂，但腹膜完整
   D. 多发生于骨盆骨折时，且常合并有后尿道损伤
   E. 大多由膀胱后壁的损伤引起
6. 关于膀胱损伤的临床表现以下叙述正确的是
   A. 外伤后下腹剧烈疼痛，有时迅速波及全腹
   B. 可表现为肉眼或镜下血尿
   C. 膀胱发生破裂，尿液外渗或有血块堵塞时，表现为无尿或尿量减少
   D. 常发生休克
   E. 无压痛
7. 按照美国创伤外科协会分级量表，正确的膀胱破裂分级包括
   A. 挫伤，膀胱壁血肿为Ⅰ级

B. 裂伤，未穿透膀胱壁为Ⅰ级
C. 裂伤，腹膜外膀胱壁裂口 <2cm 为Ⅱ级
D. 裂伤，腹膜内膀胱壁裂口 <2cm 为Ⅱ级
E. 裂伤，腹膜外或腹膜内膀胱壁裂口扩大至膀胱颈或输尿管口为Ⅳ级

8. 怀疑有膀胱破裂可行导尿试验以明确诊断，关于导尿试验，叙述正确的有
A. 膀胱损伤时导尿管不易插入膀胱
B. 膀胱损伤时导尿管较易插入膀胱
C. 观察有无引流出血尿
D. 观察液体进出量的差异
E. 方法简单易行，准确性高

9. 膀胱破裂手术探查中，应注意
A. 修补膀胱破裂口
B. 彻底清除盆腔血肿
C. 腹膜外膀胱造瘘
D. 引流膀胱周围间隙
E. 留置持续导尿管

10. 骨盆骨折合并膀胱破裂和直肠损伤时，应首先考虑行
A. 膀胱造瘘
B. 膀胱修补
C. 结肠造瘘
D. 直肠修补
E. 切除膀胱及直肠

11. 膀胱破裂的处理原则包括
A. 留置导尿管
B. 膀胱造瘘
C. 彻底清除盆腔血肿
D. 膀胱周围及其他尿外渗部位充分引流
E. 闭合膀胱壁缺损

五、案例分析题

（1~6 题共用题干）

患者，男性，51 岁。昨日 22 时饮啤酒 10 余瓶后，骑电瓶车回家途中因剧烈颠簸突发下腹部疼痛，但可忍受。到家后，患者自觉腹胀，排尿困难，用力压腹辅助排尿约 20ml，排尿末段带血。患者未予重视，睡至次日 9 时，觉腹胀难忍，以“9 小时无小便”急诊就医。急诊医生予导尿试验，出量远大于入量。

1. 外科手术探查时可能发现
A. 腹腔大量绿色积液
B. 膀胱挛缩
C. 膀胱壁血肿
D. 腹腔内有较多血性积液及少量血凝块
E. 膀胱壁破口
F. 尿道断裂

2. 关于术后留置导尿管，叙述正确的是
A. 通常需要留置导尿管 1 周
B. 通常需要留置导尿管 7~14 天

C. 通常不需要留置导尿管

D. 在拔除导尿管之前应行膀胱造影检查

E. 在拔除导尿管之前应行正位腹部X线平片

F. 在拔除导尿管之前应行腹部平扫CT

3. 拔除导尿管之前行膀胱造影检查，仍有对比剂外渗，应采取的处理措施是

A. 不予处理，按时拔管

B. 开放手术修补

C. 腹腔镜手术修补

D. 经尿道膀胱镜手术修补

E. 继续留置膀胱引流，直至对比剂不再外渗再拔管

F. 膀胱快速冲洗

4. 关于导尿及注水试验，以下叙述正确的有

A. 膀胱损伤时导尿管不易插入膀胱

B. 膀胱损伤时导尿管较易插入膀胱

C. 观察有无引流出血尿

D. 观察液体进出量的差异

E. 导尿及注水试验简单易行，准确性高

F. 注入30ml生理盐水即可

5. 最有利于该患者确诊的检查方法是

A. PET-CT

B. 腹腔穿刺

C. 膀胱造影

D. 肾、输尿管及膀胱（KUB）平片

E. 腹腔MRI

F. 利尿肾图

6. 患者行膀胱造影检查，提示膀胱外火焰状对比剂扩散，但未见对比剂衬托肠袢。最可能的诊断是

A. 肠梗阻

B. 腹膜内膀胱破裂

C. 腹膜外膀胱破裂

D. 肠痉挛

E. 阑尾炎

F. 尿道断裂

（7~14题共用题干）

患者，男性，73岁。排尿困难5年，排不出尿8小时。否认糖尿病、高血压和脑血管意外病史。查体：T 37℃，P 86次/分，R 22次/分，BP 138/70mmHg。耻骨上区膨胀，叩诊浊音。

7. 应做哪些紧急处理

A. 导尿并留置尿管

B. 导尿不留置尿管

C. 抽血查电解质、HCO_3^-、BUN
D. 经直肠 B 超检查前列腺
E. 泌尿系 B 超
F. 心电图
G. 直肠指检
H. 静脉肾盂造影

8. 血 Cr 900μmol/L，Na^+ 140mmol/L，K^+ 3.6mmol/L，Cl^- 100mmol/L，Ca^{2+} 2.0mmol/L。应进一步做哪些检查
A. 血前列腺特异性抗原（PSA）
B. 前列腺 B 超
C. 静脉尿路造影
D. 泌尿系统 B 超
E. 膀胱镜检查

9. 血 PSA 10.0μg/L；B 超提示双肾积液、双侧输尿管扩张，前列腺 100ml，外腺区未见低回声区。哪些处理是正确的
A. 前列腺穿刺活检
B. 静脉尿路造影
C. 继续留置尿管持续引流膀胱
D. 经尿道前列腺电切术
E. 耻骨上前列腺切除术
F. 双侧睾丸切除术

10. 经留置尿管持续引流膀胱 3 周后复查血 Cr 和电解质均正常，血 PSA 4.0μg/L。为了明确诊断，应考虑做哪些检查
A. 前列腺穿刺活检
B. 静脉尿路造影
C. 盆腔 CT
D. 盆腔 MRI
E. 肾图
F. 放射性核素肾扫描

11. 静脉尿路造影提示双肾功能良好，双侧输尿管通畅，膀胱颈抬高。应采用哪种治疗方案
A. 经尿道前列腺切除术
B. 耻骨上前列腺切除术
C. 双侧睾丸切除术
D. 经尿道前列腺切除术 + 双侧睾丸切除术
E. 耻骨上前列腺切除术 + 双侧睾丸切除术
F. 耻骨后根治性前列腺切除术
G. 经尿道前列腺射频消融术

12. 对患者拟行耻骨上前列腺切除术，哪种检查最能判断术后效果
A. 尿流率
B. 膀胱压力容积测定
C. 膀胱压-尿流率检查
D. 剩余尿量
E. 尿道外括约肌肌电图

13. 患者手术过程顺利，术后 2 个月复诊：排尿通畅，但仍有漏尿症状，起立和咳嗽时明显，无明显的尿频、尿急。患者漏尿的原因是
A. 逼尿肌老化
B. 逼尿肌过度活动
C. 充溢性尿失禁
D. 混合性尿失禁

E. 尿道外括约肌受损　　F. 尿路感染

14. 以下哪些治疗措施是正确的

A. 盆底训练　　B. 口服 α 受体阻断药

C. 口服吡斯的明　　D. 口服托特罗定（tolterodine）

E. 口服米多君　　F. 口服 α 受体阻断药 + 吡斯的明

G. 口服 α 受体阻断药 + 托特罗定　　H. 口服 α 受体阻断药 + 米多君

参考答案与解析

一、A1 型题

1. C【解析】下腹部暴力外伤造成膀胱破裂最容易发生于膀胱充盈。

2. D【解析】当膀胱充盈超过 300ml，高出耻骨联合之上，若下腹受到打击，膀胱可能破裂。

3. D【解析】诊断膀胱破裂的类型，最可靠的方法为膀胱造影。

4. A【解析】造成尿流不畅的神经性膀胱功能障碍、长期卧床等，都可能诱发膀胱结石的出现，尿液潴留容易并发感染，以细菌团、炎症坏死组织及脓块为核心，可诱发晶体物质在其表面沉积而形成结石。

5. B【解析】腹膜内膀胱损伤，多发生于膀胱充盈时，腹壁受到暴力作用所致，约占 62%。腹膜外膀胱破裂多由骨盆骨折断端刺破所致，约占 25%，而腰骶部损伤不易造成膀胱损伤。

6. D【解析】疑有膀胱破裂行导尿试验，为明确诊断主要观察液体进出量的差异。

7. D【解析】判断膀胱破裂最简便的检查方法为导尿及膀胱注水试验。

8. E【解析】膀胱造影可以准确地诊断膀胱破裂。

9. C【解析】只有液体进出量差异很大，才提示膀胱破裂。膀胱破裂的治疗需要依据裂口的大小、位置、有无明显尿外渗等情况决定治疗方法。对于病情比较轻的患者，可以通过膀胱造瘘、插导尿管将膀胱内尿液引流出去，有助于膀胱破裂口愈合，膀胱破裂口愈合之后，可以拔出导尿管。如腹膜外膀胱破裂，是比较小的裂口，没有明显尿外渗只需要留置导尿管 7~10 天。对于膀胱破裂患者，病情比较严重者，多需要进行膀胱修补术，将破裂口缝合，同时还需要检查输尿管、尿道受损情况。

10. C【解析】诊断膀胱损伤的主要依据为导尿检查。

11. E【解析】混合型膀胱破裂：约 10% 的膀胱破裂患者同时发生腹膜外和腹膜内膀胱破裂。火器、利刃所致的穿通伤是其中一个主要原因。强大的外力作用可导致此类型的膀胱破裂发生，此类膀胱损伤往往合并多脏器损伤，死亡率高达 60%。

二、A2 型题

1. B【解析】膀胱破裂，在医学上的定义是指膀胱壁发生裂伤，尿液和血液流入腹腔所引起的以排尿障碍、腹膜炎、尿毒症和休克为特征的一种膀胱疾患。其症状多表现为尿急、尿痛、血尿等，患有膀胱破裂的患者也会感觉到极大的痛苦。

2. A【解析】膀胱损伤血常规检查示白细胞增高；尿常规示红细胞满视野，尿隐血试验阳性。由于尿液吸收，血生化检查示尿素氮、肌酐值增高。B 超检查可以探测膀胱形状，如无膀胱破裂，可探测到完整膀胱，如有膀胱破裂，膀胱既不能充盈，膀胱形态也会改变。如配合注水试验，可探测膀胱能否充盈以及液体流入何处，对膀胱损伤的类型也会有一定帮助。探测腹腔有“腹水”时，对腹膜内型膀胱破裂也有一定帮助。

3. C【解析】参见 A2 型题第 2 题解析。

4. C【解析】腹腔穿刺术是借助穿刺针直接从腹前壁刺入腹膜腔的一项诊疗技术。①明确腹腔积液的性质，找出病原，协助诊断。②适量的抽出腹水，以减轻患者腹腔内的压力，缓解腹胀、胸闷、气急，呼吸困难等症状，减少静脉回流阻力，改善血液循环。③向腹膜腔内注入药物。④注入适量的空气（人工气腹）以增加腹压，使膈肌上升，间接压迫两肺，减小肺活动度，促进肺空洞的愈合，在肺结核空洞大出血时，人工气腹可作为一项止血措施。⑤施行腹水浓缩回输术。⑥诊断性（如腹部创伤时）或治疗性（如重症急性胰腺炎时）腹腔灌洗。

5. E【解析】膀胱造瘘是解决急性尿潴留且无法上导尿管患者的主要方法之一，在耻骨上用穿刺针穿过腹壁到达膀胱后留置导管，将膀胱中的尿液引出体外，称为耻骨上膀胱造瘘术。

6. D【解析】晚期前列腺癌伴尿潴留患者采用单一切口行膀胱造瘘及双侧睾丸切除是一种较为简便、易行的方法。

7. A【解析】一般选择进行剖腹探查，进一步明确引起临床症状和体征的具体原因。

三、A3/A4 型题

1. B【解析】参见 A2 型题第 2 题解析。

2. D【解析】膀胱造影是将导管插入膀胱，注入 3%～6% 碘化钠溶液 100～200ml，以使膀胱显影的方法。主要用于诊断膀胱瘤、膀胱憩室、外在压迫，如前列腺肥大等疾病。

3. C【解析】参见 A2 型题第 2 题解析。

4. E【解析】怀疑膀胱损伤时，应马上导尿，如尿液清亮，可初步排除膀胱损伤。膀胱损伤时，导尿管可顺利插入膀胱（尿道损伤常不易插入），仅流少量血尿或无尿流出，应行注水试验。经导尿管向膀胱内注入 200～300ml 生理盐水，稍待片刻后抽出，如出入量相差很大，提示膀胱破裂。该方法尽管简便，但准确性差，易受干扰。

5. A【解析】该患者下腹痛加重，延及全腹，移动性浊音阳性，应进行紧急手术探查。

6. C【解析】参见 A3/A4 型题第 2 题解析。

7. D【解析】该患者可能为膀胱损伤，应该剖腹探查行膀胱修补术。

8. C【解析】患者骨盆骨折，留置尿管顺利，说明患者尿道膜部完整，仅损伤前尿道。自尿管注入生理盐水 200ml，只回吸出 100ml，存在膀胱破裂可能。应持续引流膀胱，手术修补膀胱同时行抗生素治疗，因骨盆骨折失血较多，为避免休克应行补液治疗，不必切开引流盆腔血肿。

9. B【解析】参见 A3/A4 型题第 2 题解析。

10. B【解析】参见 A2 型题第 1 题解析。

11. C【解析】腹膜外和腹膜内膀胱破裂的鉴别见表 31－1。

表 31－1　腹膜外膀胱破裂与腹膜内膀胱破裂的鉴别

鉴别要点	腹膜外膀胱破裂	腹膜内膀胱破裂
损伤部位	多见于膀胱前壁损伤	多见于膀胱后壁和顶部损伤
伴发损伤	多伴骨盆骨折	时有自发性膀胱破裂
腹膜损伤	膀胱壁破裂、腹膜完整	膀胱壁破裂、腹膜破裂与腹腔相通
尿液外渗部位	膀胱周围组织、耻骨后间隙	腹腔内
主要临床症状	下腹部、压痛、肌紧张，直肠指检可触及肿物、可有触痛	全腹压痛、反跳痛、肌紧张，移动性浊音

12. B【解析】参见 A3/A4 型题第 2 题解析。

13. C【解析】膀胱镜检失败的原因：尿道狭窄、膀胱容量过小、膀胱内血液及血凝块过多、膀胱镜光源出故障等。

14. B【解析】参见 A3/A4 型题第 11 题解析。

15. C【解析】参见 A3/A4 型题第 2 题解析。

16. B【解析】导尿管留置术目的：①用于抢救危重休克患者时能准确记录尿，测量尿比重，以观察病情变化。②盆腔内器官手术前留置导尿管，引流出尿液，以保持膀胱空虚，可避免术中误伤。③某些患泌尿系统疾病的患者，手术后留置导尿管，可便于引流及冲洗，还可减轻手术切口的张力，促进伤口的愈合。④对于截瘫、昏迷、会阴部有伤口的患者，留置导尿管可引流尿液，以保持会阴部清洁干燥，预防压疮，对尿失禁患者还可进行膀胱功能的训练。

17. B【解析】参见 A2 型题第 2 题解析。

18. D【解析】参见 A3/A4 型题第 2 题解析。

19. B【解析】一般选择进行剖腹探查，进一步明确引起临床症状和体征的具体原因。

20. A【解析】该患者因塌方被埋造成多处损伤，应进行抗感染及抗休克治疗。参见

A3/A4 型题第 19 题解析。

21. D【解析】参见 A3/A4 型题第 4 题解析。

四、X 型题

1. ABCE【解析】膀胱损伤的病因如下。①开放性损伤：较为少见。主要是由弹片、子弹或锐器贯通所致，常合并其他脏器损伤，如直肠、阴道损伤，形成腹壁尿瘘、膀胱直肠瘘或膀胱阴道瘘。②闭合性损伤：最常见的原因为各种因素引起的骨盆骨折，如车祸、高处坠落等；其次为膀胱在充盈状态下突然遭到外来打击，如下腹部遭受撞击、摔倒等。③医源性损伤：最常见于妇产科、下腹部手术以及某些泌尿外科手术，如输尿管镜、膀胱镜、腹腔镜检查或治疗等均可导致膀胱损伤。④自发性破裂：病理性膀胱（如肿瘤、结核）在过度膨胀时（可由意识障碍引起，如醉酒或精神疾病），可发生破裂，称自发性破裂。较少见。

2. ABCE【解析】膀胱破裂后出现的临床表现：①疼痛。②血尿。③无尿或排尿困难。④休克。⑤尿瘘。

3. ABCD【解析】膀胱挫伤：仅伤及膀胱黏膜或肌层，膀胱壁未被穿破，局部出血或形成血肿，无尿外渗，可发生血尿。

4. ACD【解析】腹膜外膀胱破裂段腹膜内膀胱破裂更为常见。大多由膀胱前壁的损伤引起。多发生于骨盆骨折时，且常合并有后尿道损伤。膀胱壁破裂，但腹膜完整。尿液外渗到膀胱周围组织及耻骨后间隙，沿骨盆筋膜到盆底或沿输尿管周围疏松组织蔓延到肾区。

5. AB【解析】腹膜内膀胱破裂较少见，但后果较腹膜外膀胱破裂严重得多。多见于膀胱后壁和顶部损伤。膀胱壁破裂伴腹膜破裂，与腹腔相通，尿液流入腹腔，引起化学性腹膜炎。

6. ABCD【解析】膀胱损伤的临床表现如下。①疼痛：外伤后下腹剧烈疼痛，有时迅速波及全腹。压痛、反跳痛明显，可有移动性浊音。腹腔穿刺可抽出血性液体及尿液。②血尿：可表现为肉眼或镜下血尿，其中肉眼血尿最具有提示意义，有时伴有血凝块，大量血尿者少见。③无尿或排尿困难：膀胱发生破裂，尿液外渗或有血块堵塞时，表现为无尿或尿量减少。部分患者表现为排尿困难，与疼痛、恐惧或卧床排尿不习惯等有关。④休克：骨盆骨折所致剧痛、大出血，膀胱破裂引起尿外渗及腹膜炎，伤势严重，常发生休克。⑤尿瘘：开放性损伤，可有体表伤口，会漏尿，如与直肠、阴道相通，则经肛门、阴道漏尿。闭合性损伤，在尿外渗感染后破溃，可形成尿瘘。

7. ABC【解析】按照美国创伤外科协会分级量表，把膀胱损伤分为 5 级。Ⅰ级，挫伤，膀胱壁血肿。裂伤，未穿透膀胱壁。Ⅱ级，裂伤，腹膜外膀胱壁裂口 $<2cm$。Ⅲ级，裂伤，腹膜外膀胱壁裂口 $>2cm$ 或腹膜内膀胱壁裂口 $<2cm$。Ⅳ级，裂伤，腹膜内膀胱壁裂口 $>2cm$。Ⅴ级，裂伤，腹膜外或腹膜内膀胱壁裂口扩大至膀胱颈或输尿管口。

8. BCD【解析】参见 A3/A4 型题第 4 题解析。

9. ACDE【解析】膀胱破裂手术探查中，应注意：①修补膀胱破裂口。②腹膜外膀胱造瘘。③引流膀胱周围间隙。④留置持续导尿管。

10. ABC【解析】骨盆骨折合并膀胱破裂和直肠损伤时，应首先考虑行膀胱造瘘、膀胱修补及结肠造瘘等治疗。

11. ABDE【解析】膀胱破裂的处理原则：①留置导尿管。②膀胱造瘘。③膀胱周围及其他尿外渗部位充分引流。④闭合膀胱壁缺损。

五、案例分析题

1. BCDE【解析】该患者可能为膀胱损伤，手术探查时可发现膀胱挛缩、膀胱壁血肿、腹腔内有较多血性积液及少量血凝块及膀胱壁破口。

2. BD【解析】术后，导尿管通常需要留置7～14天，在拔除导尿管之前还应进行膀胱造影检查，检查患者的疾病好转情况。

3. E【解析】拔除导尿管之前行膀胱造影检查，仍有对比剂外渗，应继续留置膀胱引流，直至对比剂不再外渗再拔管。

4. BCD【解析】参见A3/A4型题第4题解析。

5. C【解析】参见A1型题第8题解析。

6. C【解析】参见X型题第4题解析。

7. AC【解析】留置尿管术是在严格无菌操作下，用无菌导尿管经尿道插入膀胱引流出尿液的方法，是目前临床上常用的一项护理操作技术。抽血查电介质、HCO^-、BUN检查患者电解质平衡及其他疾病的可能。

8. ABD【解析】患者血Cr 900μmol/L，不宜行静脉尿路造影或膀胱镜检查，加重肾功能的损害，应明确前列腺大小，并排除前列腺癌可能。

9. C【解析】该患者B超提示仍有双肾积液，输尿管扩张，应继续留置尿管，持续引流。

10. B【解析】静脉尿路造影可以来观察肾积水的严重程度以及尿路梗阻的情况，同时还可以帮助判断分肾的功能。

11. B【解析】耻骨上前列腺切除术，也称经膀胱前列腺切除术，是指经下腹部腹膜外切口，切开膀胱摘除前列腺的手术。适应证：①梗阻症状明显，残余尿超过60ml，前列腺增大明显，估计重量超过60g。②前列腺增生伴有膀胱内病变，如膀胱憩室、结石、肿瘤。③增生前列腺向膀胱内突出明显或巨大的中叶增生者。④髋关节僵直患者，不能放置膀胱截石位者。

12. C【解析】膀胱压-尿流率检查在预测前列腺增生引起的膀胱出口梗阻的手术时机选择具有重要意义。

13. E【解析】尿道括约肌对于控制排小便具有非常重要的作用，如果尿道括约肌损伤，容易造成排尿困难，或者是漏尿等情况。

14. AE【解析】盆底肌训练主要用于治疗压力性尿失禁，通过训练，肌肉力量和张力的增强不仅可以为膀胱、尿道提供有效的支撑，还可以增强尿道括约肌的力量。当腹压增加时，一次快速、有力的收缩可有效关闭尿道，防止漏尿。米多君用于女性压力尿失禁，下肢静脉充血时，血循环体位性功能失调而造成的低血压等症状。

第三十二章　膀胱结石

一 A1 型题

1. 形成感染性结石的易感因素是
   A. 肾小管性酸中毒
   B. 产生脲酶的细菌
   C. 高钙尿症
   D. 甲状旁腺功能亢进症
   E. 高草酸尿症
2. 肠道膀胱扩大术后膀胱结石的发生率高，主要原因是
   A. 尿路感染
   B. 尿液潴留
   C. 手术引流管
   D. 动物蛋白摄入过高
   E. 肠道分泌黏液所致
3. 结石长期存在可引起的尿路恶性肿瘤为
   A. 腺癌
   B. 鳞状上皮癌
   C. 移行细胞癌
   D. 透明细胞癌
   E. 肉瘤
4. 引起尿频、尿急、排尿终末疼痛和里急后重的结石是
   A. 肾盂结石
   B. 膀胱结石
   C. 输尿管上段结石
   D. 输尿管末端结石
   E. 输尿管中段结石
5. 膀胱结石引起的血尿特点是
   A. 常伴有肾绞痛症状
   B. 常为全程无痛性肉眼血尿
   C. 排尿有时尿线突然中断，尿道内剧烈疼痛
   D. 主要在急性阶段出现，常同时伴有膀胱刺激征
   E. 膀胱刺激征持续一段时间后才出现血尿，以终末血尿多见
6. 膀胱结石的典型表现是
   A. 排尿困难伴血尿
   B. 排尿困难、排尿中断
   C. 腰痛伴发热
   D. 全程肉眼无痛性血尿
   E. 尿频、尿急和尿痛

7. 膀胱结石最可靠的确诊方法是
   A. 依据典型症状，如尿流中断
   B. 双合诊检查
   C. 金属尿道探子检查
   D. 腹部平片
   E. 膀胱镜检查
8. 有关膀胱憩室内结石的治疗，最恰当的是
   A. 经膀胱机械碎石术
   B. 中药排石
   C. 经尿道液电碎石术
   D. 耻骨上膀胱切开取石术
   E. 体外冲击波碎石术
9. 膀胱结石首选的治疗方法是
   A. 开放取石手术
   B. 体外冲击波碎石术
   C. 经膀胱镜碎石术
   D. 药物排石
   E. 经皮穿刺取石术

二 A2 型题

1. 患者，男性，40 岁。偶有膀胱刺激征，伴排尿困难及尿流中断，改变体位后可继续排尿，应先考虑的诊断是
   A. 急性膀胱炎
   B. 急性肾盂肾炎
   C. 泌尿系统结核
   D. 膀胱结石
   E. 膀胱肿瘤
2. 患者，女性，38 岁。后尿道有 1.2cm×1.8cm×0.8cm 结石，排尿困难，治疗方案是
   A. 尿道碎石
   B. 尿道切开取石
   C. 膀胱切开取石
   D. 经尿道外口钩取或钳碎结石
   E. 将结石推回膀胱，再切开膀胱取石或者经膀胱镜碎石取石
3. 患者，男性，42 岁。膀胱结石直径 2cm，尿常规白细胞 3~5 个/高倍视野。最佳的治疗方法是
   A. 经尿道膀胱取石术
   B. 膀胱切开取石术
   C. 经膀胱镜取石
   D. 体外冲击波碎石术
   E. 中药排石
4. 患者，女性，35 岁。血尿 1 周余，如下图所示，最可能的诊断是
   A. 膀胱血块
   B. 膀胱结石
   C. 膀胱息肉
   D. 膀胱癌

E. 输尿管癌

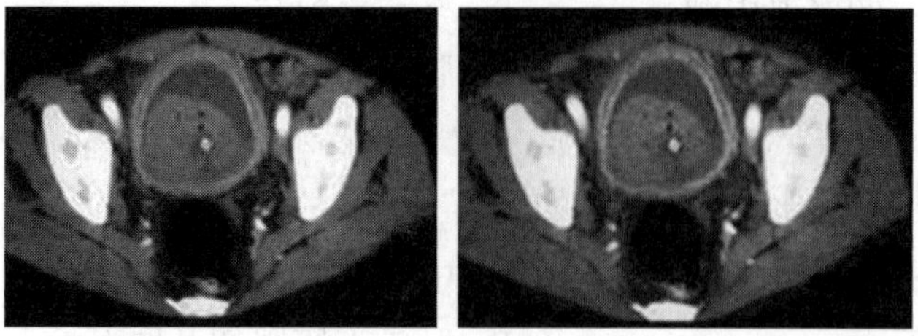

5. 患者，男性，58岁。B超可见膀胱内结石直径1.8cm，膀胱憩室，对患者的处理措施是

A. 体外冲击波碎石术（ESWL）
B. 膀胱切开取石术
C. 经膀胱镜机械碎石术
D. 中药排石
E. 自行排石

6. 患儿，男，5岁。KUB平片发现耻骨上有2.5cm×3.0cm致密影，卵圆形，应该采用的治疗方法是

A. 抗感染治疗
B. 溶石治疗
C. 留置导尿管
D. 膀胱造瘘引流尿液
E. 耻骨上膀胱切开取石术

三 A3/A4型题

（1~4题共用题干）

患儿，男，4岁。常有排尿中断现象，并伴有疼痛，患儿常用手搓拉阴茎，改变体位后，能够恢复排尿。

1. 患儿最可能的诊断是

A. 膀胱结石
B. 后尿道瓣膜
C. 膀胱炎
D. 膀胱憩室
E. 前尿道瓣膜

2. 结石的主要成分最可能的是

A. 草酸钙结石
B. 磷酸钙结石
C. 尿酸结石
D. 胱氨酸结石
E. 磷酸镁铵结石

3. 可能的病因是

A. 饮水太少
B. 动物蛋白摄入太少
C. 糖分摄入过多
D. 活动太少
E. 前列腺增生

4. 首选治疗是

A. 经皮肾镜取石术　　B. 经膀胱镜取石术

C. 体外冲击波碎石术　　D. 开放取石术

E. 药物排石

(5~7 题共用题干)

患儿，男，11 岁。1 年来时有尿频、尿急、尿痛和排尿困难、尿流中断，改变体位后又能继续排尿。

5. 首先应考虑

A. 急性膀胱炎　　B. 前列腺炎

C. 尿道狭窄　　D. 膀胱结石

E. 输尿管结石

6. 为明确诊断，应采取的检查为

A. 膀胱超声　　B. 膀胱镜

C. 血常规　　D. 肾脏 CT

E. 以上均可

7. 在超声检查中发现，膀胱内直径 5cm 强回声，考虑为膀胱结石，应采取的治疗措施是

A. 体外冲击波波碎石术　　B. 中药排石

C. 经皮肾镜取石术　　D. 手术取石

E. 大量饮水

(8~10 题共用题干)

患者，男性，56 岁。尿频，进行性排尿困难伴夜尿增多 3 年，尿流中断半年。直肠指检发现前列腺增大。腹部平片及 B 超检查提示：膀胱区 2 个分别为 3.5cm×2.5cm×2.5cm 和 2.5cm×2.0cm×2.0cm 结石，上尿路未见异常改变。

8. 在预防结石复发的措施中，不包括

A. 定期 X 线或 B 超检查　　B. 大量饮水，使每天尿量 >2000ml

C. 定期膀胱镜检查　　D. 依结石成分调节饮食

E. 限制钠盐摄入

9. 患者如无尿道感染，目前治疗宜采取

A. 膀胱切开取石术 + 经尿道前列腺切除术

B. 膀胱镜碎石术

C. 膀胱切开取石术

D. 套石术

E. 药物排石

10. 患者尿常规检查发现满视野白细胞，应采取

A. 先留置导尿管，控制感染后再膀胱切开取石 + 前列腺摘除

B. 立即膀胱切开取石

C. 经膀胱镜碎石

D. 先留置导尿管，抗感染后再碎石

E. 非手术治疗

（11~13 题共用题干）

患者，男性，55 岁。尿频，夜尿增多 1 年，加重伴尿潴留 1 天，夜间排尿 5~6 次，有尿流中断史，改变姿势后又能恢复排尿。查体：下腹膨隆，耻骨上区叩诊浊音。B 超可见：前列腺 5. 5cm ×5. 0cm ×4. 0cm，膀胱内有 2~4cm 强光团，后伴声影。

11. 可能的诊断是

A. 膀胱肿瘤

B. 膀胱颈挛缩

C. 前列腺增生

D. 前列腺癌

E. 前列腺增生合并膀胱结石

12. 首先应采取的措施是

A. 留置导尿

B. 膀胱造瘘

C. 药物治疗

D. 膀胱穿刺抽出尿液

E. 导尿，不留置尿管

13. 如无禁忌，手术方式应采取

A. 经尿道前列腺切除术（TURP）

B. 腔内碎石治疗

C. 体外冲击波碎石术

D. 耻骨上膀胱切开取石术

E. 药物治疗

（14~17 题共用题干）

患者，男性，76 岁。上感发热 3 天，不能自行排尿 1 天入院。既往有进行性排尿困难 3 年。查体：一般情况好，下腹膨隆，浊音界位于脐下 2 指。B 超显示：膀胱内有多个 1~2cm 强光团，其后伴声影。KUB 平片未见异常。诊断为前列腺增生继发急性尿潴留和膀胱结石。

14. 患者膀胱结石成分最可能是

A. 草酸钙结石

B. 磷酸钙结石

C. 尿酸结石

D. 胱氨酸结石

E. 磷酸镁铵结石

15. 患者应首先采用的治疗方法是

A. 急诊行经皮耻骨上膀胱穿刺造瘘术

B. 先行插尿管使尿液慢慢流出，不必留置尿管
C. 急诊行导尿后留置尿管，持续引流，抗感染治疗
D. 先行抗感染治疗，适当应用利尿治疗，继续观察
E. 急诊行耻骨上膀胱穿刺抽出尿液，全面检查后再决定进一步治疗方案

16. 在尿常规检查的项目中，以下对结石有诊断意义的是
A. 尿比重高　　B. 尿比重低
C. 尿 pH 高　　D. 尿 pH 低
E. 尿中可见盐类结晶

17. 膀胱镜检查时膀胱内结石的外观为
A. 形状不规则，桑椹样，表面粗糙，棕褐色，质地硬
B. 形状不规则，表面粗糙，灰白色，质地脆
C. 多边形，表面光滑，淡黄色至黄棕色，蜡样外观，质地软
D. 形状不规则，表面粗糙，红棕色，质地硬
E. 类圆形或多边形，表面光滑，淡黄色，质地硬

四 X 型题

1. 以下与原发性膀胱结石有关的是
A. 营养不良　　B. 低蛋白饮食
C. 下尿路梗阻　　D. 膀胱异物
E. 反复尿路感染

2. 尿路不同部位的感染都可以形成特殊成分的结石，其成分主要是
A. 磷酸镁铵　　B. 碳酸磷灰石
C. 尿酸铵　　D. 磷酸钠铵
E. 尿碱铵

3. 膀胱结石的继发性病理改变主要表现为
A. 梗阻　　B. 感染
C. 肿瘤　　D. 贫血
E. 局部损害

4. 膀胱结石排尿突然中断并感疼痛放射至
A. 阴茎头部　　B. 远端尿道
C. 阴囊部　　D. 会阴部
E. 膀胱部

5. 膀胱结石的治疗原则是
A. 镇痛治疗　　B. 取出结石
C. 去除结石形成的病因　　D. 保守治疗

E. 同时处理上尿路梗阻性病变

6. 进行体外冲击波碎石时多采用的体位是

A. 蹲位
B. 侧卧位
C. 俯卧位
D. 蛙式坐位
E. 站立位

五 案例分析题

（1~4 题共用题干）

患者，男性，53 岁。因反复血尿 1 年，伴尿急、尿频、尿痛，于当地门诊就诊。患者自述每小时排尿 6~8 次，每次仅数毫升。当地医院安排患者在黏膜麻醉下行膀胱镜检查。膀胱镜进镜顺利，发现膀胱内视野暗红，模糊不清。用蒸馏水反复冲洗时，进水通畅但流出不畅，并冲出少量血性液体及血凝块。膀胱镜检查过程中因患者无法忍受剧烈腹痛而停止检查。膀胱镜检查后患者腹部膨隆，全腹压痛及反跳痛，肠鸣音低。

1. 导致膀胱镜检失败的原因不包括

A. 尿道狭窄
B. 膀胱容量过小
C. 膀胱顺应性不佳
D. 膀胱内血液及血凝块过多
E. 膀胱本身病变
F. 患者配合差

2. 造成患者剧烈腹痛最可能的原因是

A. 麻醉不充分
B. 腹膜内膀胱破裂
C. 腹膜外膀胱破裂
D. 冲洗液温度过低致使肠痉挛
E. 膀胱直肠损伤，膀胱直肠瘘
F. 化脓性腹膜炎

3. 为明确诊断，应选择的检查方法是

A. 腹部 CT
B. 腹腔穿刺
C. 膀胱造影
D. KUB 平片
E. 导尿及注水试验
F. 腹部磁共振

4. 行导尿及注水试验，使出入量基本均衡后，再行膀胱造影结果如下图所示，可见对比剂衬托的肠袢。以下哪项处理不适用于该患者

A. 剖腹探查
B. 导尿并留置导尿管引流尿液
C. 耻骨上膀胱穿刺造瘘术
D. 使用足量抗生素
E. 膀胱裂孔修补
F. 补液防止休克

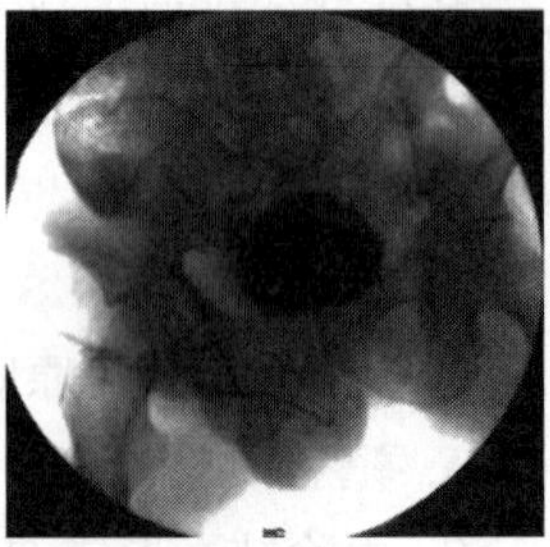

（5~10 题共用题干）

患者，男性，68 岁。因进行性排尿困难 10 年，加重 1 年，伴尿频、尿急和尿痛，遂就诊。查体：前列腺Ⅱ度增大，中等硬度，表面光滑。泌尿系统 B 超：前列腺体积 5.2cm×4.6cm×3.8cm，前列腺中叶向膀胱内突出，膀胱内可见多个强回声光团伴声影，直径 0.5~1.0cm。膀胱内残余尿量为 120ml。膀胱 X 线平片未见结石影。

5. 考虑该患者为膀胱结石，临床需要进行鉴别诊断的疾病有

A. 尿道狭窄
B. 膀胱肿瘤
C. 膀胱结核
D. 腺性膀胱炎
E. 神经源性膀胱
F. 间质性膀胱炎
G. 盆腔脂肪增多症

6. 以下临床常用检查，哪些有助于明确膀胱结石的诊断

A. CT
B. 膀胱镜检查
C. 静脉尿路造影
D. 膀胱充气造影
E. 尿道探条检查
F. 三合诊检查
G. 变换体位行膀胱 B 超检查

7. 根据上述临床资料，为患者行膀胱镜检查，膀胱结石的理化特性和外观最可能是

A. 外观为红棕色
B. 外观为灰白色
C. 外观为黄色
D. 外形为不规则形、桑椹样
E. 外形为圆形或类圆形
F. 表面粗糙
G. 表面光滑
H. 表面呈蜡样外观改变
I. 看似质地脆，容易粉碎
J. 看似质地硬，不易粉碎

8. 对患者采取的首选组合治疗方法是

A. 经膀胱镜碎石术
B. 体外冲击波碎石术
C. 膀胱切开取石术
D. 经尿道前列腺切除术
E. 药物溶石和排石治疗
F. 开放性前列腺切除术
G. 前列腺增生药物治疗

9. 手术后 1 个月内尿频、尿急，最近 1 周又出现尿痛的症状，且日渐加重，伴有终末段肉眼血尿，偶尔伴有尿失禁，无发热。尿常规：白细胞(+++)，红细胞(+++)。患者出现上述临床表现的可能原因是

A. 前列腺切除不够彻底
B. 膀胱结石碎石取石不够彻底，有残留结石
C. 合并急性膀胱炎
D. 前列腺电切后前列腺窝愈合不良，合并感染
E. 合并膀胱肿瘤

F. 合并前列腺癌

G. 术后出现尿道狭窄

10. 针对患者的上述情况，应该选择的检查和治疗是

A. 尿细菌学培养

B. 口服广谱抗生素

C. 静脉注射广谱抗生素

D. 耻骨上膀胱穿刺造瘘术

E. 膀胱镜检查以排除膀胱肿瘤

F. 泌尿系统 B 超检查，并检测残余尿量

G. 膀胱镜检查以明确前列腺切除是否彻底

H. 应用 α 受体阻断药以缓解尿路刺激症状

I. 应用 M 受体阻断药以缓解尿频和尿急症状

J. 留置导尿管，缓解尿频、尿急、尿痛和尿失禁症状

K. 泌尿系统 CT 及计算机体层摄影尿路造影（CTU）检查以排除泌尿系统肿瘤

（11～15 题共用题干）

患者，男性，73 岁。主因“渐进性排尿困难 5 年，间断尿失禁 2 年”就诊。患者既往有高血压史，口服降压药，血压控制良好。3 年前曾患脑梗死，经治疗后好转。

11. 患者应做的初步检查是

A. 尿常规

B. 泌尿系统 B 超

C. 尿流率

D. 血清前列腺特异性抗原（PSA）

E. 尿流动力学

F. 泌尿系统 CT

G. 盆腔 MRI

12. 经详细询问病史，患者尿失禁主要表现为感觉有尿时需立即排尿，否则尿失禁。患者最可能的尿失禁类型是

A. 压力性尿失禁

B. 急迫性尿失禁

C. 充溢性尿失禁

D. 持续性尿失禁

E. 混合性尿失禁

F. 老年性尿失禁

13. 泌尿系统 B 超显示：双肾未见异常，前列腺体积 65ml，膀胱内有 2cm 致密影，随体位移动，考虑膀胱结石。可考虑的治疗方式为

A. 留置尿管

B. 留置膀胱造瘘管

C. 经尿道膀胱碎石术 + 经尿道前列腺切除术

D. 耻骨上经膀胱前列腺切除术 + 膀胱切开取石术

E. 药物治疗

F. 等待观察

14. 手术前还应做的检查是

A. 膀胱镜检查
B. 泌尿系统增强 CT
C. 磁共振尿路成像（MRU）
D. 尿流动力学
E. 膀胱尿道造影
F. 膀胱输尿管反流造影

15. 尿流动力学：膀胱出口梗阻，逼尿肌过度活动。患者行经尿道膀胱碎石术＋经尿道前列腺切除术。术后 3 个月复查，患者排尿明显通畅，急迫性尿失禁仅略有好转。应考虑的治疗方法是

A. 口服 α 受体阻断药
B. 口服 5α 还原酶抑制药
C. 口服 M 受体阻断药
D. 中药治疗
E. 药物联合治疗
F. 等待观察

（16~23 题共用题干）

患者，男性，75 岁。因尿频，进行性排尿困难 3 年，症状加重 3 天，伴有尿失禁，进而不能自行排尿长达 10 小时就诊。患者曾有排尿时尿流中断的病史。查体：一般情况好，下腹膨隆，浊音界位于脐下 2 指。前列腺Ⅲ度增大，质地中等，中央沟消失。

16. 患者入院后的检查项目中，有诊断和鉴别诊断意义的阳性指标包括

A. 血常规
B. 尿常规
C. 血肌酐
D. 血尿素氮
E. 血转氨酶
F. 血淀粉酶
G. 血前列腺特异抗原（PSA）
H. 血癌胚抗原（CEA）

17. 患者尿失禁现象最可能为

A. 遗尿
B. 持续性尿失禁
C. 充溢性尿失禁
D. 精神性尿失禁
E. 压力性尿失禁
F. 急迫性尿失禁

18. 患者入院后检查血肌酐为 400μmol/L。患者首先可采用的合理治疗方法有

A. 导尿后留置尿管，持续引流

B. 耻骨上膀胱穿刺抽出尿液

C. 耻骨上膀胱穿刺造瘘

D. 适当应用利尿药治疗，继续观察

E. 导尿后使尿液慢慢流出，不必留置尿管

F. 膀胱切开造瘘

19. 在对患者进行上述处理的同时，可选用的口服药物有

A. 非那雄胺片
B. 盐酸特拉唑嗪片
C. 盐酸坦索罗辛
D. 甲磺酸左氧氟沙星片
E. 己烯雌酚片
F. 呋塞米片
G. 氢氯噻嗪片
H. 氨苯蝶啶片
I. 螺内酯片

20. 泌尿系统 B 超检查：前列腺体积 120ml，中叶明显向膀胱内突入，膀胱内多发结石，最大直径 4cm。经上述治疗和处理后，患者病情明显好转，2 周后准备手术治疗。以下手术方案中最为合理的是

A. 经尿道前列腺汽化术 + 经膀胱碎石术
B. 经尿道前列腺切除术 + 经膀胱碎石术
C. 经尿道前列腺钬激光切除术 + 钬激光膀胱碎石术
D. 经会阴入路开放前列腺切除术 + 膀胱结石取石术
E. 耻骨上经膀胱入路前列腺切除术 + 膀胱结石取石术
F. 耻骨后经膀胱入路前列腺切除术 + 膀胱结石取石术
G. 经腹腔膀胱切开入路前列腺切除术 + 膀胱结石取石术

21. 患者选择了全麻下行耻骨上经膀胱入路前列腺切除术 + 膀胱结石取石手术，术中留置三腔球囊尿管，前列腺窝的球囊注入 20ml 盐水，膀胱颈球囊注入 30ml 盐水。手术后返回病房。3 小时后患者感到小腹部膀胱区胀痛和阵阵抽痛，随即用膀胱造瘘管冲洗出红色液体，并伴有小血块。以下处理中合理的治疗措施是

A. 立即加快膀胱冲洗的速度
B. 用冲洗器或注射器冲出残存的血块
C. 肌内注射盐酸哌替啶 50~100mg 以减轻疼痛症状
D. 紧急输血
E. 静脉加用止血药物
F. 更换大通道的球囊尿管，以加快冲洗速度
G. 将球囊尿管中压迫膀胱颈的球囊加注 20ml 盐水
H. 紧急通知手术室，二次进行原切口入路的手术进行止血
I. 紧急通知手术室，通过电切镜进行电凝止血

22. 患者于手术后 2 周出院，出院后患者仍有尿频、尿急、尿痛及尿失禁等症状。以下哪些治疗措施有助于患者尿失禁症状的恢复

A. 口服非那雄胺片
B. 口服盐酸特拉唑嗪片
C. 口服广谱抗生素
D. 口服酒石酸托特罗定片
E. 口服补中益气类中药
F. 加强盆底肌训练

G. 加强腹肌训练　　H. 留置导尿管

I. 口服盐酸米多君片　　J. 尽量卧床，少活动可以减轻尿失禁

23. 经上述治疗后，患者尿频、尿急和尿痛症状缓解，半年后仍存在尿失禁症状，患者卧床时尿失禁较轻。尿流动力学检查提示逼尿肌张力正常。患者的治疗方法有

A. 继续维持药物治疗 1 年　　B. 尿道折叠手术

C. 安装人工尿道括约肌手术　　D. 后尿道注射硬化剂治疗

E. 长期留置导尿　　F. 耻骨上膀胱穿刺造瘘术

G. 口服酒石酸托特罗定片　　H. 加强盆底肌训练

I. 加强腹肌训练　　J. 口服盐酸米多君片

参考答案与解析

一、A1 型题

1. B【解析】形成感染性结石的易感因素为产生脲酶的细菌。

2. E【解析】肠道膀胱扩大术后膀胱结石的发生率高，可能为肠道分泌黏液所致。

3. B【解析】结石长期存在可引起的尿路恶性肿瘤为鳞状上皮癌。

4. B【解析】膀胱结石可引起尿频、尿急、排尿终末疼痛和里急后重。

5. C【解析】排尿困难、排尿中断是膀胱结石的典型表现，可以伴有血尿和尿路刺激症状。

6. B【解析】参见 A1 型题第 5 题解析。

7. E【解析】膀胱镜检查是膀胱结石最可靠的诊断方法，可查清结石的大小、数目及其具体特征，还可以观察其他病变，如前列腺增生症、膀胱颈纤维化、膀胱炎等。膀胱镜检查也是目前最常用的治疗手段。

8. D【解析】耻骨上膀胱切开取石术，较大结石且无碎石设备者可行耻骨上膀胱切开取石术，该方法简便易行，安全可靠，不需要特殊设备。

9. C【解析】膀胱结石首选的治疗方法为经膀胱镜碎石术。

二、A2 型题

1. D【解析】参见 A1 型题第 5 题解析。

2. E【解析】因该患者后尿道有结石，且排尿困难，故应将结石推回膀胱，在进行膀胱镜取石。

3. A【解析】经尿道膀胱取石术，适合尿道无梗阻、膀胱无憩室，结石在 4~5cm 以下的患者，既可用液电、超声、激光碎石，又可机械碎石。

4. A【解析】膀胱凝血块 B 超检查表现：液性暗区内絮状、团块状的稍高回声或等回声团块，形态多样，回声似肿瘤，膀胱内凝血块回声强弱因血块形成时间长短而不同，血块形成的早期，块体往往小而碎，后方无声影，多位于膀胱下壁近三角区，同时膀胱壁的连续完整，随体位移动，团块内部及周边均无血流信号。

5. B【解析】膀胱结石的治疗中重要的是解除膀胱出口梗阻、治愈尿路感染以及精细的手术操作。现在经典的治疗方案是经尿道膀胱镜下碎石术。可在内镜下应用机械碎石、碎石洗出、超声、液电、气压弹道、钬激光、钕激光等方式碎石。冲击波碎石简单有效，高危患者也可以承受。但是冲击波碎石不针对结石病因，并且不能排出所有的结石碎片，不作为膀胱结石的一线治疗方案。经皮膀胱取石术是一种微创手术，不经过尿道和膀胱颈部。适用于尿道狭窄的患儿以及预计手术时间较长的结石巨大的多发患者。还有一种治疗方法，就是传统的膀胱切开取石术，如果经膀胱镜弹道碎石取石无法完成手术的时候，可以用传统的膀胱切开取石。膀胱切开取石之后，主要可预防结石的再形成。该患者膀胱内结石直径 1.8cm，膀胱有憩室，应采取膀胱切开取石。

6. E【解析】参见 A1 型题第 8 题解析。

三、A3/A4 型题

1. A【解析】参见 A1 型题第 5 题解析。

2. C【解析】尿酸结石是尿液中尿酸溶解度下降和过饱和化形成的。

3. B【解析】婴幼儿原发性膀胱结石的主要原因是动物蛋白摄入不足。

4. C【解析】小儿膀胱结石多为原发性结石，可首选体外冲击波碎石术。

5. D【解析】参见 A1 型题第 5 题解析。

6. A【解析】超声检查是膀胱结石的首选检查方法，可以清晰地显示膀胱内部的结石情况，并能够判断结石的大小、数量和位置等信息。膀胱镜检查可以直接观察膀胱内部的情况，对于小型结石或其他类似的病变有一定的敏感性，但需要进行麻醉，较有侵入性。血常规检查在膀胱结石的诊断中并不具备特异性，但如果合并有感染或肾功能损害等情况，血常规指标会发生相应的改变。肾脏 CT 检查可以评估整个泌尿系统的解剖结构和病变情况，对于大型结石的诊断具有一定的优势，但对于膀胱内小型结石的检测不如超声敏感。

7. D【解析】参见 A2 型题第 5 题解析。

8. C【解析】预防膀胱结石做好以下几点：平时要多喝水，经常排尿；不要憋尿；注意劳逸结合，避免久坐；出现肾、输尿管结石的时候要积极口服药物治疗；注意个人卫生，预防逆行感染。因为担心结石复发，建议定期复查，例如 X 线、B 超检查。

9~10 A、A【解析】参见 A2 型题第 5 题解析。经尿道前列腺切除术（TURP）是一种较安全、有效、减轻患者痛苦的手术方法。

11. E【解析】尿频、夜尿增多、尿流中断等症状都与前列腺增生有关，而突然加重伴尿潴留则提示前列腺增生可能合并膀胱出口梗阻。此外，下腹膨隆和耻骨上区叩诊浊音提示膀胱内积液。B 超检查显示前列腺增生和膀胱内结石，可见强光团后伴声影。因此，患者的可能诊断是前列腺增生并膀胱结石。

12. A【解析】留置导尿有助于患者在不能自行排尿时将尿液排出体外。

13. B【解析】内镜直视下经尿道碎石是目前治疗膀胱结石的主要方法，可以同时处理下尿路梗阻病变，如前列腺增生、尿道狭窄、先天性后尿道瓣膜等，还可以同时取出膀胱异物。小儿膀胱结石多为原发性结石，可首选体外冲击波碎石术。成人膀胱结石≤3cm 者也可以采用体外冲击波碎石术，但本题患者膀胱内有一 2～4cm 结石，考虑碎石可能排出困难，因此体外冲击波碎石术（ESWL）不是首选治疗。目前开放手术取石已经逐渐减少，不是膀胱结石的常规治疗方法，仅适用于需要同时处理膀胱内其他病变时使用。该患者通过药物治疗不能解除下尿路梗阻，应考虑外科治疗。

14. C【解析】参见 A3/A4 型题第 2 题解析。

15. C【解析】参见 A3/A4 型题第 12 题解析。留置导尿后还应该进行抗感染治疗。

16. E【解析】尿中出现结晶是尿中析出并产生沉淀的现象，如果不及时调整治疗会发展称为结石。

17. E【解析】膀胱镜检查时膀胱内结石的外观为类圆形或多边形，表面光滑，淡黄色，质地硬。

四、X 型题

1. AB【解析】膀胱结石分为原发性和继发性两种。原发性膀胱结石多与营养不良、低蛋白质饮食有关。

2. ABC【解析】尿路不同部位的感染都可以形成特殊成分的结石，其成分主要是磷酸镁铵、碳酸磷灰石及尿酸铵，称为感染性结石。

3. ABE【解析】膀胱结石的继发性病理改变主要表现为局部损害、梗阻和感染。由于结石的机械性刺激，膀胱黏膜往往呈慢性炎症改变。

4. ABCD【解析】膀胱结石排尿突然中断并感疼痛放射至阴茎头部、远端尿道、阴囊部或会阴部，有时还会放射至后背、臀部和膝部。变换体位后又可继续排尿，疼痛随之缓解。

5. BC【解析】膀胱结石的治疗应遵循两个原则，一是取出结石，二是去除结石形成的病因。

6. CD【解析】膀胱结石进行体外冲击波碎石时多采用俯卧位或蛙式坐位，对阴囊部位应做好防护措施。

五、案例分析题

1. A【解析】膀胱镜检查失败的原因：①膀胱容量过小。②膀胱顺应性不佳。③膀胱内血液及血凝块过多。④膀胱本身病变。⑤患者配合差。

2. B【解析】根据患者的表现及膀胱镜检查结果，其剧烈腹痛最可能的原因为腹膜内型膀胱破裂。膀胱镜检查中发现膀胱内视野暗红、模糊不清，同时冲出血性液体及血凝块，这些表现提示膀胱黏膜被撕裂或者膀胱壁破裂，并且进水通畅但流出不畅，说明有阻塞物存在。患者术后出现全腹压痛及反跳痛、肠鸣音低，是腹膜炎的表现，提示膀胱内容物泄漏入腹腔，引起化脓性腹膜炎。所以，造成该患者剧烈腹痛最可能的原因是腹膜内型膀胱破裂。

3. C【解析】对于该患者，因为存在血尿和小便不畅的症状，首先需要进行膀胱镜检查以明确病因，而导尿及注水试验是一种辅助检查方法，并不能直接明确诊断。因此，下一步应选择的检查方法是膀胱造影，通过注入对比剂观察泌尿系统的影像，进一步确定病变部位及性质。

4. B【解析】在确认诊断后，根据病情严重程度和治疗方案的需要，可以选择不同的治疗措施。其中，选项 B 导尿并留置导尿管引流尿液仅是一种暂时的解决办法，无法治愈病情，因此不适用于该患者。其他选项则是根据具体的病情和治疗需要选择的常规处理措施。

5. ABE【解析】该患者可能为膀胱结石，需要与尿道狭窄、膀胱肿瘤及神经源性膀胱相鉴别。

6. ABCG【解析】CT、膀胱镜检查、静脉尿路造影及变换体位行膀胱 B 超检查均有助于明确膀胱结石的诊断。

7. CEGJ【解析】由“膀胱 X 线片未见结石影”考虑结石为阴性结石，外观多为黄色圆形或类圆形，表面光滑，质地硬，不易粉碎。

8. AD【解析】该患者的病情为前列腺增生所致的下尿路症状，治疗方法应该根据具体情况进行个体化选择。根据患者的年龄、前列腺大小和残余尿量等情况，经尿道前列腺切除术和经尿道膀胱镜碎石术是当前首选的治疗方案。经尿道膀胱镜碎石术适用于前列腺体积较小、前列腺中叶内生小结石等情况。体外冲击波碎石术适用于前列腺体积较大的结石，但对于该患者不是首选治疗方法。膀胱切开取石术适用于结石较大或较多且无法通过其他方法清除的情况，不是该患者首选治疗方法。经尿道前列腺切除术适用于前列腺增生所致的下尿路症状，是目前常用的手术治疗方法之一。药物溶石和排石治疗适用于结石较小且无明显症状的患者，并非前列腺增生所致的下尿路症状的首选治疗方法。开放性前列腺切除术治疗适用于前列腺增生严重、合并其他泌尿系统疾病或并发症的情况，但风险较大，目前已较少使用。前列腺增生药物治疗适用于轻度至中度的前列腺增生患者，但需要长期服用，疗效有一定限制。

9. AD【解析】患者术后 1 个月内仍有尿频、尿急，有可能是前列腺切除不够彻底，但要行 B 超确定。最近一周发现尿痛及终末血尿，尿常规：白细胞（+++），考虑合并感染。

10. ABFI【解析】①行 B 超检查确定是否前列腺切除不够彻底并行残余尿量检查判断梗阻程度。②针对感染行尿液一般细菌培养，同时口服广谱抗生素治疗。待培养结果出来后予相应抗生素治疗。③对症予以受体阻断药缓解尿频和尿急症状。

11. ABCD【解析】该患者为泌尿系统疾病，应进行的检查为尿常规、泌尿系统 B 超、尿流率及血清前列腺特异抗原（PSA）等。

12. B【解析】急迫性尿失禁属于尿失禁里的一种类型，主要是指伴有明显的尿频、尿急的情况下会出现小便不受控制从尿道口流处。这种情况主要是由于膀胱过度活动，逼尿肌不受控制引起的，往往见于严重的膀胱感染。另外膀胱颈部的老化或者是糖尿病患者以及脑部神经疾病都会引起急迫性尿失禁。

13. CD【解析】根据患者资料，考虑为前列腺增生引起尿路梗阻，最终导致了膀胱结石，治疗应包括膀胱切开取石 + 前列腺切除。

14. D【解析】尿流动力学检查是泌尿外科常用的一项检查项目，主要利用流体力学原理和电生理原理，检测尿路的压力、流率以及生物电活动，从而了解患者尿路的梗阻情况和膀胱逼尿肌的功能，通常在手术前进行检查。

15. C【解析】M 受体阻断药，能与胆碱受体结合但不产生或极少产生拟胆碱作用，却能妨碍乙酰胆碱或胆碱受体激动药与平滑肌、心肌、腺体细胞、外周神经节和中枢神经系统的 M 受体结合，从而拮抗其拟胆碱作用，但通常对乙酰胆碱引起的 N 受体兴奋作用影响较小。

16. BCEFG【解析】膀胱结石诊断和鉴别诊断意义的阳性指标包括尿常规、血肌酐、血转氨酶、血淀粉酶及血前列腺特异抗原（PSA）等。

17. C【解析】充盈性尿失禁，又称为假性尿失禁，指的是膀胱里面充满了大量的尿液不能排出，导致小便自行流出。这种情况是相对于持续性尿失禁而言的。持续性尿失禁指的是膀胱里面有一点点的尿液，因为尿道括约肌有损伤，导致小便就自行的流出来了。

18. AC【解析】留置导尿术指导尿后将导尿管保留在膀胱内，以引流尿液的方法达到目的，耻骨上膀胱穿刺造瘘相对简单无须切开，只需要将一根特制的膀胱穿刺针，通过体表直接传向膀胱即可完成，在耻骨上膀胱作造瘘术以引流膀胱内尿液到体外，可暂时性或永久性地解决患者的排尿困难，可以避免经尿道放置导尿管刺激、影响膀胱或尿道阴道瘘修补伤口的愈合等。

19. ABCDE【解析】前列腺增生用药主要包括 3 大类如下。①α 受体阻断药：盐酸坦索罗平、盐酸特拉唑嗪片。②M 受体阻断药：托特罗定、索利那新、奥西布宁等。③5α 还原酶抑制药：非那雄胺片等。同时予抗感染治疗。

20. E【解析】前列腺体积 120ml + 结石最大直径 4cm 应行耻骨上经膀胱入路前列腺切除术（体积 >80ml） + 膀胱结石取石术。

21. ABCEG【解析】3 小时后患者感到膀胱区胀痛和阵阵抽搐并冲洗出红色液体和血块，考虑为膀胱颈球囊体积小压迫效果不好，应先加快膀胱冲洗速度，清理血块，之后向膀胱颈球囊加入适量盐水，同时对症镇痛、止血。

22. CDEF【解析】术后口服抗生素预防感染，口服补中益气类中药，口服酒石酸托特罗定片及加强盆底肌训练等有助于患者尿失禁的恢复。

23. BCDGHJ【解析】该患者的治疗方法如下。①药物治疗：抗胆碱药（托特罗定），β_3受体激动药，α 受体阻滞药，雌激素。②手术治疗：尿道中段吊带术，膀胱尿道悬吊术，注射填充剂治疗，人工尿道括约肌。③其它治疗：中医治疗，加强盆底肌训练，电刺激，尿道塞、子宫托、肉毒杆菌注射，骶神经调节。

神经源性膀胱

膀胱过度活动症

第三十三章　膀胱功能障碍

压力性尿失禁

一 A1 型题

1. 以下膀胱过度活动症的评估方法中，叙述不正确的是
   A. 棉签试验主要用于评估尿道及膀胱颈的移动程度，是客观资料
   B. 尿失禁评估方法中排尿日记属于半客观资料
   C. 尿垫试验属于客观资料
   D. 物理检查属于客观资料
   E. 膀胱尿道镜及泌尿系统影像学检查属于客观资料
2. 有关对压力性尿失禁的叙述，以下不正确的是
   A. 棉签试验中棉签摆动幅度超过45°则表明有尿道下垂
   B. 膀胱尿道造影观察指标有后尿道膀胱角、尿道倾斜度、尿道骨盆角、耻骨联合口距离
   C. 压力性尿失禁一般不需进行膀胱尿道镜检查
   D. α 受体激动药可用于治疗压力性尿失禁
   E. 骶耻骨尿道膀胱悬吊术（Burch 手术）的适应证为0～ⅡB 型压力性尿失禁、无盆腔和耻骨后手术史
3. 压力性尿失禁的典型特征是
   A. 咳嗽后漏尿　　B. 活动后漏尿
   C. 用力后漏尿　　D. 无尿急
   E. 咳嗽或用力增加腹压时尿液溢出，而患者并无排尿感，停止加压后，尿流立即停止
4. （　　）是发生于膀胱颈部及其周围的任何病变导致膀胱尿液排出障碍的一种病理状态的统称
   A. 膀胱出口梗阻　　B. 重复膀胱
   C. 间质性膀胱炎　　D. 膀胱阴道瘘
   E. 膀胱癌
5. 测定膀胱残余尿量，最好使用以下哪种方法
   A. 叩诊法　　B. 导尿法
   C. 耻骨联合上膀胱穿刺法　　D. 超声波探测法
   E. 静脉尿路造影（IVU）

6. 正常人残余尿在（　　）以下

A. 10ml　B. 20ml

C. 30ml　D. 40ml

E. 50ml

7. 女性膀胱颈部梗阻的检查，最好的筛选方法是

A. X线检查　B. 膀胱镜检查

C. 尿流动力学检查　D. 肾功能检查

E. 血生化检查

8. 男性膀胱颈部梗阻主要症状为

A. 下尿路梗阻症状　B. 上尿路梗阻症状

C. 上行感染症状　D. 下行感染症状

E. 乳糜尿

9. 以下哪一项不是男性膀胱颈部梗阻的下尿路梗阻症状

A. 排尿不尽感　B. 急性尿潴留

C. 慢性尿潴留　D. 尿失禁

E. 蛋白尿

10. 简单的自由尿流率测定可提供初步判断，最大尿流率低于（　　），提示存在下尿路梗阻的可能

A. <15ml/s　B. <20ml/s

C. <25ml/s　D. <35ml/s

E. <30ml/s

11. 经尿道前列腺切除术后发生膀胱颈挛缩，最佳治疗方案是

A. 再次经尿道前列腺切除术　B. 膀胱颈Y-V成形术

C. 药物治疗　D. 挛缩环切开

E. 定期尿道扩张

12. 最常见的女性泌尿生殖瘘是

A. 输尿管阴道瘘　B. 膀胱阴道瘘

C. 尿道阴道瘘　D. 直肠阴道瘘

E. 尿道会阴瘘

13. 关于膀胱阴道瘘的叙述不正确的是

A. 有尿液不自主流出，属于尿失禁的范畴

B. 主要病因有难产、盆腔手术、肿瘤放疗及恶性肿瘤侵袭

C. 第1次修补术已失败者，应在3~6个月后再行修补手术

D. 如瘘管较小，留置导尿3~6周有可能自行愈合

E. 膀胱阴道瘘术前可在阴道中局部使用雌激素，以提高手术成功率

14. 膀胱阴道瘘的主要症状是

A. 尿路感染 B. 漏尿

C. 腹痛 D. 排尿困难

E. 肾积水

15. 排尿时，如平均最大逼尿肌压（Pdet）高而最大尿流率（MFR Qmax）低，则提示存在

A. 梗阻 B. 膀胱结石

C. 肿瘤 D. 癌症

E. 逼尿肌收缩无力

16. 打喷嚏、咳嗽、运动等腹压增高时出现不自主的尿液自尿道口排出应属

A. 急迫性尿失禁 B. 充盈性尿失禁

C. 压力性尿失禁 D. 神经源性尿失禁

E. 混合性尿失禁

二 A2 型题

1. 患者，男性，66 岁。排尿不畅及糖尿病史 4 年余，尿失禁 2 个月，膀胱脐下 2 指可及，前列腺不大，肛门括约肌松弛，最可能的诊断是

A. 前列腺肥大 B. 前列腺癌

C. 膀胱癌 D. 膀胱颈纤维化

E. 神经性膀胱

2. 患者，男性，42 岁。排尿费力 5 年，近 3 个月反复发生尿潴留，无外伤及糖尿病史，首先考虑以下哪项诊断

A. 膀胱输尿管反流 B. 膀胱逼尿肌无力

C. 尿道狭窄 D. 膀胱颈挛缩

E. 膀胱挛缩

3. 患者，男性，75 岁。尿频，进行性排尿困难 10 余年，1 周来劳累后症状加重，尿呈滴沥状，伴尿液不自主溢出。查体：膀胱胀满耻骨上 3 指，下肢轻度水肿，直肠指检：前列腺Ⅲ度增大，质中，光滑，中央沟消失。首选的临床处理为

A. 利尿药服用帮助排尿 B. 服用治疗前列腺增生的药物继续观察

C. 留置导尿管导尿 D. 急诊行手术前列腺切除

E. 行前列腺微波治疗

4. 患者，女性，41 岁。子宫全切术后 7 天，发现不自主漏尿，以下哪些检查较为适宜

A. 尿流动力学检查、膀胱尿道造影、亚甲蓝试验

B. 亚甲蓝试验、膀胱镜检查、尿道超声，必要时再行膀胱尿道造影或静脉尿路造影

C. 亚甲蓝试验、盆腔CT、尿道超声
D. 膀胱镜检查、尿道超声、放射性核素肾图
E. 尿流动力学检查、盆腔MRI

三 A3/A4型题

（1~3题共用题干）

患者，女性，36岁。因“尿频、尿急1年”来诊。排尿次数为每2小时1次，有时会有少量的尿液漏出。无排尿困难，无尿不尽感，咳嗽、喷嚏、大笑时无漏尿。无血尿和尿痛等症状。既往体健，否认神经系统病史和青光眼病史。月经规律，G_1P_1，顺产。查体：无阳性体征。尿常规阴性。泌尿系统B超：未见异常，残余尿10ml。

1. 患者下尿路功能障碍主要是
A. 储尿障碍　B. 排尿障碍
C. 排尿后障碍　D. 逼尿肌障碍
E. 尿道障碍

2. 患者膀胱过度活动症（OAB）的类型最可能是
A. 继发性OAB　B. 伴发性OAB
C. 特发性OAB　D. 感觉性OAB
E. 运动性OAB

3. 治疗首选
A. 行为治疗　B. 药物治疗
C. 神经调节　D. 肉毒素治疗
E. 手术治疗

（4~7题共用题干）

患者，男性，37岁。T_6完全性脊髓损伤5年，自行漏尿，尿液混浊，反复发作性感染。泌尿系统B超可见：左肾积水，残余尿150ml。

4. 患者漏尿的最主要原因可能是
A. 逼尿肌过度活动　B. 尿道松弛
C. 尿道协同失调　D. 充溢性尿失禁
E. 压力性尿失禁

5. 患者残余尿多的病理生理机制是
A. 逼尿肌无力　B. 尿道痉挛
C. 逼尿肌外括约肌协同失调　D. 膀胱颈梗阻
E. 尿道狭窄

6. 患者左肾积水最可能的原因是

A. 左输尿管结石
B. 左膀胱输尿管反流
C. 膀胱顺应性差
D. 肾盂、输尿管连接部梗阻
E. 尿道梗阻

7. 明确诊断的最佳检查是

A. 泌尿系统 MRI
B. 静脉肾盂造影
C. 放射性核素肾图
D. 影像尿流动力学检查
E. 普通尿流动力学检查

(8~9 题共用题干)

患者，男性，62 岁。因“排尿困难，尿线细，尿不尽感 2 年”来诊。无尿频、尿急等症状。血清前列腺特异性抗原（PSA）正常。泌尿系统 B 超：前列腺 5cm×4cm×4cm，未见异常回声。

8. 患者最主要问题是

A. 储尿障碍
B. 排尿障碍
C. 储尿、排尿均障碍
D. 逼尿肌障碍
E. 尿道障碍

9. 明确患者功能障碍的最佳检查是

A. 尿流率测定
B. 残余尿检查
C. 充盈性膀胱压力测定
D. 肌电图
E. 膀胱压-尿流率检查

(10~12 题共用题干)

患者，女性，51 岁。因“产后逐渐出现咳嗽、喷嚏、活动后漏尿 20 年”来诊。不伴尿频、尿急等症状；无排尿困难、尿不尽感等；无盆腔手术、放疗等病史。曾行妇科查体：阴道前壁轻微膨出，其他无明显异常。

10. 患者最可能的诊断是

A. 完全性尿失禁
B. 压力性尿失禁
C. 充溢性尿失禁
D. 混合性尿失禁
E. 急迫性尿失禁

11. 病史中强调“不伴尿频、尿急等症状；无排尿困难、尿不尽感等；无盆腔手术、放疗等病史”的意义在于

A. 确定诊断
B. 程度诊断

C. 分型诊断　　D. 排除与压力性尿失禁相鉴别的疾病

E. 无意义

12. 患者欲行手术治疗，手术前最重要的检查是

A. 泌尿系统B超　　B. 膀胱镜检查

C. 尿流动力学检查　　D. 肾、输尿管和膀胱（KUB）平片

E. 残余尿检查

（13～14题共用题干）

患者，男性，68岁。因“经尿道前列腺切除术后4周再发排尿困难1周”来诊。术后排尿困难有所改善。经尿道前列腺切除术（TURP）前尿流动力学：LinPURR图为Ⅴ度梗阻。

13. 最可能的诊断是

A. 逼尿肌无力　　B. 尿道狭窄

C. 前列腺组织残留　　D. 膀胱颈挛缩

E. 功能性膀胱颈梗阻

14. 首选的治疗为

A. α受体阻断药　　B. 尿道扩张

C. 膀胱颈切开　　D. 膀胱颈切除

E. 膀胱造瘘

（15～16题共用题干）

患者，女性，57岁。因“子宫切除术后漏尿1年”来诊。尿液不时地从阴道流出而非尿道外口，否认尿频、尿急等症状。

15. 患者最可能的诊断是

A. 输尿管阴道瘘　　B. 膀胱阴道瘘

C. 尿道阴道瘘　　D. 直肠阴道瘘

E. 尿道会阴瘘

16. 患者应考虑的治疗为

A. 行为疗法　　B. 留置尿管

C. 留置尿管+抗生素　　D. 手术治疗

E. 抗结核治疗

（17～20题共用题干）

患者，女性，71岁。自诉“咳嗽及大笑时尿液不自主流出5年余，加重2个月”来诊。

患者无糖尿病史、无外伤手术史，子女3人，均为自然分娩。

17. 患者在行尿流动力学检查时较不可能出现的结果是

A. 最大尿流率降低
B. 漏尿期膀胱内压明显降低
C. 最大尿道压明显下降
D. 由卧位转为立位后，其尿道关闭压下降
E. 残余尿测定正常

18. 患者尿流动力学检查提示排尿期膀胱内压为28.2mmHg，属于下述哪种分级

A. 轻度压力性尿失禁
B. 中度压力性尿失禁
C. 重度压力性尿失禁
D. 轻中度压力性尿失禁
E. 中重度压力性尿失禁

19. 患者行尿流动力学检查联合尿道膀胱造影时，下述哪项检查结果不会出现

A. 膀胱尿道后角消失
B. 膀胱颈低于耻骨联合下缘
C. 尿道倾斜角变小
D. 膀胱颈部呈漏斗状并下垂
E. 尿道轴发生不同程度的向下、向后旋转

20. 患者完善了各项检查，以下哪项描述是错误的

A. 压力性尿失禁者，尿道长度缩短
B. 尿道抬举试验阳性
C. 最大功能性膀胱容量和剩余尿测定均正常
D. 漏尿点压测定为36.6mmHg，为轻度压力性尿失禁
E. 膀胱尿道后角消失，膀胱颈低于耻骨联合下缘，尿道倾斜角增大

四 B型题

（1~3题共用题干）

A. 14.25mmHg
B. 29.7mmHg
C. 14.25~58.80mmHg
D. 18.75~44.25mmHg
E. 41.25~71.26mmHg

压力性尿失禁的尿流动力学检查：

1. 压力性尿失禁时逼尿肌反射正常，最大尿流率明显增加，而膀胱内压明显降低，轻度者膀胱内压力
2. 压力性尿失禁时逼尿肌反射正常，最大尿流率明显增加，而膀胱内压明显降低，中度者为膀胱内压力
3. 压力性尿失禁时逼尿肌反射正常，最大尿流率明显增加，而膀胱内压明显降低，重度者低于膀胱内压力

（4~5 题共用题干）

A. >88.5mmHg　　B. <44.1mmHg

C. >44.1mmHg　　D. <88.5mmHg

E. <126.6mmHg

压力性尿失禁的漏尿点压测定检查：

4. 重度者漏尿点压是

5. 轻度者漏尿点压是

（6~8 题共用题干）

A. 轻度压力性尿失禁　　B. 中度压力性尿失禁

C. 重度压力性尿失禁　　D. 急迫性尿失禁

E. 充盈性尿失禁

6. 一般活动及夜间无尿失禁，腹压增加时偶发尿失禁，不需携带尿垫，属于

7. 腹压增加及起立活动时，有频繁的尿失禁，需要携带尿垫生活，属于

8. 起立活动或卧位体位变化时即有尿失禁，严重地影响患者的生活及社交活动，属于

（9~11 题共用题干）

A. Ⅰ型压力性尿失禁　　B. Ⅱ型压力性尿失禁

C. Ⅲ型压力性尿失禁　　D. Ⅳ型压力性尿失禁

E. Ⅴ型压力性尿失禁

对于压力性尿失禁腹压尿漏点压（ALPP）分型：

9. 当 ALPP≥90cmH_2O 时，属于

10. 当 ALPP 60~90cmH_2O 时，属于

11. 当 ALPP≤60cmH_2O 时，属于

（12~13 题共用题干）

A. 尿道扩张治疗　　B. 膀胱颈切开术

C. 经尿道膀胱颈部电切术　　D. 膀胱颈 Y-V 成形术

E. 膀胱颈切除术

男性膀胱颈部梗阻手术治疗：

12. 对前列腺增生切除术及经尿道前列腺切除术后的膀胱颈梗阻，可应用

13. 各种原因引起的膀胱颈挛缩和小儿膀胱颈梗阻，可应用

（14~16 题共用题干）

A. 经腹途径
B. 经阴道途径
C. 经膀胱途径
D. 经尿道途径
E. 经腹经阴道联合途径

膀胱阴道瘘手术途径：

14. 适合于中、低位膀胱阴道瘘患者的是
15. 适合于瘘孔较大、部位较高的瘘的是
16. 适合于阴道扩张不良，瘘孔部位高，单纯经阴道路径显露不佳的膀胱阴道瘘患者的是

五 X 型题

1. 男性膀胱颈梗阻膀胱镜检查时可见
   A. 内括约肌晕环状狭窄
   B. 膀胱颈呈苍白色或有玫瑰色
   C. 表面通常光滑
   D. 缺少血管分布
   E. 大量血管分布
2. 在普通尿流动力学检查中，膀胱压–尿流率检查是公认的诊断手段，判断指标有
   A. A-G 图
   B. LinPURR 图
   C. G-A 图
   D. 肾图
   E. 尿道压力图
3. 以下哪几项是属于膀胱过度活动症合并逼尿肌收缩力弱患者的一线治疗
   A. 排尿训练、定时排尿
   B. 骶神经电调节治疗
   C. 辅助压腹排尿
   D. 暂时性或永久性尿流改道
   E. 加用 α 受体阻断药，降低膀胱出口阻力
4. 以下哪些疾病可能导致神经源性膀胱尿道功能障碍
   A. 膀胱肿瘤
   B. 帕金森病
   C. 糖尿病
   D. 急性脊髓炎
   E. 膀胱结石
5. 神经源性膀胱储尿期的主要表现为
   A. 尿频
   B. 尿急
   C. 排尿前等待
   D. 尿线细
   E. 腹压排尿
6. 神经源性膀胱排尿期的主要表现为
   A. 尿频
   B. 尿急
   C. 排尿前等待
   D. 尿线细

E. 腹压排尿

7. 怀疑神经源性膀胱的患者，初步评估应包括

A. 尿常规和肾功能检查
B. 泌尿系统B超
C. 尿流率测定
D. 尿流动力学检查
E. 神经系统检查

8. 关于神经源性膀胱的治疗原则，叙述正确的有

A. 恢复正常排尿
B. 首先要保护上尿路功能
C. 尿流动力学检查结果作为制订治疗方案的依据
D. 首先治疗尿失禁
E. 重视原发病的治疗

9. 神经源性膀胱患者，双肾积水，尿流动力学检查为低顺应性膀胱，根据患者情况，可以选择以下哪些治疗方式

A. 间断自家清洁导尿
B. 留置膀胱造瘘管
C. 膀胱扩大术
D. 留置尿管
E. 尿流改道

10. 神经源性膀胱的行为疗法包括

A. 盆底锻炼
B. 生物反馈
C. 膀胱训练
D. 输尿管训练
E. 逼尿肌训练

11. 神经源性膀胱手法辅助排尿，最常用的手法是

A. 盆底锻炼
B. 生物反馈
C. 手法按压上腹部
D. Valsalva法（腹部紧张）
E. 手法按压下腹部

12. 神经源性膀胱留置导尿及膀胱训练注意事项有

A. 保持导尿管朝向正确的方向和夹放导尿管的时间
B. 膀胱储尿在300~400ml时有利于膀胱自主功能的恢复
C. 每月更换导尿管
D. 置导尿时每天进水量须达到2500~3000ml
E. 定期冲洗膀胱

13. 神经源性膀胱，为降低尿道内括约肌张力，可选择的药物有

A. α受体阻断药盐酸坦索罗辛
B. 特拉唑嗪
C. 多沙唑嗪
D. M受体阻断药奥昔布宁

E. 托特罗定

14. 神经源性膀胱，为减低膀胱逼尿肌兴奋性，可选择的药物有

A. α受体阻断药盐酸坦索罗辛　B. 特拉唑嗪

C. 多沙唑嗪　D. M受体阻断药奥昔布宁

E. 托特罗定

15. 对神经源性损伤和疾病所致的逼尿肌活动亢进患者，可选择的药物或治疗方法有

A. α受体阻断药盐酸坦索罗辛　B. 特拉唑嗪

C. 膀胱壁肉毒碱注射　D. 辣椒辣素

E. RTX膀胱内灌注

16. 电、磁刺激在治疗神经源性膀胱方面有一定的疗效，其治疗方法有

A. 姑息治疗　B. 骶神经前根电刺激

C. 骶神经调节　D. 功能性磁刺激

E. 针灸治疗

17. 神经源性膀胱扩大膀胱容量术的目的是

A. 减缩膀胱容量　B. 增强功能性

C. 改善膀胱壁顺应性　D. 抑制逼尿肌过度活动

E. 扩大膀胱容量

18. 神经源性膀胱的选择性骶神经后根切断术+骶神经前根电刺激排尿术适用于

A. 逼尿肌外括约肌协同失调（DESD）合并反射性尿失禁患者

B. 残余尿增多的骶髓以上完全性脊髓损伤患者

C. 急迫性尿失禁患者

D. 严重的尿急尿频综合征患者

E. 完全性脊髓损伤者

19. 神经源性膀胱的骶神经调节适用于

A. DESD合并反射性尿失禁患者

B. 残余尿增多的骶髓以上完全性脊髓损伤患者

C. 急迫性尿失禁患者

D. 严重的尿急尿频综合征患者

E. 完全性脊髓损伤者

20. 以下与膀胱过度活动症（OAB）发病机制相关的因素包括

A. 中枢、外周神经异常　B. 逼尿肌平滑肌细胞异常

C. 膀胱炎症　D. 膀胱出口梗阻

E. 精神疾病

21. 膀胱过度活动症的典型症状为

A. 尿频　　B. 尿急

C. 尿痛　　D. 排尿费力

E. 急迫性尿失禁

22. 膀胱过度活动症患者进行尿流动力学检查的指征为

A. 尿流率减低　　B. 残余尿增多

C. 出现尿潴留　　D. 首选治疗失败（药物治疗无效者）

E. 尿频、尿急、夜尿增多

23. 与女性压力性尿失禁发生相关的因素有

A. 年龄增长　　B. 多次生育

C. 盆腔脏器脱垂　　D. 肥胖

E. 直系亲属患病

24. 关于压力性尿失禁的发病机制叙述正确的有

A. 神经机制　　B. 解剖机制

C. 功能机制　　D. 精神行为失常

E. 缺乏锻炼

25. 压力性尿失禁的专科检查包括

A. 有无盆腔脏器膨出及程度

B. 外阴部有无感染体征

C. 双合诊了解子宫情况及盆底肌收缩力等

D. 直肠指检肛门括约肌肌力及有无直肠膨出

E. 阴囊部有无感染体征

26. 影像尿流动力学可将压力性尿失禁分为

A. 充溢性尿失禁　　B. Ⅱ型压力性尿失禁

C. 持续性尿失禁　　D. 解剖型压力性尿失禁

E. 尿道固有括约肌缺陷型压力性尿失禁

27. 治疗压力性尿失禁常用的悬吊方法有

A. 凯格尔运动　　B. 膀胱颈射频悬吊术

C. 经阴道尿道-耻骨悬吊术　　D. 耻骨上尿道-耻骨悬吊术

E. 经阴道无张力尿道中段悬吊术

28. 关于膀胱颈填充物注射治疗，以下适合做膀胱颈填充物的是

A. 白细胞　　B. 硅油

C. 肌源性干细胞　　D. 胶原牛蛋白

E. 自体脂肪

29. 女性膀胱颈梗阻的病因、发病机制包括

A. 膀胱底淋巴组织增生

B. 膀胱颈部肌肉肥厚

C. 慢性炎症所致的硬化

D. 老年女性激素平衡失调导致的尿道周围腺体增生

E. 膀胱颈纤维组织增生

30. 女性膀胱颈梗阻合并尿路感染会出现

A. 膀胱刺激征　B. 尿流加快

C. 残余尿减少　D. 慢性肾衰竭

E. 双肾输尿管积水

31. 女性膀胱颈梗阻的非手术治疗方法包括

A. 选择性 α 受体阻断药　B. 尿道扩张术

C. 选择性 β 受体阻断药　D. 经尿道膀胱颈电切术

E. 膀胱颈楔形切除成形术

32. 治疗女性膀胱颈梗阻的经尿道膀胱颈电切术，以下叙述正确的是

A. 适用于有明显膀胱颈梗阻及非手术治疗无效者

B. 手术要点包括切除部位从截石位 6 点开始

C. 手术过程中切除范围不要过大、过深

D. 手术时仅可切除膀胱颈部的环形狭窄组织

E. 手术时仅可切除损坏尿道括约肌环

33. 男性膀胱出口梗阻的原因有

A. 前列腺增生　B. 膀胱颈挛缩

C. 功能性膀胱颈梗阻　D. 尿道狭窄

E. 逼尿肌无力

34. 男性膀胱颈梗阻分为

A. 功能性膀胱颈梗阻　B. 膀胱颈挛缩

C. 非功能性膀胱颈梗阻　D. 膀胱底挛缩

E. 膀胱癌

35. 男性膀胱颈挛缩的病因可能是

A. 交感神经

B. 膀胱颈部 α 受体兴奋性改变

C. β 受体兴奋性改变

D. 膀胱颈部及其周围脏器的慢性炎症导致膀胱颈部纤维化

E. 各种前列腺手术时的损伤

36. 男性膀胱颈梗阻非手术治疗适用于

A. 有残余尿或残余尿少　　B. 无慢性肾功能不全

C. 输尿管反流不明显　　D. 无反复的尿路感染

E. 有反复的尿路感染

37. 男性膀胱颈部梗阻非手术治疗药物主要是

A. β受体阻断药　　B. 糖皮质激素

C. 抗生素　　D. α受体阻断药

E. M受体阻断药

38. 膀胱阴道瘘的主要原因为

A. 分娩损伤　　B. 手术损伤

C. 疾病因素　　D. 感染因素

E. 血行因素

39. 膀胱阴道瘘腹部B超可见

A. 膀胱充盈度

B. 子宫形态大小

C. 阴道前壁和膀胱后壁间有无回声通道

D. 加压扫查，可以看见液体自膀胱经通道向阴道内流动

E. 子宫移位

40. 膀胱阴道瘘经直肠腔内B超可见

A. 膀胱基底、膀胱颈、尿道、阴道、尿道阴道间以及直肠等结构

B. 膀胱后壁和阴道前壁中断、下尿路和阴道之间存在瘘道

C. 阴道腔不同程度积液等特异性声像图表现

D. 不能清晰显示瘘口的位置

E. 阴道前壁和膀胱后壁间有无回声通道

41. 膀胱阴道瘘尿道膀胱镜检查

A. 分别采用30°和70°膀胱镜检查

B. 重点检查膀胱后壁、三角区、尿道后壁等区域

C. 了解瘘孔部位、大小、数目、与输尿管开口关系

D. 了解瘘孔周围膀胱黏膜情况

E. 分别采用20°和60°膀胱镜检查

42. 关于输尿管阴道瘘和膀胱阴道瘘的鉴别，叙述正确的有

A. 静脉肾盂造影时，前者表现为伤侧不显影或延迟显影，不同程度的肾、输尿管积水；

后者表现为正常

B. 膀胱内注入亚甲蓝，阴道内填塞纱布时，前者纱布蓝染；后者无蓝染

C. 膀胱镜检查及静脉内注射靛胭脂，前者表现为双侧输尿管口无喷尿及排蓝；后者表现为双侧输尿管口喷尿、排蓝

D. 输尿管插管时，前者于瘘口处受阻；后者插管正常

E. 放射性核素肾图，前者表现为伤侧梗阻曲线；后者正常

43. 膀胱阴道瘘非手术治疗适应证包括

A. 刚出现不久（1 周内）的膀胱阴道瘘

B. 输尿管阴道瘘

C. 结核性膀胱阴道瘘，抗结核治疗半年至 1 年后仍未痊愈者

D. 排尿困难

E. 肾积水

44. 关于膀胱阴道瘘手术时机的选择

A. 新鲜、清洁的瘘孔应立即修补

B. 感染、坏死性尿瘘或第 1 次修补术已失败者，应在 3~6 个月后再次手术

C. 放射性损伤所致的尿瘘至少应在 1 年后检查未见肿瘤复发再手术

D. 膀胱结核所致的尿瘘，其手术应在抗结核治疗 3 年后，局部无活动性结核病灶时手术

E. 感染、坏死性尿瘘或第 2 次修补术已失败者，应在 3~6 个月后再次手术

六 案例分析题

（1~4 题共用题干）

患者，女性，57 岁。主因“子宫内膜癌术后半年，双肾积水进行性加重 3 个月”就诊。患者半年前因子宫内膜癌行子宫双附件切除术 + 扩大淋巴清扫术。术后出现排尿困难，泌尿系统 B 超提示双肾积水。积水进行性加重，目前为重度积水，查血肌酐为 455μmol/L。泌尿系统 B 超提示残余尿 230ml，最大尿流率为 8. 5ml/s，尿量 180ml。

1. 患者双肾积水最可能的原因是

A. 手术中留置尿管，造成尿道损伤，导致尿道狭窄

B. 手术损伤双侧输尿管下段，造成输尿管狭窄

C. 手术损伤盆腔神经丛，造成神经源性膀胱

D. 患者可能有糖尿病，造成神经源性膀胱

E. 术中剥离广泛，损伤膀胱血供，导致膀胱功能障碍

F. 术后疼痛，导致不敢排尿

2. 对患者应立即采取的初步处理方法是
   A. 立即双肾造瘘
   B. 立即留置导尿管，膀胱持续引流
   C. 立即留置膀胱造瘘管，膀胱持续引流
   D. 立即留置双侧双 J 管
   E. 立即留置双侧双 J 管和尿管
   F. 暂时不处理，继续观察
3. 患者经膀胱持续引流 3 个月后，双肾仍为中重度积水，血肌酐在 200μmol/L 左右波动，无明显下降，拟行尿流动力学检查。以下尿流动力学检查结果中，哪一项是双肾积水的主要原因
   A. 膀胱感觉敏感　　B. 逼尿肌过度活动
   C. 低顺应性膀胱　　D. 逼尿肌无收缩
   E. 膀胱感觉减退　　F. 逼尿肌收缩力弱
4. 患者可考虑的治疗方式是
   A. 长期留置导尿管
   B. 长期留置膀胱造瘘管
   C. 长期留置双肾造瘘管
   D. 间断清洁自家导尿
   E. 肠道膀胱扩大术 + 术后间断清洁自家导尿
   F. 尿流改道

（5~7 题共用题干）

患者，女性，61 岁。尿频、尿急 5 年，加重伴尿失禁 1 年，伴有排尿后尿急及尿不尽感，夜尿 1~2 次，每天需 3 或 4 片尿垫。无排尿和排便困难，无子宫脱垂。顺产 1 子，无重大手术史。50 岁绝经。

5. 初诊患者需要进行哪些检查
   A. 尿液分析　　B. B 超
   C. CT　　D. 血常规
   E. 尿流率　　F. ECT
6. 若上述检查均为阴性，目前患者最可能的诊断是
   A. 慢性膀胱炎　　B. 急性膀胱炎
   C. 膀胱肿瘤　　D. 膀胱过度活动症
   E. 膀胱结核　　F. 压力性尿失禁

7. 以下对于膀胱功能训练叙述正确的是

A. 延迟排尿、延长排尿间隔

B. 逐渐使每次排尿量大于 300ml

C. 打断精神因素的恶性循环

D. 降低膀胱的敏感性

E. 低顺应性膀胱为禁忌证

F. 不适宜充盈期末逼尿肌压大于 40cmH_2O 的患者

（8~12 题共用题干）

患者，男性，68 岁。因“夜尿次数增多伴尿急半年余，加重 1 周”就诊。患者就诊后完善了相关检查，包括前列腺特异性抗原（PSA）、尿常规、直肠指检、经直肠超声、前列腺 MRI 及尿流动力学检查。

8. 以下哪项检查可以帮助排除膀胱过度活动症

A. 直肠指检　　B. 经直肠前列腺超声检查

C. 前列腺 MRI 检查　　D. 尿流动力学检查

E. 静脉肾盂造影　　F. CT 检查

9. 以下尿流动力学检查的各项指标中，最能反映膀胱壁弹性的指标是

A. 膀胱最大容量　　B. 膀胱顺应性

C. 膀胱收缩压　　D. 逼尿肌的稳定性

E. 膀胱充盈初感觉　　F. 尿道内压

10. 以下哪项指标提示患者具备前列腺切除术的手术指征

A. 膀胱出口轻度梗阻　　B. 膀胱顺应性下降

C. 膀胱过度活动　　D. 最大尿流率 <10ml/s

E. 膀胱收缩力下降　　F. 尿道内压降低

11. 下尿路尿流动力学检查不包括

A. 尿流率、压力、肌电图测定

B. 膀胱压力容积、肌电图测定

C. 尿道压力分布、膀胱测压、肌电图测定

D. 膀胱/尿道、尿流率、X 线监视动态下尿路造影

E. 尿道功能测定

F. 尿道内压、膀胱测压、肌电图测定

12. 患者尿流动力学检查提示膀胱逼尿肌无力，临床治疗的常用药物有

A. 非那雄胺　　B. 溴吡斯的明

C. 多沙唑嗪　　D. 托特罗定

E. 坦索罗辛　　F. 度他雄胺

参考答案与解析

一、A1 型题

1. C【解析】膀胱过度活动症的评估：①棉签试验主要用于评估尿道及膀胱颈的移动程度，是客观资料。②尿失禁评估方法中排尿日记属于半客观资料。③物理检查属于客观资料。④膀胱尿道镜及泌尿系统影像学检查属于客观资料。

2. A【解析】屏气后棉签上翘与水平线的夹角 >45°，表示尿道支持组织已严重削弱，后尿道显著下垂，选项 A 错误。

3. E【解析】压力性尿失禁的典型特征是咳嗽或用力增加腹压时尿液溢出，而患者并无排尿感，停止加压后，尿流立即停止。

4. A【解析】膀胱出口梗阻（BOO）是发生于膀胱颈部及其周围的任何病变导致膀胱尿液排出障碍的一种病理状态的统称。

5. B【解析】导尿法测定残余尿量最为准确，排尿后即刻在无菌条件下导尿，放出的全部尿液即为残余尿。

6. A【解析】正常人残余尿在 10ml 以下。残余尿量与梗阻程度成正比。

7. C【解析】女性膀胱颈部梗阻的检查，最好的筛选方法是尿流动力学检查。

8. A【解析】男性膀胱颈部梗阻主要症状为下尿路梗阻症状，如排尿困难、排尿迟缓、尿流变细、尿频和夜尿增多及排尿不尽感、急性尿潴留或慢性尿潴留、尿失禁甚至血尿等。

9. E【解析】参见 A1 型题第 8 题解析。

10. A【解析】简单的自由尿流率测定可提供初步判断，最大尿流率 <15ml/s，提示存在下尿路梗阻的可能。

11. D【解析】经尿道前列腺切除术后发生膀胱颈挛缩，最佳治疗方案为挛缩环切开。

12. B【解析】膀胱阴道瘘是指膀胱与阴道间有瘘道相通，为最常见的女性泌尿生殖瘘。

13. A【解析】膀胱阴道瘘的主要原因为分娩损伤、手术损伤和疾病因素等。盆腔手术引起膀胱阴道瘘者高达 85%，而分娩损伤仅 5%。尿液不时地自阴道流出，无法控制，为膀胱阴道瘘的主要症状。第 1 次修补术已失败者应在 3~6 个月后再行修补手术，如瘘管较小，留置导尿 3~6 周有可能自行愈合。膀胱阴道瘘术前可在阴道中局部使用雌激素，以提高手术成功率。

14. B【解析】参见 A1 型题第 13 题解析。

15. A【解析】排尿时，如平均最大逼尿肌压（Pdet）高而最大尿流率（Qmax）低，则提示存在梗阻。

16. C【解析】压力性尿失禁是指打喷嚏、咳嗽、大笑或提取重物等腹压增高时出现不自主的尿液自尿道外口渗漏。

二、A2 型题

1. E【解析】神经源性膀胱是控制排尿神经受到伤害，是膀胱尿道功能受损。主要表现为尿频、尿急、尿痛、排尿困难等，严重患者会出现尿路感染，性功能障碍，肠道受损。

2. D【解析】男性膀胱颈梗阻分为功能性膀胱梗阻和膀胱颈挛缩。参见 A1 型题第 8 题解析。

3. C【解析】该患者排尿困难，应进行留置导尿管排尿。

4. B【解析】该患者可能为膀胱功能障碍，应该进行的检查为亚甲蓝试验、膀胱镜检查、尿道超声，必要时再行膀胱尿道造影或 IVU。

三、A3/A4 型题

1. A【解析】该患者在到达厕所之前会有少量的尿液漏出。无排尿困难，无尿不尽感，咳嗽、喷嚏、大笑时无漏尿，故下尿路功能障碍主要为储尿障碍。

2. C【解析】依据题意，该患者可能为特发性 OAB。

3. A【解析】膀胱过度活动症（OAB）首选行为治疗。

4. A【解析】该患者为完全性脊髓损伤 5 年，有自行漏尿，尿液混浊，反复发作性感染等症状，故漏尿的最主要原因为逼尿肌过度活动。

5. C【解析】依据题意，患者残余尿多的病理生理机制是逼尿肌外括约肌协同失调。

6. B【解析】该患者为膀胱功能障碍，左肾积水可能的原因为左膀胱输尿管反流。

7. D【解析】影像尿动力学检查可进一步证实 OAB 的存在，确定有无下尿路梗阻，评估逼尿肌功能。

8. B【解析】该患者排尿困难，尿不尽，可能为排尿障碍。

9. E【解析】尿流率低可能是膀胱出口梗阻或是逼尿肌收缩力减弱所致；当逼尿肌产生足够高的压力以致高过尿道所增加的压力时，尿流率可能保持不变。为区分这两种病因，要同时测定逼尿肌压力及尿流率。

10. B【解析】参见 A1 型题第 16 题解析。

11. D【解析】强调题干中病史的意义在于排除其他与压力性尿失禁相鉴别的疾病。

12. C【解析】参见 A3/A4 型题第 7 题解析。

13. D【解析】膀胱颈挛缩一般是膀胱颈部由慢性炎症的长期刺激引起纤维化所致。患者一般主要的症状是排尿困难，排尿费力，排尿变细，排尿变慢，有时候会出现尿滴沥，可有充盈性尿失禁。严重时会出现尿潴留。

14. B【解析】膀胱颈挛缩首选的治疗为尿道扩张。

15. B【解析】膀胱阴道瘘的临床表现如下。①漏尿：尿液不时地自阴道流出，无法控制，为膀胱阴道瘘的主要症状。②局部感染：外阴部皮肤长期受尿液的浸泡，外阴、臀部及大腿内侧的皮肤发生皮炎、皮疹、湿疹，引起局部瘙痒刺痛，甚至导致皮肤继发感染和溃疡。尿瘘患者也易发生泌尿道感染。③继发月经改变和不孕：许多尿瘘患者可出现月经稀少或闭经。可伴有性欲减退、性交困难。继发性不孕者较多。④精神抑郁或心理异常：由于漏尿或伴有阴道瘢痕狭窄甚至闭锁，给患者生活和社会活动带来很大影响，可导致患者心理障碍、抑郁，甚至精神失常。

16. D【解析】膀胱阴道瘘首选手术治疗。

17. A【解析】参见A3/A4型题第9题解析。

18. B【解析】中度压力性尿失禁压力为18.75~44.25mmHg。

19. C【解析】尿流动力学检查主要研究肾盏、肾盂、输尿管内尿液的输送过程及膀胱、尿道贮存及排出尿液的过程。行尿流动力学联合尿道膀胱造影时可见膀胱尿道后角消失，膀胱颈低于耻骨联合下缘，膀胱颈部呈漏斗状并下垂及尿道轴发生不同程度的向下，向后旋转。尿道倾斜角可经盆底超声测量。

20. D【解析】中度压力性尿失禁压力为44.25~58.80mmHg，选项D错误。

四、B型题

1~3 C、D、A【解析】压力性尿失禁时逼尿肌反射正常，最大尿流率明显增加，而膀胱内压明显降低，轻度者膀胱内压力44.25~58.80mmHg，中度者为18.75~44.25mmHg，重度者低于14.25mmHg。

4~5 B、A【解析】将测压管放入膀胱并充盈膀胱，记录发生尿漏时的膀胱内压力，此压力即为漏尿点压。一般轻度>88.5mmHg，重度<44.1mmHg。

6~8 A、B、C【解析】根据临床症状，尿失禁分类如下。①轻度：一般活动及夜间无尿失禁，腹压增加时偶发尿失禁，不需携带尿垫。②中度：腹压增加及起立活动时，有频繁的尿失禁，需要携带尿垫生活。③重度：起立活动或卧位体位变化时即有尿失禁，严重地影响患者的生活及社交活动。

9~11 A、B、C【解析】腹压尿漏点压（ALPP）分型如下。①Ⅰ型压力性尿失禁：ALPP≥90cmH_2O。②Ⅱ型压力性尿失禁：ALPP 60~90cmH_2O。③Ⅲ型压力性尿失禁：ALPP≤60cmH_2O。

12~13 A、E【解析】对前列腺增生切除术及经尿道前列腺切除术后的膀胱颈梗阻，可应用尿道扩张治疗。各种原因引起的膀胱颈挛缩和小儿膀胱颈梗阻，可应用膀胱颈切除术。

14~16 B、A、E【解析】膀胱阴道瘘手术途径选择如下。①经阴道途径：适合于中、低位膀胱阴道瘘患者。产伤所致的尿瘘，多以经阴道途径修补为宜。②经腹途径：适合于较大、部位较高的瘘孔；经阴道反复修复失败者；阴道瘢痕严重，阴道扩张不良。③经腹经阴道联合途径：适合于阴道扩张不良，瘘孔部位高，单纯经阴道路径显露不佳的膀胱阴道瘘患者。

五、X 型题

1. ABCD【解析】男性膀胱颈梗阻的膀胱镜检查可以直接观察梗阻部位并对梗阻的原因进行诊断。膀胱镜检查可见内括约肌晕环状狭窄，把尿道和膀胱明显分开；膀胱颈抬高，膀胱颈呈苍白色或有玫瑰色，其表面通常光滑，缺少血管分布。

2. AB【解析】在普通尿流动力学检查中，膀胱压-尿流率检查是公认的诊断手段，判断指标有 A-G 图和 LinPURR 图等方法。

3. ACE【解析】排尿训练、定时排尿、辅助压腹排尿、加用 α 受体阻滞药，降低膀胱出口阻力属于膀胱过度活动症合并逼尿肌收缩力弱患者的一线治疗。

4. BCD【解析】帕金森病、糖尿病、急性脊髓炎均可导致神经源性膀胱尿道功能障碍。

5. AB【解析】神经源性膀胱储尿期主要表现为尿频、尿急、尿失禁，伴或不伴有膀胱感觉异常（感觉低下或感觉过敏）或膀胱疼痛。

6. CDE【解析】神经源性膀胱排尿期的主要表现是排尿前等待、尿线细、排尿费力，间断性排尿、腹压排尿、终末尿滴沥等，伴或不伴有排尿感觉异常或排尿疼痛，可出现急、慢性尿潴留。

7. ABCE【解析】怀疑神经源性膀胱的患者，初步评估：①尿常规和肾功能检查。②泌尿系统 B 超。③尿流率测定。④神经系统检查。

8. BCE【解析】神经源性膀胱的治疗原则：①在对神经源性膀胱处理过程中，治疗的重点是保护上尿路功能，治疗的最主要目标是建立及维持对上尿路无损害威胁的“平衡膀胱”。②尿动力学检查结果作为选择治疗方案依据。③积极治疗原发病，对每一个神经源性膀胱患者进行严格的追踪随访。④保护逼尿肌功能，积极预防和治疗尿路感染、肾积水、膀胱输尿管反流和泌尿系结石等并发症。

9. BCDE【解析】根据患者情况，可以进行留置膀胱造瘘管、膀胱扩大术、留置尿管及尿流改道检查。

10. ABC【解析】神经源性膀胱的行为疗法包括盆底锻炼、生物反馈和膀胱训练等。

11. DE【解析】手法辅助排尿最常用的手法是 Valsalva 法（腹部紧张）和 Crède 法（手法按压下腹部）。

12. ABDE【解析】神经源性膀胱的留置导尿及膀胱训练注意事项：①保持尿管朝向正确的方向和夹放导尿管的时间。②膀胱储尿在 300～400ml 时有利于膀胱自主功能的恢复。③置导尿时每天进水量须达到 2500～3000ml。④定期冲洗膀胱。

13. ABC【解析】降低尿道内括约肌张力可选用 α 受体阻断药盐酸坦索罗辛、特拉唑嗪、多沙唑嗪等。

14. DE【解析】减低膀胱逼尿肌兴奋性可选用 M 受体阻滞药奥昔布宁、托特罗定、曲司氯铵等。

15. CDE【解析】对神经源性损伤和疾病所致的逼尿肌活动亢进患者，口服药物疗效不佳者，可采取膀胱内药物破坏去神经性治疗，主要方法有辣椒辣素或 RTX 膀胱内灌注、膀胱壁肉毒碱注射等。

16. BCDE【解析】电、磁刺激在治疗神经源性膀胱方面有一定的疗效。它主要是通过刺激盆腔组织器官或支配它们的神经纤维和神经中枢，从而对效应器产生直接作用或对神经通路的活动产生影响，最终改变膀胱尿道的功能状态，改善储尿或排尿功能。电、磁刺激治疗方法包括骶神经前根电刺激、骶神经调节、功能性磁刺激、针灸治疗。

17. CDE【解析】针对神经源性膀胱患者施行该类术式的目的在于扩大膀胱容量、抑制逼尿肌过度活动、改善膀胱壁顺应性，为膀胱在保证生理安全的压力范围内储尿创造条件，从而降低上尿路损害的风险。

18. ABE【解析】选择性骶神经后根切断术 + 骶神经前根电刺激排尿术适用于 DESD 合并反射性尿失禁、残余尿增多的骶髓以上完全性脊髓损伤患者。

19. CD【解析】骶神经调节术适应证为急迫性尿失禁、严重的尿急尿频综合征和无膀胱出口梗阻的原发性尿潴留。SNS 其有双向调节作用，它可以恢复尿路控制系统内部兴奋与抑制之间的正常平衡关系。

20. ABE【解析】与膀胱过度活动症（OAB）发病机制相关的因素：①中枢、外周神经异常。②逼尿肌平滑肌细胞异常。③精神疾病。

21. ABE【解析】膀胱过度活动症（OAB）典型症状：尿频、尿急及急迫性尿失禁等。

22. ABCD【解析】OAB 患者进行全套尿流动力学检查的指征包括：①尿流率减低或剩余尿增多。②首选治疗失败或出现尿潴留。③在任何侵袭性治疗前。④对筛选检查中发现的下尿路功能障碍需进一步评估。

23. ABCD【解析】与女性压力性尿失禁发生相关的因素：①年龄增长。②多次生育。③盆腔脏器脱垂。④肥胖。

24. ABC【解析】压力性尿失禁的发病机制：①神经机制。②解剖机制。③功能机制。

25. ABCD【解析】压力型尿失禁的专科检查：①有无盆腔脏器膨出及程度。②外阴部有无感染体征。③双合诊了解子宫情况及盆底肌收缩力等。④直肠指检查肛门括约肌肌力及有无直肠膨出。

26. DE【解析】影像尿动力学可将压力性尿失禁分为解剖型及尿道固有括约肌缺陷型。

27. BCDE【解析】压力性尿失禁常用的悬吊方法：①膀胱颈射频悬吊术。②经阴道尿道-耻骨悬吊术。③耻骨上尿道-耻骨悬吊术。④经阴道无张力尿道中段悬吊术。

28. BCDE【解析】膀胱颈填充物注射治疗，即将填充剂如自体脂肪、胶原牛蛋白、肌源性干细胞、硅油等注射于尿道内口黏膜下，使尿道腔变窄、拉长以提高尿道阻力延长功能性尿道长度，增加尿道内口的闭合，以达到治疗目的。主要适用于膀胱内括约肌缺陷的压力性尿失禁。

29. BCDE【解析】女性膀胱颈梗阻可发生于任何年龄，以老年者居多，年龄越大发病率越高。病因、发病机制复杂，可能为膀胱颈纤维组织增生、膀胱颈部肌肉肥厚、慢性炎症所致的硬化以及老年女性激素平衡失调导致的尿道周围腺体增生等。

30. ADE【解析】女性膀胱颈部梗阻合并尿路感染的病例会出现膀胱刺激症状，梗阻严重者可有双肾输尿管积水及慢性肾衰竭。

31. AB【解析】女性膀胱颈部梗阻的非手术治疗方法包括选择性 α 受体阻断药，尿道扩张术等。合并尿路感染者，应在充分引流尿液的同时，选用有效的抗生素控制感染。

32. ABCD【解析】经尿道膀胱颈电切术：①适用于有明显膀胱颈梗阻及非手术治疗无效者。②手术要点包括切除部位从截石位 6 点开始，先用勾形电刀切至膀胱肌层，切开狭窄的纤维环，再以此为中心半月形电切 5~7 点的组织。③手术过程中切除范围不要过大、过深，以长度 1~2cm 宽度 0.5~1.0cm 为宜，使后尿道与膀胱三角在电切后接近同一平面。④手术时仅可切除膀胱颈部的环形狭窄组织，而不可切除和损坏尿道括约肌环，否则可发生尿失禁或膀胱阴道瘘等并发症。

33. ABCD【解析】男性膀胱颈部梗阻的病因可能与交感神经、膀胱颈部 α、β 受体兴奋性改变有关。膀胱颈挛缩多认为是由于膀胱颈部及其周围脏器的慢性炎症导致膀胱颈部纤维化而致；也可由各种前列腺手术时的损伤所致。

34. AB【解析】男性膀胱颈部梗阻是一种常见病及多发病，分为功能性膀胱颈梗阻和膀胱颈挛缩。

35. DE【解析】男性膀胱颈挛缩的病因：①膀胱颈部及其周围脏器的慢性炎症导致膀胱颈部纤维化所致。②各种前列腺手术时的损伤所致。

36. ABCD【解析】男性膀胱颈部梗阻非手术治疗适用于：①没有残余尿或残余尿少（10~20ml）。②无慢性肾功能不全。③无反复的尿路感染。④输尿管反流不明显。治疗方法主要有 α 受体阻断药、糖皮质激素、抗生素等的应用。抗生素的应用，对合并有感染和施用尿道扩张器者，均应使用抗生素治疗。

37. BCD【解析】参见 X 型题第 36 题解析。

38. ABC【解析】膀胱阴道瘘的主要原因为分娩损伤、手术损伤和疾病因素等。盆腔手术引起膀胱阴道瘘者高达 85%，而分娩损伤仅 5%。

39. ABCD【解析】膀胱阴道瘘 B 超检查可以了解膀胱充盈度，子宫形态大小，并可了解阴道前壁和膀胱后壁间有无回声通道。若有明显通道，加压扫查，可以看见液体自膀胱经通道向阴道内流动。

40. ABC【解析】膀胱阴道瘘经直肠腔内 B 超可以更直观地观察膀胱基底、膀胱颈、尿道、阴道、尿道阴道间以及直肠等结构，能发现膀胱后壁和阴道前壁中断、下尿路和阴道之间存在瘘道、阴道腔不同程度积液等特异性声像图表现，同时可以清晰显示瘘口的位置，因而诊断较明确。

41. ABCD【解析】膀胱阴道瘘尿道膀胱镜检查应作为膀胱阴道瘘常规检查手段。分别采用 30°和 70°膀胱镜检查，重点检查膀胱后壁、三角区、尿道后壁等区域，了解瘘孔部位、大小、数目、与输尿管开口关系，以及瘘孔周围膀胱黏膜情况。

42. ADE【解析】输尿管阴道瘘和膀胱阴道瘘的鉴别：①静脉肾盂造影时前者表现为伤侧不显影或延迟显影，不同程度的肾、输尿管积水；后者表现为正常。②输尿管插管时，前者于瘘口处受阻；后者插管正常。③放射性核素肾图，前者表现为伤侧梗阻曲线；后者正常。

43. ABC【解析】膀胱阴道瘘非手术治疗适用于以下情况：①刚出现不久（1 周内）的膀胱阴道瘘或输尿管阴道瘘，若瘘孔较小，可持续插入导尿管或输尿管导管，并给予抗生素治疗，瘘孔有自然愈合的可能。②结核性膀胱阴道瘘，抗结核治疗半年至 1 年后仍未痊愈者，方可考虑手术治疗。

44. ABC【解析】膀胱阴道瘘手术时机选择：①新鲜、清洁的瘘孔应立即修补。②感染、坏死性尿瘘或第 1 次修补术已失败者，应在 3~6 个月后再次手术。③放射性损伤所致的尿瘘至少应在 1 年后检查未见肿瘤复发再手术。④膀胱结核所致的尿瘘，其手术应在抗结核治疗 1 年后，局部无活动性结核病灶时手术。⑤尿瘘合并妊娠，应待产后月经复潮后行修补术。⑥若膀胱阴道瘘合并有膀胱结石，结石大且嵌入膀胱黏膜内者，则先取结石，3 周后再修补瘘孔；结石小未嵌入膀胱黏膜者，则取结石和修补瘘孔可同时进行。⑦对于尚未绝经患者的择期手术，应选择月经干净 1 周施行手术。⑧有慢性咳嗽者，应于治疗好转后手术。

六、案例分析题

1. C【解析】手术损伤：椎间盘及脊柱病变手术时可造成脊髓的损伤，可能损伤盆腔神经丛，引起排尿功能障碍。

2. BC【解析】该患者可能为膀胱功能障碍，应该进行的检查为立即留置导尿管，膀胱持续引流或立即留置膀胱造瘘管，膀胱持续引流。

3. C【解析】该患者血肌酐在 200μmol/L 左右波动，无明显下降，故双肾积水的主要原因为低顺应性膀胱。

4. ABF【解析】膀胱功能障碍伴肾积水的治疗应为长期留置尿管、长期留置膀胱造瘘管或尿流改道等。

5. ABE【解析】该患者可能为膀胱功能障碍，应进行的检查为尿液分析、B 超及尿流率。

6. D【解析】膀胱过度活动症的典型症状：尿频、尿急及急迫性尿失禁等。

7. ABCDEF【解析】膀胱功能训练：①延迟排尿、延长排尿间隔。②逐渐使每次排尿量大于300ml。③打断精神因素的恶性循环。④降低膀胱的敏感性。⑤低顺应性膀胱为禁忌证。⑥不适宜充盈期末逼尿肌压大于40cmH_2O的患者。

8. D【解析】参见A3/A4型题第7题解析。

9. B【解析】参见X型题第9题解析。

10. D【解析】前列腺手术指征主要包括：①反复出现血尿。②反复尿路感染。③急、慢性尿潴留。④合并膀胱结石。⑤合并肾积水甚至肾功能不全。⑥合并其他部位疾病，如疝、痔疮等。最大尿流率在尿量达200ml以上时，男性>20~25ml/s，女性>25~30ml/s。

11. E【解析】常用的尿流动力学技术主要包括：①尿流率的测定。②各种压力测定。③肌电图测定。④动态放射学观察等。不能测定尿道功能。

12. B【解析】尿流动力学检查提示膀胱逼尿肌无力，临床治疗的常用药物为溴吡斯的明。

第六篇

阴茎疾病

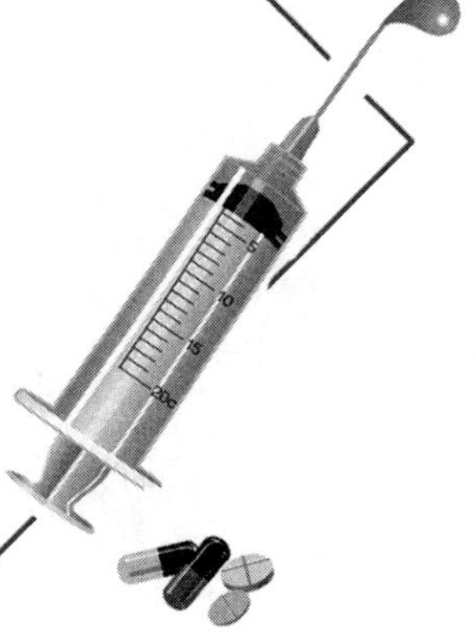

第三十四章 阴茎解剖和生理

一 A1 型题

1. 一般认为球海绵体反射的神经中枢位于

A. $L_{1\sim2}$　　B. $L_{3\sim5}$

C. $S_{1\sim2}$　　D. $S_{2\sim4}$

E. $L_5\sim S_1$

2. 阴茎主要由（　　）柱状海绵体构成

A. 一个　　B. 两个

C. 三个　　D. 四个

E. 五个

3. 关于阴茎的结构，下列叙述不正确的是

A. 两个阴茎海绵体表面由白膜包裹，白膜中间形成中隔

B. 阴茎海绵体在阴茎根部通过中隔间隙相通

C. 阴茎筋膜之外为阴茎浅筋膜

D. 阴茎头腹侧正中有一个小的皮肤皱襞，与包皮相连，称为包皮系带

E. 三个阴茎海绵体里面由白膜包裹，白膜中间形成中隔

4. 关于阴茎的位置，下列叙述不正确的是

A. 阴茎系韧带和阴茎悬韧带将阴茎根部固定在耻骨联合前方

B. 阴茎系韧带位置较浅，自腹白线下端，向下分为两束

C. 阴茎悬韧带自耻骨联合前的上部，向上附着于阴茎筋膜

D. 经阴茎根部两侧附着于阴茎筋膜上

E. 阴茎悬韧带位于阴茎系韧带深面，呈三角形

5. 关于阴茎的动脉，下列叙述不正确的是

A. 阴茎动脉包括阴茎背动脉和阴茎深动脉

B. 有多个交通支相互吻合

C. 阴茎深动脉走行于阴茎海绵体背侧沟内

D. 阴茎深动脉从阴茎脚穿行于海绵体内，到达阴茎海绵体顶端

E. 一些小动脉直接或成螺旋状开口于海绵体腔

6. 关于阴茎的静脉，以下叙述不正确的是

A. 阴茎静脉包括阴茎背浅静脉及阴茎背深静脉

B. 阴茎背浅静脉位于阴茎浅筋膜和深筋膜之间层面

C. 收集阴茎皮肤和包皮的血液，再回流于阴茎外动脉里

D. 阴茎背深静脉位于阴茎深筋膜和白膜之间

E. 只有一条收集阴茎头、阴茎海绵体和尿道球海绵体静脉血液

7. 关于阴茎的神经，以下叙述不正确的是

A. 阴茎的神经主要来自 $S_{2\sim4}$骶神经

B. 经阴部神经和盆腔神经丛至阴茎

C. 交感神经和副交感神经，在骨盆腔形成海绵体丛

D. 交感神经包括阴茎海绵体大、小神经，形成阴茎海绵体丛

E. 副交感神经是阴茎勃起的主要神经

8. 关于阴茎勃起神经反射的调节，下列叙述正确的是

A. 阴茎勃起只受副交感神经调控

B. 阴茎勃起只受交感神经调控

C. 阴茎勃起只受体神经调控

D. 阴茎勃起只受交感和副交感神经调控

E. 阴茎勃起同时受交感神经、副交感神经和体神经调控

9. 阴茎勃起的神经递质一氧化氮（NO），可诱导阴茎海绵体发生的变化是

A. 抑制环磷酸鸟苷（cGMP）水解　　B. 抑制环磷酸腺苷（cAMP）水解

C. 增加环磷酸鸟苷（cGMP）浓度　　D. 增加环磷酸腺苷（cAMP）浓度

E. cAMP 和 cGMP 的浓度均增加

10. 当阴茎勃起时，以下叙述不正确的是

A. 平滑肌松弛

B. 螺旋动脉舒张充血

C. 大量血流进入海绵窦，阴茎海绵体膨胀

D. 压迫周围静脉丛和白膜，导致动脉关闭

E. 涌入的血液不能流出海绵体，海绵体内压明显升高，达到坚硬勃起

二 B 型题

（1~3 题共用备选答案）

A. 阴茎头　　B. 阴茎颈

C. 阴茎头冠　　D. 阴茎体部

E. 阴茎根部

1. 藏于阴囊及会阴部皮肤的深处，附着于耻骨下支和坐骨支的是
2. 呈圆柱形，悬垂于耻骨联合的前下部，为可动部的是
3. 阴茎头为阴茎前端膨大部，头的尖端有呈矢状位的尿道外口，阴茎头底的游离缘凸隆处，称为

三 X 型题

1. 以下有关阴茎的淋巴叙述不正确的是

A. 阴茎淋巴管分 2 组

B. 来自阴茎皮肤的则回流到腹股沟表浅淋巴结

C. 来自龟头和各海绵体的则回流到腹股沟表浅淋巴结

D. 来自阴茎皮肤的则回流到髂外深淋巴结

E. 来自龟头和各海绵体的则回流到腹股沟和髂外深淋巴结

参考答案与解析

一、A1 型题

1. D【解析】一般认为球海绵体反射的神经中枢位于 $S_{2\sim4}$。

2. C【解析】阴茎主要由三个柱状海绵体构成，即左右各一的阴茎海绵体和其下方的尿道海绵体，阴茎部尿道穿行于尿道海绵体中间。

3. E【解析】两个阴茎海绵体表面由白膜包裹，白膜中间形成中隔，阴茎海绵体在阴茎根部通过中隔间隙相通。白膜之外由阴茎筋膜将三个海绵体包绕在一起。阴茎筋膜之外为阴茎浅筋膜。阴茎头腹侧正中有一小的皮肤皱襞，与包皮相连，称为包皮系带。阴茎皮肤薄而柔软，缺乏皮下脂肪，伸展性和活动度大，向前包绕阴茎头，称为包皮，包皮分为内、外板，内板似黏膜，无角化层而富有皮脂腺。

4. C【解析】阴茎的位置：阴茎系韧带和阴茎悬韧带将阴茎根部固定在耻骨联合前方。阴茎系韧带位置较浅，自腹白线下端，向下分为两束，经阴茎根部两侧附着于阴茎筋膜上。阴茎悬韧带位于阴茎系韧带深面，呈三角形，自耻骨联合前的下部，向下附着于阴茎筋膜。

5. C【解析】阴茎的动脉：阴茎动脉包括阴茎背动脉和阴茎深动脉，均来自阴部内动脉，有多个交通支相互吻合。阴茎背动脉走行于阴茎海绵体背侧沟内，发出分支供应阴茎头和包皮。阴茎深动脉从阴茎脚穿行于海绵体内，到达阴茎海绵体顶端，其中有一些小动脉直

接或成螺旋状开口于海绵体腔。

6. C【解析】阴茎的静脉：阴茎静脉包括阴茎背浅静脉及阴茎背深静脉。阴茎背浅静脉位于阴茎浅筋膜和深筋膜之间层面，收集阴茎皮肤和包皮的血液，再回流于阴茎外静脉里。阴茎背深静脉位于阴茎深筋膜和白膜之间，只有一条收集阴茎头、阴茎海绵体和尿道球海绵体静脉血液，经耻骨联合下面，耻骨弓韧带之间的下面入骨盆，回流于阴部内静脉丛里。

7. C【解析】阴茎的神经：阴茎的神经主要来自 S_{2-4}，经阴部神经和盆腔神经丛至阴茎。交感神经和副交感神经，在骨盆腔形成盆丛。其分支沿血管壁分布于阴茎海绵体。交感神经包括阴茎海绵体大、小神经，形成阴茎海绵体丛，是调节阴茎勃起的神经。副交感神经是阴茎勃起的主要神经，又称勃起神经。感觉神经主要是阴茎背神经，位于阴茎背动脉的两侧。

8. E【解析】阴茎勃起同时受交感神经、副交感神经和体神经调控

9. C【解析】阴茎勃起的神经递质一氧化氮（NO），可增加环磷酸鸟苷（cGMP）浓度从而诱导阴茎海绵体发生变化。

10. D【解析】当阴茎勃起时，平滑肌松弛，螺旋动脉舒张充血，大量血流进入海绵窦，阴茎海绵体膨胀，压迫周围静脉丛和白膜，导致静脉关闭，涌入的血液不能流出海绵体，海绵体内压明显升高，达到坚硬勃起。

二、B 型题

1~3 E、D、C【解析】阴茎根部，藏于阴囊及会阴部皮肤的深处，附着于耻骨下支和坐骨支。阴茎体部呈圆柱形，悬垂于耻骨联合的前下部，为可动部。阴茎头为阴茎前端膨大部，头的尖端有呈矢状位的尿道外口，阴茎头底的游离缘凸隆处，称为阴茎头冠，冠的下缘为阴茎颈（冠状沟）。

三、X 型题

1. CD【解析】阴茎的淋巴：阴茎淋巴管分 2 组，来自阴茎皮肤的则回流到腹股沟表浅淋巴结，来自龟头和各海绵体的则回流到腹股沟和髂外深淋巴结。

第三十五章　阴茎畸形

一 A1 型题

1. 包茎不会继发以下哪种情况
   A. 龟头包皮炎　　B. 包皮龟头粘连
   C. 阴茎癌　　D. 排尿困难
   E. 勃起功能障碍
2. 关于包茎，下列叙述不正确的是
   A. 包皮紧包阴茎头遮掩尿道口，不能翻转露出阴茎头
   B. 包茎可诱发包皮阴茎头炎
   C. 包茎可引起排尿困难、尿路梗阻，严重者可危及肾功能
   D. 包茎患者发生阴茎癌的概率高
   E. 包茎的治疗首选狭窄环背侧切开术
3. 包皮过长，出现阴茎头和包皮红、肿、痛、溢液，最常见的是
   A. 前列腺炎　　B. 阴茎头包皮炎
   C. 淋菌感染　　D. 梅毒
   E. 药物过敏
4. 不会导致阴茎勃起时弯曲的是
   A. 尿道下裂　　B. 尿道上裂
   C. 包茎　　D. 膀胱外翻
   E. 阴茎海绵体硬结症
5. 手法复位嵌顿性包茎失败后应采取
   A. 局部湿敷后再施行手法复位
   B. 包皮环切术
   C. 抗生素消炎后再做包皮环切术
   D. 纵行切开背侧包皮，1 周后再行包皮环切术
   E. 切除形成包茎嵌顿的狭窄环
6. 手法不能复位的包皮嵌顿应进行
   A. 局部湿热敷后再施行手法复位　　B. 立即包皮环切术

C. 纵向切开背侧包皮　　D. 抗菌药物消炎后再做包皮环切术
E. 切除形成包皮嵌顿的狭窄环

7. 包皮过长和包茎的叙述不正确的是
A. 新生儿的包茎多数可自愈
B. 成人的包茎必须行包皮环切手术
C. 继发性包茎应尽早手术治疗
D. 包皮发生嵌顿时应急诊行包皮环切手术
E. 早期包皮环切术是预防阴茎癌的关键措施

8. 关于隐匿性阴茎的病因，下列叙述不正确的是
A. 阴茎肉膜层发育不良，弹性变差
B. 将阴茎束缚在耻骨联合上方
C. 肉膜层中有纤维束带直接附着于阴茎体部和颈部
D. 腹壁脂肪层下移、肉膜层下脂肪异常堆积等多个因素共同导致了隐匿性阴茎
E. 阴茎肉膜层由腹壁浅筋膜浅层和深层在会阴部融合形成，是一层富有弹性的结构，能使阴茎皮肤自由滑动

9. 关于隐匿性阴茎的诊断，下列叙述不正确的是
A. 阴茎挤压试验阴性
B. 阴茎包皮囊空虚，阴茎皮肤不附着于阴茎体
C. 诱发勃起时大多无阴茎皮肤缺乏
D. 少数在阴茎背侧可触及纤维索带
E. 阴茎挤压试验阳性

10. 包茎区别于隐匿性阴茎的特点有
A. 分泌缺陷或染色体异常导致　　B. 阴茎体细小
C. 勃起无力　　D. 阴茎体粗大
E. 阴茎头不能外露

11. 凡包皮能上翻显露阴茎头的隐匿性阴茎患者，可采取的治疗方式是
A. 包皮内板展开术（Shirakt 术式）　　B. Devine 法
C. Johnaston 法　　D. Maizels 法
E. 不必手术

12. 足月新生儿正常阴茎牵张长度为
A. （3.5 ±0.7）cm　　B. （13.3 ±1.6）cm
C. （7.1 ±1.5）cm　　D. （13.0 ±1.3）cm
E. （7.8 ±0.7）cm

13. 小阴茎长度小于正常阴茎体长度平均值
   A. 0.5 个标准差以上　　B. 1.5 个标准差以上
   C. 2.5 个标准差以上　　D. 3.5 个标准差以上
   E. 4.5 个标准差以上
14. 下丘脑功能低下，称为
   A. 低促性腺激素性性腺功能减退症　　B. 高促性腺激素性性腺功能减退症
   C. 克兰费尔特（Klinefelter）综合征　　D. 多 X 综合征
   E. 多染色体畸形
15. 关于小阴茎的病因，下列叙述不正确的是
   A. 性染色体异常
   B. 后天发育迟缓如肥胖儿童血睾酮偏低
   C. 包茎或包皮过长伴反复感染时阻碍阴茎正常发育
   D. 少数原因不清的原发性阴茎短小症
   E. 下丘脑功能增高

二 A2 型题

患者，男，23 岁。包皮嵌顿 3 天，阴茎头青紫、包皮明显水肿、淤血，应采取的紧急处理是
   A. 用药物控制感染　　B. 试行包皮复位
   C. 包皮嵌顿环切开　　D. 包皮水肿部位穿刺抽水
   E. 包皮环切术

三 B 型题

（1~2 题共用备选答案）
   A. 包茎　　B. 包皮过长
   C. 隐匿性阴茎　　D. 阴茎短小
   E. 包皮龟头炎
1. 如果包皮外口狭小，不能翻转露出全部阴茎称为
2. 如果包皮能向上翻转而露出阴茎头则称为

（3~5 题共用备选答案）
   A. 手法复位　　B. 药物治疗
   C. 姑息治疗　　D. 包皮环切术

E. 扩大包皮口，将包皮反复上翻并复位

包茎和包皮过长的治疗：

3. 对小儿的包茎，选择的治疗是
4. 对成人的包茎，选择的治疗是
5. 对于包皮嵌顿，选择的治疗是

（6~9题共用备选答案）

A. 人绒毛膜促性腺激素（hCG）治疗

B. 阴茎再造术

C. Johnaston手术

D. 睾酮替代治疗

E. 促黄体素释放素（LHRH）类似物治疗

小阴茎的治疗：

6. 对促性腺激素分泌不足者，选择的治疗方式是
7. 对下丘脑功能异常患儿，选择的治疗方式是
8. 对性腺功能异常者，选择的治疗方式是
9. 内分泌治疗无效，可能为雄激素受体异常，选择的治疗方式是

四 X型题

1. 小阴茎、阴茎发育不良与隐匿性阴茎鉴别的特点有

A. 分泌缺陷或染色体异常导致　B. 阴茎体细小

C. 勃起无力　D. 阴茎体粗大

E. 阴茎头不能外露

2. 隐匿性阴茎的手术治疗方法包括

A. Shirakt法　B. Devine法

C. Johnaston法　D. Maizels法

E. 不必手术

3. 隐匿性阴茎手术治疗的目的是

A. 显露阴茎头

B. 切除肉膜层纤维索带

C. 阴茎根部皮肤必须与阴茎白膜或耻骨骨膜固定

D. 避免损伤海绵体

E. 避免损伤阴茎神经及血管

4. 隐匿性阴茎手术治疗的注意事项是
   A. 显露阴茎头
   B. 切除肉膜层纤维索带
   C. 切忌做简单的包皮环切术
   D. 避免损伤海绵体
   E. 避免损伤阴茎神经及血管

五 案例分析题

（1~4 题共用题干）

患者，男性，58 岁。主因“发现阴茎头肿物半年”就诊。半年前出现阴茎头部肿物，予抗炎治疗、局部硼酸清洗处理后，疗效欠佳，肿物逐渐增大。查体：包皮过长，阴茎包皮内板处可见 1cm 菜花状肿物。

1. 患者可能的诊断是
   A. 包皮龟头炎
   B. 阴茎肿瘤
   C. 尖锐湿疣
   D. 包皮过长
   E. 增殖红斑（Queyrat）
   F. 外阴原位癌
2. 下一步对患者较为合理的处理措施是
   A. 双侧腹股沟区超声
   B. 盆腔及腹股沟区 CT 检查
   C. 盆腔及腹股沟区 MR 检查
   D. 肿物活检
   E. 抗病毒治疗
   F. 包皮环切术（同时将肿物切除）
3. 患者行包皮环切术，术后肿物病理报告：鳞状细胞癌，$T_{1a}G_2$期，切缘阴性。查体：双侧腹股沟区未及肿大淋巴结。为明确病情，患者下一步最有意义的检查是
   A. 双侧腹股沟超声
   B. 腹盆腔增强 CT
   C. 骨显像
   D. 胸部 X 线
   E. 尿道造影
   F. 双侧腹股沟淋巴结活检术
4. 患者腹股沟区 CT 检查未见腹股沟淋巴结转移，进一步的处理措施是
   A. 随访观察
   B. 化疗
   C. 放疗
   D. 双侧腹股沟淋巴结清扫术
   E. 双侧腹股沟淋巴结前哨淋巴结活检术
   F. 抗炎治疗

参考答案与解析

一、A1 型题

1. E【解析】小儿的包皮过长是正常的，3 岁左右由于阴茎生长及勃起，包皮内板与阴茎头表面轻度的上皮粘连被吸收，包皮退缩，阴茎头外露。若粘连未被吸收，则形成包皮过长或先天性包茎，后天性包茎多继发于阴茎头包皮炎症，使包皮口形成瘢痕性挛缩。

2. E【解析】包茎的治疗是行包皮环切术，切除全部过长的包皮。狭窄环背侧切开术用于包皮嵌顿、手法复位失败时，需待肿胀消退后再行包皮环切术。

3. B【解析】阴茎头包皮炎常出现包皮过长，出现阴茎头和包皮红、肿、痛、溢液。

4. C【解析】尿道下裂、尿道上裂、膀胱外翻及阴茎硬结病均可导致阴茎勃起时弯曲。

5. D【解析】对包皮嵌顿须紧急施行手法复位，必要时做包皮背侧切开术。

6. C【解析】手法不能复位的包皮嵌顿应进行纵向切开背侧包皮。

7. D【解析】参见 A1 型题第 5 题解析。

8. B【解析】隐匿性阴茎的病因：阴茎肉膜层由腹壁浅筋膜浅层和深层在会阴部融合形成，是一层富有弹性的结构，能使阴茎皮肤自由滑动。阴茎肉膜层发育不良，弹性变差，将阴茎束缚在耻骨联合下方；肉膜层中有纤维束带直接附着于阴茎体部和颈部；腹壁脂肪层下移、肉膜层下脂肪异常堆积等多个因素共同导致了隐匿性阴茎。

9. A【解析】隐匿性阴茎的诊断：①阴茎短小，包皮呈鸟嘴状。②阴茎包皮囊空虚，阴茎皮肤不附着于阴茎体。③诱发勃起时大多无阴茎皮肤缺乏。④少数在阴茎背侧可触及纤维索带。⑤阴茎挤压试验阳性。用手握住阴茎，同时将阴茎周围皮肤向后推，能显示正常包皮的阴茎。

10. E【解析】隐匿性阴茎的鉴别诊断：主要需与小阴茎、阴茎发育不良、包茎相鉴别。前两者系内分泌缺陷或染色体异常导致，临床可见阴茎体细小，勃起较少且勃起无力。后者由于包皮口狭小致阴茎头不能外露。

11. E【解析】隐匿性阴茎的非手术治疗：凡包皮能上翻显露阴茎头者可不必手术，因部分患者可随年龄增大而好转，尤其在减肥后更明显。

12. A【解析】足月新生儿正常阴茎牵张长度为（3.5 ± 0.7）cm，直径（1.1 ± 0.2）cm。

13. C【解析】外观正常、阴茎长度/直径比正常的阴茎，阴茎长度小于正常阴茎体长度平均值 2.5 个标准差以上的称为小阴茎。

14. A【解析】下丘脑功能低下，称为低促性腺激素性性腺功能减退症。

15. E【解析】小阴茎的病因：①下丘脑功能低下，称为低促性腺激素性性腺功能减退症。②原发性睾丸功能低下，称为高促性腺激素性性腺功能减退症。③性染色体异常——Klinefelter 综合征（47，XXY）、多 X 综合征（48，XXXY、49，XXXXY）、多染色体畸形（69，XXY）。④后天发育迟缓如肥胖儿童血睾酮偏低。⑤包茎或包皮过长伴反复感染时阻碍阴茎正常发育。⑥少数原因不清的原发性阴茎短小症。

二、A2 型题

B【解析】包皮嵌顿应首先试行手法复位。

三、B 型题

1~2 A、B【解析】包皮覆盖于全部阴茎头与尿道外口，如果包皮外口狭小，不能翻转露出全部阴茎称为包茎。包茎可分为先天性（生理性）和后天性（病理性）两种。如果包皮能向上翻转而露出阴茎头则称为包皮过长。

3~5 E、D、A【解析】包茎和包皮过长的治疗：包皮过长能上翻者可经常清洗包皮，保持包皮腔内卫生清洁，预防感染。对小儿的包茎可扩大包皮口，将包皮反复上翻并复位，以利阴茎头外露。对成人的包茎则需行包皮环切术。对包皮嵌顿须紧急施行手法复位，必要时做包皮背侧切开。

6~9 A、E、D、B【解析】小阴茎的治疗方法有：①对促性腺激素分泌不足者常用与 LH、FSH 有类似功能的 hCG 治疗，hCG500U，肌内注射每 5 日 1 次，3 个月为一疗程。对下丘脑功能异常患儿，可予 LHRH 类似物治疗，效果良好。②对性腺功能异常者，可用睾酮替代治疗。③内分泌治疗无效，可能为雄激素受体异常，坚持做男性者可行阴茎再造术、假体植入术，但多数还是做变性手术。

四、X 型题

1. ABC【解析】参见 A1 型题第 10 题解析。

2. ABCD【解析】隐匿性阴茎的手术治疗：目前应用较多的是 Shirakt 法、Devine 法、Johnaston 法及 Maizels 法，无论采用哪一种术式均应做到显露阴茎头，切除肉膜层纤维索带，阴茎根部皮肤必须与阴茎白膜或耻骨骨膜固定。

3. ABC【解析】参见 X 型题第 2 题解析。

4. CDE【解析】隐匿性阴茎手术治疗的注意事项：①切忌做简单的包皮环切术。②避免损伤海绵体。③避免损伤阴茎神经及血管。

五、案例分析题

1. BCD【解析】阴茎肿瘤在我国是常见病，早期表现为包皮或阴茎头的类丘疹、疣或溃疡病变，逐渐增大，一般无疼痛。病程较久的阴茎癌表现为典型菜花样，阴茎大部被癌肿破坏。尖锐湿疣是由人乳头瘤病毒（HPV）感染所致的以肛门生殖器部位增生性损害为主要表现的性传播疾病。包皮过长是指包皮覆盖尿道口，但能上翻，露出尿道口和阴茎头。包皮过长主要是遗传因素导致的。

2. F【解析】参见A1型题第2题解析。

3. B【解析】腹盆腔增强CT检查是一种加强检查，这种检查也是一种显影方式，只是相对来说会更加清晰，明确病变的位置以及病变的情况。

4. AE【解析】对阴茎癌患者手术切除原发病灶，同时作双侧腹股沟前哨淋巴结活检，对确定其有无转移及进一步对活检阳性者行髂腹股沟淋巴结清扫术具有重要的价值，还应该随时观察。

第三十六章　阴茎炎症

一 A1 型题

1. 治疗滴虫性包皮龟头炎首选的抗生素是
   A. 卡那霉素
   B. 甲硝唑
   C. 抗滴虫霉素
   D. 伊曲康唑
   E. 庆大霉素
2. 阴茎海绵体硬结症的硬结切面呈
   A. 乳白色
   B. 黄白色
   C. 灰白色
   D. 浅黄色
   E. 土黄色
3. 阴茎海绵体硬结症局部放疗几周为一疗程
   A. 1 周
   B. 2 周
   C. 5 周
   D. 4 周
   E. 6 周
4. 阴茎结核局部活检可确诊的是
   A. 病理检查
   B. CT 检查
   C. MRI 检查
   D. KUB 平片
   E. B 超检查
5. 阴茎结核抗结核药物治疗无效时可行的治疗是
   A. 化疗
   B. 热疗
   C. 姑息治疗
   D. 根治性切除术
   E. 病变局部切除术
6. 引起尖锐湿疣感染的是
   A. 人乳状瘤病毒
   B. 特异性细菌
   C. 葡萄球菌
   D. 结核分枝杆菌
   E. 大肠埃希菌
7. 尖锐湿疣的主要传染途径是
   A. 性交
   B. 手术器械消毒不严

C. 血行感染　　D. 下行感染

E. 上行感染

二 A3/A4 型题

（1~2 题共用题干）

患者，男性，46 岁。阴茎包皮背侧反复溃疡 1 年余，经久不愈，近来包皮表面坏死，出现血性渗出物，恶臭。

1. 为明确诊断，首先要进行

A. 分泌物细菌涂片检查　　B. 细菌培养 + 药敏检查

C. 活组织病理检查　　D. 腹股沟淋巴结触诊

E. 阴茎 B 超检查

2. 诊断一经明确，治疗方式首选

A. 清创、抗感染治疗　　B. 局部换药、抗生素治疗

C. 阴茎部分切除或全切术　　D. 放射治疗

E. 化学治疗

三 B 型题

（1~3 题共用备选答案）

A. 黑膜延长术　　B. 根治性切除

C. 白膜缩短术　　D. 真白膜延长术

E. 假体植入术

阴茎弯曲的手术治疗：

1. 有勃起功能、阴茎长度足够、没有沙漏样畸形的患者适用于
2. 严重弯曲导致阴茎缩短、阴茎狭窄、沙漏样畸形和其他手术后弯曲复发的患者适用于
3. 有严重勃起功能障碍和药物治疗无效的阴茎海绵体硬结症患者适用于

（4~6 题共用备选答案）

A. 溃疡型　　B. 结节型

C. 混合型　　D. 硬变型

E. 单纯型

阴茎结核病理分型：

4. 阴茎部位或浅或深的结节，发展缓慢，以干酪为主，软化倾向少的是
5. 肿块和溃疡并存，可先后或同时发生的是

6. 阴茎全部或部分增硬、变形的是

(7~9 题共用备选答案)

A. 白色　　B. 蓝色

C. 黄色　　D. 褐色

E. 淡红色

尖锐湿疣的诊断：

7. 醋酸试验，用 3%~5% 醋酸滴于皮损表面，3 分钟后皮损部位出现的颜色是

8. 用 1% 甲苯胺蓝涂于病损处，干燥后再用 1% 醋酸洗擦，若不能擦去而留有（　　）者为阳性

9. 过氧化物酶抗过氧化物酶方法，浅表上皮细胞内出现的颜色为

四 X 型题

1. 关于包皮龟头炎的概念，叙述正确的是

A. 包皮龟头炎是龟头与包皮间的弥漫性炎症

B. 常由未行包皮环切术的包皮下的酵母菌引起

C. 包皮龟头炎分为包皮炎和龟头炎

D. 包皮龟头炎是龟头与包皮间的恶性炎症

E. 常常由已行包皮环切术的包皮下的酵母菌引起

2. 包皮龟头炎的临床表现有

A. 包皮红肿　　B. 包皮灼痛

C. 脓性分泌物自包皮口流出　　D. 血尿

E. 灼痛且排尿时加重

3. 治疗急性浅表性包皮龟头炎和环状糜烂性包皮龟头炎，首选的抗生素是

A. 卡那霉素　　B. 甲硝唑

C. 曲古霉素　　D. 伊曲康唑

E. 庆大霉素

4. 治疗白念珠菌引起的包皮龟头炎，首选的抗生素是

A. 卡那霉素　　B. 甲硝唑

C. 抗滴虫霉素　　D. 伊曲康唑

E. 庆大霉素

5. 关于阴茎海绵体硬结症的硬结，以下叙述正确的是

A. 呈结节状　　B. 条索状或斑块状

C. 质硬　　D. 质软

E. 单发或多发

6. 关于阴茎海绵体硬结症叙述不正确的是

A. 硬结多位于阴茎背侧白膜下

B. 阴茎硬结症早期在白膜与海绵体之间的血管周围有炎性浸润

C. 硬结多位于阴茎背侧白膜上

D. 阴茎硬结症晚期在白膜与海绵体之间的血管周围有炎性浸润

E. 阴茎硬结症晚期在白膜与海绵体之间的血管周围没有炎性浸润

7. 关于阴茎结核的诊断，下列叙述正确的是

A. 阴茎头上硬结　　B. 鲜红色、较硬、压痛

C. 破溃后形成慢性溃疡　　D. 其底部有干酪样坏死组织及肉芽组织

E. 溃疡长期不愈

8. 尖锐湿疣好发的部位是

A. 生殖器　　B. 外阴

C. 肛门　　D. 尿道

E. 膀胱

9. 尖锐湿疣生殖器部位或肛门部位出现单个或多个湿润肉质赘生物，其形状为

A. 丘疹状　　B. 乳头状

C. 菜花状　　D. 鸡冠状

E. 管状

10. 尖锐湿疣表面症状可见

A. 表面粗糙不平　　B. 有恶臭，触之易出血

C. 表面鲜红色、较硬、压痛　　D. 有坏死组织及肉芽组织

E. 阴茎头上硬结

11. 尖锐湿疣病理检查的特点是

A. 乳头瘤样增生　　B. 棘细胞层增厚

C. 皮突增粗延长　　D. 大型空泡细胞

E. 皮突减细变短

五、案例分析题

（1~4 题共用题干）

患者，男性，22 岁。阴茎勃起时，其下弯 > 50°，性交困难。查体：阴茎牵拉长度 12cm，未触及硬结，无勃起疼痛。曾口服维生素 E 治疗 6 个月，但效果不佳。

1. 患者需要进一步完善的具有重要诊断意义的检查是

A. 国际勃起功能指数问卷表–5（IIEF-5）

B. 阴茎双功能超声检查

C. 阴茎 MRI

D. 尿道造影

E. 泌尿系统 B 超

F. 性激素检测

2. 患者应选择的最佳治疗方案是

A. 口服磷酸二酯酶-5 抑制药（PDE5i） B. 阴茎假体植入

C. 阴茎海绵体白膜折叠术 D. 改良式阴茎弯曲矫正术（Nesbit 手术）

E. 阴茎延长术 F. 包皮环切术

3. 术前谈话中以下哪些术后并发症需要向患者特别强调

A. 阴茎折断 B. 阴茎硬结

C. 阴茎癌 D. 阴茎短缩

E. 阴茎麻木 F. 伤口延迟愈合

4. 手术中为矫正阴茎弯曲主要以哪侧白膜的折叠为主

A. 背侧 B. 腹侧

C. 左侧 D. 右侧

E. 龟头处 F. 阴茎脚

参考答案与解析

一、A1 型题

1. B【解析】滴虫性包皮龟头炎治疗首选的抗生素药物为甲硝唑。

2. C【解析】硬结呈结节状、条索状或斑块状，质硬，结节大小可由数毫米至数厘米不等，单发或多发。硬结切面呈灰白色。

3. B【解析】阴茎海绵体硬结症局部放疗：每次剂量 38.7mCi（150R），每周 2 次，2 周为一疗程。

4. A【解析】病理检查可确诊阴茎结核局部活检。

5. E【解析】阴茎结核抗结核药物治疗无效时，可行病变局部切除术。

6. A【解析】尖锐湿疣（CA）又称生殖器疣、性病疣，是由人乳状瘤病毒（HPV）感染而引起的外生殖器皮肤黏膜乳头状瘤样良性增生物，好发于生殖器、外阴及肛门。

7. A【解析】尖锐湿疣（CA）主要通过性交接触传染。

二、A3/A4 型题

1. C【解析】活体组织病理检查简称“活检”，是采取活体组织进行形态学检查是做出疾病诊断的重要方法。活检主要用于肿瘤和非肿瘤性疾病、良性和恶性肿瘤的鉴别，判断恶性肿瘤生长、侵犯、转移的程度和范围，以及对疾病的发展程度或治疗反应进行观察等。

2. C【解析】阴茎部分切除术是治疗早期阴茎癌的一种手术方法。阴茎全切除术是治疗比较晚期阴茎癌的一种手术方法。

三、B 型题

1~3 C、D、E【解析】目前阴茎弯曲的手术治疗分为 3 种，主要包括如下。①白膜缩短术：手术部位位下阴茎斑块对侧部位的阴茎凸面。这种手术易操作，对熟练程度的要求最低，适用于有勃起功能、阴茎长度足够、没有沙漏样畸形的患者。②白膜延长术：手术部位位于阴茎患侧，需要切除、切开斑块及移植。通过移植来延长白膜。适用于严重弯曲导致阴茎缩短、阴茎狭窄、沙漏样畸形和其他手术后弯曲复发的患者。但是由于勃起功能障碍发生率高、移植物挛缩、后期的复发及长期的效果不好，现在已很少做斑块切除与移植。③假体植入术：对于有严重勃起功能障碍和对药物治疗无效的阴茎海绵体硬结症患者，常用阴茎假体植入术。

4~6 B、C、D【解析】阴茎结核病理分型有：①溃疡型，又分为丘疹溃疡型和结节溃疡型。前者先出现丘疹，随之出现疱疹，溃破成为溃疡，蔓延融合；后者是大而深的干酪样结节向表皮溃破所致。②结节型，表现为阴茎部位或浅或深的结节，发展缓慢，以干酪为主，软化倾向少。③混合型，肿块和溃疡并存，可先后或同时发生。④硬变型，见于严重的混合型后期，阴茎全部或部分增硬、变形。

7~9 A、B、E【解析】尖锐湿疣的诊断如下。①醋酸试验：用 3%~5% 醋酸滴于皮损表面，3 分钟后皮损部位发白的为尖锐湿疣。甲苯胺蓝试验：用 1% 甲苯胺蓝涂于病损处，干燥后再用 1% 醋酸洗擦，若不能擦去而留有蓝色者为阳性。②细胞学检查：用生殖器部位湿疣组织涂片，巴氏染色，可见空泡化细胞和角化不良细胞。③病理检查：其特点为乳头瘤样增生，棘细胞层增厚，皮突增粗延长。突出表现是颗粒层和棘细胞层出现胞核浓缩的大型空泡细胞。④免疫组织化学检查：用过氧化物酶抗过氧化物酶法（PAP 法），可见尖锐湿疣的浅表上皮细胞内出现淡红色。此法简单、迅速、有效，特异性很强。

四、X 型题

1. ABC【解析】包皮龟头炎是龟头与包皮间的弥漫性炎症，常由未行包皮环切术的包皮下的酵母菌或细菌引起。包皮龟头炎分为包皮炎和龟头炎，由于常同时出现称为包皮龟头炎。

2. ABCE【解析】包皮龟头炎表现为包皮红肿、灼痛且排尿时加重，可有脓性分泌物自包皮口流出。如将包皮翻转，可见包皮内板和阴茎头充血、肿胀，重者可有浅小溃疡或糜烂，表面有脓液。

3. AE【解析】急性浅表性包皮龟头炎和环状糜烂性包皮龟头炎治疗首选的抗生素药物

为卡那霉素及庆大霉素。

4. CD【解析】治疗白念珠菌引起的包皮龟头炎，首选的抗生素药物为抗滴虫霉素及伊曲康唑。

5. ABCE【解析】阴茎海绵体硬结症的病理：硬结呈结节状、条索状或斑块状，质硬，结节大小可由数毫米至数厘米不等，单发或多发。硬结切面呈灰白色。硬结多位于阴茎背侧白膜下。阴茎硬结症早期在白膜与海绵体之间的血管周围有炎性浸润。

6. CDE【解析】参见 X 型题第 5 题解析。

7. ACDE【解析】阴茎结核的诊断：①阴茎头上硬结。②破溃后形成慢性溃疡。③其底部有干酪样坏死组织及肉芽组织。④溃疡长期不愈。

8. ABC【解析】尖锐湿疣好发于生殖器、外阴及肛门。

9. ABCD【解析】尖锐湿疣生殖器部位或肛门部位出现单个或多个丘疹状、乳头状、菜花状或鸡冠状湿润肉质赘生物。

10. AB【解析】尖锐湿疣表面粗糙不平，有恶臭，触之易出血。

11. ABCD【解析】尖锐湿疣病理检查其特点为乳头瘤样增生，棘细胞层增厚，皮突增粗延长。突出表现是颗粒层和棘细胞层出现胞核浓缩的大型空泡细胞。

五、案例分析题

1. B【解析】阴茎双功能超声检查用于诊断血管性勃起功能障碍。

2. C【解析】阴茎白膜折叠术风险低、疗效确切，近年来成功开展多例，患者满意度高。

3. BD【解析】术前谈话中应提醒患者特别注意阴茎硬结及阴茎短缩。

4. A【解析】手术中为矫正阴茎弯曲主要以背侧白膜的折叠为主。

第三十七章　阴茎肿瘤

一 A1 型题

1. 关于阴茎癌以下叙述不正确的是
   A. 绝大多数患者包茎或包皮过长
   B. 慢性炎症是阴茎癌发病的重要诱因
   C. 病理报告以鳞癌多见
   D. 成年人行包皮环切术可以预防阴茎癌的发生
   E. 阴茎癌的发生可能与人乳头瘤病毒（HPV）感染有关
2. 根据 TNM 分期标准，阴茎癌侵犯到尿道海绵体，其分期属于
   A. T_a 期　　B. T_1期
   C. T_2期　　D. T_3期
   E. T_4期
3. 对于 T_2期阴茎癌最佳治疗方案是
   A. 阴茎部分切除术
   B. 阴茎部分切除术 + 腹股沟肿大淋巴结切除术
   C. 阴茎部分切除术 + 腹股沟淋巴结活检，如阳性则行二期清扫
   D. 阴茎部分切除术 + 放疗
   E. 阴茎部分切除术 + 化疗
4. 阴茎乳头状瘤多见于青年和中年人，由（　　）感染引起
   A. 非特异性细菌　　B. 人乳状瘤病毒
   C. 葡萄球菌　　D. 大肠埃希菌
   E. 淋球菌

二 A2 型题

1. 阴茎癌肿瘤边缘已接近阴茎基部，左侧腹股沟淋巴结活检有转移，应如何处理
   A. 阴茎部分切除，左侧腹股沟淋巴结清扫，术后放疗
   B. 阴茎部分切除，两侧左侧腹股沟淋巴结清扫，术后放疗

C. 阴茎全切，左侧腹股沟淋巴结清扫，术后放疗

D. 阴茎全切，控制感染后，两侧腹股沟淋巴结清扫，术后放疗

E. 阴茎全切，术后放疗和化疗

2. 患者，男性，63岁。包皮过长，发现阴茎冠状沟有菜花样肿物半年，直径2cm，距离阴茎根部还有4cm，双腹股沟区触及多个蚕豆大小的淋巴结。合理的治疗是

A. 阴茎部分切除

B. 阴茎全切

C. 阴茎部分切除及腹股沟淋巴结清扫

D. 阴茎全切及腹股沟淋巴结清扫

E. 阴茎部分切除及腹膜后淋巴结清扫

3. 阴茎癌并发感染，双侧腹股沟淋巴结转移时应当

A. 切除原发病灶后控制感染2~6周再行淋巴结清扫术

B. 同时切除原发病灶和清扫淋巴结

C. 切除原发病灶辅以放疗或化疗

D. 姑息性放疗

E. 单纯化疗

4. 患者，男性，65岁。自幼患包皮过长，经常发生感染，6年前行包皮环切术，1个月来龟头出现硬结，轻痛。查体：龟头腹侧系带旁有直径1cm硬结，呈菜花状，表面有破溃，少量渗血，病变周围红肿，双侧腹股沟淋巴结增大不融合。以下诊断哪种可能性大

A. 阴茎头炎

B. 包皮术后瘢痕感染

C. 阴茎癌继发感染

D. 阴茎软下疳

E. 阴茎乳头状瘤

三、B型题

（1~3题共用备选答案）

A. 转移癌

B. 淋巴癌

C. 原位癌

D. 乳头状癌

E. 浸润癌

根据肿瘤形态阴茎癌可分为3种：

1. 好发于阴茎头和冠状沟，有红色斑块和糜烂，基底膜完整的是

2. 好发于包皮内板、冠状沟和阴茎头，呈乳头状或菜花样突起，伴有脓性分泌物和恶臭的是

3. 好发于冠状沟，湿疹样，基底有硬块，中央有溃疡的是

四 X型题

1. 以下哪些疾病可导致阴茎癌
   A. 巨大尖锐湿疣　　B. 阴茎黏膜白斑
   C. 阴茎皮角　　D. 阴茎乳头状瘤
   E. 软下疳
2. 治疗阴茎乳状瘤的主要方法是
   A. 激光治疗　　B. 电切治疗
   C. 包皮环切治疗　　D. 热疗
   E. 姑息性治疗

五 案例分析题

（1~7题共用题干）

患者，男性，32岁。主因“阴茎头肿物1年”就诊。1年前出现阴茎头部菜花状肿物，反复破溃，给予抗感染治疗、局部硼酸清洗处理后，疗效欠佳，肿物逐渐增大。查体时发现阴茎头部病变见图。

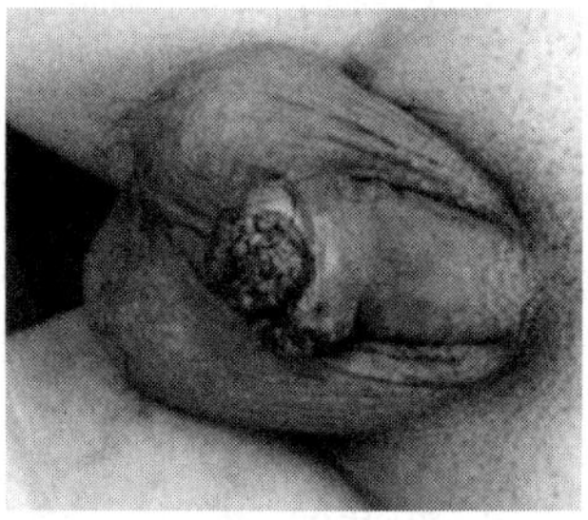

1. 患者最可能的诊断是
   A. 包皮龟头炎　　B. 阴茎肿瘤
   C. 尖锐湿疣　　D. 阴茎皮角
   E. 阴茎白斑　　F. 阴茎硬结症
2. 为明确诊断，患者下一步最有意义的检查是
   A. 双侧腹股沟区超声　　B. 盆腔及腹股沟区 CT
   C. 盆腔及腹股沟区 MRI　　D. 阴茎肿物活检
   E. 胸部平片　　F. PET-CT
3. 患者的阴茎肿物活检病理报告：鳞状细胞癌，G_2期。查体：双侧腹股沟区未及肿大淋巴结。为明确病情进展，患者下一步最有意义的检查是
   A. 双侧腹股沟超声　　B. 腹部、盆腔及腹股沟区 CT 或 MRI
   C. 骨显像　　D. 胸部 X 线
   E. 尿道造影　　F. PET-CT
4. 患者腹股沟区 CT 检查提示双侧腹股沟可见多发淋巴结肿大，最大的淋巴结短径为0.8cm。下一步较为合理的治疗措施是
   A. 肿物切除术　　B. 阴茎部分切除术

C. 阴茎全切术　　D. 阴茎全切术 + 腹股沟淋巴结清扫术

E. 肿物切除术 + 放疗　　F. 肿物切除术 + 化疗

5. 患者行阴茎部分切除术后，病理报告：阴茎鳞状细胞癌，T_2G_3期。进一步的处理措施是

A. 随访观察　　B. 化疗

C. 放疗　　D. 双侧腹股沟淋巴结清扫术

E. 双侧腹股沟动态前哨淋巴结活检术　　F. 抗炎

6. 患者行双侧腹股沟淋巴结清扫术，术后病理报告：左腹股沟 1/6 淋巴结可见鳞状细胞癌转移，右侧 0/5 淋巴结可见转移。下一步的处理措施是

A. 随访观察，定期复查　　B. 化疗

C. 放疗　　D. 盆腔淋巴结清扫术

E. 免疫治疗　　F. 抗炎

7. 需要对患者进行定期随访观察的内容包括

A. 体检观察阴茎局部、腹股沟局部情况　　B. 腹盆部 CT 或 MRI

C. 胸部 CT 或 X 线　　D. 尿流率测定

E. 骨显像　　F. 头颅 MRI

(8~11 题共用题干)

患者，男性，56 岁。主因“阴茎癌术后 1 年，发现左腹股沟区肿物 1 个月”就诊。1 年前发现阴茎肿物，行阴茎部分切除术，术后病理检查考虑为阴茎癌，具体不详。术后 1 个月行双侧腹股沟区淋巴结活检术，未发现转移。1 个月前患者复查发现左腹股沟区肿物。查体：阴茎部分切除术后改变，局部未见明显肿物，双侧腹股沟区分别可见 3cm 切口瘢痕，左腹股沟区可及 2cm 大小肿物，活动度尚可，右侧腹股沟区未及肿物。

8. 为明确诊断，对患者较为合理的处理措施是

A. 骨显像　　B. 尿道造影

C. 腹股沟区超声　　D. 抗感染治疗观察

E. 胸部 X 线平片检查　　F. 行盆腔及腹股沟区 CT 或 MRI 检查

9. 患者盆腔 CT 检查影像如图，较为合理的处理方案是

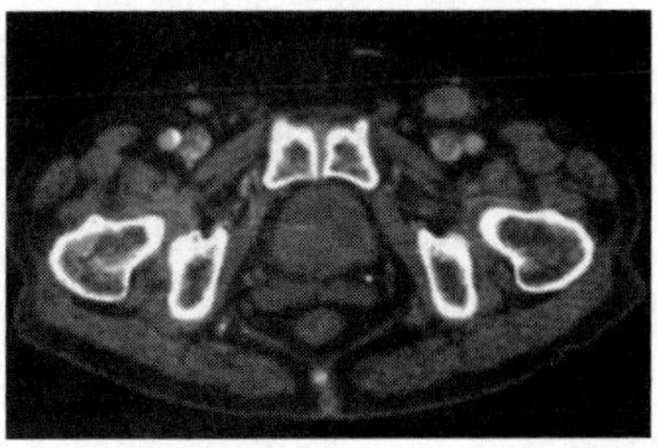

A. 随访观察

B. 化疗

C. 放疗

D. 双侧腹股沟淋巴结清扫术

E. 双侧腹股沟淋巴结活检术，术中冰冻，备淋巴结清扫术

F. 抗感染治疗

10. 患者行双侧腹股沟淋巴结活检术，术中冰冻病理报告：双侧肿大淋巴结均考虑为鳞状细胞癌转移，即行双侧腹股沟淋巴结清扫术。术后病理报告：左腹股沟 3/8 淋巴结可见鳞状细胞癌转移，右侧 1/7 淋巴结可见转移。进一步较为恰当的处理措施是

A. 随访观察，定期复查　　B. 化疗
C. 放疗　　D. 左侧盆腔淋巴结清扫术
E. 双侧盆腔淋巴结清扫术　　F. 抗感染治疗

11. 对患者行左侧盆腔淋巴结清扫术。术后病理报告：左侧盆腔 1/5 淋巴结可见鳞状细胞癌转移。下一步较为正确的处理方法是

A. 随访观察，定期复查　　B. 化疗
C. 放疗　　D. 对侧盆腔淋巴结清扫术
E. 免疫治疗　　F. 抗感染治疗

（12~15 题共用题干）

患者，男性，60 岁。主因“阴茎反复破溃化脓 2 年”就诊。2 年前阴茎龟头无明显诱因出现小脓肿，予抗感染治疗后，疗效欠佳，脓肿反复出现，范围逐渐从阴茎头向阴茎体部蔓延，伴有尿外渗、会阴疼痛不适及排尿困难等症状。于外院多次取活检，病理检查均考虑为炎症。查体时发现阴茎阴囊病变如图。

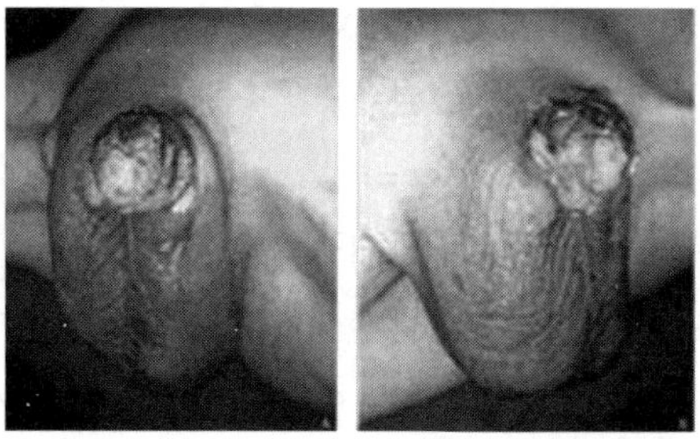

12. 患者可能的诊断是

A. 阴囊脓肿　　B. 阴茎肿瘤
C. 尖锐湿疣　　D. 阴茎皮角
E. 阴茎白斑　　F. 阴茎硬结症

13. 下一步较为合理的处理方法是

A. 双侧腹股沟区超声　　B. 腹股沟区及盆腔 CT 或 MRI 检查
C. 阴茎局部外洗　　D. 再次阴茎活检
E. 抗病毒治疗　　F. 抗感染治疗

14. 患者再次行活检术，术后病理检查提示炎症性改变，可见脓肿形成。为明确病情，对患者的处理措施是

A. 双侧腹股沟超声　　B. 腹盆腔及腹股沟区 CT 或 MRI
C. 骨显像　　D. 胸部 X 线平片
E. 尿路造影　　F. 双侧腹股沟淋巴结活检

15. 患者腹股沟 CT 检查提示双侧腹股沟多发小淋巴结，最大的淋巴结直径为 0.6cm。尿道

造影提示前尿道广泛狭窄。进一步较为合理的处理方案是

A. 随访观察　　B. 阴茎创面分泌物培养，继续抗感染治疗

C. 尿道留置尿管　　D. 清创

E. 局部外洗　　F. 膀胱穿刺造瘘

（16~19 题共用题干）

患者，男性，42 岁。主因“阴茎癌术后 2 年，发现左腹股沟区肿物 5 个月”就诊。2 年前于外院发现阴茎肿物，行阴茎部分切除术，术后病理检查考虑为阴茎癌，具体不详。术后 1 个月行双侧腹股沟区手术，考虑存在转移，术后行放疗。5 个月前患者复查发现左腹股沟区肿物并逐渐增大。查体：阴茎部分切除术后改变，局部未见明显肿物；双侧腹股沟区分别可见 20cm 长切口瘢痕；左腹股沟区可及直径 4cm 肿物，活动度差；右侧腹股沟区未及肿物。腹股沟区 CT 检查提示左侧腹股沟区肿物，直径 5cm，考虑为阴茎癌转移。

16. 对患者下一步较为合理的处理是

A. 随访观察　　B. 化疗

C. 再次放疗　　D. 免疫治疗

E. 双侧腹股沟淋巴结再次清扫术　　F. 抗感染治疗

17. 患者继续行全身化疗 3 个周期后，再次评估疗效，双侧腹股沟区 CT 显示，肿瘤直径 5.5cm，肿瘤与股动、静脉之间尚有间隙。查体：肿瘤活动度尚可。进一步较为合理的处理方案是

A. 随访观察

B. 更换化疗方案，继续化疗

C. 放疗

D. 免疫治疗

E. 左侧腹股沟区肿物切除术及同侧盆腔淋巴结清扫术

F. 抗炎

18. 患者更换化疗方案，继续行全身化疗 3 个周期后，再次评估，腹股沟区 CT 显示，肿瘤直径 7cm，与周围血管界限不清。胸部 CT 显示双肺多发结节，考虑转移可能性大。查体：肿瘤活动度较差。较为恰当的处理措施是

A. 参加临床试验

B. 更换化疗方案，继续化疗

C. 放疗

D. 免疫治疗

E. 左侧腹股沟区肿物切除术及同侧盆腔淋巴结清扫术

F. 对症支持疗法

参考答案与解析

一、A1 型题

1. D【解析】成人包茎患者，行包皮环切并不能预防阴茎癌的发生，只能减少发生率。

2. C【解析】阴茎癌 TNM 分期见表 37－1。

表 37－1　阴茎癌 TNM 分期

原发肿瘤（T）
T_x 原发肿瘤不能评估
T_0 未发现原发肿瘤
T_{is} 原位癌
T_a 非浸润疣状癌
T_1 肿瘤直径≤2cm，肿瘤侵犯皮下结缔组织
T_2 肿瘤直径>2cm，但<5cm，侵犯海绵体
T_3 肿瘤最大直径≥5cm 或侵犯尿道或前列腺
T_4 肿瘤侵犯邻近组织
局部淋巴结（N）
N_x 局部淋巴结不能评估
N_0 未发现局部淋巴结转移
N_1 单个表浅腹股沟淋巴结转移
N_2 多个或双侧表浅腹股沟淋巴结转移
N_3 单侧或双侧深腹股沟或髂淋巴结转移
远处转移（M）
M_x 远处转移不能评估
M_0 无远处转移
M_1 有远处转移

3. C【解析】外科手术前，应先明确肿瘤浸润范围和淋巴结转移情况，获得准确的肿瘤分期分级，然后再选择合适的手术方式，T_2 期应该进行阴茎部分切除术＋腹股沟淋巴结活

检，如阳性则行二期清扫。

4. B【解析】阴茎乳头状瘤多见于青年和中年人，由人乳头瘤病毒感染引起。

二、A2 型题

1. D【解析】肿瘤边缘已接近阴茎基部，必须行阴茎全切；有淋巴结转移者，应在原发灶切除 2~6 周并控制感染后行两侧腹股沟淋巴结清扫，术后放疗。

2. C【解析】阴茎癌切除范围应超过肿物边缘 2cm，本题行阴茎部分切除即可，不必行阴茎全切，同时清扫腹股沟淋巴结。

3. A【解析】50% 阴茎癌患者淋巴结肿大是由炎症引起，一期手术行原发病灶切除 + 淋巴结活检，确定转移后再二期行淋巴清扫术。

4. C【解析】阴茎癌的临床表现以阴茎部位的突起占位性病变为主，继而破溃甚至溃疡、压迫尿道、感染、分泌恶臭的分泌物等，感染会导致疼痛，如感染严重还会引起败血症，导致高热等症状，如癌症转移到脑部、肝部或肺部，还会造成这些器官的功能障碍。

三、B 型题

1~3 C、D、E【解析】根据肿瘤形态阴茎癌可分为三种，具体如下。①原位癌：好发于阴茎头和冠状沟，有红色斑块和糜烂，基底膜完整。②乳头状癌：好发于包皮内板、冠状沟和阴茎头，呈乳头状或菜花样突起，伴有脓性分泌物和恶臭。③浸润癌：好发于冠状沟，湿疹样，基底有硬块，中央有溃疡。

四、X 型题

1. ABCD【解析】巨大尖锐湿疣、阴茎黏膜白斑、阴茎皮角及阴茎乳头状瘤等均可导致阴茎癌。

2. ABC【解析】阴茎乳状瘤多见于青年和中年人，由 HPV 感染引起，也可能与包皮垢刺激有关。本病由癌前病变。诊断须靠病理确诊。治疗以激光、电切和包皮环切为主。

五、案例分析题

1. B【解析】阴茎肿瘤的早期症状主要表现在阴茎的龟头、冠状沟和包皮黏膜的皮肤上。早期症状一般不明显，到后期龟头部位会有一些脓性的分泌物，并且可能会出现，丘疹状的小疙瘩。随着病情的加重，会散发刺鼻的臭味。

2. D【解析】活检的目的是了解患者疾病的程度，明确疾病的具体类别。

3. BF【解析】阴茎癌主要的转移途径是淋巴结系统，主要区域为腹股沟淋巴结及髂血管淋巴结。其最常见的远处转移部位为肺、骨、肝。故需完善腹部、盆腔、腹股沟 CT 或 MRI 评估淋巴转移情况，并完善 PET-CT 评估全身进展情况。

4. B【解析】参见 A2 型题第 3 题解析。

5. DF【解析】在阴茎癌原发病灶切除后再行区域性的淋巴结清扫能提高治疗的彻底性。

6. A【解析】该患者左腹股沟 1/6 淋巴结可见鳞状细胞癌转移，右侧 0/5 淋巴结可见转移，应该随访观察，定期复查。

7. ABC【解析】该患者确诊为阴茎鳞状细胞癌、左腹股沟淋巴结转移。进行定期随访观察的内容包括体检观察阴茎局部、腹股沟局部情况、腹盆部 CT 或 MRI，胸部 CT 或 X 线平片。

8. F【解析】对于局部晚期肿瘤，盆腔和腹股沟区 CT 或 MRI 检查有助于检测相应部位的增大淋巴结，发现转移灶以及是否有骨质侵蚀，有助于制定后续治疗方案。

9. E【解析】对于阴茎癌患者如查体或影像学可见肿大淋巴结，可行淋巴结活检，如术中病理证实转移，可行淋巴结清扫。

10. D【解析】针对阴茎癌 >2 以上的腹股沟淋巴结转移，建议行盆腔淋巴结清扫。

11. B【解析】根治性淋巴结清扫术后共发现有 >1 淋巴结转移，推荐辅助化疗。该患者术后病理报告显示，淋巴结中存在鳞状细胞癌转移，说明阴茎癌已经进入了晚期，并可能存在远处转移。因此，下一步较为正确的处理方法是化疗。化疗可以通过药物作用杀死肿瘤细胞，抑制肿瘤生长和转移，有助于延长患者生存期和提高生活质量。

12. AB【解析】阴囊脓肿初起阴囊部出现红肿、灼热，压痛明显，腹股沟导核肿大。阴囊脓肿进展较快，甚则肿大如瓢，坠胀疼痛。参见 A2 型题第 4 题解析。

13. D【解析】参见案例分析题第 2 题解析。

14. BE【解析】根据患者病情，需完善腹盆腔及腹股沟 CT，进一步除外恶性肿瘤，并行尿道造影评估是否存在尿道狭窄等异常情况。

15. D【解析】清创术是用外科手术的方法，清除开放伤口内的异物，切除坏死、失活或严重污染的组织，缝合伤口，尽量减少污染甚至使之变成清洁伤口，达到一期愈合，有利受伤部位的功能和形态恢复的手术方法。

16. B【解析】推荐对阴茎癌术后淋巴结复发且局部固定者行化疗。

17. E【解析】针对复发淋巴结，化疗反应良好者可手术强化。

18. ABC【解析】肿瘤进展，考虑肿瘤异质性，可更换化疗方案继续化疗；另外可加用放疗并参加临床试验。

第三十八章　阴茎损伤

一 A1 型题

1. 关于阴茎再植术叙述不正确的是
   A. 对所有阴茎离断伤，都应考虑行阴茎再植术
   B. 阴茎离断后距再植的时间以 8 小时为“临界点”
   C. 手术先吻合尿道海绵体，其次阴茎海绵体，最后血管神经
   D. 手术成功的关键是要保证一支海绵体动脉及阴茎背静脉吻合成功
   E. 再植术后需使用雌激素防止阴茎勃起

二 A3/A4 型题

（1~2 题共用题干）

患者，男性，27 岁。因“阴茎外伤后剧痛 3 小时”来诊。患者性交时，阴茎不慎撞击到女方会阴部，随即阴茎变软、肿胀、剧痛，弯向一侧，皮肤呈青紫色。

1. 最可能的阴茎损伤类型为
   A. 阴茎挫伤　　B. 阴茎折断
   C. 阴茎脱位伤　　D. 阴茎部分离断伤
   E. 包皮系带撕裂伤
2. 最佳处理为
   A. 行阴茎海绵体造影以明确诊断
   B. 镇静、镇痛、抗感染、冷敷、留置导尿管
   C. 用消毒针头多处穿刺肿胀区引流减压
   D. 及早手术探查修补
   E. 先抗感染、冷敷等治疗，待肿胀消退后再实施手术修补

三 X 型题

1. 关于阴茎损伤叙述正确的是
   A. 常合并尿道损伤

B. 阴茎勃起情况下受到直接暴力易造成白膜及海绵体破裂
C. 阴茎疲软情况下受到直接暴力易造成白膜及海绵体破裂
D. 阴茎折断伤的治疗原则是早期手术清除血肿缝合白膜
E. X线检查是最主要的诊断方法

2. 关于阴茎损伤临床表现，下列叙述正确的是
A. 阴茎损伤的临床表现因其受伤方式和损伤类型不同而各有特点
B. 阴茎折断时有特殊响声、剧痛，随即阴茎变软、肿胀，皮肤呈青紫色
C. 阴茎脱位伤表现为阴茎疼痛，周围软组织肿胀，多不伴有尿道损伤
D. 阴茎离断伤者离断阴茎残端出血明显，且不易止血，易出现休克征象
E. 包皮系带撕裂伤可导致阴茎痛性勃起、性快感下降等严重后果

3. 以下属于阴茎挫伤临床表现的是
A. 轻者皮下组织淤血形成青紫色瘀斑、阴茎肿胀
B. 重者海绵体白膜破裂，形成皮下、海绵体或龟头肿胀
C. 可为单侧或双侧阴茎海绵体破裂
D. 折断时有特殊响声，剧痛，随即阴茎变软
E. 轻症者仅出现套扎物远端阴茎水肿、胀痛

4. 以下属于阴茎绞窄伤临床表现的是
A. 轻者皮下组织淤血形成青紫色瘀斑、阴茎肿胀
B. 重者海绵体白膜破裂，形成皮下、海绵体或龟头肿胀
C. 轻者仅出现套扎物远端阴茎水肿、胀痛
D. 如不解除病因，远端阴茎肿胀加重，继而发生缺血、坏死改变
E. 重者远端阴茎皮肤色泽变化，冰冷、疼痛加剧、感觉迟钝

5. 以下属于阴茎脱位伤的临床表现的是
A. 表现为阴茎疼痛，周围软组织肿胀
B. 局部特异体征有阴茎、尿道海绵体在冠状沟外与包皮发生环形撕裂
C. 阴茎脱离其皮肤，于腹股沟、下腹壁、大腿根部、阴囊和会阴等处的皮下可发现或触及脱位的阴茎
D. 继而发生缺血、坏死改变
E. 伤后可出现尿失禁

6. 以下属于阴茎离断伤临床表现的是
A. 患者面色苍白、四肢冰凉、血压下降
B. 休克
C. 阴茎脱离其皮肤，于腹股沟、下腹壁、大腿根部、阴囊和会阴等处的皮下可发现或触及脱位的阴茎

D. 继而发生缺血、坏死改变

E. 伤后可出现尿失禁

7. 阴茎损伤的 B 超检查正确的有

A. 可确定阴茎白膜缺损处

B. 阴茎折断者的破裂位置

C. 显示白膜破裂的位置

D. 反复追踪血肿的动态变化

E. 不能显示白膜破裂的大小

四 案例分析题

(1~4 题共用题干)

患者，男性，29 岁。主因“阴茎疼痛、肿胀 2 小时”就诊。2 小时前患者于性交过程中出现阴茎疼痛、肿胀。查体：阴茎肿胀变形，一侧皮下血肿，阴茎向对侧偏斜。

1. 患者初步诊断为

A. 阴茎折断伤

B. 尿道损伤

C. 包皮龟头炎

D. 阴茎硬结症

E. 阴茎头炎

F. 阴茎挫伤

2. 评估患者局部病变的最佳检查方法是

A. X 线

B. B 超

C. CT

D. 海绵体造影

E. MRI

F. PET-CT

3. 该患者最理想的治疗方案是

A. 尽早手术治疗

B. 留置导尿管

C. 局部冷敷，加压包扎

D. 口服抗生素

E. 卧床休息

F. 以保守治疗为主的综合治疗

4. 结合患者情况，以下叙述不正确的是

A. 手术应沿阴茎冠状沟皮肤作环形切口，将皮肤推向阴茎根部

B. 手术中应注意彻底止血，清除血肿，缝合白膜

C. 术后可加用雌激素防止阴茎勃起，以利于止血和伤口愈合

D. 可以采取以保守治疗为主的综合治疗

E. 治疗上应尽量保存有活力的组织，特别是海绵体，以恢复阴茎功能

F. 可应用广谱抗生素预防感染

参考答案与解析

一、A1 型题

1. B【解析】阴茎再植的缺血临界点为 6 小时。

二、A3/A4 型题

1. B【解析】阴茎折断多发生于阴茎根部，可为一侧或双侧阴茎海绵体破裂。阴茎折断时有特殊响声，剧痛，随即阴茎变软，继而阴茎因出血而迅速肿胀，皮肤呈青紫色，若为一侧海绵体破裂，阴茎弯曲变形偏向健侧。

2. D【解析】阴茎折断应尽早手术治疗，清除血肿、修补阴茎白膜和海绵体，可避免纤维化和阳痿，获得较好的疗效。

三、X 型题

1. ABD【解析】阴茎勃起时，受到直接外力作用，造成阴茎海绵体周围白膜甚至阴茎海绵体破裂，最常见的损伤部位是阴茎远端 1/3，10%~20% 的患者可同时伴发尿道损伤。治疗原则是恢复阴茎海绵体的连续性、彻底清创、控制出血、防止海绵体内小梁间血栓形成。B 超检查可确定阴茎白膜缺损处及阴茎折断者的破裂位置。B 超检查还可显示白膜破裂的位置、大小及血肿范围，而且可以反复追踪血肿的动态变化，为临床治疗方案的确定提供客观的指标。

2. ABDE【解析】阴茎损伤的临床表现因其受伤方式和损伤类型不同而各有特点。阴茎折断时有特殊响声，剧痛，随即阴茎变软，继而阴茎因出血而迅速肿胀，皮肤壁青紫色，若为一侧海绵体破裂，阴茎弯曲变形偏向健侧。阴茎脱位伤一般表现为阴茎疼痛，周围软组织肿胀。阴茎离断后，因失血较多，患者面色苍白、四肢冰凉、血压下降，出现休克现象。离断阴茎残端出血明显，且不易止血。包皮系带撕裂伤可导致阴茎痛性勃起、性快感下降等严重后果。

3. AB【解析】阴茎挫伤的临床表现：患者感觉阴茎明显触痛，能自行排尿。轻者皮下组织淤血形成青紫色瘀斑、阴茎肿胀，重者海绵体白膜破裂，形成皮下、海绵体或龟头肿胀，皮下出血及大小不等的血肿，使阴茎肿大呈纺锤形，疼痛难忍。若合并尿道损伤，则可见尿道流血或排尿障碍。

4. CDE【解析】阴茎绞窄伤的临床表现：轻症者仅出现套扎物远端阴茎水肿、胀痛；如不解除病因，远端阴茎肿胀加重，继而发生缺血、坏死改变，远端阴茎皮肤色泽变化，冰冷、疼痛加剧、感觉迟钝；当感觉神经坏死后，痛觉减弱；嵌顿处皮肤糜烂，同时伴有排尿障碍。

5. ABCE【解析】阴茎脱位伤一般表现为阴茎疼痛，周围软组织肿胀。局部特异体征有阴茎、尿道海绵体在冠状沟外与包皮发生环形撕裂，阴茎脱离其皮肤，于腹股沟、下腹壁、大腿根部、阴囊和会阴等处的皮下可发现或触及脱位的阴茎，存留原位的包皮空虚无物，伤后可出现尿失禁。阴茎脱位伤多伴有尿道外伤及尿外渗。

6. AB【解析】阴茎离断后，因失血较多，患者面色苍白、四肢冰凉、血压下降，出现休克现象。离断阴茎残端出血明显，且不易止血。离断远端如为刀剪切割伤，则创面整齐，切割伤患者皮肤及皮下组织受伤不会出现大出血，仅局限血肿；如为外伤或动物咬伤则创面不整齐，挫伤明显；若深达海绵体组织可导致严重出血甚至休克。

7. ABCD【解析】阴茎损伤的B超检查：可确定阴茎白膜缺损处及阴茎折断者的破裂位置。B超检查还可显示白膜破裂的位置、大小及血肿范围，而且可以反复追踪血肿的动态变化，为临床治疗方案的确定提供客观的指标。

四、案例分析题

1. A【解析】参见A3/A4型题第1题解析。

2. B【解析】参见X型题第7题解析。

3. A【解析】阴茎折断治疗原则是恢复阴茎海绵体的连续性、彻底清创、控制出血、防止海绵体内小梁间血栓形成。治疗方法包括手术和非手术治疗，目前多主张早期手术，以免血肿扩大，继发感染，形成纤维瘢痕，导致疼痛和阴茎成角畸形而影响性生活。

4. D【解析】参见案例分析题第3题解析。

第三十九章　男性性功能障碍

一 A1 型题

1. 引起阴茎勃起功能障碍（ED）的病因中与糖尿病 ED 无关的病因是
   A. 阴茎感觉神经受损　　B. 高胆固醇血症
   C. 动脉粥样硬化　　D. 一氧化氮（NO）合成和释放减少
   E. 钠钾 ATP 酶活性增强
2. 引起 ED 的病因中与静脉性 ED 无关的病因是
   A. 先天性因素　　B. 高胆固醇血症
   C. 雄激素缺乏　　D. 衰老
   E. 前列腺癌根治术
3. 临床上用于鉴别心理性与器质性 ED 的最有价值检查是
   A. 用精神心理测试量表进行精神心理测试
   B. 夜间阴茎勃起试验（NPT）
   C. 阴茎海绵体血管活性药物注射试验
   D. 阴茎双功能超声检查
   E. 阴茎海绵体灌注和造影
4. 前列腺素 E1 松弛阴茎海绵体平滑肌的机制是
   A. 释放一氧化氮（NO）　　B. 阻止钙离子外流
   C. 提高环磷酸鸟苷（cGMP）浓度　　D. 提高环磷酸腺苷（cAMP）浓度
   E. 开放钾通道
5. 阴茎勃起功能障碍的治疗应强调的原则是
   A. 个体化　　B. 集体化
   C. 同化　　D. 寻找病原体
   E. 抗感染
6. 通常情况下海绵体内注射血管活性药物，反应最好的是
   A. 神经性 ED　　B. 轻度血管性 ED
   C. 重度血管性 ED　　D. 继发于阴茎异常勃起的 ED
   E. 放疗后的 ED

7. ED 的危险因素不包括
   A. 心血管疾病　　B. 精神心理因素
   C. 生活方式　　D. 肾功能不全
   E. 药物
8. 关于早泄的治疗，下列叙述不正确的是
   A. 根据不同的病因和分类，选择不同的治疗方法
   B. 原发性早泄应以药物治疗为主
   C. 行为治疗简单易行，是原发性早泄的主要治疗手段
   D. 继发性早泄重点在于对引起早泄的潜在疾病的治疗
   E. 早泄样射精功能障碍无需使用延迟射精的药物，以心理疏导为主
9. 逆行射精严重者需行
   A. 药物治疗　　B. 手术治疗
   C. 化疗治疗　　D. 热疗治疗
   E. 姑息治疗
10. 不会引起缺血性阴茎异常勃起的药物是
   A. 睾酮　　B. 罂粟碱
   C. 氟西汀或舍曲林　　D. 麻黄碱
   E. 藻酸双酯钠
11. 关于早泄的叙述不正确的是
   A. 早泄的实质是指射精发生在男性的愿望之前，对射精缺乏合理的随意控制
   B. 严重的早泄是容易诊断的
   C. 有正常性功能的男性在性交时偶尔出现射精过早，不应视为病态
   D. 有正常性功能的男性在性交时偶尔出现射精过早，应视为严重病态
   E. 有经常射精过早以致不能完成性交全过程时，才视为早泄

二 A2 型题

患者，男性，33 岁。高血压病史 3 年余，长期服药治疗。1 小时前因 ED 服用西地那非 100mg，24 小时内禁用的药物是
   A. 血管紧张素转化酶抑制药　　B. 钙通道阻滞药
   C. β 受体阻断药　　D. 利尿药
   E. 有机硝酸酯类药物

三 B 型题

（1～3 题共用备选答案）

A. 轻度阴茎勃起功能障碍　　B. 中度阴茎勃起功能障碍
C. 重度阴茎勃起功能障碍　　D. 无阴茎勃起功能障碍
E. 阴茎损伤

根据国际勃起功能评分表（ⅡEF-5）评分结果：

1. ⅡEF-5 评分 12～21 分，属于
2. ⅡEF-5 评分 8～11 分，属于
3. ⅡEF-5 评分 5～7 分，属于

（4～5 题共用备选答案）

A. 精神心理学个体分析法　　B. 阴茎生物阈值测定试验
C. 阴茎背神经传导速度试验　　D. 激素水平测定
E. 阴茎肱动脉血压指数

早泄的诊断：

4. 可评价阴茎背神经向心性传导功能和脑神经中枢兴奋性的是
5. 用电刺激阴茎背神经末梢，并在头皮记录脑电波变化，以评价阴茎背神经向心性传导功能和脑神经中枢兴奋性的是

（6～9 题共用备选答案）

A. 精神心理疏导　　B. 外科手术矫形
C. 电刺激诱导射精　　D. 针对原发病因进行治疗
E. 姑息性疗法

延迟射精和不射精的治疗：

6. 心理性患者，可采取的治疗是
7. 对于输精管缺损、输精管闭锁、尿道下裂、膀胱外翻等先天性因素导致的不射精，可采取的治疗是
8. 对于后天性因素如脊髓损伤、服用药物导致的延迟射精，可采取的治疗是
9. 对于延迟射精和不射精导致的不育患者，可采取的治疗是

四 X 型题

1. 勃起功能障碍临床表现常合并

A. 早泄　　B. 性欲减退

C. 射精异常　　D. 无性高潮
E. 阴茎损伤

2. 阴茎勃起功能障碍（ED）根据病理生理机制可分为六大类，包括
A. 心理性勃起功能障碍　　B. 内分泌性勃起功能障碍
C. 神经性勃起功能障碍　　D. 动脉性勃起功能障碍
E. 静脉性勃起功能障碍

3. 关于 ED 与心血管疾病及高脂血症关系的叙述，正确的有
A. ED 和心血管疾病具有共同的危险因子
B. 动脉粥样硬化患者重度 ED 发生率较高
C. 高脂血症可引起动脉粥样硬化，可导致动脉性 ED
D. 高脂血症可引起动脉粥样硬化，不会导致静脉性 ED
E. ED 可比冠心病症状提前 2~3 年

4. 阴茎勃起功能障碍的特殊检查包括
A. 夜间阴茎勃起试验　　B. 阴茎肱动脉血压指数
C. 阴茎海绵体血管活性药物注射试验　　D. 阴茎海绵体测压
E. 阴茎双功能超声检查

5. 怀疑血管性 ED 的患者，用阴茎双功能超声检查进行鉴别时，关于收缩期阴茎动脉最大血流速度（PSV）、舒张末期阴茎血流速度（EDV）和阻力指数（RI），叙述正确的有
A. 正常情况下 PSV >25cm/s，EDV >5cm/s，RI =0. 99
B. PSV <25cm/s 提示动脉供血不足
C. EDV >5cm/s 提示阴茎静脉闭合功能不全
D. 单纯性动脉供血不足，RI 不变
E. RI <0. 8 提示静脉闭合功能不全

6. 阴茎勃起功能障碍的一线治疗方法是
A. 性心理治疗　　B. 尿道药物治疗
C. 口服药物　　D. 阴茎海绵体内注射
E. 真空勃起装置

7. 阴茎勃起功能障碍的二线治疗方法是
A. 性知识教育　　B. 尿道药物治疗
C. 口服药物　　D. 阴茎海绵体内药物注射
E. 真空勃起装置

8. 阴茎假体植入的适应证包括
A. 持续性勃起功能障碍，不能完成性交
B. 口服磷酸二酯酶抑制药等药物治疗无效
C. 不能耐受其他治疗方法

D. 未经有效治疗的精神心理障碍患者

E. 阴茎严重畸形

9. ED动脉重建手术的手术方法包括

A. 腹壁下动脉与阴茎海绵体吻合术（Michal Ⅰ法）

B. 腹壁下动脉与阴茎背动脉吻合术（Michal Ⅱ法）

C. 腹壁下动脉与阴茎背动、静脉吻合术（Hauri法）

D. 阴茎背深静脉化（Virag法）

E. 腹壁下动脉与阴茎动脉吻合术（Konnak&Ohi法）

10. 5型磷酸二酯酶抑制药治疗ED失败的常见原因有

A. 服药后没有足够的性刺激

B. 服药与进行性生活之间的间隔过短

C. 药物的剂量不足

D. 服药的疗程不足

E. 没有联合用药

11. 延迟射精和不射精的治疗包括

A. 心理性患者可通过精神心理疏导获得较满意的治疗效果

B. 对于输精管缺损、输精管闭锁、尿道下裂、膀胱外翻等先天性因素导致的不射精可通过外科手术矫形、修补等手段进行治疗

C. 对于后天性因素如脊髓损伤、交感神经损伤、糖尿病神经病变、服用药物导致的延迟射精可针对原发病因进行治疗

D. 对于后天性因素如脊髓损伤、交感神经损伤、糖尿病神经病变、服用药物导致的延迟射精可以通过性感集中训练法或阴茎震动器震动刺激诱导射精来进行辅助治疗

E. 对于延迟射精和不射精导致的不育患者，可通过电刺激诱导射精取得精液，进行人工授精

12. 射精障碍包括

A. 早泄

B. 延迟射精

C. 不射精

D. 逆行射精

E. 阴茎肿胀

13. 早泄的病因主要包括

A. 精神心理因素

B. 阴茎损伤

C. 阴茎感觉神经兴奋性增高

D. 外生殖器及前列腺疾病

E. 阴茎感觉过度敏感

14. 早泄阴茎揉捏法治疗的目的是

A. 降低射精刺激的阈值

B. 提高阴茎的感觉阈值

C. 提高阴茎对刺激的耐受能力

D. 延续并控制射精的能力

E. 降低男性对性刺激的耐受性

15. 以下属于治疗早泄的药物是

A. 抗抑郁药
B. 吩噻嗪类药物
C. 镇静药
D. 单胺氧化酶抑制药
E. 抗生素

16. 延迟射精和不射精的病因有

A. 先天性因素
B. 后天性因素
C. 心理性因素
D. 特发性因素
E. 遗传因素

17. 逆行射精阴茎套试验可见

A. 性交后观察阴茎套内无精液
B. 性交后观察阴茎套内有大量精液
C. 患者有排精的感觉
D. 患者没有排精的感觉
E. 果糖定性试验阴性

18. 关于阴茎异常勃起，叙述正确的有

A. 性刺激下引起的阴茎持续勃起
B. 阴茎持续勃起时间 >4 小时
C. 与性刺激无关的阴茎勃起
D. 阴茎持续勃起时间 >2 小时
E. 阴茎持续勃起时间 >6 小时

19. 关于阴茎异常勃起的治疗，叙述正确的有

A. 高流量性阴茎异常勃起：穿刺抽血、药物冲洗
B. 高流量性阴茎异常勃起：血管栓塞
C. 低流量性阴茎异常勃起：血管栓塞
D. 低流量性阴茎异常勃起：穿刺抽血、药物冲洗
E. 低流量性阴茎异常勃起：多数与外伤有关

五 案例分析题

（1~4 题共用题干）

患者，男性，51 岁。患糖尿病 5 年，2 年前无明显诱因逐渐出现晨勃次数明显减少，阴茎勃起不坚，不能完成性生活。

1. 患者需要进一步完善具有重要的检查是

A. 血液生化
B. 性激素检测
C. 阴茎双功能超声检查
D. 生殖系统 B 超
E. 泌尿系统 CT
F. 前列腺液检查

2. 患者可首先选择以下哪些治疗方法

A. 有效控制血糖
B. 补充雄激素
C. 口服磷酸二酯酶-5 抑制药（PDE5i）
D. 阴茎海绵体内注射

E. 阴茎假体植入术　　F. 阴茎背深静脉结扎术

3. 患者口服PDE5i及阴茎海绵体内注射效果均不佳，仍不能完成满意的性生活，下一步较为合理的治疗方法是

A. 阴茎背深静脉结扎术　　B. 阴茎海绵体动脉重建术

C. 阴茎海绵体尿道海绵体分流术　　D. 阴茎假体植入术

E. 胰岛素　　F. 加大剂量口服PDE5i

4. 阴茎假体植入术后可能发生的主要合并症是

A. 阴茎长度不满意　　B. 感染

C. 糜烂　　D. 设备故障

E. 排尿障碍　　F. 射精障碍

（5~8题共用题干）

患者，男性，45岁。因血脂高，给予静脉滴注藻酸双酯钠3天，滴注开始24小时后出现非性刺激下的阴茎勃起，持续48小时而不能转入疲软状态，伴阴茎局部剧烈疼痛。

5. 患者应进行哪些主要辅助检查

A. 阴茎夜间勃起试验（NPT）　　B. 阴茎海绵体穿刺血气分析

C. 泌尿生殖系统B超　　D. 阴茎双功能超声检查

E. 球海绵体肌反射（BCR）

6. 根据病史，患者诊断为阴茎异常勃起，其定义为阴茎持续勃起时间超过

A. 1小时　　B. 2小时

C. 4小时　　D. 12小时

E. 24小时　　F. 48小时

7. 患者行阴茎海绵体穿刺血气分析，pH 6.612，PCO_2 108.9mmHg，PO_2 < 17.7mmHg（参考值：pH 7.35~7.45，PCO_2 32~45mmHg，PO_2 75~100mmHg）；阴茎血管彩超示阴茎海绵体内未探及动脉血流。结合病史分析，患者阴茎异常勃起应诊断为哪种类型

A. 缺血性　　B. 非缺血性

C. 静脉漏性　　D. 动脉性

E. 静脉性　　F. 混合性

8. 需要对患者采取哪些治疗方法

A. 观察病情　　B. 急诊治疗

C. 阴茎海绵体内注射新福林稀释液　　D. 阴茎海绵体穿刺清除积血，生理盐水灌洗

E. 阴茎海绵体尿道海绵体分流术

参考答案与解析

一、A1 型题

1. E【解析】引起阴茎勃起功能障碍（ED）的病因中与糖尿病 ED 的病因有关的是：①阴茎感觉神经受损。②高胆固醇血症。③动脉粥样硬化。④一氧化氮（NO）合成和释放减少。

2. E【解析】引起 ED 的病因中与静脉性 ED 的病因有关的是：①先天性因素。②高胆固醇血症。③雄激素缺乏。④衰老。

3. B【解析】临床上夜间阴茎勃起试验（NPT）用于鉴别心理性与器质性 ED 的最有价值。

4. D【解析】前列腺素 E1 阴茎海绵体内注射用于治疗勃起功能障碍，其作用机制是通过激活腺苷酸环化酶使 cAMP 合成增加，后者可诱发阴茎海绵体平滑肌松弛，诱发阴茎勃起。

5. A【解析】勃起功能障碍治疗应强调个体化原则，并且对因治疗，按一、二、三线治疗顺序选用多能取得最终良好的疗效。

6. A【解析】通常情况下海绵体内注射血管活性药物，反应最好的是神经性 ED。7. C【解析】阴茎勃起功能障碍（ED）的危险因素有：年龄，躯体疾病如心血管疾病、糖尿病、泌尿男性生殖系统疾病、肾功能不全、高血脂、肥胖等，精神心理因素，药物影响，不良生活方式，外伤、手术或其他医源性因素等。

8. C【解析】早泄的治疗：根据不同的病因和分类，选择不同的治疗方法，原发性早泄应以药物治疗为主，继发性早泄重点在于对引起早泄的潜在疾病的治疗，早泄样射精障碍无需使用延迟射精的药物，以心理疏导为主。

9. B【解析】逆行射精的治疗：口服交感神经兴奋药物治疗，如伪麻黄碱 60mg，每日 4 次，共服 2 周，有效率为 40%。严重者需行手术治疗。

10. D【解析】睾酮、罂粟碱、氟西汀或舍曲林、藻酸双酯钠均可引起缺血性阴茎异常勃起。

11. D【解析】早泄的实质是指射精发生在男性的愿望之前，对射精缺乏合理的随意控制，严重的早泄是容易诊断的。有正常性功能的男性在性交时偶尔出现射精过早，不应视为病态，有经常射精过早以致不能完成性交全过程时，才视为早泄。

二、A2 型题

E【解析】服用西地那非，24 小时内禁用有机硝酸酯类药物。

三、B型题

1~3 A、B、C【解析】根据ⅡEF-5评分结果可将ED分为：轻度（ⅡEF-5评分12~21分）、中度（ⅡEF-5评分8~11分）、重度（ⅡEF-5评分5~7分）。

4~5 B、C【解析】阴茎生物阈值测定试验：可评价阴茎背神经向心性传导功能和脑神经中枢的兴奋性。为一非侵袭性检查，方法简单，使用方便，价格低廉。阴茎背神经体性感觉诱发电位测定：是用电刺激阴茎背神经末梢，并在头皮记录脑电波变化，以评价阴茎背神经向心性传导功能和脑神经中枢的兴奋性，为一较客观的检查方法。

6~9 A、B、D、C【解析】延迟射精和不射精的治疗：①心理性患者可通过精神心理疏导获得较满意的治疗效果。②对于输精管缺损、输精管闭锁、尿道下裂、膀胱外翻等先天性因素导致的不射精可通过外科手术矫形、修补等手段进行治疗。③对于后天性因素如脊髓损伤、交感神经损伤、糖尿病神经病变、服用药物导致的延迟射精可针对原发病因进行治疗，还可以通过性感集中训练法或阴茎震动器震动刺激诱导射精来进行辅助治疗。④对于延迟射精和不射精导致的不育患者，可通过电刺激诱导射精取得精液，进行人工授精。

四、X型题

1. ABCD【解析】勃起功能障碍临床表现常合并其他性功能障碍如早泄、性欲减退、射精异常、无性高潮。

2. ABCDE【解析】根据ED病理生理机制可分为六大类：①心理性勃起功能障碍。②内分泌性勃起功能障碍。③神经性勃起功能障碍。④动脉性勃起功能障碍。⑤静脉性勃起功能障碍。⑥其他，如药物性，通常干扰阴茎勃起中枢神经–内分泌功能或影响局部神经血管调控的药物易诱发勃起功能障碍，如抗高血压药、抗抑郁药、抗胆碱药、雌激素等。

3. ABCE【解析】ED与心血管疾病及高脂血症的关系：①ED和心血管疾病具有共同的危险因子。②动脉粥样硬化患者的重度ED发生率较高。③高脂血症可引起动脉粥样硬化，导致动脉性ED。④ED可比冠心病症状提前2~3年。

4. ABCDE【解析】阴茎勃起功能障碍的特殊检查：①夜间阴茎胀大试验。②阴茎肱动脉血压指数。③阴茎海绵体血管活性药物注射试验。④阴茎双功能超声检查。⑤阴茎海绵体测压。⑥阴茎海绵体造影。⑦选择性阴茎动脉造影。⑧海绵体活检。

5. BCE【解析】正常PSV >28cm/s，<25cm/s为海绵体动脉异常。正常EDV应<5cm/s，如>5cm/s，提示阴茎背静脉阻断功能不全。阻力指数（RI）>0.99，明显降低时应考虑静脉瘘存在。

6. ACE【解析】勃起功能障碍的治疗原则：以性知识教育、口服药物、真空勃起装置（VCD）为一线治疗，尿道药物治疗及阴茎海绵体内药物注射为二线治疗，阴茎假体植入则为二线治疗。

7. BD【解析】参见X型题第6题解析。

8. ABC【解析】阴茎假体植入的适应证：①持续性勃起功能障碍，不能完成性交。②口服磷酸二酯酶抑制药等药物治疗无效。③不能耐受其他治疗方法。④未经有效治疗的精神心理障碍患者。⑤阴茎严重畸形。

9. ABCDE【解析】阴茎动脉异常勃起动脉重建手术的手术方法包括：①腹壁下动脉与阴茎海绵体吻合术（Michal Ⅰ法）。②腹壁下动脉与阴茎背动脉吻合术（Michal Ⅱ法）。③腹壁下动脉与阴茎背动、静脉吻合术（Hauri 法）。④阴茎背深静脉化（Virag 法）。⑤腹壁下动脉与阴茎动脉吻合术（Konnak&Ohi 法）。

10. ABC【解析】5 型磷酸二酯酶抑制药治疗 ED 失败的常见原因：①服药后没有足够的性刺激。②服药与进行性生活之间的间隔过短。③药物的剂量不足。

11. ABCDE【解析】参见 B 型题 6~9 题解析。

12. ABCD【解析】射精障碍包括早泄、延迟射精、不射精、逆行射精，其中早泄是临床较为常见的射精功能障碍疾病。

13. ACDE【解析】早泄的病因主要包括：①精神心理因素，如抑郁、不安、精神症、身体化和敌对心等。②阴茎感觉过敏感或阴茎感觉神经兴奋性增高。研究表明早泄患者阴茎头部感觉诱发潜伏期比正常人明显缩短。③外生殖器及前列腺疾病，如包皮炎、龟头炎、前列腺炎等器质性病变。

14. BCD【解析】早泄阴茎揉捏法：用以提高阴茎的感觉阈值，以提高阴茎对刺激的耐受能力和延续并控制射精的能力。

15. ABCD【解析】早泄的药物治疗：使用削弱射精反射的自主神经系统功能的药物治疗早泄，如抗抑郁药和吩噻嗪类药物、镇静药和单胺氧化酶抑制药等均有效。

16. ABCD【解析】延迟射精和不射精的病因如下。①先天性因素：如先天性的输精管缺损、输精管闭锁、尿道下裂、膀胱外翻等。②后天性因素：如脊髓损伤、外科手术致下腹腔神经损伤、糖尿病神经病变、服用影响交感神经的药物等。③心理性因素：由于各种精神心理因素导致对性生活缺乏自信、对性生活产生恐惧等。④特发性因素：原因不明的延迟射精和不射精比较罕见，且常规治疗效果不佳。

17. AC【解析】逆行射精的阴茎套试验：性交后观察阴茎套内无精液，但患者有排精的感觉。

18. BC【解析】正常成年男性在性生活或持续性刺激下，阴茎勃起维持数分钟甚至 1 小时以上。若在非上述状态下，阴茎持续勃起超过 4 小时，称为阴茎异常勃起。阴茎异常勃起临床上较为少见。

19. BD【解析】阴茎异常勃起的治疗如下。①高流量性阴茎异常勃起：血管栓塞。②低流量性阴茎异常勃起：穿刺抽血、药物冲洗。

五、案例分析题

1. ABC【解析】该患者可能为性功能障碍，应该进行的检查为血液生化、性激素检测及阴茎双功能超声检查。

2. ABCD【解析】患者糖尿病史5年，首先应有效控制血糖。针对勃起功能障碍，可首先补充雄激素，口服PDE5i（西地那非等），阴茎海绵体注射药物等方法。

3. D【解析】阴茎假体植入主要指征是器质性ED且其他治疗无效。

4. ABCD【解析】阴茎假体植入术后可能发生的主要合并症：①阴茎长度不满意。②感染。③糜烂。④设备故障。

5. BD【解析】海绵体血的血气分析可区分高血流量型和低血流量型，前者血气分析值同于动脉血，后者同于静脉血，值得注意的是早期阴茎异常勃起均为高血流量型。采用高分辨力实时灰阶超声和彩色多普勒血流成像（CDI）技术，可用于阴茎多种疾病的检查。

6. C【解析】若在非上述状态下，阴茎持续勃起超过4小时，称为阴茎异常勃起。

7. A【解析】缺血性阴茎异常勃起是临床最常见的阴茎异常勃起类型，属于泌尿男科急症之一。其特点是阴茎海绵体静脉血流出量减少，血液滞留，海绵体内压力增高，动脉血流入量减少，甚至停滞，阴茎海绵体出现缺氧和酸中毒，临床表现为阴茎持续坚硬勃起和疼痛，预后较差。

8. BCDE【解析】阴茎异常勃起的治疗包括急诊治疗、阴茎海绵体内注射新福林去氧肾上腺素稀释液、阴茎海绵体穿刺清除积血，生理盐水灌洗及阴茎海绵体尿道海绵体分流术等。

第七篇

阴囊内容物及输精管疾病

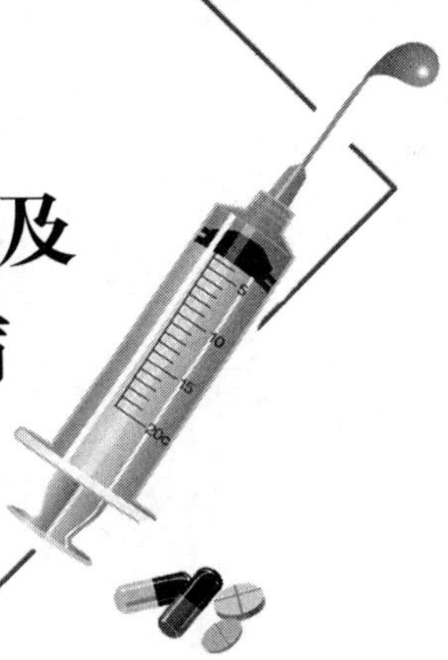

第四十章　阴囊内容物及输精管解剖与生理

一 A1 型题

1. 国内成年男子睾丸发育不良的界定是睾丸容积小于

   A. 8ml　　B. 10ml

   C. 12ml　　D. 14ml

   E. 16ml

2. 在睾丸内，某种细胞能够起到支持、保护生精细胞的作用，并且还吸取体内的营养物质（包括氧气），供给生精细胞，使之发育成精子。这种细胞是

   A. 精原细胞　　B. 支持细胞（Sertoli 细胞）

   C. 睾丸间质细胞（Leydig 细胞）　　D. 巨噬细胞

   E. 初级精母细胞

二 X 型题

1. 支配调节睾丸功能的组织器官有

   A. 垂体　　B. 下丘脑

   C. 腺垂体　　D. 神经垂体

   E. 肾上腺

2. 附睾具有的主要生理功能有

   A. 吸收功能　　B. 分泌营养物质，促使精子成熟

   C. 贮存精子　　D. 免疫屏障作用

   E. 降解精子

3. 关于附睾的结构，叙述正确的有

   A. 上端膨大而钝圆的部分为附睾头，由睾丸输出小管盘曲而成

   B. 中间扁圆的大部分为附睾体

   C. 下端细圆的部分为附睾尾

   D. 附睾尾向上弯续于输精管

   E. 附睾除后缘外均被睾丸固有鞘膜所覆盖

4. 附睾管上皮由哪些细胞组成

A. 基细胞　　B. 上皮细胞

C. 主细胞　　D. 原细胞

E. 干细胞

5. 营养睾丸及附睾的动脉有

A. 精索内动脉　　B. 睾丸动脉

C. 精索外动脉　　D. 提睾肌动脉

E. 输精管动脉

6. 属于输精管道的有

A. 附睾　　B. 睾丸

C. 射精管　　D. 输精管

E. 男性尿道

参考答案与解析

一、A1 型题

1. C【解析】临床上常以睾丸容积测量器作为衡量男子生殖功能的一项参考指标，国内成年男子睾丸容积 15~25ml，若小于 12ml，则提示发育不良。

2. B【解析】在睾丸内，支持细胞能够起到支持、保护生精细胞的作用，并且还吸取体内的营养物质（包括氧气），供给生精细胞，使之发育成精子。

二、X 型题

1. BC【解析】支配调节睾丸功能的组织器官有下丘脑及腺垂体。

2. ABCDE【解析】附睾具有的主要生理功能：①吸收功能。②分泌营养物质，促使精子成熟。③贮存精子。④分泌功能。⑤免疫屏障作用。⑥收缩功能。⑦降解和吸收未射出的精子。

3. ABCDE【解析】附睾可分为三部分：上端膨大而钝圆的部分为附睾头，由睾丸输出小管盘曲而成，中间扁圆的大部分为附睾体，下端细圆的部分为附睾尾。附睾尾向上弯续于输精管。附睾除后缘外均被睾丸固有鞘膜所覆盖。

4. AC【解析】附睾管上皮由基细胞及主细胞组成。

5. ABCDE【解析】营养睾丸及附睾的动脉有精索内动脉（睾丸动脉）、精索外动脉（提睾肌动脉）及输精管动脉。

6. ACDE【解析】输精管道包括附睾、射精管、输精管、男性尿道等。

第四十一章　睾丸、附睾及输精管先天性畸形

一　A1 型题

1. 关于隐睾的危害，以下哪项是罕见的
   A. 不育　　B. 隐睾恶变
   C. 睾丸扭转　　D. 心理不良影响
   E. 两性畸形
2. 隐睾的简便检查方法是
   A. 体格检查　　B. CT
   C. 腹腔镜　　D. B 超
   E. 磁共振尿路成像（MRU）
3. 单侧隐睾对患者的生育能力有影响，主要是因为
   A. 患侧睾丸发育不良　　B. 先天性不育
   C. 对侧睾丸发育不良　　D. 患侧睾丸产生“抗睾丸因子”影响对侧睾丸
   E. 双侧睾丸发育不良
4. 隐睾最常见的部位是
   A. 腹膜后　　B. 腹股沟管
   C. 阴囊上部　　D. 腹腔
   E. 盆腔
5. 以下哪项不属于隐睾的主要临床并发症
   A. 不育症　　B. 睾丸恶变
   C. 腹股沟疝　　D. 精索静脉曲张
   E. 性腺功能障碍
6. 隐睾对人体构成的危害不包括
   A. 不育　　B. 睾丸萎缩
   C. 睾丸恶变　　D. 睾丸炎
   E. 睾丸鞘膜积液
7. 睾丸未降者常发生
   A. 睾丸肿瘤　　B. 附睾炎

C. 腹股沟疝　　D. 精索静脉曲张
E. 睾丸鞘膜积液

8. 最容易发生睾丸癌的隐睾位置是
A. 腹膜后　　B. 腹股沟内环口
C. 腹股沟管内　　D. 腹股沟外环口
E. 阴囊入口

9. 隐睾的最大危害是发生恶变，发生恶变的肿瘤最常见的是
A. 精原细胞瘤　　B. 透明细胞癌
C. 移行细胞癌　　D. 恶性淋巴瘤
E. 绒毛膜上皮癌

10. 诊断隐睾最常用的特殊检查方法是
A. B超　　B. CT
C. MRU　　D. 血管造影
E. 膀胱镜

11. 经影像学检查未发现睾丸，最可能的诊断是
A. 睾丸缺如　　B. 高位隐睾
C. 睾丸萎缩　　D. 设备误差
E. 睾丸坏死

12. 2岁以内的隐睾患儿主张
A. 观察　　B. 肌内注射用人绒毛膜促性腺激素（hCG）
C. 积极手术　　D. 应用雄激素治疗
E. 应用雌激素治疗

13. 下列对患隐睾的小儿的处理，不正确的是
A. 手术中如睾丸萎缩疑有恶变者，应予切除
B. 于4周岁以后行睾丸下降固定术
C. 合并斜疝者，同时做疝修补术
D. 1岁以后的隐睾患儿，可应用hCG
E. 如睾丸位于腹主动脉旁，不能下降复位者，可用显微技术做睾丸自体移植术

14. 隐睾症最宜手术的年龄是
A. 3岁以前　　B. 3~6岁
C. 7~9岁　　D. 10~13岁
E. 14岁以后

15. 隐睾小儿肌内注射hCG的方法为
A. 每周肌内注射2次，每次1000U，连续10周

B. 每周肌内注射 1 次，每次 1000U，连续 5 周
C. 每周肌内注射 2 次，每次 500U，连续 5 周
D. 每周肌内注射 2 次，每次 1000U，连续 5 周
E. 每周肌内注射 2 次，每次 2000U，连续 2 周

16. 诊断腹腔内无睾症的金标准是
A. X 线检查　　B. B 超检查
C. MRI 检查　　D. CT 检查
E. 腹腔镜检查

17. 隐睾的发病情况，错误的是
A. 新生儿隐睾的发病率约为 4%，早产儿为 30%
B. 青春期隐睾发病率为 1%，成年人为 0. 3%
C. 隐睾中约 2/3 为单侧，1/3 为双侧
D. 体重不足 1800g 的早产儿高达 80%~90%
E. 右侧隐睾占 70%，左侧占 30%

18. 关于无睾症的治疗，以下叙述不正确的是
A. 双侧睾丸缺如可采用口服雄激素制剂安雄
B. 为满足外形和感觉的需要，可将人造睾丸假体植入阴囊内
C. 皮肤贴剂可模拟睾酮分泌昼夜节律释放的特点，供给更符合生理剂量的睾酮
D. 睾丸移植是治疗双侧睾丸缺如的方法之一
E. 单侧睾丸缺如可采用口服雄激素制剂安雄

19. 关于多睾症，以下叙述不正确的是
A. 由胚胎早期生殖嵴上皮细胞群分裂所致
B. 多睾症的额外睾丸可具有正常的附睾和输精管
C. 多睾症的额外睾丸有生成精子的能力
D. 多睾症的额外睾丸与正常睾丸共同拥有一个附睾和输精管
E. 多睾常发生于右侧

20. 关于多睾症的临床表现，以下叙述不正确的是
A. 多睾症常无症状
B. 多在阴囊内、腹股沟处发现包块
C. 可合并有腹股沟斜疝
D. 发现阴囊内除有 2 个正常的睾丸外，还可在阴囊内或腹股沟处触及额外的睾丸
E. 多在阴囊外发现包块

21. 多睾症 B 超检查可见
A. 多睾的位置

B. 阴囊或腹股沟包块是否为睾丸

C. 包块

D. 双侧隐睾行探查时在腹腔内找到 3 个或 3 个以上睾丸

E. 多在阴囊外发现包块

22. 多睾症组织学检查可

A. 查明多睾的位置

B. 查明阴囊或腹股沟包块是否为睾丸

C. 查明包块性质

D. 于双侧隐睾行探查时在腹腔内找到 3 个或 3 个以上睾丸

E. 在阴囊外发现包块

23. 治疗异位睾丸的有效方法是

A. 睾丸固定术式

B. 手术切除，术后采用激素替代治疗

C. 固定于阴囊内，术后需定期复查

D. 药物治疗

E. 姑息治疗

24. 梗阻性无精子症最常见的原因是

A. 睾丸内曲细精管梗阻

B. 附睾管梗阻

C. 输精管梗阻

D. 射精管梗阻

E. 输精管缺如

25. 隐睾需要与回缩睾丸相鉴别，回缩睾丸表现错误的是

A. 回缩睾丸多发生于 3~4 岁的患儿

B. 由于小儿提睾肌反射敏感，受到某些刺激如寒冷、惊吓后，提睾肌收缩，可将睾丸上提至皮下环甚至腹股沟管内，易误诊为隐睾

C. 检查时应安抚患儿情绪，注意保温

D. 取髋外展屈腿卧位或坐位检查

E. 避免外界因素诱发提睾肌收缩造成误诊

二 A2 型题

1. 患儿，男，4 岁。右侧阴囊缺少睾丸，适宜的处理应为

A. 随诊患者几年

B. 睾丸移植

C. 活检下降的睾丸

D. 尽快应用 hCG

E. 尽快行睾丸固定术

2. 患者，男性，29 岁。10 岁时因右侧隐睾行右睾牵引固定术，现右侧阴囊肿大、疼痛半个月，查体：右侧阴囊下垂，触睾丸肿大如鹅卵，沉重感透光试验阴性，应诊为

A. 右睾丸炎

B. 右附睾炎

C. 右睾鞘膜积液　　D. 右睾丸结核
E. 隐睾恶变

3. 患者，男性，21 岁。发现右侧隐睾位于后腹膜处。B 超示睾丸明显萎缩变小，下一步的处理应是
A. 用 hCG 和雄激素联合治疗　　B. LHRH 治疗
C. hCG 治疗　　D. 行睾丸固定术
E. 行睾丸切除手术

4. 患儿，男，2 岁。右侧腹股沟包块，卧床可消失。右侧阴囊发育不良，其内未触及睾丸，B 超示右侧睾丸位于右腹股沟。最佳的治疗为
A. 观察，等待自发下降　　B. 睾酮治疗
C. hCG 治疗　　D. 疝囊高位结扎 + 右侧睾丸下降固定术
E. 右侧睾丸切除术

5. 患儿，男，20 个月。双侧阴囊内空虚，查体和 B 超检查提示双侧隐睾下降不全。其最佳治疗方案应选择
A. 观察，等待自发下降
B. 睾酮治疗
C. 先给予 hCG 治疗，无效时于青春期前手术治疗
D. 睾丸下降固定术
E. 激素治疗

三 A3/A4 型题

（1~2 题共用题干）

患儿，男，18 个月。因“出生至今右侧阴囊空虚”来诊。B 超：右侧腹股沟皮下见直径为 0.6cm 团块，有血供。

1. 最可能的诊断是
A. 右侧腹股沟淋巴结肿大　　B. 右侧隐睾
C. 右侧腹股沟疝　　D. 右侧腹股沟皮下肿物
E. 右侧精索静脉曲张

2. 隐睾不会导致
A. 睾丸萎缩　　B. 丧失生育能力
C. 恶变　　D. 性征发育异常
E. 智力发育障碍

（3~5题共用题干）

患儿，男，6个月。出生后即发现左睾丸未下降至阴囊内。查体：左阴囊空虚，未触及睾丸，右侧睾丸发育正常。

3. 目前的处理宜采取

A. 睾酮治疗
B. 左侧睾丸切除
C. 左侧睾丸下降固定术
D. 绒毛膜促性腺激素治疗
E. 临床观察，至1岁仍不下降，则采用绒毛膜促性腺激素治疗

4. 若患儿2岁隐睾仍未下降，应采取的治疗是

A. 睾酮治疗
B. 左侧睾丸切除
C. 左侧睾丸下降固定术
D. 绒毛膜促性腺激素治疗
E. 内科保守治疗至6岁，如仍不下降，行左睾丸下降固定术

5. 若手术中发现左睾丸发育极差，应采取的治疗是

A. 左睾丸切除
B. 左睾丸下降固定
C. 左睾丸切除 + 睾酮治疗
D. 左睾丸下降固定 + 睾酮治疗
E. 左睾丸下降固定 + 绒毛膜促性腺激素治疗

（6~8题共用题干）

患者，男性，33岁。因“婚后2年不育”来诊。查体：左侧睾丸14ml，右侧15ml。2次精液检测（离心后沉渣镜检）：无精子。精浆果糖检测(+)。

6. 最有诊断意义的检查是

A. 垂体MRI
B. 血清性激素检测
C. 睾丸活检
D. 输精管造影
E. 染色体检测

7. 患者无精子症最可能的是

A. 卡尔曼（Kallmann）综合征
B. 精油小管发育不全
C. 梗阻性无精子症
D. 纯睾丸支持细胞综合征
E. 努南（Noonan）综合征

8. 睾丸活检的主要目的是排除

A. Kallmann综合征
B. 精油小管发育不全
C. 睾丸生精阻滞
D. 纯睾丸支持细胞综合征
E. Noonan综合征

四 B型题

（1~4题共用备选答案）

A. 标准睾丸固定术
B. 分期睾丸固定术

C. 睾丸自体移植术　　D. 睾丸切除术
E. 睾丸保留术

隐睾的手术治疗方式：

1. 适用于所有能触及的睾丸下降不全及异位睾丸的是
2. 适用于腹内睾丸及高位睾丸下降不全，精索松解后睾丸仍不能牵至阴囊内者的是
3. 适用于高位隐睾不适宜或不能行松解固定术者的是
4. 适用于高位隐睾已萎缩者及成人隐睾的是

（5~7 题共用备选答案）

A. 由于胚胎发育的第 4 周未形成生肾索
B. 胚胎发育的第 6 周，卵黄囊应迁移到左右生殖嵴的原始生殖细胞全部迁移另一侧，而使另一侧缺如
C. 胚胎发育的第 4 周，卵黄囊应迁移到左右生殖嵴的原始生殖细胞全部迁移到一侧，而使到一侧缺如
D. 可能是胚胎性分化时期有睾丸形成，并且有雄激素分泌及苗勒管抑制物的形成
E. 由于胚胎发育的第 6 周未形成生肾索

5. 无睾症，单侧睾丸、附睾、输精管及肾、输尿管全部缺如，其病因是
6. 无睾症，单侧睾丸缺如、附睾、泌尿系正常，其病因是
7. 无睾症，双侧无睾丸，但泌尿系统正常，其病因是

（8~9 题共用备选答案）

A. 无须治疗　　B. 雄激素替代治疗
C. 手术治疗　　D. 姑息治疗
E. 抗生素治疗

8. 单侧无睾选择的治疗方式是
9. 双侧睾丸缺如可在青春期进行的治疗方式是

（10~12 题共用备选答案）

A. 药物治疗　　B. 睾丸牵至阴囊
C. 切除额外睾丸　　D. 切除病变的睾丸
E. 无须切除额外睾丸

10. 如果额外睾丸正常，可选择的治疗方式是
11. 如果额外睾丸发育不良，出现扭转或恶变倾向时，可选择的治疗方式是
12. 如果额外睾丸是隐睾，手术时发现额外睾丸发育良好，可选择的治疗方式是

（13~15题共用备选答案）

A. 不必治疗，密切随诊观察
B. 手术切除，术后采用激素替代治疗
C. 固定于阴囊内，术后需定期复查
D. 药物治疗
E. 姑息治疗

13. 睾丸融合位于阴囊内，功能良好，无其他畸形或并发症时，可选择的治疗方式是
14. 睾丸融合位于腹腔内，若其功能良好或有部分功能，无其他并发症，可选择的治疗方式是
15. 睾丸融合若功能不良或无功能，为防止恶变，可选择的治疗方式是

（16~17题共用备选答案）

A. 多睾症
B. 无睾症
C. 隐睾
D. 睾丸融合
E. 异位睾丸

16. 两侧睾丸在阴囊或腹腔里互相融合长成一块的是
17. 睾丸在下降过程中，受某种因素的干扰，偏离正常途径未进入阴囊，而异位于耻骨部、会阴部的是

（18~19题共用备选答案）

A. 腹内型
B. 腹外型
C. 隐睾型
D. 融合型
E. 综合型

18. 睾丸未进入腹股沟管内，而是由腹膜后反折到腹膜前或异位到对侧，是（　　）异位睾丸
19. 睾丸及精索均已穿过内环而出腹股沟管，由于不同的引带附着点，使其异位于腹股沟管周边旁路，是（　　）异位睾丸

（20~21题共用备选答案）

A. 附睾头、体部与睾丸分离
B. 体、尾部与睾丸分离
C. 体、尾部分离
D. 头部分离
E. 尾部分离

20.（　　）在腹腔隐睾中多见
21.（　　）在腹股沟管隐睾中多见

（22~23题共用备选答案）

A. 无须治疗
B. 抗生素治疗

C. 手术切除治疗　　D. 切开引流治疗
E. 姑息治疗

22. 单侧输精管缺如不影响正常生育，可选择的治疗方式是
23. 双侧输精管缺如，可选择的治疗方式是

五 X 型题

1. 隐睾的精子生成缺陷和以下哪一种情况有关
A. 温度调节差　　B. 原发性性腺功能不足（先天性）
C. 垂体功能不足　　D. 免疫屏障作用
E. 精神心理因素

2. 隐睾症常伴有或伴发
A. 腹股沟疝　　B. 精索扭转
C. 睾丸癌　　D. 阴囊炎性癌
E. 阴囊鳞状细胞癌

3. 双侧隐睾会导致
A. 双侧睾丸萎缩　　B. 丧失生育能力
C. 恶变　　D. 睾丸扭转
E. 智力发育障碍

4. 青春期后双侧隐睾的后果是
A. 乳房发育明显
B. 丧失生育能力
C. 易恶变为睾丸肿瘤
D. 双睾丸萎缩，可能有雄性激素分泌不足现象
E. 身高异常增高

5. 关于隐睾的病理，以下叙述正确的是
A. 睾丸不在正常位置，在 3 岁左右将停止发育
B. 曲精细管的细胞停留于单层细胞，无造精功能
C. 至青春发育期，睾丸发育，间质细胞也仍继续发育
D. 第二性征是完善的
E. 第二性征是不完善的

6. 双侧或单侧隐睾伴阴茎短小、尿道下裂等症，需进行的检查是
A. 雄激素检测　　B. 遗传基因检测
C. 睾丸动静脉造影　　D. 卵泡刺激素（FSH）检测
E. 人绒毛膜促性腺激素（hCG）检测

7. 隐睾可选择腹腔镜手术的情况是

A. 不可触及的睾丸
B. 可触及的睾丸
C. 腹腔内高位睾丸切除
D. 腹膜粘连
E. 辅助检查未发现睾丸，怀疑无睾症

8. 附睾与睾丸分离的诊断包括

A. 病史：大多有隐睾、腹股沟疝和鞘膜积液史
B. 当发生鞘膜内睾丸扭转时疼痛剧烈，向腹股沟部放射，急诊手术可明确诊断
C. 不育：双侧附睾与睾丸完全分离或附睾头与睾丸分离时，可引起不育
D. B超检查：可探及睾丸与附睾连接异常情况
E. 手术中发现：在行隐睾手术、腹股沟疝修补术或鞘膜切除术时，可发现附睾与睾丸的连接异常

9. 无睾症的临床表现，以下叙述正确的是

A. 单侧无睾症若无其他畸形并发，一般不影响男子性征
B. 单侧睾丸缺如时，对侧睾丸发生隐睾的概率较高
C. 双侧睾丸缺如时，单侧睾丸发生隐睾的概率较高
D. 双侧睾丸缺如时势必导致男子不育症
E. 单侧睾丸缺如时势必导致男子不育症

10. 关于无睾症的诊断检查，以下叙述不正确的是

A. 促性腺激素水平高，在hCG刺激后，血清睾酮水平不升高，则倾向于双侧睾丸缺如的诊断
B. 如血清睾酮水平升高，则为隐睾或异位睾丸
C. 如血清睾酮水平升高，则为双侧睾丸缺如
D. 促性腺激素水平高，在hCG刺激后，血清睾酮水平不升高，则倾向于隐睾或异位睾丸的诊断
E. B超检查是诊断腹腔内无睾症的金标准

11. 大多数睾丸融合多伴有严重的泌尿生殖系统畸形或其他身体部位的畸形，如

A. 融合肾
B. 骨盆旋转
C. 脊膜膨出
D. 脑积水
E. 肋骨融合

12. 关于睾丸融合，以下叙述不正确的是

A. 融合睾丸大多数位于腹腔内
B. 融合睾丸少数位于阴囊内
C. 融合睾丸血液供应来源于各自的精索血管
D. 融合睾丸发育较好

E. 融合睾丸大多数位于阴囊内

13. 附睾畸形主要为附睾发育障碍和与睾丸附着异常，是（　　）主要原因

A. 男性不育　　B. 睾丸扭转

C. 隐睾　　D. 睾丸融合

E. 异位睾丸

14. 以下属于先天性附睾畸形的有

A. 附睾缺如　　B. 附睾头与睾丸不连接

C. 附睾与睾丸分离　　D. 附睾伸长

E. 附睾尾后未发育或闭锁

15. 附睾与睾丸分离可分为

A. 头、体部分离　　B. 体部分离

C. 体、尾部分离　　D. 头部分离

E. 尾部分离

16. 附睾囊肿查体可见

A. 附睾囊肿多位于附睾头部　　B. 较大的囊肿触诊光滑

C. 透光试验阳性　　D. 透光试验阴性

E. 包裹致密者有坚硬感

17. 附睾缺如的类型有

A. 中肾管衍化组织完全不发育

B. 无附睾，睾丸输出小管与输精管直接相连

C. 无附睾，睾丸与输精管分离

D. 输尿管缺如

E. 膀胱缺如

18. 关于附睾缺如的叙述，以下正确的是

A. 附睾缺如多见于先天性输精管缺如患者

B. 多为附睾体、尾部缺如

C. 附睾缺如可合并肾发育异常，多为单侧肾缺如或发育不全

D. 附睾完全缺如的病例极多

E. 多为附睾头部缺如

19. 关于附睾缺如的叙述，以下正确的是

A. 单侧附睾缺如多不影响生育

B. 双侧附睾缺如者均表现为不育，精液检查显示无精子症

C. 双侧附睾缺如多不影响生育

D. 体检于睾丸旁不能触及附睾，B 超检查可明确附睾缺如

E. 附睾缺如本身无法治疗，主要是解决生育问题

20. 输精管先天畸形十分罕见，主要有
A. 输精管缺如
B. 输精管发育不全
C. 睾丸融合
D. 重复输精管
E. 异位睾丸

21. 先天性单侧输精管缺如可分为
A. 阴囊段缺如
B. 腹股沟段缺如
C. 盆腔段缺如
D. 节段性缺如
E. 异位睾丸缺如

22. 输精管异位表现有
A. 输精管位置偏离精索
B. 开口异常
C. 单侧输精管缺如
D. 双侧输精管缺如
E. 附睾缺如

23. 关于重复输精管，以下叙述正确的是
A. 重复输精管可发生于单侧或双侧
B. 胚胎早期患侧中肾管重复造成
C. 大多数重复输精管侧有 2 个睾丸
D. 有各自的输精管
E. 大多数重复输精管侧有多个睾丸

24. 关于输精管发育不全，以下叙述正确的是
A. 输精管全部或部分发育不良
B. 呈纤细状或其内腔闭锁不通
C. 病理检查时不存在炎症、肿瘤等病变
D. 表现为组织结构的发育良好
E. 病理检查时存在炎症、肿瘤等病变

六 案例分析题

（1~4 题共用题干）

患者，男性，58 岁。主因“发现右腹股沟区包块伴疼痛 1 天”就诊。1 天前，患者无明显诱因于右腹股沟区出现 1 个肿大包块，伴腹部阵发性绞痛，右阴囊下坠样胀痛，自觉腹胀、恶心、呕吐，无寒战发热，1 天来无排气、排便，排尿正常。否认外伤及家族史。查体：右阴囊空虚，右腹股沟区可触及 8.0cm×2.5cm×2.0cm 包块，质韧，活动度好。血常规：白细胞 $10.35\times10^9/L$。

1. 患者需要进一步完善的具有重要诊断意义的检查是
A. 尿常规
B. 心电图
C. 腹部 X 线平片
D. 泌尿生殖系统 B 超

E. 泌尿系统增强 CT　　F. 磁共振尿路成像（MRU）

2. 患者可能的诊断是

A. 右侧隐睾　　B. 睾丸结核

C. 右输尿管结石　　D. 睾丸鞘膜积液

E. 右腹股沟斜疝嵌顿　　F. 肠梗阻

3. 下一步较为合理的治疗方法是

A. 抗炎治疗　　B. 抗结核治疗

C. 肿块穿刺活检　　D. 急诊剖腹探查

E. 包块回纳术　　F. 继续补液观察

4. 患者术中探查示右侧睾丸体积较小（5ml），表面光滑，位于腹股沟内环处，与周围组织无粘连，鞘膜腔内见黑色坏死回肠，长度 8.0cm，距回盲部 5.0cm，坏死肠管无破裂。下一步的合理处理方式是

A. 小肠坏死段切除术 + 端端吻合术　　B. 右睾丸附睾切除术

C. 单纯造瘘术　　D. 睾丸内照射治疗

E. 淋巴结清扫术　　F. 右腹股沟斜疝修补术

（5~8 题共用题干）

患者，男性，27 岁。婚后未采取避孕措施，有规律性生活未育 1 年以上，既往体健，无高血压、糖尿病、心脏疾病史，无结核、腮腺炎病史，无食用棉花籽油史。妻子体检正常，排卵正常，输卵管通畅。查体：睾丸大小正常，双侧附睾可及结节，输精管光滑无结节，阴茎勃起功能正常。

5. 患者需要进一步完善具有诊断意义的检查是

A. 睾丸附睾的彩超　　B. 性激素检查

C. 肾功能　　D. 睾丸活检

E. 输精管造影　　F. 增强 CT

6. 精液常规检查确定为无精症。睾丸体积左 12.0ml、右 11.5ml。性激素检查，促卵泡激素（FSH）6.35U/L（参考值：1.24~8.62U/L），黄体生成素（LH）8.19U/L（参考值：1.27~19.26U/L），雄激素（TES）4.02μg/L（参考值：1.75~7.81μg/L），雌激素（E2）41.5pmol/L（参考值：20~47pmol/L）正常范围。睾丸附睾的彩超提示附睾肿大。睾丸活检：可见成熟精子。该患者目前的可能诊断是

A. 睾丸生精功能障碍　　B. 梗阻性无精症

C. 性腺功能障碍　　D. 附睾炎

E. 精索静脉曲张　　F. 内分泌疾病

7. 以下关于梗阻性无精症的描述，哪些不正确

A. 是无精症中的主要类型，占75%~80%

B. 性激素检查大多在正常范围之内

C. 睾丸活检或睾丸附睾穿刺是唯一能够明确诊断的方法

D. 最常见的梗阻部位在附睾

E. 常有附睾炎、尿道炎等泌尿生殖系统感染病史

F. 输精管附睾吻合术是一种经济有效的治疗方式

8. 下一步的合理治疗方法是

A. 饮食调节

B. 合理运动

C. 抗感染治疗

D. 输精管附睾吻合术

E. 附睾穿刺取精辅助生育

F. 精索静脉曲张手术治疗

参考答案与解析

一、A1型题

1. E【解析】胎儿生长过程中，睾丸自腹膜后腰部下降，于7~9个月时经腹股沟管下降至阴囊。如睾丸未下降至阴囊内，停留于下降过程中任何部位，如腹膜后、内环、腹股沟管内或外环处，会形成隐睾或睾丸下降不全。睾丸在不同部位有可能发生睾丸扭转、隐睾恶变、生殖细胞出现空泡，曲细精管萎缩，影响精子形成，造成不育。随着年龄的增长隐睾在不同程度上均可能对患儿心理造成不良影响。而发生两性畸形的可能性微乎其微。

2. A【解析】体检常可在腹股沟区触及隐睾，是隐睾的简便检查方法。

3. D【解析】单侧隐睾对患者的生育能力有影响，其主要是因为患侧睾丸产生“抗睾丸因子”影响对侧睾丸。

4. B【解析】隐睾最常见的部位为腹股沟管。

5. D【解析】隐睾的主要临床并发症包括：①生育能力下降或不育。②先天性腹股沟斜疝。③隐睾扭转。④隐睾损伤。⑤隐睾恶变。⑥性腺功能障碍。

6. D【解析】由于阴囊温度较低，适合精子生成，若睾丸停留在腹股沟或腹腔内，则会导致其温度过高，影响精子生成和生存，从而引发男性不育。隐睾患者因睾丸不能得到正常的血液供应，容易出现萎缩，最终导致功能减退。隐睾易出现良性肿瘤及恶性肿瘤，如睾丸癌等。由于睾丸不能降至阴囊，会使睾丸鞘膜与腹膜腔相通，造成鞘膜积液，引发睾丸疼痛和不适感。D选项“睾丸炎”并非隐睾本身导致的，而是睾丸本身感染所引起的疾病。

7. C【解析】睾丸未降者常发生腹股沟疝。

8. A【解析】高位隐睾更容易恶变，故选项A正确。

9. A【解析】隐睾所致的肿瘤类型中最常见的是精原细胞瘤。

10. A【解析】B 超检查有助于腹股沟管内睾丸的定位，但难以辨别腹腔内睾丸，是隐睾最常用的特殊检查方法。

11. B【解析】影像检查检查未发现睾丸者，可能为高位隐睾，仍需进行手术探查，探查睾丸的位置。

12. B【解析】注射用 hCG 主要用于治疗青春期前隐睾症。

13. B【解析】一般这种睾丸固定术原则上在超过一周岁睾丸不能下降到阴囊是要进行治疗的，选项 B 错误。

14. A【解析】睾丸不在正常位置，在 3 岁左右将停止发育，曲精细管的细胞停留于单层细胞，无造精功能，故应在停止发育前进行手术。

15. C【解析】隐睾小儿肌内注射 hCG 方法为每周肌内注射 2 次，每次 500U，连续 5 周。

16. E【解析】腹腔镜是目前诊断腹腔内无睾症的金标准，可同时进行治疗。

17. D【解析】隐睾的发病情况：新生儿隐睾的发病率约为 4%，早产儿为 30%，体重不足 1800g 的早产儿高达 60%~70%，青春期隐睾发病率为 1%，成年人为 0. 3%。隐睾中约 2/3 为单侧，1/3 为双侧；右侧隐睾占 70%，左侧占 30%。

18. E【解析】无睾症的治疗：①单侧无睾一般无需治疗。②双侧睾丸缺如无法恢复生育能力，但为保持男子性征，可在青春期进行雄激素替代治疗。可采用口服雄激素制剂安雄，也可采用雄激素皮肤贴剂或肌内注射制剂治疗。皮肤贴剂可模拟睾酮分泌昼夜节律释放的特点，供给更符合生理剂量的睾酮。③睾丸移植也是治疗双侧睾丸缺如的方法之一。从心理治疗出发，为满足外形和感觉的需要，可将人造睾丸假体植入阴囊内。

19. E【解析】多睾症的发生可能是胚胎的生殖嵴在衍化成睾丸的过程中，因某种因素由胚胎早期生殖嵴上皮细胞群分裂所致。多睾症的额外睾丸可具有正常的附睾和输精管，并有生成精子的能力，或与正常睾丸共同拥有一个附睾和输精管。多睾常发生于左侧。

20. E【解析】多睾症常无症状，多因在阴囊内、腹股沟处发现包块，或额外睾丸扭转就诊。可合并有腹股沟斜疝。

21. A【解析】多睾症 B 超可检查多睾的位置，但通常阳性率较低。

22. C【解析】多睾症的检查如下。①超声：可检查多睾的位置，但通常阳性率较低。②手术探查：可查明阴囊或腹股沟包块是否为睾丸，或拟诊为双侧隐睾行探查时在腹腔内找到 3 个或 3 个以上睾丸。③组织学检查：包块需组织学确诊。

23. A【解析】激素对异位睾丸治疗无效，睾丸固定术式是治疗异位睾丸唯一有效的手术方法，且效果肯定。

24. B【解析】附睾梗阻是梗阻性无精子症的最常见原因，在 FSH 低于正常值高限的 2 倍的无精子症中占 30%~67%。

25. A【解析】隐睾需要与回缩睾丸相鉴别。回缩睾丸多发生于5~6岁的患儿，由于小儿提睾肌反射敏感，受到某些刺激如寒冷、惊吓后，提睾肌收缩，可将睾丸上提至皮下环甚至腹股沟管内，易误诊为隐睾。检查时应安抚患儿情绪，注意保温，取髋外展屈腿卧位或坐位检查，避免外界因素诱发提睾肌收缩造成误诊。

二、A2 型题

1. A【解析】单侧无睾一般无需治疗，应随诊患者几年。

2. E【解析】睾丸肿瘤为20~30岁最常见的实性肿瘤，几乎全部恶性。睾丸松解固定术，力争在2岁以前进行。8%~15%睾丸肿瘤发生于隐睾，尤其是腹膜后者。该患者10岁时因右侧隐睾行右睾牵引固定术，已失去最佳治疗时机。查右侧阴囊下垂，触睾丸肿大如鹅卵，沉重感透光试验阴性应高度怀疑隐睾恶变。

3. E【解析】患者为21岁青年男性，右侧隐睾，右侧睾丸已失去正常功能，此时无论是否行下降固定术，将来发生睾丸恶性肿瘤的概率无差异，因此右侧睾丸切除术为最佳选择。

4. D【解析】该患儿为腹股沟疝，手术时显露疝囊颈，于此处行疝囊高位结扎，婴幼儿因其腹肌在发育中可逐渐强壮而使腹壁加强，疝囊高位结扎常能获得满意疗效，因右侧阴囊内未触及睾丸，故需联合行睾丸下降固定术。

5. D【解析】1~2岁患儿隐睾组织病理学改变明显，如无禁忌证尽早行睾丸下降固定术。

三、A3/A4 型题

1. B【解析】隐睾的诊断如下。①阴囊一侧或双侧较小，触诊阴囊内无睾丸。体检常可在腹股沟区触及隐睾。隐睾常合并腹股沟斜疝。少数位于腹膜后则完全不可触及。②B超检查：有助于腹股沟管内睾丸的定位，但难以辨别腹腔内睾丸。③CT检查：有助于腹股沟管和腹腔内睾丸的定位。④选择性精索内静脉或动脉造影：可用于临床难以触及的隐睾定位。⑤放射性核素检查：以^{131}I标记的hCG（^{131}I-hCG）与睾丸LH/hCG受体结合后γ照相扫描显示隐睾，是一种最新的隐睾定位方法。⑥腹腔镜检查：对于腹腔内睾丸、睾丸缺如或睾丸萎缩，B超和CT仍不能确切定位者，腹腔镜检查可达到88%~100%的诊断率，可确定有无睾丸及睾丸的位置，以明确进一步的治疗方案。

2. E【解析】参见A1型题第5题解析。

3. E【解析】1岁以内观察，等待自行下降，1~2岁短期应用hCG。

4. C【解析】2岁以上行左侧睾丸下降固定术。

5. A【解析】术中见左侧睾丸发育极差，下降固定后远期功能差且恶变概率不变，应行左侧睾丸切除术。

6. C【解析】睾丸活体组织检查（简称睾丸活检）是一种具有诊断和治疗双重功能的临

床技术，可通过一种简单的手术方法取出一小块活体睾丸组织，进行病理切片组织学观察，来了解睾丸生精的状况，用于诊断睾丸疾病，评估预后。

7. C【解析】梗阻性无精子症占到无精子症的 40% 左右。一般按照梗阻的部位来分，附睾梗阻最常见，大概占 40%~60%，睾丸内梗阻占 20%，射精管梗阻占 3%~5%，此外还有输精管的梗阻。

8. C【解析】睾丸活检的主要目的是排除睾丸生精阻滞。

四、B 型题

1~4 A、B、C、D【解析】内分泌治疗后睾丸未下降者，应于 2 周岁以前手术。常用手术方式如下。①标准睾丸固定术：适用于所有能触及的睾丸下降不全及异位睾丸。②分期睾丸固定术：适用于腹内睾丸及高位睾丸下降不全，精索松解后睾丸仍不能牵至阴囊内者。③睾丸自体移植术：适用于高位隐睾不适宜或不能行松解固定术者。④睾丸切除术：适用于高位隐睾已萎缩者及成人隐睾。

5~7 A、B、D【解析】无睾症分为 3 类：①单侧睾丸、附睾、输精管及肾、输尿管全部缺如。病因是胚胎发育的第 4 周未形成生肾索。②单侧睾丸缺如、附睾、泌尿系统正常。病因是胚胎发育的第 6 周，卵黄囊应迁移到左右生殖嵴的原始生殖细胞全部迁移到一侧，而使另一侧缺如。③双侧无睾丸，但泌尿系统正常。

8~9 A、B【解析】参见 A1 型题第 18 题解析。

10~12 E、D、B【解析】多睾症的治疗：①如果额外睾丸正常，无需切除额外睾丸。②如果额外睾丸发育不良，出现扭转或恶变倾向时，切除病变的睾丸，不要损伤同侧正常睾丸和输精管。③如果额外睾丸是隐睾，手术时发现额外睾丸发育良好，可将睾丸牵至阴囊，反之切除额外睾丸。

13~15 A、C、B【解析】睾丸融合的治疗：①融合睾丸位于阴囊内，功能良好，无其他畸形或并发症时可不必治疗，密切随诊观察。②融合睾丸位于腹腔内，若其功能良好或有部分功能，无其他并发症，可游离精索后将其固定于阴囊内，术后需定期复查；若其功能不良或无功能，为防止恶变需手术切除，术后采用激素替代治疗。

16. D【解析】睾丸融合又称并睾或融睾症，是指两侧睾丸在阴囊或腹腔里互相融合长成一块。

17. E【解析】异位睾丸是指睾丸在下降过程中，受某种因素的干扰，偏离正常途径未进入阴囊，而异位于耻骨部、会阴部等。

18~19 A、B【解析】临床上将异位睾丸分为腹内型和腹外型：①腹内型，睾丸未进入腹股沟管内，而是由腹膜后反折到腹膜前或异位到对侧。如异位到对侧，即形成睾丸横过异位。②腹外型，睾丸及精索均已穿过内环而出腹股沟管，由于不同的引带附着点，使其异位于腹股沟管周边旁路。大多数异位睾丸属于此型。

20~21 A、B【解析】附睾与睾丸分离可分为完全分离和部分分离，后者又可分为头、体部分离；体部分离；体、尾部分离。隐睾患者中32%合并附睾与睾丸连接异常。附睾头、体部与睾丸分离在腹腔型隐睾中多见，体、尾部与睾丸分离在腹股沟管隐睾中多见。

22~23 A、B【解析】单侧附睾缺如多不影响生育，亦无临床症状，可不必治疗。双侧附睾缺如者均表现为不育，精液检查显示无精子症，可选择抗生素治疗。

五、X型题

1. ABC【解析】胎儿时期垂体功能不足，可影响睾丸的发育及正常下降，造成原发性性腺功能不足及隐睾症。患有隐睾会因睾丸温度调节差而使生精上皮萎缩。

2. ABC【解析】隐睾是指睾丸下降异常，使睾丸不能降至阴囊而停留在腹膜后，腹股沟管或阴囊入口处，故其病变常伴有腹股沟疝、精索扭转、睾丸癌等。

3. ABCD【解析】双侧隐睾可能会导致睾丸发育不良、生精功能下降等问题，如双侧睾丸萎缩、丧失生育能力、恶变。隐睾睾丸在阴囊内游走时可能发生扭转而导致血液循环障碍和疼痛等症状，所以双侧隐睾也会增加睾丸扭转的发生率。

4. BCD【解析】青春期后双侧隐睾不会导致乳房发育明显和身高异常增高。青春期后双侧隐睾可能会对生育能力造成影响。未降至阴囊的睾丸温度较高，会导致精子生成减少，从而影响生育能力。睾丸隐睾是睾丸肿瘤最主要的危险因素之一。青春期后双侧隐睾可能会导致双睾丸萎缩，同时也会影响到睾丸产生雄激素的功能，导致雄激素分泌不足。

5. ABD【解析】睾丸不在正常位置，在3岁左右将停止发育，曲精细管的细胞停留于单层细胞，无造精功能。至青春发育期，睾丸虽不发育，但间质细胞仍继续发育，所以其第二性征是完善的。隐睾患者常发生睾丸萎缩、恶变，易受外伤及引起睾丸扭转和并发腹股沟疝。

6. ABDE【解析】双侧或单侧隐睾伴阴茎短小、尿道下裂等症，需检查雄激素检测、遗传基因检测、卵泡刺激素（FSH）检测及人绒毛膜促性腺激素（hCG）检测等。

7. ACE【解析】隐睾可选择腹腔镜手术的情况：①不可触及的睾丸。②腹腔内高位睾丸切除。③辅助检查未发现睾丸，怀疑无睾症。

8. ABCDE【解析】附睾与睾丸分离的诊断如下。①病史：大多有隐睾、腹股沟疝和鞘膜积液史。②当发生鞘膜内睾丸扭转时疼痛剧烈，向腹股沟部放射，急诊手术可明确诊断。③不育：双侧附睾与睾丸完全分离或附睾头与睾丸分离时，可引起不育。④B超检查：可探及睾丸与附睾连接异常情况。⑤手术中发现：在行隐睾手术、腹股沟疝修补术或鞘膜切除术时，可发现附睾与睾丸的连接异常。

9. ABD【解析】无睾症的临床表现：单侧无睾症若无其他畸形并发，一般不影响男子性征，而且无明显的临床表现。单侧睾丸缺如时，对侧睾丸发生隐睾的概率较高。双侧睾丸缺如时势必导致男子不育症。绝大多数患者因青春期延迟而就诊。

10. CDE【解析】无睾症的诊断与鉴别诊断：①超声检查对无睾症的诊断有重要价值。②如超声检查术发现睾丸，可作血清LH、FSH和睾酮水平测量，然后在hCG刺激后重复测定血清睾酮水平。若促性腺激素水平高，在 hCG 刺激后，血清睾酮水平不升高，则倾向于双侧睾丸缺如的诊断；如血清睾酮水平升高，则为隐睾或异位睾丸。③CT 和 MRI 检查也是诊断无睾症的重要影像学检查方法，敏感性和特异性都高于 B 超。④腹腔镜是目前诊断腹腔内无睾症的金标准，同时进行治疗。

11. ABCDE【解析】睾丸融合又称并睾或融睾症，是指两侧睾丸在阴囊或腹腔里互相融合长成一块。临床上非常罕见，大多数睾丸融合多伴有严重的泌尿生殖道畸形或其他身体部位的畸形，如融合肾、骨盆旋转、脑积水、脊膜膨出或肋骨融合等

12. DE【解析】融合睾丸大多数位于腹腔内，少数位于阴囊内。其所属的附睾和输精管各自分开，融合睾丸血液供应来源于各自的精索血管。融合睾丸发育较差，其曲细精管数目减少，生殖细胞减少。

13. AB【解析】附睾畸形主要为附睾发育障碍和与睾丸附着异常，是男性不育和睾丸扭转的主要原因。

14. ABCDE【解析】先天性附睾畸形有以下几种类型：附睾缺如、附睾头与睾丸不连接、附睾与睾丸分离、附睾中部发育不全、附睾中部闭锁，附睾尾后未发育或闭锁、附睾伸长、附睾头部囊肿等。

15. ABC【解析】附睾与睾丸分离可分为完全分离和部分分离，后者又可分为头、体部分离；体部分离；体、尾部分离。

16. ABCE【解析】附睾囊肿体检多位于附睾头部，较大的囊肿触诊光滑，透光试验阳性，有囊性感，包裹致密者有坚硬感。

17. ABC【解析】附睾缺如包括：①中肾管衍化组织完全不发育。②无附睾，睾丸输出小管与输精管直接相连。③无附睾，睾丸与输精管分离，睾丸纵隔多形成精子囊肿，输精管近端闭锁呈盲端。

18. ABC【解析】附睾缺如多见于先天性输精管缺如患者中，且多为附睾体、尾部缺如，附睾完全缺如的病例极少见。附睾缺如可合并肾发育异常，多为一侧肾缺如或发育不全，因此，对附睾缺如患者应进行腹部 B 超、CT 或静脉尿路造影（IVU），以了解肾发育情况。

19. ABDE【解析】参见 B 型题第 22~23 题解析。

20. ABD【解析】输精管先天畸形十分罕见，主要有输精管异位、输精管缺如、输精管发育不全及重复输精管等，其中输精管缺如发生率较高。

21. ABCD【解析】先天性输精管缺如（CAVD）是梗阻性无精子症及男性不育的一个重要原因。临床上多见先天性双侧输精管缺如（CBAVD）和先天性单侧输精管缺如（CUA-VD），部分缺如少见。后者又可分为外缺如（阴囊段）、内缺如（腹股沟段缺如和盆腔段缺如）和节段性缺如。

22. AB【解析】输精管异位表现有输精管位置偏离精索或开口异常，此症常伴有其他泌

尿生殖器官畸形。

23. ABCD【解析】重复输精管可发生于单侧或双侧，是由于胚胎早期患侧中肾管重复造成，大多数重复输精管侧有 2 个睾丸，睾丸有各自的输精管。

24. ABC【解析】输精管发育不全是指输精管全部或部分发育不良，呈纤细状或其内腔闭锁不通。病理检查时不存在炎症、肿瘤等病变，仅表现为输精管的严重纤维化及组织结构的发育不良。

六、案例分析题

1. CD【解析】腹部 X 线平片可以用于排除是否存在肠道气体积聚、肠壁扭转等情况，并观察是否存在腹部钙化影。泌尿生殖系统 B 超可以直接观察到泌尿生殖系的各个结构，排除是否存在结石、肿瘤等疾病，还可以检查是否存在输尿管积水等问题。尿常规可以帮助判断是否存在泌尿生殖系统感染，但根据当前患者的主要症状，尿常规结果并没有太大参考价值。心电图与当前患者主要症状无关，不是必要的检查。泌尿系统增强 CT 和磁共振尿路成像对于一些复杂的泌尿生殖系疾病有很大的诊断价值，但对于该患者不是必要的检查。

2. AEF【解析】参见 A3/A4 型题第 1 题解析。腹股沟斜疝嵌顿的表现：下腹部包块，质硬，可见局部红肿，阴囊水肿，长期可能导致睾丸坏死。肠梗阻的主要表现是剧烈腹痛，腹部膨胀，恶心、呕吐、停止排气、停止排便。

3. D【解析】急诊剖腹探查手术是一种比较常见的手术，其最主要的作用就是探寻病因以及具体的病变程度。

4. ABF【解析】患者右腹股沟斜疝嵌顿，部分回肠坏死，应行小肠坏死段切除 + 端端吻合术 + 右腹股沟斜疝修补术。术中见右侧睾丸体积小，且患者 58 岁，右侧睾丸无保留意义且悬垂风险相对大，应予以切除。

5. ABD【解析】该患者可能为睾丸疾病，需要进行的检查为睾丸附睾的彩超、性激素检查、睾丸活检等。

6. B【解析】梗阻性无精症主要症状为婚后精液无精子。无精症患者需通过检查明确病因，如患者为功能性不射精，临床可使用电动按摩取精，通过收集精子，辅助受孕；如患者因输精管道引起梗阻，可通过显微镜进行输精管附睾吻合、输精管吻合；对精囊段梗阻可采用精囊镜治疗。

7. A【解析】参见 A3/A4 型题第 6 题解析。

8. DE【解析】参见案例分析型题第 6 题解析。

第四十二章　睾丸、附睾、输精管炎症

一　A1 型题

1. 病毒性睾丸炎多由（　　）引起

A. 腮腺炎病毒　　B. 沙眼衣原体

C. 淋球菌　　D. 葡萄球菌

E. 大肠埃希菌

2. 病毒性睾丸炎主要的传播途径是

A. 血行传播　　B. 直接传播

C. 间接传播　　D. 淋巴传播

E. 性交传播

3. 关于病毒性睾丸炎，以下叙述不正确的是

A. 引起睾丸的软化和萎缩　　B. 累及双侧可致男性不育

C. 炎症过程中附睾可同时受累　　D. 累及单侧可致男性不育

E. 多见于青春后期的男性

4. 关于病毒性睾丸炎的诊断，以下叙述不正确的是

A. 有腮腺炎病史　　B. 睾丸疼痛，可伴发热

C. 阴囊红肿，睾丸肿大　　D. 常在腮腺炎发生后 7~10 天出现症状

E. 血液检查可见淋巴细胞增多

5. 下列关于病毒性睾丸炎的治疗，说法错误的是

A. 肾上腺皮质激素的使用，注射恢复期患者的血清有明确疗效

B. 1% 利多卡因 10ml 低位精索封闭

C. 改善睾丸血流，保护生精功能

D. α-2b 干扰素对急性腮腺炎、病毒性睾丸炎有较好疗效

E. α-2b 对防止睾丸萎缩有明显效果

6. 以下关于急性附睾炎的治疗措施，叙述不正确的是

A. 卧床休息、托起阴囊　　B. 0.5% 利多卡因精索封闭

C. 选用广谱抗生素治疗　　D. 脓肿形成，切开引流

E. 张力过高，切开减压

7. 下列关于急性附睾炎的病因，说法错误的是
   A. 常见于青少年，多由于后尿道炎、前列腺炎、精索炎沿输精管逆行感染
   B. 急性附睾炎的致病菌以大肠杆菌和葡萄球菌为多见
   C. 尿道狭窄、尿道内器械使用不当，常会引起附睾炎的发生
   D. 膀胱及前列腺术后留置导管常会引起附睾炎的发生
   E. 血行感染最为少见
8. 关于慢性附睾炎的病因，以下叙述不正确的是
   A. 慢性附睾炎可由急性附睾炎未彻底治愈而迁延
   B. 系长期轻度感染所致
   C. 病程较短，较容易治愈
   D. 部分病例继发于慢性细菌性前列腺炎
   E. 致病菌和感染途径与急性附睾炎相似
9. 关于慢性附睾炎的病理，以下叙述不正确的是
   A. 纤维组织增生使附睾局部或整体变硬
   B. 组织学见瘢痕组织
   C. 输精管狭窄阻塞
   D. 组织中有淋巴细胞和浆细胞浸润
   E. 纤维组织增生使附睾局部或整体变软
10. 下列关于慢性附睾炎的诊断，说法错误的是
   A. 有慢性前列腺炎、精囊炎或急性附睾炎病史
   B. 阴囊疼痛不适，坠胀感，可放射至下腹及大腿内侧
   C. 附睾增大、变硬，有结节，与睾丸境界清楚
   D. 见增大的附睾，内部回声不均
   E. 与皮肤粘连，患侧输精管变细
11. 睾丸结核多为（　　）晚期并发病
   A. 附睾结核　　B. 慢性前列腺炎
   C. 精囊炎　　D. 膀胱结核
   E. 肾结核
12. 可以确诊睾丸结核的是
   A. 睾丸穿刺活检　　B. CT 检查
   C. MRI 检查　　D. 肾、输尿管及膀胱平片
   E. B 超检查
13. 睾丸结核早期均无明显症状，易被误诊为
   A. 睾丸肿瘤　　B. 输精管结核

C. 精囊炎　　D. 慢性附睾炎

E. 肾结核

14. 睾丸结核实验室检查，分泌物涂片染色、结核分枝杆菌培养或动物接种可以发现

A. 结核分枝杆菌　　B. 非特异性细菌

C. 葡萄球菌　　D. 大肠埃希菌

E. 淋球菌

15. 关于附睾结核的临床特点，以下不正确的是

A. 睾丸结核多继发于附睾结核

B. 附睾结核可由急性转为慢性

C. 附睾睾丸结核可伴有鞘膜积液或积脓

D. 单纯抗结核治疗对早期附睾结核多数有效

E. 靠近附睾的睾丸被侵犯时，可将附睾和部分睾丸切除

二 A2 型题

1. 患者，男性，35 岁。有尿频、尿急症状，尿液培养无菌生长，尿常规 pH 5，镜检大量白细胞，考虑诊断可能为

A. 急性肾盂肾炎　　B. 急性膀胱炎

C. 泌尿系统结核　　D. 急性前列腺炎

E. 急性尿道炎

2. 患者，男性，46 岁。因附睾结节就诊，临床怀疑为附睾结核。以下哪一项是临床上不宜采用的

A. 正位胸片　　B. 直肠指检

C. 尿常规检查　　D. 附睾组织活检

E. 诊断性抗结核治疗

3. 患者，男性，31 岁。右侧腰痛，伴发热 15 天，最高达 40℃，有轻度贫血，尿常规正常。在以下各种情况中，对于患者来说，可能性最小的是

A. 红细胞沉降率（ESR）可能很快　　B. 可能血中白细胞很高

C. 可能与葡萄球菌感染有关　　D. 可能与大肠杆菌感染有关

E. CT 可能显示有占位病变

4. 患者，男性，68 岁。右侧睾丸痛伴畏寒、发热 1 天。查体：右侧附睾肿大，质硬，压痛明显。血常规：白细胞 12×10^9/L，中性粒细胞 0.87。B 超：右侧附睾增大，血流信号增加。诊断首先应考虑

A. 右侧附睾睾丸炎　　B. 右侧急性附睾炎

C. 右侧附睾肿瘤　　D. 右侧附睾结核

E. 右侧睾丸扭转

5. 患者，男性，21岁。睡眠中突发右侧阴囊疼痛4小时就诊。查体：右侧睾丸触痛明显，提睾反射未引出，阴囊抬高试验（Prehn征）阴性，左侧未见异常。B超提示右侧睾丸血流较左侧减少。应采取的措施是

A. 阴囊托起
B. 卧床休息
C. 抗生素治疗
D. 急诊留观，必要时复查阴囊B超
E. 急诊手术探查右侧睾丸

6. 患者，男性，25岁。3个月来左侧阴囊内有包块，逐渐肿大，不痛，不发热，1个月前穿破，流脓，抗感染治疗无明显好转，可能的诊断是

A. 阴囊内丝虫病
B. 睾丸肿瘤
C. 急性附睾炎
D. 急性睾丸炎
E. 附睾结核

7. 患者，男性，33岁。发现阴囊肿胀，肿块2个月余，近3个月来有所增大，结婚5年未生育。查体：双侧附睾尾均可扪及不规则硬结，与阴囊皮肤粘连，胸片示右肺陈旧性结核病灶。最可能的诊断为

A. 睾丸结核
B. 附睾结核
C. 附睾肿瘤
D. 慢性附睾炎
E. 附睾精液囊肿

8. 患者，男性，29岁。阴囊破溃流脓1个月，无疼痛，抗感染治疗未有好转，发病以来无发热，诊断是

A. 急性附睾炎
B. 附睾结核
C. 阴囊丝虫病
D. 急性睾丸炎
E. 睾丸肿瘤感染

9. 患者，男性，36岁。右侧阴囊内轻度胀痛4年。查体：右附睾尾部触及1.5cm×1.0cm×1.0cm硬结，无压痛，同侧输精管粗硬。诊断应首先考虑是

A. 附睾炎
B. 附睾结核
C. 附睾肿瘤
D. 附睾囊肿
E. 附睾肉芽肿

10. 患者，男性，41岁。发现右侧阴囊肿胀2周，疼痛不明显。查体：右侧附睾结节样肿物，右输精管增粗，串珠样结节。患者可能为

A. 精索静脉曲张
B. 阴囊丝虫病
C. 附睾炎
D. 附睾结核
E. 睾丸鞘膜积液

三 A3/A4 型题

(1~3 题共用题干)

患者，女性，36 岁。突发尿频，尿急和尿痛，伴下腹疼痛。

1. 首先考虑的检查是

A. CT　　B. 膀胱镜

C. 尿常规　　D. 导尿测试残余尿

E. 静脉尿路造影

2. 合适的治疗措施是

A. 口服广谱抗生素治疗

B. 静脉滴注抗生素

C. 先静脉滴注抗生素 1 天后改口服抗生素 1 周

D. 必须 2 种以上抗生素联合应用

E. 仅需多饮水，勤排尿

3. 上述患者经 B 超发现右肾中度积水，以下哪项检查最不适宜

A. 静脉肾盂造影（IVP）　　B. 肾、输尿管及膀胱（KUB）平片

C. 血常规　　D. 放射性核素肾扫描

E. 膀胱镜 + 右肾逆行造影

(4~5 题共用题干)

患者，男性，33 岁。发现阴囊肿胀，肿块 2 个月余，近 3 个月来有所增大，结婚 5 年未生育，查体：双侧附睾尾均可扪及不规则硬结，与阴囊皮肤粘连，胸片示右肺陈旧性结核病灶。

4. 最可能的诊断为

A. 睾丸结核　　B. 附睾结核

C. 附睾肿瘤　　D. 慢性附睾炎

E. 附睾精液囊肿

5. 最有效的治疗措施是

A. 抗生素　　B. 加强营养、卧床休息

C. 理疗　　D. 抗结核药物

E. 局部热敷

四 B型题

（1~3题共用备选答案）

A. 卧床休息，抬高阴囊
B. 精索封闭
C. 辅以理疗
D. 药物治疗
E. 姑息性治疗

1. 急性输精管炎患者应
2. 慢性输精管炎可
3. 输精管炎坠痛严重者除口服镇痛药外，还可选择的治疗是

（4~5题共用备选答案）

A. 短疗程强化
B. 切除病变部分
C. 睾丸全部切除
D. 两联药物联合治
E. 四联药物联合治

4. 睾丸结核治疗过程中睾丸应尽量保留，如睾丸已受累，应选择的治疗是
5. 睾丸结核病变若累及大部分，睾丸已无保留价值，应选择的治疗是

（6~7题共用备选答案）

A. 无需治疗
B. 附睾切除术
C. 抗结核药物治疗
D. 切开引流治疗
E. 姑息治疗

6. 附睾结核肿块 <0.5cm 者，可选择的治疗是
7. 病变范围较大的附睾结核或有窦道形成，可选择的治疗是

五 X型题

1. 急性附睾炎最常见致病菌为
   A. 葡萄球菌
   B. 大肠杆菌
   C. 变形杆菌
   D. 肠球菌
   E. 铜绿假单胞菌
2. 急性化脓性睾丸炎主要继发于体内化脓性细菌性败血症，致病菌多为
   A. 金黄色葡萄球菌
   B. 链球菌
   C. 大肠杆菌
   D. 铜绿假单胞菌
   E. 淋球菌

3. 急性化脓性睾丸炎的感染途径包括
   A. 血行感染　　B. 淋巴感染
   C. 直接感染　　D. 间接感染
   E. 上行感染
4. 对于急性化脓性睾丸炎的诊断，以下叙述正确的是
   A. 有败血症、附睾炎病史　　B. 阴囊内疼痛
   C. 阴囊皮肤红肿，压痛明显　　D. 血常规检查中性粒细胞增多
   E. 阴囊皮肤红肿，无压痛
5. 与急性化脓性睾丸炎相鉴别的疾病有
   A. 急性附睾炎　　B. 慢性附睾炎
   C. 输精管炎　　D. 睾丸扭转
   E. 腮腺炎性睾丸炎
6. 与病毒性睾丸炎相鉴别的疾病有
   A. 急性化脓性睾丸炎　　B. 慢性附睾炎
   C. 输精管炎　　D. 睾丸扭转
   E. 腮腺炎性睾丸炎
7. 睾丸扭转与病毒性睾丸炎相鉴别，睾丸扭转的症状可表现为
   A. 发病急骤，症状剧烈　　B. 无腮腺炎病史
   C. Prehn 征阴性　　D. 放射性核素睾丸显像呈放射性热区
   E. Prehn 征阳性
8. 慢性附睾炎患者体检可见
   A. 附睾增大　　B. 附睾变软
   C. 有结节　　D. 与睾丸境界不清楚
   E. 患侧输精管增粗
9. 对于反复发作的慢性附睾炎，可选择的治疗方式是
   A. 消除诱因　　B. 附睾切除
   C. 输精管结扎　　D. 药物治疗
   E. 姑息性治疗
10. 睾丸结核的感染途径多为
   A. 血行感染　　B. 性交感染
   C. 经淋巴途径感染　　D. 附睾结核直接蔓延
   E. 手术器械消毒不严感染
11. 关于睾丸结核的病理，以下叙述正确的是
   A. 主要病理改变是干酪样变　　B. 睾丸病变多在靠近附睾处

C. 睾丸结核主要由血行感染而来
D. 睾丸结核主要由附睾结核直接蔓延而来
E. 如伴有附睾炎时可有附睾减小，触痛不明显等症状

12. 睾丸结核的临床表现包括
A. 阴囊部不适或坠痛
B. 偶有血精
C. 精液减少
D. 阴囊部肿胀
E. 精液增多

13. 睾丸结核体检可见
A. 阴囊肿胀
B. 硬结常与阴囊粘连
C. 精囊炎
D. 硬结常与阴囊无粘连
E. 附睾和睾丸境界清楚

14. 为防止睾丸结核复发，应选择的治疗是
A. 短疗程强化
B. 切除病变部分
C. 睾丸全部切除
D. 两联药物联合治疗
E. 四联药物联合治疗

15. 关于附睾结核的临床表现，以下叙述正确的是
A. 附睾结核主要表现为附睾肿大形成坚硬的肿块
B. 附睾肿痛明显
C. 附睾结核多数从尾部开始肿大形成坚硬的肿块
D. 输精管往往变细、变软、呈串珠状
E. 病变发展时，附睾肿块可与阴囊粘连

16. 患者，男性，32岁。尿频、尿急、尿痛1年余，有时尿混浊，服用多种抗生素治疗无效。尿常规：白细胞满视野，蛋白(++)。具有诊断价值的辅助检查为
A. B超肾脏血流测定
B. IVP
C. 尿结核分枝杆菌培养
D. 放射性核素肾图
E. 膀胱镜

17. 关于输精管炎的病理变化，叙述正确的是
A. 晚期瘢痕组织形成可使输精管管腔闭塞
B. 双侧输精管炎常造成不育
C. 早期瘢痕组织形成可使输精管管腔闭塞
D. 血红细胞浸润
E. 单侧输精管炎常造成不育

18. 关于输精管炎的诊断，叙述正确的是
A. 多有泌尿生殖系统炎症史或输精管结扎史
B. 发病后患侧阴囊坠痛

C. 阴囊检查可触及阴囊段输精管增粗、变硬，触痛明显
D. 如伴有附睾炎时可有附睾减小，触痛不明显等症状
E. 施行输精管结扎术后发生的输精管炎，多有痛性结节存在

19. 输精管结核与输精管炎相鉴别，输精管结核病理可表现为
A. 输精管增厚、变硬
B. 输精管变薄、变软
C. 干酪样变及瘢痕形成
D. 有多处硬结节排列呈串珠样
E. 有多处硬结节排列呈鸡冠状样

20. 输精管结核是由（ ）直接蔓延所致，继而蔓延到附睾或睾丸
A. 前列腺
B. 精囊结核
C. 急性附睾炎
D. 输精管炎
E. 睾丸结核

21. 输精管结核的临床表现有
A. 输精管结核起病缓慢
B. 输精管精索部位肿胀疼痛
C. 阴囊的坠胀不适感
D. 射精疼痛
E. 血精

22. 输精管结核可伴有的尿道症状可见
A. 尿急
B. 尿频
C. 尿痛
D. 血尿
E. 蛋白尿

23. 输精管结核可伴有结核病症状可见
A. 高热
B. 面色潮红
C. 消瘦
D. 盗汗
E. 低热

24. 输精管结核的诊断，造影检查可见
A. 输精管狭窄
B. 输精管梗阻
C. 轮廓不规则
D. 轮廓规则
E. 输精管变细

六 案例分析题

（1~4 题共用题干）

患者，男性，71 岁。经尿道前列腺切除术（TURP）后第 7 天，突发高热达 39.5℃，左侧阴囊疼痛伴肿大。

1. 患者需进一步完善具有重要诊断意义的检查是
A. 血常规
B. 肾功能

C. 尿常规 D. 尿中段细菌培养

E. 血细菌培养 F. 阴囊彩色多普勒超声

2. 血常规：白细胞 20×10^9/L。尿常规：白细胞 500 个/高倍视野。阴囊彩色多普勒超声：左侧附睾增大，血运丰富。考虑患者的诊断可能为

A. 泌尿系统感染 B. 慢性附睾炎

C. 急性附睾炎 D. 急性睾丸炎

E. 急性睾丸扭转 F. 睾丸附件扭转

3. 对患者较为合理的治疗方法有

A. 托起阴囊 B. 冷敷

C. 热敷 D. 抗生素治疗

E. 手术切开治疗 F. 拔除尿管

4. 经验性抗生素治疗，主要选择的药物是

A. 青霉素类 B. 头孢菌素类

C. 大环内酯类 D. 氨基糖苷类

E. 喹诺酮类 F. 万古霉素类

（5~12 题共用题干）

患者，男性，32 岁。尿频 1 年，伴血精 3 次。无尿痛，无肉眼血尿，无尿道滴白，无排尿费力。多次尿常规分析示白细胞和红细胞略增多，亚硝酸盐阴性。查体：双侧睾丸及附睾大小正常，无压痛，未扪及硬结。双侧精索光滑。

5. 对患者的诊断，可能性最大的是

A. 慢性前列腺炎 B. 细菌性膀胱炎

C. 附睾炎 D. 精囊癌

E. 膀胱结石 F. 泌尿生殖系统结核

G. 膀胱过度活动症 H. 间质性膀胱炎

6. 患者行结核菌素试验呈阳性反应，下列叙述不正确的是

A. 尿频症状是结核引起的 B. 提示应该开始抗结核药物治疗

C. 患者曾感染过结核 D. 患者做结核菌素试验无任何临床价值

E. 排除了泌尿生殖系结核 F. 血精是结核引起的

G. 尿频症状是普通细菌感染引起，而血精是由结核导致

7. 拟做尿结核分枝杆菌培养，以下叙述不正确的是

A. 取晨尿标本 B. 可以取任何时候的尿标本

C. 需连续培养 2 次 D. 需间断或连续培养 2 次

E. 需连续培养 3 次 F. 需间断或连续培养 3 次

G. 需连续培养 4 次
H. 需间断或连续培养 4 次
I. 需连续培养 5 次
J. 需间断或连续培养 5 次

8. 患者尿沉渣涂片抗酸杆菌阳性，尿沉渣涂片抗酸杆菌阳性提示可能的感染是
A. 结核分枝杆菌
B. 葡萄球菌
C. 铜绿假单胞菌
D. 包皮垢杆菌
E. 枯草杆菌
F. 克雷伯菌
G. 大肠埃希菌

9. 为明确诊断，必须做哪些检查
A. 直肠指检
B. 红细胞沉降率
C. 胸片
D. 腰椎平片
E. 静脉尿路造影
F. 双肾 CT
G. 泌尿系统 B 超
H. 精囊超声或 CT
I. 膀胱镜检 + 活检
J. 双肾 MRI

10. 哪些检查不能确诊泌尿系统结核
A. 直肠指检
B. 红细胞沉降率
C. 胸片
D. 腰椎平片
E. 静脉尿路造影
F. 双肾 CT
G. 泌尿系统 B 超
H. 精囊超声或 CT
I. 膀胱镜检 + 活检
J. 双肾 MRI

11. 直肠指检、红细胞沉降率、胸片、腰椎平片的结果均正常。精囊超声提示双侧精囊轻度炎性改变。静脉尿路造影提示右肾右输尿管不显影，右肾区可见钙化；左肾左输尿管未见异常，以下哪个治疗方案最恰当
A. 保守治疗
B. 右肾切除术
C. 抗结核药物治疗 6 个月后复查再定手术方案
D. 右肾大部分切除术
E. 右肾病灶清除术
F. 右肾造瘘术

12. 患者拟行右肾切除术，术前抗结核治疗时间需
A. 1 周
B. 2 周
C. 3 周
D. 4 周
E. 5 周

参考答案与解析

一、A1 型题

1. A【解析】病毒性睾丸炎多由腮腺炎病毒引起，主要由血行传播，多见于青春后期的男性，是流行性腮腺炎的常见并发症，能引起睾丸的软化和萎缩，如累及双侧可致男性不育。在炎症过程中附睾可同时受累。

2. A【解析】参见 A1 型题第 1 题解析。

3. D【解析】参见 A1 型题第 1 题解析。

4. D【解析】病毒性睾丸炎的诊断：①有腮腺炎病史，腮腺肿胀，腮腺口红肿，按压有分泌物出现。②睾丸疼痛，可伴发热、寒战、恶心、呕吐等全身症状，常在腮腺炎发生后 3~4 天出现症状。③阴囊红肿，睾丸肿大，触痛明显。④血液检查可见淋巴细胞增多。

5. C【解析】病毒性睾丸炎的治疗如下。①肾上腺皮质激素的使用，注射恢复期患者的血清有明确疗效。②1% 利多卡因 20ml 低位精索封闭，改善睾丸血流，保护生精功能。③α-2b 干扰素除对急性腮腺炎、病毒性睾丸炎有较好疗效外，还对防止睾丸萎缩有明显效果。

6. E【解析】急性附睾炎的治疗如下。①抗菌药物治疗：根据细菌培养及药敏试验选择药物。②支持疗法：卧床休息，托高阴囊可减轻疼痛，早期冰袋冷敷可防止肿胀，晚期热敷可加速炎症吸收。③外科治疗：极少数形成脓肿或炎症不能控制，可行附睾切除。

7. A【解析】急性附睾炎的病因：急性附睾炎的致病菌以大肠杆菌和葡萄球菌为多见，常见于中青年，多由于后尿道炎、前列腺炎、精索炎沿输精管逆行感染。尿道狭窄、尿道内器械使用不当、膀胱及前列腺术后留置导管等，常会引起附睾炎的发生。其次为淋巴途径，血行感染最为少见。

8. C【解析】慢性附睾炎可由急性附睾炎未彻底治愈而迁延，或无急性期，长期轻度感染所致。部分病例继发于慢性细菌性前列腺炎，致病菌和感染途径与急性附睾炎相似。本病中青年多见，病程较长，较难治愈。

9. C【解析】慢性附睾炎的病理：纤维组织增生使附睾局部或整体变硬，组织学见瘢痕组织，输精管狭窄阻塞。组织中有淋巴细胞和浆细胞浸润。

10. E【解析】慢性附睾炎的诊断如下。①病史：有慢性前列腺炎、精囊炎或急性附睾炎病史。②症状：阴囊疼痛不适，坠胀感，可放射至下腹及大腿内侧。③体检：附睾增大、变硬，有结节，与睾丸境界清楚，与皮肤不粘连，患侧输精管增粗。④B 超检查：见增大的附睾，内部回声不均。

11. A【解析】睾丸结核多为附睾结核晚期并发病。

12. A【解析】睾丸结核早期均无明显症状，待病灶发展为肿块时才发现，常因睾丸增大或出现结节伴轻微不适而就诊，无盗汗等全身症状，易被误诊为睾丸肿瘤，行睾丸穿刺活检能确诊。

13. A【解析】参见 A1 型题第 12 题解析。

14. A【解析】睾丸结核实验室检查：分泌物涂片染色、结核分枝杆菌培养或动物接种可以发现结核分枝杆菌。

15. D【解析】睾丸结核多继发于附睾结核，附睾结核可由急性转为慢性，附睾睾丸结核可伴有鞘膜积液或积脓，单纯抗结核治疗对附睾结核效果欠佳，多数患者需要手术治疗。靠近附睾的睾丸被侵犯时，可将附睾和部分睾丸切除。

二、A2 型题

1. C【解析】泌尿系统结核大多继发于肺结核。结核病变主要侵犯肾脏引起肾结核，但往往蔓延至膀胱时才出现典型的临床症状：尿频、尿急、血尿或脓尿，可伴有低热、体重减轻、乏力和贫血等。

2. D【解析】通过睾丸穿刺活检能够明确是否存在生精现象，附睾穿刺的主要目的是为了了解是否存在附睾的梗阻，导致精子不能够出现在精液当中。

3. E【解析】结合患者病史及检查，考虑急性附睾炎可能性大，CT 下无占位性病变。

4. B【解析】急性附睾炎的诊断如下。①患侧附睾局限性疼痛，可向腹股沟及腰部放射，伴全身不适、寒战、发热。②阴囊增大，皮肤红肿，早期可触及明显肿大的附睾，触痛明显，可与睾丸分开，数小时后附睾与睾丸融合为一个肿块。精索增厚，腹股沟及下腹部压痛。③实验室检查：血白细胞增多，核左移，尿培养可有致病菌生长。④B 超声检查：可见附睾弥漫均匀性增大，也可局限性增大，其内部回声不均匀，光点增粗，可将附睾与睾丸肿胀及炎症范围显示出来。

5. E【解析】该患者因为精索发生扭转后导致睾丸血供减少或消失，如果不及时手术，会导致睾丸坏死，经过急诊手术探查复位，能够恢复睾丸血供。

6. E【解析】附睾结核主要表现为附睾肿大形成坚硬的肿块，多数不痛或仅有轻微隐痛，常在无意中发现，少数病例急性发病，附睾肿痛明显。附睾结核多数从尾部开始肿大形成坚硬的肿块，逐渐蔓延至整个附睾，甚至睾丸。附睾结核压痛常不明显，病变发展时，附睾肿块可与阴囊粘连，并干酪化形成寒性脓肿。脓肿破溃后成窦道，经久不愈。输精管往往增粗、变硬、呈串珠状。双侧附睾结核常导致不育。

7. B【解析】附睾结核的诊断：①多次 24 小时尿液沉淀涂片可查到抗酸杆菌，结核菌培养阳性。PCR 检测结核分枝杆菌的敏感性高，特异性好。②血常规检查见白细胞总数正常，淋巴细胞比值增高，红细胞沉降率加快。结核菌素试验阳性。精液检查可见精液量减少，精子计数减少，精子活动力降低。③B 超可见附睾增大，附睾部位见弱增强或低回声结节，边缘不规则，内部回声不均。当附睾结节内见散在小钙化灶，伴声影时，声像图有一定的特征性。

8. B【解析】参见 A2 型题第 6 题解析。

9. B【解析】参见 A2 型题第 7 题解析。

10. D【解析】参见 A2 型题第 7 题解析。

三、A3/A4 型题

1. C【解析】尿常规是临床上三大常规检验中的一项。尿液可以反映机体的代谢状况，是很多疾病诊断的重要指标，不少肾脏病变早期就可以出现蛋白尿或者尿沉渣中出现有形成分。尿常规异常是肾脏或尿路疾病的征兆。

2. A【解析】该患者可能为感染、炎症，需要应用广谱抗生素治疗。

3. E【解析】肾积水是由尿路梗阻，比如肾结石、输尿管结石等原因造成的。而膀胱镜只能到达膀胱内，所以无法检测肾积水的情况，故该患者不适宜用膀胱镜检查。

4. B【解析】参见 A2 型题第 7 题解析。

5. D【解析】附睾结核肿块 <0.5cm，伴前列腺、精囊结核者可以用抗结核药物治疗。

四、B 型题

1~3 A、C、B【解析】急性输精管炎患者应卧床休息，抬高阴囊。依据致病菌属，使用广谱抗生素。坠痛严重者除口服镇痛药外可做精索封闭。慢性输精管炎可辅以理疗。

4~5 B、C【解析】睾丸结核的手术治疗：睾丸应尽量保留，如睾丸已受累，尽可能切除病变部分。若病变累及大部分，睾丸已无保留价值，可将睾丸全部切除。

6~7 C、B【解析】附睾结核的治疗如下。①非手术治疗：附睾结核肿块 <0.5cm 者，伴前列腺、精囊结核可以用抗结核药物治疗。②手术治疗：病变范围较大的附睾结核或有窦道形成，行附睾切除术，同时用抗结核药物治疗。

五、X 型题

1. AB【解析】急性附睾炎的致病菌以大肠埃希菌和葡萄球菌为多见，常见于中青年，多由后尿道炎、前列腺炎、精索炎沿输精管逆行感染。

2. ABCD【解析】急性化脓性睾丸炎主要继发于体内化脓性细菌性败血症。致病菌多为金黄色葡萄球菌、链球菌、大肠埃希菌和铜绿假单胞菌。

3. ABC【解析】急性化脓性睾丸炎感染途径包括血行感染、淋巴感染和直接感染。

4. ABCD【解析】急性化脓性睾丸炎的诊断如下。①病史：有败血症、附睾炎病史或应用尿道器械检查史及外伤史。②症状：阴囊内疼痛，并向腹股沟放射，伴恶心、呕吐、发热、寒战。③体检：阴囊皮肤红肿，压痛明显，睾丸、附睾增大有压痛，腹股沟淋巴结肿大常伴有睾丸鞘膜积液。④血常规检查：中性粒细胞增多、血培养可能有细菌生长。⑤B 超检查：睾丸肿大，内部回声呈中等细小密集的点状回声，分布均匀。

5. ADE【解析】急性化脓性睾丸炎的鉴别诊断如下。①急性附睾炎：附睾比睾丸肿大、压痛明显，可与急性化脓性睾丸炎相鉴别。②睾丸扭转：有剧烈运动或阴囊外伤史，疼痛剧烈，无发热，阴囊抬高试验（Prehn 征）阳性，睾丸上移精索扭曲，放射性核素睾丸显像示放射性冷区。③腮腺炎性睾丸炎：有腮腺炎病史，症状轻。

6. AD【解析】病毒性睾丸炎的鉴别诊断如下。①睾丸扭转：发病急骤，症状剧烈，无腮腺炎病史，有剧烈运动或阴囊外伤史，Prehn 征阳性，睾丸上移，精索扭曲，放射性核素睾丸显像呈放射性冷区。②急性化脓性睾丸炎：无腮腺炎病史，有细菌性败血症、附睾炎病史或应用尿道器械检查史及外伤史，中性粒细胞增多。

7. ABE【解析】参见 X 型题第 6 题解析。

8. ACE【解析】慢性附睾炎体检可见附睾增大、变硬，有结节，与睾丸境界清楚，与皮肤不粘连，患侧输精管增粗。

9. BC【解析】对于反复发作的慢性附睾炎，可考虑附睾切除或输精管结扎。

10. CD【解析】睾丸结核常由附睾结核直接蔓延或经淋巴途径感染而来，罕见于血行感染。

11. ABD【解析】睾丸结核主要病理改变是干酪样变、空洞形成和纤维化。睾丸结核主要由附睾结核直接蔓延而来，因此，睾丸病变多在靠近附睾处。

12. ABCD【解析】睾丸结核早期均无明显症状，待病灶发展为肿块时才发现，常因睾丸增大或出现结节伴轻微不适而就诊，无盗汗等全身症状，易被误诊为睾丸肿瘤，行睾丸穿刺活检能确诊。阴囊部不适或坠痛，偶有血精、精液减少，阴囊部肿胀，严重者破溃流脓。

13. AB【解析】睾丸结核体检可见阴囊肿胀，附睾和睾丸境界不清，硬结常与阴囊粘连，形成窦道。

14. AE【解析】为防止结核复发，即使手术治疗，术后也应继续抗结核治疗，以短疗程强化或三、四联药物联合治疗为主。

15. ABCE【解析】附睾结核主要表现为附睾肿大形成坚硬的肿块，多数不痛或仅有轻微隐痛，常在无意中发现，少数病例急性发病，附睾肿痛明显。附睾结核多数从尾部开始肿大形成坚硬的肿块，逐渐蔓延至整个附睾，甚至睾丸。附睾结核压痛常不明显，病变发展时，附睾肿块可与阴囊粘连，并干酪化形成寒性脓肿。脓肿破溃后成窦道，经久不愈。输精管往往增粗、变硬、呈串珠状。双侧附睾结核常导致不育。

16. BCE【解析】该患者可能为泌尿系统疾病，还需要进行的辅助检查为 IVP、尿结核分枝杆菌检查、膀胱镜检查等。

17. AB【解析】输精管炎的病理变化为水肿、充血、黏膜和肌肉层有圆细胞和白细胞浸润。晚期瘢痕组织形成可使输精管管腔闭塞，故双侧输精管炎常造成不育。

18. ABCE【解析】输精管炎的诊断：①患者既往多有泌尿生殖系统炎症史或输精管结扎史。②发病后患侧阴囊坠痛，可放射至下腹部及同侧大腿根部，以致行动不便。③阴囊检查可触及阴囊段输精管增粗、变硬，触痛明显，严重者与周围粘连，提睾肌紧张，阴囊及睾丸上提。如伴有附睾炎时可有附睾增大，触痛明显等症状。④施行输精管结扎术后发生的输精管炎，多有痛性结节存在，输精管增粗、变硬或有粘连，痛性结节及输精管均有触痛。

19. ACD【解析】输精管结核主要病理改变为结核肉芽肿、干酪样变，空洞形成和纤维化，输精管变粗、变硬，成串珠状。

20. AB【解析】输精管结核是由前列腺、精囊结核直接蔓延所致，继而蔓延到附睾或睾丸。

21. ABCDE【解析】输精管结核起病缓慢，输精管精索部位肿胀疼痛或疼痛不甚而有阴囊的坠胀不适感、射精疼痛或见血精，日久可见精索与阴囊皮肤粘连，疼痛逐渐加重，皮肤紫暗，渐至形成寒性脓肿，脓肿破溃后流出清稀脓液或形成窦道，时发时止，迁延不愈。可伴有尿急、尿频、尿痛、血尿等尿道症状，并有低热、盗汗、消瘦、面色潮红等结核病表现。

22. ABCD【解析】参见 X 型题第 21 题解析。

23. BCDE【解析】参见 X 型题第 21 题解析。

24. ABC【解析】输精管结核的造影检查：必要的情况下可实施输精管、精囊造影检查，可见输精管狭窄、梗阻、轮廓不规则等情况。

六、案例分析题

1. ACDEF【解析】该患者可能为泌尿系统疾病，应该进行的检查为血常规、尿常规、尿中段细菌培养、血细菌培养及阴囊彩色多普勒超声等。

2. AC【解析】尿路感染的典型症状是膀胱刺激征，即尿频、尿急、尿痛，不同病变类型症状会有区别，比如肾盂肾炎一般会出现发热、腰痛，而无症状尿路感染可能没有任何不适。参见 A2 型题第 4 题解析。

3. ABDF【解析】该患者经尿道前列腺切除术（TURP）后第 7 天，突发高热达 39.5℃，左侧阴囊疼痛伴肿大，应托起阴囊进行冷敷，减缓疼痛，抗生素治疗去除感染，再拔除尿管。

4. BCE【解析】急性附睾炎抗菌药物治疗：根据细菌培养及药敏试验选择药物，故选项 BCE 正确。

5. F【解析】该患者尿频 1 年，伴血精 3 次，双侧睾丸附睾大小正常，无压痛，未扪及硬结。双侧精索光滑，可能为泌尿生殖系统结核。

6. ABDEFG【解析】结核菌素试验阳性说明感染了结核，但并不等于患者处于结核活动期，或临床症状由结核分枝杆菌引起，需进一步检查，但大多数阳性反应都由结核菌感染造成，故结核菌素试验有其重要临床意义。

7. BCDFHJ【解析】尿结核分枝杆菌培养需要取晨尿标本，并连续培养 3~5 次。

8. ADE【解析】尿沉渣涂片抗酸杆菌阳性提示可能为结核分枝杆菌感染、包皮垢杆菌感染或枯草杆菌等。

9. ABCDEH【解析】该患者可能为泌尿生殖系统结核，为明确诊断，还应进行的检查为直肠指检、红细胞沉降率、胸片、腰椎平片、静脉尿路造影及精囊超声或 CT 等。

10. ABCDEFGHIJ【解析】泌尿系统结核的确诊需结合症状、体征、病史及多项检查，单项检查不能确诊。

11. B【解析】肾切除术是把已被破坏的肾或病肾切除，适用情况为如下。①肾恶性肿瘤。②肾结核：一侧肾已大部分或全部被破坏，另一侧肾正常或病变较轻，肾功能基本正常。在控制其他部位活动性结核之后，可将已被破坏的肾切除。③严重的肾盂积水或肾结石等，病肾已完全丧失功能，而另一侧肾正常，可切除病肾。④严重的肾损伤（如肾蒂断裂或肾广泛裂伤等）。⑤一侧脓肾。

12. BCDE【解析】对该患者拟行右肾切除术，术前至少需要 2 周抗结核治疗。

睾丸肿瘤

第四十三章　睾丸、附睾肿瘤

一 A1 型题

1. 以下睾丸肿瘤中属于非生殖细胞肿瘤的是
   A. 胚胎癌　　B. 绒毛膜癌
   C. 恶性畸胎瘤　　D. 精原细胞瘤
   E. 间质细胞瘤
2. 睾丸肿瘤中最常见的病理类型是
   A. 畸胎瘤　　B. 胚胎癌
   C. 精原细胞瘤　　D. 卵黄囊瘤
   E. 绒毛膜癌
3. 成人最常见的睾丸肿瘤是
   A. 畸胎瘤　　B. 胚胎癌
   C. 绒毛膜癌　　D. 精原细胞瘤
   E. 间质细胞瘤
4. 精原细胞瘤的 3 个亚型中，恶性程度较高、较易发生转移的是
   A. 典型精原细胞瘤　　B. 间变型精原细胞瘤
   C. 精母细胞性精原细胞瘤　　D. 干细胞性精原细胞瘤
   E. 间质性精原细胞瘤
5. 对放射治疗最敏感的泌尿系统肿瘤是
   A. 肾癌　　B. 肾盂癌
   C. 输尿管肿瘤　　D. 精原细胞瘤
   E. 膀胱癌
6. 不属于睾丸生殖细胞瘤的是
   A. 精原细胞瘤　　B. 间质细胞瘤
   C. 胚胎癌　　D. 畸胎瘤
   E. 绒毛膜癌
7. 晚期睾丸肿瘤最常见的转移部位是
   A. 肝　　B. 肾

C. 肺　　D. 骨

E. 脑

8. 以下关于睾丸肿瘤的叙述，不正确的是

A. 较少见，仅占全身恶性肿瘤的1%，但在阴囊部肿瘤中，仍最多见

B. 分为原发性和继发性两大类，原发性又分为生殖细胞瘤和非生殖细胞瘤

C. 睾丸绒毛膜癌患者，可出现乳房肥大、乳头乳晕色素沉着

D. 以血行转移为主，常转移至肝脏

E. 治疗强调采用经腹股沟途径的根治性睾丸切除及腹膜后淋巴结清扫术

9. 当临床高度怀疑睾丸恶性肿瘤时，不宜进行的检查是

A. MRI

B. 甲胎蛋白（AFP）和人绒毛膜促性腺激素（hCG）测定

C. B超

D. CT

E. 睾丸穿刺活检

10. Ⅰ期睾丸肿瘤首选的治疗方式是

A. 手术　　B. 放疗

C. 化疗　　D. 分子靶向治疗

E. 内分泌治疗

11. 早期精原细胞瘤的治疗应采取

A. 放射疗法　　B. 手术切除

C. 手术切除＋术后放射疗法　　D. 化学疗法

E. 手术切除睾丸并腹膜后淋巴结清扫

12. 睾丸肿瘤手术切除后，哪一种肿瘤首选术后放疗

A. 畸胎瘤　　B. 鳞癌

C. 胚胎癌　　D. 精原细胞瘤

E. 绒毛膜癌

13. 下列哪种睾丸肿瘤应做腹膜后淋巴结清扫

A. 精原细胞瘤　　B. 睾丸胚胎癌

C. 睾丸间质细胞瘤　　D. 睾丸恶性淋巴瘤

E. 睾丸转移癌

14. 睾丸支持细胞单侧睾丸病变应常规进行的治疗是

A. 无需治疗　　B. 根治性睾丸切除术

C. 抗结核药物治疗　　D. 切开引流治疗

E. 姑息性治疗

15. 附睾平滑肌瘤好发于壮年，多单侧发病，多见于
A. 附睾头、尾部
B. 附睾头、体部
C. 附睾尾部
D. 附睾体部
E. 附睾头部

16. 附睾浆液性囊腺瘤，一般认为来源于
A. 间皮组织
B. 中肾管
C. 苗勒管残留组织
D. 苗勒管
E. 淋巴组织

二 A2 型题

1. 患儿，男，12岁。发现左睾丸进行性肿大15个月余，略有疼痛，查体：左睾丸肿大，有轻度触压痛，透光试验阴性，左附睾正常。患儿最可能患的是
A. 睾丸肿瘤
B. 急性睾丸炎
C. 慢性睾丸炎
D. 睾丸鞘膜积液
E. 睾丸扭转

2. 患者，男性，23岁。发现左侧睾丸增大伴下坠感近1月，查体：左睾丸肿大，质硬，沉重。盆腔B超及CT检查未发现异常，血AFP及hCG均正常。行左睾丸根治性切除，术后病理诊断为左睾丸精原细胞瘤。患者进一步的治疗应选择
A. 腹膜后淋巴结清扫
B. 放疗
C. 联合放疗和化疗
D. 腹膜后淋巴结清扫 + 放疗
E. 腹膜后淋巴结清扫 + 化疗

3. 患者，男性，24岁。行左睾丸根治性切除术后，病理提示为纯精原细胞瘤，术后2周血清hCG恢复至正常，但AFP仍高，腹部CT怀疑有增大的腹膜后淋巴结，胸部CT未发现异常。应采取
A. 腹膜后淋巴结清扫术
B. 采取PVB化疗
C. 腹膜后加纵隔放疗
D. 腹膜后放疗
E. 先腹膜后放疗、再行化疗

4. 患者，男性，34岁。发现左睾丸无痛性肿大2周。查体：左睾丸均匀肿大，表面光滑，质硬而沉重。B超、CT及胸部X线未发现有转移征象，根治性左睾丸切除术后病理证实为睾丸精原细胞癌。下一步的处理措施为
A. 放疗
B. 化疗
C. 严密随诊观察
D. 腹膜后淋巴结清扫
E. 先放疗，后化疗

5. 患者，男性，36岁。已婚已育，主诉“右侧睾丸无痛性增大半年”。查体：发现右侧睾

丸增大，5cm×5cm×4cm。睾丸 B 超：右侧睾丸占位。胸部、腹部、盆腔 CT 未见转移灶。血甲胎蛋白（AFP）190μg/L（正常值小于 8.78μg/L）、人绒毛膜促性腺激素（hCG）205mU/ml（正常值小于 2.67mU/ml），乳酸脱氢酶（LDH）358U/L（正常值小于 248U/L）。行根治性睾丸切除术，术后病理提示：右侧睾丸胚胎癌。患者后续治疗应选择

A. 腹膜后淋巴结清扫术
B. 单或双周期卡铂辅助化疗
C. 辅助性放疗
D. 以顺铂为中心的联合化疗
E. 严密监测

6. 患者，男性，37 岁。查体发现阴囊有肿块，质地坚硬，托起和掂量有沉重感，透光试验阴性，诊断为

A. 睾丸鞘膜积液
B. 附睾炎
C. 精液囊肿
D. 睾丸肿瘤
E. 完全性腹股沟斜疝

三 A3/A4 型题

（1~9 题共用题干）

患者，男性，78 岁。因“发现右侧睾丸肿物 15 天”来诊。15 天前洗澡时无意中发现右侧睾丸肿物，无疼痛，平躺时肿物无缩小。既往体健，无传染病及手术史。泌尿系统彩色超声：右侧睾丸不规则增大，内部均质的低回声团块。

1. 最可能的诊断为

A. 附睾、睾丸炎
B. 睾丸鞘膜积液
C. 睾丸扭转
D. 睾丸非生殖细胞瘤
E. 睾丸恶性肿瘤

2. 最不需要的检查是

A. AFP
B. 人绒毛膜促性腺激素 β 亚单位（β-hCG）
C. 腹部 CT
D. 腹部 MRI
E. 静脉尿路造影（IVU）

3. 查体：右侧腹股沟区可触及肿大淋巴结。AFP 及 β-hCG 均正常。腹部 CT：右侧肾门处可见直径 2cm 的软组织密度影。患者还需要进行的影像学检查是

A. 腹部 CT 增强扫描
B. 盆腔 CT
C. 静脉尿路造影（IVU）
D. 胸部 X 线正位片
E. 胸部 CT 增强扫描

4. 如患者经上述检查未发现明显异常，根据已有的实验室检查，初步诊断为

A. 睾丸炎
B. 睾丸精原细胞瘤

C. 睾丸绒毛膜癌　　D. 睾丸卵黄囊瘤

E. 睾丸胚胎癌

5. 如患者需要手术，合理的手术方案为

A. 右睾丸部分切除术

B. 右睾丸根治性切除术

C. 右睾丸根治性切除术 + 腹膜后淋巴结清扫术

D. 右睾丸根治性切除术 + 保留神经的腹膜后淋巴结清扫术

E. 经腹腔镜腹膜后淋巴结清扫术

6. 如术中腹膜后软组织密度影冷冻切片病理：纤维组织增生；术中睾丸肿物冷冻切片病理：肿瘤细胞为大圆形，包膜清楚，胞质透明，核大，球形，居中，胞核浓染，瘤细胞排列呈巢状排列，肿瘤间质有淋巴细胞浸润及肉芽肿性反应。患者的诊断为

A. 典型精原细胞瘤　　B. 间变型精原细胞瘤

C. 精母细胞性精原细胞瘤　　D. 干细胞性精原细胞瘤

E. 间质性精原细胞瘤

7. 如患者术后诊断为Ⅱb期肿瘤，术后放疗的范围不包括

A. 同侧髂外淋巴结　　B. 双侧髂总淋巴结

C. 腔静脉旁淋巴结　　D. 大动脉旁淋巴结

E. 锁骨上淋巴结

8. 如术后病理：睾丸肿瘤局部已经扩展超过鞘膜，但未侵及睾丸网及附睾。肿瘤的TNM分期为

A. T_0　　B. T_1

C. T_2　　D. T_3

E. T_4

9. 如术后病理：T_1期腹膜后对侧孤立淋巴结转移最大经线1.5cm，而无远处转移。肿瘤的TNM分期为

A. $T_1N_1M_0$　　B. $T_2N_1M_0$

C. $T_1N_2M_0$　　D. $T_3N_1M_0$

E. $T_2N_2M_0$

（10~13题共用题干）

患者，男性，26岁。左阴囊内肿物渐大2个月。查体：左侧睾丸肿大质硬，有沉重感，透光试验阴性。

10. 以下检查项目中，不宜采取的是

A. 血hCG和AFP测定　　B. B超检查

C. CT 检查　　D. 肺部 X 线检查
E. 睾丸穿刺活检

11. 根据患者情况，最可能的诊断是
A. 睾丸生殖细胞瘤　　B. 睾丸非生殖细胞瘤
C. 睾丸炎　　D. 睾丸肉芽肿
E. 睾丸结核

12. 假如患者肺部已有病灶，则最可能的诊断是
A. 睾丸胚胎癌　　B. 睾丸精原细胞瘤
C. 睾丸绒毛膜癌　　D. 睾丸畸胎瘤
E. 卵黄囊肿瘤

13. 若诊断明确，治疗方案宜采取
A. 高位睾丸切除术　　B. 高位睾丸切除 + 化疗
C. 高位睾丸切除 + 放疗　　D. 高位睾丸切除 + 腹膜后淋巴结清扫
E. 高位睾丸切除 + 腹膜后淋巴结清扫 + 化疗

（14~15 题共用题干）

患者，男性，25 岁。偶然发现左侧阴囊肿块就诊。

14. 在检查过程中，不宜采取的是
A. 先检查右阴囊，再检查左阴囊
B. 检查肿块大小、质地、有无触压痛
C. 确定肿块是来自睾丸，还是附睾或精索
D. 透光试验检查
E. 进行穿刺活检

15. 手术切除左侧睾丸，术后病理诊断为精原细胞瘤。术后治疗主要采取
A. 放疗　　B. 化疗
C. 激素治疗　　D. 生物制剂治疗
E. 腹膜后淋巴结清扫术

四 B 型题

（1~5 题共用备选答案）

A. 胚胎癌　　B. 精原细胞瘤
C. 成熟畸胎瘤　　D. 恶性畸胎瘤
E. 未成熟畸胎瘤

睾丸生殖细胞瘤的病理分型：

1. 病理切片中肿瘤细胞一致，为大圆形或多角形的是
2. 镜下细胞质色淡，呈颗粒状；染色质较淡，核圆形或卵圆形的是
3. 镜下可见到正常形态的细胞、组织和器官，可含有软骨、胰腺、肝等的是
4. 瘤细胞核大、染色深、分裂活跃，形态明显异形的是
5. 除含有分化良好及分化不良组织外，还有胚胎癌样组织或灶性恶性上皮组织及间叶组织的是

五 X 型题

1. 精原细胞瘤的3个亚型包括
   A. 典型精原细胞瘤　B. 间变型精原细胞瘤
   C. 精母细胞性精原细胞瘤　D. 干细胞性精原细胞瘤
   E. 间质性精原细胞瘤
2. 睾丸生殖细胞瘤可能与哪些因素有关
   A. 内分泌障碍　B. 睾丸外伤
   C. 睾丸下降不全（隐睾）　D. 局部温度升高
   E. 遗传
3. 睾丸肿瘤发病的危险因素包括
   A. 隐睾　B. 睾丸鞘膜积液
   C. 腮腺炎继发睾丸萎缩　D. Klinefelter 综合征
   E. 不育
4. 以下不属于睾丸精原细胞瘤Ⅰ期患者术后放疗靶区的是
   A. 对侧睾丸　B. 腹股沟淋巴结
   C. 腹主动脉旁淋巴结　D. 纵隔淋巴结
   E. 髂血管旁淋巴结
5. 患者，男性，33岁。1个月前出现左睾丸疼痛并肿大，有沉重感，触诊左侧睾丸4cm×3cm×3cm，浅表淋巴结未触及肿大。超声检查提示左侧睾丸肿瘤可能性大。患者行左侧睾丸根治性切除术，术后病理报告为精原细胞瘤。进一步检查发现腹膜后淋巴结肿大，最大者3cm×2cm，且部分融合包裹腹主动脉，胸部CT检查未见异常，患者术后合适的辅助治疗是
   A. 化疗　B. 放疗
   C. 内分泌治疗　D. 随访观察
   E. 免疫治疗
6. 临床诊断为Ⅰ期精原细胞瘤患者的治疗包括
   A. 睾丸切除术

B. 新辅助化疗＋睾丸切除术
C. 行腹膜后淋巴结清扫术以准确分期，指导后续治疗
D. 辅助性放疗
E. 以顺铂为中心的联合化疗

7. 化疗在非精原细胞瘤（NSGCT）中有一定作用，其主要适应证包括
A. 预后不良的Ⅰ期 NSGCT，已侵及精索或睾丸，切除后肿瘤标志物持续升高者
B. 预后不良的Ⅰ期 NSGCT，已侵及精索或睾丸，切除后肿瘤标志物不再升高者
C. Ⅱa～Ⅳ期的 NSGCT
D. Ⅱb～Ⅳ期的 NSGCT
E. 晚期难治的肿瘤复发或用药无效，采用挽救性化疗方案者

8. 关于睾丸肿瘤的放疗，叙述正确的有
A. 精原细胞对射线非常敏感
B. 非精原细胞对射线不敏感，因此，非精原细胞瘤患者一般不使用放疗
C. Ⅰ期精原细胞瘤需要在主动脉旁进行预防性放疗，总计量为 24～30Gy，同时需要密切随访
D. Ⅱa 期、Ⅱb 期精原细胞瘤，伴大块腹膜后肿瘤的患者需常规接受辅助放疗
E. 无论是对纵隔还是锁骨上区域行预防性放疗，患者的腹部复发率和远处复发率都基本相同

9. 根据国际胚胎细胞癌联合组织（IGCCCG）制定的睾丸肿瘤预后分期系统，提示非精原细胞瘤患者预后不良的因素包括
A. 肺外器官转移
B. 纵隔原发肿瘤
C. AFP＞10 000μg/L
D. LDH 高于正常值上限 10.0 倍
E. β-hCG＞50 000mU/L

10. 睾丸生殖细胞瘤腹膜后淋巴结清扫的适应证为
A. Ⅰ期非精原细胞瘤
B. Ⅱ期 A、B 非精原细胞瘤
C. ⅡC、Ⅲ期精原细胞瘤或非精原细胞瘤
D. N_1、N_2 未分化精原细胞瘤
E. N_4、N_5 未分化精原细胞瘤

11. 睾丸非生殖细胞肿瘤的临床表现有
A. 阴囊内无痛性肿块　　B. 体积较大
C. 坠胀和疼痛　　D. 阴囊内压痛性肿块

E. 体积较小

12. 睾丸支持细胞瘤的临床表现有

A. 睾丸肿块　　B. 圆形或卵圆形

C. 生长缓慢　　D. 质地韧

E. 部分伴有疼痛不适感

13. 睾丸支持细胞瘤分为3期

A. Ⅰ期病变局限在睾丸　　B. Ⅱ期有腹膜后淋巴结转移

C. Ⅲ期有膈以上转移　　D. Ⅱ期有腹膜前转移

E. Ⅰ期有膈以上转移

14. 关于睾丸支持细胞瘤的诊断，以下叙述正确的是

A. 超声检查可见睾丸支持细胞瘤在睾丸内出现实性肿块，边界清

B. 多为高回声内有增强回声

C. 检出比较丰富的血流信号

D. 临床表现及辅助检查常缺乏特异性，容易误诊

E. 主要依靠病理检查确诊

15. 睾丸性腺母细胞瘤的病理表现为

A. 肿瘤常呈圆形　　B. 表面光滑，稍有分叶

C. 质软或者坚硬不等　　D. 切面呈灰红色或银白色

E. 肿瘤常呈三角形

16. 关于附睾间皮瘤的来源不正确的是

A. 间皮组织　　B. 中肾管

C. 苗勒管　　D. 淋巴组织

E. 输尿管结石

17. 附睾间皮瘤临床表现有

A. 附睾无痛性肿物　　B. 圆形或卵圆形

C. 直径在1.5~3.0cm　　D. 表面光滑，边界不清楚

E. 与睾丸界限不明显

18. 附睾间皮瘤病理表现有

A. 肿瘤有包膜　　B. 胞质呈碱性

C. 胞质呈嗜酸性　　D. 肿瘤细胞呈圆形或立方形

E. 肿瘤无包膜

19. 附睾平滑肌瘤临床表现有

A. 瘤体呈圆形　　B. 表面光滑

C. 质软而无弹性　　D. 肿瘤细胞呈立方形

E. 常合并睾丸鞘膜积液

20. 附睾浆液性囊腺瘤的临床表现有

A. 生长迅速　　B. 附睾处囊性偏硬肿物

C. 阴囊下坠及局部隐痛　　D. 肿块边缘光滑

E. 常合并睾丸鞘膜积液

21. 附睾浆液性囊腺瘤的病理表现有

A. 肿瘤呈壁薄单房囊性肿块　　B. 囊肿上皮为立方或柱状上皮

C. 常伴有纤毛　　D. 胞核稍大，染色深

E. 常合并睾丸鞘膜积液

22. 行经阴囊睾丸切除术的注意事项包括

A. 患有早期精原细胞瘤患者实施放疗的范围应该包括同侧的腹股沟区及阴囊，但这会增加精子缺乏的发生率

B. 在患有早期 NSGCT 患者中，阴囊切口皮肤连同残余的精索应行腹膜后淋巴结清扫术（RPLND）时一并切除

C. 如果患者应用大剂量的以铂类为基础的抗癌药时，行 RPLND 时应一并把精索残端切除，但因为经系统治疗后局部复发的可能性相对较低，所以不必行扩大腹股沟区切除及半侧阴囊切除

D. 患有Ⅰ期 NSGCT 的患者经阴囊行睾丸切除不利于术后的监测

E. 90% 的患者能够保持正常的睾酮水平

23. 以下关于睾丸肿瘤腹膜后淋巴结清扫术（RPLND），叙述正确的有

A. 外科医师首先需要非常熟悉腹膜后的解剖结构并且能够辨认出常见的变异

B. 腹膜后腔良好的暴露是 RPLND 成功的关键

C. 应用精确的“分离－滚转”技术彻底清除淋巴结

D. 可经胸、腹手术

E. 不可经腹手术

六　案例分析题

（1～4 题共用题干）

患者，男性，28 岁。在洗澡时，发现双侧睾丸不对称，右侧较左侧大，5cm × 4cm × 5cm，有明显沉重感，无明显疼痛及发热，未触及局部淋巴结肿大。透光试验(－)，有沉重感。

1. 为进一步确诊需做哪些检查

A. 肿瘤标志物：甲胎蛋白（AFP）、人绒毛膜促性腺激素 β 亚单位（β-hCG）、乳酸脱氢酶（LDH）

B. 激素水平：睾酮、黄体生成素（LH）、促卵泡激素（FSH）

C. 双侧睾丸彩超

D. 胸部 X 线

E. 腹部 CT

F. 肿物穿刺活检

2. 患者双侧睾丸超声显示有界限清晰，血流丰富的低回声小结节。AFP、β-hCG、LDH 未见明显异常；睾酮水平下降、雌二醇、LH、FSH 水平升高。腹部 CT 及胸部 X 线未见明显异常。患者初步诊断为

A. 精原细胞瘤　　B. 卵黄囊瘤

C. 睾丸肾上腺迷离瘤　　D. 睾丸间质细胞瘤

E. 睾丸间质细胞增生　　F. 睾丸支持细胞瘤

3. 若患者病理检查提示为睾丸间质细胞瘤，以下哪些为其病理表现

A. 细胞边界清晰，直径超过 5cm，实性，呈黄色

B. 细胞呈多角形，胞质丰富且多呈嗜酸性

C. 胞内可见 Reinke 结晶，核排列整齐，可见大量具有管状脊的线粒体

D. 细胞可表达波形蛋白、抑制素、蛋白 S100、钙视网膜蛋白

E. 细胞可表达弹性蛋白、角蛋白、抑制素、蛋白 S100

F. 病灶局限，外观呈黄色，平均直径 3.5cm

4. 患者初步诊断为睾丸肿瘤，睾丸间质细胞瘤可能性大，阴囊彩超、胸部 X 线、腹部 CT 均未发现有转移灶，彩超提示睾丸肿物局限，边界清晰。需要进一步采取的治疗方案是

A. 密切监测　　B. 辅助性放疗

C. 辅助性化疗　　D. 根治性睾丸切除术

E. 保留睾丸组织手术　　F. 根治性睾丸切除术 + 腹膜后淋巴结清扫术

（5~8 题共用题干）

患者，男性，43 岁。已婚已育，主诉“右侧阴囊肿痛 1 个月”就诊。无畏寒发热，无尿频、尿急、尿痛。既往史：5 岁时行右侧隐睾下降固定术；8 年前因会阴部外伤致左侧睾丸破裂出血，行保守治疗后出现左侧睾丸萎缩。查体：右侧睾丸、附睾增大，界限不清，右附睾体尾部触及 2.5cm × 3.0cm 肿块，质地中等偏硬，表面结节感，轻触痛，与周围无明显粘连；左侧阴囊无肿大，左侧睾丸明显缩小，左侧附睾大小质地正常；阴囊皮肤无红肿。超声：右侧附睾体尾部结节，考虑附睾炎。左侧睾丸萎缩，2.5cm × 3.0cm × 3.0cm，质地软，未触及结节。右侧阴囊切口拟行右侧附睾切除术，术中发现右侧附睾无明显肿大，质地软；右侧睾丸下极邻近附睾尾部触及 2.0cm × 2.0cm 结节，质地硬，界限清。

5. 患者可选择的治疗方案包括
   A. 睾丸肿块活检后结束手术，等待病理结果决定进一步治疗方案
   B. 终止手术，待进一步行肿瘤标志物、CT 检查后再定手术方案
   C. 睾丸部分切除，等待病理结果决定进一步治疗方案
   D. 睾丸部分切除送冰冻病理，如冰冻病理提示睾丸肿瘤，行根治性睾丸切除术
   E. 改腹股沟切口行根治性睾丸切除术
   F. 根治性睾丸切除术 + 腹膜后淋巴结清扫术
6. 患者术中冰冻病理提示睾丸精原细胞瘤，行根治性睾丸切除术。术后需进行哪些检查
   A. 血清甲胎蛋白（AFP）、人绒毛膜促性腺激素（hCG）和乳酸脱氢酶（LDH）
   B. 腹部和盆腔 CT 检查
   C. PET-CT
   D. 胸部 CT
   E. 骨显像
   F. 阴囊 MRI
7. 患者腹盆部 CT 检查提示：腹膜后多发淋巴结转移，最大径 2.5cm；胸部 CT、骨显像未见明确转移灶。血 AFP、hCG 正常，LDH 300U/L（正常值小于 248U/L）。患者的后续治疗方案包括
   A. 腹膜后淋巴结清扫术
   B. 单或双周期卡铂辅助化疗
   C. 标准放射野放疗
   D. 3~4 疗程以顺铂为中心的联合化疗
   E. 标准野联合同侧髂腹股沟区域、原阴囊手术瘢痕的放疗
   F. 严密监测
8. 患者选择行 4 个疗程的 PE 方案化疗，2 个疗程化疗后再次评估，血 AFP、hCG 正常，LDH 下降至正常，腹部盆腔 CT 复查发现腹膜后淋巴结略增大，最大直径 4cm，PET-CT 检查阳性，后续治疗包括
   A. 改行联合挽救性化疗方案（VIP 方案）
   B. 完成目前化疗方案后再评估
   C. 如无手术禁忌，行残余肿瘤切除术
   D. 放疗
   E. 密切监测
   F. 高剂量联合化疗 + 自体造血干细胞移植

(9~12 题共用题干)

患者，男性，46 岁。已婚已育，主诉“男性乳房发育、性欲减退伴右侧睾丸肿大半年”就诊。既往史：高血压病史 3 年。查体：血压 150/95mmHg，两侧乳房弥漫性增大，乳头、乳晕发育良好，无明显触痛，未触及明显结节；两侧睾丸位于阴囊内，右侧睾丸增大，4.0cm×4.0cm×3.5cm，质地中等偏硬，沉重感，表面光滑，无触痛，与周围无明显粘连；左侧睾丸、附睾大小及质地正常，无触痛。阴囊皮肤无红肿。超声：右侧睾丸下极低回声结节，1.2cm×1.0cm，界限清晰，血流丰富，考虑睾丸占位。

9. 为进一步明确诊断，需进行哪些检查和治疗
   A. 睾丸穿刺活检
   B. 根治性睾丸切除术
   C. 血清甲胎蛋白（AFP）、人绒毛膜促性腺激素（hCG）和乳酸脱氢酶（LDH）检测
   D. 血清性激素检测（睾酮、雌二醇、黄体生成素、卵泡刺激素、泌乳素）
   E. 肾上腺功能检查（促肾上腺皮质激素、血尿皮质醇、醛固酮、去甲肾上腺素）及肾上腺 CT 检查
   F. 垂体 MRI
   G. 钼靶 X 线和乳腺超声
   H. 甲状腺功能（T_3、T_4、TSH）和甲状腺超声

10. 患者血清雌二醇水平增高，睾酮水平下降；肾上腺、甲状腺功能正常，垂体 MRI 检查无异常；乳腺钼靶检查：增生的腺体。乳晕后区片絮状致密阴影，密度均匀，腺体边缘模糊，可见毛刷向四周放射，考虑为增生腺体；血 AFP、hCG、LDH 正常。患者的可能诊断包括
   A. 睾丸精原细胞瘤
   B. 睾丸性肾母细胞瘤
   C. 睾丸间质细胞瘤
   D. 睾丸胚胎癌
   E. 睾丸支持细胞瘤
   F. 原发性男子乳房发育

11. 患者术前腹部盆腔 CT 检查无异常，行经腹股沟睾丸探查。术中发现睾丸下极占位，1.2cm×1.0cm，术中冰冻病理：睾丸肿瘤细胞大小一致，呈多角形，胞质丰富，嗜酸性；核排列整齐，细胞异型性和核异型性不明显。考虑睾丸非生殖细胞肿瘤可能。可选择的治疗方案包括
   A. 根治性睾丸切除术
   B. 根治性睾丸切除术＋腹膜后淋巴结清扫术
   C. 放疗
   D. 睾丸部分切除术
   E. 根治性睾丸切除术，术后单剂量卡铂方案化疗

F. 睾丸部分切除术＋腹膜后淋巴结清扫术

12. 患者选择行睾丸部分切除术，术后病理提示：右侧睾丸间质细胞瘤。患者的后续检查和治疗包括

A. 定期体格检查　　B. 定期胸部 CT 检查
C. 定期腹部、盆腔 CT 检查　　D. 放疗
E. 单剂量卡铂化疗　　F. 定期睾酮、雌二醇检测
G. 乳房切除术

（13~16 题共用题干）

患者，男性，37 岁。因腹痛 1 周就诊，腹部呈持续性隐痛，向腹股沟放射。否认恶心、呕吐、发热、寒战、尿频、尿急病史。3 个月内体重减轻 11 公斤。腹部 CT 显示腹膜后多发肿物，最大直径 7cm。血清甲胎蛋白（AFP）800μg/L，人绒毛膜促性腺激素（hCG）3000U/L。

13. 以下哪项检查对明确诊断最有意义

A. 骨显像　　B. 睾丸 B 超
C. 胸部 CT　　D. 头颅 MRI
E. 骨髓穿刺　　F. 胸部 X 线

14. 患者肿物组织活检：示灰白色实性肿瘤，未见出血及坏死，组织切片镜下特征如图所示。患者肿瘤组织最可能的病理诊断是

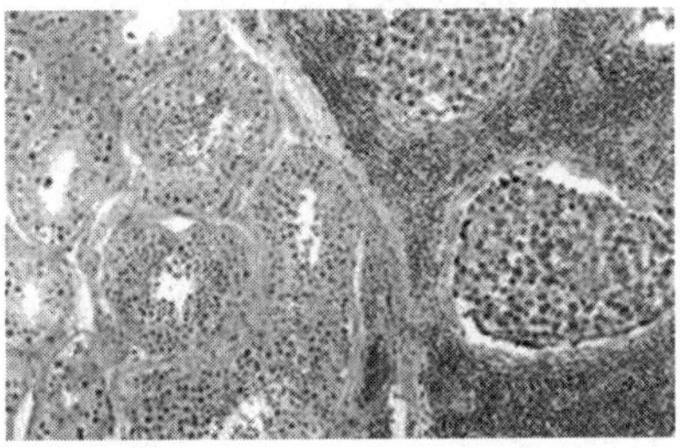

A. 精原细胞瘤　　B. 卵黄囊瘤
C. 畸胎瘤　　D. 纤维肉瘤
E. 恶性淋巴瘤　　F. 肾细胞癌

15. 具有下述哪些情况，可以考虑对患者行对侧睾丸活检

A. 睾丸萎缩　　B. 前列腺增生
C. 隐睾　　D. 年龄 <40 岁
E. 不育　　F. 吸烟史

16. 如患者无其他脏器转移，以下最合适的治疗措施是

A. 观察随访　　B. 手术切除
C. 单纯放疗　　D. 手术切除＋放疗
E. 手术切除＋依托泊苷＋顺铂　　F. 手术切除＋化疗＋干细胞移植

（17~20 题共用题干）

患者，男性，43 岁。发现左侧睾丸肿大 1 周余，5cm×4cm×6cm，有沉重感，无畏寒、

发热，无明显触痛。实验室检测：甲胎蛋白（AFP）：458μg/L（酶联免疫法），人绒毛膜促性腺激素（hCG）：6306U/L，胸部X线片及头颅CT未见异常，腹部CT检查提示腹膜后未见肿大淋巴结。

17. 患者初步诊断应排除的是

A. 精原细胞瘤
B. 卵黄囊瘤
C. 绒毛膜癌
D. 胚胎癌
E. 畸胎瘤
F. 睾丸间质细胞瘤

18. 患者取组织活检，病理结果提示为非精原细胞瘤。若患者在进行根治性睾丸切除术后3年出现了复发病灶，可行何种治疗

A. VIP×4疗程
B. TIP×4疗程
C. VeIP×4疗程
D. 保留神经的腹膜后淋巴结清扫术
E. 远处残余病灶切除术
F. 生物治疗

19. 以下哪些信息提示患者预后较差

A. 纵隔原发
B. 肺外器官转移
C. AFP大于10 000μg/L
D. hCG大于50 000U/L
E. 乳酸脱氢酶（LDH）大于正常上限的5倍
F. 胎盘碱性磷酸酶（PALP）提示大于正常值的10倍

20. 患者如行手术治疗，术后如何进行随访

A. 第1年：每3月行1次体检、肿瘤标志物检查、胸部X线摄片，腹部、盆部CT
B. 第1年：每3月行1次体检、肿瘤标志物检查、胸部X线摄片，每半年1次腹部、盆部CT
C. 第2年：每3月行1次体检、肿瘤标志物检查、胸部X线摄片，每年1次腹部、盆部CT
D. 第2年：每3月行1次体检、肿瘤标志物检查、胸部X线摄片，每半年1次腹部、盆部CT
E. 第3、4年：每3月行1次体检、肿瘤标志物检查、胸部X线摄片，每年1次腹部、盆部CT
F. 第3、4年：每半年行1次体检、肿瘤标志物检查、胸部X线摄片，必要时行腹部、盆部CT
G. 第5年：每半年行1次体检、肿瘤标志物检查、胸部X线摄片，每半年1次腹部、盆部CT

H. 第5年：每年行1次体检、肿瘤标志物检查、胸部X线摄片，必要时腹部、盆部CT

（21~28题共用题干）

患者，男性，33岁。阴囊左侧隐痛3个月。查体：阴囊皮肤无红肿，左睾丸增大，8cm×7cm×5cm，质地硬，不光滑，无压痛，透光试验阴性；左附睾边界不清，无压痛。右睾丸附睾未见异常。阴囊双侧未扪及曲张静脉。

21. 可能性最大的诊断是
    A. 左睾丸肿瘤
    B. 左附睾肿瘤
    C. 左附睾睾丸结核
    D. 慢性左睾丸附睾炎
    E. 感染性左睾丸鞘膜积液

22. 为了明确诊断，首选检查
    A. 阴囊超声
    B. 左睾丸穿刺活检
    C. 左附睾穿刺活检
    D. 开放性左睾丸活检术
    E. 开放性左附睾活检术
    F. 左睾丸附睾切除送病理检查

23. 超声显示左睾丸肿物，呈弥漫性低回声，内部及周边血流改变呈分支状。抽血做以下哪些检查对诊断、分期和预后有意义
    A. 癌胚抗原
    B. LDH
    C. AFP
    D. β-hCG
    E. 前列腺特异性抗原（PSA）
    F. 睾酮
    G. 雌二醇

24. 血AFP升高可见于哪些睾丸肿瘤
    A. 精原细胞瘤
    B. 绒毛膜癌
    C. 卵黄囊瘤
    D. 混合性生殖细胞瘤
    E. 神经内分泌癌
    F. 胚胎瘤

25. 判断睾丸恶性肿瘤有无转移最有效和性价比最好的检查手段是
    A. MRI
    B. CT
    C. 超声
    D. 放射性核素骨显像
    E. 腹腔镜

26. 经详细的体格检查和辅助检查未发现肿瘤转移，拟行左睾丸切除术。以下手术方案最好选择
    A. 手术前先化疗
    B. 手术前先放疗
    C. 手术前先化疗+放疗

D. 手术时先在腹股沟管内环水平阻断精索血管，做睾丸活检确定恶性肿瘤后再行根治性左睾丸切除术
E. 直接行根治性左睾丸切除术
F. 单纯性左睾丸切除术

27. 术后病理报告为左睾丸精原细胞瘤，肿瘤侵及白膜，但未侵及血管和淋巴结。该患者睾丸癌的分期是
A. $T_1N_0M_0$
B. $T_{2a}N_0M_0$
C. $T_{2b}N_0M_0$
D. $T_3N_0M_0$
E. $T_4N_0M_0$

28. 患者行根治性左睾丸切除术后还可以进一步做哪些治疗
A. 腹膜后淋巴结清扫术
B. 放疗
C. 预防性化疗
D. 免疫治疗
E. 密切观察
F. 以上都不是
G. 以上都不是

（29~32 题共用题干）

患者，男性，35 岁。因发现右侧睾丸持续增大 3 个月，右侧阴囊疼痛 1 天来诊。于 20 年前因左侧隐睾行左侧睾丸下降固定术，自述左侧睾丸降入阴囊后较对侧明显偏小。近 1 年，患者发现左侧阴囊内睾丸持续增大，无发热、疼痛及尿路刺激症状。1 天前，突然出现左侧阴囊疼痛伴睾丸迅速增大。查体：左侧睾丸肿物 6cm × 8cm，触痛明显，透光试验(-)，有沉重感。实验室检查提示：甲胎蛋白（AFP）：8μg/L（酶联免疫法测定），胸部 X 线提示未见明显异常。

29. 为明确诊断还需完善哪些检查
A. 睾丸超声
B. 盆腔 CT
C. 腹部 CT
D. PET-CT
E. 肿瘤标志物：β-hCG、LDH、PALP
F. 肿物穿刺活检
G. 睾丸 MRI

30. 患者血清 hCG 23U/L，LDH 88U/L。患者初步诊断应排除
A. 精母细胞性精原细胞瘤
B. 典型精原细胞瘤
C. 卵黄囊瘤
D. 畸胎瘤

E. 绒毛膜癌　　F. 混合性睾丸肿瘤

31. 患者初步诊断为睾丸肿瘤，高度怀疑精原细胞瘤，影像学资料提示肿瘤局限于睾丸和附睾，不伴有血管和淋巴管浸润，肿瘤浸润白膜，但尚未侵犯鞘膜，无区域淋巴结转移，无远处转移。且患者已行根治性睾丸切除术。患者需要进一步采取的治疗方案是

A. 密切监测　　B. 辅助化疗

C. 靶向治疗　　D. 生物治疗

E. 辅助性放疗　　F. 腹膜后淋巴结清扫术

32. 患者已确诊为精原细胞瘤，以下哪些信息可提示患者预后较好

A. AFP 正常　　B. 无肺外器官转移

C. hCG 和 LDH 可为任何值　　D. 任何部位原发

E. 肺外器官转移　　F. 睾丸或者腹膜后原发

（33～36 题共用题干）

患者，男性，29 岁。已婚未育，主诉“左侧阴囊无痛性肿块渐进增大 3 个月”就诊。无局部红肿痛，无畏寒发热，无尿频、尿急、尿痛。既往史：无殊。查体：左侧阴囊增大，6cm×5cm×4cm，睾丸质地中等硬度，光滑，无触痛，与周围无粘连；左侧睾丸、附睾触诊欠清；右侧睾丸、附睾大小质地正常，无触痛。阴囊皮肤无红肿。

33. 患者需要进一步完善具有重要鉴别诊断意义的检查是

A. 透光试验　　B. 睾丸超声

C. 血清 AFP、hCG、LDH　　D. 腹部和盆腔 CT

E. 睾丸穿刺活检　　F. 阴囊 MRI

G. 骨显像　　H. 胸部 X 线

34. 患者超声：左侧睾丸实质性占位。为进一步明确诊断，需进行哪些检查和治疗

A. 睾丸穿刺活检

B. 经腹股沟探查和根治性睾丸切除术

C. 血清 AFP、hCG、LDH

D. 腹部和盆腔 CT 检查明确有无转移

E. 精液常规检查

F. 胸部 CT

G. 骨显像

H. 阴囊 MRI

35. 患者病理报告提示：睾丸精原细胞瘤，伴有血管浸润；肿瘤侵犯精索。腹盆部 CT、胸部 CT、骨显像未见明确转移灶。血 AFP、hCG、LDH 正常。患者的后续治疗方案包括

A. 腹膜后淋巴结清扫术以利于更加准确的分期

B. 单或双周期卡铂辅助化疗

C. 辅助性放疗

D. 以顺铂为中心的联合化疗

E. 精液常规检查、保存精液

F. 严密监测

36. 患者行辅助腹主动脉旁淋巴结放疗，放疗后随访内容包括

A. 2 年内每 3 个月临床体检及肿瘤标志物监测

B. 每半年复查盆腔 CT1 次，直至 5 年随访结束

C. 第 3 年开始每半年临床体检及肿瘤标志物监测，直至 5 年随访结束

D. 2 年内每 3 个月阴囊超声检查，以后每年 1 次

E. 3 年内每年 2 次胸部 X 线片复查，以后每年 1 次

F. 2 年内每年 2 次胸部 CT 复查，以后每年 1 次

G. 每年 PET-CT 复查 1 次

参考答案与解析

一、A1 型题

1. E【解析】睾丸肿瘤可分为原发性肿瘤和继发性肿瘤。在原发性肿瘤中 95% 为生殖细胞肿瘤（精原细胞瘤或非精原细胞瘤），其余为非生殖细胞肿瘤（睾丸间质细胞瘤、支持细胞瘤、性腺胚胎细胞瘤等），原发性睾丸肿瘤占绝大多数。

2. C【解析】睾丸肿瘤中最常见的病理类型为精原细胞瘤。

3. D【解析】成人最常见的睾丸肿瘤为精原细胞癌。

4. B【解析】精原细胞瘤的 3 个亚型中，间变型精原细胞瘤恶性程度较高、较易发生转移。

5. D【解析】精原细胞瘤对放射治疗最敏感。

6. B【解析】参见 A1 型题第 1 题解析。

7. C【解析】晚期睾丸肿瘤最常见的转移部位为肺。

8. D【解析】睾丸肿瘤以淋巴结转移为主，约 52. 9% 的患者在接受治疗时已经发生淋巴结转移。

9. E【解析】当临床高度怀疑睾丸肿瘤后，不宜作睾丸肿瘤局部穿刺活检，因较易引起肿瘤转移。确诊睾丸肿瘤性质需依靠手术后的病理报告。

10. A【解析】Ⅰ期睾丸肿瘤首选的治疗方式为手术。

11. C【解析】因精原细胞瘤早期可手术治疗，且对放疗敏感，故应先进行手术切除，

再行术后放疗。

12. D【解析】参见 A1 型题第 11 题解析。

13. B【解析】睾丸肿瘤的治疗原则是首先行高位睾丸切除，术后病理证实为精原细胞瘤，则术后首选放射治疗；如果为非精原细胞瘤，就应再次手术行腹膜后淋巴结清扫。睾丸胚胎癌属非精原细胞瘤，应做腹膜后淋巴结清扫。

14. B【解析】睾丸支持细胞单侧睾丸病变应常规进行的治疗为根治性睾丸切除术。

15. C【解析】附睾平滑肌瘤好发于壮年，多单侧发病，附睾尾部多见。

16. C【解析】附睾浆液性囊腺瘤：本病源于附睾上皮，临床上较少见，以青年人为主。一般认为来源于苗勒管残留组织，青春期残留细胞在内分泌激素作用下由静止变为活跃，逐渐生长为肿瘤。

二、A2 型题

1. A【解析】睾丸肿瘤主要表现为病侧睾丸单发无痛性肿物，起初可表现不明显，随着肿瘤的逐渐增大，病侧睾丸出现肿物、沉重、轻微坠胀或钝痛等表现。附睾、输精管多无异常。

2. B【解析】参见 A1 型题第 11 题解析。

3. E【解析】纯精原细胞瘤 AFP 升高，提示该肿瘤中可能有非精原细胞成分。患者目前临床分期为Ⅱ期，放疗为首选方法，可加用全身化疗进一步治疗。

4. A【解析】参见 A1 型题第 11 题解析。

5. A【解析】睾丸胚胎癌为非精原细胞瘤，治疗建议行腹膜后淋巴结清扫术。

6. D【解析】睾丸肿瘤的典型体征为阴囊肿块、质硬、有沉重感，透光试验阴性。

三、A3/A4 型题

1. E【解析】睾丸恶性肿瘤起病隐匿，发现时常可触及肿物，无疼痛，其大小不随体位改变，超声检查敏感性极高。

2. E【解析】静脉尿路造影（IVU）是通过静脉注射对比剂使肾、输尿管和膀胱显影而达到诊断目的的一种检查方式，是泌尿外科、妇科等常用的检查方法，其特点是痛苦小、诊断效率高，对于泌尿系统结石和泌尿系统排泄功能有着权威的诊断目的。

3. E【解析】胸部 CT 增强扫描一般用于明确病灶和血管之间的关系，可以用来辨别特定位置的淋巴结，为肿瘤的分期或者手术方案选择提供参考。

4. B【解析】精原细胞瘤起源于睾丸原始生殖细胞，为睾丸最常见的肿瘤，多发生于中年以后，常为单侧性，右侧略多于左侧。发生于隐睾的概率较正常位睾丸高几十倍。该瘤为低度恶性。肉眼观，睾丸肿大，有时可达正常体积的 10 倍，少数病例睾丸大小正常。肿瘤体积大小不一，小者仅数毫米，大者可达十余厘米，通常直径为 3～5cm。多数精原细胞瘤 AFP 及 β-hCG 正常。

5. C【解析】参见 A1 型题第 13 题解析。

6. A【解析】参见 A3/A4 型题第 4 题解析。

7. E【解析】Ⅱb 期肿瘤，术后放疗的范围包括：①同侧髂外淋巴结。②双侧髂总淋巴结。③腔静脉旁淋巴结。④大动脉旁淋巴结。

8. C【解析】睾丸肿瘤 pT_2：肿瘤局限于睾丸及附睾，伴有血管、淋巴结浸润，或者肿瘤通过睾丸白膜侵犯鞘膜。

9. A【解析】睾丸肿瘤 N_1：单个转移淋巴结最大径线 >2cm，或多发淋巴结转移，任何一个淋巴结最大径线 <2cm。

10. E【解析】睾丸穿刺活检不作为睾丸肿瘤诊断的常规检查方法。

11. A【解析】睾丸生殖细胞瘤的临床表现：有睾丸沉重感和/或出现急性睾丸炎、附睾炎的症状，部分患者可有内分泌失调症状，如男性乳房增大。体检注意阴囊内或腹股沟部有肿块，且一侧睾丸缺如，有无锁骨上淋巴结肿大，下肢有无一侧或两侧水肿（髂静脉、腔静脉受压或栓塞所致），若有水肿，则体检时应小心，以防止栓子脱落引起栓塞。

12. C【解析】假如患者肺部已有病灶，则最可能的诊断为睾丸绒毛膜癌。

13. E【解析】睾丸非精原细胞瘤的治疗首选高位睾丸切除 + 腹膜后淋巴结清扫 + 全身化疗。

14. E【解析】参见 A3/A4 型题第 10 题解析。

15. A【解析】参见 A1 型题第 11 题解析。

四、B 型题

1~5 B、A、C、E、D【解析】睾丸生殖细胞瘤的病理如下。①精原细胞瘤：病理切片中肿瘤细胞一致，为大圆形或多角形，胞膜清楚，胞质透明，核大、球形，居中，胞质浓染，瘤细胞排列成巢状分散排列。②胚胎癌：镜下组织结构复杂多变，完全不分化细胞呈片状排列，细胞质色淡，呈颗粒状；染色质较淡，核圆形或卵圆形，核分裂象明显。③畸胎瘤：根据分化程度可分为三型。成熟型，镜下可见到正常形态的细胞、组织和器官，可含有软骨、胰腺、肝、肠、骨骼、平滑肌、横纹肌、神经及各种结缔组织；未成熟型，瘤细胞核大、染色深、分裂活跃，形态明显异形；恶性型，除含有分化良好及分化不良组织外，还有胚胎癌样组织或灶性恶性上皮组织及间叶组织。④绒毛膜上皮癌镜下见全体滋养细胞，大而形态不规则。

五、X 型题

1. ABC【解析】精原细胞瘤的 3 个亚型包括典型精原细胞瘤、间变型精原细胞瘤、精母细胞性精原细胞瘤。

2. ABCDE【解析】睾丸生殖细胞瘤的病因尚不清楚，可能与睾丸外伤、内分泌障碍、遗传、睾丸下降不全（隐睾）、局部温度升高等因素有关。

3. ADE【解析】睾丸肿瘤的危险因素：①隐睾。②克兰费尔特（Klinefelter）综合征。③不育。

4. ABDE【解析】睾丸精原细胞瘤Ⅰ期患者术后放疗靶区为腹主动脉旁淋巴结。

5. AB【解析】由于淋巴系统有特殊排列和通道相连的特点，睾丸癌常通过淋巴系统转移至腹腔和盆腔淋巴结。因此，术后进一步检查发现腹膜后淋巴结肿大，提示该患者需要进行辅助治疗以预防复发和转移。化疗可通过药物杀灭潜在的微小转移病灶，减少癌细胞的增殖和扩散，提高治愈率和生存期。睾丸精原细胞瘤对放射线敏感，该患者术后合适的辅助治疗是放化疗。

6. AD【解析】临床诊断为Ⅰ期精原细胞瘤患者的治疗包括睾丸根治术及辅助性放疗。

7. ACE【解析】化疗对 NSGCT 有一定作用，其主要适应证包括：①预后不良的Ⅰ期 NSGCT，已侵及精索或睾丸，切除后肿瘤标志物持续升高者。②Ⅱa～Ⅳ期的 NSGCT。③晚期难治的肿瘤复发或用药无效，采用挽救性化疗方案者。

8. ABCDE【解析】精原细胞对射线非常敏感，非精原细胞对射线不敏感，因此，非精原细胞癌患者一般不使用放疗。Ⅰ期精原细胞瘤需要在主动脉旁进行预防性放疗，总计量为 24～30Gy，同时需要密切随访，Ⅱa 期、Ⅱb 期精原细胞瘤，伴大块腹膜后肿瘤的患者需常规接受辅助放疗。无论是对纵隔还是锁骨上区域行预防性放疗，患者的腹部复发率和远处复发率都基本相同。

9. ABE【解析】根据国际胚胎细胞癌联合组织（IGCCCG）制定的睾丸肿瘤预后分期系统，提示非精原细胞瘤患者预后不良的因素包括：①肺外器官转移。②AFP > 10 000μg/L。③β-hCG > 50 000mU/L。④LDH > 正常值上限 10 倍。

10. ABCD【解析】睾丸生殖细胞瘤腹膜后淋巴结清扫的适应证：①Ⅰ期非精原细胞瘤。②Ⅱ期 A、B 非精原细胞瘤。③ⅡC、Ⅲ期精原细胞瘤或非精原细胞瘤。④N_1、N_2 未分化精原细胞瘤形。

11. ABC【解析】睾丸非生殖细胞肿瘤的临床表现：本病常表现为阴囊内无痛性肿块，体积较大，时有坠胀和疼痛。

12. ABCDE【解析】睾丸支持细胞瘤的临床表现随就诊时间而异，主要临床表现为睾丸肿块，圆形或卵圆形，生长缓慢，质地韧，部分伴有疼痛不适感，肿块生长缓慢，多单发。也可出现内分泌变化，如男性乳房增大，皮肤色素沉着等，青春期前患者偶有性早熟，雄激素、雌激素、促性腺激素升高，但也可正常。

13. ABC【解析】目前睾丸支持细胞瘤分为 3 期，Ⅰ期病变局限在睾丸，Ⅱ期有腹膜后淋巴结转移，Ⅲ期有膈以上转移。

14. ACDE【解析】睾丸支持细胞癌的诊断：超声检查可见睾丸支持细胞瘤在睾丸内出现实性肿块，边界清，多为中低回声内有增强回声，可检出比较丰富的血流信号。临床表现及辅助检查常缺乏特异性，容易误诊，主要依靠病理检查确诊。

15. ABC【解析】睾丸性腺细胞瘤的病理表现为：肿瘤常呈圆形，表面光滑，稍有分叶，质软或者坚硬不等，常出现钙化区，表示病灶有退行性改变，切面呈灰白色或黄色，但变化甚大，随肿瘤组织成分变化而改变。

16. BCDE【解析】附睾间皮瘤来源于附睾鞘膜的间皮组织。

17. ABC【解析】附睾间皮瘤的临床表现：附睾无痛性肿物，生长缓慢，圆形或卵圆形，直径在1.5~3.0cm，表面光滑，边界清楚，与睾丸界限明显，部分呈囊性感，可伴睾丸鞘膜积液。

18. ABC【解析】附睾间皮瘤的确诊主要依据病理检查，病理表现包括肿瘤无包膜、肿瘤细胞呈圆形或立方形的实性细胞索排列、胞质呈嗜酸性、常有空泡。

19. ABE【解析】附睾平滑肌瘤的临床表现：瘤体呈圆形，表面光滑，与周围组织无粘连，质硬有弹性，生长缓慢。患者常合并睾丸鞘膜积液。

20. BCD【解析】附睾浆液性囊腺瘤的临床表现：附睾处囊性偏硬肿物，有阴囊下坠及局部隐痛，肿块边缘光滑，生长缓慢，与睾丸及皮肤无粘连。

21. ABCD【解析】附睾浆液性囊腺瘤的确诊需病理检查，病理表现：肿瘤呈壁薄单房囊性肿块，囊肿上皮为立方或柱状上皮，常伴有纤毛，细胞核稍大，染色深。

22. ABCD【解析】行经阴囊睾丸切除术的注意事项：①患有早期精原细胞瘤患者实施放疗的范围应该包括同侧的腹股沟区及阴囊，但这会增加精子缺乏的发生率。②在患有早期NSGCT患者中，阴囊切口皮肤连同残余的精索应行RPLND时一并切除。③如果患者应用大剂量的以铂类为基础的抗癌药时，行RPLND时应一并把精索残端切除，但因为经系统治疗后局部复发的可能性相对较低，所以不必行扩大腹股沟区切除及半侧阴囊切除。④患有Ⅰ期NSGCT的患者经阴囊行睾丸切除不利于术后的监测。

23. ABCD【解析】睾丸肿瘤腹膜后淋巴结清扫术：外科医师首先需要非常熟悉腹膜后的解剖结构并且能够辨认出常见的变异，腹膜后腔良好的暴露是腹膜后淋巴结清扫术成功的关键，应用精确的“分离－滚转”技术彻底清扫淋巴结，可经胸、腹手术。

六、案例分析题

1. ABCDE【解析】该患者可能为睾丸肿瘤，应该进行的检查为如下。①肿瘤标志物：甲胎蛋白（AFP）、人绒毛膜促性腺激素β亚单位（β-hCG）、乳酸脱氢酶（LDH）。②激素水平：睾酮、黄体生成素（LH）、促卵泡激素（FSH）。③双侧睾丸彩超。④胸部X线。⑤腹部CT。

2. D【解析】睾丸间质细胞瘤常表现为阴囊内无痛性肿块，体积较大，时有坠胀和疼痛。发生于儿童者，常引起第二性征发育；在成人则有乳腺发育、性欲下降、阳痿等。睾丸超声常表现为界限清楚的局灶性实性低回声，也有为高回声病例。

3. ABCD【解析】睾丸间质细胞瘤的病理表现：细胞边界清晰，直径超过5cm，实性，呈黄色，细胞呈多角形，胞质丰富且多呈嗜酸性，胞内可见Reinke结晶，核排列整齐，可见大量具有管状脊的线粒体，细胞可表达波形蛋白、抑制素、蛋白 S100、钙视网膜蛋白。

4. E【解析】睾丸非肿瘤性病变，原则上要尽量保留睾丸组织，可行睾丸部分切除，切除病变组织。

5. DE【解析】患者既往右侧隐睾结合术中所见，右侧睾丸恶性肿瘤可能性大，建议送术中冰冻病理，如证实上述诊断，则行高位睾丸根治性切除术。

6. ABDE【解析】行根治性睾丸切除术，术后应进行的检查为血清甲胎蛋白（AFP）、人绒毛膜促性腺激素（hCG）和乳酸脱氢酶（LDH），胸部 CT 检查，骨显像，还应行腹部和盆腔 CT 检查明确有无转移。

7. DE【解析】结合术后病理，肿瘤分期为ⅡB 期，且患者 LDH 升高，提示进展性睾丸肿瘤，治疗建议扩大范围的放疗及 3~4 疗程以顺铂为中心的化疗。

8. ACD【解析】睾丸肿瘤复发病灶的挽救性治疗包括化疗（VIP 方案最佳）、放疗、挽救性手术（切除残余肿瘤，RPLND，保留神经的 RPLND）。

9. CDEFGH【解析】该患者考虑为睾丸占位，应进行的检查为血清甲胎蛋白（AFP）、人绒毛膜促性腺激素（hCG）和乳酸脱氢酶（LDH）检测，血清性激素检测（睾酮、雌二醇、黄体生成素、卵泡刺激素、催乳素），肾上腺功能检查（促肾上腺皮质激素、血尿皮质醇、醛固酮、去甲肾上腺素）及肾上腺 CT 检查，垂体 MRI 检查，钼靶 X 线和乳腺超声检查，甲状腺功能（T_3、T_4、TSH）和甲状腺超声检查。

10. CE【解析】参见案例分析题第 3 题解析。睾丸支持细胞瘤临床表现随就诊时间而异，主要临床表现为睾丸肿块，圆形或卵圆形，生长缓慢，质地韧，部分伴有疼痛不适感，肿块生长缓慢，多单发。也可出现内分泌变化，如男性乳房增大，皮肤色素沉着等，青春期前患者偶有性早熟，雄激素、雌激素、促性腺激素升高，但也可正常。超声检查可见睾丸支持细胞瘤在睾丸内出现实性肿块，边界清，多为中低回声内有增强回声，可检出比较丰富的血流信号。临床表现及辅助检查常缺乏特异性，容易误诊，主要依靠病理检查确诊。

11. AD【解析】根据不同的疾病，睾丸切除术也会有不同的方式。对于睾丸肿瘤，一般会行根治性睾丸切除术。睾丸切除术主要适用于睾丸肿瘤。因其他原因造成睾丸严重损害无法保留者，也可施行睾丸切除术。

12. ABCF【解析】右侧睾丸间质细胞瘤应进行的检查为定期体格检查、定期胸部 CT 检查、定期腹盆部 CT 检查、定期睾酮、雌二醇检测。

13. B【解析】睾丸 B 超检查：正确率可达 97%，可直接而准确地测定睾丸的大小、形态及有无转移。

14. A【解析】参见 A3/A4 型题第 4 题解析。

15. ACD【解析】睾丸萎缩、隐睾、年龄 <40 岁均可考虑对患者行对侧睾丸活检。

16. E【解析】结合各项检查，患者肿瘤临床分期ⅡC 期，建议行手术切除，并加用依托泊苷 + 顺铂化疗。

17. BDE【解析】患者 AFP 及 hCG 高，可放疗排除卵黄囊瘤，胚胎瘤及畸胎瘤。

18. ABCDEF【解析】睾丸非精原细胞瘤患者，如术后复发，可行保留神经的腹膜后淋巴结清扫术、残余病灶切除术、全身化疗（VIP、VeIP）等。

19. ABCD【解析】睾丸肿瘤转折，如为纵隔原发，肺外器官转移，AFP 及 hCG 高，均提示预后不良。

20. ACFH【解析】睾丸肿瘤术后随访方案为前 2 年每 3 月 1 次，随访检查内容包括体检，肿瘤标志物，胸部 X 线；第 1 年每 3 月复查腹、盆部 CT。第 2 年复查 1 次 CT。第 3 年至第 4 年每半年行体检，肿瘤标志物，胸部 X 线；第 5 年每年复查 1 次，复查项目同第 3~4 年。自第 3 年起，必要时复查腹、盆 CT。

21. A【解析】参见 A2 型题第 1 题解析。

22. A【解析】阴囊超声检查临床价值：超声检查对阴囊肿大原因不明（鞘膜积液，疝等鉴别）；睾丸和附睾肿物的诊断与鉴别（囊肿、肿瘤、炎症）；精索静脉曲张；阴囊、睾丸外伤（血肿、睾丸破裂）、睾丸扭转及其与急性睾丸炎，附睾炎等鉴别有很高的临床实用价值，是首选方法。

23. BCD【解析】LDH、AFP、β-hCG 检查对诊断睾丸肿瘤、分期和预后有意义。

24. CDFG【解析】卵黄囊瘤、混合性生殖细胞瘤、胚胎瘤均可见血 AFP 升高。

25. B【解析】CT 是判断睾丸恶性肿瘤有无转移最有效和性价比最好的检查手段。

26. D【解析】根治术前可完善睾丸活检，明确恶性后行高位睾丸根治性切除术。

27. A【解析】睾丸肿瘤分期 T_1：肿瘤局限于睾丸，无血管、淋巴结浸润。

28. BCE【解析】该患者为睾丸肿瘤，进行根治性左睾丸切除术后应进行放疗、预防性化疗，并且密切观察。

29. ABCEG【解析】该患者可能为睾丸肿瘤，应进行的检查为睾丸超声、盆腔 CT、腹部 CT、人绒毛膜促性腺激素（β-hCG）、乳酸脱氢酶（LDH）、胎盘碱性磷酸酶（PALP）及睾丸 MRI 等检查。

30. C【解析】根据患者的病史和体检结果，左侧阴囊内睾丸持续增大，突然出现疼痛伴睾丸迅速增大，提示可能是睾丸肿瘤。甲胎蛋白（AFP）正常，排除了卵黄囊瘤的可能性。

31. ABE【解析】Ⅰ期睾丸精原细胞瘤行根治性睾丸切除术后可辅助放化疗，并密切监测。

32. AB【解析】精原细胞瘤患者 AFP 正常，无肺外器官转移提示预后良好。

33. AB【解析】首先需完善透光试验及睾丸超声，明确睾丸占位是否为实性。

34. BCDFG【解析】该患者左侧睾丸实质性占位，应进行经腹股沟探查和根治性睾丸切除术、血清甲胎蛋白（AFP）、人绒毛膜促性腺激素（hCG）和乳酸脱氢酶（LDH）、腹部和盆腔 CT 检查检查明确有无转移、胸部 CT 检查、骨显像等进行进一步确诊。

35. BCEF【解析】患者为Ⅰ期睾丸精原细胞瘤，术后可辅助放、化疗，并严密监测各项指标变化，可行精液常规检查，保存精液。

36. AE【解析】腹主动脉旁淋巴结放疗，放疗后随访内容：①2 年内每 3 个月行临床体检及肿瘤标志物监测。②3 年内每年复查 2 次胸部 X 线摄片，以后每年 1 次。

第四十四章　睾丸、附睾、输精管损伤

一 A1 型题

1. 睾丸损伤最常见的原因为
   A. 先天性疾病
   B. 直接暴力
   C. 附睾损伤合并
   D. 手术创伤
   E. 间接受损
2. 关于睾丸损伤，以下说法不正确的是
   A. 睾丸有光滑的白膜保护且位于鞘膜腔内
   B. 睾丸一般不容易受到损伤
   C. 睾丸损伤多发生于青少年
   D. 睾丸损伤常见的原因为直接暴力
   E. 睾丸损伤一般不会伴发精索、阴囊损伤
3. 临床上评估睾丸损伤最常用的影像学检查方法是
   A. X 线
   B. B 超
   C. CT
   D. MRI
   E. PET-CT
4. 关于睾丸损伤，叙述不正确的是
   A. 睾丸损伤容易合并其他脏器损伤而被忽视或延误诊治
   B. 由于睾丸活动度较大，且睾丸白膜坚韧，因而单纯睾丸损伤的概率较小
   C. 睾丸损伤所致的疼痛较剧烈，并常伴有恶心、呕吐
   D. 睾丸破裂患者往往不能扪及睾丸的边界
   E. 睾丸损伤者若阴囊穿刺出凝固血提示睾丸破裂
5. 下列说法中，错误的是
   A. 医源性输精管损伤的治疗主要是输精管再通手术
   B. 睾丸损伤分为开放性损伤、闭合性损伤两类
   C. 若输精管丢失段不长，可将睾丸上提精索缩短行同侧输精管吻合术或输精管附睾吻合术
   D. 附睾损伤常合并睾丸损伤，而输精管活动度大，极少发生闭合性损伤

E. 附睾损伤临床上常见为医源性输精管损伤，通常是在婚后无精子、不育时才发现

6. 以下不属于睾丸损伤临床表现的是

A. 睾丸挫伤
B. 睾丸破裂
C. 睾丸脱位
D. 睾丸闭合损伤
E. 睾丸扭转

7. 下列有关睾丸挫伤的临床表现，叙述不正确的是

A. 睾丸疼痛剧烈
B. 疼痛向大腿内侧及下腹部放射
C. 阴囊肿大
D. 伴恶心、呕吐
E. 睾丸白膜完整，睾丸内回声尚均匀

8. 睾丸破裂的临床表现，以下叙述不正确的是

A. 阴囊伤处疼痛剧烈，甚至休克
B. 伴恶心、呕吐
C. 阴囊肿大，皮肤有瘀斑，睾丸界限不清，触痛明显
D. 白膜不完整，睾丸内回声不均匀
E. 疼痛向大腿内侧及下腹部放射

9. 睾丸脱位的临床表现，叙述不正确的是

A. 伴恶心、呕吐
B. 应与隐睾相鉴别
C. 睾丸移出阴囊之外
D. 睾丸位于腹股沟管、会阴及大腿内侧皮下
E. 阴囊空虚，在腹股沟管或会阴处扪及球形肿物

10. 睾丸开放损伤的临床表现，叙述不正确的是

A. 睾丸白膜破裂
B. 多见于刀刺及战伤
C. 睾丸组织外露或缺损
D. 阴囊有伤口、出血、血肿
E. 疼痛剧烈，并向腹股沟、下腹部放射

11. 睾丸扭转的临床表现，叙述不正确的是

A. 伴恶心、呕吐
B. 阴囊皮肤发红、水肿
C. 患侧睾丸血流频谱明显增强
D. 睾丸疼痛剧烈，并向腹股沟、下腹部放射
E. 精索短缩上移，托起阴囊后疼痛不减轻，反而加重

12. 睾丸破裂后，可明确破裂部位及裂口大小的检查是

A. B 超
B. 彩超
C. 磁共振
D. 手术探查
E. CT 平扫及增强扫描

13. 以下哪项应该与隐睾相鉴别

A. 睾丸挫伤
B. 睾丸破裂
C. 睾丸脱位
D. 睾丸开放损伤
E. 睾丸扭转

14. 睾丸脱位后，体检时阴囊空虚，而在腹股沟管或会阴处扪及球形肿物，可明确肿块为睾丸的检查是

A. B超　　B. 彩超

C. 磁共振　　D. 手术探查

E. CT平扫及增强扫描

15. 关于睾丸损伤的临床表现及诊断，以下叙述不正确的是

A. 睾丸开放损伤多见于刀刺及战伤

B. 睾丸扭转体检可见精索短缩上移

C. 睾丸脱位在腹股沟管或会阴处扪及球形肿物

D. 睾丸挫伤后睾丸疼痛剧烈，向腹股沟、上腹部放射

E. 睾丸破裂阴囊伤处疼痛剧烈，甚至休克，常伴恶心、呕吐

16. 关于睾丸损伤的治疗，以下不正确的是

A. 破裂及碎裂者，手术切除

B. 挫伤的睾丸肿、硬，张力过高者，切开白膜减压

C. 浅部脱位手法复位于阴囊内，深部脱位应尽早手术复位

D. 单纯挫伤无鞘膜积血或积血不多者，应用提睾带，局部冷敷

E. 睾丸扭转6小时内，手法复位；超过6小时，睾丸红肿、硬，开放手术复位；超过24小时，无生机者，手术切除

17. 睾丸挫伤后应卧床休息，抬高阴囊，早期行冷敷并止血、抗感染治疗，可行热敷的时间是

A. 12小时后　　B. 24小时后

C. 36小时后　　D. 48小时后

E. 72小时后

18. 关于输精管损伤，叙述不正确的是

A. 多为医源性损伤

B. 通常是在婚后无精子、不育时才发现

C. 查体可见伤侧睾丸正常，附睾增大、肥厚，近睾丸端输精管增粗

D. 经皮输精管造影为输精管损伤的常规检查方法

E. 治疗主要是实施输精管再通手术

19. 医源性输精管损伤主要是外科手术引起的输精管意外损伤，最常见于

A. 输尿管下端切开取石　　B. 腹股沟手术

C. 阑尾切除　　D. 肾移植

E. 睾丸鞘膜积液手术

20. 附睾损伤常合并（　　）损伤

A. 阴囊　　B. 睾丸

C. 精道　　　　D. 输精管

E. 腹股沟淋巴结

21. 关于附睾及输精管损伤的病因，以下叙述不正确的是

A. 附睾损伤常合并睾丸损伤，而输精管活动度大，极少发生闭合性损伤

B. 附睾及输精管损伤临床上常见为医源性输精管损伤

C. 医源性输精管损伤主要是外科手术引起的输精管意外损伤，最常见的是腹股沟手术

D. 外科手术引起的医源性输精管损伤一般不会引起输精管梗阻、不全梗阻或生精障碍

E. 输尿管下端切开取石、阑尾切除、肾移植、睾丸鞘膜积液手术、精液囊肿摘除也可引起输精管损伤

22. 对输精管损伤进行体格检查，以下叙述不正确的是

A. 伤侧睾丸正常　　　　B. 附睾增大，肥厚

C. 近睾丸端输精管增粗　　　　D. 阴囊内可触及分叶状、质地软的肿块

E. 部分患者可在外环附近触及输精管残端或结节

23. 输精管损伤后，附睾的表现为

A. 增大，肥厚　　　　B. 正常

C. 增大，变薄　　　　D. 缩小，变薄

E. 缩小，肥厚

24. 超声显示伤侧附睾增大，近端输精管增粗，管腔充盈，睾丸输出小管扩张，提示为（　　）声像

A. 睾丸鞘膜积液　　　　B. 精道梗阻

C. 精液囊肿　　　　D. 输精管梗阻

E. 生精障碍

25. 超声检查作为输精管损伤检查的重要辅助检查方法，其优点不包括

A. 安全　　　　B. 无创

C. 可清楚显示输精管状态　　　　D. 经济

E. 无输精管造影的并发症

26. 关于附睾及输精管损伤的诊断，以下叙述不正确的是

A. 单纯附睾损伤临床少见，主要见于合并睾丸损伤者

B. 对输精管损伤体格检查时发现，伤侧睾丸正常，附睾增大，肥厚，近睾丸端输精管变细

C. 对比剂为高渗性并有可能漏出对输精管产生一定的损害，影响输尿管再通，不应作为常规检查

D. 部分输精管损伤患者可在外环附近触及输精管残端或结节

E. 超声检查无创、经济、安全，无输精管造影的并发症，为输精管损伤检查的重要辅

助检查方法

27. 医源性输精管损伤的治疗主要是
    A. 斜疝修补术
    B. 隐睾固定术
    C. 输精管再通手术
    D. 精索静脉高位结扎术
    E. 输精管囊肿摘除术

二 A3/A4型题

（1~2题共用题干）

患者，男性，22岁。因“会阴外伤，剧烈疼痛1小时”来诊。1小时前患者骑自行车时不小心轧过一块石头，会阴部猛然撞击在座驾上，随感阴囊剧烈疼痛并向大腿根部、下腹部放射，伴恶心、呕吐。查体：阴囊明显肿胀，睾丸边界不清，触之剧烈疼痛。

1. 最可能的损伤为
    A. 睾丸挫伤
    B. 睾丸破裂
    C. 外伤性睾丸扭转
    D. 附睾损伤
    E. 输精管损伤
2. 关于患者的处理措施，叙述不正确的是
    A. 应用抗生素预防感染
    B. 明确诊断后立即手术探查
    C. 行经皮输精管造影明确诊断
    D. 行彩色超声检查明确损伤程度
    E. 镇静、镇痛、冷敷、减轻睾丸张力和控制出血

三 B型题

（1~4题共用备选答案）

A. 睾丸挫伤
B. 睾丸破裂
C. 睾丸脱位
D. 睾丸开放性损伤
E. 睾丸扭转

1. 体检时阴囊空虚，而在腹股沟管或会阴处扪及球形肿物的是
2. 体检见阴囊肿大，睾丸光滑、肿大、触痛明显。B超示睾丸白膜完整，睾丸内回声尚均匀的是
3. 多见于刀刺及战伤。检查可见阴囊有伤口、出血、血肿及睾丸白膜破裂、睾丸组织外露或缺损的是
4. 体检可见精索短缩上移，托起阴囊后疼痛不减轻，反而加重。阴囊皮肤发红、水肿。彩超提示患侧睾丸血流频谱明显减弱或消失的是

（5~8 题共用备选答案）

A. 行睾丸切除术

B. 早期肿胀不明显时，可试行手法复位，如不成功，应及早手术复位

C. 卧床休息，抬高阴囊，早期行冷敷并止血、抗感染治疗，72 小时后可行热敷

D. 一经诊断应及早手术探查，将睾丸复位后热敷，如无血运障碍，则将睾丸固定

E. 及早手术，彻底清创止血，剪除坏死组织，最大限度保留存活睾丸组织，缝合白膜裂口，充分引流

5. 睾丸挫伤的治疗措施为

6. 睾丸破裂的治疗措施为

7. 睾丸脱位的治疗措施为

8. 睾丸扭转的治疗措施为

四 X 型题

1. 睾丸扭转影响生育的可能原因有

A. 睾丸扭转后造成的内分泌障碍可能会影响睾丸的生精功能

B. 有毒物质的聚集

C. 缺血再灌注损伤

D. 抗原物质释放引起的自身免疫反应

E. 免疫因素

2. 单侧睾丸扭转后损害对侧睾丸的机制有

A. 睾丸复位后缺血再灌注损伤

B. 睾丸间交感神经-血管反射

C. 免疫因素

D. 内分泌因素

E. 单侧睾丸扭转时间较长

3. 睾丸损伤早期手术探查的指征包括

A. 鞘膜腔内中等量以上积血

B. 睾丸血肿大于睾丸容积 1/4

C. 外伤性睾丸脱位

D. 外伤性睾丸扭转

E. 临床和影像学检查不能明确睾丸损伤者

4. 睾丸扭转与急性化脓性睾丸炎相鉴别，睾丸扭转的症状有

A. 阴囊外伤史

B. 疼痛剧烈

C. 阴囊抬高试验（Prehn 征）阴性

D. 阴囊抬高试验（Prehn 征）阳性

E. 睾丸下垂

五 案例分析题

（1~4 题共用题干）

患者，男性，19 岁。主因“左侧阴囊疼痛 5 小时”就诊。5 小时前无明显诱因出现左侧阴囊区疼痛。

1. 患者需要进一步完善具有最重要诊断意义的检查是
   A. 血常规
   B. 尿常规
   C. 阴囊彩超
   D. 阴囊 CT 增强扫描
   E. 阴囊 MRI
   F. 放射性核素睾丸显像
2. 三维彩色超声显示左侧睾丸血流缺失，考虑为睾丸扭转。对患者最简单迅速的处理方式为
   A. 抗感染治疗
   B. 镇痛治疗
   C. 手法复位
   D. 患侧手术探查
   E. 物理治疗
   F. 对侧手术固定
3. 对患者拟行手法复位，以下正确的是
   A. 复位角度不能超过 360°
   B. 手法复位应在麻醉下进行
   C. 手法复位应按顺时针方向进行
   D. 若手法复位成功，应行睾丸固定术
   E. 手法复位应在彩色多普勒超声监视下进行
   F. 若手法复位不成功，应立即行阴囊探查术
4. 患者行手法复位后，疼痛未缓解，行阴囊探查和睾丸固定术，术中有以下哪些发现时，需告知家属保留失活睾丸可能产生的后续不良反应，并行睾丸切除术
   A. 睾丸复位后血供恢复
   B. 睾丸成黑紫色
   C. Arda 评级为Ⅱ级
   D. Arda 评级为Ⅲ级
   E. 术中活组织快速冷冻病理检查提示部分曲精小管坏死
   F. 术中或组织快速冷冻病理检查提示睾丸广泛梗死

（5~8 题共用题干）

患者，男性，21 岁。左侧阴囊区肿胀伴疼痛 3 天，于当地医院诊断为左侧附睾炎，行头孢三代抗感染治疗，未见好转。患者曾有不洁性生活史。

5. 最重要的检查或处置是

A. 加用大环内酯类抗生素

B. 加用喹诺酮类抗生素

C. 继续抗感染治疗，行尿细菌培养及药敏试验

D. 继续抗感染治疗，行血细菌培养及药敏试验

E. 完善性传播疾病相关检查

F. 完善阴囊彩色多普勒超声检查

6. 阴囊彩色多普勒超声：左侧睾丸血运缺失，左侧附睾肿大。最佳的处理方式是

A. 一般治疗　　B. 抗感染治疗

C. 镇痛治疗　　D. 手法复位

E. 阴囊探查术　　F. 睾丸切除术

7. 阴囊探查术：左侧睾丸扭转 720°呈黑紫色。下一步的处理方法是

A. 行左侧睾丸固定术　　B. 行左侧睾丸切除术

C. 0.25% 利多卡因封闭精索　　D. 活组织快速冰冻病理检查

E. 温盐水纱布湿敷睾丸 20 分钟　　F. 切开白膜深达髓质观察出血时间

8. 患者睾丸复位后，Arda 评级为Ⅲ级，活组织快速冰冻病理检查提示睾丸广泛坏死。查体：右侧精索明显较长，右侧提睾肌反射强烈。对患者进一步的处置方案是

A. 左侧睾丸切除术　　B. 左侧睾丸固定术

C. 右侧睾丸活检术　　D. 右侧精索固定术

E. 右侧睾丸固定术　　F. 右侧睾丸切除术

(9~12 题共用题干)

患者，男性，23 岁。主因打篮球时局部受到撞击导致阴囊肿胀、疼痛 2 小时就诊。查体：阴囊肿大伴有触痛，右侧明显。B 超检查显示右侧睾丸结构不清。

9. 患者初步诊断为

A. 阴囊血肿　　B. 右侧睾丸扭转

C. 右侧精索扭转　　D. 右侧睾丸肿瘤

E. 右侧睾丸附睾炎　　F. 阴囊外伤，右侧睾丸破裂

10. 患者最佳治疗方案是

A. 行阴囊探查术

B. 限期行右侧睾丸根治性切除术

C. 卧床休息，静脉给予抗炎药治疗

D. 阴囊局部加压包扎，减轻局部血肿

E. 口服消炎、镇痛类药物，以对症治疗
F. 密切监测生命体征，积极抗休克治疗

11. 如术中发现睾丸鞘膜腔积血，右侧睾丸白膜破裂，大部分睾丸组织尚未失活，最佳的手术方案是
A. 鞘膜腔血肿清除术
B. 右侧睾丸切除术
C. 右侧睾丸复位固定术
D. 右侧睾丸修补术
E. 右侧精索复位固定术
F. 右侧睾丸根治性切除术

12. 患者术后远期最容易出现的并发症是
A. 睾丸萎缩
B. 睾丸附睾炎
C. 睾丸鞘膜积液
D. 睾丸扭转
E. 睾丸肿瘤
F. 阴囊感染

（13~16 题共用题干）

患者，男性，16 岁。左侧阴囊疼痛不适 10 小时余，初为隐痛，逐渐加重转化为持续性疼痛，伴有下腹部会阴部放射性疼痛。查体：左侧阴囊肿大，触痛明显，阴囊皮肤红肿。

13. 患者最可能的诊断为
A. 慢性附睾炎
B. 腹股沟疝
C. 睾丸扭转
D. 睾丸附件扭转
E. 急性睾丸炎
F. 附睾结核

14. 为明确诊断，需进行哪些检查
A. 睾丸彩色多普勒超声
B. 阴囊 CT
C. 放射性核素睾丸显像
D. 血常规
E. 阴囊 MRI
F. 睾丸组织活检

15. 患者诊断为睾丸扭转，下一步最佳的治疗方式是
A. 手法复位
B. 手术探查
C. 睾丸切除术
D. 患侧睾丸切除术 + 对侧睾丸固定术
E. 观察
F. 睾丸固定术

16. 行手术探查，在术中判断睾丸是否坏死的方法有
A. 术中观察睾丸是否呈黑紫肿胀
B. 睾丸扭转不超过 360°
C. 楔形切取深达髓质的睾丸组织送病理检查
D. 温盐水纱布湿敷，睾丸创面 10 分钟内出现动脉渗血
E. 温盐水纱布湿敷 10~15 分钟

F. 术中行睾丸超声检查，可观察其是否有血流

（17~19 题共用题干）

患者，男性，18 岁。在学校踢球后出现右侧阴囊疼痛不适，局部有红肿，于当地医院行抗感染治疗后无明显好转，2 小时前疼痛加重，转入我院。查体：右侧睾丸明显肿胀，触痛明显，托起阴囊后疼痛无明显减轻。

17. 患者的治疗原则是

A. 尽早解除睾丸扭转，挽救睾丸　　B. 尽快行手法复位
C. 尽快行手术探查　　D. 尽快行睾丸切除术
E. 尽快行固定术　　F. 随访观察

18. 若患者发生睾丸扭转的时间在 5 小时内，行手法复位，其有效的标志是

A. 睾丸血流恢复正常　　B. 睾丸位置下降
C. 睾丸肿胀减轻　　D. 睾丸疼痛减轻
E. 睾丸不再自动转回以前的位置　　F. 睾丸位置恢复正常

19. 患者不愿意行睾丸切除术，术后可能的并发症有

A. 影响对侧睾丸生精能力　　B. 患侧睾丸恶变
C. 患侧睾丸萎缩　　D. 引起自身免疫性疾病
E. 对侧睾丸代偿性增大　　F. 男性不育

参考答案与解析

一、A1 型题

1. B【解析】睾丸损伤多发生于青少年，常见的原因为直接暴力，往往伴有精索、阴囊损伤。

2. E【解析】睾丸损伤的病因：由于阴囊组织松弛，睾丸有光滑的白膜保护且位于鞘膜腔内，活动度大，故一般不易受到损伤。睾丸损伤多发生于青少年，常见的原因为直接暴力，往往伴有精索、阴囊损伤。

3. B【解析】临床上评估睾丸损伤最常用的影像学检查方法为 B 超。

4. E【解析】阴囊穿刺抽的血液不凝固，提示为实质性器官破裂出血。如抽出的血液迅速凝固，多系穿刺针误刺血管或血肿所致，选项 E 错误。

5. B【解析】睾丸损伤分为开放性损伤、闭合性损伤和医源性损伤三类。医源性输精管损伤的治疗主要是输精管再通手术。若输精管丢失段不长，可将睾丸上提精索缩短行同侧输

精管吻合或输精管附睾管吻合。附睾损伤常合并睾丸损伤，而输精管活动度大，极少发生闭合性损伤，临床上常见为医源性输精管损伤，通常是在婚后无精子、不育时才发现。

6. D【解析】睾丸损伤的临床表现：①睾丸挫伤。②睾丸破裂。③睾丸脱位。④睾丸开放损伤。⑤睾丸扭转。

7. D【解析】睾丸挫伤的临床表现：伤后睾丸疼痛剧烈，向大腿内侧及下腹部放射。体检见阴囊肿大，睾丸光滑、肿大、触痛明显。B 超显示睾丸白膜完整，睾丸内回声尚均匀。

8. E【解析】睾丸破裂的临床表现：阴囊伤处疼痛剧烈，甚至休克，常伴恶心、呕吐。体检可见阴囊肿大，皮肤有瘀斑，睾丸界限不清，触痛明显。B 超检查显示白膜不完整，睾丸内回声不均匀。CT 平扫及增强扫描可明确破裂部位及裂口大小。

9. A【解析】睾丸脱位的临床表现：由于暴力挤压使睾丸移出阴囊外，多见睾丸位于腹股沟管、会阴及大腿内侧皮下。体检时阴囊空虚，而在腹股沟管或会阴处扪及球形肿物。B 超可帮助明确此肿块为睾丸。应与隐睾鉴别，后者有明确隐睾病史。

10. E【解析】睾丸开放损伤的临床表现：多见于刀刺及战伤。检查可见阴囊有伤口、出血、血肿及睾丸白膜破裂、睾丸组织外露或缺损，如有阴囊壁缺损，可见睾丸完全外露。

11. C【解析】睾丸扭转的临床表现：睾丸疼痛剧烈，并向腹股沟、下腹部放射，常伴恶心、呕吐。体检可见精索短缩上移，托起阴囊后疼痛不减轻，反而加重。阴囊皮肤发红、水肿。彩超提示患侧睾丸血流频谱明显减弱或消失。

12. E【解析】睾丸破裂后，CT 平扫及增强扫描可明确破裂部位及裂口大小。

13. C【解析】参见 A1 型题第 9 题解析。

14. A【解析】睾丸脱位后，体检时阴囊空虚，而在腹股沟管或会阴处扪及球形肿物，可帮助明确该肿块为睾丸的检查为 B 超。

15. D【解析】睾丸损伤的临床表现及诊断如下。①睾丸挫伤：伤后睾丸疼痛剧烈，向大腿内侧及下腹部放射。②睾丸破裂：阴囊伤处疼痛剧烈，甚至休克，常伴恶心、呕吐。③睾丸脱位：体检时阴囊空虚，而在腹股沟管或会阴处扪及球形肿物。④睾丸开放损伤：多见于刀刺及战伤。⑤睾丸扭转：体检可见精索短缩上移，托起阴囊后疼痛不减轻，反而加重。

16. A【解析】睾丸损伤的治疗如下。①睾丸挫伤：对睾丸肿胀、疼痛难忍者，可切开减压。②睾丸破裂：无论是开放性还是闭合性睾丸破裂，均应及早手术，彻底清创止血，剪除坏死组织，最大限度保留存活睾丸组织，缝合白膜裂口，充分引流。③睾丸脱位：早期肿胀不明显时，可试行手法复位；如不成功，应及早手术复位。术中应注意血运情况及有无损伤。对术中诊断睾丸破裂者，应止血、修补，并行睾丸复位固定。④睾丸扭转：一经诊断应及早手术探查，将睾丸复位后热敷，如无血运障碍，则将睾丸固定。如睾丸已坏死，则应行睾丸切除术。

17. E【解析】睾丸挫伤：卧床休息，抬高阴囊，早期行冷敷并止血、抗感染治疗，

72 小时后可行热敷。

18. D【解析】附睾损伤常合并睾丸损伤，而输精管活动度大，极少发生闭合性损伤，临床上常见为医源性输精管损伤，通常是在婚后无精子、不育时或对输精管损伤体格检查时发现，伤侧睾丸正常，附睾增大，肥厚，近睾丸端输精管增粗，部分患者可在外环附近触及输精管残端或结节。经皮的输精管造影可清楚地显示对比剂中断，远端输精管不显影。但对比剂为高渗性并有可能漏出，对输精管产生一定的损害，影响输尿管再通，不应作为常规检查。治疗主要是实施输精管再通手术。

19. B【解析】医源性输精管损伤主要是外科手术引起的输精管意外损伤，最常见的是腹股沟手术，如斜疝修补术、隐睾固定术、精索静脉高位结扎术等引起。

20. D【解析】附睾损伤常合并输精管损伤。

21. D【解析】附睾及输精管损伤的病因：附睾损伤常合并睾丸损伤，而输精管活动度大，极少发生闭合性损伤，临床上常见为医源性输精管损伤，医源性输精管损伤主要是外科手术引起的输精管意外损伤，最常见的是腹股沟手术，如疝气修补术、隐睾固定术、精索静脉高位结扎术等引起。此外，输尿管下端切开取石、阑尾切除、肾移植、睾丸鞘膜积液手术、精液囊肿摘除也可引起这种损伤。外科手术引起的医源性输精管损伤包括横行切断、部分切除、缝扎、钳压、手术引起的血液循环障碍，不论哪种损伤都会引起输精管梗阻、不全梗阻或生精障碍，同时损伤双侧输精管者，会引起不育。

22. D【解析】对输精管损伤体格检查时发现，伤侧睾丸正常，附睾增大，肥厚，近睾丸端输精管增粗，部分患者可在外环附近触及输精管残端或结节。

23. B【解析】输精管损伤后，附睾的表现为正常。

24. D【解析】超声显示伤侧附睾增大，近端输精管增粗，管腔充盈，睾丸输出小管扩张，提示为输精管梗阻声像。

25. C【解析】超声检查作为输精管损伤检查的重要辅助检查方法，其优点为安全、无创、经济，无输精管造影的并发症。

26. B【解析】附睾及输精管损伤的诊断如下。①病史：单纯附睾损伤临床少见，主要见于合并睾丸损伤者，所以，睾丸损伤患者应注意检查附睾的情况。②体格检查：伤侧睾丸正常，附睾增大，肥厚，近睾丸端输精管增粗，部分患者可在外环附近触及输精管残端或结节。③经皮的输精管造影：可清楚地显示对比剂中断，远端输精管不显影。但对比剂为高渗性并有可能漏出对输精管产生一定的损害，影响输尿管再通，不应作为常规检查。④彩色超声检查：无创、经济、安全，无输精管造影的并发症，为输精管损伤检查的重要辅助检查方法。可发现伤侧附睾增大，近端输精管增粗，管腔充盈，睾丸输出小管扩张，提示为输精管梗阻声像。

27. C【解析】医源性输精管损伤的治疗主要是输精管再通手术。

二、A3/A4 型题

1. A【解析】参见 A1 型题第 7 题。

2. C【解析】该患者可能为睾丸挫伤，应用抗生素预防感染，镇静、镇痛、冷敷、减轻睾丸张力和控制出血，明确诊断后立即手术探查，行彩色超声检查明确损伤程度。

三、B 型题

1～4 C、A、D、E【解析】睾丸损伤的临床表现及诊断如下。①睾丸挫伤：体检见阴囊肿大，睾丸光滑、肿大、触痛明显。B 超显示睾丸白膜完整，睾丸内回声尚均匀。②睾丸破裂：体检可见阴囊肿大，皮肤有瘀斑，睾丸界限不清，触痛明显。B 超检查显示白膜不完整，睾丸内回声不均匀。③睾丸脱位：体检时阴囊空虚，而在腹股沟管或会阴处扪及球形肿物。B 超可帮助明确此肿块为睾丸。应与隐睾鉴别，后者有明确的隐睾病史。④睾丸开放损伤：检查可见阴囊有伤口、出血、血肿及睾丸白膜破裂、睾丸组织外露或缺损，如有阴囊壁缺损，可见睾丸完全外露。⑤睾丸扭转：体检可见精索短缩上移，托起阴囊后疼痛不减轻，反而加重。阴囊皮肤发红、水肿。彩超提示患侧睾丸血流频谱明显减弱或消失。

5～8 C、E、B、D【解析】参见 A1 型题第 16 题。

四、X 型题

1. ABCD【解析】睾丸扭转影响生育的可能原因：①睾丸扭转后造成的内分泌障碍可能会影响睾丸的生精功能。②有毒物质的聚集。③缺血再灌注损伤。④抗原物质释放引起的自身免疫反应。

2. ABCE【解析】一侧睾丸扭转后对对侧睾丸损害的机制有睾丸复位后缺血再灌注损伤、睾丸间交感神经-血管反射、免疫因素及一侧睾丸扭转时间较长。

3. ACDE【解析】睾丸损伤早期手术探查的指征：①外伤性睾丸脱位。②外伤性睾丸扭转。③鞘膜腔内中等量以上积血。④临床和影像学检查不能明确睾丸损伤者。

4. ABD【解析】睾丸扭转与急性化脓性睾丸炎的鉴别：睾丸扭转有疼痛剧烈，阴囊外伤史，Prehn 征阳性。

五、案例分析题

1. C【解析】阴囊彩超检查主要是检查睾丸和附睾的情况，确定是否有睾丸鞘膜积液，睾丸占位性的病变以及睾丸炎，附睾炎等。

2. C【解析】睾丸扭转：一经诊断应及早手术探查，将睾丸复位后热敷，如无血运障碍，则将睾丸固定。如睾丸已坏死，则应行睾丸切除术。

3. BCDEF【解析】手法复位应在麻醉下，按顺时针方向，在彩色多普勒超声监视下进行，若手法复位成功，应行睾丸固定术，若手法复位不成功，应立即行阴囊探查术。

4. BDF【解析】阴囊探查术中判断睾丸是否坏死的方法：①睾丸是否呈黑紫色、肿胀。

②睾丸组织是否广泛坏死。③Arda 评级Ⅲ级右睾丸预后不佳，无保留价值。

5. F【解析】本例需完善阴囊超声，鉴别睾丸扭转与附睾炎。

6. E【解析】超声检查显示左侧睾丸血运缺失，考虑睾丸扭转，需急诊行阴囊探查术。

7. CDEF【解析】术中左侧睾丸扭转，呈黑紫色，此时应评估左侧睾丸是否失去活力，可封闭精索后取病理评估是否存在广泛坏死，还可用湿盐水纱布湿敷睾丸 20 分钟，切开白膜深处髓质观察出血时间，完善 Arda 评分。

8. AE【解析】左侧睾丸 Arda 评级Ⅲ级，并广泛坏死，无保留价值，故行左侧睾丸切除。右侧精索长，提睾肌反射强烈，远期右侧睾丸扭转可能相对大，故需行右侧睾丸固定术。

9. F【解析】结合病史，阴囊外伤的诊断明确。右侧阴囊触痛明显，超声显示右侧睾丸结构不清，故诊断为右侧睾丸破裂。

10. A【解析】参见案例分析题第 6 题解析。

11. D【解析】睾丸修补术：睾丸外伤时清创并清除睾丸血肿，缝合白膜以挽救睾丸功能，减少感染的手术操作。适用于睾丸裂伤、部分碎裂或白膜破裂的睾丸损伤。

12. A【解析】睾丸修补术后远期最容易出现的并发症为睾丸萎缩。

13. C【解析】睾丸扭转：睾丸疼痛剧烈，并向腹股沟、下腹部放射，常伴恶心、呕吐。体检可见精索短缩上移，托起阴囊后疼痛不减轻，反而加重。阴囊皮肤发红、水肿。彩超显示患侧睾丸血流频谱明显减弱或消失。

14. A【解析】参见案例分析题第 5 题解析。

15. B【解析】参见案例分析题型第 2 题解析。

16. ACE【解析】行手术探查，在术中判断睾丸是否坏死的方法：①术中观察睾丸是否呈黑紫肿胀。②楔形切取深达髓质的睾丸组织送病理检查。③温盐水纱布湿敷 10~15 分钟。

17. A【解析】睾丸扭转治疗的目的是挽救睾丸，保护生育功能。

18. BDE【解析】行手法复位，有效的标志：①睾丸位置下降。②睾丸疼痛减轻。③睾丸不再自动转回以前的位置。

19. ACF【解析】术后可能的并发症包括影响对侧睾丸生精能力、患侧睾丸萎缩及男性不育等。

第四十五章　阴囊疾病

一 A1 型题

1. 阴囊鳞状细胞癌多经（　　）途径转移

A. 血液　　B. 皮肤

C. 淋巴　　D. 肾脏

E. 汗腺

2. 关于阴囊鳞状细胞癌，以下叙述不正确的是

A. 阴囊鳞状细胞癌又称阴囊癌

B. 阴囊鳞状细胞癌的病因是由表皮细胞直接恶变而来

C. 阴囊鳞状细胞癌患者多有煤烟、沥青、酚油等物质长期接触史

D. 阴囊鳞状细胞癌与职业因素有关

E. 阴囊鳞状细胞癌多见于 50~70 岁人群

3. 关于阴囊鳞状细胞癌的病理变化，以下叙述不正确的是

A. 病理上，阴囊鳞形细胞癌与身体其他部位的鳞形细胞癌不相同

B. 镜下可见增生的上皮突破基膜向深层浸润

C. 增生的上皮形成了不规则条索形癌巢

D. 分化好的癌巢中有相当于基底层的细胞排列在癌巢的外层

E. 细胞间可见细胞间桥，癌巢中央可出现角珠或癌珠

4. 阴囊癌 A_2期和 B 期的区别在于

A. 病变是否可切除　　B. 病变是否有局限性

C. 病变有无超出髂腹股沟　　D. 病变有无转移

E. 病变有无累及邻近组织、器官

5. 阴囊鳞状细胞癌的病变常位于阴囊的

A. 前内侧面　　B. 后外侧面

C. 前外侧面　　D. 后内侧面

E. 中前侧面

6. 关于阴囊鳞状细胞癌的临床表现，以下叙述不正确的是

A. 病变通常位于阴囊前外侧面

B. 阴囊皮肤出现痛性疣状或丘疹状隆起

C. 病变通常突出于阴囊表面

D. 中央可凹陷形成溃疡伴出血、坏死及脓性分泌物

E. 50% 病例伴腹股沟淋巴结肿大

7. 阴囊鳞状细胞癌手术切除时，原发病灶切除范围应包括肿瘤边缘（　　）的正常阴囊皮肤

A. 1~2cm　　B. 2~3cm

C. 3~4cm　　D. 4~5cm

E. 5~6cm

8. 阴囊鳞状细胞癌当腹股沟淋巴结有转移时，可在原发肿瘤切除后（　　）行淋巴结清扫术

A. 1 周内　　B. 2~3 周

C. 2~4 周　　D. 2~6 周

E. 8 周之后

9. 阴囊炎性癌的病理特点是增生的表皮内有佩吉特（Paget）细胞，呈（　　）弥漫分布

A. 圆点状　　B. 放射状

C. 椭圆状　　D. 不规则三角状

E. 条索状、巢状或岛屿状

10. 关于阴囊炎性癌的病理，叙述不正确的是

A. 阴囊炎性癌的病理特点是增生的表皮内有 Paget 细胞，呈条索状、巢状或岛屿状弥漫分布

B. 在表皮的基底层或棘层下部找到 Paget 细胞

C. Paget 细胞圆而大，胞质丰富、淡染，胞核大而圆或不整，染色淡，可见丝状分裂

D. 细胞可单个散在，增多时可聚集成巢状，无细胞间桥

E. 真皮内没有明显的炎性细胞浸润

11. Paget 细胞（　　），胞质丰富、淡染，胞核（　　）而圆或不整，染色（　　），可见丝状分裂

A. 圆而小，大，浓　　B. 形状不规则，小，淡

C. 圆而大，大，淡　　D. 扁而窄，小，浓

E. 扁而窄，大，淡

12. Paget 细胞可单个散在，增多时可聚集成

A. 岛屿状　　B. 条索状

C. 不规则三角状　　D. 巢状

E. 椭圆状

13. 关于阴囊炎性癌的临床表现，以下叙述不正确的是
    A. 阴囊 Paget 病多见于老年患者，病程较长，进展缓慢，有经历几年或十几年者
    B. 局部皮肤瘙痒、糜烂、渗液、结痂，脱痂后仍有糜烂渗液，皮损范围逐渐扩大
    C. 皮肤病变均表现为红斑样皮损，微隆于正常皮肤，边界规则但不清楚
    D. 病灶表面粗糙，可见结痂、糜烂或渗液，少数见丘疹、色素沉着。病变的周边与正常皮肤有分界
    E. 腹股沟淋巴结肿大，多为炎症性，必要时活检以排除肿瘤转移
14. 阴囊炎性癌极易误诊为
    A. 恶性黑色素瘤
    B. 阴囊鳞状细胞癌
    C. 阴囊慢性湿疹
    D. 鲍恩病
    E. 阴囊皮脂腺囊肿
15. 有关阴囊炎性癌的特征，下列叙述不正确的是
    A. 阴囊皮肤局限性红斑状皮损
    B. 表面有渗出
    C. 脱屑、结痂
    D. 病损经久不愈
    E. 出现丘疹
16. 对有禁忌证或无法手术的阴囊炎性癌患者可放疗，放射以 X 线或 β 射线为宜，剂量为
    A. >10Gy
    B. >70Gy
    C. >100Gy
    D. >270Gy
    E. >350Gy
17. 患者活检证实为阴囊炎性癌时应及早手术治疗。手术时可有皮肤缺损，一般经皮肤松解均能缝合，不能缝合的病例，应行
    A. 皮瓣转移或游离植皮术
    B. 鞘膜切除术
    C. 静脉高位结扎术
    D. 疝修补术
    E. 腹腔镜手术
18. 阴囊皮脂腺囊肿通常呈
    A. 三角形
    B. 圆形或椭圆形
    C. 扁圆形
    D. 多边形
    E. 楔形

二 A2 型题

患者，男性，46 岁。阴囊部直径 1cm 圆形肿物，有时疼痛，肿物与皮肤有粘连，基底活动，无压痛，不硬，肿物上覆之皮肤有黑点状物与肿物相连，诊断为
A. 阴囊脂肪瘤
B. 阴囊血管瘤
C. 阴囊表皮样囊肿
D. 阴囊皮脂腺囊肿

E. 痣

三 B 型题

（1~5 题共用备选答案）

A. 阴囊　　B. 睾丸、精索，阴茎等邻近组织、器官

C. 髂腹股沟处，不可切除　　D. 腹股沟或髂腹股沟处，可切除

E. 超出髂腹股沟的远处

Ray 将阴囊癌分为 4 期：

1. A_1期病变在
2. A_2期病变在
3. B 期病变在
4. C 期病变在
5. D 期病变在

（6~7 题共用备选答案）

A. 阴囊 Paget 病　　B. 阴囊鳞状细胞癌

C. 阴囊慢性湿疹　　D. 鲍恩病

E. 无黑色素颗粒的恶性黑色素瘤

6. 又称原位鳞癌，病理特征有高度不典型鳞状细胞和有丝分裂，表皮明显增厚，无 Paget 细胞的是
7. 好发于中年人，病灶范围较小（<2.5cm），转移较快以及病理上无腺样结构，印戒细胞和黏多糖阳性的是

（8~16 题共用备选答案）

A. 无需治疗　　B. 姑息治疗

C. 抗生素治疗　　D. 手术切除治疗

E. 切开引流治疗

8. 单个、较小的阴囊皮脂腺囊肿，可选择的治疗是
9. 阴囊皮脂腺囊肿有感染者，可选择的治疗是
10. 阴囊皮脂腺囊肿继发感染形成脓肿，可选择的治疗是
11. 较大的阴囊皮质腺囊肿，可选择的治疗是
12. 阴囊纤维瘤一经诊断应早期
13. 阴囊脂肪瘤症状明显或影响行走、性生活时，可行
14. 对未自行退化之阴囊血管瘤，瘤体较小者，可选择的治疗是

15. 阴囊血管瘤的瘤体小，没有症状者，可选择的治疗是
16. 阴囊血管瘤的症状明显或瘤体较大者，可选择的治疗是

四 X 型题

1. 阴囊纤维瘤是由（　　）组成的一种良性肿瘤，临床上较少见
   A. 成纤维细胞　　B. 胶原
   C. 蛋白质　　D. 肿瘤
   E. 衣原体
2. 关于阴囊纤维瘤的临床表现，以下叙述正确的是
   A. 阴囊内生长缓慢的肿块　　B. 小而坚硬，无不适
   C. 个别巨大者可达拳头大小　　D. 大而质软，无不适
   E. 阴囊内生长迅速的肿块
3. 关于阴囊脂肪瘤的临床表现，以下叙述正确的是
   A. 位于阴囊皮下　　B. 缓慢生长的质软肿物
   C. 有阴囊坠胀感　　D. 阴囊内可触及管状的肿块
   E. 阴囊内可触及质地坚硬的肿块
4. 关于阴囊血管瘤的临床表现，以下叙述正确的是
   A. 胚胎发育异常而形成的一种血管先天性畸形
   B. 病变在皮下，不在皮内
   C. 阴囊可扪及青色的较小柔软肿物
   D. 色泽由鲜红至暗紫色不等，压之可褪色
   E. 病变在皮内，不在皮下
5. 关于阴囊淋巴管瘤的叙述，以下正确的是
   A. 主要依靠临床体检
   B. 通过组织病理可确诊
   C. 淋巴瘤与阴囊海绵状血管瘤很难区别
   D. 阴囊皮肤水肿、硬化
   E. 手术时可见皮下有结缔组织及花瓣状的索块

参考答案与解析

一、A1 型题

1. C【解析】阴囊鳞状细胞癌，又称阴囊癌。病因不明，多有煤烟、沥青、酚油等物质

长期接触史，因此与职业因素有关。多见于50~70岁，多经淋巴途径转移。

2. B【解析】参见A1型题第1题解析。

3. A【解析】病理上，阴囊鳞形细胞癌与身体其他部位的鳞形细胞癌相同。镜下可见增生的上皮突破基膜向深层浸润，形成不规则条索形癌巢，分化好的癌巢中有相当于基底层的细胞排列在癌巢的外层，其内为相当于棘细胞层的细胞，细胞间可见细胞间桥，癌巢中央可出现角珠或癌珠。

4. D【解析】Ray将阴囊癌分为4期：A_1期，病变局限在阴囊；A_2期，病变累及邻近组织、器官（睾丸、精索，阴茎），但无转移；B期，出现可切除的腹股沟或髂腹股沟淋巴结转移；C期，髂腹股沟转移淋巴结已无法切除；D期，有超出髂腹股沟的远处转移。

5. C【解析】阴囊鳞状细胞癌病变通常位于阴囊前外侧面。

6. B【解析】阴囊鳞状细胞癌的临床表现：病变通常位于阴囊前外侧面。阴囊皮肤出现无痛性疣状或丘疹状隆起，质地较硬。突出于阴囊表面，中央可凹陷形成溃疡伴出血、坏死及脓性分泌物。50%病例伴腹股沟淋巴结肿大。

7. B【解析】原发病灶切除范围应包括肿瘤边缘2~3cm的正常阴囊皮肤，一般可保留阴囊内容物。腹股沟淋巴结有转移，可在原发肿瘤切除后2~6周行淋巴结清扫术。

8. D【解析】参见A1型题第7题解析。

9. E【解析】阴囊炎性癌的病理特点是增生的表皮内有Paget细胞，呈条索状、巢状或岛屿状弥漫分布。

10. E【解析】阴囊炎性癌的病理：阴囊炎性癌的病理特点是增生的表皮内有Paget细胞，呈条索状、巢状或岛屿状弥漫分布。在表皮的基底层或棘层下部找到Paget细胞，该细胞圆而大，胞质丰富、淡染，胞核大而圆或不整，染色淡，可见丝状分裂。细胞可单个散在，增多时可聚集成巢状，无细胞间桥，真皮内可见到明显的炎性细胞浸润。

11. C【解析】参见A1型题第10题解析。

12. D【解析】参见A1型题第10题解析。

13. C【解析】阴囊Paget病多见于老年患者，病程较长，进展缓慢，有经历几年或十几年者。阴囊炎性癌的临床表现：①局部皮肤瘙痒、糜烂、渗液、结痂，脱痂后仍有糜烂渗液，皮损范围逐渐扩大。②皮肤病变均表现为红斑样皮损，微隆于正常皮肤，边界清楚，但不规则如地图状。病灶表面粗糙，可见结痂、糜烂或渗液，少数见丘疹、色素沉着。病变的周边与正常皮肤有分界。③腹股沟淋巴结肿大，多为炎症性，必要时活检以排除肿瘤转移。

14. C【解析】阴囊炎性癌极易误诊为阴囊慢性湿疹，对于反复发作的阴囊湿疹且经久不愈者，应早做组织活检，病理结果可确诊本病。

15. E【解析】根据阴囊皮肤局限性红斑状皮损伴表面渗出、脱屑、结痂及病损经久不愈的特征，临床诊断并不难。

16. D【解析】对有禁忌证或无法手术者可放疗，放射以X线或β射线为宜，剂量

>270Gy。

17. A【解析】活检证实为Paget病，则应及早手术治疗。目前治疗以阴囊局部扩大切除术为首选，切除病变之阴囊皮肤全层，切缘宜距病灶2cm以上。手术时可有皮肤缺损，一般经皮肤松解均能缝合，不能缝合的病例，应行皮瓣转移或游离植皮术。

18. B【解析】皮脂腺囊肿通常呈圆形或椭圆形，位于皮肤或皮下组织，多为单个，略硬或稍有弹性，可推动，多如豌豆或蚕豆大小，呈淡白色或略带黄色。

二、A2型题

D【解析】阴囊皮质腺囊肿的临床表现：皮脂腺囊肿通常呈圆形或椭圆形，位于皮肤或皮下组织，多为单个，略硬或稍有弹性，可推动，多如豌豆或蚕豆大小，呈淡白色或略带黄色。顶端有时可见皮脂腺口，用力挤压时可挤出黄色或白色分泌物。若合并感染，局部可发红、疼痛，并有化脓及破溃。

三、B型题

1~5 A、B、D、C、E【解析】参见A1型题第4题解析。

6~7 D、E【解析】阴囊炎性癌的鉴别诊断：①鲍恩病又称原位鳞癌，病理特征有高度不典型鳞状细胞和有丝分裂，表皮明显增厚，无Paget细胞。②无黑色素颗粒的恶性黑色素瘤可根据好发于中年人，病灶范围较小（<2.5cm），转移较快以及病理上无腺样结构，印戒细胞和黏多糖阳性做出诊断。

8. A【解析】单个、较小的阴囊皮脂腺囊肿，无需治疗。

9. C【解析】阴囊皮脂腺囊肿有感染者，可选择的治疗是抗生素治疗。

10. E【解析】阴囊皮脂腺囊肿继发感染形成脓肿，可进行切开引流治疗。

11. D【解析】较大的阴囊皮质腺囊肿，可选择的治疗是手术切除治疗。

12. D【解析】阴囊纤维瘤一经诊断应早期手术切除治疗。

13. D【解析】阴囊脂肪瘤症状明显或影响行走、性生活时，可行手术切除治疗。

14. D【解析】对未自行退化之阴囊血管瘤，瘤体较小者，可选择的治疗是手术切除治疗。

15. A【解析】阴囊血管瘤的瘤体小，没有症状者，无需治疗。

16. D【解析】阴囊血管瘤的症状明显或瘤体较大者，可选择的治疗是手术切除治疗。

四、X型题

1. AB【解析】阴囊纤维瘤是由纤维母细胞和胶原组成的一种良性肿瘤，临床上较少见。

2. ABC【解析】阴囊纤维瘤的临床表现：阴囊内生长缓慢的肿块，小而坚硬，无不适。个别巨大者可达拳头大小，此时坠痛不适，影响排尿。

3. ABC【解析】阴囊脂肪瘤的临床表现：位于阴囊皮下，缓慢生长的质软肿物，有阴囊坠胀感。阴囊内可触及分叶状、质地软的肿块，与周围组织界限清楚。

4. ACDE【解析】阴囊血管瘤的临床表现：为胚胎发育异常而形成的一种血管先天性畸形。病变在皮内，不在皮下。阴囊可扪及青色的较小柔软肿物，色泽由鲜红至暗紫色不等，压之可褪色。常有明显症状。若有血栓形成或继发感染，可出现局部疼痛。

5. ABC【解析】阴囊淋巴管瘤的诊断：依靠临床体检，并通过组织病理确诊。淋巴瘤与阴囊海绵状血管瘤很难区别，手术时可见皮下有结缔组织及管状的索条。

第四十六章　阴囊内容物疾病

一 A1 型题

1. 精索静脉曲张好发于左侧的原因，以下解释正确的是
   A. 左侧精索内静脉呈直角注入左肾静脉
   B. 左肾静脉通过主动脉与肠系膜之间，容易受压
   C. 左侧精索内静脉下段位于乙状结肠后方，容易受压
   D. 左侧精索内静脉汇入左肾静脉入口处的静脉瓣可出现发育不良
   E. 以上都是
2. 有关精索静脉曲张的叙述中，以下不正确的是
   A. 精索静脉曲张多发生于青春期　B. 精索静脉曲张多发生于左侧
   C. 后腹膜肿瘤可继发精索静脉曲张　D. 肾癌可继发精索静脉曲张
   E. 精索静脉曲张不会影响生育功能
3. 关于精索静脉曲张，以下叙述不错误的是
   A. 婴幼儿精索静脉曲张发病率极低　B. 青春期精索静脉曲张发病率高
   C. 精索静脉曲张可继发睾丸鞘膜积液　D. 肾癌会引起继发的精索静脉曲张
   E. 其他部位的肿瘤也可以引起继发的精索静脉曲张
4. 男性精子减少症、弱精子症的常见原因是
   A. 肾囊肿　B. 肾肿瘤
   C. 附睾结核　D. 附睾囊肿
   E. 精索静脉曲张
5. 原发性精索静脉曲张的病因不包括
   A. 精索静脉的瓣膜缺如　B. 右髂总动脉压迫左髂总静脉
   C. 周围支持的组织较薄弱　D. 结肠压迫
   E. 精索静脉的瓣膜不健全
6. 精索静脉在何处汇合成精索内静脉
   A. 腹膜后　B. 盆腔
   C. 腹股沟管内环　D. 腹股沟管外环
   E. 阴囊部

7. 继发性精索静脉曲张最常见于

A. 肾癌　B. 睾丸癌

C. 前列腺癌　D. 输尿管癌

E. 肠系膜癌

8. 左侧精索静脉回流入

A. 肾静脉　B. 下腔静脉

C. 上腔静脉　D. 肠系膜静脉

E. 股静脉

9. 精索静脉曲张的发生原因不包括

A. 长时间站立

B. 左精索内静脉呈直角注入肾静脉

C. 静脉瓣发育不全，静脉丛壁的平滑肌或弹力纤维薄弱

D. 左精索内静脉下段位于乙状结肠后面

E. 腹腔后肿瘤压迫精索内静脉或癌栓充塞肾静脉

10. 诊断精索静脉曲张，哪项是不必要的

A. 站立位用力屏气检查精索静脉　B. 多普勒超声检查

C. 红外线成像技术　D. 精索内静脉穿刺造影

E. 阴囊透光试验

11. 精索静脉曲张的后果是

A. 睾丸发硬　B. 睾丸肿胀

C. 精索水肿　D. 输尿管不通

E. 影响睾丸生精能力

12. 关于精索静脉曲张手术治疗的叙述，以下不正确的是

A. 精索静脉曲张伴有不育者应积极手术治疗

B. 阴囊坠胀感较严重者应采取手术治疗

C. 精索静脉曲张也可以注射硬化剂治疗

D. 经腹股沟切口手术治疗，若伤及营养睾丸的动脉会造成睾丸缩小

E. 精索静脉曲张手术治疗可通过腹腔镜进行

13. 以下有关精索静脉曲张的治疗，不正确的是

A. 精索内静脉与腹壁深静脉吻合　B. 切断阴囊内部分扩张的静脉

C. 高位结扎和切断精索内静脉　D. 行精索内静脉栓塞

E. 无症状或症状较轻时，可仅用阴囊托或穿紧身内裤

14. 精索静脉曲张伴有精子异常的不育者，最佳治疗为

A. 补充维生素　B. 精索内静脉高位结扎术

C. 中草药　　D. 人工授精

E. 观察

15. 严重的精索静脉曲张，最有效的治疗方法是

A. 穿弹力裤　　B. 切断精索内静脉

C. 阴囊托带　　D. 阴囊热敷

E. 药物治疗

16. 以下不属于继发性鞘膜积液病因的是

A. 阴囊外伤　　B. 腹外疝

C. 急性睾丸炎　　D. 附睾炎

E. 精索炎

17. 交通性鞘膜积液的病因是

A. 炎症　　B. 外伤

C. 原因不明　　D. 鞘状突未闭合

E. 丝虫病

18. 鞘膜积液最常见的部位是

A. 睾丸鞘膜积液　　B. 精索鞘膜积液

C. 精索睾丸鞘膜积液　　D. 交通性鞘膜积液

E. 先天性鞘膜积液

19. 鞘膜积液的非手术治疗不包括

A. 急性炎症引起的反应性积液

B. 外伤性积液可以自行消退者

C. 慢性期需卧床休息，使用阴囊托带抬高阴囊

D. 因全身疾病引起的积液，当全身疾病痊愈后，积液可逐渐被吸收

E. 穿刺抽液用于婴幼儿积液较明显，张力大不能自行吸收者

20. 交通性鞘膜积液与腹股沟斜疝的主要鉴别点是

A. 交通性鞘膜积液透光试验(+)

B. 腹股沟斜疝卧位或立位均可触及睾丸

C. 腹股沟斜疝压迫内环时内容物不再复出

D. 交通性鞘膜积液立位时不易触及睾丸

E. 腹股沟斜疝卧位时阴囊变小

21. 鞘膜积液手术治疗，最常用的手术方法是

A. 鞘膜翻转术　　B. 鞘膜折叠术

C. 鞘膜切开术　　D. 鞘膜开窗术

E. 鞘膜切除术

22. 鞘膜积液的手术治疗，不包括
A. 鞘膜开窗术
B. 鞘膜翻转术
C. 结扎术
D. 鞘膜折叠术
E. 鞘膜切除术

23. 关于鞘膜积液的治疗，以下哪项措施疗效最不理想
A. 婴儿鞘膜积液、盛入较小的鞘膜积液无需手术治疗
B. 穿刺抽液治疗
C. 鞘膜翻转术
D. 交通性鞘膜积液应在内环处高位结扎鞘突
E. 精索鞘膜积液应将积液囊全部切除

24. 关于精索静脉曲张导致睾丸功能受损的机制，以下不正确的是
A. 使睾丸周围温度升高，精曲小管发生变化
B. 左肾上腺静脉血反流至睾丸，使后者接触到高浓度的肾上腺类固醇、儿茶酚胺和前列腺素
C. 睾丸血流流量减少，含氧量降低
D. 可导致附睾功能不全，影响精子活力
E. 无静脉曲张侧睾丸功能不受影响，因此不会引起不育

25. 在腹股沟内环处结扎鞘状突的手术方式适用于
A. 睾丸鞘膜积液
B. 精索鞘膜积液
C. 鞘膜积血
D. 睾丸精索鞘膜积液
E. 交通性鞘膜积液

二、A2 型题

1. 患者，男性，32 岁。结婚 3 年不育来就诊，查体：左侧阴囊下垂，左睾丸较右侧小，质地较右侧软，左精索可触及团状肿块，根据患者的症状，目前最可能的诊断是
A. 右精索静脉曲张
B. 左精索静脉曲张
C. 左睾丸萎缩
D. 左精索静脉炎
E. 右斜疝

2. 患者，男性，14 岁。右侧阴囊肿大 2 年，晨起变小，活动后增大。查体：右侧阴囊肿大，可触及囊性感，挤压时缩小，缩小时睾丸可触及，正常大小。透光试验阳性。患者最可能的诊断是
A. 右交通性鞘膜积液
B. 右睾丸鞘膜积液
C. 左精索鞘膜积液
D. 右侧斜疝
E. 左精索静脉曲张

3. 患儿，男，1岁。诊断为右侧睾丸鞘膜少量积液，最佳处理方案是
A. 随访观察
B. 立即引流
C. 药物治疗
D. 鞘膜翻转术
E. 穿刺抽吸

4. 患者，男性，28岁。双侧精索静脉曲张，左侧显著。术前精液常规检查提示弱精子症，术后精液质量显著改善。有关精索静脉曲张影响精液质量的因素，以下正确的是
A. 精索静脉内血液滞留，局部温度升高
B. 影响睾丸血运，睾丸组织内 CO_2 蓄积，影响精子生成
C. 精索内静脉反流使肾上腺和肾的内分泌产物在睾丸浓度增高，影响精子质量
D. 精索静脉通过交通支致代谢产物在睾丸浓度增加，影响睾丸生精
E. 以上都是

5. 患者，男性，46岁。右侧阴囊可触及蚯蚓状肿块，平卧后不消失。B超：右侧精索静脉曲张。考虑为继发性精索静脉曲张。首先应排除的疾病为
A. 泌尿系统先天畸形
B. 腹股沟疝
C. 精索静脉炎
D. 腹膜后包块压迫
E. 肾脏肿瘤

6. 患者，男性，51岁。右腰疼痛、血尿伴低热3个月。B超发现右肾下极肿瘤直径8cm，同时发现右侧精索静脉曲张Ⅲ度，平卧曲张的静脉不消失，患者精索静脉曲张最可能的原因为
A. 右肾癌同时伴有先天的精索静脉曲张
B. 右肾癌伴有肾静脉癌栓
C. 右肾癌压迫了右精索静脉
D. 右肾癌自身的静脉与精索静脉曲张建立了交通支
E. 先天性的精索静脉开口异常

7. 患者，男性，31岁。婚后3年未育，劳累时感下腹坠胀。检查阴囊可触及蚯蚓状团块，平卧可消失。治疗应为
A. 阴囊托带
B. 鞘膜翻转术
C. 精索内静脉高位结扎术
D. 抗虫药物治疗
E. 精索囊肿切除术

8. 患者，男性，15岁。左侧阴囊胀痛3个月。Valsalva试验(+)，阴囊B超检查：精索内静脉直径0.26cm，排除睾丸扭转。根据患者情况，治疗宜采取
A. 精索内静脉高位结扎术
B. 提高阴囊
C. 理疗
D. 精索内静脉–髂外静脉吻合术
E. 精索内静脉栓塞术

9. 患者，男性，19 岁。右侧阴囊肿大 1 年，肿块大小无变化，无明显疼痛。查体：右侧阴囊肿大，精索正常，可触及囊性感肿块，挤压时无变化，睾丸触及不清，透光试验阳性。最可能的诊断是

A. 右侧斜疝　　B. 右睾丸鞘膜积液

C. 右睾丸肿瘤　　D. 右交通性鞘膜积液

E. 右精索静脉曲张

10. 患者，男性，21 岁。查体：腹股沟或睾丸上方有囊肿，透光试验阳性，囊肿与睾丸有明显分界，诊断为

A. 精液囊肿　　B. 睾丸肿瘤

C. 精索鞘膜积液　　D. 交通性鞘膜积液

E. 睾丸鞘膜积液

11. 患儿，男，9 岁。查体：阴囊囊性肿块，站立时肿块明显增大，透光试验阳性，卧位时肿块缩小或消失，睾丸不能触及。可能的诊断是

A. 睾丸鞘膜积液　　B. 精索鞘膜积液

C. 交通性鞘膜积液　　D. 睾丸炎

E. 完全性腹股沟斜疝

12. 患者，男性，58 岁。近来发现左阴囊逐渐增大但不痛，与体位无关，触不到左睾丸和附睾，透光试验阳性，应诊断为

A. 睾丸鞘膜积液　　B. 精索鞘膜积液

C. 交通性鞘膜积液　　D. 精液囊肿

E. 嵌顿性腹股沟斜疝

13. 患者，男性，29 岁。左侧阴囊内肿块半年，时有挤压痛，无热，不影响活动。查体：左侧阴囊肿大，触之睾丸上部有囊性肿块，牵拉睾丸可随之活动，挤压不变小，睾丸可触及正常大小，透光试验为阳性，诊断为

A. 睾丸鞘膜积液　　B. 精索鞘膜积液

C. 交通性鞘膜积液　　D. 左侧斜疝

E. 精液囊肿

三　A3/A4 型题

（1~3 题共用题干）

患者，男性，52 岁。既往身体健康、近 4 个月来出现 2 次肉眼血尿，经 CT 检查发现右肾实质及右肾静脉有实性占位性病变，门诊以“右肾癌并右肾静脉栓塞”收入院。

1. 以下病史中存在的可能性最小的是

A. 发热　　B. 腰痛

C. 尿频、尿痛　　D. 消瘦

E. 咯血

2. 患者合并有下腔静脉血栓形成，与其对应的体征应为

A. 贫血貌　　B. 高血压

C. 右上腹肿块　　D. 右下肢麻痹

E. 右侧精索静脉曲张

3. 患者KUB平片+IVP示右肾集合系统受压变形，右输尿管正常，左肾形态功能正常，左输尿管正常，膀胱正常，B超提示：肝胆胰脾正常，为进一步完善诊断，必不可少的检查是

A. 肾脏CT　　B. 胸部正侧位片

C. 膀胱镜　　D. 肾动脉造影

E. 右侧逆行肾盂造影

（4~6题共用题干）

患者，男性，32岁。发现左侧阴囊软性肿块2年，平时无不适，卧位不消失。结婚4年未育。查体：左侧阴囊明显松弛下垂，似蚯蚓团块状物清晰可见，触之柔软，透光试验(-)。检查精液常规提示弱精子症。

4. 最可能的诊断是

A. 睾丸鞘膜积液　　B. 交通性鞘膜积液

C. 腹股沟斜疝　　D. 精索鞘膜积液

E. 左侧精索静脉曲张

5. 根据患者情况，治疗宜采取

A. 使用阴囊托带　　B. 左侧精索静脉高位结扎术

C. 左侧精索静脉剥离术　　D. 穿紧身内裤

E. 以上都是

6. 如果选择手术治疗，最常见的并发症是

A. 切口感染　　B. 睾丸扭转

C. 手术不彻底而复发　　D. 止血不彻底形成血肿

E. 损伤精索动脉，睾丸萎缩

（7~8题共用题干）

患儿，男，12岁。自幼即发现右侧阴囊内肿块，4cm×5cm×5cm，平卧后消失，站立位又复出现。

7. 在进行临床诊断和鉴别诊断时，首先应采取的检查是

A. 透光试验　　B. Valsalva试验

C. 诊断性穿刺　　D. B 超

E. CT

8. 若检查为阳性，可诊断为

A. 睾丸鞘膜积液　　B. 精索鞘膜积液

C. 交通性鞘膜积液　　D. 右腹股沟斜疝

E. 右腹股沟滑动性疝

(9~10 题共用题干)

患儿，男，11 岁，因“发现右侧阴囊内肿物半年”来诊。平卧位消失，透光试验(+)。B 超：右侧阴囊内肿物，4cm×5cm×5cm。

9. 最可能的诊断为

A. 腹股沟疝　　B. 睾丸鞘膜积液

C. 交通性鞘膜积液　　D. 睾丸肿瘤

E. 精索静脉曲张

10. 最适合的治疗为

A. 鞘膜翻转术　　B. 睾丸切除术

C. 腹股沟疝修补术　　D. 精索静脉高位结扎术

E. 高位结扎鞘状突并行鞘膜翻转术

(11~12 题共用题干)

患者，男性，43 岁。2 个月前剧烈活动后出现 1 次肉眼血尿，未治疗血尿停止。近 3 周来反复出现上述症状，无其他不适。查体未见明显异常。尿常规：红细胞 15~20 个/高倍视野，白细胞 2~4 个/高倍视野。B 超：右肾盂上部可见 3cm×2cm 不规则形的不均质回声光团，肾上盏局限性积液。

11. 为明确诊断首先选择的方法是

A. 膀胱镜检查　　B. 磁共振检查

C. 肾动脉造影　　D. 静脉尿路造影

E. 放射性核素肾脏显像

12. 对患者最合适的手术治疗是

A. 根治性右肾切除术　　B. 右肾切除术

C. 右肾部分切除术　　D. 右肾、输尿管全长切除术

E. 右肾、输尿管全长切除术及部分膀胱切除术

（13~15 题共用题干）

患者，男性，22 岁。发现右阴囊内鸡蛋大小肿块半年，不痛，平卧不消失。扪之囊性感，透光试验(+)。

13. 最可能为
    A. 睾丸鞘膜积液
    B. 睾丸肿瘤
    C. 腹股沟斜疝
    D. 精索鞘膜积液
    E. 交通性鞘膜积液
14. 首选的治疗为
    A. 热敷
    B. 穿弹力内裤
    C. 手术治疗
    D. 理疗
    E. 阴囊托起
15. 如果选择手术治疗，术后并发症不包括
    A. 阴囊血肿
    B. 术中未行睾丸固定而发生睾丸扭转
    C. 损伤动脉引起的睾丸萎缩
    D. 精索静脉曲张
    E. 手术不彻底而复发

四 B 型题

（1~3 题共用备选答案）

A. Ⅰ级
B. Ⅱ级
C. Ⅲ级
D. Ⅳ级
E. Ⅴ级

根据体检及精索内静脉造影结果，临床上将精索静脉曲张程度分为 3 级：

1. 触诊不明显，患者屏气增加腹压（Valsava 试验）时方可摸到曲张静脉，精索内静脉造影时对比剂在精索内静脉内逆流长达 5cm，属于
2. 外观正常，但触诊即可摸到曲张静脉，精索内静脉造影时对比剂在精索内静脉内逆流至第 4~5 腰椎水平，属于
3. 曲张静脉如蚯蚓团，触诊及视诊时均极明显，精索内静脉造影时对比剂在精索内静脉内逆流至阴囊内，属于

（4~6 题共用备选答案）

A. 黄色
B. 棕色
C. 红色
D. 乳白色
E. 浅粉色

4. 先天性鞘膜积液其囊壁光滑、柔软，积液清亮或
5. 先天性鞘膜积液如有肿瘤及感染存在，积液呈
6. 先天性鞘膜积液如因血丝虫感染，积液呈

（7~11 题共用备选答案）

A. 睾丸鞘膜积液
B. 精索鞘膜积液
C. 交通性鞘膜积液
D. 婴儿型鞘膜积液
E. 睾丸、精索鞘膜积液

7. 睾丸鞘膜腔内有较多浆液集聚，呈梨形或卵圆形的鞘膜积液类型是
8. 肿块位于睾丸以上至腹股沟部，呈卵圆形或梭形的鞘膜积液类型是
9. 鞘状突仅在内环处闭合，精索段未闭合且与睾丸鞘膜腔相通的鞘膜积液类型是
10. 鞘状突未完全闭合，腹腔体液随体位流动的鞘膜积液类型是
11. 近腹腔段很细或已闭，精索段和睾丸段相通，呈一体性梨形的鞘膜积液类型是

五 X 型题

1. 睾丸萎缩可见于
   A. 淋病
   B. 外伤后遗症
   C. 急性睾丸炎
   D. 流行性腮腺炎后遗症
   E. 精索静脉曲张
2. 属于精索内的结构有
   A. 肉膜
   B. 腹膜鞘突残余
   C. 神经、淋巴管
   D. 输精管动脉、静脉
   E. 睾丸动脉、蔓状静脉丛
3. 以下哪项是儿童及青少年精索静脉曲张的外科治疗指征
   A. 患侧睾丸体积明显变小
   B. 超声提示精索静脉增宽
   C. 双侧精索静脉曲张
   D. 对促性腺激素释放激素（GnRH）刺激反应增强
   E. 其静脉曲张于平卧后不消失
4. 精索静脉曲张介入治疗的并发症有
   A. 肝栓塞
   B. 肺栓塞
   C. 精索内静脉穿孔
   D. 静脉炎
   E. 脑栓塞

5. 关于精索静脉曲张的治疗，叙述正确的有
   A. 一般行高位结扎术
   B. 症状轻者可以穿弹力裤
   C. 可将精索内静脉与腹壁静脉吻合分流
   D. 可以通过腹腔镜治疗
   E. 行高位结扎术后不会复发
6. 鞘膜积液的病因中后天性因素包括
   A. 睾丸下降过程中，精索鞘状突部分未闭合和睾丸鞘膜囊内液体量异常增多
   B. 睾丸附睾感染引起鞘膜内液体增多
   C. 肿瘤引起鞘膜内液体增多
   D. 丝虫病引起鞘膜内液体增多
   E. 外伤引起鞘膜内液体增多
7. 下列关于精索静脉曲张，说法正确的是
   A. 精索静脉曲张是男性常见病
   B. 在普通男性中发病率约为20%
   C. 大多数见于20~30岁的青壮年
   D. 10岁以上随着年龄增长发病率逐渐增高
   E. 左侧多见，但双侧者达40%，单纯右侧极少见
8. 鞘膜积液的临床类型可分为
   A. 睾丸鞘膜积液
   B. 精索鞘膜积液
   C. 精索睾丸鞘膜积液
   D. 交通性鞘膜积液
   E. 婴儿型鞘膜积液
9. 关于鞘膜积液的诊断，以下叙述正确的是
   A. 体检时阴囊肿块呈球形或梨形增大
   B. 触之光滑，有波动感，透光试验阴性
   C. 精索鞘膜积液时常于阴囊上方或腹股沟管外环处，呈长、卵圆形
   D. 先天性交通性鞘膜积液于平卧时按压肿块，可逐渐缩小或完全消失
   E. 触之光滑，有波动感，透光试验阳性
10. 精液囊肿与鞘膜积液相鉴别，精液囊肿的特点可见
   A. 位于睾丸上方
   B. 附睾头部，多呈圆形
   C. 穿刺可见乳白色液体
   D. 体积极大
   E. 位于睾丸下方

六 案例分析题

(1~3 题共用题干)

患者，男性，33 岁。因婚后未采取避孕措施，有规律性生活 2 年不育来本院就诊。患者平时体健，身高 175cm，体重 74kg。第二性征发育正常，无乳房发育。查体触及左侧精索静脉扩张Ⅱ级，Valsalva 试验阳性。无尿频、尿急等症状。

1. 患者最可能的初步诊断是
   A. 精索静脉曲张
   B. 男性不育症
   C. 前列腺炎
   D. 泌尿系统感染
   E. 前列腺增生
   F. 鞘膜积液
2. 患者首先应进行哪些检查
   A. 阴囊超声
   B. 性激素检测
   C. 精液常规检测
   D. 尿常规
   E. 阴茎多普勒超声
   F. 患者妻子进行不育症相关检查
3. 精索静脉曲张手术治疗适应证包括
   A. 慢性前列腺炎
   B. 合并精液参数异常
   C. 女方未发现生育异常
   D. 患侧睾丸体积较对侧缩小
   E. 未采取避孕措施，有规律性生活至少持续 1 年以上未育者
   F. 经体检和其他辅助检查，确诊为精索静脉曲张，Valsalva 试验阳性

(4~7 题共用题干)

患者，男性，28 岁。未婚，左侧阴囊坠胀感 2 年余，一直未行特殊处理。最近左侧阴囊坠胀感加重，表现为久站或久坐后酸胀不适。

4. 首先对患者采取何种处理最合适
   A. 阴囊检查
   B. 给予解痉镇痛药物治疗
   C. 行阴囊及精索静脉 B 超检查
   D. 住院治疗
   E. 给予抗炎药物治疗
   F. 行泌尿系统 CT 检查
5. 患者体检发现左侧阴囊表面可见蚯蚓状团块，为明确诊断，首选哪项检查
   A. 阴囊 CT
   B. 精液常规
   C. 阴囊 MRI
   D. 性激素检查
   E. 阴囊及精索静脉 B 超
   F. hCG 检查

6. 患者被诊断为左侧精索静脉曲张，可选择的治疗措施有
A. 腹膜后精索静脉曲张结扎术
B. 腹腔镜下精索静脉曲张结扎术
C. 腹股沟精索静脉曲张结扎术
D. 显微镜下腹股沟精索静脉曲张结扎术
E. 介入栓塞睾丸静脉
F. 给予抗炎处理
7. 精索静脉曲张手术治疗的可能并发症有
A. 鞘膜积液
B. 静脉曲张复发
C. 输精管损伤
D. 睾丸萎缩
E. 附睾炎
F. 腹股沟疝

（8~11题共用题干）

患者，男性，57岁。已婚，左侧阴囊坠胀感进行性加重1年余，查体：左侧阴囊表面可见蚯蚓状曲张团块，平卧后不消失，双侧睾丸及附睾正常。

8. 患者可能的诊断为
A. 附睾炎
B. 精索静脉曲张
C. 鞘膜积液
D. 左肾肿瘤
E. 腹股沟疝
F. 睾丸肿瘤
9. 为明确诊断，需进一步检查的项目有
A. 肾图
B. 泌尿系统CT
C. 阴囊彩色多普勒超声
D. 泌尿系统MRI
E. 静脉尿路造影（IVU）
F. 放射性核素全身显像
10. 患者左侧精索静脉曲张的可能原因是
A. 左精索静脉行程长并呈直角进入肾静脉，回流阻力大
B. 左精索静脉易受前侧的乙状结肠压迫
C. 左肾静脉在主动脉与肠系膜上动脉间受压，影响回流，形成近端钳夹现象
D. 髂总动脉压迫左髂总静脉，使左输精管静脉回流受阻，形成远端钳夹现象
E. 左侧肾肿瘤压迫左精索静脉
F. 精索静脉内癌栓
11. 患者确诊为左肾肿瘤和继发性左侧精索静脉曲张，下一步的治疗措施为
A. 腹膜后精索静脉曲张结扎术
B. 腹腔镜下精索静脉曲张结扎术
C. 左肾肿瘤根治性切除术
D. 左肾肿瘤根治性切除术联合腹膜后精索静脉曲张结扎术
E. 显微镜下腹股沟精索静脉曲张结扎术
F. 精索静脉曲张高位结扎术

参考答案与解析

一、A1 型题

1. E【解析】精索静脉曲张好发于左侧的原因：①左侧精索内静脉呈直角注入左肾静脉。②左肾静脉通过主动脉与肠系膜之间，容易受压。③左侧精索内静脉下段位于乙状结肠后方，容易受压。④左侧精索内静脉汇入左肾静脉入口处的静脉瓣可出现发育不良。

2. E【解析】精索静脉曲张常可影响精子的产生和精液的质量，使睾丸的生精功能受到影响。

3. C【解析】附睾炎症可继发睾丸鞘膜积液。

4. E【解析】男性精子减少症、弱精子症的常见原因为精索静脉曲张。

5. E【解析】原发性精索静脉曲张的病因：因精索静脉的瓣膜缺如或不健全、行径长、周围支持的组织较薄弱、结肠压迫、右髂总动脉压迫左髂总静脉等原因发生曲张。左侧精索静脉呈直角回流入左肾静脉，血流阻力大，因此左侧精索静脉曲张较为多见。

6. C【解析】精索静脉在腹股沟管内环处汇合成精索内静脉。

7. A【解析】继发性精索静脉曲张最常见于肾癌。

8. A【解析】左侧精索静脉呈直角回流入左肾静脉，血流阻力大，因此左侧精索静脉曲张较为多见。

9. A【解析】精索静脉曲张的病因如下。①原发性精索静脉曲张：因精索静脉的瓣膜缺如或不健全、行径长、周围支持的组织较薄弱、结肠压迫、右髂总动脉压迫左髂总静脉等原因发生曲张。左侧精索静脉呈直角回流入左肾静脉，血流阻力大，因此左侧精索静脉曲张较为多见。②继发性精索静脉曲张：因肾肿瘤时肾静脉及下腔静脉内癌栓形成，或肾积水、腹膜后肿瘤及异位血管压迫等，阻碍精索静脉回流而引起的精索静脉曲张。

10. E【解析】精索静脉曲张的诊断：①站立时阴囊有沉重及坠胀感，可向下腹部、腹股沟或腰部放射，行走劳累后加重，平卧后减轻。有时有神经衰弱症状。②站立检查阴囊增大，睾丸下垂，见到或触及蚯蚓状曲张静脉团。平卧后缩小或消失。但继发性精索静脉曲张，曲张静脉团并不缩小。③多普勒超声、红外线或接触性阴囊测温、实时 B 超检查、放射性核素阴囊血池扫描及精索内静脉造影等有助于诊断。

11. E【解析】精索静脉曲张的后果是影响睾丸生精能力。

12. C【解析】精索静脉曲张的手术治疗：症状严重或经非手术治疗症状不缓解者应行手术治疗；曲张明显者或合并不育者，亦应行手术治疗。宜尽早在青少年期就行手术治疗。儿童期Ⅲ度精索静脉曲张主张手术治疗，以免影响生育功能。精索内静脉高位结扎术应用较多，于内环上方或内环处结扎精索静脉，也可用显微镜于外环下结扎或采用腹腔镜手术。

13. B【解析】严重的精索静脉曲张手术治疗，目的是阻断血液逆流，解决血液淤积于阴囊、睾丸。仅切除阴囊内部分扩张的静脉是不够的，必须采用其他手术方法，如精索内静脉高位结扎术等。

14. B【解析】精索静脉曲张伴有精子异常的不育者，最佳治疗为精索内静脉高位结扎术。

15. B【解析】严重的精索静脉曲张，最有效的治疗方法是切断精索内静脉。

16. B【解析】继发性鞘膜积液病因：①阴囊外伤。②急性睾丸炎。③附睾炎。④精索炎。

17. D【解析】交通性鞘膜积液的病因为鞘状突未闭合。

18. A【解析】鞘膜积液中睾丸鞘膜积液最常见，鞘状突闭合正常。

19. C【解析】鞘膜积液的非手术治疗：急性炎症引起的反应性积液，外伤性积液可以自行消退者。急性期需卧床休息，使用阴囊托带抬高阴囊，如胀痛剧烈可穿刺抽液减压，解除疼痛，并便于摸清阴囊内容情况，以确定诊断。因全身疾病引起的积液，当全身疾病痊愈后，积液可逐渐被吸收。穿刺抽液用于婴幼儿积液较明显，张力大不能自行吸收者。抽水可以减少鞘膜囊内积液量，防止张力过大影响睾丸的发育。

20. A【解析】交通性鞘膜积液与腹股沟斜疝的主要鉴别是透光试验，既简单，又准确。

21. A【解析】鞘膜积液手术治疗，最常用的手术方法为鞘膜翻转术。

22. C【解析】鞘膜积液的手术治疗：①鞘膜开窗术。②鞘膜翻转术。③鞘膜切除术。④鞘膜折叠术（Lord 手术）。⑤交通性鞘膜积液需要做鞘状突高位切断及结扎手术，同时行鞘膜翻转术或鞘膜切除术。⑥精索鞘膜积液可做鞘状突高位切断及结扎术，鞘膜开窗或切除创缘宜敞开固定于两旁组织上，避免复发。⑦作疝修补或其他阴囊手术的患者，应考虑同时行鞘膜手术。⑧小儿的鞘膜积液多因鞘状突未闭引起，手术行鞘状突高位切断及结扎术。

23. B【解析】穿刺抽液因囊壁未破坏，容易复发。

24. E【解析】两侧睾丸静脉系统之间有丰富的吻合支，会引起不育。

25. E【解析】在腹股沟内环处结扎鞘状突的手术方式适用于交通性鞘膜积液。

二、A2 型题

1. B【解析】精索静脉曲张的诊断：①站立时阴囊有沉重及坠胀感，可向下腹部、腹股沟或腰部放射，行走劳累后加重，平卧后减轻。有时有神经衰弱症状。②站立检查阴囊增大，睾丸下垂，见到或触及蚯蚓状曲张静脉团。平卧后缩小或消失。但继发性精索静脉曲张静脉团并不缩小。③多普勒超声、红外线或接触性阴囊测温、实时 B 超检查、放射性核素阴囊血池扫描及精索内静脉造影等有助于诊断。

2. A【解析】交通性鞘膜积液：鞘状突未完全闭合，腹腔体液随体位流动。站立时，通过未闭的鞘状突进入鞘膜囊，平卧后可逐渐消失。

3. A【解析】右侧睾丸鞘膜少量积液，最佳处理方案是随访观察。

4. E【解析】精索静脉内血液滞留，局部温度升高，通过交通支致代谢产物在睾丸浓度增加，影响睾丸生精，影响睾丸血运，睾丸组织内 CO_2 蓄积，影响精子生成，精索内静脉反流使肾上腺和肾的内分泌产物在睾丸浓度增高，影响精子质量。

5. E【解析】首先应该排除可能引起继发性精索静脉曲张的疾病。其中，泌尿系统先天畸形、腹股沟疝、精索静脉炎和腹膜后包块压迫都可以引起精索静脉曲张，最需要排除的疾病是肾脏肿瘤。肾脏肿瘤可以通过压迫肾静脉或其分支，导致精索静脉曲张的出现。且继发性精索静脉曲张最常见于肾癌。因此，正确答案是肾脏肿瘤。

6. C【解析】该患者 B 超发现右肾下极肿瘤直径约 8cm，同时发现右侧精索静脉曲张Ⅲ度，平卧曲张的静脉不消失，原因最可能为右肾癌压迫右精索静脉。

7. C【解析】经腹股沟管精索内静脉高位结扎术：因位置表浅、术野暴露广、解剖变异小、局部麻醉等优点而普遍采用。

8. A【解析】参见 A2 型题第 7 题解析。

9. B【解析】鞘膜积液的诊断：①阴囊内发现逐渐增大的肿块，伴有下坠感，较大时可影响行走。如为先天性交通性鞘膜积液，则平卧时肿块可消失。②体检时阴囊肿块呈球形或梨形增大，触之光滑，有波动感，透光试验阳性。但如鞘膜增厚或积液混浊则不透光。精索鞘膜积液时常于阴囊上方或腹股沟管外环处，呈长、卵圆形，牵拉睾丸或精索时肿块随之下移。先天性交通性鞘膜积液于平卧时按压肿块，可逐渐缩小或完全消失，但站立后又出现。③B 超检查可见鞘膜内有液性暗区。④诊断性穿刺可抽出透明浅黄色液体。如因血丝虫感染引起的鞘膜积液，为乳糜状，有时可找到微丝蚴。如因外伤或感染所致，液体为血性或脓性。

10. C【解析】参见 A2 型题第 9 题解析。

11. C【解析】参见 A2 型题第 2 题解析。

12. A【解析】参见 A2 型题第 9 题解析。

13. B【解析】参见 A2 型题第 9 题解析。

三、A3/A4 型题

1. C【解析】右肾癌并右肾静脉栓塞很少出现尿频、尿急症状。

2. E【解析】参见 A2 型题第 1 题解析。

3. A【解析】肾 CT 检查是肾肿瘤诊断的首选，CT 检查可显示肾实质大小、外形、肾结石、肾积水、肾实质病变及残余肾实质，也可鉴别肾囊肿或肾积水。

4. E【解析】参见 A2 型题第 1 题解析。

5. B【解析】参见 A2 型题第 7 题解析。

6. C【解析】精索静脉高位结扎术最常见的并发症为手术不彻底而复发。

7. A【解析】透光试验是用于检查疾病的一种方法。临床上多用于鞘膜积液和斜疝的鉴别诊断。

8. C【解析】参见A2型题第2题解析。

9. C【解析】参见A2型题第2题解析。

10. E【解析】参见A1型题第22题解析。

11. D【解析】静脉尿路造影检查最主要应用于泌尿系统疾病的诊断方面，在评估上尿路肿瘤方面优势明显。

12. E【解析】患者右肾盂癌可能性大，标准术式为右肾输尿管全长及部分膀胱切除术。

13. A【解析】参见A2型题第9题解析。

14. C【解析】交通性鞘膜积液首选手术治疗。

15. D【解析】交通性鞘膜积液患者手术治疗的并发症包括阴囊血肿、术中未行睾丸固定而发生睾丸扭转、损伤动脉引起的睾丸萎缩、手术不彻底而复发。

四、B型题

1~3 A、B、C【解析】根据体检及精索内静脉造影结果，临床上将精索静脉曲张程度分为3度如下。①Ⅰ度（轻度）：触诊不明显，患者屏气增加腹压（Valsava试验）时方可摸到曲张静脉，精索内静脉造影时对比剂在精索内静脉内逆流长达5cm。②Ⅱ度（中度）：外观正常，但触诊即可摸到曲张静脉，精索内静脉造影时对比剂在精索内静脉内逆流至第4~5腰椎水平。③Ⅲ度（重度）：曲张静脉如蚯蚓团，触诊及视诊时均极明显，精索内静脉造影时对比剂在精索内静脉内逆流至阴囊内。

4~6 A、B、D【解析】先天性鞘膜积液其囊壁光滑、柔软，积液清亮或黄色。急性炎症所继发的鞘膜积液其鞘膜明显增厚，与邻近组织粘连，积液为炎性渗出液。如有肿瘤及感染存在，可为血性积液，此时液体混浊，呈棕色或为脓液。如因血丝虫感染，则积液为乳白色。液体量为数毫升至数百毫升不等。

7~11 A、B、E、C、D【解析】根据鞘膜积液所在的部位以及鞘状突是否闭锁，将鞘膜积液分为以下类型如下。①睾丸鞘膜积液：最常见，鞘状突闭合正常。睾丸鞘膜腔内有较多浆液集聚，呈梨形或卵圆形，睾丸位于积液中央，不易被触及。②精索鞘膜积液：精索段的鞘状突未闭合而形成的囊性积液，肿块位于睾丸以上至腹股沟部，呈卵圆形或梭形、多囊时可呈哑铃形，随着精索移动。③睾丸、精索鞘膜积液：鞘状突仅在内环处闭合，精索段未闭合且与睾丸鞘膜腔相通。④交通性鞘膜积液：鞘状突未完全闭合，腹腔体液随体位流动。站立时，通过未闭的鞘状突进入鞘膜囊，平卧后可逐渐消失。⑤婴儿型鞘膜积液：少部分新生儿出生时鞘膜积液，近腹腔段很细或已闭，精索段和睾丸段相通，呈一体性梨形鞘膜积液，多数随鞘状突的逐渐闭合而消退。

五、X型题

1. BDE【解析】睾丸萎缩可见于外伤后遗症、流行性腮腺炎后遗症及精索静脉曲张。

2. BCDE【解析】精索内的结构包括：①腹膜鞘突残余。②神经、淋巴管。③输精管动脉、静脉。④睾丸动脉、蔓状静脉丛。

3. ACD【解析】儿童及青少年精索静脉曲张的外科治疗指征：①患侧睾丸体积明显变小。②双侧精索静脉曲张。③对促性腺激素释放激素（GnRH）刺激反应增强。

4. BCD【解析】精索静脉曲张介入治疗的并发症包括肺栓塞、精索内静脉穿孔及静脉炎等。

5. ABCD【解析】精索静脉曲张一般行高位结扎术，症状轻者可以穿弹力裤，可将精索内静脉与腹壁静脉吻合分流，可以通过腹腔镜治疗。行高位结扎术后可能会复发。

6. BCDE【解析】鞘膜积液病因的后天性因素：鞘状突闭合正常，但由睾丸附睾感染、肿瘤、丝虫病或外伤引起鞘膜内液体增多与积聚所致。多见于成人。

7. ABCDE【解析】精索静脉曲张是男性常见病，在普通男性中发病率约为 20%，在不育男性中约为 40%。大多数见于 20~30 岁的青壮年。10 岁以下儿童较少见，10 岁以上随着年龄增长发病率逐渐增高。左侧多见，但双侧者达 40%，单纯右侧极少见。

8. ABDE【解析】根据鞘膜积液所在的部位以及鞘状突是否闭锁，将鞘膜积液分为：①睾丸鞘膜积液。②精索鞘膜积液。③睾丸、精索鞘膜积液。④交通性鞘膜积液。⑤婴儿型鞘膜积液。

9. ACDE【解析】参见 A2 型题第 9 题。

10. ABC【解析】精液囊肿与鞘膜积液相鉴别，精液囊肿位于睾丸上方，附睾头部，多呈圆形，穿刺可见乳白色液体。

六、案例分析题

1. AB【解析】该患者第二性征发育正常，无乳房发育。查体触及左侧精索静脉扩张Ⅱ度，Valsalva 试验阳性。无尿频、尿急等症状，两年不育，可能为精索静脉曲张及男性不育症。

2. ABCF【解析】综上所述，该患者应该进行的检查为阴囊超声、性激素检测、精液常规检测及患者妻子进行不育症相关检查。

3. BCDEF【解析】精索静脉曲张手术治疗适应证：①合并精液参数异常。②女方未发现生育异常。③患侧睾丸体积比较对侧缩小。④未采取避孕措施，有规律性生活至少持续 1 年以上未育者。⑤经体检和其他辅助检查，确诊为精索静脉曲张，Valsalva 试验阳性。

4. A【解析】检查阴囊一般是看泌尿外科，因为阴囊是属于泌尿系统的器官，所以检查阴囊首先可以到泌尿外科进行体格检查，通过泌尿外科医生进行详细的检查，可以初步了解阴囊的病变。

5. E【解析】考虑精索静脉曲张，首选超声检查。

6. ABCDE【解析】左侧精索静脉曲张，可选择的治疗：①腹膜后精索静脉曲张结扎术。②腹腔镜下精索静脉曲张结扎术。③腹股沟精索静脉曲张结扎术。④显微镜下腹股沟精索静脉曲张结扎术。⑤介入栓塞睾丸静脉。

7. ABDE【解析】精索静脉曲张手术治疗的可能并发症：①鞘膜积液。②静脉曲张复发。③睾丸萎缩。④附睾炎。

8. BD【解析】根据症状考虑右侧精索静脉曲张，可能继发于左肾肿瘤。

9. BCD【解析】综上所述，为了确诊，该患者应该进行的检查为泌尿系统 CT、阴囊彩色多普勒超声、泌尿系统 MRI。

10. EF【解析】左侧精索静脉曲张的可能原因：①左侧肾肿瘤压迫左精索静脉。②精索静脉内癌栓。

11. C【解析】肾癌根治手术一般效果很好，并且肾癌对化疗，放疗都不敏感。

第八篇

前列腺疾病

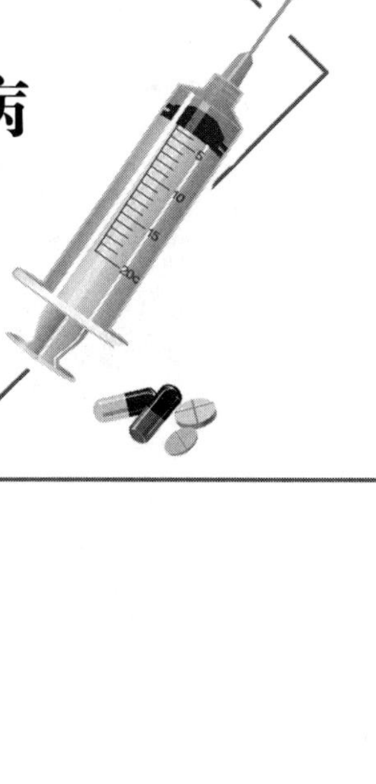

第四十七章　前列腺解剖和生理

一 A1 型题

1. 前列腺是外形似（　　）的实质性器官
   A. 倒锥体形　　B. 锥体形
   C. 圆柱形　　D. 椭圆形
   E. 三角形体形
2. 前列腺正常大小为左右径约（　　），上下径（长）和前后径（高）约
   A. 2.5cm，2.5cm　　B. 3.5cm，2.5cm
   C. 4.5cm，3.5cm　　D. 5.5cm，3.5cm
   E. 6.5cm，2.5cm
3. 前列腺的表面包绕由疏松结缔组织和平滑肌构成的被膜，称为
   A. 阴囊　　B. 膀胱
   C. 固有囊　　D. 前列腺包膜
   E. 前列腺囊
4. 前列腺囊和固有囊之间有丰富的
   A. 阴部静脉丛　　B. 髂内静脉丛
   C. 腹股静脉丛　　D. 黏膜静脉丛
   E. 前列腺静脉丛
5. （　　）可作为识别由盆腔神经丛发出的至阴茎海绵体分支的标志
   A. 阴囊组　　B. 膀胱组
   C. 前列腺囊组　　D. 前列腺提肌组
   E. 前列腺包膜组
6. 前列腺淋巴管起自前列腺实质和囊内的毛细淋巴管网，相互吻合成淋巴管丛，主要注入
   A. 髂内淋巴结　　B. 髂外淋巴结
   C. 骶岬淋巴结　　D. 骶淋巴结
   E. 腹股淋巴结
7. 前列腺癌淋巴转移的第 1 站为
   A. 开孔神经淋巴结　　B. 闭孔神经淋巴结

C. 膀胱神经淋巴结　　D. 髂内神经淋巴结

E. 黏膜神经淋巴结

8. 判断前列腺大小较准确的检查方法是

A. B超　　B. 膀胱造影

C. 直肠指诊　　D. 残余尿测定

E. 膀胱镜检查

9. 前列腺新的分区方法将前列腺分为

A. 中叶及两侧叶　　B. 前、中、后叶及两侧叶

C. 中央区、外周区和移行区　　D. 中央区和外周区

E. 腺体区和平滑肌区

10. （　　）为前列腺最大的组成部分，主要位于前列腺的腹侧，约占前列腺的三分之一

A. 外周带　　B. 中央带

C. 移行带　　D. 上下带

E. 纤维肌肉基质带

11. 膀胱三角深部的平滑肌向下延伸深至前列腺实质形成肌性袖套包绕前列腺尿道上部分，称之为

A. 阴囊　　B. 尿道

C. 前列腺中央肌　　D. 前列腺前括约肌

E. 前列腺后括约肌

12. 以下属于前列腺神经内分泌肿瘤的是

A. 前列腺肉瘤　　B. 前列腺腺癌

C. 前列腺移行细胞癌　　D. 前列腺类癌

E. 前列腺增生

13. 下列关于前列腺的结构，说法错误的是

A. 前列腺的表面包绕由疏松结缔组织和平滑肌构成的被膜，称为固有囊

B. 在前列腺固有囊的外面还包着盆内筋膜脏层，称前列腺囊或通常所指的前列腺包膜

C. 肛提肌的前部肌束由耻骨向后附于前列腺囊的两侧，称前列腺提肌

D. 前列腺提肌与耻骨前列腺韧带、直肠膀胱筋膜、尿生殖膈上筋膜等对前列腺起着重要的固定作用

E. 前列腺囊和固有囊之间很少有前列腺静脉丛

二 X型题

1. 关于前列腺的叙述，以下正确的有

A. 后方借直肠膀胱陷凹与直肠壶腹相邻　　B. 位于膀胱颈和尿生殖膈之间

C. 尿道自前列腺底部前方穿入　　D. 射精管自前列腺底部后方穿入
E. 周围有前列腺囊和鞘包裹

2. 前列腺的动脉供应主要来自膀胱下动脉，形成前列腺两大血管组，即
A. 前列腺尿道组　　B. 前列腺包膜组
C. 前列腺动脉组　　D. 前列腺提肌组
E. 前列腺囊组

3. 支配前列腺的神经主要来自经前列腺神经丛的
A. 副交感神经　　B. 交感神经
C. 盆腔神经丛　　D. 自主神经
E. 腹股神经丛

4. 前列腺的组成包括
A. 腺体　　B. 肌纤维
C. 固有囊　　D. 前列腺包膜
E. 前列腺囊

5. 根据前列腺的组织胚胎期来源，将前列腺分为五叶，即
A. 前叶　　B. 后叶
C. 中叶　　D. 两侧叶
E. 上下叶

6. 1968 年 McNeal 根据在前列腺分布的部位，将各带分为
A. 纤维肌肉基质带　　B. 外周带
C. 中央带　　D. 移行带
E. 上下带

7. 精液的射出是通过（　　）的收缩实现的
A. 环绕在腺泡周围的平滑肌
B. 包绕在前列腺腺管的平滑肌
C. 包绕于整个腺体外的连续性平滑肌包膜
D. 环绕在尿道周围的平滑肌
E. 包绕在前输尿管的平滑肌

8. 膀胱颈部的环行平滑肌为前列腺部的括约肌其功能是
A. 射精　　B. 生殖
C. 储存　　D. 控制排尿
E. 固定作用

9. 神经内分泌细胞的成分包括
A. 5-羟色胺颗粒　　B. 神经元特异烯醇化酶

C. 肽类激素　　D. 降钙素

E. 促甲状腺激素

参考答案与解析

一、A1型题

1. A【解析】前列腺是外形似倒锥体形的实质性器官，正常大小为左右径（宽）约3.5cm，上下径（长）和前后径（高）约2.5cm，内有尿道穿行。

2. B【解析】参见A1型题第1题解析。

3. C【解析】前列腺的表面包绕由疏松结缔组织和平滑肌构成的被膜，称为固有囊，在前列腺固有囊的外面还包着盆内筋膜脏层，称前列腺囊或通常所指的前列腺包膜。

4. E【解析】前列腺囊和固有囊之间有丰富的前列腺静脉丛。

5. E【解析】前列腺包膜组血管被神经网广泛包裹，称为神经血管束，可作为识别由盆腔神经丛发出的至阴茎海绵体分支的标志。

6. A【解析】前列腺淋巴管起自前列腺实质和囊内的毛细淋巴管网，相互吻合成淋巴管丛，主要注入髂内淋巴结，有时也汇入髂外淋巴结、骶岬淋巴结或骶淋巴结。

7. B【解析】前列腺癌淋巴转移的第一站为闭孔神经淋巴结。

8. A【解析】判断前列腺大小较准确的检查方法为B超。

9. C【解析】目前多采用前列腺新的分区方法即中央区、外周区和移行区。

10. E【解析】前列腺前纤维肌肉基质带：为前列腺最大的组成部分，主要位于前列腺的腹侧，约占前列腺的三分之一。

11. D【解析】膀胱三角深部的平滑肌向下延伸深至前列腺实质形成一肌性袖套包绕前列腺尿道上部分，称之为前列腺前括约肌（内括约肌），它参与射精和排尿功能。

12. D【解析】前列腺神经内分泌瘤包括：类癌、小细胞癌、大细胞癌。

13. E【解析】前列腺的结构：前列腺的表面包绕由疏松结缔组织和平滑肌构成的被膜，称为固有囊，在前列腺固有囊的外面还包着盆内筋膜脏层，称前列腺囊或通常所指的前列腺包膜。前列腺囊和固有囊之间有丰富的前列腺静脉丛。肛提肌的前部肌束由耻骨向后附于前列腺囊的两侧，称前列腺提肌。它与耻骨前列腺韧带、直肠膀胱筋膜、尿生殖膈上筋膜等对前列腺起着重要的固定作用。

二、X型题

1. BCDE【解析】前列腺上端宽大，称前列腺底，向上邻接膀胱颈，并与精囊腺及输精管壶腹相接，向下逐渐变窄形成下端的前列腺尖部，其下方与尿生殖膈上筋膜相接，并与尿道相移行。尖部与底部之间为前列腺体部。射精管从前列腺底部后方邻近膀胱处穿入后斜行开口于精阜中央的前列腺两侧。

2. AB【解析】前列腺的动脉供应主要来自膀胱下动脉，形成前列腺两大血管组，即前列腺尿道组和前列腺包膜组。

3. ABC【解析】前列腺神经支配前列腺的神经主要来自经前列腺神经丛的自主神经即副交感神经（胆碱能）和交感神经（去甲肾上腺素能），及盆腔神经丛。

4. AB【解析】前列腺由腺体和肌纤维组成。

5. ABCD【解析】根据前列腺的组织胚胎期来源，将前列腺分为五叶，即前叶、后叶、中叶和两侧叶。

6. ABCD【解析】1968 年 McNeal 根据在前列腺分布的部位，将各带分为纤维肌肉基质带、外周带、中央带和移行带。

7. ABC【解析】精液的射出是通过环绕在腺泡周围的平滑肌、包绕在前列腺腺管的平滑肌以及包绕于整个腺体外的连续性平滑肌包膜的收缩实现的。

8. AD【解析】膀胱颈部的环行平滑肌为前列腺部的括约肌，具有控制排尿和射精的双重功能，但主要是在射精时关闭膀胱颈。

9. ABCDE【解析】神经内分泌细胞的成分包括 5-羟色胺颗粒、神经元特异烯醇化酶、肽类激素、降钙素及促甲状腺激素等。

第四十八章　前列腺癌

一 A1 型题

1. 关于前列腺癌的叙述，不正确的是
   A. 98% 为腺癌
   B. 最常发生的部位是前列腺外周带
   C. 易侵犯前列腺尖部
   D. Gleason 2~4 分属于分化良好癌
   E. 以淋巴转移至脊柱和骨盆最常见
2. 前列腺癌的好发部位是
   A. 外周带
   B. 移行带
   C. 中央带
   D. 前列腺尖
   E. 全前列腺
3. 在遗传性前列腺癌患者中经常会发生缺失，而且参与前列腺癌变的基因是
   A. 位于 8p22 上的巨噬细胞杀伤受体-11 基因
   B. 位于 8p32 上的巨噬细胞杀伤受体-1 基因
   C. 位于 12p17 上的 HPC2/ELAC2 基因
   D. 位于 17p12 上的 HPC2/ELAC2 基因
   E. 位于 8p22 上的巨噬细胞杀伤受体-1 基因
4. 以下有关前列腺癌的叙述，不正确的是
   A. 可有血尿
   B. 可有排尿困难症状
   C. 易出现骨转移
   D. 血 PSA 升高
   E. 前列腺鳞癌可分为内分泌依赖型及非依赖型
5. 能早期发现前列腺癌骨转移灶的方法是
   A. CT
   B. B 超
   C. MRI
   D. PET-CT
   E. 骨骼 X 线
6. 前列腺癌穿刺活检的指征，以下叙述不正确的是
   A. 直肠指检发现结节
   B. B 超发现前列腺低回声结节
   C. MRI 发现异常信号

D. PSA > 10μg/L，任何 f-PSA/t-PSA 均应行穿刺活检

E. PSA < 4μg/L，均可不进行穿刺活检

7. 前列腺增生膀胱过度充盈至尿失禁为

A. 压力性　　B. 神经性

C. 充溢性　　D. 松弛性

E. 痉挛性

8. 前列腺癌最易转移的部位是

A. 髂骨　　B. 颈椎

C. 下肢骨　　D. 肋骨

E. 胸骨

9. 确诊前列腺癌最可靠的方法是

A. CT　　B. MRI

C. 直肠指检　　D. 穿刺活检

E. 放射性核素显像

10. 前列腺癌与前列腺增生的鉴别依据是

A. 发病年龄　　B. 排尿困难程度

C. 残余尿量测定　　D. PSA

E. 膀胱造影

11. 以下可以排除前列腺癌的是

A. 酸性磷酸酶正常　　B. 尿脱落细胞学检查阴性

C. X 线检查有前列腺结石　　D. 已行耻骨上前列腺摘除术

E. 经会阴部饱和穿刺活检阴性

12. 健康男性血清 PSA 值一般为 0~4μg/L，主要以（　　）形式存在

A. a-PSA　　B. c-PSA

C. b-PSA　　D. d-PSA

E. s-PSA

13. 前列腺癌首选的姑息治疗是

A. 睾丸切除和/或雌激素治疗　　B. 可的松治疗

C. 垂体切除术　　D. 耻骨上前列腺摘除术

E. 肾上腺切除术

14. 对于低危前列腺癌和预期寿命短的患者可以接受

A. 根治性前列腺切除术　　B. 观察等待治疗

C. 开放性根治性前列腺切除术　　D. 腹腔镜根治性前列腺切除术

E. 根治性放射治疗

15. 行经尿道前列腺切除手术时，以下哪种冲洗液最佳
    A. 5% 葡萄糖水　　B. 生理盐水
    C. 5% 葡萄糖盐水　　D. 林格液
    E. 5% 甘露醇溶液
16. 经尿道前列腺切除术后出现逆行射精的主要原因是
    A. 膀胱颈部受损，关闭不全　　B. 阴茎海绵体神经受损
    C. 尿道外括约肌受损　　D. 尿道狭窄
    E. 膀胱颈瘢痕性狭窄
17. 前列腺癌的内分泌治疗分为部分阻断和完全阻断，完全阻断是指
    A. 双侧睾丸切除
    B. 双侧睾丸切除 + 己烯雌酚
    C. 手术或药物去势 + 雄激素受体阻断药
    D. 双侧睾丸切除 + 双肾上腺切除
    E. 手术去势 + 药物去势
18. 局限在前列腺包膜内的前列腺癌最佳治疗方法是
    A. 睾丸切除术　　B. 根治性前列腺切除术
    C. 肾上腺切除术 + 可的松　　D. 垂体切除术
    E. 药物去势治疗
19. 前列腺癌的 CT 检查，说法错误的是
    A. 强化 CT 扫描时，可发现前列腺密度正常或小片状低密度灶或前列腺外形局限性轻度隆起
    B. 总的来说，CT 对局限性前列腺癌的诊断率相当低
    C. CT 预测前列腺包膜外侵犯的敏感性为 2.5%~75.0%，特异性为 60%~92%
    D. 判断精囊浸润的敏感性为 5.8%~33.0%，特异性为 60%~90%
    E. 常规 CT 平扫时，不能分辨出前列腺的周边带、中央带及移行带，而且前列腺癌低密度癌灶与正常腺体不同
20. 泌尿系统肿瘤中，（　　）单纯进行放射治疗可以达到与手术治疗相同的效果
    A. 肾癌　　B. 肾盂癌
    C. 膀胱癌　　D. 输尿管癌
    E. 前列腺癌
21. 有关 5α 还原酶抑制药的叙述，正确的是
    A. 属于植物类药
    B. 容易引起直立性低血压
    C. 属于雌激素类，以对抗雄激素

D. 可降低前列腺基质平滑肌张力，减少尿道阻力

E. 可降低前列腺内双氢睾酮含量，使前列腺体积缩小

22. 前列腺癌内分泌治疗，注射促黄体生成素释放激素类似物（LHRHa）之前需口服雄激素受体阻断药的作用是

A. 抑制体内 LHRH 的分泌
B. 协助 LHRHa 达到去势效果
C. 预防 Flare 现象
D. 阻断雄激素受体
E. 阻断雌激素受体

23. 最适合于 T_2期前列腺癌患者的治疗方法是

A. 新辅助激素治疗
B. 根治性放射治疗
C. 根治性前列腺切除术
D. 腹腔镜根治性前列腺切除术
E. 开放性根治性前列腺切除术

24. 能早期发现前列腺癌骨转移灶的检查方法是

A. B 超
B. CT
C. MRI
D. 骨 X 线片
E. ECT

25. 一般 LHRHa 使用 3 ~4 周后可使体内雄激素达到手术去势后的水平，因此称为

A. 手术去势
B. 药物去势
C. 激素治疗
D. 根治性放射治疗
E. 观察等待治疗

26. 前列腺癌的冷冻治疗（CSAP）是使用低温进行（　　）治疗的一种微创技术

A. 激素
B. 消融
C. 药物
D. 放射
E. 等待

27. 经尿道前列腺电切术（TURP）中及术后常见的并发症是

A. 经尿道前列腺电切术（TURP）综合征
B. 术后出血
C. 膀胱穿孔
D. 尿失禁
E. 以上都是

28. 晚期前列腺癌最常见的临床表现是

A. 下尿路梗阻症状
B. 上尿路梗阻症状
C. 膀胱梗阻症状
D. 输尿管梗阻症状
E. 阴囊梗阻症状

29. 目前临床上手术治疗前列腺增生的方法，效果最好，最常用的是
A. 耻骨上经膀胱前列腺切除术
B. 耻骨后前列腺切除术
C. 经尿道前列腺电切术（TURP）
D. 经会阴前列腺切除术
E. 微波治疗前列腺增生

二 A2 型题

1. 患者，男性，73 岁。排尿困难 10 余年，一直按前列腺增生治疗。近 2 周来出现终末血尿，直肠指检：前列腺有不规则质硬结节，高度怀疑为前列腺癌。为明确诊断，需做以下哪项检查
A. 经直肠前列腺超声
B. 血清前列腺特异性抗原（PSA）
C. B 超引导下前列腺穿刺活检
D. 盆腔 CT
E. 经腹部前列腺超声

2. 患者，男性，64 岁。因前列腺增生行经尿道前列腺电切术（TURP），术后病理发现前列腺有小的癌瘤灶，患者前列腺癌分期为
A. A 期
B. B 期
C. C 期
D. D 期
E. E 期

3. 患者，男性，75 岁。尿频、尿不尽感 5 年余，近 1 年来有明显的排尿困难，门诊查血清前列腺特异性抗原（PSA）显著增高（ >10μg/L），患者的诊断首先考虑
A. 前列腺增生
B. 前列腺癌
C. 前列腺结核
D. 细菌性前列腺炎
E. 非细菌性前列腺炎

4. 患者，男性，65 岁。排尿困难多年，会阴部疼痛 3 个多月，直肠指检触及前列腺表面不规则，行 MRI 检查，如图所示，最可能的诊断是
A. 前列腺增生
B. 正常前列腺
C. 前列腺癌
D. 前列腺钙化
E. 前列腺出血

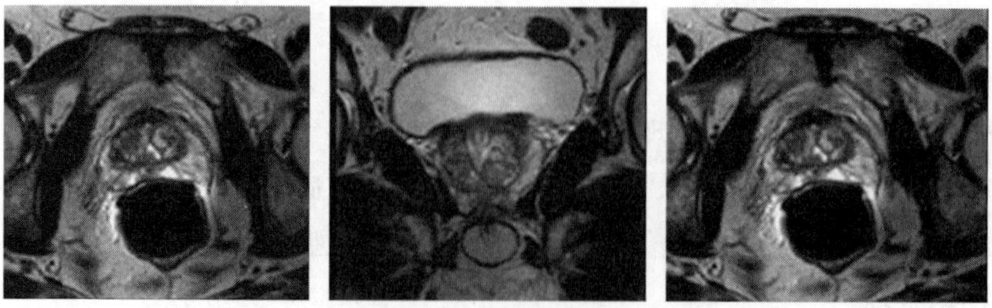

5. 患者，男性，61岁。排尿困难3个月，查体发现前列腺稍硬，为排除前列腺癌意义最大的实验室检查项目是

A. 血癌胚抗原
B. 血酸性磷酸酶
C. 血甲胎蛋白
D. 血碱性磷酸酶
E. 血前列腺特异抗原

6. 患者，男性，73岁。排尿困难3年余，直肠指检发现前列腺结节。查血PSA 78μg/L。经直肠前列腺活体检查证实为前列腺癌，盆腔CT提示右侧精囊受侵犯。患者可采用的治疗方法为

A. 根治性前列腺切除术
B. 经尿道前列腺切除术
C. 双侧睾丸切除术
D. 前列腺局部放疗
E. 全身化疗

7. 患者，男性，75岁。尿频、尿不尽感近1年，近2个月来进行性排尿困难，门诊查血前列腺特异性抗原（PSA）50μg/L，直肠指检前列腺质地较硬，可表明凹凸不平感，患者诊断首先应考虑

A. 前列腺癌
B. 前列腺增生
C. 前列腺结核
D. 细菌性前列腺炎
E. 非细菌性前列腺炎

8. 患者，男性，63岁。因腰痛就诊于骨科，按腰间盘脱出治疗后无好转，行ECT骨显像提示全身多处骨转移病灶，进一步查PSA大于100μg/L，前列腺穿刺病理提示：前列腺小细胞癌，治疗方案采用

A. 全雄激素阻断治疗
B. 多西紫杉醇+泼尼松化疗
C. 顺铂+VP16方案化疗
D. 间断内分泌治疗
E. 放疗

9. 患者，男性，75岁。排尿困难5年。直肠指检前列腺Ⅱ度，质地硬，表面凹凸不平，穿刺病理确诊前列腺癌，ECT：全身多发骨转移。以下治疗方法中哪一种不适合患者的治疗

A. 经尿道前列腺电切手术
B. 口服雌激素
C. 皮下注射LHRH类似物
D. 根治性前列腺切除和盆腔淋巴结清扫术
E. 双侧睾丸切除

10. 患者，男性，63岁。经尿道前列腺切除术后出现急迫性尿失禁，最可能的原因是

A. 慢性前列腺炎
B. 前列腺增生复发
C. 尿道外括约肌损伤
D. 膀胱逼尿肌不稳定
E. 前列腺增生组织未切尽

11. 患者，男性，68岁。因“进行性排尿困难3年”来诊。直肠指检：前列腺右叶质硬。

血清 PSA 75μg/L。经直肠前列腺超声：前列腺内低回声灶，并累及右侧精囊。最适合的治疗是

A. 暂不处理　　B. 根治性前列腺切除术
C. 根治性前列腺切除术 + 放疗　　D. 双侧睾丸切除术 + 抗雄激素类药物 + 放疗
E. 根治性前列腺切除术 + 化疗

12. 患者，女性，57 岁。间歇性无痛肉眼血尿 25 个月余，查体未发现异常。肾脏 B 超提示右肾中下极 4.5cm 低回声肿物，向肾外侧突出。对患者治疗时手术切除范围应包括

A. 右侧肾脏　　B. 右肾部分切除术
C. 右肾肿瘤切除术　　D. 右侧肾脏，右侧全长输尿管
E. 右侧肾脏，肾周脂肪囊，肾周筋膜及部分输尿管

13. 患者，男性，74 岁。膀胱镜检发现膀胱右侧壁广基性乳头状瘤，双合诊扪及包块已与右盆腔侧壁固定。应如何处理

A. 经尿道切除肿瘤　　B. 经膀胱肿瘤局部切除
C. 根治性膀胱切除　　D. 膀胱部分切除
E. 姑息性放疗 + 化疗

14. 患者，男性，78 岁。因 PSA 升高行前列腺穿刺活检，PSA 最高 8μg/L，病理回报：右尖部前列腺癌，Gleason 评分 3 + 3 = 6 分，骨显像未见转移征象，盆腔 CT 未见淋巴结，治疗方案首选

A. 腹腔镜下前列腺癌根治术　　B. 前列腺癌根治术
C. 外放疗　　D. 内放疗
E. 内分泌治疗

15. 患者，男性，73 岁。排尿困难 3 年余，直肠指检发现前列腺结节，经直肠前列腺针吸细胞学检查证实为前列腺癌，盆腔 CT 提示右侧精囊受侵犯。患者最适合的治疗为

A. 根治性前列腺切除术　　B. 经尿道前列腺切除术
C. 前列腺放疗　　D. 双侧睾丸切除术
E. 前列腺放疗加全身化疗

16. 患者，男性，73 岁。确诊为前列腺癌，血前列腺特异抗原（PSA）大于 100μg/L，全身骨骼 ECT 检查提示第 3、4 腰椎转移性病灶。对于患者，以下哪种治疗最为合理

A. 内分泌治疗　　B. 放疗
C. 化疗　　D. 前列腺癌根治术
E. 观察随访

17. 患者，男性，43 岁。2 天前突然出现无痛性肉眼血尿，右腰部轻度不适，既往无血尿史，临床初步诊断为“肾肿瘤”。检查发现右侧肾脏实性占位，考虑恶性肿瘤。拟行手

术方式为

A. 右肾切除　　B. 肾移植术

C. 右肾部分切除　　D. 输尿管移植术

E. 术中冰冻备右肾切除

18. 患者，男性，68 岁。进行性排尿困难 2 年就诊。直肠指检发现前列腺左侧有 1.5cm × 2cm 的硬结。PSA 检查为 120μg/L。放射性核素全身骨显像示骨盆及腰椎多处放射性浓聚区。诊断为前列腺癌骨转移。最适宜的治疗是

A. 前列腺切除 + 放射治疗　　B. 根治性前列腺切除 + 盆腔淋巴结清扫

C. 根治性前列腺切除 + 化学治疗　　D. 根治性前列腺切除 + 放射治疗

E. 双侧睾丸切除 + 抗雄激素药物 + 放射治疗

19. 腺泡旁有单个或成簇细胞向腺泡外伸出，并脱离腺泡散落在间质中，前列腺周围组织的浸润表现为神经组织和纤维脂肪组织中出现肿瘤性腺泡或细胞团，提示为

A. 潜伏癌　　B. 偶发癌

C. 隐匿癌　　D. 早期癌

E. 晚期癌

20. 前列腺癌根治性放疗后复发的患者，可考虑观察等待的指征是

A. 血液中酸性磷酸酶增高

B. 直肠指检无异常

C. 低危患者生化复发早期，血 PSA 上升慢者

D. PSAD < 0.15

E. fPSA/tPSA > 0.25

21. 患者，男性，46 岁。无痛性肉眼血尿 3 个月。尿脱落细胞学检查发现癌细胞。由此可以除外

A. 肾盏癌　　B. 输尿管癌

C. 膀胱癌　　D. 肾盂癌

E. 前列腺癌

三 A3/A4 型题

（1～4 题共用题干）

患者，男性，73 岁。排尿困难 5 年，腰背痛 2 个月。查体：前列腺左叶有直径 1cm 质硬结节。血 PSA > 100μg/L。

1. 首先要考虑的诊断是

A. 良性前列腺增生　　B. 前列腺癌

C. 前列腺炎
D. 前列腺结节
E. 前列腺钙化

2. 首先要做的检查是
A. B 超
B. 全身骨显像
C. 直肠指检
D. 经直肠前列腺穿刺活检
E. MRI

3. 经检查已明确诊断，其他检查还发现第 2、3、4 腰椎有成骨性病灶。根据患者情况，目前的治疗宜采取
A. 经膀胱前列腺摘除术
B. 放射治疗
C. 经尿道前列腺切除术（TURP）
D. 膀胱造瘘术
E. 去势治疗

4. 患者主诉腰痛明显，根据其病情，药物治疗宜选择
A. 布洛芬
B. 盐酸哌替啶
C. 曲马多或奥施康定
D. 唑来膦酸
E. 中药

（5~7 题共用题干）

患者，男性，76 岁。因“前列腺癌根治术后 3 年，腰背痛 1 个月”来诊。无外伤史。查体：胸、腰段后凸畸形，叩击痛；双下肢皮肤痛觉及运动无明显异常。

5. 首先考虑的诊断是
A. 脊柱转移瘤
B. 骨质疏松性椎体骨折
C. 椎间盘突出症
D. 脊椎骨髓瘤
E. 脊椎骨髓炎

6. 如怀疑为前列腺癌转移，最具特异性的实验室检查是
A. 红细胞沉降率增快
B. 血 LDH 增高
C. 尿本周蛋白(+)
D. 血液中碱性磷酸酶增高
E. 血液中酸性磷酸酶增高

7. 为进一步确诊，最简便的检查为
A. ECT
B. 胸、腰椎 CT
C. 胸、腰椎 MRI
D. 胸、腰椎 X 线片
E. 肝、胆、胰、脾、肾 B 超

（8~9 题共用题干）

患者，男性，62 岁。尿频 5 年，反复血尿半年余。直肠指检：前列腺鸡蛋大小，质中，

未触及明显结节。PSA 3μg/L。B 超：前列腺增大，前列腺内低回声灶 2cm；双肾、输尿管、膀胱未见明显异常。

8. 下一步诊疗计划中，最为重要的是

A. 尿流动力学检查
B. B 超测残余尿
C. 前列腺穿刺活检
D. 国际前列腺症状评分（I-PSS）
E. 膀胱镜检查

9. 如诊断明确，治疗方式宜采取

A. 单纯前列腺切除术
B. 睾丸切除术
C. 经尿道前列腺切除术
D. 根治性前列腺切除术
E. 内分泌治疗

（10~13 题共用题干）

患者，男性，62 岁。已婚，因“体检发现血 PSA 升高 6 个月”来诊。血 PSA 最高达 20μg/L，无泌尿系统症状。3 个月前行前列腺穿刺，未见异常。直肠指检：前列腺硬结，中央沟浅，无触痛，双侧精囊未触及，指套退出时无血迹。前列腺 B 超：前列腺增生。

10. 进一步检查首选

A. 血清前列腺特异性抗原（PSA）
B. 全身放射性核素骨显像
C. 盆腔 CT 或 MRI
D. 经直肠前列腺穿刺活检
E. 静脉尿路造影（IVU）

11. 穿刺活检：前列腺癌，Gleason 评分 6 分。手术方法应选择

A. 腹腔镜下前列腺癌根治术
B. 双侧睾丸切除术
C. 放疗
D. 内分泌治疗
E. 内分泌治疗 + 放疗

12. 术后发现切缘阳性，进一步治疗方法除外

A. 内分泌治疗
B. 双侧睾丸切除术
C. 放疗
D. 再次手术治疗
E. 内分泌治疗 + 放疗

13. 患者接受全激素内分泌阻断治疗，2 年后血清 PSA 连续升高，出现骨痛。ECT：髂骨有异常，考虑转移。最不可能的检查结果是

A. B 超检查异常
B. 血清 PSA > 100μg/L
C. 每年 PSAV > 0.75μg/L
D. 盆腔 MRI 示肿瘤外侵
E. PSAD < 0.15

（14~15题共用题干）

患者，男性，68岁。进行性排尿困难3年，直肠指检：前列腺右叶质硬。血清PSA 75μg/L。经直肠超声：前列腺内低回声灶，累及右侧精囊。临床诊断前列腺癌。

14. 根据患者情况，治疗宜采取

A. 局部放疗
B. 根治性前列腺切除术
C. 根治性前列切除+放疗
D. 双侧睾丸切除+化疗
E. 根治性前列腺切除+化疗

15. 确诊前列腺癌最可靠的方法是

A. 直肠指检
B. B超或CT检查
C. 血清PSA测定
D. 血清酸性磷酸酶测定
E. 活检

（16~18题共用题干）

患者，男性，76岁。主因排尿困难5年，腰背痛2个月来诊。查前列腺左叶有直径1cm质硬结节，PSA>100μg/L。

16. 可能的诊断是

A. 良性前列腺增生
B. 前列腺癌
C. 前列腺炎
D. 前列腺结节
E. 前列腺脓肿

17. 为明确诊断应采取的措施是

A. B超
B. 全身骨显像
C. 直肠指检
D. 经直肠前列腺穿刺活检
E. 磁共振检查

18. 磁共振检查发现第2、3、4腰椎有成骨性病灶，该患者治疗应采取

A. 理疗
B. 牵引
C. 经尿道前列腺切除术（TURP）
D. 前列腺癌根治术
E. 去势治疗

四 B型题

（1~4题共用备选答案）

A. 潜伏癌
B. 偶发癌
C. 隐匿癌
D. 确诊癌
E. 临床癌

1. 患者生前无前列腺疾病的临床表现，尸检时才发现有前列腺原发腺癌的是
2. 组织学特征为分化较好的腺癌，以管状腺癌和筛网状腺癌为主，少数为低分化腺癌的是
3. 患者无前列腺癌症状，但已经出现淋巴结转移或病理性骨折，经病理证实为前列腺癌，然后在前列腺穿刺活检中进一步被证实的是
4. 有前列腺癌症状，直肠指检可触及前列腺结节的是

（5~6 题共用备选答案）

A. Broders 分级　　B. Anderson 分级

C. Mostnfi 分级　　D. Gleason 分级

E. Whitmore-Jewett 分级

有关前列腺癌的病理分级：

5. WHO 建议使用（　　）分级，因为该方法较为简单
6. 临床上更多使用（　　）分级，在判断患者预后及疗效上更准确

（7~10 题共用备选答案）

A. 未分化　　B. 低分化

C. 中分化　　D. 高分化

E. 超分化

前列腺癌的 Mostofi 分级：

7. 腺体的分化程度中，肿瘤由单纯的小腺体或单纯的大腺体组成的是
8. 腺体的分化程度中，由复杂的腺体、融合的腺体或筛状腺体组成的肿瘤是指
9. 腺体的分化程度中，肿瘤主要为散在或成片的细胞构成，有很少的腺体形成，是指
10. 腺体的分化程度中，肿瘤主要由柱状或条索状或实性成片的细胞组成，是指

（11~12 题共用备选答案）

A. 直肠指检　　B. 血清 PSA

C. 经直肠超声检查　　D. 经直肠前列腺穿刺活检

E. CT 检查

11. 诊断前列腺癌、评估各种治疗效果和预测预后的一个重要且可靠的肿瘤标志物是
12. 前列腺癌影像学检查的首选方法是

（13~14 题共用备选答案）

A. 蹲位　　B. 侧卧位

C. 平卧位　　D. 站立位

E. Tendelenburg 体位

腹腔镜根治性前列腺切除术，根据手术入路采用不同的体位：

13. 经腹腔途径采用

14. 经腹膜外途径则采用

（15~17 题共用备选答案）

A. 0.1μg/L　　B. 0.2μg/L

C. 1μg/L　　D. 2μg/L

E. 4μg/L

15. 前列腺癌放疗后，一般认为预后较好是指在 3~5 年内血 PSA 小于

16. 前列腺癌根治术后，生化复发是指连续 2 次血 PSA 值大于

17. 间歇内分泌治疗（IHT）治疗前列腺癌，国内多主张开始继续内分泌治疗的指征是血 PSA 大于

五 X 型题

1. 前列腺癌基因变异有两大特点

A. 抑癌基因某些片段的缺失少于扩增

B. 抑癌基因某些片段的缺失多于扩增

C. 染色体的缺损多见于前列腺癌形成的早期阶段

D. 染色体的缺损多见于前列腺癌形成的晚期阶段

E. 抑癌基因某些片段的扩增多于缺失

2. 前列腺上皮内瘤（PIN）又称为

A. 导管内异型增生　　B. 大腺泡异型增生

C. 小腺泡增生　　D. 腺病

E. 导管外增生

3. 前列腺上皮内瘤的病理学特点为

A. 前列腺导管增生　　B. 小管增生

C. 腺泡的上皮细胞异常增生　　D. 腺泡的下皮细胞异常增生

E. 小腺体增生

4. 非典型腺瘤样增生（AHH）是一类伴有新腺体形成的良性前列腺上皮增生性病变，又称为

A. 导管内异型增生　　B. 大腺泡异型增生

C. 不典型小腺泡增生
D. 腺病
E. 导管外增生

5. 前列腺癌腺体结构改变的特征包括
A. 腺泡双层结构消失
B. 腺腔内乳头或锯齿状结构消失
C. 有的腺泡周围间质很少，呈“背靠背”；腺泡共壁或筛状
D. 基底细胞层完好
E. 基底细胞层缺如

6. 前列腺癌细胞间变的特征包括
A. 核增大
B. 染色质靠边、凝集
C. 核膜清晰
D. 核仁明显增大
E. 出现 2~3 个偏位的大核仁

7. 以下哪些条件符合低危前列腺癌
A. 临床分期≤T_{2a}
B. 临床分期≤T_{2b}
C. Gleason 评分 2~6 分
D. Gleason 评分 2~7 分
E. 血清 PSA $<10\mu g/L$

8. 根据（　　）将前列腺癌分为低、中、高危三类，以便指导治疗和判断预后
A. 血清 PSA
B. Gleason 评分
C. 临床分期
D. 组群分期
E. Broders 分级

9. 前列腺癌骨骼转移的疼痛，表现为持续的、剧烈的
A. 腰痛
B. 背痛
C. 髋部疼痛
D. 坐骨神经痛
E. 腿痛

10. 前列腺癌发生血行转移，主要到达
A. 肝脏
B. 脊柱
C. 肺
D. 骨盆
E. 肾脏

11. 前列腺癌淋巴结转移症状包括
A. 下肢水肿
B. 阴囊水肿
C. 腹主动脉旁淋巴结肿大
D. 输尿管或局部病变浸润输尿管开口
E. 膀胱水肿

12. 前列腺癌肝转移表现为
A. 肝脏大
B. 黄疸

C. 肝功能异常
D. 恶心
E. 呕吐

13. 前列腺癌胃肠道转移表现为
A. 肝脏大
B. 上腹痛
C. 出血
D. 恶心
E. 呕吐

14. 前列腺癌肺转移表现为
A. 咳嗽
B. 咯血
C. 呼吸困难
D. 胸痛
E. 胸腔积液

15. 前列腺癌睾丸转移表现为
A. 睾丸病变
B. 精索结节样病变
C. 肾上腺功能不全
D. 阴囊病变
E. 前列腺病变

16. 前列腺癌神经症状为
A. 疼痛
B. 知觉异常
C. 四肢疲软无力
D. 括约肌功能失常
E. 知觉正常

17. 前列腺癌颅脑转移表现为
A. 无明显症状
B. 头痛
C. 嗜睡
D. 复视
E. 失明

18. 前列腺癌内分泌症状为
A. 库欣综合征
B. 抗利尿激素分泌异常
C. 低钠血症
D. 低渗透压
E. 高钙血症

19. 恶病质前列腺癌晚期会出现
A. 恶性消瘦
B. DIC
C. 严重贫血
D. 肥胖
E. 失明

20. 典型的前列腺癌直肠指检征象是前列腺
A. 坚硬如石头
B. 边界不清
C. 不规则结节
D. 有压痛
E. 活动度差

21. 局限性前列腺癌根治性前列腺切除术的切除范围包括

A. 双侧精囊　　B. 膀胱颈部

C. 膀胱底部　　D. 完整的前列腺

E. 双侧输精管壶腹段

22. 局限性前列腺癌盆腔淋巴结清扫术范围包括

A. 膀胱颈部　　B. 膀胱底部

C. 下至腹股沟管　　D. 后至闭孔神经后方

E. 彻底切除髂动脉和髂静脉前面

23. 局限性前列腺癌根治性前列腺切除术的适应证包括

A. 适用于临床分期 T_1~T_{2c} 的局限性前列腺癌患者

B. 预期寿命≥10 年者

C. 身体状况良好，没有严重心肺疾病的患者

D. PSA 或 Gleason 评分为低、中危患者

E. 预期寿命≤10 年者

24. 局限性前列腺癌根治性前列腺切除术的禁忌证包括

A. 患者有显著增加手术危险性的疾病

B. 患有严重出血倾向或血液凝固性疾病

C. 已有淋巴结转移或骨转移

D. PSA 或 Gleason 评分为低、中危患者

E. 预期寿命不足 10 年

25. 耻骨后根治性前列腺切除术的优点包括

A. 术野暴露充分，操作过程易掌握，可完整、彻底切除肿瘤

B. 同时进行盆腔内淋巴结清扫术及临床分期

C. 可在直视下分离并保留血管神经束和尿道括约肌

D. 直肠损伤机会较少

E. 直肠损伤机会大

26. 耻骨后根治性前列腺切除术的缺点包括

A. 直肠损伤机会较少

B. 同时进行盆腔内淋巴结清扫术及临床分期

C. 前列腺底部切缘阳性率高于经会阴术式

D. 前列腺尖部切缘阳性率高于经会阴术式

E. 手术创伤大

27. 经会阴根治性前列腺切除术的缺点包括

A. 直肠损伤机会较少　　B. 直肠损伤机会大

C. 精囊切除困难
D. 不能清扫盆腔淋巴结并进行准确临床分期
E. 术后勃起功能障碍发生率

28. 经会阴根治性前列腺切除术的优点包括
A. 操作时间短
B. 术中出血少，利于术后康复
C. 精囊切除困难
D. 可以在直视下进行膀胱颈重建及膀胱尿道吻合术
E. 术后吻合口狭窄、尿失禁发生率低

29. 局限性前列腺癌根治性放射治疗，分割照射方式有
A. 常规分割治疗
B. 分段治疗
C. 超分割治疗
D. 加速放疗
E. 慢速放疗

30. 前列腺癌近距离治疗的绝对禁忌证包括
A. 预计生存期少于 5 年
B. 经尿道前列腺切除术（TURP）后缺损较大或预后不佳
C. 一般情况差
D. 有远处转移
E. 严重糖尿病

31. 以下哪些药物常用于前列腺癌化疗
A. 多西他赛
B. 表柔比星
C. 米托蒽醌
D. 雌莫司汀
E. 羟基喜树碱

32. 前列腺癌激素治疗包括以下哪几种
A. 雌激素
B. 抗雄激素
C. 黄体生成激素释放激素
D. 雄激素
E. 多柔比星

33. 前列腺癌的辅助内分泌治疗的适应证包括
A. 根治术后病理切缘阳性
B. 术后病理淋巴结阳性（pN +）
C. 术后病理证实为 T_3期（pT_3）或≤T_2期，但伴高危因素
D. 局限前列腺癌伴高危因素，根治性放疗后
E. 局部晚期前列腺癌放疗后

34. 前列腺癌的辅助内分泌治疗的治疗方式包括
A. 最大限度雄激素全阻断

B. 药物去势

C. 抗雄激素药物，包括甾体类和非甾体类

D. 手术去势

E. 局部晚期前列腺癌放疗后

35. 前列腺癌的去势治疗有几种形式

A. 抗雄激素药物

B. 手术去势：睾丸切除

C. 雌激素治疗

D. 药物去势：LHRH 激动剂

E. 雌二醇氮芥

36. 下列关于前列腺癌的放射性核素骨显像的说法正确的是

A. 常规 X 线片难以发现骨实质微小改变

B. 全身骨显像一般能比 X 线片提前 3~6 个月甚至更长时间发现前列腺癌骨转移灶

C. 不推荐早期或常规对前列腺癌患者进行骨显像

D. PSA≤20μg/L 时骨转移阳性率仅为 1%

E. 放射性核素骨显像是一种无创伤性检查，可以发现前列腺癌患者的骨转移癌灶

37. 前列腺癌内分泌疗法可以通过哪些途径发挥疗效

A. 去除雄激素的来源

B. 抑制垂体释放黄体生成素

C. 抑制类固醇合成

D. 在靶组织内抑制雄激素作用等，从而阻止前列腺癌细胞的恶性生长

E. 去除雌激素的来源

38. 晚期前列腺癌药物去势治疗，临床常用 LHRHa 药物有

A. 亮丙瑞林

B. 戈舍瑞林

C. 布舍瑞林

D. 替硝唑

E. 红霉素

39. 晚期前列腺癌冷冻治疗的适应证有

A. 不适合进行外科手术的低危患者

B. 预期寿命 <10 年的低危患者

C. 已发生转移的前列腺癌的姑息性局部治疗

D. 前列腺癌根治性放疗

E. 手术后的挽救性治疗

40. 前列腺癌冷冻术分为

A. 尿道冷冻术

B. 内镜直视下冷冻术

C. 经会阴冷冻术

D. 膀胱冷冻术

E. 输尿管冷冻术

41. 晚期前列腺癌高能聚焦超声治疗的并发症有

A. 尿潴留
B. 尿失禁
C. 乳糜尿
D. 排尿困难
E. 勃起功能障碍

六 案例分析题

（1~4 题共用题干）

患者，男性，68 岁。因“进行性排尿困难 2 年，加重伴尿痛 1 天”就诊。患者无发热及腰痛。既往体健。查体：双肾区叩击痛(-)，直肠指检未及质硬结节。

1. 应为患者安排哪些检查

A. 尿常规
B. 前列腺穿刺
C. 静脉肾盂造影
D. 前列腺腔内超声
E. 泌尿系统 B 超 + 残余尿
F. 血总前列腺特异性抗原（PSA）+游离 PSA

2. 患者尿常规提示白细胞 30~40 个/高倍视野；血清总 PSA 为 13.5μg/L；泌尿系统 B 超示前列腺 5.5cm×5.0cm×4.8cm，残余尿量 30ml；经直肠腔内超声提示前列腺回声不均。对患者下一步的处理措施为

A. 盆腔 CT
B. 盆腔 MRI
C. 前列腺穿刺
D. 静脉肾盂造影
E. 尿流动力学检查
F. 抗生素治疗后复查血 PSA

3. 对患者行抗生素治疗的合理方案为

A. 头孢曲松钠注射剂 1.0g，静脉滴注，1 次/12 小时×7 天
B. 头孢他啶胶囊 0.5g，口服，3 次/天×3 天
C. 环丙沙星注射剂 0.25g，静脉滴注，2 次/天×7 天
D. 环丙沙星片 0.25g，口服，2 次/天×7 天
E. 左氧氟沙星注射剂 0.5g，静脉滴注，1 次/天×7 天
F. 左氧氟沙星片 0.5g，口服，1 次/天×7 天

4. 患者口服喹诺酮类抗生素治疗 1 周。服药 2 周后复查尿常规(-)，血清总 PSA 为 9.1μg/L，游离 PSA/总 PSA =0.12；服药 4 周后再次复查尿常规(-)，血清总 PSA 为 9.3μg/L，游离 PSA/总 PSA =0.12。下一步的处理方案为

A. 继续服用抗生素，4 周后再次复查 PSA
B. 给予非那雄胺片 5mg，口服，1 次/天，连用 3 个月后复查 PSA
C. 给予盐酸坦索罗新缓释胶囊 0.2mg，口服，1 次/晚，连用 3 个月后复查 PSA
D. 前列腺穿刺
E. 盆腔增强 CT

F. 尿流动力学检查

(5~8 题共用题干)

患者，男性，73 岁。因“前列腺增生”规律口服非那雄胺、多沙唑嗪治疗 3 年，症状控制尚佳。3 年前初诊时血清总前列腺特异抗原（PSA）为 8.5μg/L，游离 PSA/总 PSA = 0.19。近 3 年患者未规律复查血清 PSA，此次复诊查血清总 PSA 为 5.5μg/L，游离 PSA/总 PSA = 0.15，无发热、尿痛等症。患者既往体健。查体：双肾区叩击痛(-)，直肠指检未及质硬结节。尿常规(-)，前列腺腔内超声提示未及低回声结节。

5. 对患者建议进行的检查和治疗是
   A. 前列腺穿刺
   B. 盆腔 CT 检查
   C. 盆腔 MRI 检查
   D. 尿流动力学检查
   E. 抗生素治疗后复查 PSA
   F. 调整药物治疗方案，非那雄胺减量后复查 PSA
6. 患者如未口服非那雄胺，其真实血清总 PSA 值应为
   A. 5.5μg/L　　B. 11μg/L
   C. 2.75μg/L　　D. 8.5μg/L
   E. 22μg/L　　F. 无法估算
7. 医生建议患者直接行前列腺穿刺活检，患者暂时不能接受，并强烈要求再次行无创检查以明确诊断，以下哪种方案可以考虑
   A. 骨骼 ECT 扫描　　B. 盆腔 CT 检查
   C. 前列腺 MRI 检查　　D. 前列腺 MRS 定量分析
   E. PET-CT 检查　　F. 静脉肾盂造影
8. 患者行前列腺 MRS 定量分析检查，结果如图。以下有关前列腺 MRS 检查结果的正确表述是
   A. 磁共振波谱分析主要通过观察体内的代谢物质显示病变，与信号的对比无关
   B. Cho 代表枸橼酸盐，Ci 代表胆碱
   C. Ci 代表枸橼酸盐，Cho 代表胆碱
   D. 正常前列腺 MRS 的代谢特点是在 2.6ppm 附近可见到显著的枸橼酸盐峰，且枸橼酸峰值高于同位置的胆碱
   E. 前列腺癌的 MRS 代谢变化特点是枸橼酸盐浓度很低，胆碱显著升高

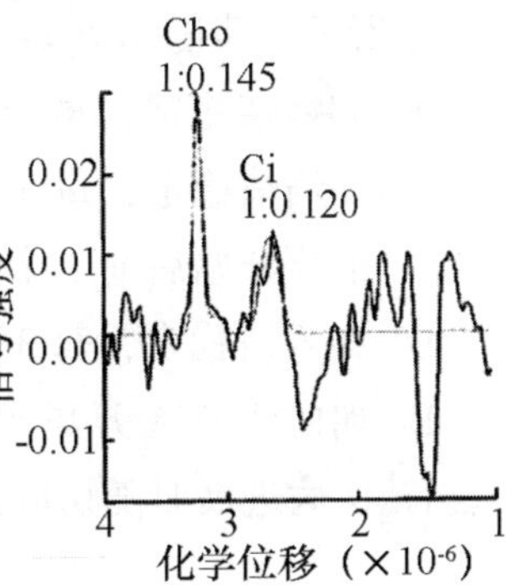

F. 检查结果提示患者前列腺癌可能性大

（9~12题共用题干）

患者，男性，79岁。血清前列腺特异抗原（PSA）73μg/L，前列腺穿刺确诊前列腺癌。Gleason评分4+4分，盆腔CT检查提示前列腺精囊角消失，淋巴结(-)，骨ECT扫描提示第2、3腰椎转移。患者既往有冠心病和2型糖尿病史。

9. 患者首选何种治疗

A. 密切随访
B. 内照射放疗
C. 外照射放疗
D. 内分泌治疗
E. 根治性手术
F. 冷冻治疗

10. 哪些内分泌治疗法适合该患者

A. 单用醋酸曲普瑞林注射液7.5mg，肌内注射，1次/28天
B. 醋酸戈舍瑞林缓释植入剂7.2mg，皮下注射，1次/28天
C. 单用比卡鲁胺片50mg，口服1次/天
D. 单用醋酸戈舍瑞林缓释植入剂3.6mg，皮下注射，1次/28天
E. 联用醋酸戈舍瑞林缓释植入剂3.6mg，皮下注射，1次/28天+比卡鲁胺片50mg，口服，1次/天
F. 己烯雌酚片5mg，口服，1次/天

11. 患者最终选择最大限度雄激素阻断治疗，以下哪些叙述正确的是

A. 皮下注射醋酸戈舍瑞林缓释植入剂3.6mg，2周后开始口服比卡鲁胺片50mg，1次/天
B. 口服比卡鲁胺片50mg，1次/天，2周后开始皮下注射醋酸戈舍瑞林缓释植入剂3.6mg
C. 皮下注射醋酸戈舍瑞林缓释植入剂3.6mg并口服比卡鲁胺片50mg，1次/天
D. 注射醋酸戈舍瑞林缓释植入剂1周后血睾酮达到最高值
E. 注射醋酸戈舍瑞林缓释植入剂4周后血睾酮达到最高值
F. 注射醋酸戈舍瑞林缓释植入剂1周后血睾酮达去势水平

12. 患者下一步随访方案应该是

A. 如病情稳定，每个月复查血清PSA
B. 如病情稳定，每3个月复查血清PSA
C. 治疗开始后前3个月每个月检查肝功能
D. 如病情稳定，每3个月行盆腔CT检查
E. 如血清PSA升高或出现骨痛，行骨骼ECT扫描
F. 疾病进展时随访间期应更短

(13～16 题共用题干)

患者，男性，77 岁。2013 年 6 月确诊为前列腺癌，肿瘤分期为 $T_4N_0M_0$，血清前列腺特异抗原（PSA）为 125μg/L，Gleason 评分 3 + 4 分。予持续最大限度雄激素阻断治疗（曲普瑞林联合氟他胺）。2014 年 6 月和 9 月复查血清 PSA 分别为 0. 065μg/L 和 0. 051μg/L。

13. 对患者采用何种治疗措施
    A. 继续最大限度雄激素阻断治疗（MAB）
    B. 间歇内分泌治疗（IHT）
    C. 停用曲普瑞林
    D. 停用氟他胺
    E. 加用己烯雌酚
    F. 前列腺癌根治术

14. 患者采用间歇内分泌治疗（IHT），以下关于 IHT 适应证的正确描述是
    A. 局限前列腺癌，无法行根治性手术或放疗
    B. 局部晚期患者
    C. 转移前列腺癌
    D. 根治术后切缘阳性
    E. 根治术后复发
    F. 局部放疗后复发

15. 该患者经过两次 IHT 模式治疗，再次恢复 MAB 治疗后，于 2016 年 3、4、5 月复查血清 PSA 分别为 3. 5μg/L、5. 1μg/L、8. 3μg/L，目前正确的处理方案是
    A. 查血睾酮水平
    B. 停用曲普瑞林
    C. 停用氟他胺
    D. 挽救性放疗
    E. 前列腺切除术
    F. 姑息性经尿道前列腺切除术（TURP）

16. 患者睾酮处于去势水平，停用氟他胺后 3 个月，血清 PSA 降至 4. 7μg/L，2016 年 9 月复查血清 PSA 为 9. 5μg/L，可考虑的处理方案是
    A. 双侧睾丸切除术
    B. 停用曲普瑞林
    C. 恢复口服氟他胺
    D. 换用比卡鲁胺口服
    E. 口服地塞米松
    F. 低剂量己烯雌酚口服

(17～22 题共用题干)

患者，男性，48 岁。尿频、尿急 6 个月，夜尿 2～3 次。无尿痛，无明显排尿困难。无尿道滴白。无肉眼血尿。无腰痛。

17. 初步应做哪些检查
    A. 尿常规
    B. 自由尿流率

C. 超声测剩余尿量　　D. 前列腺症状评分（IPSS）
E. 生活质量评分（QOL）　　F. 血清前列腺特异抗原（PSA）
G. 前列腺液常规检查

18. 前列腺症状评分（IPSS）=22分，生活质量评分（QOL）=4分，尿常规无异常，最大尿流率18ml/s，超声检查无剩余尿，PSA 6μg/L。应高度怀疑为
A. 良性前列腺增生　　B. 前列腺癌
C. 慢性前列腺炎　　D. 泌尿系统结核
E. 膀胱炎　　F. 尿道炎
G. 尿路结石

19. 哪种检查能明确诊断
A. 直肠指检　　B. 静脉尿路造影
C. 盆腔CT　　D. 盆腔MRI
E. 经直肠前列腺超声　　F. 游离PSA与总PSA的比值
G. 前列腺穿刺活检　　H. 尿道膀胱镜检

20. 直肠指检前列腺未扪及硬结。经直肠前列腺超声见前列腺外腺区有1cm的低回声结节。盆腔MRI示盆腔未见肿大淋巴结，前列腺包膜完整，双侧精囊未见异常。前列腺穿刺活检提示前列腺腺癌，Gleason评分7分。该患者前列腺癌的分期
A. $T_{3b}N_0M_0$　　B. $T_4N_0M_0$
C. $T_{3a}N_0M_0$　　D. $T_{1a}N_0M_0$
E. 以上都不是

21. 患者心肺功能良好，可以采用哪些治疗方案
A. 化疗　　B. 随访观察
C. 双侧睾丸切除术　　D. 放疗
E. 根治性前列腺切除术　　F. 双侧睾丸切除术+根治性前列腺切除术
G. 双侧睾丸切除术+放疗　　H. 双侧睾丸切除术+化疗
I. 经尿道前列腺切除术（TURP）

22. 以下有关盆腔淋巴结清扫的叙述，正确的是
A. 有助于病理分期　　B. 提高疗效
C. 保留覆盖在髂外动脉上的淋巴组织　　D. 保留髂外动脉与腹下动脉之间的淋巴结
E. 清扫闭孔淋巴结　　F. 清扫范围上界超过髂总动脉分叉以上

（23~27题共用题干）

患者，男性，75岁。夜尿增多2年，3次/晚，一直长期服用保列治。现常规体检发现PSA升高，40μg/L，直肠指检前列腺未扪及硬结。

23. 哪一项检查能明确诊断

A. 经直肠超声
B. 盆腔 CT
C. 盆腔 MRI
D. 前列腺穿刺活检
E. 游离 PSA
F. 游离 PSA 与总 PSA 的比值
G. 放射性核素骨显像

24. 经直肠超声提示前列腺外腺区有低回声区，大小约 1cm，前列腺体积 48ml。MRI 提示前列腺左侧边缘可见数个结节，但前列腺包膜未见破坏，盆腔未见转移淋巴结。前列腺穿刺活检报告为前列腺腺癌，Gleason 评分 8 分。患者强烈要求做根治性前列腺切除，术前应做哪些检查

A. 胸片
B. 心电图
C. 血压
D. 肺通气功能
E. 心功能测定
F. 放射性核素骨显像
G. 膀胱压-尿流率检查
H. 静态尿道压力描记

25. 可选择的治疗方案是

A. 耻骨上根治性前列腺切除
B. 耻骨后根治性前列腺切除
C. 经会阴根治性前列腺切除
D. 腹腔镜根治性前列腺切除
E. 放疗
F. 化疗
G. 双侧睾丸切除术
H. 抗雄激素治疗

26. 长期服用非那雄胺会对 PSA 浓度产生什么影响

A. 升高 1 倍
B. 升高 2 倍
C. 降低 1/2
D. 降低 1/3
E. 不变

27. 以下哪些是根治性前列腺切除术的指征

A. 血清 PSA $>20\mu g/L$
B. 血清 PSA $>40\mu g/L$
C. 血清 PSA $<20\mu g/L$
D. 血清 PSA $<40\mu g/L$
E. 分期在 TNM 以下的前列腺癌
F. 局限性前列腺癌
G. 预期寿命 >10 年
H. 预期寿命 5~10 年

（28~31 题共用题干）

患者，男性，72 岁。4 年前因前列腺癌行前列腺癌根治术，术后病理分期为 $pT_{2b}N_0M_0$。

术前血清前列腺特异抗原（PSA）为14.2μg/L，Gleason 评分3+4。术后3个月血清 PSA < 0.01μg/L。3个月前患者复查血清 PSA 为0.23μg/L，此次复查血清 PSA 为0.29μg/L。患者既往体健。

28. 据现有资料判断，患者的 PSA 升高主要考虑
    A. 生化复发
    B. 局部复发
    C. 淋巴结转移
    D. 骨转移
    E. 内脏多发转移
    F. 检验误差

29. 对患者应进一步完善哪些检查
    A. 直肠指检
    B. 经直肠超声检查及经直肠前列腺穿刺活检
    C. 骨 ECT 扫描
    D. 盆腔 MRI
    E. 尿常规
    F. 静脉肾盂造影

30. 患者血肠指检发现前列腺窝处有异常硬结，经直肠前列腺穿刺活检证实肿瘤复发，盆腔 CT 检查提示未见淋巴结，骨骼 ECT 扫描未见异常。患者下一步如何处理
    A. 密切随访
    B. 挽救性放疗
    C. 内分泌治疗
    D. 化疗
    E. 局部手术切除
    F. 放疗联合内分泌治疗

31. 患者最终采取挽救性放疗，以下关于挽救性放疗的准确叙述是
    A. 预期寿命 > 10年者方考虑挽救性放疗
    B. 身体条件较差者可考虑挽救性放疗
    C. 血清 PSA < 10μg/L 时放疗效果好
    D. 放疗剂量为64~66Gy
    E. 放疗剂量只需32~33Gy
    F. 局部复发同时合并远处转移者可考虑挽救性放疗

（32~39题共用题干）

患者，男性，65岁。排尿不畅1年，排不出尿6小时。查体：T 37℃，P 86次/分，R 22次/分，BP 138/70mmHg。耻骨上区膨胀，叩诊浊音。

32. 应立即作的简单紧急处理是
    A. 直肠指检，了解前列腺有无硬结
    B. 经直肠超声了解前列腺体积、有无低回声区
    C. 留置尿管持续导尿
    D. 导尿后拔除尿管
    E. 努力压腹排尿
    F. 口服普鲁苯辛

G. 尿培养

H. 抗感染

I. 急诊做经尿道前列腺切除术（TURP）

J. 急诊做耻骨上前列腺切除术

33. 导尿失败，下一步应如何处理尿潴留

A. 用金属导尿管导尿
B. 用铁芯辅助插入导尿管
C. 用注射器穿刺抽尿
D. 耻骨上膀胱穿刺造瘘术
E. 静脉推注呋塞米 40mg

34. 患者进行了耻骨上膀胱穿刺造瘘术。血 PSA 30μg/L，B 超示前列腺体积 150ml。直肠指检：前列腺明显增大，不能扪及上缘，中央沟消失，未扪及硬结。以下处理不正确的是

A. 前列腺穿刺活检
B. 双侧睾丸切除术
C. 如果心肺功能能耐受，应行根治性前列腺切除术
D. 盆腔 MRI
E. 经尿道前列腺电切术（TURP）后送病理能鉴别良性前列腺增生和前列腺癌
F. 放射性核素骨显像

35. 盆腔 MRI：良性前列腺增生，盆腔未见肿大淋巴结。放射性核素骨显像未见转移癌。前列腺穿刺活检：未见癌细胞。可能性最大的诊断是

A. 前列腺癌
B. 良性前列腺增生
C. 良性前列腺增生伴前列腺癌
D. 前列腺肉瘤
E. 前列腺移行细胞癌
F. 前列腺结核
G. 慢性前列腺炎

36. 抽血结果提示血 Cr 130mmol/L，Na^+ 140mmol/L，k^+ 3.6mmol/L，Cl^- 1100mmol/L，Ca^{2+} 2.0mmol/L。胸片和心电图大致正常。如行手术治疗，首选哪一种术式

A. 经尿道前列腺切除术
B. 经尿道前列腺钬激光切除术
C. 经尿道前列腺激光切除术
D. 经尿道前列腺等离子电切术
E. 耻骨上前列腺剜除术

37. 患者在硬膜外阻滞下做了耻骨上前列腺剜除术，术后病理报告为良性前列腺增生，术后要随访哪些内容

A. 检查尿道口有无狭窄
B. 前列腺症状评分（IPSS）
C. 生活质量评分（QOL）
D. 有无漏尿
E. 自由尿流率
F. 残余尿
G. 血清 PSA
H. 直肠指检
I. 前列腺 B 超
J. 盆腔 MRI

38. 术后3个月复诊：排尿畅，夜尿2次，无尿频、尿急和尿痛。无漏尿。Q = 16ml/s，无剩余尿。血清PSA 15μg/L。直肠指检未扪及硬结。下一步应采取什么措施

A. 双侧睾丸切除术

B. 前列腺穿刺活检

C. 通过经尿道前列腺切除术（TURP）取活检

D. 口服非那雄胺

E. 口服比卡鲁胺

F. 口服α受体阻断药

G. 肌内注射亮丙瑞林

H. 根治性前列腺切除

39. 前列腺穿刺活检报告为腺癌，Gleason评分7分。盆腔MRI：良性前列腺增生，盆腔未见肿大淋巴结。放射性核素骨显像未见转移癌。下一步可选择的治疗措施是

A. 根治性前列腺切除　B. 放疗

C. 双侧睾丸切除术　D. 经尿道前列腺切除术（TURP）

E. 腹腔镜下根治性前列腺切除　F. 前列腺射频治疗

G. 前列腺热疗

（40~43题共用题干）

患者，男性，73岁。因良性前列腺增生行经尿道前列腺切除术（TURP），术后病理检查提示前列腺癌。查血清前列腺特异抗原（PSA）为12.5μg/L；Gleason评分3+4分；盆腔CT提示精囊角存在，余无异常；骨ECT扫描未见异常。患者既往体健。

40. 患者宜应首选何种治疗

A. 主动监测　B. 内照射放疗

C. 外照射放疗　D. 内分泌治疗

E. 根治性手术　F. 冷冻治疗

41. 该患者根治性手术的恰当时机为

A. 经尿道前列腺切除术（TURP）术后1周

B. 经尿道前列腺切除术（TURP）术后2周

C. 经尿道前列腺切除术（TURP）术后4周

D. 经尿道前列腺切除术（TURP）术后3个月

E. 经尿道前列腺切除术（TURP）术后半年

F. 视患者意愿而定

42. 患者如选择腹腔镜前列腺癌根治术，围术期及术中应采取以下哪种操作

A. 术前肠道准备

B. 术前留置双侧 D-J 管

C. 术前皮下注射醋酸戈舍瑞林缓释植入剂 3.6mg

D. 术中闭孔淋巴结活检

E. 术中离断膀胱颈后给予小剂量呋塞米注射液静脉注射

F. 术中离断膀胱颈后给予亚甲蓝注射液静脉注射

43. 前列腺癌根治术的主要远期并发症有

A. 尿失禁 B. 肾功能不全

C. 勃起功能障碍 D. 血尿

E. 双下肢水肿 F. 吻合口狭窄

参考答案与解析

一、A1 型题

1. E【解析】前列腺癌发生骨转移是比较常见的，尤其是脊柱和骨盆，选项 E 错误。

2. A【解析】前列腺癌好发于外周带，解剖位置上在直肠前侧，非常适合经直肠超声检查（TRUS）。

3. E【解析】位于 8p22 上的巨噬细胞杀伤受体-1 基因（MSRI），在遗传性前列腺癌患者中经常会发生缺失，而且参与前列腺癌变。

4. E【解析】前列腺癌的临床表现：①可伴有血尿。②排尿功能障碍症状。③骨骼转移症状。④淋巴结转移症状。⑤内脏转移症状。⑥远处实质器官转移症状。⑦神经症状。⑧内分泌症状。⑨恶病质。⑩血 PSA 升高。前列腺癌鳞癌一般分为雄激素依赖型和雄激素非依赖型。

5. D【解析】PET-CT 是一种非常高效的体检技术，它具有高成像、准确率高、无创、有效、安全等技术，是早期发现前列腺癌骨转移灶的检查方法。

6. E【解析】前列腺癌穿刺活检的指征：①直肠指诊发现结节。②B 超发现前列腺低回声结节。③MRI 发现异常信号。④PSA > 10μg/L，任何 f-PSA/t-PSA 均应行穿刺活检。⑤PSA < 4μg/L，也可进行活检，但穿刺阳性率较低。

7. C【解析】前列腺增生使下尿路梗阻，膀胱的有效容量减少，导致膀胱过度充盈，为充溢性尿失禁。

8. A【解析】前列腺癌最易转移的部位为髂骨。

9. D【解析】B 超引导下前列腺穿刺活检是确诊前列腺癌可靠的方法。

10. D【解析】前列腺癌与前列腺增生的鉴别诊断：前列腺有结节，PSA > 4μg/L，经直肠超声可见前列腺内低回声区。CT 可见前列腺形状不规则，膀胱精囊角消失，精囊形状发生变化。活检可证实。

11. E【解析】前列腺的确诊靠经直肠针吸细胞学或超声引导下经会阴前列腺穿刺活组织检查，根据所获细胞或组织有无癌变做出诊断。

12. B【解析】健康男性血清 PSA 值一般为 0~4μg/L，主要以 c-PSA 形式存在。

13. A【解析】前列腺癌首选的姑息治疗为睾丸切除和/或雌激素治疗。

14. B【解析】对于低危前列腺癌（PSA4~10μg/L，Gleason 评分≤6，临床分期≤T_{2a}）和预期寿命短的患者可以接受观察等待治疗。

15. E【解析】行经尿道前列腺切除手术时，5% 甘露醇溶液冲洗液最佳。

16. A【解析】经尿道前列腺切除术后出现逆行射精的主要原因为膀胱颈部受损，关闭不全。

17. C【解析】前列腺癌的内分泌治疗分为部分阻断和完全阻断，完全阻断是指手术或药物去势 + 雄激素受体阻断药。

18. B【解析】根治性前列腺切除术（RP）是治疗局限性前列腺癌最有效的方法，目前主要术式有经会阴，经耻骨后及腹腔镜前列腺根治性切除术（LRP），以及机器人辅助腹腔镜前列腺根治性切除术（RALRP）。

19. E【解析】前列腺癌的 CT 检查：常规 CT 平扫时，不能分辨出前列腺的周边带、中央带及移行带，而且前列腺癌低密度癌灶与正常腺体相似；强化 CT 扫描时，可发现前列腺密度正常或小片状低密度灶或前列腺外形局限性轻度隆起，但总的来说，CT 对局限性前列腺癌的诊断率相当低。CT 预测前列腺包膜外侵犯的敏感性为 2.5%~75.0%，特异性为 60%~92%；判断精囊浸润的敏感性为 5.8%~33.0%，特异性为 60%~90%。

20. E【解析】前列腺癌单纯进行放射治疗可以达到与手术治疗相同的效果。

21. E【解析】5α 还原酶抑制药的主要作用是可降低前列腺内双氢睾酮含量，使前列腺体积缩小。

22. C【解析】前列腺癌内分泌治疗，注射促黄体生成素释放激素类似物（LHRHa）之前需口服雄激素受体阻断药的作用是预防 Flare 现象。

23. C【解析】根治性前列腺切除术适用于临床分期 T_1~T_{2c} 的局限性前列腺癌患者。对于 T_3 期前列腺癌尚有争议，有主张给予新辅助治疗后行根治术，可降低切缘阳性率。

24. E【解析】ECT 检查能早期发现前列腺癌骨转移灶。

25. B【解析】一般 LHRHa 使用 3~4 周后可使体内雄激素达到手术去势后的水平，因此称为“药物去势”。

26. B【解析】前列腺癌的冷冻治疗（CSAP）是使用低温进行消融治疗的一种微创技术。

27. E【解析】经尿道前列腺电切术（TURP）中及术后常见的并发症为经尿道前列腺电切术（TURP）综合征、术后出血、膀胱穿孔及尿失禁。

28. A【解析】晚期前列腺癌最常见的临床表现为下尿路梗阻症状。

29. C【解析】前列腺增生的手术治疗：经尿道前列腺电切术（TURP）、经尿道前列腺切开术（TUIP）、经尿道前列腺电汽化术（TUVP）及激光是有效的手术方法。

二、A2 型题

1. C【解析】诊断前列腺癌最准确的方法是进行前列腺穿刺活检，对于明确患者是否患有前列腺癌以及判断前列腺癌的恶性程度都有非常重要的意义。

2. A【解析】Whitmore-Jewett 分期标准见表 48－1。

表 48－1 Whitmore-Jewett 分期标准

分期	判断标准	分期	判断标准
A	临床未发现，病理检查发现有癌细胞	C	肿瘤侵袭前列腺包膜以外组织，但无转移
A1	灶性癌，累及范围≤3%，分化好	C1	癌组织穿透前列腺包膜
A2	较大或弥散癌，累及范围＞3%，分化较差	C2	癌组织侵犯膀胱或精囊
B	临床指征阳性，肿瘤仅限于前列腺内	D	转移性病变
B1	局限性结节≤2cm，限于一个叶内	D1	癌组织转移限于盆腔淋巴结
B2	癌结节＞2cm，超过一个叶	D2	骨、远处淋巴结或器官，或软组织转移

3. B【解析】血清 PSA 是目前诊断前列腺癌、评估各种治疗效果和预测预后的一个重要且可靠的肿瘤标记物。健康男性血清 PSA 值一般为 0~4μg/L，主要以 c-PSA 形式存在。就同一正常个体而言，血清 PSA 水平是相当稳定的，年变化率在 0.5μg/L 以下。

4. C【解析】MRI 具有较好的组织分辨率和三维成像特点。前列腺外周带 T_2加权像中高信号区内出现低信号征象时，前列腺肿瘤的可能性大，准确性达 80%。起源于中央区及移行区 BPH 的 MRI 信号与前列腺癌相似，而且外周区 T_2加权出现低信号也不是前列腺癌所特有的，所以 MRI 不能诊断前列腺癌，尤其是前列腺内微小肿瘤，不过，MRI 可以区别局限性与侵犯性前列腺癌。预测前列腺癌侵犯包膜或包膜外浸润的准确率达 70%~90%。

5. E【解析】患者为老年男性，排尿困难 3 个月，体检发现前列腺稍硬，首先考虑诊断前列腺癌，尚不能完全排除良性前列腺增生症，为鉴别诊断可测定血前列腺特异抗原（PSA）密度及游离 PSA 与总 PSA 比值，确诊有赖经直肠针吸活检，故选 E。

6. D【解析】前列腺癌放疗是用各种不同能量的射线照射肿瘤细胞，以抑制和杀灭癌细胞。放疗可单独使用，也可与手术、化疗等配合，作为综合治疗的一部分，以提高癌症的治愈率。

7. A【解析】参见 A2 型题第 3 题解析。

8. C【解析】顺铂是一种化疗药物，一般都是用于治疗卵巢癌、前列腺癌、睾丸癌、肺癌、鼻咽癌等等的病情的。VP16 也叫依托泊苷，是临床常用的化疗药物，它的主要不良反应是：①骨髓抑制，如白细胞减少、血小板减少。骨髓抑制多发生在用药后的一周到两周左右，可以应用重组人粒细胞集落刺激因子，重组人白介素等改善症状。②消化道症状，如纳差、恶心、呕吐、口腔黏膜溃烂等，可以应用保护胃肠黏膜药物缓解症状，比如西咪替丁，奥美拉唑等。③少见的低血压，喉头痉挛等过敏反应。

9. D【解析】根治性前列腺切除术的禁忌证：①患者有显著增加手术危险性的疾病，如严重的心血管疾病、肺功能不良等。②患有严重出血倾向或血液凝固性疾病。③已有淋巴结转移（术前通过影像学或淋巴活检诊断）或骨转移。④预期寿命不足 10 年。该患者为 75 岁，排尿困难 5 年。肛门指诊前列腺Ⅱ度，故不适宜用根治性前列腺切除术。

10. D【解析】急迫性尿失禁是指伴有强烈尿急的不自主漏尿，其发生机制主要为逼尿肌不稳定，此类尿失禁也是前列腺切除术后常见类型。

11. D【解析】行睾丸切除术 + 抗雄激素类药物 + 放疗对前列腺癌的局部控制有良好效果。

12. E【解析】根治性肾切除术是肾癌的最主要的治疗方法。切除范围包括患肾、肾周脂肪及肾周筋膜。

13. E【解析】姑息性放疗，是指应用放射方法治疗晚期恶性肿瘤的原发和转移病灶，以达到减轻痛苦、改善症状，以至延长生命的目的。化疗是化学药物治疗的简称，其作用根据在肿瘤治疗当中的地位不同，可以分为术前化疗、术中化疗、术后化疗、挽救化疗。该患者目前无手术机会，应行姑息性放疗 + 化疗。

14. A【解析】腹腔镜前列腺根治手术，是治愈局限性前列腺癌最有效的方法之一。

15. D【解析】双侧睾丸切除术是一种姑息性前列腺增生的手术疗法，由于这种手术并不涉及位置深在的前列腺体，而是切除体表的睾丸，手术的创伤小，用时短，对患者的打击亦小，因此是年老体弱，有重要脏器合并症患者可供选择的一种姑息手术。

16. A【解析】根据题干患者前列腺癌分期相对较晚。前列腺癌为雄激素依赖型肿瘤，内分泌治疗效果得到广泛认可，且内分泌治疗为中高危前列腺癌的基础治疗方式。

17. A【解析】患者右肾肿瘤诊断明确，考虑恶性，且患者有血尿病史，考虑肿瘤侵犯集合系统，如无禁忌证应行右肾根治性切除术。

18. E【解析】参见 A2 型题第 11 题解析。

19. E【解析】腺泡旁有单个或成簇细胞向腺泡外伸出，并脱离腺泡散落在间质中，前列腺周围组织的浸润表现为神经组织和纤维脂肪组织中出现肿瘤性腺泡或细胞团，提示为晚期癌。

20. C【解析】PSA 为监测前列腺癌最敏感指标，如患者为低危前列腺癌，生化复发早期，PSA 上升缓慢者可密切随诊，暂等待观察，如 PSA 继续上升，及时干预。

21. E【解析】前列腺癌的典型症状：①排尿困难，呈渐进性。②尿频、尿急、血尿，排尿时有疼痛或烧灼感。③背下部、大腿上部或骨盆处连续疼痛等，良性前列腺增生、前列腺炎产生的症状和癌症相似。但前列腺癌细胞一般不易脱落。

三、A3/A4 型题

1. B【解析】参见 A2 型题第 3 题解析。

2. D【解析】前列腺肿瘤穿刺活检就一般指的是经会阴前列腺穿刺活检和经直肠前列腺穿刺活检，这一检查的目的主要是为了明确前列腺是否有前列腺癌，因为肿瘤的诊断一般是要靠病理活检。

3. E【解析】去势治疗是一种消除性内分泌治疗手段，目的是降低或阻断激素对肿瘤的作用，抑制肿瘤的生长。

4. D【解析】唑来膦酸，可与标准抗肿瘤药物治疗合用，预防实体肿瘤骨转移患者骨不良事件。

5. A【解析】脊柱转移瘤的主要临床表现是疼痛，因为肿瘤的破坏以及脊柱的受累，往往患者出现比较明显的脊柱区域，包括颈胸腰椎局部的疼痛，而且这种疼痛的程度往往比较重，夜间重而且活动受影响。

6. E【解析】前列腺癌转移，最具特异性的实验室检查为血液中酸性磷酸酶增高。

7. D【解析】该患者可能为前列腺转移至胸腰段，为进一步确诊，应该进行胸、腰椎 X 线片。

8. C【解析】参见 A3/A4 型题第 2 题解析。

9. D【解析】参见 A2 型题第 12 题解析。

10. D【解析】参见 A3/A4 型题第 2 题解析。

11. A【解析】前列腺癌根治术是治疗局限性前列腺癌最有效的方法之一，切除的范围需要包括完整的前列腺、双侧精囊、双侧输精管、壶腹段和膀胱颈部，同时还要彻底清扫盆腔淋巴结，包括髂动脉和髂静脉、前方和后方以及之间的纤维脂肪组织，下到腹股沟管，后置鼻孔神经后方。腹腔镜下前列腺根治术较传统手术相比具有创伤小、恢复快的作用，此外在腹腔镜下通过成像系统可以将病灶放大，通过手术的腹腔镜器械可以在狭小的空间里完成手术，往往术后预后较好。

12. D【解析】前列腺癌根治术切缘阳性患者可行内分泌治疗、放疗等，但无法明确再次手术切除范围，且内分泌治疗及放疗效果良好，故答案为 D。

13. E【解析】前列腺癌进展过程中 PSAD 应升高。

14. D【解析】参见 A2 型题第 15 题解析。

15. E【解析】确诊前列腺癌最可靠的方法为活体组织病理学检查。

16. B【解析】参见 A2 型题第 3 题解析。

17. D【解析】参见 A3/A4 型题第 2 题解析。

18. E【解析】参见 A3/A4 型题第 3 题解析。

四、B型题

1~4 A、B、C、E【解析】前列腺癌的类型：①潜伏癌是指患者生前没有前列腺疾病的临床表现，尸检时才发现有前列腺原发腺癌。②偶发癌：患者以良性前列腺疾病手术而发现前列腺癌。组织学特征为分化较好的腺癌，以管状腺癌和筛网状腺癌为主，少数为低分化腺癌。③隐匿癌：患者无前列腺癌症状，但已经出现淋巴结转移或病理性骨折，经病理证实为前列腺癌，然后在前列腺穿刺活检中进一步被证实。④临床癌：有前列腺癌症状，直肠指诊可触及前列腺结节。

5~6 C、D【解析】WHO建议使用Mostofi分级，因为该方法较为简单。而临床上更多使用Gleason分级，在判断患者预后及疗效上更准确。

7~10 D、C、B、A【解析】腺体的分化程度分四级：①高分化是指肿瘤由单纯的小腺体或单纯的大腺体组成。②中分化指由复杂的腺体、融合的腺体或筛状腺体组成的肿瘤。③低分化是指肿瘤主要由散在的或成片的细胞构成，有很少的腺体形成。④未分化指肿瘤主要由柱状或条索状或实性成片的细胞组成。

11. B【解析】血清PSA是目前诊断前列腺癌、评估各种治疗效果和预测预后的一个重要且可靠的肿瘤标记物。

12. C【解析】超声检查是前列腺癌影像学检查的首选方法，前列腺超声检查有经腹、经直肠、经尿道三种途径，其中以直肠超声检查最常用。

13~14 E、C【解析】根据手术入路采用不同的体位，经腹腔途径采用Tendelenburg体位，经腹膜外途径则采用平卧位。

15~17 C、B、D【解析】前列腺癌放疗后，一般认为预后较好是指在3~5年内血PSA小于1μg/L。前列腺癌根治术后，生化复发是指连续2次血PSA值大于0.2μg/L。前列腺间歇内分泌治疗（IHT）治疗前列腺癌，国内多主张开始继续内分泌治疗的指征是血PSA大于2μg/L。

五、X型题

1. BC【解析】前列腺癌基因变异有两大特点：一是抑癌基因某些片段的缺失多于扩增，如染色体区域6q、8p、10q、13q、16q和18q；二是染色体的缺损多见于前列腺癌形成的早期阶段，而其扩增更多见于激素难治性前列腺癌中，染色体区域7p/q、8q和Xq的扩增更多见，说明癌基因的激活参与前列腺癌晚期的间变。

2. AE【解析】前列腺上皮内瘤（PIN）又称为导管内异型增生或大腺泡异型增生，病理学特点为前列腺导管、小管、腺泡的上皮细胞异常增生。

3. ABC【解析】参见X型题第2题解析。

4. CD【解析】非典型腺瘤样增生（AAH）是一类伴有新腺体形成的良性前列腺上皮增生性病变，又称为不典型小腺泡增生或腺病。

5. ABCE【解析】前列腺癌腺体结构改变：腺泡双层结构消失，只见一层分泌型肿瘤性上皮细胞；腺腔内乳头或锯齿状结构消失，代之为排列紧密的小腺泡，有的腺泡周围间质很少，呈“背靠背”；腺泡共壁或筛状，分化低时可呈实性巢状、梁状、条索状结构；基底细胞层缺如，消失范围一般认为必须多于3个连续腺泡，因正常前列腺中少数腺泡也可以没有基底细胞，因而基底细胞的存在与否是鉴别癌与其他良性病变的重要特征之一。

6. ABCDE【解析】前列腺癌细胞间变：核增大，染色质靠边、凝集，核膜清晰；核仁明显增大，尤其是出现直径大于1.2μm的核仁，或出现2~3个偏位的大核仁，则更有诊断价值。

7. ACE【解析】前列腺癌低、中、高危评价标准见表48－2。

表48－2　前列腺癌低、中、高危评价标准

	低危	中危	高危
PSA（μg/L）	<10	10~20	>20
Gleason评分	≤6	7	≥8
临床分期	$\leq T_{2a}$	T_{2b}	$\geq T_{2c}$

8. ABC【解析】参见X型题第7题解析。

9. ABCD【解析】前列腺癌骨骼转移症状常见转移部位依次是脊椎的胸、腰部、肋骨、骨盆，股骨、胸骨和颅骨转移比较少见，表现为持续的、剧烈的腰、背、髋部疼痛及坐骨神经痛，疼痛严重程度可影响预后。

10. BD【解析】前列腺癌发生血行转移，主要到达脊柱及骨盆。

11. ABCD【解析】前列腺癌淋巴结转移：常无明显症状。髂窝淋巴结肿大压迫髂静脉导致下肢水肿和阴囊水肿，腹主动脉旁淋巴结肿大可压迫输尿管或局部病变浸润输尿管开口，而引起单侧或双侧肾积水，继发少尿、腰痛、尿毒症等。

12. ABC【解析】前列腺癌肝转移表现为肝脏大、黄疸、肝功能异常。胃肠道转移表现为恶心、呕吐、出血、上腹痛等。

13. BCDE【解析】参见X型题第12题解析。

14. ABCDE【解析】前列腺癌肺转移表现为咳嗽、咯血、呼吸困难、胸痛、胸腔积液；肾上腺转移表现为肾上腺功能不全、乏力；睾丸转移表现为睾丸、精索结节样病变。

15. AB【解析】参见X型题第14题解析。

16. ABCD【解析】前列腺癌神经症状为疼痛、知觉异常、括约肌功能失常、四肢疲软无力等。颅脑转移多数无明显症状，可引起头痛、嗜睡、复视、吞咽困难等。垂体转移可致失明。

17. ABCD【解析】参见X型题第16题解析。

18. ABCDE【解析】前列腺癌内分泌症状：库欣综合征和抗利尿激素分泌异常，表现为疲乏、低钠血症、低渗透压、高钙血症或低钙血症。

19. ABC【解析】恶病质前列腺癌晚期会出现全身情况恶化、极度消瘦、DIC、严重贫血等表现。

20. ABCE【解析】典型的前列腺癌直肠指检征象是前列腺坚硬如石头、边界不清、不规则结节、无压痛、活动度差，但是差异大，浸润广、高度恶性的癌灶可能相当软。

21. ABDE【解析】根治性前列腺切除术的切除范围包括完整的前列腺、双侧精囊、双侧输精管壶腹段和膀胱颈部。

22. CDE【解析】局限性前列腺癌盆腔淋巴结清扫术范围：彻底切除髂动脉和髂静脉前面、后面及其之间的纤维脂肪组织，下至腹股沟管，后至闭孔神经后方；并可经同一入路完成盆腔淋巴结清扫，达到根治目的。

23. ABCD【解析】根治性前列腺切除术的适应证如下。①临床分期：适用于临床分期 $T_1 \sim T_{2c}$ 的局限性前列腺癌患者。对于 T_3 期前列腺癌尚有争议，有主张给予新辅助治疗后行根治术，可降低切缘阳性率。②预期寿命：预期寿命≥10 年者可选择根治术。③健康状况：身体状况良好，没有严重心肺疾病的患者可选择根治术。④PAS 或 Gleason 评分为低、中危的患者。

24. ABCE【解析】根治性前列腺切除术的禁忌证：①患者有显著增加手术危险性的疾病，如严重的心血管疾病、肺功能不良等。②患有严重出血倾向或血液凝固性疾病。③已有淋巴结转移（术前通过影像学或淋巴活检诊断）或骨转移。④预期寿命不足 10 年。

25. ABCD【解析】耻骨后根治性前列腺切除术优点：①术野暴露充分，操作过程易掌握，可完整、彻底切除肿瘤。②同时进行盆腔内淋巴结清扫术及临床分期。③可在直视下分离并保留血管神经束和尿道括约肌。④直肠损伤机会较少。

26. DE【解析】耻骨后根治性前列腺切除术缺点：手术创伤大，前列腺尖部切缘阳性率高于经会阴术式。

27. BCDE【解析】经会阴根治性前列腺切除术缺点：①直肠损伤机会大。②精囊切除困难。③不能清扫盆腔淋巴结并进行准确临床分期。④术后勃起功能障碍发生率。

28. ABDE【解析】经会阴根治性前列腺切除术优点：①操作时间短，术中出血少，利于术后康复。②可以在直视下进行膀胱颈重建及膀胱尿道吻合术，故术后吻合口狭窄、尿失禁发生率低。

29. ABCD【解析】分割照射方式有以下 4 类：①常规分割治疗。②分段治疗。③超分割治疗。④加速放疗。

30. ABCD【解析】前列腺癌近距离治疗的绝对禁忌证：①预计生存期少于 5 年。②TURP后缺损较大或预后不佳。③一般情况差。④有远处转移。

31. ACD【解析】多西他赛、米托蒽醌、雌莫司汀等常用于前列腺癌化疗。

32. ABC【解析】前列腺癌激素治疗包括雌激素、抗雄激素、黄体生成激素释放激素等。

33. ABCDE【解析】前列腺癌的辅助内分泌治疗适应证：①根治术后病理切缘阳性。②术后病理淋巴结阳性（pN^+）。③术后病理证实为 T_3 期（pT_3）或≤T_2 期，但伴高危因素。④局限前列腺癌伴高危因素，根治性放疗后。⑤局部晚期前列腺癌放疗后。

34. ABCD【解析】前列腺癌的辅助内分泌治疗：①最大限度雄激素全阻断。②药物去势。③抗雄激素药物，包括甾体类和非甾体类。④手术去势。

35. ABCD【解析】前列腺癌的去势治疗：①雌激素治疗。②抗雄激素药物。③手术去势：睾丸切除。④药物去势：LHRH 激动药。

36. ABCDE【解析】放射性核素骨显像是一种无创伤性检查，可以发现前列腺癌患者的骨转移癌灶。常规 X 线片难以发现骨实质微小改变，而全身骨显像一般能比 X 线片提前 3～6 个月甚至更长时间发现前列腺癌骨转移灶。不过，现在不推荐早期或常规对前列腺癌患者进行骨显像，因为 PSA≤20μg/L 时骨转移阳性率仅为 1%。

37. ABCD【解析】前列腺癌内分泌疗法可以通过以下途径发挥疗效：①去除雄激素的来源。②抑制垂体释放黄体生成素。③抑制类固醇合成。④在靶组织内抑制雄激素作用等，从而阻止前列腺癌细胞的恶性生长。

38. ABC【解析】晚期前列腺癌药物去势治疗，临床常用 LHRHa 药物有亮丙瑞林、戈舍瑞林及布舍瑞林等。

39. ACDE【解析】前列腺癌冷冻治疗的适应证：①局限性前列腺癌，不适合进行外科手术或预期寿命<10 年的低危患者。②已发生转移的前列腺癌的姑息性局部治疗，以及前列腺癌根治性放疗或手术后的挽救性治疗。

40. ABC【解析】前列腺癌冷冻术分为经尿道冷冻术、内镜直视下冷冻术和经会阴冷冻术 3 类，其中后两类较适合于前列腺癌治疗。

41. ABE【解析】高能聚焦超声并发症包括尿潴留、尿失禁、勃起功能障碍等。

六、案例分析题

1. ADEF【解析】该患者可能为泌尿系统疾病，应该进行的检查有尿常规、前列腺腔内超声、泌尿系统 B 超＋残余尿、血清总前列腺特异抗原（PSA）＋游离 PSA

2. F【解析】患者 PSA 升高，提示可疑前列腺癌，但患者 PSA 升高有可能为前列腺炎导致，可经抗炎治疗后复查 PSA。

3. DF【解析】依据题意，该患者抗生素治疗的合理方案为环丙沙星片 0.25g，口服，2 次/天×7 天或左氧氟沙星片 0.5g，口服，1 次/天×7 天。

4. D【解析】前列腺穿刺主要用于前列腺特异性抗原升高或者前列腺摸到可疑性结节的患者，穿刺的目的是抽取前列腺的标本做病理切片，进一步的明确有无前列腺癌等病变。患者 PSA＞4μg/L，f-PSA/t-PSA＜0.16，前列腺穿刺指征明确。

5. A【解析】参见案例分析题第 4 题。

6. B【解析】长期规律服用非那雄胺的患者，真实 t-PSA 应为检测值得 2 倍。

7. D【解析】前列腺 MRS 定量分析可用于前列腺癌的定性诊断。

8. ACDEF【解析】磁共振波谱分析通过观察体内的代谢物质显示病变，与信号的对比无关。Ci 代表枸橼酸盐，Cho 代表胆碱。正常前列腺 MRS 代谢特点是 2. 6ppm 可见到显著的枸橼酸盐峰，且枸橼酸盐峰高于同位置的胆碱。前列腺癌 MRS 代谢特点为枸橼酸盐浓度低，胆碱显著升高。综上，患者为前列腺癌可能性大。

9. D【解析】内分泌治疗已成为前列腺癌辅助治疗的首选，尤其是进展性、转移性前列腺癌。治疗的目的是减轻症状，延缓肿瘤进展，属于姑息性治疗。前列腺癌内分泌疗法可以通过以下途径发挥疗效：①去除雄激素的来源。②抑制垂体释放黄体生成素。③抑制类固醇合成。④在靶组织内抑制雄激素作用等，从而阻止前列腺癌细胞的恶性生长。

10. E【解析】目前前列腺癌患者内分泌治疗推荐使用 CAB 治疗，即戈舍瑞林（或同类药物）+比卡鲁胺（或同类药物）联用。

11. BCD【解析】该患者最终选择最大限度雄激素阻断治疗：①口服比卡鲁胺片 50mg，1 次/天，2 周后开始皮下注射醋酸戈舍瑞林缓释植入剂 3. 6mg。②皮下注射醋酸戈舍瑞林缓释植入剂 3. 6mg 并口服比卡鲁胺片 50mg，1 次/天。③注射醋酸戈舍瑞林缓释植入剂 1 周后血睾酮达到最高值。

12. BCEF【解析】该患者治疗开始后前 3 个月每个月检查肝功能，如病情稳定，每 3 个月复查血清 PSA，疾病进展时随访期应更短，如血清 PSA 升高或出现骨痛，行骨骼 ECT 扫描。

13. AB【解析】该患者予持续最大限度雄激素阻断治疗（曲普瑞林联合氟他胺），复查时情况好转，故应继续最大限度雄激素阻断治疗。间歇内分泌治疗是指先行药物去势治疗，在达到停药标准后停药，停药一段时间之后再重新给药的内分泌治疗方法，其优点是提高患者生活质量，降低治疗成本等。

14. ABCDEF【解析】间歇内分泌治疗模式（IHT）适应证：①局限前列腺癌，无法行根治性手术或放疗。②局部晚期患者。③转移前列腺癌。④根治术后切缘阳性。⑤根治术后复发。⑥局部放疗后复发。

15. AC【解析】睾酮对男子生殖器官及其它重要器官的作用相当复杂，故应对其进行检查。氟他胺片的不良反应有男性乳房女性化，乳房触痛，有时伴有溢乳。如减少剂量或停药则可消失。少数患者可有腹泻、恶心、呕吐、食欲增加、失眠和疲劳。罕见性欲减低、一过性肝功能异常及精子计数减少，故应停用。

16. D【解析】患者 PSA 再次升高，加用比卡鲁胺阻断睾酮的中枢反馈。

17. ABCDEF【解析】根据患者目前症状，考虑前列腺增生症可能性大，需完善血常规评估是否存在泌尿系统感染，完善自由尿流率、残余尿量测定，IPSS 评分，QOL 评分 BPH 是否存在手术指征，完善前列腺液检查评估后是否存在前列腺炎。如有前列腺癌家族史，需完善 PSA 检查。

18. B【解析】参见 A2 型题第 3 题解析。

19. G【解析】参见 A3/A4 型题第 2 题解析。

20. E【解析】前列腺癌 TNM 分期见表 48－3。

表 48－3　前列腺癌 TNM 分期

TNM 分期	标准	TNM 分期	标准
T	指原发肿瘤	T_{3b}	肿瘤侵及精囊
T_X	原发肿瘤不能评估	T_4	肿瘤固定或侵犯精囊以外的邻近组织如膀胱颈尿道外括约肌、直肠肛提肌和/或盆壁
T_0	无原发肿瘤的证据	N	指区域淋巴结
T_1	不可扪及和影像学难以发现的临床隐匿肿瘤	N_X	区域淋巴结不能评估
T_{1a}	组织学检查偶然发现肿瘤占≤5%	N_0	无区域淋巴结转移
T_{1b}	组织学检查偶然发现肿瘤占＞5%	N_1	区域淋巴结转移
T_{1c}	不可扪及仅穿刺活检发现的肿瘤（如由于 PSA 升高）	M	指远处转移
T_2	可触及肿瘤局限在前列腺内	M_0	无远处转移
T_{2a}	肿瘤侵犯前列腺的一叶的 1/2 或更少	M_1	远处转移
T_{2b}	肿瘤侵犯前列腺一叶的 1/2 以上，但限于该单叶	M_{1a}	远处转移，但无区域淋巴结转移
T_{2c}	肿瘤侵犯前列腺的两叶	M_{1b}	骨转移
T_3	肿瘤穿透前列腺包膜	M_{1c}	其他脏器转移，伴或不伴骨转移
T_{3a}	肿瘤侵犯包膜外（单侧或双侧）		

21. DE【解析】根据患者的临床表现和检查结果，正确的治疗选择是放疗和根治性前列腺切除术。放疗可以通过使用高能 X 射线或其他形式的辐射抑制肿瘤细胞的生长。通常用于早期的前列腺癌或不能接受手术的患者。根治性前列腺切除术是一种手术治疗方法，通过完全切除前列腺及其周围组织来治疗前列腺癌。

22. ACE【解析】盆腔淋巴结清扫有助于病理分期，保留覆盖在髂外动脉上的淋巴组织。还可以清扫闭孔淋巴结。

23. D【解析】参见 A3/A4 型题第 2 题解析。

24. ABCDEF【解析】做根治性前列腺切除，术前应做的检查包括胸片、心电图、血压、肺通气功能、心功能测定及同位素骨显像检查等。

25. EG【解析】参见 A2 型题第 15 题解析。前列腺癌是临床上常见的恶性肿瘤，放射治疗是前列腺癌重要的治疗手段之一。早期前列腺癌的放射治疗可以达到根治的目的，疗效与前列腺癌根治性手术相似。

26. C【解析】长期服用保列治的血 PSA 浓度会降低 1/2。

27. FG【解析】参见 X 型题第 23 题解析。

28. AB【解析】血 PSA 升高的可能原因为生化复发或局部复发。

29. ABCD【解析】该患者可能为前列腺癌，为进一步诊断，还应进行的检查为经直肠指检、经直肠超声检查及经直肠前列腺穿刺活检、骨 ECT 扫描及盆腔 MRI 等。

30. B【解析】对于没有远期转移证据的根治性前列腺癌切除术后的 PSA 复发或局部复发的患者应提供挽救性放疗。

31. AD【解析】前列腺癌根治术后复发患者可行挽救性放疗，主要针对预期寿命 >10 年患者，放疗剂量 64~66Gy。

32. CGH【解析】该患者排尿不畅，应留置尿管持续导尿。该患者可能为泌尿系统疾病，还应进行尿培养及抗感染治疗。

33. D【解析】导尿失败后，应用耻骨上膀胱穿刺造瘘术治疗尿潴留。

34. BCE【解析】前列腺穿刺活检是一种常见的前列腺癌筛查方法。双侧睾丸切除术是治疗前列腺癌的方法之一，而不是用于前列腺增生的治疗方法。根治性前列腺切除术通常用于治疗前列腺癌而不是良性前列腺增生（BPH）。对于 BPH，常见的治疗方法包括药物治疗、经尿道前列腺切除术（TURP）、穿刺术、激光治疗等。经尿道前列腺切除术（TURP）是治疗前列腺增生的一种有效方法，但它不能鉴别良性前列腺增生和前列腺癌。

35. B【解析】患者为老年男性，有明显的下尿路症状（尿频尿急、排尿困难），直肠指检及前列腺 B 超显示前列腺体积增大，同时排除其它导致患者出现下尿路症状的疾病即可诊断为前列腺增生。

36. E【解析】耻骨上经膀胱前列腺剜除术是比较成熟的手术技术，优点是容易掌握、效果确切、很少出现尿失禁及性功能障碍等并发症。

37. ABCDEFGHI【解析】良性前列腺增生术后随访的内容包括：检查尿道口有无狭窄；前列腺症状评分（IPSS）；生活质量评分（QOL）；有无漏尿；自由尿流率；剩余尿量；血清 PSA；直肠指诊；前列腺 B 超等。

38. B【解析】参见 A2 型题第 1 题解析。

39. AB【解析】参见案例分析题第 25 题解析。

40. E【解析】参见 A1 型题第 18 题解析。

41. D【解析】经尿道前列腺切除术（TURP）术后 3 个月可行根治性手术。

42. ABDEF【解析】腹腔镜前列腺癌根治术应警惕直肠损伤，故需完善术前肠道准备，减少肠道损伤后引起严重感染可能性。另外，缝合膀胱颈及尿道时需警惕可将输尿管口缝扎，可术前留置双侧双 J 管，术中予小剂量呋塞米，或给予亚甲蓝静脉注射。

43. ACF【解析】前列腺癌根治术的主要远期并发症包括尿失禁、勃起功能障碍、吻合口狭窄等。

第四十九章　良性前列腺增生

一　A1 型题

1. 关于前列腺增生，以下哪项是正确的
   A. 都需要手术治疗
   B. 残余尿量与梗阻程度成正比
   C. 根据前列腺大小，即可判断梗阻程度
   D. 男性老年患者如无排尿困难即可排除前列腺增生
   E. 凡前列腺增生者，直肠指检都可以触及增大的前列腺
2. 良性前列腺增生（BPH）的病理特征是
   A. 腺上皮细胞增生　　B. 基质增生
   C. 血管增生　　D. 上皮细胞增生
   E. 腺上皮化生
3. 以下不属于前列腺增生并发症的是
   A. 膀胱结石　　B. 急性尿潴留
   C. 膀胱真性憩室　　D. 腹股沟斜疝
   E. 血尿
4. 前列腺增生手术后尿失禁与以下哪项因素无关
   A. 括约肌损伤　　B. 不稳定膀胱
   C. 膀胱出口梗阻　　D. 后尿道损伤刺激及创面感染
   E. 膀胱尿道角度改变
5. 前列腺增生组织由间质和腺上皮以不同的比例构成，可以分为 5 个病理类型，其中最为常见的是
   A. 基质型　　B. 纤维肌肉型
   C. 肌型　　D. 纤维腺瘤型
   E. 纤维肌肉腺瘤型
6. 前列腺增生最主要的症状是
   A. 血尿　　B. 排尿痛
   C. 进行性排尿困难　　D. 会阴疼痛和便秘

E. 尿流中断

7. 前列腺增生症状与以下哪项无关

A. 梗阻的程度
B. 病变发展的速度
C. 合并膀胱炎症
D. 合并膀胱结石
E. 前列腺增生体积大小

8. 一般情况下，良性前列腺增生最早出现的症状是

A. 尿频
B. 排尿困难
C. 血尿
D. 尿痛
E. 尿急

9. 良性前列腺增生失代偿期的主要表现是

A. 排尿困难
B. 肾功能不全
C. 血尿
D. 慢性尿潴留
E. 夜尿增多

10. 良性前列腺增生患者的手术指征是

A. 最大尿流率为16ml/s
B. 残余尿量30ml
C. 前列腺体积超过50ml
D. 合并反复的下尿路感染
E. 尿流动力学检查提示不稳定性膀胱

11. 前列腺增生直肠指检时，如发现前列腺上有可疑结节，应做活组织检查，以排除

A. 膀胱癌
B. 前列腺癌
C. 输尿管癌
D. 尿道癌
E. 睾丸癌

12. 前列腺增生评估最大尿流率时排尿量必须超过

A. 30ml
B. 50ml
C. 70ml
D. 100ml
E. 150ml

13. 良性前列腺增生需与前列腺癌鉴别时，可进行的检查是

A. 残余尿量
B. 有无血尿
C. 膀胱造影
D. 前列腺特异性抗原
E. 发病年龄、排尿困难程度

14. 国际良性前列腺增生咨询委员会认为国际前列腺症状评分（I-PSS）小于（　　）者，可不做治疗，仅观察随访

A. 8分
B. 9分
C. 10分
D. 15分
E. 18分

15. 前列腺增生组织由间质和腺上皮以不同的比例构成，病理类型不包括
A. 纤维肌肉型　　B. 纤维腺瘤型
C. 基质型　　D. 肌型
E. 肌肉腺瘤型

16. 良性前列腺增生的药物治疗不含
A. 抗雄激素类药物　　B. α 受体阻断药
C. α 受体激动药　　D. 5α-还原酶抑制药
E. 植物药

17. 非那雄胺治疗前列腺增生的机制是
A. 抑制 α 受体　　B. 抑制 5α 还原酶
C. 抑制 H 受体　　D. 抑制 β 受体
E. 抑制雄激素受体

18. 关于良性前列腺增生的药物治疗，选择以下哪一项是最恰当的
A. 适用于轻、中度症状的前列腺增生的患者
B. α 受体阻断药作用于前列腺腺细胞上，抑制前列腺增生
C. 5α 还原酶抑制药抑制而降低前列腺内平滑肌张力
D. 5α 还原酶抑制药抑制睾酮生成而降低前列腺内平滑肌张力
E. 5α 还原酶抑制药抑制双氢睾酮生成而使前列腺部分萎缩

19. 5α-还原酶抑制药用于前列腺增生 40g 以上的患者，改善排尿，用药 6 个月后效果明显，可使前列腺体积缩小，减少
A. 急性尿潴留　　B. 慢性尿潴留
C. 尿频　　D. 尿急
E. 尿失禁

20. 前列腺增生伴尿潴留，首先考虑的处理方法是
A. 导尿 1 次，拔除导尿管　　B. 导尿并保留导尿管
C. 耻骨上膀胱穿刺排尿　　D. 用金属导尿管导尿
E. 急诊行膀胱造瘘

21. 良性前列腺增生患者以下哪种情况不宜行手术治疗
A. 合并腹股沟斜疝　　B. 伴有尿道括约肌功能障碍
C. 伴有长期的、反复的下尿路感染　　D. 伴有急性尿潴留病史
E. 伴有反复肉眼及镜下血尿

二 A2 型题

1. 患者，男性，65 岁。体检时发现前列腺有 1cm 的硬结，2 次直肠内穿刺活检报告都是前

列腺增生。下一步的检查最好采取

A. 前列腺 B 超
B. 前列腺 CT
C. 经尿道镜切除活检
D. 经直肠 B 超引导下穿刺活检
E. 以上都不是

2. 患者，男性，63 岁。主诉尿频，夜尿次数增多，排尿迟缓，无力，初步诊断应考虑是

A. 尿道狭窄
B. 前列腺增生
C. 前列腺炎
D. 前列腺癌
E. 神经源性膀胱

3. 患者，男性，76 岁。排尿困难 2 年，近 1 年常出现排尿中断现象，伴疼痛向阴茎头部放射，平卧后疼痛减轻，并能够恢复排尿，最可能的诊断是

A. 前列腺增生
B. 前列腺增生合并膀胱结石
C. 前列腺增生合并膀胱感染
D. 慢性前列腺炎
E. 慢性尿道炎

4. 患者，男性，61 岁。排尿困难 6 年，不能排尿 1 天就诊。查体：下腹部可扪及囊性包块，直肠指检前列腺Ⅱ度大，质地韧，表面光滑，中央沟消失。血 PSA 2.2μg/L，Cr 267μmol/L。最可能的诊断是

A. 前列腺癌
B. 前列腺增生
C. 前列腺肉瘤
D. 前列腺炎
E. 以上都不是

5. 患者，男性，72 岁。尿频、进行性排尿困难 1 年，无尿痛及血尿，无外伤史，无糖尿病史，查体：直肠指检前列腺增大，质韧有弹性，表面光滑，残余尿为 110ml，膀胱造影发现膀胱颈部有弧形充盈缺损，颈口抬高，诊断最大可能为

A. 膀胱癌
B. 尿道狭窄
C. 膀胱颈口纤维化
D. 良性前列腺增生
E. 神经性膀胱功能障碍

6. 患者，男性，62 岁。尿频，淋漓不尽半年余。MRI 扫描见前列腺明显增大并突入膀胱，最可能的诊断是

A. 前列腺增生
B. 前列腺癌
C. 膀胱癌
D. 膀胱乳头状瘤
E. 未见异常

7. 患者，男性，66 岁。尿频尿急及排尿困难，CT 影像如图所示，以下叙述不正确的是

A. 前列腺形态呈类圆形
B. 其包膜光滑，境界清晰
C. 与膀胱分界清楚
D. 为前列腺增生
E. 为前列腺癌

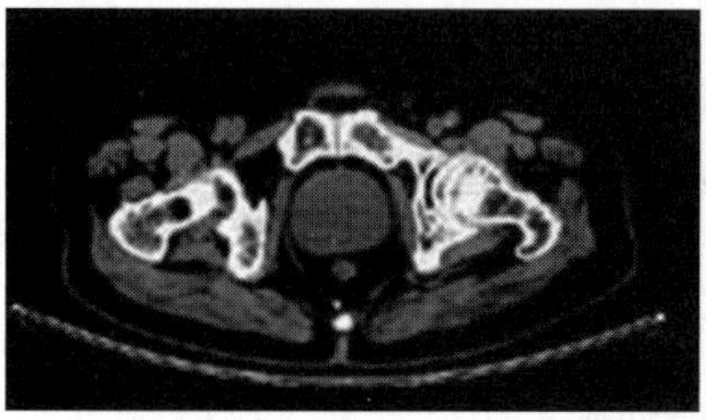

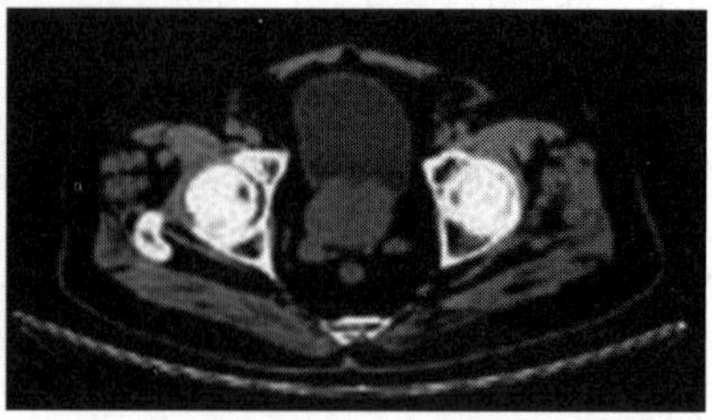

8. 患者，男性，79 岁。进行性排尿困难 4 年，近 2 个月腰痛，体温 37～38℃。直肠指检：前列腺质偏硬，光滑，有结节，为进一步明确诊断，最先考虑的实验室检查是

A. 红细胞沉降率　　B. 尿素氮

C. 前列腺特异性抗原（PSA）　　D. 血常规

E. B 超

9. 患者，男性，68 岁。饮酒后不能排尿 5 小时，下腹憋胀难忍，既往“前列腺肥大”6 年。查体：耻骨上膨隆，叩诊实音。处理不正确的是

A. 导尿　　B. 膀胱区热敷

C. 口服抗生素　　D. 静脉滴注利尿药

E. 耻骨上膀胱穿刺造瘘

10. 患者，男性，61 岁。排尿困难 1 年余，近来明显加重，查体：前列腺明显增大，质软，尿中脓细胞满视野，BUN 17.9mmol/L，残余尿量 250ml，心肺正常，应先作哪项治疗

A. 激素治疗　　B. 前列腺切除术

C. 膀胱造瘘　　D. 留置导尿，控制感染

E. 双侧睾丸切除

11. 患者，男性，75 岁。排尿不畅 8 年，反复发生尿潴留，多次留置导尿管。查体：膀胱上界达脐下两指，直肠指检前列腺明显增大、质韧，中央沟消失。血肌酐 240μmol/L。根据患者情况，处理不宜采取的是

A. 尿流动力学检查　　B. 腹部 B 超检查

C. 留置导尿管引流　　D. 用 α 受体阻断药改善排尿功能

E. 肾功能改善后，行经尿道前列腺切除术

12. 患者，男性，67 岁。排尿困难 6 年，近 2 个月加重伴尿潴留 3 天。直肠指检前列腺明显增大 6.0cm×6.0cm×4.5cm，叩诊膀胱脐下 3 横指。血 BUN 36.8mmol/L，血 Cr 346μmol/L，腹部平片示膀胱有结石，合理的治疗是

A. 耻骨上经膀胱前列腺切除术　　B. 服用 α 受体阻断药和 5α 还原酶抑制药

C. 经尿道前列腺热疗　　D. 经尿道前列腺切除术

E. 留置导尿管或耻骨上膀胱穿刺造瘘

13. 患者，男性，72 岁。排尿困难 4 年，近 1 个月加重伴食欲缺乏。直肠指检前列腺明显增

大 5.5cm×5.5cm×5.0cm，叩诊膀胱脐下 3 横指。血 BUN 40mmol/L，血 Cr 365μmol/L，B 超示双肾中度积水。合适的处理是

A. 耻骨上经膀胱前列腺切除术
B. 经尿道前列腺切除术
C. 服用 α 受体阻断剂和 5α 还原酶抑制药
D. 经尿道微波热疗
E. 留置导尿管或耻骨上膀胱穿刺造瘘

14. 患者，男性，71 岁。排尿困难 10 年，近 1 年加重，伴尿频、尿急和尿痛。查体：前列腺Ⅱ度增大，质中，光滑。B 超示前列腺 5.2cm×4.6cm×3.8cm，患者的治疗应首选的是

A. 膀胱切开取石　　B. 体外冲击波碎石
C. 经尿道前列腺切除术　　D. 药物溶石和排石治疗
E. 单纯经尿道膀胱液电碎石

15. 老年男性患者，体检时发现前列腺有一个 1cm 的硬结，2 次直肠内触摸下穿刺活检报告都是良性前列腺肥大，下一步应做的正确检查

A. 单纯前列腺切除术　　B. 重复直肠内穿刺活检
C. 根治性前列腺切除术　　D. 经尿道切除镜做活检
E. 经直肠 B 超引导穿刺活检

16. 患者，男性，73 岁。夜尿增多伴进行性排尿困难 2 年余，一般情况良好，心肺功能正常。直肠指检：前列腺 6.0cm×5.5cm×5.5cm，质中，表面光滑，中央沟消失，残余尿 75ml。最大尿流率 9.2ml/s。应进行

A. 雌激素治疗　　B. 留置导尿管
C. 手术治疗　　D. α 受体阻断药治疗
E. 5α 还原酶抑制药治疗

17. 前列腺肥大患者行经尿道前列腺切除术（TURP）时发现膀胱穿孔，有尿外渗，应进行

A. 输血，输液
B. 行膀胱造瘘术
C. 立即手术行膀胱修补术
D. 继续行经尿道前列腺切除术（TURP），输高渗液
E. 尽快结束手术，置尿管行膀胱持续引流

18. 患者，男性，73 岁。排尿困难 5 年，近 2 个月加重伴食欲缺乏。直肠指检前列腺明显增大 5cm×6cm，叩诊膀胱脐下 3 横指。血 BUN 36mmol/L，血 Cr 340μmol/L，B 超示双肾中度积水。以下哪一种治疗最为合理

A. 经尿道前列腺切除术

B. 经尿道前列腺热疗

C. 耻骨上经膀胱前列腺切除术

D. 留置导尿管或耻骨上膀胱穿刺造瘘

E. 服用 α 受体阻断药和 5α 还原酶抑制药

三 A3/A4 型题

(1~6 题共用题干)

患者，男性，78 岁。因不能自行排尿 6 小时入院。有排尿困难病史 2 年，经常出现尿流中断，改变姿势后又能恢复排尿。夜尿 5~6 次。查体：下腹膨隆，耻骨上膀胱区叩诊浊音。B 超显示膀胱内有 3cm 强光团，后伴声影。

1. 患者的诊断为

A. 神经源性膀胱
B. 尿道狭窄
C. 良性前列腺增生伴膀胱肿瘤
D. 良性前列腺增生伴膀胱钙化
E. 良性前列腺增生伴膀胱结石

2. 首先应采取

A. 膀胱造瘘
B. 导尿后留置尿管
C. 膀胱穿刺抽液
D. 抗生素
E. 插尿管使尿液慢慢流出，不留置尿管

3. 入院后，经检查患者心、肺、肾功能良好，准备开放手术摘除前列腺，手术方式为

A. 经膀胱切除
B. 经尿道切除
C. 经耻骨后切除
D. 经会阴切除
E. 以上都不是

4. 患者最初的症状应是

A. 尿频
B. 血尿
C. 尿失禁
D. 尿潴留
E. 排尿困难

5. 患者应切除的部分是

A. 精阜
B. 前列腺增生部分
C. 全部前列腺
D. 受压而狭窄的后尿道
E. 前列腺增生部分和前列腺包膜

6. 前列腺增生不会引起的病理改变是

A. 肾积水
B. 输尿管反流
C. 膀胱壁肥厚
D. 肾功能损害

E. 膀胱黏膜不典型增生

（7～11 题共用题干）

患者，男性，66 岁。进行性排尿困难 5 年，因尿潴留留置导尿管 3 次，1 年前曾测残余尿量为 100ml。查体：下腹膨隆，浊音界在脐下两指，右侧腹股沟区有包块，凸入阴囊，可以还纳。

7. 患者的第一诊断是
   A. 腹股沟疝　　B. 尿道狭窄
   C. 前列腺增生　　D. 膀胱结石
   E. 神经源性膀胱
8. 患者的第二诊断是
   A. 右侧腹股沟股疝　　B. 右睾丸鞘膜积液
   C. 右腹股沟斜疝　　D. 右腹股沟直疝
   E. 右腹股沟囊肿
9. 患者首选的治疗措施是
   A. 膀胱穿刺造瘘　　B. 应用 5α 还原酶抑制药
   C. 留置导尿管　　D. 间歇性膀胱穿刺
   E. 间歇性膀胱穿刺 + 药物治疗
10. 根据患者的第一诊断，理想的治疗方法是
   A. 膀胱造瘘 + 药物治疗　　B. 经膀胱前列腺摘除术
   C. 经尿道前列腺切除术　　D. 前列腺尿道支架
   E. 经尿道微波治疗
11. 手术是在假包膜内切除前列腺的增生部分，关于假包膜的形成，正确的解释是
   A. 增生的前列腺体将外周带腺体压扁形成
   B. 增生的前列腺体将中央带腺体压扁形成
   C. 增生的前列腺体将移行带腺体压扁形成
   D. 正常前列腺周围即存在该包膜
   E. 由周围脂肪组织形成

（12～14 题共用题干）

患者，男性，71 岁。因尿频、排尿困难就诊，曾出现过 3 次急性尿潴留。直肠指检：前列腺Ⅱ度增大，质地韧，右叶可及一个小结节，质地偏硬。超声显示，前列腺 6.0cm × 5.0cm × 4.0cm，向膀胱内突入。残余尿量 165ml，最大尿流率 7.8ml/s，国际前列腺症状评

分（I-PSS）为32，PSA 3.4μg/L。

12. 应先考虑的诊断是

A. 前列腺增生　　B. 前列腺炎
C. 尿道狭窄　　D. 前列腺癌
E. 神经源性膀胱

13. 对鉴别诊断，最有意义的检查是

A. CT　　B. MRI
C. 经直肠前列腺彩超　　D. 经尿道前列腺电切活检
E. 经直肠前列腺穿刺活检

14. 患者的治疗方法是

A. 药物治疗　　B. 留置尿管
C. 尿道内切开术　　D. 前列腺癌根治术
E. 经尿道前列腺切除术

（15~18题共用题干）

患者，男性，74岁。3月前发生1次尿潴留，目前严重尿频，排尿困难，5年前发生急性心梗，目前心脏情况较稳定。

15. 患者应进行的检查是

A. 尿流动力学　　B. 前列腺超声
C. 尿路造影　　D. 尿常规
E. 尿液细菌培养

16. 患者超声检查提示前列腺增生，则首选的治疗措施为

A. 导尿　　B. 抗生素
C. 膀胱造瘘　　D. 药物治疗，如激素、α受体阻断药
E. 前列腺切除术或经尿道前列腺切除术

17. 患者行前列腺切除术第1天，尿液为淡血性，需进行的处理是

A. 留置尿管　　B. 应用止血药物
C. 抗生素　　D. 利尿药
E. 暂无特殊处理

18. 患者术后第5天时，尿管内可见混浊液体，目前应考虑

A. 泌尿系统感染　　B. 脱水
C. 肾炎　　D. 泌尿系统结石
E. 以上均有可能

（19~21 题共用题干）

患者，男性，76 岁。尿频、进行性排尿困难 10 年，半年来加重，尿后滴沥，有时出现夜间尿失禁。既往糖尿病 20 余年，口服降糖药治疗。查体：膀胱胀大，耻骨上 2 指，前列腺增大，体积约 88cm，质地中等，中央沟消失。留置导尿 1 周后准备行经尿道前列腺切除术（TURP）。

19. 由于前列腺体积比较大，在行经尿道前列腺切除术（TURP）手术中为避免手术发生水中毒，以下的措施中最为有效的是

A. 术中控制灌洗液的量　　B. 选用稍微高浓度的灌洗液

C. 术中行膀胱穿刺造瘘　　D. 术中和术后适当应用利尿药

E. 术中适当静脉输入高渗盐水

20. 患者拟定行经尿道前列腺切除术（TURP），为保证手术的安全，手术视野的清晰，术中膀胱灌洗液首选的是

A. 9% 生理盐水　　B. 5% 葡萄糖水

C. 5% 甘露醇　　D. 林格液

E. 蒸馏水

21. 患者为明确手术指征，在以下检查中最重要的是

A. B 超检查确定有无肾盂积水　　B. 尿流率检查判断下尿路梗阻程度

C. 经直肠超声了解下尿路狭窄程度　　D. 膀胱镜检查了解前列腺大小

E. 尿流动力学检查了解逼尿肌功能情况

（22~24 题共用题干）

患者，男性，75 岁。因不能自行排尿 10 小时入院。患者曾有排尿困难 3 年。排尿时常出现尿流中断，改变姿势后又能恢复排尿。夜尿 3~5 次。查体：一般情况好，下腹膨隆，浊音界位于脐下 2 指。B 超：膀胱内有多个 2~4cm 强光团。

22. 患者的诊断为

A. 前列腺增生伴尿路感染　　B. 尿道狭窄

C. 前列腺增生　　D. 神经源性膀胱

E. 前列腺增生伴膀胱结石

23. 若诊断明确首先应采用的合理治疗方法是

A. 急行膀胱造瘘　　B. 导尿后留置尿管

C. 耻骨上膀胱穿刺抽出尿液　　D. 抗生素及利尿治疗，继续观察

E. 插尿管使尿液慢慢流出，不留置尿管

24. 入院后，经检查患者心、肺、肾功能良好，准备开放手术摘除前列腺，合理的手术途

径为

A. 经尿道切除　　B. 经膀胱切除

C. 经耻骨后切除　　D. 经会阴切除

E. 经骶前切除

（25～27题共用题干）

患者，男性，66岁。反复夜尿频半年余，排尿困难2个月，B超：双肾未见占位性病变，膀胱充盈良好，前列腺4.5cm×4.0cm×3.0cm，残余尿量120ml。

25. 患者最可能的诊断是

A. 神经源性膀胱　　B. 膀胱过度活动症

C. 前列腺增生　　D. 膀胱肿瘤

E. 尿道狭窄

26. 下一步最应做的检查是

A. CT　　B. MRI

C. 腹部平片　　D. 经直肠B超

E. 尿流动力学

27. 如果最大尿流率<10ml/s，膀胱顺应性尚好，下一步应采取哪种治疗方法为佳

A. 药物治疗　　B. 开放手术

C. 经尿道切除术　　D. 局部放疗

E. 局部理疗

（28～29题共用题干）

患者，男性，63岁。排尿困难6年，不能排尿1天来诊。下腹部扪及囊性包块，直肠指检：前列腺Ⅱ度大，质地韧，表面光滑，中央沟消失。血PSA 2.2μg/L，血BUN 14.5mmol/L，血Cr 267μmol/L。

28. 患者可能的诊断是

A. 前列腺癌　　B. 良性前列腺增生

C. 前列腺肉瘤　　D. 前列腺炎

E. 以上都不是

29. 首先采取何种治疗措施

A. 前列腺癌根治术　　B. 经尿道前列腺切除术（TURP）

C. 抗感染治疗　　D. 置尿管或行耻骨上膀胱造瘘术

E. 双侧睾丸切除

（30~31 题共用题干）

患者，男性，75 岁。因尿频、排尿困难就诊，曾出现过 3 次急性尿潴留。直肠指检：前列腺Ⅱ度，质地韧，无硬结。超声：前列腺 5.0cm × 5.5cm × 4.5cm，向膀胱内突入，残余尿量 150ml，最大尿流率 8.9ml/s，前列腺特异性抗原 0.5ng/L，国际前列腺症状评分（I-PSS）为 32。

30. 治疗应选择

A. 药物治疗　　B. 留置尿管

C. 尿道内切开术　　D. 前列腺癌根治术

E. 经尿道前列腺切除术

31. 患者的初步诊断是

A. 尿道狭窄　　B. 前列腺炎

C. 前列腺癌　　D. 前列腺增生

E. 神经源性膀胱

（32~34 题共用题干）

患者，男性，63 岁。进行性排尿困难 4 年，间断性排尿中断 10 天。腹部平片提示膀胱区有直径 2.5cm 圆形致密影。

32. 确诊最有意义的辅助检查是

A. CT　　B. MRI

C. 膀胱镜　　D. 静脉肾盂造影

E. 侧位腹部平片

33. 患者最可能的诊断为

A. 膀胱结石　　B. 前列腺增生

C. 尿道狭窄　　D. 前列腺炎

E. 前列腺增生合并膀胱结石

34. 患者应采取的治疗方法为

A. 药物排石　　B. 经尿道碎石术

C. 体外冲击波碎石术　　D. 经尿道前列腺切除术

E. 膀胱切开取石，前列腺摘除

（35~37 题共用题干）

患者，男性，72 岁。尿频、尿急 5 年，近 1 年来出现排尿迟缓，尿线细，尿后滴沥，既往 5 年前出现 2 次脑梗死，经神经科治疗 2 年明显改善，除行走略不稳以外，无其他明显的后遗症。

35. 患者首诊时非必需的检查是
   A. 尿流率　　B. 直肠指检
   C. 血清 PSA　　D. 膀胱镜检查了解前列腺大小
   E. 前列腺超声了解前列腺大小及残余尿

36. 患者尿流率检查 3 次，尿量均在 70～100ml，最大尿流率为 8ml/s。最合理的处理方法是
   A. 复查尿流率，尿量要在 150ml 以上
   B. 以现有尿量的尿流率作参考
   C. 留置气囊尿管注入 150ml 的生理盐水，再拔除尿管行尿流率检查
   D. 夹闭患者前尿道，憋足 150ml 后，再行尿流率检查
   E. 经尿道直接注入 150ml 以上生理盐水后马上进行尿流率检查

37. 如要明确患者有无前列腺增生所致的排尿困难，以决定是否行前列腺切除手术，应进行
   A. 前列腺 CT 检查　　B. 膀胱尿道造影
   C. 肾图或肾动态扫描　　D. 尿流动力学检查
   E. 前列腺穿刺活检证实有无前列腺增生

（38～41 题共用题干）

患者，男性，72 岁。尿频，排尿无力，尿线细，尿不尽感，逐渐加重 10 年余，既往多次急性尿潴留。糖尿病 15 年，服药治疗。

38. 患者最不可能的问题是
   A. 前列腺增生　　B. 慢性尿潴留
   C. 逼尿肌无力　　D. 过度活动膀胱
   E. 逼尿肌-外括约肌协同失调

39. 首诊应做的检查中哪一项必要性不大
   A. 直肠指检　　B. 尿流率
   C. 泌尿系统超声和残余尿量检查　　D. 血生化和 PSA 检查
   E. 静脉尿路造影 + 肾、输尿管及膀胱平片

40. 根据检查结果，患者前列腺增生和糖尿病诊断明确，为了决定是否行前列腺切除，最好做以下哪一项检查
   A. 前列腺 CT 扫描　　B. 膀胱镜检查
   C. 放射性核素肾脏显像　　D. 尿流动力学检查
   E. 前列腺穿刺活检

41. 成功进行前列腺切除术后半年，患者仍有排尿迟缓，无力，最可能的问题是
   A. 逼尿肌反射亢进　　B. 逼尿肌无力

C. 前列腺增生组织未切尽
D. 前列腺增生复发
E. 外括约肌损伤

(42~43题共用题干)

患者，男性，65岁。尿频，进行性排尿困难10年余，加重3个月。现排尿滴沥，不能控制排尿，经常尿失禁。既往有肺结核病史。查体：耻骨上胀满，脐下2指可及胀大膀胱，双下肢轻度水肿。前列腺Ⅱ度增大，质中，光滑。尿常规红、白细胞满视野，血BUN 12.1mmol/L，血Cr 279μmol/L，血Hb 108g/L。

42. 以下诊断可能性最大的是
A. 前列腺癌晚期伴肾功能不全
B. 前列腺增生、慢性尿潴留伴尿路感染、肾功能不全
C. 前列腺增大伴泌尿系统结核
D. 前列腺增生伴膀胱结石
E. 前列腺增生伴膀胱肿瘤

43. 以下处理不正确的是
A. 立即留置尿管
B. 适当应用利尿药
C. 抗生素控制感染
D. 耻骨上膀胱穿刺造瘘
E. 急诊行前列腺切除术解除梗阻

(44~46题共用题干)

患者，男性，65岁。因“夜尿增多（每夜3~4次）3年，排尿费力、尿线变细1年”来诊。

44. 诊断应首先考虑
A. 膀胱癌
B. 尿道炎
C. 慢性膀胱炎
D. 慢性肾盂肾炎
E. 良性前列腺增生

45. 为了除外其他疾患，不需要进行的检查是
A. 肾图
B. 尿常规
C. 尿流率
D. 血清PSA
E. 泌尿系统B超，残余尿量测定

46. 开始治疗前，还需要完成的检查是
A. 盆腔MRI
B. 膀胱镜
C. 静脉尿路造影
D. 国际前列腺症状评分（I-PSS）

E. 尿流动力学检查

（47~48 题共用题干）

患者，男性，62 岁。因“尿频伴排尿困难 2 年，间断终末肉眼血尿 1 个月”来诊。直肠指检：示前列腺体积增大，表面光滑无结节。血 PSA 3.4μg/L。泌尿系统 B 超：前列腺 5.0cm×4.0cm×4.5cm，膀胱内残余尿量 60ml。最大尿流率 9ml/s。

47. 下一步检查应首先考虑
   A. 尿素清除率测定
   B. 膀胱镜
   C. 尿流动力学检查
   D. 泌尿系统 CT，尿细胞学检查
   E. 肾功能

48. 尿脱落细胞学、泌尿系统 CT 检查未见异常，I-PSS 为 7 分，下一步治疗方案是
   A. 外科治疗
   B. α 受体阻断药
   C. α 受体阻断药 + M 受体阻断药
   D. 留置尿管 + α 受体阻断药
   E. α 受体阻断药 + 5α 还原酶抑制药

四 B 型题

（1~3 题共用备选答案）
   A. 逼尿肌不稳定
   B. 膀胱顺应性改变
   C. 外括约肌不稳定
   D. 外括约肌收缩功能受损
   E. 逼尿肌收缩功能受损

1. 前列腺增生造成膀胱出口梗阻，膀胱充盈过程中自发或诱发的、不能主动抑制的逼尿肌不自主收缩，是指
2. 电镜观察发现前列腺增生患者肌细胞传入神经的超微结构有广泛的退行性改变，肌细胞结构破坏，最终使神经与肌肉连接的效应器丧失，导致逼尿肌收缩无力，是指
3. 电镜观察发现前列腺增生患者逼尿肌细胞间充满交织的胶原纤维，使膀胱壁僵硬，缺乏弹性，舒张能力下降的是

（4~5 题共用备选答案）
   A. <10ml/s
   B. <15ml/s
   C. <35ml/s
   D. <20ml/s
   E. <30ml/s

4. 尿流率检查，最大尿流率<（　　）说明排尿不畅
5. 尿流率检查，最大尿流率<（　　）说明梗阻严重，必须治疗

五 X型题

1. 下列关于前列腺增生的说法中，正确的是
   A. 尿频是 BPH 最常见的症状
   B. 尿频早期由于膀胱颈充血刺激引起，夜间显著
   C. 病情加重，膀胱逼尿肌失代偿后，每次排尿不能将膀胱内尿液排空
   D. 逼尿肌不稳定，尿频逐渐加重，有时伴有急迫性尿失禁或夜间遗尿
   E. 病情加重，致膀胱剩余尿量增多时，有效容量增大
2. 前列腺间质和上皮细胞之间是相互影响的，其相互作用是通过（　　）进行调节
   A. 生长因子　　B. 细胞外基质
   C. 雌激素　　D. 肾上腺素
   E. 雄激素
3. 前列腺增生患者的症状与哪些因素有关
   A. 梗阻程度　　B. 腺瘤病变发展的程度
   C. 合并炎症　　D. 合并结石
   E. 患者全身健康状况
4. 良性前列腺增生，基质结节由（　　）组成
   A. 增生的纤维　　B. 前列腺上皮细胞
   C. 前列腺下皮细胞　　D. 间质细胞
   E. 平滑肌
5. 前列腺增生造成膀胱出口梗阻（BOO）的因素是
   A. 机械因素　　B. 人为因素
   C. 动力因素　　D. 雌激素因素
   E. 雄激素因素
6. 前列腺增生为一种缓慢进展的前列腺良性疾病，其临床进展的内容包括
   A. 男性下尿路症状（LUTS）加重，生活质量下降
   B. 继发泌尿系统感染、膀胱结石
   C. 前列腺体积增加
   D. 肾功能损害
   E. 急性尿潴留
7. 良性前列腺增生，长期排尿困难可发生
   A. 腹股沟疝　　B. 腹压增高
   C. 外痔　　D. 脱肛

E. 内痔

8. 前列腺增生与膀胱颈挛缩的鉴别诊断，正确的是

A. 膀胱颈口平滑肌为结缔组织所代替，亦可能是发育过程中膀胱颈部肌肉排列异常

B. 发育过程中膀胱颈部肌肉排列异常，以致膀胱逼尿肌收缩时颈部不能开放

C. 膀胱镜检查时，膀胱颈后唇抬高

D. 后尿道与膀胱三角收缩变短

E. 膀胱颈挛缩继发于炎症病变

9. 患者，女性，33岁。1年来反复出现尿频、尿急、尿痛伴终末肉眼血尿，近1周又发作伴全程肉眼血尿，尿常规有大量红细胞及白细胞。进一步检查中哪一项是不适合的

A. 留置尿管导尿行细菌学培养　　B. B超

C. 膀胱镜　　D. 药物敏感测定

E. 尿沉渣涂片细菌学

10. 良性前列腺增生，前列腺增生诊断时常用的尿流动力学检查是

A. 尿流率测定　　B. 膀胱压-尿流率检查

C. 充盈性膀胱测压　　D. 排空性膀胱测压

E. 膀胱残余尿量测定

11. 良性前列腺增生，静脉尿路造影可发现

A. 膀胱颈抬高　　B. 两侧输尿管口间距增大

C. 输尿管下段呈钩形弯曲　　D. 肾积水

E. 膀胱底抬高

12. 长期服用α受体阻断药的前列腺增生患者，其可能的药物不良反应为

A. 乳腺痛　　B. 异常射精

C. 直立性低血压　　D. 勃起功能障碍

E. 虹膜松弛综合征

13. 前列腺增生的药物治疗不包括

A. α受体阻断药　　B. α受体激动药

C. β受体阻断药　　D. β受体激动药

E. M受体阻断药

14. 目前临床上用于治疗前列腺增生的药物有

A. 非那雄胺　　B. 亮丙瑞林

C. 坦索罗辛　　D. 比卡鲁胺

E. 卡介苗

15. 良性前列腺增生患者的手术指征是

A. 单次急性尿潴留　　B. 反复血尿且药物治疗无效

C. 反复泌尿系统感染　　D. 膀胱结石
E. 伴发肾功能不全

16. 前列腺增生伴下尿路梗阻可以引起的病理改变有
A. 单侧或双侧肾积水　　B. 膀胱壁小梁和假憩室形成
C. 单侧或双侧的输尿管反流　　D. 膀胱壁真性憩室形成
E. 膀胱黏膜发生内翻性乳头状瘤

17. 前列腺增生开放手术治疗术后常见的并发症有
A. 术后出血
B. 膀胱穿孔
C. 经尿道前列腺切除术（TURP）综合征
D. 术后性功能障碍
E. 肾功能损害

18. 良性前列腺增生的手术方法包括
A. 经尿道前列腺切除术　　B. 经尿道前列腺切开术
C. 经尿道前列腺汽化术　　D. 激光
E. 经输尿管前列腺切开术

六 案例分析题

（1~4 题共用题干）

患者，男性，74 岁。因排尿困难且进行性加重 5 年，尿频、尿急伴急迫性尿失禁 3 天来院就诊。查体：腹软，无明显压痛，耻骨上叩诊呈浊音。直肠指检：肛门括约肌张力尚可，前列腺Ⅲ度增大，质软，中央沟变浅，未触及明显结节，指套无染血。体格检查：血 PSA 2.39μg/L，SA 25%。

1. 患者最可能的主要诊断为
A. 前列腺增生　　B. 泌尿系统感染
C. 膀胱结石　　D. 尿道狭窄
E. 神经源性膀胱　　F. 前列腺癌

2. 患者门诊可进一步完善哪些辅助检查
A. 泌尿系统 B 超　　B. 尿流率检测
C. 盆腔 CT 平扫　　D. 尿常规
E. 尿流动力学　　F. 前列腺磁共振

3. 患者泌尿系统 B 超显示膀胱内直径 2.5cm 大小强回声，后方伴声影，位置随体位改变，前列腺内部回声均匀，体积 112ml；尿常规：白细胞(++)，红细胞(++)，亚硝酸盐(+)。

患者下一步较为合理的处理方案是

A. 观察病情
B. 口服α受体阻断药
C. 口服5α还原酶抑制药
D. α受体阻断药联合5α还原酶抑制药
E. M受体阻断药
F. 抗感染治疗后行手术治疗

4. 患者术前需进一步完善的包括

A. 血常规检查
B. 肾功能检测
C. 上尿路B超检查
D. 静脉肾盂造影
E. 前列腺磁共振
F. 膀胱镜检查

（5~8题共用题干）

患者，男性，78岁。因排尿困难伴夜尿次数增多5年入院。

5. 当收治一位排尿困难伴夜尿次数增多的老年患者，首先考虑重点检查泌尿生殖系统的哪个部位

A. 肾
B. 输尿管
C. 膀胱
D. 前列腺
E. 尿道
F. 睾丸

6. 查体：双肾未扪及，肾区无压痛及叩击痛，沿双侧输尿管走行区无压痛，下腹部耻骨上区可触及“拳头样”大囊性包块，压痛明显。直肠指检：肛门括约肌收缩正常，前列腺约鸡蛋大小，质中，表面光滑，未扪及硬结，中央沟消失。血清PSA正常。目前首先考虑诊断为

A. 前列腺增生
B. 前列腺癌
C. 慢性尿潴留
D. 尿道狭窄
E. 尿道结石
F. 神经源性膀胱

7. 血常规：白细胞9.8×10^9/L，中性粒细胞0.8，Hb 98g/L。尿常规：白细胞4个/高倍视野，红细胞15个/高倍视野。肾功能检查：Cr 345μmol/L，BUN 20mmol/L，尿流动力学：最大尿流率5ml/s，逼尿肌收缩力正常，残余尿量200ml。超声：双肾轻度积水。合适的治疗措施是

A. 立即行开放性前列腺摘除术
B. 耻骨上膀胱穿刺造瘘术
C. 经尿道前列腺切除术（TURP）
D. 留置导尿管
E. 前列腺高温治疗
F. 服用非那雄胺片+盐酸坦索罗辛

8. 经保守治疗 3 周，复查血肌酐降至 135μmol/L，BUN 7mmol/L；B 超：双肾无积水。可采取的最佳治疗方式为
A. 耻骨上膀胱穿刺造瘘术
B. 继续留置导尿管
C. 继续服用非那雄胺片 + 盐酸坦索罗辛
D. 经尿道微波热疗
E. 经尿道前列腺切除术
F. 开放性前列腺摘除术

（9~12 题共用题干）
患者，男性，77 岁。进行性排尿困难 10 余年，尿频、尿急伴肉眼血尿 1 个月。

9. 患者可能诊断为
A. 前列腺增生　B. 膀胱肿瘤
C. 膀胱结石　D. 尿道狭窄
E. 神经源性膀胱　F. 前列腺癌

10. 患者入院后行前列腺及膀胱 B 超，前列腺体积 78ml，内部回声均匀，膀胱内见直径 2.3cm × 2.5cm 强回声，后方伴声影；血 PSA 2.16μg/L，fPSA/tPSA 34%；血肌酐 56μmol/L。考虑患者目前诊断为
A. 前列腺增生　B. 膀胱肿瘤
C. 膀胱结石　D. 尿道狭窄
E. 神经源性膀胱　F. 前列腺癌

11. 患者泌尿系统 B 超提示膀胱内强回声，后方伴声影，未见软组织占位，膀胱结石诊断成立，不考虑膀胱肿瘤。患者下一步较为合理的治疗方案是
A. 观察病情　B. 口服 α 受体阻断药
C. 口服 5α 还原酶抑制药　D. α 受体阻断药联合 5α 还原酶抑制药
E. M 受体阻断药　F. 行手术治疗

12. 患者排除手术禁忌证后，行经尿道前列腺切除术 + 钬激光碎石术，术后保留导尿管、抗感染。术后第 2 天，患者主诉下腹部阵发性绞痛，伴尿液自尿道外口、导尿管周围流出。查体见导尿通畅，尿色清。分析患者出现症状的原因是
A. 合并泌尿系统感染　B. 残余结石堵塞导尿管
C. 凝血块堵塞导尿管　D. 阵发性膀胱痉挛
E. 抗炎药物不良反应　F. 手术损伤尿道括约肌

（13~20题共用题干）

患者，男性，77岁。排不出尿伴下腹痛6小时。患者近10年来排尿费力，夜尿增多，6次/晚。既往有3次尿潴留。查体：膀胱膨胀至脐下2横指。初步处理：尝试导尿失败。

13. 应紧急作的处理是

A. 尿道造影
B. 膀胱镜检查
C. 经尿道前列腺切除术（TURP）
D. 耻骨上前列腺切除术
E. 前列腺穿刺活检
F. 耻骨上膀胱穿刺造瘘术
G. 用注射器耻骨上穿刺抽尿
H. 直肠指检
I. 经直肠超声检查
J. 留置前列腺尿道支架

14. 患者最好的治疗方法是

A. 长期口服α受体阻断药
B. 长期口服非那雄胺
C. 长期口服α受体阻断药和非那雄胺
D. 间歇导尿
E. 长期留置耻骨上膀胱造瘘管
F. 耻骨上前列腺切除术
G. 以上都不是

15. 良性前列腺增生的手术指征是

A. 急性尿潴留
B. 合并膀胱结石
C. I-PSS 25分以上
D. QOL 4分以上
E. 反复尿路感染
F. 反复肉眼血尿
G. 合并肾功能不全
H. 合并腹股沟斜疝
I. 前列腺结石

16. 在行耻骨上前列腺切除术前通常必须作的检查是

A. I-PSS
B. 尿流率
C. 残余尿量
D. 膀胱镜检
E. PSA
F. 直肠指检
G. 经直肠超声
H. 静脉尿路造影
I. 尿液分析
J. 尿培养

17. 耻骨上前列腺切除术的禁忌证有

A. 前列腺体积小于60ml
B. 前列腺增生伴前列腺癌
C. 年龄大于80岁
D. 前列腺小纤维腺瘤
E. 伴发肺癌
F. 冠心病
G. 伴发糖尿病
H. 伴发高血压

18. 患者术前血Cr 360μmol/L。血Cr需降到什么水平才能开始手术

A. 正常
B. 150μmol/L

C. 300μmol/L　　D. 250μmol/L

E. 200μmol/L　　F. 稳定，不需降至正常

19. 患者行耻骨上前列腺切除术过程顺利，出血200ml，术后膀胱冲洗液淡红色。手术后当天应做的处理是

A. 持续膀胱冲洗　　B. 镇痛

C. 静脉使用抗生素　　D. 静脉使用凝血药

E. 静脉使用止血药　　F. 导尿管气囊持续压迫膀胱颈数小时

20. 术后第2天，膀胱冲洗液深红色，经冰盐水冲洗和导尿管气囊持续压迫膀胱颈处理无效，血红蛋白2小时内由130g/L下降至100g/L，但膀胱冲洗尚通畅。首选的处理方法是

A. 加大止血药剂量　　B. 加快膀胱冲洗速度

C. 加大尿管气囊水量　　D. 重新打开膀胱止血

E. 电切镜观察前列腺窝和膀胱镜并止血

(21~28题共用题干)

患者，男性，63岁。夜尿增多2年，3~5次/晚，伴尿线分叉、尿频。无尿痛和肉眼血尿。否认糖尿病、高血压和脑血管意外病史。查体：T 36℃，P 80次/分，R 22次/分，BP 138/70 mmHg。

21. 先考虑的诊断是

A. 前列腺结核　　B. 神经源性膀胱尿道功能障碍

C. 尿道结石　　D. 膀胱结石

E. 良性前列腺增生　　F. 尿道狭窄

22. 应先做的检查是

A. 国际前列腺症状评分（I-PSS）　　B. 生活质量评分（QOL）

C. 血清前列腺特异性抗原（PSA）　　D. 直肠指检

E. 自由尿流率　　F. 超声残余尿量测定

G. 膀胱压力容积测定　　H. 膀胱压-尿流率检查

I. 静态尿道压力描记　　J. 尿常规

23. I-PSS＝16分，QOL 3分，PSA 2.8μg/L，最大尿流率12ml/s，剩余尿量15ml。尿常规正常。应进一步做的检查是

A. 直肠指检　　B. 前列腺超声检查

C. 前列腺CT　　D. 静脉尿路造影（IVU）

E. 前列腺穿刺活检　　F. 膀胱镜检查

24. 直肠指检：前列腺增大，中央沟变浅，未扪及硬结。前列腺超声：前列腺45ml，外腺区未见低回声区。考虑的诊断是

A. 慢性前列腺炎　　B. 前列腺癌
C. 良性前列腺增生　　D. 良性前列腺增生伴发前列腺癌
E. 诊断未明确，需进一步检查

25. 可以考虑的治疗是

A. α受体阻断药
B. 5α还原酶抑制药
C. α受体阻断药联合5α还原酶抑制药
D. 普鲁苯辛
E. 经尿道前列腺切除术（TURP）
F. 耻骨上前列腺剜除术
G. 抗雄激素药

26. 经α受体阻断药联合5α还原酶抑制药治疗半年症状无改善。患者强烈要求手术治疗。可进一步做的检查是

A. 膀胱压-尿流率检查　　B. 膀胱压力容积测定
C. 腹腔漏尿点压力测定　　D. 逼尿肌漏尿点压力测定
E. IVU　　F. 泌尿系统B超

27. 尿流动力学检查提示无膀胱出口梗阻。IVU和泌尿系统B超未见异常。最好的治疗方案是

A. 经尿道前列腺电切术（TURP）　　B. 耻骨上前列腺切除术
C. 前列腺射频治疗　　D. 更换α受体阻断药
E. 随诊观察

28. 更换α受体阻断药后尿线分叉症状明显改善，但尿频和夜尿增多症状无变化。治疗方案应最好如何调整

A. 加大α受体阻断药剂量　　B. 加服呋塞米
C. 加服普鲁苯辛　　D. 加服硝苯地平
E. 加服吡啶斯的明　　F. 加服托特罗定

（29~32题共用题干）

患者，男性，76岁。进行性排尿困难10余年，不能自主排尿1天来院急诊。行导尿治疗后，保留导尿管并收入泌尿外科病房。

29. 患者尿常规：白细胞(+)。前列腺B超：前列腺内部回声均匀，体积82ml。血PSA 26μg/L，fPSA/tPSA 21%。患者入院后首选的检查方法包括

A. 尿常规　　B. 血清前列腺特异性抗原（PSA）检测

C. 前列腺B超　　D. 静脉肾盂造影
E. 前列腺磁共振　　F. 膀胱镜

30. 追问患者病史，11个月前因急性尿潴留行导尿治疗，后间断口服α受体阻断药治疗。考虑患者的主要诊断为
A. 良性前列腺增生　　B. 泌尿系统感染
C. 膀胱结石　　D. 尿道狭窄
E. 神经源性膀胱　　F. 前列腺癌

31. 患者排除手术禁忌证后，于脊麻下行经尿道前列腺切除术，手术时间130分钟。术中患者出现烦躁、恶心、呕吐，BP 67/44mmHg。患者下一步较为合理的治疗方案是
A. 保留导尿管　　B. 耻骨上膀胱造瘘
C. 口服5α还原酶抑制药　　D. α受体阻断药随着合5α还原酶抑制药
E. α受体阻断药　　F. 行经尿道前列腺手术治疗

32. 患者最可能的并发症为
A. 感染性休克　　B. 术中失血致低血容量休克
C. 经尿道前列腺切除术综合征　　D. 麻醉药物反应
E. 手术应激反应　　F. 禁食所致低血糖反应

参考答案与解析

一、A1型题

1. B【解析】良性前列腺增生的外科治疗包括一般手术治疗，激光治疗以及其他治疗方式。前列腺增生是否需要手术，主要和患者病情的严重程度有关系，若是轻度的前列腺增生，那么一般不需要做手术治疗，只需做对症药物的治疗即可。

2. B【解析】BPH的病理改变：前列腺近端尿道黏膜下腺体区域及移行区是BPH的起源地，形成多中心性的基质结节，基质结节由增生的纤维和平滑肌组成。

3. C【解析】前列腺增生的并发症包括：①血尿。②尿路、生殖系统感染。③上尿路积水、肾功能损害。④膀胱结石。⑤腹压增高所引起的症状，腹股沟斜疝、痔疮、脱肛等。

4. A【解析】前列腺增生手术造成尿失禁的因素有：①膀胱出口梗阻。②不稳定膀胱。③膀胱尿道角度改变。④后尿道损伤刺激及创面感染。

5. E【解析】前列腺增生组织由间质和腺上皮以不同的比例构成，可以分为5个病理类型，其中最为常见的是纤维肌肉腺瘤型。

6. C【解析】进行性排尿困难是前列腺增生症最重要的症状，发展缓慢。

7. E【解析】前列腺增生症的症状，取决于梗阻的程度、病变发展的速度、合并膀胱炎

症、合并膀胱结石等，与前列腺体积大小无关。

8. A【解析】尿频是前列腺增生最常见的症状，早期由于膀胱颈充血刺激引起，夜间显著。

9. D【解析】前列腺增生病情加重，膀胱逼尿肌失代偿后，每次排尿不能将膀胱内尿液排空，致膀胱剩余尿量增多时，有效容量缩小。逼尿肌不稳定，尿频逐渐加重，有时伴有急迫性尿失禁或夜间遗尿。

10. D【解析】良性前列腺增生患者的手术指征：①急性尿潴留或有反复发作的血尿、尿路感染，引起肾积水或肾功能损害、膀胱结石、膀胱憩室者。②有明显的下尿路梗阻症状，保守治疗不能改善者。③尿动力检查有明显异常，残余尿量大于 60ml。

11. B【解析】前列腺增生直肠指检时，如发现前列腺上有可疑结节，应做活组织检查，以排除前列腺癌。

12. E【解析】评估最大尿流率时排尿量必须超过 150ml。

13. D【解析】良性前列腺增生与前列腺癌的鉴别：前列腺有结节，PSA > 4μg/L，经直肠超声可见前列腺内低回声区。CT 可见前列腺形状不规则，膀胱精囊角消失，精囊形状发生变化。活检可证实。

14. A【解析】国际 BPH 咨询委员会认为国际前列腺症状评分（I-PSS）小于 8 分者，可不做治疗，仅观察随访。每年进行一次初步评估的基本检查。

15. E【解析】前列腺增生组织由间质和腺上皮以不同的比例构成，可以分为 5 个病理类型：①基质型。②纤维肌肉型。③肌型。④纤维腺瘤型。⑤纤维肌肉腺瘤型，其中以纤维肌肉腺瘤型最为常见。

16. C【解析】良性前列腺增生的药物治疗包含：①α 受体阻断药。②5α 还原酶抑制药。③抗雄激素类药物。④植物药。

17. B【解析】5α 还原酶抑制药：用于 40g 以上的前列腺增生患者，改善排尿，用药 6 个月后效果明显，可使前列腺体积缩小，减少急性尿潴留。非那雄胺 5mg，每日 1 次，口服。爱普列特 5mg，每日 2 次，口服。

18. E【解析】治疗前列腺增生症的两个主要药物是 α 受体阻断药和 5α 还原酶抑制药，α 受体阻断药是通过作用于前列腺组织中平滑肌细胞的受体，使其松弛，降低尿道阻力而起到缓解症状作用。5α 还原酶抑制药是通过抑制体内睾酮向双氢睾酮转化，使前列腺体积缩小，缓解症状。

19. A【解析】5α 还原酶抑制药用于前列腺增生 40g 以上的患者，改善排尿，用药 6 个月后效果明显，可使前列腺体积缩小，减少急性尿潴留。

20. B【解析】前列腺增生伴尿潴留，首先考虑的处理方法为导尿并保留导尿管。

21. B【解析】尿道括约肌功能障碍是前列腺增生症手术的禁忌证。前列腺增生症的手术适应证可概括地分为三类：①症状明显，严重影响生活质量并且药物治疗效果不好。②最

大尿流率 < 10ml/s，和/或残余尿 > 60ml。③伴有并发症出现时，如急、慢性尿潴留，膀胱结石，尿路感染及肾功能不全等。

二、A2 型题

1. D【解析】经直肠 B 超引导前列腺穿刺活检术提高了前列腺癌的诊断率，且安全易行，应在临床普及推广。

2. B【解析】前列腺增生的临床表现如下。①尿频：尿频是 BPH 最常见的症状，早期由于膀胱颈充血刺激引起，夜间显著。②排尿困难：进行性排尿困难是前列腺增生症最重要的症状，发展缓慢。梗阻重时排尿费力，射程缩短，尿线细而无力，尿线中断，尿末滴沥，尿时延长，排尿不尽感等。③尿潴留：梗阻加重达一定程度时，出现膀胱残余尿。过多的残余尿可使膀胱失去收缩能力。气候变化、饮酒、劳累、情绪变化等引起交感神经兴奋时可发生急性尿潴留。④膀胱刺激症状；合并感染时，可有尿频、尿急、尿痛等膀胱刺激症状，结石时更明显。⑤血尿、肾功能不全：可发生无痛血尿。晚期可出现双肾积水和肾功能不全。长期排尿困难可使腹压增高，发生腹股沟疝、脱肛、内痔等。

3. B【解析】参见 A2 型题第 2 题解析。膀胱结石的临床表现：排尿突然中断并感疼痛放射至阴茎头部、远端尿道、阴囊部或会阴部，有时还会放射至后背、臀部和膝部。变换体位后又可继续排尿，疼痛随之缓解。结石位于膀胱憩室内，常无上述症状，故该患者可能还伴有膀胱结石。

4. B【解析】前列腺增生的直肠指检：膀胱排空后进行。前列腺增生时，腺体可在长度或宽度上增大或两者均有增大，表面光滑，边缘清楚，质地为中等硬度而有弹性，中央沟变浅或消失。静脉尿路造影可发现膀胱底抬高、增宽，两侧输尿管口间距增大，输尿管下段呈钩形弯曲，如有肾积水多为双侧性。尿道造影时见后尿道延长变窄，膀胱底部有光滑的充盈缺损。

5. D【解析】参见 A2 型题第 4 题解析。

6. A【解析】前列腺增生的超声检查：经直肠超声最准确。经腹超声应用普遍，测出前列腺的前后、左右、上下三径线；前列腺体积 = 0.52 × 三径线的乘积，再乘以 0.05 即为前列腺重量。经腹超声可以测定膀胱剩余尿量，剩余尿量 = 0.7 × 三径线的乘积。可同时观察膀胱内病变。

7. E【解析】如图所示，该患者前列腺形态呈类圆形，包膜光滑，境界清晰，与膀胱分界清楚，考虑为前列腺增生。

8. C【解析】根据提供的病史和体征，患者可能存在前列腺问题。为进一步明确诊断，最先考虑的实验室检查应该是 PSA。血清 PSA 水平高提示前列腺增生、前列腺炎症或前列腺癌等疾病存在。因此，通过检测血清 PSA 水平可以帮助医生评估前列腺问题的可能性，并指导进一步的诊断和治疗决策。红细胞沉降率可评估炎症程度，血常规可评估全血细胞计数和血红蛋白水平，对于前列腺问题的初步筛查皆不具有特异性。尿素氮可评估肾脏功能。

B超可以用于评估前列腺的结构和异常，但在明确前列腺疾病的诊断时，PSA更常用作初步筛查的指标。

9. D【解析】患者前列腺增生症，尿潴留诊断明确。静脉注射利尿药后尿液产生增加，但无法排出，加重病情。

10. D【解析】该患者排尿困难，应该留置导尿管进行导尿，并同时控制感染。

11. D【解析】α受体阻滞药静脉注射过快可引起心动过速、心律失常，诱发或加剧心绞痛，冠心病患者慎用。α受体阻滞药常见不良反应为直立性低血压、心动过速、鼻塞等，也可引起恶心、呕吐、腹痛、诱发或加剧消化道溃疡，少数患者出现嗜睡、乏力等中枢抑制症状，故直立性低血压患者禁用，胃炎、溃疡病、肾功能不全及心力衰竭患者慎用。

12. E【解析】该患者排尿困难，应留置导尿管导尿，或者可能为暂时性尿流改道，可以进行耻骨上膀胱穿刺造瘘。

13. E【解析】参见A2型题第12题解析。

14. C【解析】经尿道前列腺切除术（TURP）、经尿道前列腺切开术（TUIP）、经尿道前列腺汽化术（TUVP）及激光是前列腺增生有效的手术方法。

15. E【解析】参见A2型题第1题解析。

16. C【解析】当良性前列腺增生导致以下并发症时，建议采用外科治疗：①反复尿潴留。②反复血尿，5α还原酶抑制药治疗无效。③反复泌尿系统感染。④膀胱结石。⑤继发性上尿路积水（伴或不伴肾功能损害），良性前列腺患者合并膀胱大憩室、腹股沟疝、严重的痔疮或脱肛，临床判断不解除下尿路梗阻难以达到治疗效果者，应当考虑外科治疗。

17. B【解析】有些尿潴留患者由于无法使用尿管导尿，必须进行膀胱造瘘术，从人为的通道将膀胱内的尿液导出。

18. D【解析】参见A2型题第12题解析。

三、A3/A4型题

1. E【解析】参见A2型题第3题解析。

2. B【解析】该患者排尿困难，应置留导尿管进行排尿。

3. A【解析】耻骨上经膀胱前列腺切除术仍是治疗前列腺增生症的常用方法，为减少手术出血和避免术后膀胱颈狭窄，对于膀胱颈部处理的方法都不尽相同。

4. A【解析】参见A1型题第8题解析。

5. B【解析】前列腺增生患者手术应切除前列腺增生部位。

6. E【解析】前列腺增生引起的病理改变包括肾积水、输尿管反流、膀胱壁肥厚及肾功能损害。

7. C【解析】进行性排尿困难是前列腺增生症最重要的症状，发展缓慢。梗阻重时排尿费力，射程缩短，尿线细而无力，尿线中断，尿末滴沥，尿时延长，排尿不尽感等。前列腺增生时，腺体可在长度或宽度上增大或两者均有增大，表面光滑，边缘清楚，质地为中等硬度而有弹性，中央沟变浅或消失。

8. C【解析】该患者右侧腹股沟区有包块，凸入阴囊，可以还纳，以此判断该患者可能还伴有右腹股沟斜疝。

9. C【解析】参见 A3/A4 型题第 2 题解析。

10. C【解析】患者第一诊断为前列腺增生，治疗方法为经尿道前列腺切除术。

11. A【解析】假包膜是增生的前列腺体将外周带腺体压扁形成。

12. A【解析】参见 A2 型题第 4 题解析。

13. E【解析】参见 A2 型题第 1 题解析。

14. E【解析】根据患者的症状和检查结果，诊断为前列腺增生（良性前列腺增生），需要治疗。经尿道前列腺切除术是常见的治疗方法，适用于前列腺增生引起的尿频、排尿困难等症状。这种手术可以通过尿道进入前列腺，切除部分组织，以减轻尿流受阻的情况。

15. B【解析】前列腺增生的超声检查：经直肠超声最准确。经腹超声应用普遍，测出前列腺的前后、左右、上下三径线；前列腺体积 = 0.52 × 三径线的乘积，再乘以 0.05 即为前列腺重量。经腹超声可以测定膀胱残余尿量，残余尿量 = 0.7 × 三径线的乘积。可同时观察膀胱内病变。

16. E【解析】患者出现了严重尿频和排尿困难，超声检查提示前列腺增生，首选的治疗措施是前列腺切除术或经尿道前列腺电切术。对于严重的前列腺增生患者，常规的药物治疗可能无法有效改善其症状。因此，手术干预通常是首选的治疗方法。前列腺切除术或经尿道前列腺切除术，可缓解尿频、排尿困难等问题，并改善患者的生活质量。

17. A【解析】患者在前列腺切除术后第一天尿液为淡血性，需要进行留置尿管的处理。前列腺切除手术可能导致术后尿道出血，留置尿管可以帮助排除尿液，并减少出血引起的尿液潴留和感染的风险。

18. A【解析】尿路感染的尿沉渣检查：尿液外观一般混浊伴腐败味，40%~60% 急性泌尿系统感染的患者会出现镜下血尿，甚至出现肉眼血尿，尿蛋白定性与定量检查一般正常。

19. D【解析】在行经尿道前列腺切除术（TURP）手术中为避免发生水中毒，应在术中和术后适当应用利尿药。

20. C【解析】该患者拟行经尿道前列腺切除术（TURP），为保证手术的安全，手术视野的清晰，术中膀胱灌洗液首选 5% 甘露醇。

21. E【解析】尿流动力学检查：膀胱压–尿流率检查是诊断膀胱出口梗阻的金标准。可以对排尿困难由梗阻引起或由逼尿肌病变引起进行鉴别。

22. E【解析】患者有排尿困难 3 年的病史，尿流中断且能通过改变姿势恢复排尿，夜尿频繁，提示存在尿路梗阻的可能性。体检中发现下腹膨隆和浊音界位于脐下 2 指，提示可能存在膀胱充盈。B 超检查显示膀胱内有多枚 2~4cm 强光团，提示存在膀胱结石。综合以上信息，该患者的诊断为前列腺增生伴膀胱结石，前列腺增生导致尿路梗阻，而膀胱结石可能是由于长期尿潴留导致的。

23. B【解析】根据患者的症状和体检结果，首先应该采用的合理治疗方法是导尿后留置尿管。导尿后留置尿管可以缓解尿潴留，保持尿液排出通畅，并减轻骨盆脏器的膀胱压力。是一种常用的紧急处理方法，在确定具体原因并采取进一步治疗措施之前，可以暂时缓解患者的症状。膀胱造瘘是一种手术治疗方法，不是首选的急诊处理方法。直接进行膀胱穿刺抽尿不是首选的急诊处理方法，而是在必要时进行的操作，例如无法通过导尿或尿管引流的情况。抗生素及利尿治疗通常用于感染性尿路问题，但对于机械性尿潴留的治疗并不是首选方法。在急诊情况下，直接插入尿管并不是理想的处理方法，留置尿管可以更好地维持尿液引流。

24. B【解析】对于 75 岁男性患者的 BPH，常见的手术治疗方法包括经尿道切除和经膀胱切除。由于患者的病情较重，存在明显的尿流中断和尿频夜尿等症状，并且 B 超结果显示膀胱内有多个强光团，说明前列腺增生较为严重，因此合理的手术途径为经膀胱切除。

25. C【解析】参见 A2 型题第 2 题解析。

26. E【解析】参见 A3/A4 型题第 21 题解析。

27. C【解析】经尿道前列腺切除术的适应证：①前列腺增生患者排尿困难症状逐年加重，经过规律的药物治疗症状无改善者建议行手术治疗。②膀胱排空障碍，如 B 超测定残余尿量超过 50ml 以上的前列腺增生患者，建议行手术治疗。③因前列腺增生导致残余尿增多，发生反复尿路感染的患者，建议行手术治疗。④因残余尿过多形成膀胱结石的患者，建议行前列腺增生切除手术治疗并膀胱切开取石治疗。⑤出现过尿潴留的患者建议行手术治疗。⑥因前列腺增生症排尿困难，严重影响患者的生活质量或者社交，建议及早进行手术治疗，减少相关医疗花费和心理障碍，提高生活质量。

28. B【解析】参见 A2 型题第 4 题解析。

29. D【解析】参见 A2 型题第 12 题解析。

30. E【解析】参见 A3/A4 型题第 27 题解析。

31. D【解析】参见 A2 型题第 4 题解析。

32. C【解析】下尿路梗阻而直肠指检前列腺增大不明显，或肉眼血尿时，膀胱镜检查十分必要，前列腺增生者可见两侧叶向尿道内突入等。尿道膀胱镜是有创检查，一般不常规做此检查。

33. E【解析】参见 A2 型题第 3 题解析。

34. E【解析】对于 BPH 合并膀胱结石者治疗主要以手术为主，早期主要行膀胱切开取石、前列腺摘除术 .

35. D【解析】参见 A3/A4 型题第 32 题解析。

36. A【解析】尿流率检查应该在自然排尿下进行，任何人为的干扰都会得不出准确的结果。尿流率检查应尿量在 150ml 以上才有诊断价值，少于 150ml 都认为没有临床意义。

37. D【解析】尿流动力学检查是目前前列腺切除术前常用的检查方法，也用于女性排尿困难，尿失禁等原因的筛查。主要评估膀胱逼尿肌收缩力，尿道功能阻力等，它是通过对排尿整个过程中各个环节的监测和测量来分析和寻找排尿困难原因的检查方法。

38. D【解析】尿路感染除了尿频尿急，可能还有尿痛、血尿等症状，尿常规一般会有红细胞、白细胞或脓球；而膀胱过度活动症与感染无关，一般以尿急为突出表现，故不可能为过度膀胱活动症。

39. E【解析】KUB 虽可反映结石的大小、数量、外形及透光程度，可观察骨骼有无改变。但其不能反映有无梗阻发生及积水的程度，有时难以确定尿路附近的钙化是否为尿结石等。IVP：①可了解结石与尿路的关系，除外尿路外钙化。②可了解梗阻情况及肾功能。③可了解成石的局部因素。

40. D【解析】参见 A3/A4 型题第 37 题解析。

41. B【解析】该患者前列腺切除术后半年，患者仍有排尿迟缓，无力，可能为逼尿肌无力。

42. B【解析】参见 A2 型题第 4 题解析。肾功能不全早期可无明显症状，或仅有乏力、腰酸、夜尿增多等轻度不适，少数患者可有食欲缺乏、代谢性酸中毒表现。重症患者可出现急性左心衰竭、严重高钾血症、消化道出血、中枢神经系统障碍等，甚至有生命危险。肾功能不全患者往往会并发贫血、高血压和骨骼病变。该患者排尿滴沥，不能控制排尿，经常尿失禁，可能还伴有尿路感染。

43. E【解析】前列腺切除术前应注意对长期慢性尿潴留，肾功能不全患者，应先留置导尿引流尿液，待肾功能改善后才能进行外科手术。

44. E【解析】参见 A2 型题第 2 题解析。

45. A【解析】肾图是用于检测肾脏还有多少功能的，无法检测出其它疾患，故不需要进行检查。

46. D【解析】国际前列腺症状评分（I-PSS）是目前国际公认的判断 BPH 患者症状严重程度的最佳手段。

47. D【解析】泌尿系统 CT 检查不仅能显示肾盂、肾盏及膀胱内腔，还能显示肾实质和膀胱壁等疾病。尿细胞学检查是用显微镜观察尿沉渣各种细胞并评估其意义的方法，主要用于发现泌尿系统的恶性肿瘤。

48. E【解析】5α 还原酶抑制药是针对膀胱出口梗阻（BOO）的机械因素治疗药物，能缩小前列腺体积，减少尿潴留的发生率和手术率，但它是长程治疗才发挥作用的。而 α_1 受体阻滞药是针对 BOO 的动力因素改善 BPH 症状作用比较明显，起效快，在很短的时间减轻症状。联合应用 5α 还原酶抑制药与 α 受体阻滞药，可以短期内改善症状，又可以抑制 BPH 的进程，同时解除 BOO 机械因素和动力因素。

四、B型题

1~3 A、E、B【解析】引起膀胱逼尿肌一系列细胞内外结构、功能的病理改变如下。①特发性逼尿肌过度活动：是指在膀胱充盈过程中自发或诱发的、不能主动抑制的逼尿肌不自主收缩。②逼尿肌收缩功能受损：BPH时，电镜观察发现肌细胞传入神经的超微结构有广泛的退行性改变，肌细胞结构破坏，最终使神经与肌肉连接的效应器丧失，导致逼尿肌收缩无力。③膀胱顺应性改变：BPH时，逼尿肌细胞间充满交织的胶原纤维，使膀胱壁僵硬，缺乏弹性，舒张能力下降。

4~5 B、A【解析】尿流率检查：最大尿流率＜15ml/s，说明排尿不畅；＜10ml/s说明梗阻严重，必须治疗。

五、X型题

1. ABCD【解析】尿频是BPH最常见的症状，早期由于膀胱颈充血刺激引起，夜间显著。病情加重，膀胱逼尿肌失代偿后，每次排尿不能将膀胱内尿液排空，致膀胱剩余尿量增多时，有效容量缩小。逼尿肌不稳定，尿频逐渐加重，有时伴有急迫性尿失禁或夜间遗尿。

2. AB【解析】前列腺间质和上皮细胞之间是相互影响的，其相互作用是通过生长因子、细胞外基质（ECM）进行调节。

3. ABCD【解析】前列腺增生患者的症状与梗阻程度、腺瘤病变发展的程度、合并炎症及合并结石等有关。

4. AE【解析】前列腺近端尿道黏膜下腺体区域及移行区是BPH的起源地，形成多中心性的基质结节，基质结节由增生的纤维和平滑肌组成。

5. AC【解析】前列腺增生造成膀胱出口梗阻（BOO）有两种因素：机械因素（静力因素）和动力因素。

6. ABDE【解析】前列腺增生为一种缓慢进展的前列腺良性疾病，其临床进展的内容包括：①肾功能损害。②前列腺体积增加。③急性尿潴留。④男性下尿路症状（LUTS）加重，生活质量下降。⑤继发泌尿系统感染、膀胱结石。

7. ABDE【解析】前列腺增生患者，长期排尿困难可使腹压增高，发生腹股沟疝、脱肛、内痔等。

8. ABCDE【解析】前列腺增生与膀胱颈挛缩的鉴别诊断：膀胱颈挛缩继发于炎症病变。膀胱颈口平滑肌为结缔组织所代替，亦可能是发育过程中膀胱颈部肌肉排列异常，以致膀胱逼尿肌收缩时颈部不能开放。膀胱镜检查时，膀胱颈后唇抬高，后尿道与膀胱三角收缩变短。

9. AD【解析】无痛性肉眼血尿，应考虑泌尿系统肿瘤的可能。应行B超、膀胱镜检、尿沉渣涂片细菌学检查，而细菌学培养及药物敏感测定没有必要。

10. ABC【解析】BPH诊断时常用的尿流动力学检查包括尿流率测定、膀胱压-尿流率检查，充盈性膀胱测压等。

11. BCDE【解析】良性前列腺增生静脉尿路造影可发现膀胱底抬高、增宽，两侧输尿管口间距增大，输尿管下段呈钩形弯曲，如有肾积水多为双侧性。

12. BCE【解析】长期服用α受体阻断药的前列腺增生患者，其可能的药物不良反应为异常射精、直立性低血压及虹膜松弛综合征等。

13. BCDE【解析】前列腺增生的药物治疗包括：①α受体阻断药。②5α还原酶抑制药。③植物药。

14. AC【解析】目前临床上用于治疗前列腺增生的药物包括非那雄胺及坦索罗辛。

15. BCDE【解析】参见A1型题第10题解析。

16. ABCD【解析】前列腺增生伴下尿路梗阻可以引起的病理改变：①单侧或双侧肾积水。②膀胱壁小梁和假憩室形成。③单侧或双侧的输尿管反流。④膀胱壁真性憩室形成。

17. AD【解析】前列腺增生开放手术治疗术后常见的并发症有术后出血及术后性功能障碍。

18. ABC【解析】经尿道前列腺切除术（TURP）、经尿道前列腺切开术（TUIP）、经尿道前列腺汽化术（TUVP）及经尿道前列腺激光汽化术是前列腺增生有效的手术方法。

六、案例分析题

1. A【解析】参见A2型题第4题解析。

2. ABD【解析】患者可能为前列腺增生，应该进行泌尿系统B超、尿流率检测及尿常规等检查。

3. F【解析】抗感染治疗是泌尿系统感染的主要治疗手段。得了泌尿系统感染，要立即就医，并在医师的指导下进行抗感染治疗。手术指征：①急性尿潴留或有反复发作的血尿、尿路感染，引起肾积水或肾功能损害、膀胱结石、膀胱憩室者。②有明显的下尿路梗阻症状，保守治疗不能。

4. ABC【解析】患者进行前列腺增生检查前还应进行血常规检查、肾功能检测及上尿路B超检查。

5. D【解析】该患者排尿困难伴夜尿次数增多，应首先考虑为前列腺疾病。

6. AC【解析】参见A2型题第4题解析。前列腺增生时，腺体可在长度或宽度上增大或两者均有增大，表面光滑，边缘清楚，质地为中等硬度而有弹性，中央沟变浅或消失，并伴有慢性尿潴留。

7. D【解析】该患者无法自主排尿，故需要留置导尿管帮助排出尿液。

8. E【解析】参见A3/A4型题第27题解析。

9. ABC【解析】参见A2型题第2、3题解析。绝大多数膀胱肿瘤患者的首发症状是无痛性血尿，如肿瘤位于三角区或其附近，血尿常为终末出现，

10. AC【解析】参见A2型题第2、3题解析。

11. F【解析】参见案例分析题第3题解析。

12. D【解析】该患者伴有下腹部阵发性绞痛，伴尿液自尿道外口、导尿管周围流出等症状，可能为阵发性膀胱痉挛。

13. FG【解析】该患者可能为前列腺增生，直肠指检前列腺增生时，腺体可在长度或宽度上增大或两者均有增大，表面光滑，边缘清楚，质地为中等硬度而有弹性，中央沟变浅或消失。经直肠超声最准确。

14. F【解析】参见X型题第18题。

15. BEFGH【解析】良性前列腺增生的手术指征：①合并膀胱结石。②反复尿路感染。③反复肉眼血尿。④合并肾功能不全。⑤合并腹股沟斜疝。

16. ABCEFGI【解析】在行耻骨上前列腺切除术前需要进行的检查：①I-PSS。②尿流率。③剩余尿量。④PSA。⑤直肠指检。⑥经直肠超声。⑦尿液分析。

17. BDE【解析】耻骨上前列腺切除术的禁忌证：①前列腺增生伴前列腺癌。②前列腺小纤维腺瘤。③伴发肺癌。

18. F【解析】行耻骨上前列腺切除术前，应保持血Cr稳定，可不必降至正常。

19. ABCF【解析】TURP术后的常见并发症有：①尿道损伤。②大出血。③穿孔与外渗。④经尿道电切综合征。⑤附睾炎。⑥尿失禁。⑦深静脉血栓形成。⑧尿道狭窄。⑨性功能障碍。耻骨上前列腺切除术后，针对膀胱冲洗液持续淡红色的处理：①保持导尿管引流通畅，术后立即用盐水冲洗膀胱，待出血减少后可停止冲洗。②遇到血尿明显时，可牵引导尿管用胶布固定于大腿内侧，使其球囊压迫膀胱颈，隔离膀胱与前列腺窝以帮助止血，必要时用6-氨基己酸4~6g静脉推注。③使用抗菌药物。④耻骨上留置的负压引流管于24~28小时拔除。

20. E【解析】血色素2小时内由130g/L下降至10g/L，应用电切镜进行观察，同时并止血。

21. E【解析】参见A2型题第2题解析。

22. ABCEFJ【解析】确诊前列腺增生，应进行的检查为国际前列腺症状评分（I-PSS）、生活质量评分（QOL）、血清前列腺特异性抗原（PSA）、自由尿流率、超声剩余尿量测定及尿常规等。

23. AB【解析】参见案例分析题第13题解析。

24. C【解析】参见案例分析题第13题解析。

25. ABC【解析】该患者可以考虑为药物治疗，前列腺增生的药物治疗包括：①α受体阻滞药。②5α还原酶抑制药。③植物药。

26. ABEF【解析】BPH的外科治疗适应证包括：①中度至重度LUTS已明显影响生活质量，经正规药物治疗无法缓解。②反复尿潴留。③反复血尿。④反复泌尿系统感染。⑤膀胱结石。⑥继发上尿路感染。⑦BPH患者合并膀胱大憩室，腹股沟疝，严重的痔疮或脱肛临床判断不解除下尿路梗阻难以达到治疗效果者。前列腺增生症患者使用 α 受体阻断药联合 5α 还原酶抑制药治疗超过 3 个月症状未改善，改用手术治疗，术前应做膀胱压-尿流率检查，膀胱压力容积测定，IVU，泌尿系统超声。

27. D【解析】尿动力学检查提示无膀胱出口梗阻。IVU 和泌尿系统 B 超未见异常，可更换 α 受体阻断药。

28. F【解析】托特罗定多用于因膀胱过度兴奋引起的尿频、尿急或急迫性尿失禁症状的治疗。

29. ABC【解析】该患者可能为前列腺疾病，故应进行的检查为尿常规、血清前列腺特异性抗原（PSA）及前列腺 B 超等。

30. A【解析】参见 A2 型题第 2 题及案例分析题第 25 题解析。

31. F【解析】参见案例分析题第 14 题解析。

32. C【解析】该患者需要行经尿道前列腺切除术进行治疗，故最可能的并发症为经尿道前列腺电切术综合征。

第五十章　前列腺炎

一 A1 型题

1. 急性前列腺炎患者直肠指诊的特点是
   A. 前列腺增大，无压痛
   B. 前列腺增大，压痛明显
   C. 前列腺质地变硬
   D. 前列腺表面扪及结节
   E. 前列腺按摩后尿道可见血性液体
2. 慢性细菌性前列腺炎的特点，以下不正确的是
   A. 致病菌既有革兰阴性菌，也有革兰阳性菌
   B. 反复尿路感染发作
   C. 前列腺上皮的类脂质膜是多种抗生素进入腺泡的屏障
   D. 主要由急性炎症转变而来
   E. 前列腺液白细胞 >10 个/高倍视野，卵磷脂小体减少，可作为诊断的指标
3. 下列关于慢性细菌性前列腺炎的直肠指检，说法错误的是
   A. 两侧叶不对称
   B. 有时可能触及局限性硬节或囊性隆起，并有压痛
   C. 前列腺较正常略小，表面规则
   D. 进行细胞学检查和细菌培养
   E. 常规进行前列腺按摩后获得 EPS
4. 正常前列腺液镜检为
   A. 白细胞 >20 个/高倍视野，无卵磷脂小体
   B. 白细胞 <5 个/高倍视野，无卵磷脂小体
   C. 白细胞 >30 个/高倍视野，卵磷脂小体较少
   D. 白细胞 <10 个/高倍视野，卵磷脂小体较多
   E. 白细胞 <15 个/高倍视野，无卵磷脂小体
5. 急性细菌性前列腺炎是主要致病菌
   A. 经血行感染所致
   B. 经呼吸道感染所致
   C. 经中间宿主传播所致
   D. 经尿道逆行感染所致
   E. 经上尿路感染所致

6. 急性细菌性前列腺炎的最常见致病菌是

A. 革兰阴性菌或假单胞菌　　B. 葡萄球菌、链球菌

C. 淋球菌、病毒　　D. 支原体、衣原体

E. 肺炎球菌、真菌

7. 急性细菌性前列腺炎多见于

A. 尿路上行感染　　B. 尿路下行感染

C. 逆行感染　　D. 膀胱感染

E. 输尿管感染

8. 急性细菌性前列腺炎的临床表现特点，正确的是

A. 发病突然，有寒战、高热

B. 膀胱刺激征，会阴部坠胀，可发生排尿困难或尿潴留

C. 直肠指检前列腺肿胀、压痛、形成脓肿有波动感

D. 感染蔓延可引起精囊炎、附睾炎

E. 以上都是

9. 急性细菌性前列腺炎伴前列腺特异性抗原（PSA）升高患者，炎症控制后大约需要多长时间 PSA 会降至正常

A. 1 周　　B. 3 周

C. 4 周　　D. 6 周

E. 9 周

10. 慢性细菌性前列腺炎的其他疗法，错误的是

A. 对持续反复发作者可行前列腺按摩

B. 坐浴疗法

C. 中药治疗根据分型选择，如翁沥通、前列安栓、中药灌肠等

D. 前列腺按摩每周 2~3 次，持续 1 个月以上

E. 终身禁酒，禁辛辣饮食，避免疲劳和防止会阴部受凉

11. 急性细菌性前列腺炎伴尿潴留者可采用细管导尿，但留置尿管时间不宜超过

A. 6 小时　　B. 8 小时

C. 12 小时　　D. 16 小时

E. 24 小时

12. 以下不是慢性细菌性前列腺炎临床表现的是

A. 尿频、尿急、尿痛，灼热感，有白色分泌物自尿道口溢出

B. 会阴部、下腹隐痛不适

C. 阳痿、早泄、遗精、血精或射精痛

D. 头晕、乏力、疲惫、失眠、疑虑

E. 尿潴留，残余尿量增加

13. 慢性细菌性前列腺炎前列腺液镜检所见
   A. 白细胞增多明显，卵磷脂小体减少
   B. 白细胞增多明显，卵磷脂小体不减少
   C. 白细胞不多，卵磷脂小体增多
   D. 白细胞不多，卵磷脂小体减少
   E. 白细胞增多明显，卵磷脂小体增多
14. 慢性细菌性前列腺炎炎症诊断的主要指标是
   A. 白细胞增多　　B. 红细胞增多
   C. 衣原体增多　　D. 病原体增多
   E. 细菌增多
15. 当前列腺有细菌、真菌、滴虫等病原体感染时，可在（　　）中检测出这些病原体
   A. 直肠指检　　B. 尿液检查
   C. EPS 检查　　D. 血液检查
   E. 红细胞检查
16. 慢性细菌性前列腺炎的抗生素治疗，根据细菌培养结果和药物穿透前列腺的能力选择抗生素，疗程为
   A. 1~2 周　　B. 2~4 周
   C. 4~6 周　　D. 6~8 周
   E. 8~10 周

二 A2 型题

1. 患者，男性，36 岁。近半年来出现尿频、尿不尽，下腹隐痛不适。拟诊为慢性前列腺炎。以下检查结果中，具有诊断意义的是
   A. 尿常规，白细胞 2~4 个/高倍视野
   B. B 超：前列腺被膜增厚
   C. 前列腺液常规：白细胞 20~30 个/高倍视野，卵磷脂小体减少
   D. 前列腺液培养：阴性
   E. 直肠指检可及前列腺增大
2. 患者，男性，31 岁。突发高热寒战，会阴部疼痛，排尿痛，尿道有炎性分泌物。肛诊前列腺肿胀、压痛、局部温度升高。首先应考虑
   A. 急性膀胱炎　　B. 急性前列腺炎
   C. 淋菌性尿道炎　　D. 非淋菌性尿道炎
   E. 急性肾盂肾炎

3. 患者，男性，78 岁。住院患者，进行性排尿困难 3 年，反复尿潴留，近日尿滴沥。既往糖尿病、冠心病、高血压。查体：前列腺Ⅱ度肥大，表面光滑，弹性硬。BUN 15mmol/L。膀胱底达脐下二横指。最佳治疗是

A. 单纯导尿

B. 口服己烯雌酚

C. 经尿道前列腺切除

D. 经膀胱行前列腺切除

E. 耻骨上膀胱穿刺造瘘

4. 患者，男性，35 岁。前列腺触诊腺体稍大，两侧叶对称，无结节，无明显压痛，中央沟存在，前列腺液涂片镜检发现白细胞 15 个/高倍视野，卵磷脂小体减少。初步诊断应是

A. 前列腺增生

B. 前列腺癌

C. 急性前列腺炎

D. 慢性前列腺炎

E. 前列腺、精囊炎

5. 患者，男性，27 岁。尿频，尿道有异物感及排白色黏液伴阴部不适，早泄，失眠近 1 年。怀疑为慢性前列腺炎，应作哪项检查确诊

A. 尿常规

B. 前列腺液常规检查

C. 尿培养

D. 尿液涂片找细菌

E. 前列腺液培养

6. 患者，男性，36 岁。近 6 个月常感腰骶部、双侧腹股沟及尿道前端痛，会阴不适，尿频，尿不尽感，晨起尿道口外有白色分泌物，尿常规(-)，直肠指检前列腺不大，质中，中央沟略浅，前列腺液镜检示：卵磷脂小体少量，白细胞 30~40 个/高倍视野，诊断应考虑

A. 前列腺结核

B. 急性前列腺炎

C. 精囊炎

D. 慢性附睾炎

E. 慢性前列腺炎

7. 患者，男性，32 岁。近半年来出现尿频、尿不尽、尿道“滴白”及肛周隐痛不适，多次检查尿常规白细胞 1~3 个/高倍视野。前列腺液常规：白细胞 >10 个/高倍视野，卵磷脂小体(+++)/高倍视野，前列腺液培养阴性，血常规无异常。诊断首先考虑为

A. 慢性膀胱炎

B. 泌尿系统结核

C. 非淋菌性尿道炎

D. 慢性前列腺炎

E. 膀胱结石

三 A3/A4 型题

(1~2 题共用题干)

患者，男性，33 岁。近 1 年来出现尿频、尿不尽，肛周隐痛不适。口服药物治疗效果不佳。尿常规：白细胞 10~15 个/高倍视野，红细胞 2~4 个/高倍视野。前列腺液细菌培养阴性。

1. 诊断可考虑为
   A. 非淋菌性尿道炎
   B. 慢性细菌性前列腺炎
   C. 慢性非细菌性前列腺炎
   D. 泌尿系统结核
   E. 慢性膀胱炎
2. 治疗原则中，不包括
   A. 治疗期间必须禁欲
   B. 综合治疗，个体化治疗
   C. 可试用抗菌药物治疗
   D. 规律的前列腺按摩治疗
   E. 忌酒和辛辣食物

（3~5 题共用题干）

患者，男性，46 岁。主诉尿色“发红”1 周。

3. 如果血尿诊断成立，以下哪项有助于血尿的定位诊断
   A. 血块的形态
   B. 伴随症状
   C. 尿三杯试验
   D. 血尿出现的阶段
   E. 以上均可
4. 如果终末血尿，伴排尿尿道疼痛，尿后滴沥不尽，下腹、会阴不适，最可能的是
   A. 精囊炎
   B. 膀胱肿瘤
   C. 膀胱结石
   D. 前列腺炎
   E. 良性前列腺增生
5. 运动后血尿，伴左肾区胀痛，诊断可能是
   A. 多囊肾
   B. 左肾结石
   C. 左输尿管结石
   D. 左肾肿瘤
   E. 左肾结核

（6~7 题共用题干）

患者，男性，41 岁。近数月来发现排尿后尿道灼痛，尿道口溢出白色黏液，会阴部及腰背部酸痛，性欲减退，乏力。前列腺液常规：卵磷脂小体少量，白细胞 20~30 个/高倍视野。

6. 应诊断为
   A. 尿道炎
   B. 慢性前列腺炎
   C. 膀胱炎
   D. 腰肌劳损
   E. 尿道结石
7. 以下治疗措施中不正确的是
   A. 多喝酒，改善局部血液循环
   B. 应用活血化瘀、清热解毒的中草药

C. 定期前列腺按摩　　D. 抗菌药物治疗
E. 热水坐浴及理疗

(8~10 题共用题干)

患者，男性，22 岁。反复尿频、尿急 1 年余，伴有会阴部胀痛，饮酒后症状加重，多次尿常规检查未见明显异常，B 超检查双肾、膀胱、前列腺未见异常，抗感染效果不佳。

8. 下一步应作哪项检查
A. 再行尿常规　　B. 前列腺液常规
C. 前列腺 CT　　D. 膀胱镜
E. 经直肠超声

9. 患者前列腺液中卵磷脂小体明显减少，白细胞 15~20 个/高倍视野，以下哪项诊断正确
A. 尿路感染　　B. 慢性前列腺炎
C. 膀胱炎　　D. 前列腺肥大
E. 泌尿系统结核

10. 对于上述患者，以下最有意义的治疗是
A. 手术　　B. 应用抗生素
C. 温水坐浴或局部理疗　　D. 中药治疗
E. 局部放疗

四 X 型题

1. 慢性非细菌性前列腺炎的治疗原则包括
A. 长期应用抗生素　　B. 适当应用广谱抗生素
C. 加强对症治疗　　D. 局部热疗
E. 手术切除前列腺

2. 急性细菌性前列腺炎多见于尿路上行感染，其感染途径可以是
A. 由尿道炎引起的下行感染
B. 由尿道炎引起的上行感染
C. 感染尿液逆流到前列腺管
D. 由邻近器官的炎症通过淋巴系统引起前列腺炎
E. 通过血行途径引起感染

3. 急性细菌性前列腺炎的直肠指检可发现
A. 部分或整个腺体质地坚韧、规则　　B. 前列腺肿胀
C. 无压痛　　D. 压痛明显
E. 部分或整个腺体质地坚韧、不规则

4. Ⅰ型前列腺炎的抗生素治疗是必要而紧迫的。开始时可经静脉应用的抗生素有
A. 广谱青霉素
B. 三代头孢菌素
C. 氨基糖苷类
D. 氟喹诺酮等
E. 替硝唑

5. 急性细菌性前列腺炎伴尿潴留者可采用
A. 耻骨上膀胱穿刺造瘘引流尿液
B. 经尿道切开前列腺脓肿引流
C. 经直肠超声引导下细针穿刺引流
D. 经会阴穿刺引流
E. 细管导尿

6. 急性细菌性前列腺炎伴脓肿形成者可采取
A. 耻骨上膀胱穿刺造瘘引流尿液
B. 经尿道切开前列腺脓肿引流
C. 经直肠超声引导下细针穿刺引流
D. 经会阴穿刺引流
E. 细管导尿

7. 慢性细菌性前列腺炎的疼痛表现有
A. 会阴部疼痛
B. 耻骨上外生殖器疼痛
C. 骨盆区疼痛
D. 输尿管疼痛
E. 膀胱疼痛

8. 急性细菌性前列腺炎的实验室检查包括
A. 血常规检查白细胞及中性粒细胞计数升高
B. 血液和中段尿细菌培养是最为重要的实验室检查
C. 血液和中段尿细菌培养以便了解全身中毒情况，明确感染病原体以及药物敏感情况
D. 血液和中段尿细菌培养，便于制定治疗方案
E. 尿常规检查可发现大量脓细胞，尤以初始尿或终末尿液更为显著

9. 慢性前列腺炎的前列腺液（EPS）检查，提示炎症可能为Ⅲa型的表现包括
A. 当白细胞 >10 个/高倍视野
B. 当白细胞 >6 个/高倍视野
C. 胞质内有吞噬的卵磷脂小体
D. 细胞碎片等成分的巨噬细胞
E. 胞质外有吞噬的卵磷脂小体

10. 慢性前列腺炎的尿两杯试验，提示炎症可能为Ⅲa型的表现包括
A. 细菌培养均为阳性
B. 细菌培养均为阴性
C. 按摩前尿液未发现白细胞
D. 按摩后尿液发现白细胞
E. 按摩后尿液未发现白细胞

11. 慢性前列腺炎的尿两杯试验，提示炎症可能为Ⅲb型的表现包括
A. 细菌培养均为阳性
B. 细菌培养均为阴性
C. 按摩前尿液未发现白细胞
D. 按摩后尿液发现白细胞
E. 按摩后尿液未发现白细胞

五 案例分析题

(1~4 题共用题干)

患者，男性，47 岁。主因“尿频、尿痛、夜尿增多及会阴部疼痛 6 个月余”就诊。患者出现上述症状后一直未予特殊治疗，尿常规：红细胞(-)，蛋白(-)，比重 1.003~1.030，白细胞(-)；前列腺超声：前列腺包膜完整，内部回声欠均匀，大小正常，未见低回声结节。既往史：患者 2 年前曾患有急性前列腺炎。

1. 患者需进一步完善的必要检查是

A. 直肠指检　　B. 前列腺液常规检测
C. 尿细菌学　　D. 前列腺特异性抗原（PSA）检测
E. 前列腺 MRI　　F. 尿流动力学

2. 患者前列腺按摩液常规检测：白细胞 < 10 个/高倍视野，卵磷脂小体均匀分布于整个视野，pH 6.3~6.5；尿细菌学检查(-)。患者最有可能诊断为

A. 急性细菌性前列腺炎　　B. 慢性细菌性前列腺炎
C. 慢性盆腔疼痛综合征 A 型　　D. 前列腺增生
E. 无症状性前列腺炎　　F. 前列腺癌
G. 慢性盆腔疼痛综合征 B 型

3. 此型前列腺炎通常还可细分为哪几种类型

A. 细菌性慢性前列腺炎　　B. 炎症性慢性前列腺炎
C. 无症状性前列腺炎　　D. 非细菌性慢性前列腺炎
E. 非炎症性慢性前列腺炎　　F. 慢性盆腔疼痛综合征

4. 通常需要进行的治疗是

A. 喹诺酮类抗生素　　B. α 受体阻断药
C. 植物药　　D. 非甾类抗炎药
E. M 受体阻断药　　F. 抗抑郁药及抗焦虑药
G. 中药

(5~9 题共用题干)

患者，男性，31 岁。主因“发热伴尿频、尿急 2 日”就诊。2 天前无明显诱因突然出现发热，体温 39.3℃，伴尿急、尿频（白天排尿≥10 次，夜间排尿 5~7 次），无明显尿痛、血尿、腰痛及排尿困难等症状。既往无特殊病史。查体：体温 38.1℃，双肾区无叩击痛，耻骨上区轻度压痛，直肠指检可触及肿大前列腺，触痛明显，无波动感。尿常规：白细胞 7~12 个/高倍视野，红细胞 7 个/高倍视野。

5. 患者需要进一步完善的检查是

A. 血常规
B. 血细菌培养 + 药敏试验
C. 前列腺特异性抗原（PSA）
D. 中段尿细菌培养 + 药敏试验
E. 前列腺液细菌培养 + 药敏试验
F. 前列腺磁共振检查
G. 泌尿系统超声

6. 患者中段尿细菌培养 + 药敏试验结果提示为大肠杆菌，前列腺超声提示双肾输尿管膀胱未见明显异常。患者最可能的诊断是

A. 前列腺炎
B. 急性肾盂肾炎
C. 急性膀胱炎
D. 前列腺结核
E. 急性尿道炎
F. 急性附睾炎

7. 根据美国国立卫生研究院（NIH）最新的分类方法，患者属于以下哪种分型

A. Ⅰ型
B. ⅡA 型
C. ⅡB 型
D. ⅢA 型
E. ⅢB 型
F. Ⅳ型

8. 患者下一步较为合理的治疗方案是

A. 抗感染治疗
B. 抗结核治疗
C. 对症治疗
D. 生物反馈治疗
E. 前列腺按摩
F. 经会阴体外冲击波治疗

9. 待患者发热症状改善后，推荐使用口服药物，疗程至少

A. 1 周
B. 2 周
C. 4 周
D. 6 周
E. 8 周
F. 12 周

（10~13 题共用题干）

患者，男性，43 岁。主因“间断尿频、尿急、会阴区疼痛 1 年余”就诊。1 年前开始反复发作尿频、尿急及会阴区疼痛，服用抗生素后可缓解，不伴发热、腰痛及肉眼血尿。既往体健，查体无明显异常。血常规：白细胞 $9.8\times10^9/L$，中性粒细胞 0.7。尿常规：红细胞 2~3 个/高倍视野，白细胞 10~15 个/高倍视野。

10. 患者可能诊断为

A. 慢性肾盂肾炎
B. 慢性膀胱炎
C. 慢性前列腺炎
D. 膀胱肿瘤
E. 间质性膀胱炎
F. 慢性肠炎

11. 为明确下尿路情况，行泌尿系统 B 超检查，但未见明显异常。为鉴别该患者是否存在感

染，尚需进行的辅助检查可能包括

A. 血细菌培养　　B. 尿细菌培养

C. 前列腺液常规检查　　D. 前列腺液细菌培养

E. 尿沉渣涂片找细菌　　F. 精液细菌培养

12. 前列腺液常规检测和细菌培养是诊断前列腺炎的主要方法。前列腺液较少时可以采用精液细菌培养代替。进行前列腺直肠指检时，前列腺液常规结果正常为

A. 白细胞数量 <20 个/高倍视野　　B. 白细胞数量 <10 个/高倍视野

C. 卵磷脂小体数量显著减少　　D. 红细胞满视野

E. 卵磷脂小体满视野　　F. 红细胞偶见

13. 近 2 天患者局部症状加重，并出现发热、乏力等全身症状，直肠指检前列腺区发热，触痛感明显，考虑为慢性前列腺炎急性发作。对于急性细菌性前列腺炎的治疗原则，以下叙述不正确的是

A. 等待培养结果后再使用抗生素

B. 开始时采用静脉应用抗生素，症状改善后可改为口服抗生素

C. 抗生素使用疗程为 4~6 周

D. 急性尿潴留患者可长时间留置导尿管

E. 急性尿潴留患者可采用耻骨上膀胱造瘘术

F. 有脓肿的患者可采用超声引导下穿刺引流术

参考答案与解析

一、A1 型题

1. B【解析】前列腺炎直肠指检可发现前列腺肿胀，部分或整个腺体质地坚韧、不规则，压痛明显。

2. D【解析】慢性细菌性前列腺炎的病因和发病机制：致病菌常为革兰阳性菌，也有革兰阴性菌为主的如大肠埃希菌、变形杆菌等，亦可二者混合感染。目前有证据表明衣原体、支原体也可引起前列腺感染，但较少见。发病机制以尿路感染患者发生尿液逆流，病原体进入前列腺引起感染。

3. C【解析】慢性细菌性前列腺炎的直肠指检：前列腺较正常增大或略小，表面不规则，两侧叶不对称，有时可能触及局限性硬节或囊性隆起，并有压痛。常规进行前列腺按摩后获得前列腺按摩液（EPS），进行细胞学检查和细菌培养。

4. D【解析】正常前列腺按摩液镜检为白细胞 <10 个/高倍视野，卵磷脂小体较多。

5. D【解析】急性细菌性前列腺炎感染途径可以是：①由尿道炎引起的上行感染。②感染尿液逆流到前列腺管。③由邻近器官的炎症通过淋巴系统引起前列腺炎。④通过血行途径引起感染。主要致病菌经尿道逆行感染所致。

6. A【解析】急性细菌性前列腺炎多见于尿路上行感染，致病菌大多是革兰阴性菌，如大肠埃希菌，其次金黄色葡萄球菌，肺炎克雷伯菌，变形杆菌和假单胞菌感染。

7. A【解析】参见 A1 型题第 6 题解析。

8. E【解析】急性细菌性前列腺炎的临床表现：①全身症状表现为全身感染中毒症状，如高热、寒战、乏力，严重者可以出现败血症，低血压症状。②排尿症状表现为尿频、尿急、痛性排尿、尿道灼痛等，可伴有脓性尿道分泌物。前列腺炎症水肿严重时，压迫前列腺段尿道可导致排尿不畅，尿线变细，尿滴沥，甚至排尿困难引起急性尿潴留。③局部症状：患者可出现下腹部、外生殖器、会阴部疼痛，直肠胀痛不适，有便意，排大便结束时尿道流出脓性分泌物。直肠指检可发现前列腺肿胀，部分或整个腺体质地坚韧、不规则，压痛明显。急性炎症期禁忌前列腺按摩，避免炎症扩散，引起菌血症或脓毒血症。

9. D【解析】急性细菌性前列腺炎伴前列腺特异性抗原（PSA）升高患者，炎症控制后大约需要 6 周，PSA 会降至正常。

10. D【解析】慢性细菌性前列腺炎的其他疗法：①对持续反复发作者可行前列腺按摩，每周 2~3 次，持续 2 个月以上。②坐浴疗法。③中药治疗根据分型选择，如翁沥通、前列安栓、中药灌肠等。④终身禁酒，禁辛辣饮食，避免疲劳和防止会阴部受凉。

11. C【解析】急性细菌性前列腺炎伴尿潴留者可采用细管导尿，但留置尿管时间不宜超过 12 小时。

12. E【解析】慢性细菌性前列腺炎的临床表现如下。①排尿症状：多数患者有反复发作下尿路感染症状，尿频，尿急，夜尿增多，排尿不尽，尿滴沥。有时尿末或大便后有乳白色前列腺液排出，称为尿道滴白。②疼痛：患者可表现为会阴部、骨盆区、耻骨上外生殖器疼痛，有时射精后疼痛不适是突出症状之一。③阳痿、早泄、遗精、血精或射精痛。④头晕、乏力、疲惫、失眠、疑虑。

13. A【解析】慢性细菌性前列腺炎前列腺液镜检可见白细胞增多明显，卵磷脂小体减少。

14. A【解析】慢性细菌性前列腺炎的主要指标是白细胞增多。慢性细菌性前列腺炎通常由细菌感染引起，而患者的尿液或精液中会出现白细胞增多的情况。因此，在诊断慢性细菌性前列腺炎时，白细胞计数是一个重要的指标。其他选项如红细胞增多、衣原体增多、病原体增多或细菌增多可能与其他疾病相关，但不是慢性细菌性前列腺炎的主要指标。

15. C【解析】当前列腺有细菌、真菌、滴虫等病原体感染时，可在 EPS 检查中检测出这些病原体。

16. C【解析】慢性细菌性前列腺炎的抗生素治疗，根据细菌培养结果和药物穿透前列腺的能力选择抗生素，疗程为4~6周。

二、A2型题

1. C【解析】慢性前列腺炎EPS常规检查：当白细胞>10个/高倍视野，卵磷脂小体数量减少时有诊断意义。

2. B【解析】急性前列腺炎：①排尿不适。前列腺炎患者会出现膀胱刺激征，长伴有尿频、尿痛、尿灼热等症状，可伴有脓性尿道分泌物，有时可出现排尿困难等症状。②局部症状。后尿道、会阴和肛门处坠胀不适感，下蹲、大便及长时间坐在椅凳上胀痛加重。常感直肠胀满，便急和排便痛，大便时尿道流白。③全身症状，有些患者会出现浑身无力、头晕等症状。乏力、虚弱、厌食、恶心、呕吐、高热、寒战、虚脱或败血症表现。突然发病时全身症状可掩盖局部症状。

3. E【解析】尿道梗阻，在耻骨上膀胱造瘘术引流膀胱内尿液到体外，可暂时性或永久性地解决患者的排尿困难，可以避免经尿道放置导尿管刺激、影响膀胱或尿道阴道瘘修补伤口的愈合等。

4. D【解析】慢性前列腺炎的诊断如下。①尿常规检查：以排除尿路感染。②EPS检查：当白细胞>10个/高倍视野或发现胞质内有吞噬的卵磷脂小体或细胞碎片等成分的巨噬细胞，提示炎症可能为Ⅲa型。pH升高，若没有炎症或EPS中尿酸升高，导致pH降低呈酸性，可能提示Ⅲb型。③尿两杯试验：取患者前列腺按摩前中段尿和按摩后初段尿液各10ml，若细菌培养均为阴性，按摩前尿液未发现白细胞，按摩后尿液发现白细胞，应考虑Ⅲa型；若按摩前后均未发现白细胞应考虑Ⅲb诊断。④超声检查：Ⅲ型患者前列腺回声不均匀，常发现前列腺内局部钙化或存在前列腺结石以及发现前列腺周围静脉丛扩张表现，并能鉴别前列腺良性或恶性病变以及精囊和射精管病变。⑤尿流动力学：Ⅲ型患者排尿功能障碍症状明显时应考虑尿流动力学检查，可发现最大尿流率、平均尿流率下降，膀胱压-尿流率检查发现最大尿道闭合压力增高，尿道外括约肌痉挛，逼尿肌-尿道外括约肌协同失调。

5. B【解析】参见A2型题第4题解析。

6. E【解析】参见A2型题第4题解析。

7. D【解析】参见A2型题第4题解析。

三、A3/A4型题

1. C【解析】慢性无菌性前列腺炎，属于临床上很常见的一种前列腺炎的类型，其出现的主要原因主要是由于平时有久坐、憋尿，频繁性生活，长期饮酒等习惯而导致的。患者会表现为尿频、尿急、尿不尽，做前列腺液常规检查时会发现，前列腺内卵磷脂小体有明显下降，但是白细胞数正常，

2. A【解析】慢性非细菌性前列腺炎由衣原体、支原体、滴虫、真菌、病毒等所致。与

久坐、性生活无规律、吸烟喝酒、辛辣食物有关。建议去正规医院泌尿外科确诊。治疗上，衣原体、支原体可使用米诺环素、多西环素，其他用红霉素、甲硝唑，选择性配合：①热水坐浴或理疗。②前列腺按摩每周 1 次。③忌酒及辛辣食物，避免长时间骑、坐，有规律的性生活。④中医治疗。

3. E【解析】血块的形态、伴随症状、尿三杯试验、血尿出现的阶段等均有助于血尿的定位诊断。

4. D【解析】前列腺炎常发病突然，表现为寒战，发热，疲乏无力等全身症状，伴有会阴部和耻骨上疼痛，可有尿频、尿急和直肠刺激症状，甚至急性尿潴留。

5. B【解析】肾结石常见的症状有腰腹部绞痛、恶心、呕吐、烦躁不安、腹胀、血尿等。如果合并尿路感染，也可能出现畏寒、发热等现象。急性肾绞痛常使患者疼痛难忍。

6. B【解析】参见 A2 型题第 4 题解析。

7. A【解析】对于治愈的慢性前列腺炎患者，也应每天晚上使用热水坐浴，以改善前列腺的血液循环，防止炎症复发。

8. B【解析】参见 A2 型题第 4 题解析。

9. B【解析】参见 A2 型题第 4 题解析。

10. C【解析】参见 A3/A4 型题第 7 题解析。

四、X 型题

1. BCD【解析】慢性非细菌性前列腺炎的治疗目前还比较困难，应采用综合治疗，即适当应用广谱抗生素，以缓解症状为主，另外，配合局部热敷以促进炎症消退，防止复发。

2. BCDE【解析】参见 A1 型题第 5 题解析。

3. BDE【解析】急性细菌性前列腺炎的直肠指检可发现前列腺肿胀，部分或整个腺体质地坚韧、不规则，压痛明显。

4. ABCD【解析】Ⅰ型前列腺炎的抗生素治疗是必要而紧迫的。开始时可经静脉应用抗生素，如广谱青霉素、三代头孢菌素、氨基糖苷类或氟喹诺酮等。

5. AE【解析】急性细菌性前列腺炎伴尿潴留者可采用耻骨上膀胱穿刺造瘘引流尿液，也可采用细管导尿，但留置尿管时间不宜超过 12 小时。

6. BCD【解析】急性细菌性前列腺炎伴脓肿形成者可采取经直肠超声引导下细针穿刺引流、经尿道切开前列腺脓肿引流或经会阴穿刺引流。

7. ABC【解析】慢性细菌性前列腺炎疼痛：患者可表现为会阴部、骨盆区、耻骨上外生殖器疼痛，有时射精后疼痛不适是突出症状之一。

8. ABCDE【解析】急性细菌性前列腺炎的实验室检查：①血常规检查白细胞及中性粒细胞计数升高。②尿常规检查可发现大量脓细胞，尤以初始尿或终末尿液更为显著。③血液和中段尿细菌培养是最为重要的实验室检查，以便了解全身中毒情况，明确感染病原体以及药物敏感情况，便于制定治疗方案。

9. ACD【解析】慢性前列腺炎的 EPS 检查：当白细胞 >10 个/HP 或发现胞质内有吞噬的卵磷脂小体或细胞碎片等成分的巨噬细胞，提示炎症可能为Ⅲa 型。

10. BCD【解析】慢性前列腺炎尿两杯试验：取患者前列腺按摩前中段尿和按摩后初段尿液各 10ml，若细菌培养均为阴性，按摩前尿液未发现白细胞，按摩后尿液发现白细胞，应考虑Ⅲa 型；若按摩前后均未发现白细胞应考虑Ⅲb 诊断。

11. BCE【解析】参见 A3/A4 型题第 10 题解析。

五、案例分析题

1. ABC【解析】该患者可能为前列腺炎，还应进行的检查有直肠指检、前列腺按摩液常规检测及尿细菌学检查等。

2. G【解析】慢性盆腔疼痛综合征的临床表现：慢性盆腔疼痛综合征多见于20~45 岁的青壮年，主要症状如下。①疼痛：包括会阴、耻骨上、阴茎、阴囊、腹股沟、下背部以及尿道部位的疼痛和不适，特别是阴茎和龟头口部的疼痛。②各种不同程度的尿路刺激症状或排尿梗阻症状：包括尿急、尿频、尿痛、排尿踌躇、尿流中断、尿线变细和尿后滴沥。③射精后的疼痛、不适。

3. BE【解析】慢性盆腔疼痛综合征包括炎症性慢性前列腺炎和非炎症性慢性前列腺炎。

4. BCDEFG【解析】Ⅲ型慢性前列腺炎/慢性盆腔疼痛综合征（CPPS）：分为ⅢA 型（炎症性 CPPS），和ⅢB 型（非炎症性 CPP）。尿四杯试验或尿两杯试验进行尿细菌检查发现有白细胞存在提示ⅢA 型，未发现白细胞存在为ⅢB 型。ⅢB 型治疗不推荐使用抗生素，其余治疗同ⅢA 型。其他治疗方法有 α 受体阻断药，非甾体抗炎药，M 受体阻滞药，植物药，中药抗抑郁药，前列腺按摩生物反馈及热疗。

5. ADG【解析】该患者可能为泌尿系统疾病，应该进行的检查为血常规、中段尿细菌培养 + 药敏试验及泌尿系统超声等。

6. A【解析】参见 A3/A4 型题第 4 题解析。

7. A【解析】前列腺炎的 NIH 新分类见表 50 – 1。

表 50 – 1　前列腺炎的 NIH 新分类

类型	名称	特征
Ⅰ	急性细菌性前列腺炎（ABP）	急性下尿路感染症状和全身症状，菌尿
Ⅱ	慢性细菌性前列腺炎（CBP）	反复发作下尿路感染，细菌定位在前列腺
Ⅲ	慢性前列腺炎/慢性盆腔疼痛综合征（CPPS）	骨盆区疼痛和不适，各种排尿症状和性功能异常，无明显感染迹象

续表

类型	名称	特征
ⅢA	炎症性 CPPS	EPS/VB3 中可见多量的 WBC
ⅢB	非炎症性 CPPS	SEPS/VB3 中 WBC 正常
Ⅳ	无症状炎症性前列腺炎（AIP）	活检/EPS/VB3 呈炎性表现，但无临床症状

8. AC【解析】该患者可能为感染所致的疾病，还应该进行抗感染及对症治疗。

9. C【解析】待患者发热症状改善后，推荐使用口服药物，疗程至少 4 周。

10. BC【解析】慢性膀胱炎在膀胱镜观察，可以看到膀胱颈及膀胱三角有水肿性炎症，整个膀胱呈现片状红肿黏膜，易出血，严重者出现黏膜溃疡，有时被渗出物所覆盖。炎症细胞侵及黏膜及肌层，伴有纤维性变，使膀胱弹性和容量减少。

11. BCD【解析】参见 A2 型题第 4 题解析。

12. BEF【解析】前列腺按摩液常规检测结果正常为白细胞数量 <10 个/高倍视野，卵磷脂小体满视野，红细胞偶见。

13. AD【解析】急性细菌性前列腺炎常见病原体为大肠埃希菌，在留取尿细菌检查标本后应立即开始治疗。首选对革兰阴性菌有效的药物，72 小时有效者，无需换药。长时间留置导尿管会加重细菌感染风险，患者本身已有细菌感染，长时间留置导尿管可能会使感染加重，故不能使用。

第九篇

尿道疾病

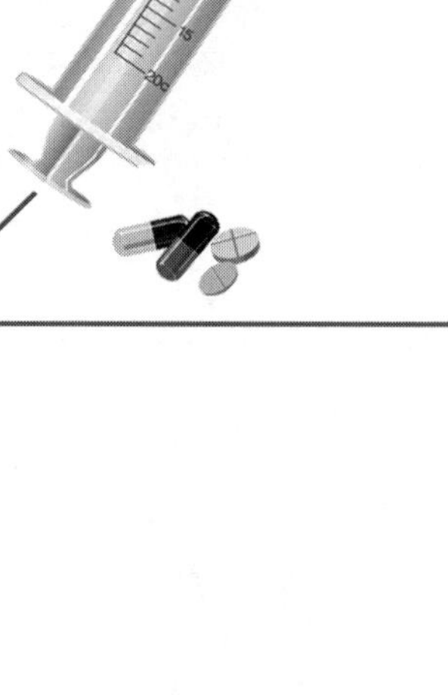

第五十一章　尿道解剖

一 A1 型题

1. 以下关于男性尿道的叙述，不正确的是
   A. 有三个狭窄部
   B. 有排尿和排精功能
   C. 成人男性尿道全长 16～22cm
   D. 自然悬垂时有两个弯曲
   E. 尿道内口最狭小
2. 尿道前列腺部起自膀胱颈，止于尿道外括约肌，长
   A. 1～3cm
   B. 3～4cm
   C. 5～6cm
   D. 6～8cm
   E. 8～10cm
3. 尿道海绵体部自尿生殖膈下筋膜至尿道外口的一段尿道，长约
   A. 5cm
   B. 8cm
   C. 10cm
   D. 15cm
   E. 18cm
4. 关于女性尿道的描述，错误的是
   A. 较男性尿道短、直、宽
   B. 成年女性尿道长 3～5cm
   C. 穿尿生殖膈
   D. 尿道外口位于阴道口的后方
   E. 开口于阴道前庭的尿道外口

二 B 型题

（1～2 题共用备选答案）
   A. 后尿道
   B. 前尿道
   C. 输尿管
   D. 尿道口
   E. 前列腺
1. 临床上常将前列腺部与膜部尿道称为
2. 临床上常将海绵体部尿道称为

（3~5题共用备选答案）

A. 精阜 B. 尿道嵴
C. 尿道膜 D. 前列腺囊
E. 尿道海绵体

3. 尿道后壁中线处有一纵行隆起称为
4. 尿道嵴的中部突起成圆丘，即为
5. 尿道嵴的上正中有隐窝，称

（6~7题共用备选答案）

A. 球部尿道 B. 阴囊尿道
C. 外阴尿道 D. 阴茎体部尿道
E. 阴茎头部尿道

6.（　　）管腔最大，有尿道球腺的导管在此开口，包绕的尿道海绵体肌具有收缩功能，能将球部尿道内停留的精液排出体外
7.（　　）腔扩大称舟状窝，其两侧有数个囊袋，为尿道腺的开口

（8~11题共用备选答案）

A. 尿道球腺 B. 黏膜下层
C. 肌肉层 D. 舟状窝
E. 前列腺部尿道

8.（　　）为移行上皮，其远端尿道为柱状上层和复层鳞状上皮
9. 尿道壁（　　）血供丰富，主要为结缔组织
10. 尿道壁（　　）为内纵行肌和外环行肌，膜部还有一层环行骨骼肌
11.（　　）有一对，位于膜部尿道两侧，其分泌物为精液的一部分

三 X型题

1. 尿道海绵体部自尿生殖膈下筋膜至尿道外口的一段尿道，可分为
A. 球部尿道 B. 阴囊尿道
C. 外阴尿道 D. 阴茎体部尿道
E. 阴茎头部尿道

2. 男性尿道在解剖上有3个狭窄部，即
A. 尿道外口 B. 膜部
C. 尿道内口 D. 舟状窝
E. 前列腺部

3. 男性尿道在解剖上有 3 个膨大部，即

A. 尿道外口　　B. 膜部
C. 球部　　D. 舟状窝
E. 前列腺部

4. 尿道壁的组成包括

A. 黏膜层　　B. 黏膜下层
C. 肌肉层　　D. 舟状窝
E. 前列腺部

5. 男性尿道主要受阴部神经的支配，其中包括

A. 会阴神经　　B. 交感神经
C. 副交感神经的分支　　D. 阴囊神经
E. 前列腺神经

6. 男性尿道的淋巴回流注入

A. 髂内淋巴结　　B. 腹股沟淋巴结
C. 膀胱　　D. 阴囊
E. 前列腺

7. 男性尿道的动脉供应来自

A. 膀胱下动脉　　B. 膀胱上动脉
C. 直肠下动脉　　D. 直肠上动脉
E. 阴部内动脉的分支

8. 女性尿道的动脉供应来自

A. 膀胱下动脉　　B. 膀胱上动脉
C. 子宫动脉　　D. 直肠上动脉
E. 阴部内动脉的分支

参考答案与解析

一、A1 型题

1. E【解析】成人男性尿道长 16~20cm，管径平均 0.5~0.6cm，具有排尿与排精功能。临床上常将前列腺部与膜部尿道称为后尿道，海绵体部尿道称为前尿道。尿道前列腺部起自膀胱颈，止于尿道外括约肌，长 3~4cm。尿道后壁中线处有一纵行隆起为尿道嵴。嵴的中部突起成圆丘，即为精阜，其上正中有隐窝，称前列腺囊。囊的两侧分别有一个射精管的开口，在精阜两旁的沟中有前列腺管的开口。尿道膜部位于尿生殖膈上、下筋膜之间，长度为

1.2~2cm，由尿道外括约肌围绕，能有意识地控制排尿，是尿道最狭窄的部位，选项E错误。

2. B【解析】参见A1型题第1题解析。

3. D【解析】尿道海绵体部自尿生殖膈下筋膜至尿道外口的一段尿道，长约15cm，可分为球部、阴茎体部及阴茎头部尿道。

4. D【解析】成年女性尿道长3~5cm，直径约1cm，外口最细。女性尿道与膀胱交接处构成了尿道后角，正常为90°~110°。尿道的轴线与身体垂直轴线构成了倾斜角，约30°，正常不超过45°（侧位观）。女性尿道位于耻骨联合之后，阴道前壁下部之前，周围由筋膜固定，不活动，开口于阴道前庭。

二、B型题

1~2 A、B【解析】临床上常将前列腺部与膜部尿道称为后尿道，海绵体部尿道称为前尿道。

3~5 B、A、D【解析】尿道前列腺部起自膀胱颈，止于尿道外括约肌，长3~4cm。尿道后壁中线处有一纵行隆起为尿道嵴。嵴的中部突起成圆丘，即为精阜，其上正中有隐窝，称前列腺囊。囊的两侧分别有一个射精管的开口，在精阜两旁的沟中有前列腺管的开口。

6~7 A、E【解析】球部尿道管腔最大，有尿道球腺的导管在此开口，包绕的尿道海绵体肌具有收缩功能，能将球部尿道内停留的精液排出体外。阴茎头部尿道腔扩大称舟状窝，其两侧有数个囊袋，为尿道腺的开口。

8~11 E、B、C、A【解析】前列腺部尿道为移行上皮，其远端尿道为柱状上层和复层鳞状上皮。黏膜与海绵体肌疏松连接。黏膜下层血供丰富，主要为结缔组织。肌肉层为内纵行肌和外环行肌，膜部还有一层环行骨骼肌，即尿道外括约肌。尿道球腺为一对，位于膜部尿道两侧，其分泌物为精液的一部分。

三、X型题

1. ADE【解析】尿道海绵体部自尿生殖膈下筋膜至尿道外口的一段尿道，长约15cm，可分为球部、阴茎体部及阴茎头部尿道。

2. ABC【解析】男性尿道在解剖上有三个狭窄部，即尿道外口（呈纵行裂隙状）、膜部和尿道内口。尿道膜部最狭小，其次为尿道外口和尿道内口。三个膨大部，即舟状窝，球部和前列腺部。

3. CDE【解析】参见X型题第2题解析。

4. ABC【解析】尿道壁由黏膜层、黏膜下层及肌肉层组成。

5. ABC【解析】男性尿道主要受阴部神经的支配，其中包括会阴神经、交感神经及副交感神经的分支。

6. AB【解析】男性尿道的淋巴回流注入髂内淋巴结和腹股沟淋巴结。

7. ACE【解析】男性尿道的动脉供应来自膀胱下动脉、直肠下动脉及阴部内动脉的分支（尿道球动脉和尿道动脉），这些动脉之间存在广泛的交通支。

8. ACE【解析】女性尿道的动脉供应主要来自膀胱下动脉、子宫动脉和阴部内动脉（阴道前庭球动脉和尿道动脉）的分支。

第五十二章　尿道畸形

一 A1 型题

1. 关于尿道下裂的叙述，以下不恰当的是
   A. 尿道下裂临床分为许多类型
   B. 手术方法多种多样
   C. 尿道下裂是尿道开口异常，阴茎发育正常
   D. 严重的尿道下裂外生殖器酷似女性
   E. 手术的目的是矫正阴茎弯曲、修复尿道以恢复正常的排尿和性交功能
2. 尿道下裂分型不包括
   A. 阴茎头型　　B. 阴茎体型
   C. 阴茎阴囊型　　D. 会阴型
   E. 海绵体型
3. 尿道下裂的畸形不包括
   A. 尿道外口的位置异常　　B. 阴茎头扁平
   C. 阴茎下弯　　D. 阴茎海绵体纤维化
   E. 阴茎海绵体发育不良
4. 尿道下裂分期手术时，Ⅰ期手术的主要目的是
   A. 延长阴茎　　B. 延长尿道
   C. 矫正阴茎下弯　　D. 松懈瘢痕组织
   E. 矫正尿道外口的异常
5. 阴茎头型尿道下裂的临床表现，不包括
   A. 尿道开口位于冠状沟腹侧
   B. 呈裂隙状，包皮系带常缺如，背侧包皮堆积
   C. 严重者可引起排尿困难甚至肾积水
   D. 阴茎头常呈扁平型，向腹侧弯曲
   E. 尿道口可有增大
6. 尿道下裂的临床表现不包括
   A. 尿失禁　　B. 阴茎下弯畸形

C. 尿道开口位置异常　　D. 包皮在阴茎头上方呈“头巾状”堆积

E. 重度尿道下裂患者常伴发阴囊分裂、阴茎阴囊错位等

7. 尿道下裂修复术前应用睾酮刺激的目的是

A. 增加阴茎长度　　B. 提高阴茎头周径

C. 增加腹侧阴茎皮肤　　D. 促进阴茎皮肤发育

E. 增加包皮血供，用以带蒂皮瓣的尿道成形术

8. 尿道下裂的手术中不能用于修复尿道的组织是

A. 腹外斜肌筋膜　　B. 包皮背侧皮瓣

C. 膀胱黏膜　　D. 阴囊皮瓣

E. 阴茎腹侧皮条

9. 关于尿道下裂的治疗，以下不正确的是

A. 可先行阴茎伸直　　B. 第一期手术后须留置导尿管

C. 第二期手术一般需行尿流改道　　D. 第一期手术 10 天后，即可行二期手术

E. 矫正阴茎弯曲畸形及尿道成形可一次完成

10. 后尿道瓣膜患儿产前超声检查的特征表现不包括

A. 羊水过少　　B. 羊水过多

C. 膀胱扩张、膀胱壁增厚　　D. 前列腺部尿道扩张伸长

E. 双侧肾盂输尿管积水扩张

二 A2 型题

患者，男性，26 岁。土墙倒塌，腰部以下被埋，6 小时后仍不能行走，但双下肢感觉正常，尿不能排出，小腹胀，耻骨上叩浊音 3 横指，BP 139/70mmHg，P 102 次/分，X 线片示骨盆骨折，该患者正确处理方法是

A. 金属导尿管排尿　　B. 急症尿道拖入术

C. 经会阴后尿道吻合术　　D. 耻骨上膀胱造瘘术

E. 剖腹探查膀胱修补术

三 A3/A4 型题

(1~2 题共用题干)

患儿，男，5 岁。因先天性阴茎向腹侧弯曲，尿道开口位置异常住院，检查见阴茎向腹侧弯曲，尿道开口位于阴茎根部，阴茎、睾丸及阴囊发育良好，但阴茎皮肤稍紧，诊断为尿道下裂。

1. 患儿的分型是

A. 阴茎阴囊型　　B. 会阴型

C. 冠状沟型
D. 阴茎头型
E. 阴茎体型

2. 患儿拟行阴茎伸直及尿道修复术，关于手术原则以下哪项不恰当
A. 恢复正常勃起功能，能性交
B. 阴茎弯曲矫正
C. 外观满意
D. 重建后的尿道能使患者站立位排尿
E. 手术必须分期完成

（3~6 题共用题干）

患儿，男，17 个月。出生时即发现尿道口位于阴茎腹侧，站立后排尿常尿湿衣裤。查体：尿道开口在阴茎体部，勃起时阴茎有下弯畸形。

3. 患儿最可能的诊断是
A. 尿道上裂
B. 尿道下裂
C. 后尿道瓣膜
D. 尿道重复畸形
E. 前尿道瓣膜

4. 患儿的病变按传统分型应该属于
A. 阴茎头型
B. 会阴型
C. 阴茎体型
D. 阴茎阴囊型
E. 冠状沟型

5. 患儿手术治疗的目标不包括
A. 延长阴茎
B. 完全矫正阴茎下弯
C. 修复缺失尿道
D. 术后能站立排尿
E. 新建尿道口位于阴茎头正位

6. 患儿最佳的手术方法是
A. 分期行阴茎下弯矫正术加保留尿道板修复尿道术
B. 一期行阴茎下弯矫正术加保留尿道板修复尿道术
C. 一期行阴茎下弯矫正术加尿道口前移阴茎头成形术
D. 一期行阴茎下弯矫正术加横行带蒂包皮内板皮尿道成形术
E. 一期行阴茎下弯矫正术加口腔黏膜尿道成形术

（7~8 题共用题干）

患者，男性，16 岁。出生以来即发现尿道口位置异常。查体：尿道外口位于阴茎中部，阴茎向腹侧弯曲，阴茎头包皮呈“V”形缺损，包皮系带缺如，阴茎头背侧包皮呈帽状堆积。

7. 临床诊断为尿道下裂，其临床分型中，不包括
A. 阴茎头型
B. 海绵体型
C. 阴茎体型
D. 阴茎阴囊型

E. 会阴型

8. 有关尿道下裂的特点，不正确的是

A. 有明显的遗传倾向

B. 常伴有其他畸形，最常见的为腹股沟斜疝和睾丸下降不全

C. 尿道开口异常，但阴茎发育不受影响

D. 多需手术治疗

E. 手术的目的是矫正阴茎弯曲、修复尿道以恢复正常排尿和性交功能

四 B型题

（1～4题共用备选答案）

A. 尿道狭窄　　B. 尿道憩室

C. 尿道皮肤瘘　　D. 尿道口狭窄

E. 阴茎下弯复发

1. 尿道成形术后最常见的并发症是
2. 多数由于远端尿道缺血或阴茎头成形方法不当造成的是
3. 多发生在阴茎头段尿道和尿道吻合口处的是
4. （　　）多数继发于远端尿道梗阻、成形尿道口径过宽或尿道周围缺少支持组织

（5～8题共用备选答案）

A. 尿道口前移阴茎头成形术　　B. 尿道口后移阴茎头成形术

C. 保留尿道板修复尿道的手术方法　　D. 横行带蒂包皮内板皮尿道成形术

E. 游离移植物代尿道修复尿道下裂的方法

5. 适用于无阴茎下弯或阴茎下弯经过背侧白膜折叠可矫正的尿道下裂患者的手术方法是
6. 适用于阴茎头型、冠状沟型尿道下裂的手术方法是
7. 适用于大部分有阴茎下弯的尿道下裂手术的手术方法是
8. 适用于多次手术失败后局部取材困难的病例的手术方法是

（9～11题共用备选答案）

A. Ⅰ型　　B. Ⅱ型

C. Ⅲ型　　D. Ⅳ型

E. Ⅴ型

9. 后尿道瓣膜的分型中，最常见的是
10. 后尿道瓣膜的分型中，瓣膜起于精阜近端，向上向外，止于膀胱颈部的是
11. 后尿道瓣膜的分型中，环状瓣膜，瓣膜呈隔膜状，中间有小孔，位于精阜的远端或近端的是

五 X型题

1. 尿道下裂的解剖学特征有
   A. 尿道外口可位于阴茎腹侧面从会阴到阴茎头之间的任何位置
   B. 阴茎下弯
   C. 系带缺如，阴茎缝和包皮不对称发育，阴茎缝可分裂成对称的两部分，形成“V”形皮肤缺损
   D. 在阴茎的背侧形成“头巾状”包皮堆积
   E. 阴茎上弯
2. 尿道下裂临床表现为
   A. 尿道开口异常
   B. 阴茎向腹侧屈曲畸形
   C. 阴茎背侧包皮堆积，腹侧皮肤缺乏
   D. 阴茎向背侧屈曲畸形
   E. 合并阴茎阴囊转位
3. 尿道下裂的手术治疗目的是
   A. 矫正阴茎下弯
   B. 修复阴茎缺损
   C. 修复尿道缺损
   D. 阴茎皮肤覆盖
   E. 尿流改道
4. 尿道成形术常用的手术方法有
   A. 保留尿道板修复尿道的手术方法
   B. 尿道口前移阴茎头成形术
   C. 横行带蒂包皮内板皮尿道成形术
   D. 游离移植物代尿道修复尿道下裂的方法
   E. 尿道口后移阴茎头成形术
5. 男性尿道上裂按尿道开口部位不同，分为3型
   A. 阴茎体型
   B. 阴茎阴囊型
   C. 完全型
   D. 阴茎头型
   E. 会阴型
6. 尿道上裂有阴茎畸形的症状表现有
   A. 阴茎头扁而宽
   B. 呈铲状
   C. 阴茎短而宽
   D. 阴茎向背侧弯曲
   E. 包皮全在腹侧
7. 尿道上裂的治疗方法包括
   A. 膀胱颈成形术
   B. 矫正阴茎畸形
   C. 尿道成形术
   D. 游离移植物代尿道修复尿道上裂的方法
   E. 控制尿急
8. 尿道瓣膜患者因尿性腹水发生呼吸困难时的紧急处理包括
   A. 导尿
   B. 抗抽搐

C. 尿性腹水引流
D. 纠正水电解质失衡
E. 尿液分流术

9. 当肾积水严重，有肾脏损害或肾脏严重感染时，需行尿液分流术，常用的方法包括
A. 耻骨上膀胱造瘘
B. 双侧输尿管造瘘
C. 肾造瘘
D. 尿道造瘘
E. 肾盂造瘘

六 案例分析题

（1~4 题共用题干）

患儿，男，3 岁。主因“排尿异常 2 年”就诊，入院查体如图所示。

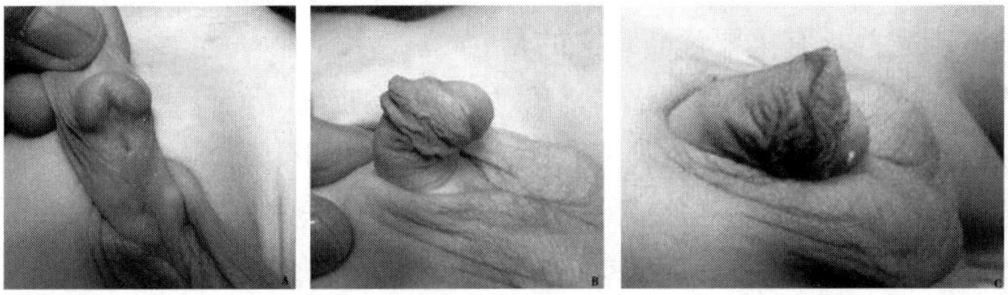

1. 患儿的诊断是
A. 阴茎下曲畸形
B. 阴茎阴囊转位
C. 尿道外口狭窄
D. 尿道下裂
E. 尿道上裂
F. 隐匿阴茎

2. 患儿的诊断分型为
A. 阴茎头型
B. 冠状沟型
C. 阴茎体型
D. 阴茎型
E. 阴茎阴囊型
F. 会阴型

3. 患儿入院后行手术治疗，术中行人工阴茎勃起实验，阴茎下曲约 60°，阴茎皮肤脱套至阴茎根部，松解浅筋膜组织，再次行人工勃起实验，阴茎下曲小于 30 度。患儿下一步较为合理的手术方法是
A. 横向切断尿道板矫直阴茎
B. 在阴茎海绵体白膜下曲点行皮瓣置入矫直阴茎
C. 行尿道成形术
D. 阴茎海绵体白膜背侧折叠术矫直阴茎
E. 背侧白膜折叠和腹侧白膜皮肤镶嵌矫直阴茎
F. 阴茎白膜腹侧睾丸鞘膜镶嵌矫直阴茎

4. 术中为患儿行阴茎海绵体白膜背侧折叠、阴茎下曲矫正术，逐行尿道成形术。患儿较为

合理的手术方式为

A. 尿道口前移阴茎头成形术（MAGPI） B. 尿道板纵切卷管尿道成形术（TIP）
C. Duckett 术式 D. Mathieu 术式
E. Duplay 术式 F. 游离移植物尿道成形术

（5~7 题共用题干）

患者，男性，21 岁。出生后家属发现其尿道口位于阴茎腹侧中段，10 年前在某医院行尿道下裂修复术，具体术式不详，术后发现尿道开口仍位于阴茎腹侧冠状沟下约 1cm 处。现患者可站立排尿，但排尿不畅，尿线细且有分叉，阴茎勃起时无向下弯曲。10 年间患者饮食、排便均正常，体重随生长发育正常增长。患者既往体健，否认结核、菌痢病史，否认外伤、输血史，预防接种史不详，有头孢菌素类和吉他霉素过敏史。

5. 患者需要进一步完善具有重要诊断意义的是
A. 染色体核型检查 B. 尿道镜检查
C. 逆行尿路造影 D. 静脉尿路造影
E. 阴茎彩超检查 F. 尿流动力学检查

6. 逆行尿路造影：尿道口无狭窄。阴茎腹侧中段至尿道有多处狭窄，管腔走行不规则。患者可能的诊断是
A. 尿道下裂（阴茎头型）合并尿道狭窄
B. 尿道下裂（阴茎型）合并尿道狭窄
C. 尿道下裂（阴囊型）合并尿道狭窄
D. 尿道炎
E. 尿道挫伤
F. 尿道结核

7. 患者下一步较为合理的治疗方案是
A. 抗感染治疗 B. 抗结核治疗
C. 联合皮瓣尿道下裂矫正成形术 D. 耻骨上造瘘
E. 心理辅导 F. 术后留置导尿管

参考答案与解析

一、A1 型题

1. C【解析】尿道下裂常伴有不同程度的阴茎向腹侧屈曲畸形，选项 C 错误。

2. E【解析】尿道下裂常分成四型：①阴茎头型。②阴茎体型。③阴茎阴囊型。④会

阴型。

3. D【解析】尿道下裂的畸形包括尿道外口的位置异常、阴茎头扁平、阴茎下弯及阴茎海绵体发育不良等。

4. C【解析】尿道下裂分期手术时，Ⅰ期手术的主要目的是矫正阴茎下弯。

5. E【解析】阴茎头型尿道下裂的临床表现：①尿道开口位于冠状沟腹侧，呈裂隙状，包皮系带常缺如，背侧包皮堆积。②尿道口可有狭窄，严重者可引起排尿困难甚至肾积水。③阴茎头常呈扁平型，向腹侧弯曲。

6. A【解析】尿道下裂的临床表现为阴茎下弯畸形，尿道开口位置异常，包皮在阴茎头上方呈“头巾状”堆积；重度尿道下裂患者常伴发阴囊分裂、阴茎阴囊错位等。

7. B【解析】尿道下裂修复术前应用睾酮刺激可以提高阴茎头周径。

8. A【解析】包皮背侧皮瓣、膀胱黏膜、阴囊皮瓣、阴茎腹侧皮条等均可用于修复尿道的组织。

9. D【解析】早期尿道成形手术以分期修复法为主，在第一期阴茎弯曲完全矫正后的6个月至1年左右，进行第二期尿道成形术。

10. B【解析】后尿道瓣膜患儿产前超声检查的特征表现为羊水过少，膀胱扩张、膀胱壁增厚，前列腺部尿道扩张伸长，双侧肾盂输尿管积水扩张。

二、A2 型题

D【解析】膀胱造瘘是解决急性尿潴留且无法上导尿管患者的主要方法之一，在耻骨上用穿刺针穿过腹壁到达膀胱后留置导管，将膀胱中的尿液引出体外，称为耻骨上膀胱造瘘术。

三、A3/A4 型题

1. A【解析】阴囊型尿道下裂的临床表现：①尿道口位于阴囊正中线上，阴囊常呈分裂状，外观似女性大阴唇。②阴茎短小，扁平，向下弯曲，甚至与阴囊缝相连接。③常伴有隐睾。

2. E【解析】根据术者的经验、尿道下裂的程度及阴茎发育情况可分一期和二期进行，但对有条件者目前多主张行一期成形术。

3. B【解析】参见 A1 型题第6题解析。

4. C【解析】该患者尿道开口在阴茎体部，勃起时阴茎有下弯畸形，可能为阴茎体型病变。

5. A【解析】该患者出生即发现尿道口移位，故应矫正阴茎下弯，新建尿道口位于阴茎头正位并修复缺失尿道。该患者站立后排尿常尿湿裤子，故应该进行手术，术后能站立排尿。

6. D【解析】尿道下裂阴茎体型最佳手术方法为一期行阴茎下弯矫正术加横行带蒂包皮

内板皮尿道成形术。

7. B【解析】参见 A1 型题第 2 题解析。

8. C【解析】尿道下裂口位置越靠近近侧生殖系统畸形概率越高。

四、B 型题

1. C【解析】尿道成形术后最常见的并发症为尿道皮肤瘘。

2. D【解析】多数由于远端尿道缺血或阴茎头成形方法不当造成尿道口狭窄。

3. A【解析】尿道狭窄多发生在阴茎头段尿道和尿道吻合口处。

4. B【解析】尿道憩室多数继发于远端尿道梗阻、成形尿道口径过宽或尿道周围缺少支持组织。

5~8 C、A、D、E【解析】一期修复法（即阴茎下弯矫正和尿道成形术一次性完成的术式）已成为目前国内外治疗尿道下裂初治病例的主流方式，常用的手术方法有：①保留尿道板修复尿道的手术方法：适用于无阴茎下弯或阴茎下弯经过背侧白膜折叠可矫正的尿道下裂患者。②尿道口前移阴茎头成形术（MAGPI）：适用于阴茎头型、冠状沟型尿道下裂。③横行带蒂包皮内板皮尿道成形术：适用于大部分有阴茎下弯的尿道下裂手术。④游离移植物代尿道修复尿道下裂的方法：适用于多次手术失败后局部取材困难的病例。

9~11 A、B、C【解析】后尿道瓣膜分为 3 型如下。①Ⅰ型：最常见，占后尿道瓣膜的 95%。瓣膜起于精阜远端，止于尿道侧壁上，瓣膜一般为 2 条，有的只有 1 条。Ⅰ型瓣膜形成的原因，可能与中肾管胚胎发生异常有关，即中肾管插入泄殖腔的位置异常靠前，即形成了Ⅰ型瓣膜。②Ⅱ型：瓣膜起于精阜近端，向上向外，止于膀胱颈部。Ⅱ型瓣膜可能继发于其他原因的梗阻造成膀胱颈、前列腺部尿道浅表肌层增生，形成黏膜皱褶。③Ⅲ型：环状瓣膜，瓣膜呈膈膜状，中间有小孔，位于精阜的远端或近端。Ⅲ型瓣膜是泄殖腔膜的尿生殖部分分解不全所致。

五、X 型题

1. ABCD【解析】尿道下裂的解剖学特征有：①尿道外口可位于阴茎腹侧面从会阴到阴茎头之间的任何位置。②阴茎下弯。③系带缺如，阴茎缝和包皮不对称发育，阴茎缝可分裂成对称的两部分，形成“V”形皮肤缺损，而在阴茎的背侧形成“头巾状”包皮堆积。

2. ABC【解析】尿道下裂是一种先天性异常，通常表现为以下临床特征，①尿道开口异常：尿道口位置不正常，可以出现在阴茎的其他部位，如阴囊、会阴或腹股沟区域。②阴茎向腹侧屈曲畸形：由于尿道下裂导致阴茎的发育异常，使得阴茎在勃起时向腹侧弯曲。③阴茎背侧包皮堆积，腹侧皮肤缺乏：因为尿道开口异常，阴茎背侧的包皮会有过多的皮肤堆积，而腹侧则可能缺乏正常的皮肤。

3. AC【解析】手术是尿道下裂的唯一治疗方法。手术治疗的具体目标如下。①完全矫正阴茎下弯，成年后能进行正常的性生活。②修复缺失尿道，新建尿道弹性好，管径一致，今后腔内无毛发生长。③新建尿道口位于阴茎头正位，呈纵向裂隙状开口。④术后能站立排尿，尿线正常，阴茎外观满意，接近正常人。

4. ABCD【解析】尿道成形术常用的手术方法：①保留尿道板修复尿道的手术方法。②尿道口前移阴茎头成形术。③横行带蒂包皮内板皮尿道成形术。④离移植物代尿道修复尿道下裂的方法。⑤尿道口后移阴茎头成形术。

5. ACD【解析】男性尿道上裂按尿道开口部位不同，分为三型，具体如下。①阴茎头型：阴茎头扁平，阴茎体短、宽、上翘，尿道口开口于阴茎背侧。尿道口至阴茎头头端有一凹沟，包皮悬垂于阴茎腹侧。②阴茎体型：短小阴茎向背侧弯曲，尿道口位于阴茎体根部背侧，尿道口至阴茎头顶部有一被覆有尿道板黏膜的尿道沟，包皮堆积于阴茎腹侧。部分患者存在尿失禁现象。③完全型：尿道开口于膀胱颈，呈漏斗状，有尿失禁，有的合并不同程度膀胱外翻，此型多有耻骨联合分离、尿道外括约肌及膀胱颈部肌肉发育不全。

6. CDE【解析】尿道上裂有阴茎畸形的症状表现为阴茎短而宽，阴茎向背侧弯曲，包皮全在腹侧。

7. ABC【解析】根据尿道上裂不同类型，综合采取以下方法。①膀胱颈成形术：适于有尿失禁者，宜6岁以后进行。常需切除颈部及后尿道背侧的纤维组织，缩小膀胱颈口，并用膀胱三角全层作成肌管以加强控尿功能，必要时做双输尿管膀胱再植术。②矫正阴茎畸形：纠正阴茎弯曲并切断悬韧带后阴茎即可伸长、伸直。③尿道成形术：用尿道沟黏膜及周围包皮形成尿道，新形成的尿道应置于阴茎海绵体腹侧、两个阴茎海绵体之间，同时将两个分离的阴茎海绵体缝合。

8. ABCD【解析】尿道瓣膜患者因尿性腹水发生呼吸困难时紧急处理：①导尿。②抗抽搐。③尿性腹水引流。④纠正水电解质失衡。

9. ABC【解析】当肾积水严重，有肾脏损害或肾脏严重感染时，需行尿液分流术，常用的方法为耻骨上膀胱造瘘、双侧输尿管造瘘及肾造瘘。

六、案例分析题

1. D【解析】参见A1型题第6题解析。

2. C【解析】阴茎体型尿道下裂的症状表现如下。①阴茎下弯：多数患者的阴茎海绵体和阴茎头发育尚好，但被未发育的尿道板限制了其向前伸展，造成阴茎向腹侧弯曲。影响排尿和成人后性生活。②包皮系带缺如及包皮分布异常：阴茎头腹侧无尿道仅有尿道板，致使包皮不能在阴茎头腹侧融合，导致阴茎头腹侧包皮和包皮系带缺如，包皮全部转位至阴茎头背侧呈帽状堆积。③尿道口位置异常：阴茎体型尿道下裂的症状表现还包括尿道外口位于阴茎体的腹侧，排尿困难，容易溅洒，甚至不能站立排尿。

3. D【解析】阴茎海绵体折叠术适用于尿道括约肌缺失所致的尿失禁。

4. B【解析】尿道板纵切卷管尿道成形术手术其操作简单、并发症少，可以有效提升小儿尿道下裂患者的治疗疗效，因此值得在医学临床上推广和应用。

5. C【解析】尿道造影，是特殊的影像学检查，是诊断尿道疾病的常用方法。它分为排泄性尿道造影和逆行性尿道造影两种。

6. B【解析】阴茎型尿道下裂的临床表现：①尿道开口于腹侧冠状沟与阴茎阴囊交界部之间。②阴茎弯曲明显，排尿时尿流呈喷洒状。

7. ACF【解析】该患者为尿道下裂合并尿道狭窄，应进行抗感染治疗、联合皮瓣尿道下裂矫正成形术及术后留置导尿管。

第五十三章　尿道炎症

一 A1 型题

1. 以下淋菌性尿道炎的致病菌淋球菌的生物学特性，不正确的是
   A. 为革兰阴性的奈瑟双球菌，形态类似脑膜炎双球菌
   B. 有特殊的排他性，涂片中很少能找到其他细菌
   C. 主要通过被污染的生活用品接触传播
   D. 通过菌毛黏附于宿主的黏膜上皮引起感染，人是唯一天然宿主，有易感性
   E. 在 35~37℃条件下，pH 7.2~7.6 时生长迅速
2. 淋菌性尿道炎的病原菌为淋病奈瑟双球菌，在光镜下为典型的
   A. 革兰阳性单球菌　　B. 革兰阳性双球菌
   C. 葡萄球菌感染　　D. 大肠埃希菌感染
   E. 革兰阴性双球菌
3. 临床上怀疑为急性淋菌性尿道炎，经尿道分泌物涂片检查，以下哪项可作出诊断
   A. 涂片中可见革兰阳性菌　　B. 涂片中可见革兰阴性菌
   C. 涂片中满视野革兰阳性双球菌　　D. 白细胞中发现革兰阴性双球菌
   E. 白细胞外发现革兰阴性球菌
4. 慢性淋菌性尿道炎患者尿道狭窄排尿困难可用尿道扩张术，对扩张无效的严重尿道狭窄的患者可行
   A. 膀胱内切开术　　B. 输尿管外切开术
   C. 尿道内切开术　　D. 尿道外切开术
   E. 输尿管内切开术
5. 非淋病性尿道炎最常见的病原体是
   A. 解脲支原体　　B. 沙眼衣原体
   C. 白念珠菌　　D. 单纯疱疹病毒
   E. 腺病毒
6. 女性淋菌性尿道炎的临床表现，错误的是
   A. 体检可见尿道外口红肿，挤压时有脓性分泌物流出，少数患者可伴发热等全身症状
   B. 阴道黏膜稍红，子宫颈口糜烂

C. 早期未经治疗或治疗不彻底，反复迁延者可引起淋菌性盆腔炎、急性输卵管炎、子宫内膜炎、继发性输卵管卵巢脓肿、盆腔脓肿、腹膜炎等许多并发症
D. 有恶臭、外阴瘙痒、尿痛及血尿
E. 女性感染淋菌后，一般表现为白带较少，呈脓血性

7. 诊断沙眼衣原体感染最可靠的办法是
A. 细胞培养
B. DNA 探针
C. 连接酶链反应
D. 酶联免疫吸附试验（ELISA）
E. 荧光显微镜寻找包涵体

二 A2 型题

患者，男性，26 岁。尿急、尿痛伴尿道口脓性分泌物 2 天就诊。分泌物涂片检查发现白细胞内大量革兰阴性双球菌。诊断可明确为
A. 慢性前列腺炎
B. 急性前列腺炎
C. 淋菌性尿道炎
D. 非淋菌性尿道炎
E. 精囊炎

三 A3/A4 型题

（1~3 题共用题干）

患者，男性，35 岁。1 周前有不洁性生活，3 天来出现尿道疼痛，尿道口有黏稠的脓性分泌物，呈黄绿色。

1. 确定感染的致病菌，首选
A. 血 RPR 试验
B. 尿道分泌物做普通培养
C. PCR 检测特异性的细菌 DNA 片段
D. 尿道分泌物涂片进行白细胞分类检查
E. 尿道分泌物涂片染色，观察细菌形态

2. 最可能的致病菌是
A. 革兰阴性双球菌
B. 革兰阴性杆菌
C. 革兰阳性双球菌
D. 革兰阳性杆菌
E. 革兰阳性链球菌

3. 首选的抗生素是
A. 青霉素
B. 头孢曲松
C. 甲磺酸左氧氟沙星
D. 阿奇霉素
E. 庆大霉素

（4~5 题共用题干）

患者，男性，27 岁。不洁性接触后 4 天，尿道口发痒、红肿、疼痛，并有脓性分泌物。

4. 应做以下何项检查，以便及早治疗
   A. 尿常规
   B. 尿道分泌物普通培养
   C. 尿道分泌物结核培养
   D. 尿道分泌物涂片革兰染色找细菌
   E. 前列腺液细菌培养

5. 最可能的诊断是
   A. 急性膀胱炎
   B. 淋菌性尿道炎
   C. 急性肾盂肾炎
   D. 结核性尿道炎
   E. 急性前列腺炎

四 X 型题

1. 淋病的传播方式有
   A. 性接触直接传播
   B. 间接接触传播
   C. 空气传播
   D. 水源传播
   E. 食物传播

2. 以下属于男性淋病性尿道炎常见合并症的是
   A. 前列腺炎
   B. 附睾炎
   C. 包皮龟头炎
   D. 膀胱炎
   E. 精囊炎

3. 急性淋菌性尿道炎的治疗措施包括
   A. 需要休息
   B. 绝对禁止性生活
   C. 加强个人卫生
   D. 大量饮水
   E. 不用禁止性生活

4. 淋菌性尿道炎的疗效标准包括
   A. 经充分有效药物治疗后，患者临床症状和体征全部消失，3~6 个月不复发
   B. 停药后 3~6 个月复查尿常规正常
   C. 尿道、前列腺或阴道分泌物反复镜检及培养物无淋球菌存在
   D. 停药后复查尿常规不正常
   E. 经充分有效药物治疗后，患者临床症状和体征部分消失

5. 淋菌性尿道炎药物治疗以青霉素为主，但淋球菌可产生青霉素酶，因而对青霉素耐药的菌株可采用大剂量
   A. 普鲁卡因青霉素
   B. 四环素

C. 红霉素　　D. 多西环素
E. 替硝唑

6. 非淋菌性尿道炎的体征有
A. 沿尿道压痛　　B. 尿道外口稍红
C. 少量浆液性或稀薄黏液分泌物　　D. 沿尿道无压痛
E. 痂膜封口

7. 非淋菌性尿道炎的聚合酶链反应技术（PCR）检查尿道分泌物的
A. 红细胞　　B. 抗原体
C. 白细胞　　D. 衣原体
E. 支原体

8. 妊娠期妇女患非淋菌性尿道炎禁忌使用
A. 西环素　　B. 依托红霉素
C. 氧氟沙星　　D. 阿奇霉素
E. 阿莫西林

9. 非淋菌性尿道炎的疗效标准有
A. 临床症状消失1周以上　　B. 尿道口无分泌物
C. 尿液澄清，尿沉渣镜检阴性　　D. 尿道或宫颈刮片，支原体阴性
E. 尿道或宫颈刮片，支原体阳性

五 案例分析题

（1~4题共用题干）

患者，男性，26岁。10天前出现尿道外口瘙痒伴尿频、尿急、尿痛，并逐渐加重。2天前发现尿道外口有脓液自主排出。患者发病以来一般状态尚可，无发热。既往有不洁性生活史。

1. 患者的诊断是
A. 急性前列腺炎　　B. 淋菌性尿道炎
C. 急性肾盂肾炎　　D. 膀胱结核
E. 非淋菌性尿道炎　　F. 急性膀胱炎

2. 查体：体温36.5℃，尿道外口红肿，挤压可见黄绿色脓性分泌物。分泌物涂片镜检可见大量中性粒细胞，其内有革兰阴性双球菌。患者最可能感染的病原体是
A. 溶脲脲原体　　B. 脑膜炎奈瑟菌
C. 淋病奈瑟球菌　　D. 杜克嗜血杆菌
E. 沙眼衣原体　　F. 念珠菌

G. 腺病毒

3. 病原体在缺乏特异性抗体的情况下具有抗吞噬作用，这主要是由哪种抗原所致

A. 荚膜　B. 外膜蛋白
C. IgA 蛋白酶　D. 脂多糖
E. 菌毛　F. 类脂

4. 针对患者，应首选哪种治疗药物

A. 环丙沙星　B. 头孢曲松 + 多西环素
C. 多西环素　D. 万古霉素
E. 青霉素　F. 磺胺甲基异噁唑

参考答案与解析

一、A1 型题

1. C【解析】淋病的传染源是淋病患者，有临床症状和无临床症状的患者均可传染他人。传播方式有两种：①性接触直接传播。②间接接触传播。选项 C 错误。

2. E【解析】淋菌性尿道炎的病原菌为淋病奈瑟球菌，在光镜下为典型的革兰阴性双球菌，有菌毛。

3. D【解析】急性淋菌性尿道炎，经尿道分泌物涂片检查，白细胞中发现革兰阴性双球菌。

4. C【解析】慢性淋菌性尿道炎的治疗：抗菌药物治疗同急性淋病的方法，但疗程要延长。尿道狭窄排尿困难的患者可用尿道扩张术，对扩张无效的严重尿道狭窄的患者可行尿道内切开术。

5. B【解析】非淋病性尿道炎最常见的病原体是沙眼衣原体。解脲支原体是导致淋病性尿道炎的病原体。白念珠菌是引起念珠菌尿道炎的常见病原体。单纯疱疹病毒是引起单纯疱疹的病原体，通常不会与尿道炎有直接关联。腺病毒也不是尿道炎的常见病原体。

6. E【解析】女性淋菌性尿道炎的临床表现：女性感染淋菌后，一般表现为白带增多，呈脓血性，有恶臭、外阴瘙痒、尿痛及血尿。体检可见尿道外口红肿，挤压时有脓性分泌物流出，少数患者可伴发热等全身症状。阴道黏膜稍红，子宫颈口糜烂，早期未经治疗或治疗不彻底，反复迁延者可引起淋菌性盆腔炎、急性输卵管炎、子宫内膜炎、继发性输卵管卵巢脓肿、盆腔脓肿、腹膜炎等许多并发症。

7. A【解析】目前诊断沙眼衣原体感染最可靠的办法为细胞培养。

二、A2 型题

C【解析】淋菌性尿道炎的实验室检查如下。①分泌物直接涂片：亚甲蓝染色镜检，可见淋病奈瑟球菌，急性期镜检阳性率可达 95% 以上。②淋球菌培养：慢性淋病、女性生殖道分泌物涂片找到革兰阴性球菌或急性淋病治疗效果不佳者，需做淋球菌培养及药敏试验常用巧克力色血琼脂培养基。③免疫学检查：取分泌物进行免疫学检查可检测淋球菌酶另外，抗原和 DNA 鉴定也有一定的参考价值。

三、A3/A4 型题

1. E【解析】确定感染的致病菌，首选尿道分泌物涂片染色，观察细菌形态。

2. A【解析】参见 A1 型题第 2 题解析。

3. B【解析】尿道炎症首选的抗生素为头孢曲松。

4. D【解析】参见 A3/A4 型题第 1 题解析。

5. B【解析】参见 A2 型题解析。

四、X 型题

1. AB【解析】参见 A1 型题第 1 题解析。

2. ABCE【解析】男性淋病性尿道炎常见合并症为前列腺炎、附睾炎、包皮龟头炎及精囊炎等。

3. ABCD【解析】急性淋菌性尿道炎的治疗：患者需休息，治疗未完成前绝对禁止性生活，加强个人卫生，大量饮水，忌酒及刺激性食物。

4. ABC【解析】淋菌性尿道炎的疗效标准：①经充分有效药物治疗后，患者临床症状和体征全部消失，3~6 个月不复发。②停药后 3~6 个月反复尿检正常，尿道、前列腺或阴道分泌物反复镜检及培养物无淋球菌存在。

5. ABCD【解析】淋菌性尿道炎药物治疗以青霉素为主，可联合应用磺胺，治疗效果较佳。但淋球菌可产生青霉素酶，因而对青霉素耐药的菌株可采用大剂量普鲁卡因青霉素、四环素、红霉素、多西环素，对产生青霉素酶的菌株，可用大观霉素、阿奇霉素等。

6. ABCE【解析】非淋菌性尿道炎体征：沿尿道压痛，尿道外口稍红，有少量浆液性或稀薄黏液分泌物，有时仅表现为痂膜封口或内裤污秽。

7. DE【解析】非淋菌性尿道炎聚合酶链反应技术（PCR）检查尿道分泌物的衣原体和支原体。

8. ABC【解析】妊娠期妇女患非淋菌性尿道炎禁忌使用多西环素、依托红霉素、氧氟沙星类，替代方案为阿奇霉素 1g，口服，单次给药，阿莫西林，500mg，口服，每日 3 次，连用 7 天。

9. ABCD【解析】非淋菌性尿道炎的疗效标准有：①临床症状消失 1 周以上，尿道口无分泌物。②尿液澄清，尿沉渣镜检阴性。③尿道或宫颈刮片，支原体阴性。

五、案例分析题

1. BE【解析】参见 A2 型题解析。非淋菌性尿道炎的实验室检查：①直接涂片检查：分泌物和晨尿沉渣涂片染色镜检，每高倍视野下多形白细胞多于 10 个，而淋球菌阴性。②病原体培养：取分泌物或小拭子取出接种培养，可帮助检查沙眼衣原体和解脲支原体。③免疫学检查：用补体结合试验、酶联免疫吸附试验或间接免疫荧光试验检查血清中沙眼衣原体抗体成分。④聚合酶链反应技术（PCR）检查尿道分泌物的衣原体和支原体。

2. C【解析】参见 A1 型题第 2 题解析。

3. E【解析】淋病奈瑟球菌病原体在缺乏特异性抗体的情况下具有抗吞噬作用，这主要是由菌毛抗原所致。

4. B【解析】淋菌性尿道炎的药物治疗为头孢曲松及多西环素。

尿道肿瘤

第五十四章 尿道肿瘤

一、A1 型题

1. 尿道尖锐湿疣是由人乳头瘤病毒（HPV）引起的病变，好发于（　　）及肛门

A. 外阴　　B. 阴囊

C. 前列腺　　D. 尿道口

E. 膀胱

2. 男性尿道癌早期临床症状无特征性，类似于（　　）的临床表现

A. 轻度尿道狭窄　　B. 重度尿道狭窄

C. 尿道纤维性息肉　　D. 尿道乳头状瘤

E. 前列腺炎症

3. 静脉或逆行尿路造影或双重对比造影的方法可用于（　　）的诊断

A. 尿道肿瘤　　B. 重度尿道狭窄

C. 尿道纤维性息肉　　D. 尿道乳头状瘤

E. 尿道癌

4. 男性尿道恶性肿瘤凡触及腹股沟淋巴结者，均应施行规范的

A. 尿道切除术　　B. 膜部切除术

C. 阴囊切除术　　D. 淋巴结切除术

E. 前列腺切除术

5. 最常见的原发性男性尿道癌是

A. 鳞状细胞癌　　B. 腺癌

C. 移行细胞癌　　D. 乳头状癌

E. 以上都不是

6. 女性雌激素严重降低，引起尿道口周围上皮发生慢性增生变化，可形成

A. 尿道乳头状瘤　　B. 尿道尖锐湿疣

C. 尿道癌　　D. 尿道平滑肌瘤

E. 尿道肉阜

7. 女性尿道肉阜患者局部应用雌激素膏有较好的治疗效果，合并有老年性阴道炎的患者同

时应用

A. 雄激素阴道栓　　B. 机械性刺激

C. 雌激素阴道栓　　D. 激光切除

E. 冷冻治疗

8. 尿道肉阜、尿道黏膜白斑及慢性尿道炎均可能并发

A. 尿道息肉　　B. 尿道尖锐湿疣

C. 尿道癌　　D. 尿道平滑肌瘤

E. 以上都不是

9. 诊断女性尿道癌最简单、有效的方法是

A. 阴道指诊或双合诊检查　　B. 尿路造影

C. 尿道镜检查　　D. 细胞学或肿瘤组织病理学检查

E. 盆腔 B 超

10. 女性尿道癌患者若癌肿累及较广泛或位于近段尿道，则必须行（　　），并须做尿流改道

A. 全尿道全膀胱切除　　B. 部分尿道部分膀胱切除

C. 全输尿管切除　　D. 全子宫切除

E. 全膀胱切除

二 A2 型题

1. 某绝经期后妇女尿道外口有易破血管瘤样组织，触之易出血，用雌激素治疗无改善者提示

A. 老年性阴道炎　　B. 尿道癌

C. 尿道肉阜　　D. 尿道脱垂

E. 阴道痉挛

2. 患者膀胱三角及左侧壁散在乳头状瘤，有蒂，周围黏膜红，活检为原位癌，细胞分化 3 级。适宜的治疗为

A. 经尿道切除　　B. 膀胱全切

C. 经尿道切除加放疗　　D. 膀胱部分切除

E. 膀胱灌注化疗

3. 某男性尿道恶性肿瘤患者，腹股沟淋巴结阳性、CT 未发现盆腔淋巴结者，可考虑

A. 尿道淋巴结切除术　　B. 膜部淋巴结切除术

C. 阴囊淋巴结切除术　　D. 盆腔淋巴结切除术

E. 前列腺淋巴结切除术

4. 患者，男性，71 岁。排尿困难 2 年，有终末排尿痛，1 月前因尿潴留，留置导尿 7 天，拔除尿管后仍排尿困难。直肠指检前列腺Ⅰ度增生；B 超可见中叶向膀胱内突出 4cm 左右，膀胱内有结石，直径 3cm，双肾无积水，心、肝功能好，其最佳的治疗措施是

A. 膀胱造瘘
B. 留置导尿管
C. 经膀胱前列腺切除术
D. 前列腺尿道支架网置入
E. 耻骨后膀胱外前列腺切除术

5. 患者，男性，43 岁。被车撞伤致骨盆骨折，不能排尿 1 天。查体：BP 70/50mmHg，P 120 次/分，患者入院后紧急治疗最好的方法是

A. 尿道会师术
B. 膀胱造瘘术
C. 抗休克治疗后膀胱造瘘术
D. 镇痛、止血、镇静、消炎
E. 尿道缝合术

三 A3/A4 型题

（1~2 题共用题干）

患者，女性，48 岁。反复发作全程无痛肉眼血尿 1 个月。膀胱镜：膀胱左侧壁可见直径 1. 0cm × 1. 5cm 乳头状新生物，周围黏膜未见异常，活检示细胞分化良好，未侵犯肌层。

1. 肿瘤分期是

A. T_a
B. T_1
C. T_2
D. T_3
E. T_4

2. 对患者的处理措施是

A. 化疗
B. 膀胱全切，回肠膀胱术
C. 膀胱部分切除术
D. 放疗
E. 经尿道膀胱肿瘤切除术 + 膀胱灌注 + 密切随诊

（3~6 题共用题干）

患者，男性，59 岁。因“进行性排尿困难 1 年，膀胱造瘘术后 5 个月，阴茎异常勃起、阴茎增粗 1 个月，阴茎、阴囊及会阴部水肿进行性加重 15 天”来诊。5 个月前急性尿潴留留置导尿管失败行膀胱造瘘术。查体：会阴部触及实性肿物。

3. 最可能的诊断是

A. 前列腺癌
B. 膀胱癌
C. 前尿道癌
D. 后尿道癌
E. 尿道狭窄

4. 有助于确诊的检查是

A. 尿路造影
B. 尿道膀胱镜检查 + 活检
C. 泌尿系统 B 超
D. 盆腔 CT
E. 盆腔 MRI

5. 患者的临床分期可能是

A. T_2N_0Mx
B. T_3N_0Mx
C. T_3N_1Mx
D. T_3N_2Mx
E. T_4N_2Mx

6. 如未发现远处转移，患者全身状况良好，治疗方案是

A. 肿瘤根治性切除术
B. 肿瘤扩大根治性切除术
C. 放疗
D. 化疗
E. 新辅助化疗后行肿瘤扩大根治性切除术

（7~8 题共用题干）

患者，男性，51 岁。间歇性无痛性肉眼血尿半年，尿细胞学检查可见肿瘤细胞。

7. 患者最不可能的诊断是

A. 肾细胞癌
B. 肾盂癌
C. 膀胱癌
D. 输尿管癌
E. 后尿道癌

8. 为进一步明确诊断，以下哪项检查意义不大

A. B 超
B. 尿路造影
C. 膀胱镜
D. CT
E. 用流式细胞仪检测肿瘤细胞的 DNA

（9~10 题共用题干）

患者，男性，56 岁。间歇性无痛性肉眼血尿 3 个月，伴尿频，尿中大量不规则血块，膀胱镜检查见膀胱左侧壁 1.0cm×1.5cm×0.5cm 肿块，浅红色，有蒂较长，病理检查为移行细胞癌，分化良好。

9. 患者肿瘤的临床分期及分级为

A. T_2~T_3，Ⅰ级
B. T_2~T_3，Ⅱ级
C. T_1~T_2，Ⅱ级
D. T_a~T_1，Ⅰ级
E. T_4，Ⅰ级

10. 患者尿三杯试验均正常，出血的可能来自

A. 后尿道
B. 输尿管

C. 肾脏　　D. 膀胱颈

E. 膀胱及以上部位

（11～14题共用题干）

患者，女性，53岁。间歇性肉眼血尿伴有排血块6个月来门诊。B超示双肾未见异常，膀胱内左侧有4cm×4cm低回声团块，疑似膀胱肿瘤或膀胱内血块。

11. 要进一步了解病史及体检，以下哪项最重要

A. 有无吸烟，已吸烟多少年及每天吸烟量

B. 血尿是否鲜红，血块的大小与形状

C. 是否有尿频、尿急及尿痛

D. 是否有腹股沟淋巴结肿大

E. 做膀胱双合诊

12. 住院后作膀胱镜检查，见左输尿管口外上方4cm处有3cm×3cm×3cm肿物，短蒂、基宽1cm，活检病理诊断为移行细胞癌，浸入浅肌层，Ⅱ级，做何种手术最合适

A. 化疗药膀胱灌注　　B. 股动脉插管作动脉内化疗后手术

C. 膀胱部分切除术　　D. 膀胱切开行电烙切除术

E. 做包括左输尿管口的膀胱部分切除及输尿管膀胱再吻合术

13. 手术标本的病理诊断是移行细胞癌Ⅱ级，侵及固有层，若患者作了保留膀胱的手术，术后最适宜的处理是哪一项

A. 盆腔放射疗法

B. 不做治疗，每3个月做1次膀胱镜检查

C. 用顺铂、多柔比星、氨甲蝶呤等做全身化疗

D. 抗癌药物或卡介苗（BCG）做膀胱内灌注

E. 用干扰素、白细胞介素做免疫疗法

14. 患者术后已出院，来门诊询问其预后，可能最大的是

A. 发生肾盂或输尿管癌　　B. 很快发生淋巴或血行转移

C. 在膀胱内有癌的再发　　D. 发生尿道癌

E. 不会发生转移或复发

四 B型题

（1～3题共用备选答案）

A. 鳞状细胞乳头状瘤　　B. 冠状细胞乳头状瘤

C. 移行细胞乳头状瘤　　D. 外翻性乳头状瘤

E. 内翻性乳头状瘤

1. 肉眼观呈息肉样或结节样，黏膜下生长并向腔内突出，表面较平滑的是
2. 瘤呈纤维乳头状或绒毛状，有蒂，常与尿路其他部位上皮性肿瘤同时存在的是
3. 大体观为乳头状肿物，与尖锐湿疣类似。镜下见乳头状肿瘤表面被覆鳞状上皮，细胞无异型性、无核分裂象，中央的结缔组织薄，无炎性细胞浸润的是

（4~6 题共用备选答案）

A. 较光滑肿瘤，有时突入膀胱　　B. 尿道肿块

C. 充盈缺损　　D. 膀胱平滑肌

E. 腹股沟淋巴结

4. 女性尿道平滑肌瘤尿道镜检查可见
5. 女性尿道平滑肌瘤 B 超检查可见
6. 女性尿道平滑肌瘤尿路造影检查可见

（7~11 题共用备选答案）

A. T_a　　B. T_1

C. T_2　　D. T_4

E. N_1

女性尿道癌的临床分期：

7. 出现非浸润性肿瘤属于
8. 肿瘤侵及尿道黏膜下结缔组织属于
9. 肿瘤侵及尿道周围肌肉属于
10. 肿瘤侵及阴道壁肌层属于
11. 出现腹股沟淋巴结转移属于

五 X 型题

1. 男性尿道纤维性息肉下尿路梗阻症状有

A. 排尿困难　　B. 尿流细

C. 尿流中断　　D. 尿潴留

E. 乳糜尿

2. 男性尿道纤维性息肉的诊断有

A. 排尿期膀胱尿路造影可见充盈缺损影像

B. 尿道造影可见空虚完好影像

C. 尿道镜检查无息肉

D. 尿道镜检时取活组织行病理检查，可明确诊断

E. 尿道镜检查可见息肉

3. 男性尿道腺瘤性息肉由（　　）组成

A. 前列腺腺泡　　B. 血管纤维组织

C. 柱形上皮细胞　　D. 柱形下皮细胞

E. 冠状上皮细胞

4. 治疗位于尿道外口的尖锐湿疣可使用

A. 电灼　　B. 二氧化碳激光

C. 直接手术切除术　　D. 经尿道镜行电灼

E. 电切

5. 在尿沉淀中找到移行上皮癌细胞，可考虑下列哪些情况

A. 肾盂癌　　B. 输尿管癌

C. 膀胱癌　　D. 尿道癌

E. 前列腺癌

6. 男性尿道癌放疗时体内照射的方法有

A. 组织间插植照射　　B. 腹股沟照射

C. 腔内照射　　D. 膀胱照射

E. 阴囊照射

7. 对男性尿道恶性肿瘤，移行细胞癌有效的化疗药物主要有

A. 甲氨蝶呤　　B. 长春新碱

C. 多柔比星　　D. 顺铂

E. 氟尿嘧啶

8. 女性尿道息肉临床症状主要有

A. 初始或终末性血尿　　B. 尿道滴血

C. 尿道口异物感　　D. 乳糜尿

E. 尿失禁

9. 女性尿道癌转移途径包括

A. 血行　　B. 淋巴浸润

C. 局部浸润　　D. 全身浸润

E. 尿道浸润

10. 女性尿道癌常出现尿频、尿急，可出现排尿不畅等梗阻表现，严重者可出现

A. 持续性尿失禁　　B. 压力性尿失禁

C. 急迫性尿失禁　　D. 充溢性尿失禁

E. 乳糜尿

11. 确诊女性尿道癌的主要依据是

A. 直接肿瘤活检　　B. 经尿道镜取活体组织活检

C. 针吸活检送病理　　D. 细胞学检查

E. B 超

参考答案与解析

一、A1 型题

1. A【解析】尖锐湿疣是由人乳头瘤病毒（HPV）引起的病变，好发于外阴及肛门，主要通过性接触传染。

2. A【解析】男性尿道癌早期临床症状无特征性，类似于轻度尿道狭窄的临床表现，不易引起注意，常常延误诊断。

3. A【解析】静脉或逆行尿路造影或双重对比造影的方法可用于尿道肿瘤的诊断，尿道肿瘤在造影片上显示为充盈缺损或局部尿道狭窄，晚期病例可见瘘道形成。

4. D【解析】男性尿道恶性肿瘤凡触及腹股沟淋巴结者，均应施行规范的淋巴结切除术。

5. A【解析】原发性尿道癌中以鳞状细胞癌最多见，约占 80%，多位于尿道球部及悬垂部。

6. E【解析】女性雌激素严重降低，引起尿道口周围上皮发生慢性增生变化，可形成尿道肉阜。

7. C【解析】女性尿道肉阜局部应用雌激素膏有较好的治疗效果，合并有老年性阴道炎的患者同时应用雌激素阴道栓。

8. C【解析】尿道肉阜、尿道黏膜白斑及慢性尿道炎均可能并发尿道癌。

9. A【解析】阴道指诊或双合诊检查是诊断女性尿道癌最简单、有效的方法。

10. A【解析】女性尿道癌患者若癌肿累及较广泛或位于近段尿道，则必须行全尿道全膀胱切除，并须做尿流改道。

二、A2 型题

1. B【解析】尿道外口有一易破血管瘤样组织，触之易出血，用雌激素治疗无改善者提示尿道癌。

2. B【解析】膀胱全切手术是治疗肌层浸润性膀胱癌、膀胱炎原位癌的一种手术方式，就其疾病本身特点属于膀胱的恶性肿瘤。

3. D【解析】盆腔淋巴结清除术是妇科恶性肿瘤患者手术的重要组成部分，其结果关系到患者肿瘤的分期、预后以及术后治疗方法的选择。

4. C【解析】经膀胱前列腺切除术，又叫耻骨上经膀胱前列腺切除术，是最常用的前列腺切除手术方式。手术较简单，容易掌握，术后很少有尿失禁，膀胱内有其他病变者，选择这一手术方法更为恰当。

5. C【解析】骨盆骨折形成的剪力最易造成球部尿道损伤，治疗应首先抗休克治疗，休克纠正后应尽快膀胱造瘘术引流尿液。

三、A3/A4 型题

1. A【解析】UICC 男性尿道癌 TNM 分期见表 54－1。

表 54－1　UICC 男性尿道癌 TNM 分期

分期	肿瘤情况
T	原发肿瘤
T_X	未能评定原发性肿瘤
T_0	无原发肿瘤证据
T_{is}	原位癌
T_a	非浸润性乳头状、息肉状或疣状癌
T_1	侵及尿道黏膜下结缔组织
T_2	侵及尿道海绵体或前列腺或尿道周围肌肉
T_3	侵及阴茎海绵体或前列腺包膜
T_4	侵及邻近脏器
N	区域淋巴结
N_X	未能评定区域淋巴结
N_0	区域淋巴结无转移
N_1	单个淋巴结转移，其最大直径≤2cm
N_2	单个淋巴结转移，最大直径＞2cm 或多个淋巴结转移
M	远处转移
M_X	未能评定远处转移
M_0	无远处转移
M_1	远处转移

2. E【解析】患者膀胱肿瘤分期为 Ta 期，首选经尿道膀胱肿瘤切除术，术后防止膀胱肿瘤复发，首选化疗药进行膀胱灌注，并密切随访，预防肿瘤复发。

3. D【解析】尿道癌的诊断如下。①细胞学检查：尿道分泌物的脱落细胞学检查如发现癌细胞有助于尿道癌的诊断。②尿道造影：排泄性或逆行性尿道造影或双重对比造影的方法可用于尿道肿瘤的诊断，尿道肿瘤在造影片上显示为充盈缺损或局部尿道狭窄，晚期病例可见瘘道形成。③尿道镜检查及活检：尿道镜检查可直接观察肿瘤的大小、数量、形态、部位，镜检时结合直肠指诊检查可判定肿瘤的范围，经尿道镜取活体组织病理检查或针吸活检细胞学检查是确诊的主要手段。注意检查时要更换膀胱镜了解膀胱内情况。④B 超检查：可检测尿道肿瘤的大小、数目，部位及范围，肿瘤浸润深度或范围。⑤CT 和 MRI：可了解有无盆腔和腹膜后淋巴结转移，有助于肿瘤分期，该患者为后尿道癌。

4. B【解析】膀胱镜检查是最早用以观察体内器官的手段。膀胱镜检查术是将膀胱镜从尿道直接插入膀胱，以观察其内部病变或行输尿管逆行插管造影，达到诊断和治疗目的，并用活检进行诊断。

5. D【解析】参见 A3/A4 型题第 1 题解析。

6. E【解析】新辅助化疗是指在恶性肿瘤根治性手术或者放疗前进行几个疗程的联合化疗，缩小肿瘤体积，以便更彻底的清除肿瘤细胞。肿瘤根治术，是指在切除肿块同时，又扩大了切除范围，将肿块周围的可疑组织和淋巴结也一并进行了清除，以期望达到根治目的。

7. E【解析】参见 A3/A4 型题第 3 题解析。

8. E【解析】流式细胞术可以检测肿瘤细胞增殖周期、检测肿瘤细胞表面标记、癌基因表达产物、进行多药耐药性分析、检测凋亡。

9. D【解析】参见 A3/A4 型题第 1 题解析。

10. E【解析】如尿三杯试验均正常，出血的可能来自膀胱及以上部位。

11. C【解析】该患者可能为膀胱疾病，应该了解患者是否有尿频尿急及尿痛。

12. C【解析】膀胱部分切除术用于治疗膀胱能扩张部分发生局限的无蒂或短蒂肿瘤，能有效降低病患对人体造成的危害，促进尽快康复。

13. D【解析】BCG 膀胱内灌注治疗表浅膀胱癌或经尿道电切后预防复发，常见的不良反应为膀胱刺激症状，血尿或附睾炎。

14. C【解析】经尿道膀胱肿瘤切除术（TURBT）术后有 10% ~17% 的患者会在 12 个月内复发，术后 5 年内有 24% ~84% 的患者复发，以异位复发为主。复发的主要原因是：①原发肿瘤未切干净。②术中肿瘤细胞脱落种植。③来源于原已存在的移行上皮增殖或非典型病变。④膀胱上皮继续受到尿内致癌物质的刺激。

四、B 型题

1~3 E、C、A【解析】尿道乳头状瘤的病理如下。①鳞状细胞乳头状瘤：罕见，主要发生于前尿道。大体观为乳头状肿物，与尖锐湿疣类似；镜下见乳头状肿瘤表面被覆鳞状上皮，细胞无异型性、无核分裂象，中央的结缔组织薄，无炎性细胞浸润。②移行细胞乳头状瘤：罕见，主要发生在男性后尿道。肿瘤呈纤维乳头状或绒毛状，有蒂，常与尿路其他部位上皮性肿瘤同时存在。③内翻性乳头状瘤：少见，多见于50岁以上男性后尿道。肉眼观呈息肉样或结节样，黏膜下生长并向腔内突出，表面较平滑。

4~6 E、A、B【解析】女性尿道平滑肌瘤的诊断：尿道镜检查可见较光滑肿瘤，有时突入膀胱。B超检查可见尿道肿块。尿路造影可见到充盈缺损。均能提示诊断，病理检查可确诊并与尿道其他良性肿瘤或恶性肿瘤鉴别。

7~11 A、B、C、D、E【解析】参见A3/A4型题第1题解析。

五、X型题

1. ABCD【解析】尿道纤维性息肉的下尿路梗阻症状：排尿困难、尿流细、尿流中断等，严重者可导致尿潴留、上尿路积水等。

2. ADE【解析】尿道纤维性息肉的诊断：①排尿期膀胱尿路造影可见充盈缺损影像。②尿道镜检查可见息肉。③尿道镜检时取活组织行病理检查，可明确诊断。

3. ABC【解析】尿道腺瘤性息肉好发于中青年，发病率比纤维性尿道息肉高，直径常小于1cm，可无蒂，一般位于前列腺部尿道。息肉由前列腺腺泡、血管纤维组织覆以移行或柱形上皮细胞组成，故有人认为该病变是异位前列腺组织。

4. ABC【解析】尿道尖锐湿疣的治疗：位于尿道外口的尖锐湿疣可使用电灼、二氧化碳激光或直接手术切除术，位于尿道内的尖锐湿疣需经尿道镜行电灼、电切或激光切除之。

5. AB【解析】在尿沉淀中找到移形上皮细胞，可考虑为肾盂癌及输尿管癌。

6. AC【解析】男性尿道癌放疗时体内照射的方法包括组织间插植照射及腔内照射。

7. ABCDE【解析】对男性尿道恶性肿瘤，移行细胞癌有效的化疗药物主要有甲氨蝶呤、长春碱、阿霉素、顺铂及氟尿嘧啶等。

8. ABC【解析】女性尿道息肉的临床症状主要为初始或终末性血尿、尿道滴血以及尿道口异物感等。

9. ABC【解析】女性尿道癌转移途径包括血行、淋巴浸润及局部浸润。

10. CD【解析】女性尿道癌常出现尿频、尿急，可出现排尿不畅等梗阻表现，严重者可出现急迫性尿失禁及充溢性尿失禁。

11. ABCD【解析】确诊女性尿道癌的主要依据：①直接肿瘤活检。②经尿道镜取活体组织活检。③针吸活检送病理。④细胞学检查。

第五十五章　尿道损伤

一　A1 型题

1. 骨盆骨折合并尿道损伤时，易损伤尿道的

A. 膜部　　B. 球部
C. 前列腺部　　D. 尿道外口
E. 尿道内口

2. 球部尿道损伤后尿外渗的部位是

A. 膀胱周围　　B. 会阴浅袋
C. 会阴深袋　　D. 阴茎部
E. 阴囊部

3. 球部尿道损伤后最具特征性的症状是

A. 初始血尿　　B. 终末血尿
C. 全程血尿　　D. 尿道溢血
E. 会阴部肿痛

4. 男性前尿道损伤多发生于

A. 阴部　　B. 膜部
C. 球部　　D. 会阴部
E. 阴囊部

5. 尿道断裂后用力排尿时，尿液可从裂口处渗入周围组织，形成

A. 乳糜尿　　B. 尿外渗
C. 尿失禁　　D. 分泌物外渗
E. 尿潴留

6. 以下哪种症状，体征和检查可确诊为后尿道完全断裂

A. 会阴部血肿　　B. 下腹及骨盆部皮下瘀斑
C. 骨盆挤压痛　　D. 插导尿管不能进入膀胱
E. 尿路造影，见对比剂外溢于后尿道周围未进入膀胱

7. 尿道裂伤患者，插入导尿管成功，尿管留置时间为

A. 导出膀胱尿液后立即拔出　　B. 2~3 天

C. 1周　　D. 1个月

E. 2~3个月

8. 尿道球部破裂流血不止，应采用哪种治疗方法最好

A. 尿道会师术　　B. 膀胱穿刺

C. 膀胱造瘘　　D. 尿道修补术

E. 留置导尿

9. 前尿道损伤的尿路造影，说法错误的是

A. 怀疑前尿路损伤时尿道修补术是首选的诊断方法

B. 逆行尿路造影可以清晰和确切地显示尿道损伤的部位、程度、长度

C. 逆行尿路造影可以显示各种可能的并发症

D. 逆行尿路造影是一种最为可靠的诊断方法

E. 尿道断裂可有对比剂外渗，尿道挫伤则无外渗征象

10. 后尿道损伤时，尿外渗多出现在

A. 阴囊部　　B. 阴茎部

C. 腹膜外膀胱周围　　D. 会阴部皮下组织

E. 下腹部皮下组织

11. 尿道膜部损伤，尿生殖膈没损伤时，尿外渗至

A. 会阴部　　B. 阴囊部

C. 阴茎部　　D. 膀胱前列腺周围

E. 下腹壁

二 A2型题

1. 患者，男性，28岁。因墙倒被压骨盆骨折10小时来院，查体：BP 80/50mmHg，P 110次/分，全身擦皮伤，骨盆处瘀斑重，当地插入导尿管留出新鲜血性液体400ml，膀胱仍胀满，直肠指检：可触及浮动的前列腺，患者最佳治疗是

A. 继续留置导尿管

B. 立即行膀胱造瘘

C. 若休克很快纠正可做尿道探查，根据情况采取尿道会师或吻合治疗，如休克不易纠正，在抗休克下做膀胱造瘘

D. 抗休克下行膀胱造瘘或尿道缝合

E. 立即行尿道会师或尿道缝合术

2. 患者，男性，20岁。因“会阴部被踢伤6小时”来诊。会阴部疼痛，稍肿胀，排尿不畅，且排尿时疼痛加重，但可以排尿。查体：无异常。最适宜的治疗是

A. 尿道会师术　　B. 耻骨上膀胱造瘘术

C. 开放手术修补膀胱　　D. 抗生素治疗，观察病情变化

E. 留置导尿管 7~10 天引流尿液

3. 患者，男性，32 岁。骨盆骨折后，下腹胀痛，排尿困难。查体：下腹部膨隆，压痛明显，叩诊浊音，目前考虑的损伤是

A. 肠破裂　　B. 后尿道损伤

C. 膀胱破裂　　D. 前尿道损伤

E. 输尿管损伤

4. 患者，男性，22 岁。自高处跌下，骨盆骨折，排尿困难，尿潴留，会阴部肿胀，导尿管不能插入膀胱。首先考虑损伤的部位是

A. 膀胱　　B. 肛门直肠

C. 尿道膜部　　D. 尿道球部

E. 阴茎部尿道

5. 骨盆骨折引起后尿道损伤，同时合并休克，处理不合适的是

A. 输液、输血　　B. 严密观察生命体征

C. 纠正酸碱平衡紊乱　　D. 立即行尿道会师术

E. 耻骨上膀胱穿刺或膀胱造瘘

6. 患者球部尿道损伤 7 天后出现严重尿外渗，局部处理方法应是

A. 局部穿刺抽吸外渗的尿和血液

B. 局部热敷促进尿外渗吸收

C. 延长留置导尿时间，防止尿外渗感染在局部形成瘢痕导致尿道狭窄

D. 尿外渗部位多处切开引流，并行耻骨上膀胱造瘘术

E. 广谱抗生素预防感染即可

7. 患者从高处坠落，骑在栏杆上，诉会阴部疼痛，尿道滴血伴排尿困难。查体会阴部血肿明显，无其他伤情。导尿管不能置入。患者最合理的治疗为

A. 经会阴清创并行尿道断端吻合术

B. 耻骨上膀胱穿刺造瘘待半年后再施行尿道修补术

C. 急诊行尿道会师术

D. 患者能排尿暂不处理，以后尿道狭窄再行尿道扩张术

E. 急诊行套入法尿道成形术

8. 患者，男性，48 岁。骑跨在树干上，会阴部受伤，伤后排尿困难及尿潴留，会阴部及阴囊肿胀，瘀斑伴剧痛，可能性最大的诊断是

A. 会阴部软组织损伤　　B. 尿道球部损伤

C. 尿道膜部损伤　　D. 膀胱破裂

E. 骨盆骨折

9. 患者，男性，27岁。骑跨伤后4小时，不能排尿，会阴、阴囊肿胀，呈紫色，无波动，导尿管不能插入膀胱，最好采用

A. 保守治疗，等其自然排尿
B. 耻骨上膀胱穿刺
C. 耻骨上膀胱造瘘
D. 尿道会师法置入导尿管
E. 经会阴切口，清除血肿，并修补尿道

10. 患者，男性，21岁。3天前从2米高处跌下，骑在木杆上，当时尿道出血，阴囊肿胀，尚能排尿。现会阴部肿痛皮肤紫红，波动感阳性伴尿潴留，最合理的处理方法为

A. 留置导尿及会阴部广泛切开引流
B. 膀胱造瘘
C. 尿道修补术
D. 尿道会师术
E. 金属导尿管排尿及会阴部加压包扎

11. 患者，男性，28岁。骑跨伤后4天，排尿困难，尿道口仍流血。查体：T 38.5℃，阴囊明显肿大青紫，能触有波动感；下腹可触到胀大膀胱，最佳治疗方案应是

A. 立即行双腔尿管导尿并留置
B. 立即用金属尿管导尿
C. 立即行尿道修补术
D. 立即行尿道会师术
E. 耻骨上膀胱造瘘及引流会阴部积血尿外渗

12. 患儿，男，9岁。跨越过街栏杆时骑跨伤1小时，尿道口溢血入院。查体：血压、脉搏正常，会阴轻度血肿，耻骨上可及胀大的膀胱。F 21尿管导尿失败，下一步如何处理

A. 输液及抗生素治疗，继续观察
B. 耻骨上穿刺造瘘
C. 剖腹探查行膀胱修补术
D. 膀胱镜检查
E. 会阴部加压包扎

13. 患者，男性，36岁。车祸后2小时，查体：BP 70/30mmHg，神志模糊，下腹胀满，尿管不能置入，腹部平片显示骨盆骨折，腹穿提示腹腔内出血，超声显示严重脾破裂。最合理的急诊处理是

A. 尿道会师术和骨盆复位术
B. 积极抗休克同时耻骨上膀胱穿刺造瘘，急诊行脾切除，术后骨盆牵引
C. 积极抗休克同时急诊行脾切除，经会阴尿道修补术，术后骨盆牵引
D. 先行尿道会师术，积极抗休克，争取保留脾
E. 患者伤势太重，只能抗休克治疗成功后再考虑手术

14. 患者，男性，29岁。骑跨伤8小时，排尿困难，尿道口流血，排尿时会阴部疼痛加重。查体：尿道口有血尿外渗，尿管不能插入，阴囊明显肿大。根据患者情况，治疗宜采取

A. 行金属导尿管导尿
B. 行尿道修补术
C. 行尿道会师术
D. 行耻骨上膀胱造瘘术
E. 行尿道修补、尿外渗引流术

15. 患者，男性，41岁。被车撞伤致粉碎性骨盆骨折，不能排尿1天。体格检查：P 120次/分，

BP 70/50mmHg。根据患者情况，应立即采取的紧急处理措施是

A. 尿道会师术

B. 膀胱造瘘术

C. 抗休克、留置尿管

D. 镇痛、止血、防治感染

E. 尿道缝合修补术

16. 患者，男性，31 岁。骨盆部被汽车撞伤 1 小时。有尿意，但不能排尿，下腹部膨隆有压痛，无肌紧张，叩诊浊音，肠鸣音正常，应首先考虑

A. 后尿道损伤

B. 腹膜内膀胱破裂

C. 腹膜外膀胱破裂

D. 尿道球部损伤

E. 尿道阴茎部损伤

17. 患者，男性，31 岁。3 小时前从 7 米高处坠地，受伤当时神志清，腰骶及腹部疼痛，右大腿伸屈疼痛加重，有尿意，但不能排尿，且尿道口有血色物溢出，会阴部未见明显血肿。泌尿系统哪个部位损伤的可能性最大

A. 肾破裂

B. 膀胱破裂

C. 前尿道断裂

D. 后尿道断裂

E. 输尿管断裂

18. 患者，男性，21 岁。外伤性骨盆骨折引起尿道损伤，患者不能自行排尿。查体：一般情况好，直肠指检前列腺上移不能触到，患者的最佳处理方法是

A. 尿道插管引流

B. 耻骨上膀胱造瘘

C. 尿道会师术

D. 尿道吻合术

E. 耻骨上穿刺吸尿

三 A3/A4 型题

（1~2 题共用题干）

患者，男性，24 岁。髋部汽车撞伤后不能自行排尿 4 小时。体格检查：BP 120/70mmHg，T 37.9℃。会阴部肿胀，呈紫红色。直肠指检：直肠前方软感，前列腺尖部浮动，导尿管不能插入膀胱。骨盆 X 线片示有耻骨骨折。

1. 患者最有可能的诊断是

A. 膜部尿道损伤

B. 阴茎部尿道损伤

C. 膀胱损伤

D. 球部尿道损伤

E. 前列腺部尿道损伤

2. 对患者最适当的处理是

A. 行尿道会师术

B. 耻骨上膀胱穿刺

C. 耻骨上膀胱造瘘

D. 行尿道修补术或吻合术

E. 膀胱修补术

(3~5题共用题干)

患者，男性，23岁。跌倒骑跨在横杆上，会阴部肿痛，有瘀斑及血肿，尿道口流血，不能排尿，F14号尿管能插入膀胱引出清亮尿液。

3. 尿管不能插入膀胱时的治疗方法为
   A. 尿道会师牵引术
   B. 会阴多处切开引流
   C. 耻骨上膀胱切开造瘘术
   D. 会阴部尿道皮肤造瘘术
   E. 经会阴部切口尿道修补术
4. 对患者最有可能的诊断为
   A. 膀胱损伤
   B. 阴茎部尿道损伤
   C. 前列腺部尿道损伤
   D. 球部尿道损伤
   E. 膜部尿道损伤
5. 患者最适当的治疗方法是
   A. 膀胱修补术
   B. 行尿道会师术
   C. 耻骨上膀胱穿刺
   D. 行尿道修补术或吻合术
   E. 耻骨上膀胱造瘘二期尿道修补术

(6~8题共用题干)

患者，男性，37岁。因跌倒时会阴部撞击，不能排尿，伴有尿道外口出血，不久出现阴茎、阴囊、会阴和下腹壁肿胀。

6. 导致迅速肿胀的原因最可能是
   A. 血肿
   B. 尿外渗
   C. 血肿和尿外渗
   D. 水肿
   E. 乳糜液
7. 以下哪层筋膜或组织损伤可导致上述体征
   A. 前腹壁浅筋膜
   B. 会阴浅筋膜
   C. 会阴深筋膜
   D. 阴茎筋膜
   E. 前腹壁深筋膜
8. 如试插硅胶导尿管失败，应采取以下哪项措施
   A. 观察病情变化，对症处理
   B. 经会阴尿道修补
   C. 耻骨上膀胱造瘘
   D. 肌内注射解痉药物后反复试插
   E. 试插金属导尿管

(9~10 题共用题干)

患者，男性，33 岁。因“坠落伤 3 小时”来诊。3 小时前从二楼跌下，臀部着地。查体：骨盆挤压试验和分离试验(+)，下腹部膨隆，阴囊无肿胀。导尿失败。

9. 患者最可能的诊断是

A. 肾损伤　B. 腹膜外膀胱破裂

C. 腹膜内膀胱破裂　D. 前尿道损伤

E. 后尿道损伤

10. 对患者的最佳处理是

A. 换用金属导尿管试插　B. 耻骨上膀胱造瘘

C. 急诊开放性吻合术　D. 尿道会师术

E. 尿道扩张术

(11~14 题共用题干)

患者，男性，23 岁。汽车挤压下腹部后 2 小时，因下腹部疼痛，有尿意，不能排尿就诊。查体：BP 115/70mmHg，HR 78 次/分。X 线片显示耻骨支骨折，导尿管不能插入膀胱。

11. 以下检查中最有意义的体检是

A. 直肠指检检查前列腺　B. 下肢轴心叩击痛

C. 下腹压痛、反跳痛　D. 肠鸣音听诊

E. 骨盆分离挤压试验

12. 尿道断裂的原因是

A. 腹压增高　B. 伤时膀胱未排空

C. 血肿挤压和牵拉　D. 阴茎充血，尿道张力高

E. 骨盆骨折撕裂膜部尿道

13. 治疗应选择

A. 耻骨上造瘘术　B. 经会阴尿道修补术

C. 经会阴尿道拖入术　D. 尿道会师术

E. 膀胱镜直视下放入导丝，然后在放入尿管

14. 后期最常见的并发症是

A. 尿道狭窄　B. 反复血尿

C. 排尿时尿漏　D. 压力性尿失禁

E. 会阴顽固性疼痛

(15~18 题共用题干)

患者，男性，21 岁。会阴部被踢伤 6 小时，阴部疼痛，稍肿胀，排尿不畅，且排尿时

疼痛加重，但可以排尿，查体无特殊体征。

15. 最可能的诊断是

A. 尿道断裂　　B. 尿道挫伤
C. 软组织挫伤　　D. 前列腺炎
E. 尿道炎

16. 最适宜的治疗是

A. 尿道复位术　　B. 膀胱造瘘
C. 开放手术修补膀胱　　D. 抗生素治疗，观察病情变化
E. 留置导尿管引流尿液

17. 患者留置尿管时间是

A. 3 天　　B. 7 天
C. 14 天　　D. 30 天
E. 3 个月

18. 第 5 天时，尿管内可见混浊液体，应考虑

A. 泌尿系统感染　　B. 脱水
C. 肾炎　　D. 泌尿系统结石
E. 以上均有可能

（19~21 题共用题干）

患者，男性，34 岁。因汽车从骨盆轧过导致不能排尿 4 小时。查体：BP 70/50mmHg，HR 120 次/分，小腹及骨盆处皮下瘀血。直肠指检可触及浮动的前列腺，输血补液后循环系统仍然不能维持稳定。

19. 患者发生尿外渗的部位应为

A. 三角韧带内　　B. 会阴浅袋
C. 腹壁浅筋膜　　D. 腹腔内
E. 膀胱前列腺周围腹膜外

20. 患者的诊断为

A. 骨盆骨折合并球部尿道损伤　　B. 骨盆骨折合并前尿道损伤
C. 骨盆骨折合并膜部尿道损伤　　D. 骨盆骨折合并膀胱损伤
E. 骨盆骨折合并前列腺部尿道损伤

21. 患者首选的治疗方法是

A. 膀胱造瘘术　　B. 尿道修补术
C. 尿道会师术　　D. 经会阴尿道切开尿道吻合术

E. 尿道复位术

（22~24 题共用题干）

患者，男性，33 岁。从高处跌下后尿道口流血，不能自行排尿，收住院。查体：腹软，无压痛，脐下 3cm 可触及圆形肿物，叩诊浊音，骨盆拍片见右耻骨上下肢骨折。导尿管可插入 20cm，流出鲜红血性液体，未见尿液。

22. 应诊断为以下哪一种损伤

A. 后尿道挫伤　　B. 腹膜外膀胱破裂

C. 球部尿道破裂　　D. 腹膜内膀胱破裂

E. 后尿道断裂

23. 患者若要明确有无尿道损伤及其损伤程度，以下哪一项检查最有诊断意义

A. 膀胱尿道 B 超检查　　B. 尿路造影

C. 金属探条做尿道试探　　D. 静脉尿路造影

E. 膀胱镜检查

24. 患者行下尿路损伤修复术后已出院，来门诊复查，为预防下尿路梗阻，以下哪项最没有预防作用

A. 继续服用抗生素，防止下尿路感染　　B. 口服糖皮质类固醇

C. 应用利尿剂　　D. 必要时行尿道扩张

E. 会阴部理疗

（25~26 题共用题干）

患者，男性，32 岁。会阴部骑跨伤不能排尿，当时在基层医院行耻骨上膀胱穿刺造瘘 3 天后出现发热，体温 38.5℃，来就诊。查体：BP 110/75mmHg，HR 78 次/分，会阴部及阴囊肿胀明显，皮肤暗红，局部触痛明显。

25. 以下的治疗选择哪一项是正确的

A. 抗生素治疗的同时再次试行留置导尿管

B. 抗生素治疗的同时行尿道会师术

C. 抗生素治疗的同时行经会阴尿道修补术

D. 抗生素治疗的同时行会阴部切开引流术

E. 抗生素治疗的同时密切观察病情变化

26. 目前不应该做的检查是

A. 血液细菌培养　　B. 尿液细菌培养

C. 尿路造影了解损伤情况　　D. 会阴部 B 超

E. 骨盆平片

四 B型题

（1~2题共用备选答案）

A. 尿道肿胀
B. 膀胱肿胀
C. 冠状阴茎肿胀
D. 袖套状阴茎肿胀
E. 会阴部蝶形肿胀

1. 阴茎折断伤引起的前尿道损伤，患者出现（　　），说明阴茎深筋膜完整
2. 阴茎折断伤引起的前尿道损伤，患者出现（　　），说明阴茎深筋膜已破裂

（3~4题共用备选答案）

A. 逆行尿路造影
B. B超检查
C. CT检查
D. 膀胱尿道镜检查
E. 尿道探子检查

3. 怀疑前尿道损伤时，首选的诊断方法是
4. 诊断尿道损伤最为直观的方法是

（5~7题共用备选答案）

A. 膜部尿道损伤
B. 前列腺部尿道损伤
C. 尿道挫伤
D. 尿道裂伤
E. 尿道断裂

5. 后尿道损伤中，仅为尿道黏膜损伤或尿道海绵体部分损伤，而阴茎海绵体完整，局部肿胀和淤血，是指
6. 后尿道损伤中，尿道部分全层裂伤，尚有部分尿道连续性未完全破坏，是指
7. 后尿道损伤中，尿道伤处完全断离，连续性丧失，是指

（8~10题共用备选答案）

A. 损伤后12小时之内
B. 损伤后72小时之内
C. 闭合性尿道损伤后72小时到3周
D. 尿道损伤3周后损伤部位炎症逐渐消退
E. 尿道损伤6周后损伤部位炎症逐渐消退

后尿道损伤的病理分期：

8. 损伤期是指

9. 炎症期是指
10. 狭窄期是指

五 X型题

1. 前尿道损伤按损伤部位可分为
   A. 球部尿道损伤
   B. 阴茎部尿道损伤
   C. 尿道外口损伤
   D. 尿道内口损伤
   E. 阴囊损伤
2. 尿道损伤合并尿外渗，若不及时处理或处理不当，会发生
   A. 广泛皮肤坏死
   B. 皮下组织坏死
   C. 感染
   D. 脓毒症
   E. 阴茎坏死
3. 关于前尿道损伤，叙述正确的有
   A. 尿道滴血及血尿是最常见的症状
   B. 受损伤处局部有疼痛及压痛，排尿时加重
   C. 血肿一般位于耻骨后膀胱及前列腺周围
   D. 常引起创伤性、失血性休克
   E. 一般不出现休克
4. 前尿道损伤当受损伤处局部有疼痛及压痛，排尿时疼痛加重向（　　）放射
   A. 阴茎头
   B. 会阴部
   C. 外阴部
   D. 膀胱部
   E. 尿道部
5. 前尿道损伤时尿道球海绵体严重出血可导致休克，应立即采取的治疗措施是
   A. 压迫会阴部止血
   B. 采取抗休克措施
   C. 尽早施行手术治疗
   D. 不需特殊处理
   E. 无需止血
6. 后尿道损伤的直肠指检，正确的是
   A. 在尿道损伤的诊断中具有重要意义
   B. 可以判断后尿道损伤的程度以及是否合并直肠肛门损伤
   C. 后尿道损伤时前列腺位置升高，有浮动感
   D. 指套有血迹或有血性液体溢出，提示直肠有损伤或膀胱尿道直肠间有贯通伤
   E. 骨折导致耻骨或坐骨支移位，有时在直肠指检时可触及
7. 后尿道断裂的治疗，正确的是
   A. 有开放性伤口
   B. 合并有膀胱破裂

C. 合并直肠损伤　　D. 合并有骨盆内血管损伤需要开放手术

E. 合并的骨折或骨折引起的出血等情况需手术处理者

六 案例分析题

（1~7题共用题干）

患者，男性，22岁。从楼梯摔倒后排不出尿8小时。体格检查：T 37℃，P 90次/分，R 22次/分，BP 110/60mmHg。腹软，膀胱膨胀至脐下2横指。骨盆压痛明显。血常规：白细胞5×10^9/L，中性粒细胞0.66，Hb 120g/L。阴囊、会阴无肿胀。直肠指检：直肠前方有压痛，指套无血迹。

1. 应考虑的诊断有

A. 创伤出血性休克　　B. 后尿道断裂

C. 后尿道挫伤　　D. 球部尿道断裂

E. 球部尿道挫伤　　F. 膀胱破裂

G. 骨盆骨折

2. 哪些处理不是绝对禁忌证

A. 试插尿管　　B. Ⅰ期尿道吻合术

C. 尿道会师术　　D. 膀胱穿刺造瘘术

E. 会阴切开尿外渗引流术　　F. 剖腹探查有无伴发伤

3. 第1次试插尿管失败，哪些处理是不正确的

A. 再试插不同大小的导尿管　　B. 试用金属导尿管导尿

C. 尿道会师术　　D. 抗感染

E. 密切观察有无休克的表现

4. 拟行尿道会师术，牵引时应使阴茎与躯干呈

A. 15°　　B. 25°

C. 35°　　D. 45°

E. 55°　　F. 65°

5. 最合适的牵引重量是

A. 100~250g　　B. 250~500g

C. 500~750g　　D. 750~1000g

E. 1000~1250g

6. 最合适的牵引时间是

A. 4~7天　　B. 7~10天

C. 10~13天　　D. 13~16天

E. 16~19天　　F. 19~21天

G. 21～24 天　　H. 24～27 天

7. 哪些是最合适的留置尿管时间

A. 1 周　　B. 2 周

C. 3 周　　D. 4 周

E. 5 周　　F. 6 周

G. 7 周　　H. 8 周

I. 9 周　　J. 10 周

（8～10 题共用题干）

患者，男性，27 岁。自二楼坠落骑跨于钢管上 1 小时，无法自行排尿，自尿道口滴血，并出现会阴部疼痛，压痛剧烈，平车送入院。入院后查体：BP 120/85mmHg，HR 95 次/分，T 37.2℃。血常规：白细胞 1.2×10^{9}/L，中性粒细胞 0.89，红细胞 5.0×10^{12}/L，Hb 115g/L；凝血常规：活化部分凝血活酶时间 35 秒，凝血酶原时间 11 秒，血浆纤维蛋白原测定 4g/L，凝血酶时间 15 秒。

8. 患者初步诊断为

A. 尿道膜部损伤　　B. 尿道球部损伤

C. 尿道前列腺部损伤　　D. 阴囊损伤

E. 尿道狭窄　　F. 骨盆骨折

9. 患者应采取以下哪种辅助检查方法以明确诊断

A. 金属探条探尿道　　B. 逆行尿路造影

C. 泌尿系统彩超　　D. 盆腔 CT

E. 诊断性导尿　　F. 静脉肾盂造影

10. 患者应选取以下哪种治疗方式

A. 尿道镜下留置导尿管　　B. 静脉抗炎治疗

C. 可考虑行耻骨上膀胱穿刺造瘘术　　D. 可急诊行尿道端端吻合术

E. 急诊剖腹探查　　F. 随访观察，是否可恢复自主排尿

参考答案与解析

一、A1 型题

1. A【解析】骨盆骨折合并尿道损伤时，易损伤尿道的膜部。

2. B【解析】尿道球部损伤时，血液及尿液渗入会阴浅筋膜包绕的会阴浅袋，使会阴、阴囊、阴茎肿胀，有时向上扩展至下腹壁。

3. D【解析】尿道溢血为球部尿道损伤最具特征性的症状。

4. C【解析】男性前尿道损伤多发生于球部。

5. B【解析】尿道断裂后，用力排尿时，尿液可从裂口处渗入周围组织，形成尿外渗。

6. E【解析】尿道造影，见对比剂外溢于后尿道周围未进入膀胱，可确诊为后尿道完全断裂。

7. C【解析】尿道裂伤患者，插入导尿管成功，尿管留置时间为1周。

8. D【解析】尿道球部破裂流血不止用尿道修补术，可及时控制流血并修补。

9. E【解析】前尿路损伤的尿路造影：怀疑前尿道损伤时逆行尿路造影是首选的诊断方法。逆行尿路造影可以清晰和确切地显示尿道损伤的部位、程度、长度和各种可能的并发症，是一种最为可靠的诊断方法。尿道断裂可有对比剂外渗，尿道挫伤则无外渗征象。

10. C【解析】后尿道损伤时，尿外渗多出现在腹膜外膀胱周围。

11. D【解析】尿道膜部损伤时，尿生殖膈没损伤时，尿外渗至膀胱前列腺周围。

二、A2 型题

1. C【解析】该患者为骨折导致的膀胱疾病，若休克很快纠正可做尿道探查，根据情况采取尿道会师或吻合治疗，如休克不易纠正，在抗休克下做膀胱造瘘。

2. E【解析】导尿管留置10天以上尿袋及引流管内出现混浊或洁净现象，故需要更换。

3. B【解析】后尿道损伤的临床表现：①休克。②尿道滴血及血尿。③疼痛。④排尿困难及尿潴留。⑤血肿及瘀斑。⑥尿外渗。

4. C【解析】该患者会阴部肿胀，导尿管不能插入膀胱，损伤的部位可能是尿道膜部。

5. D【解析】尿道会师术适用于伤势严重，或有其他脏器合并伤，一般情况较差，不能耐受较复杂的手术的伤员，或医疗条件不具备施行后尿道吻合术者。

6. D【解析】尿外渗：应尽早在尿外渗的部位作多处皮肤切开，置多孔引流管引流。

7. A【解析】由于骑跨伤最易损伤尿道球部，根据患者症状，及尿道管不能置入，考虑尿道断裂。因此，最合理的治疗应该是经会阴清创并行尿道吻合术。

8. B【解析】尿道球部损伤时，血液及尿液渗入会阴浅筋膜包绕的会阴浅袋，使会阴、阴囊、阴茎肿胀，有时向上扩展至下腹壁。因为会阴浅筋膜的远侧附着于尿生殖膈，尿液不会外渗到两侧股部。

9. E【解析】尿道断裂：经会阴切口清除血肿，然后行尿道端端吻合术，留置导尿3周。条件不允许也可作耻骨上膀胱造瘘术。

10. A【解析】该患者排尿困难，应留置导尿管，经会阴部切开引流前列腺脓肿，简便，安全。

11. E【解析】尿道梗阻，在耻骨上膀胱作造瘘术以引流膀胱内尿液到体外，可暂时性或永久性地解决患者的排尿困难，可以避免经尿道放置导尿管刺激、影响膀胱或尿道阴道瘘修补伤口的愈合等。

12. B【解析】根据患儿的病史和体检结果，尿道口溢血、耻骨上可及胀大的膀胱等表现提示可能存在尿道外伤性膀胱破裂。F21 尿管导尿失败，说明尿道通路已经中断。因此，下一步应该选择进行耻骨上穿刺造瘘，以确保尿液排出并减轻膀胱压力。输液及抗生素治疗和继续观察不能解决尿液排出问题，剖腹探查行膀胱修补术在此阶段属于过度治疗，膀胱镜检查需要尿液通路恢复后进行。会阴部加压包扎对于膀胱破裂的处理无效，因此正确答案为 B。

13. B【解析】患者外伤至严重脾破裂、骨盆骨折并尿道损伤，根据外伤治疗原则，应在积极抗休克同时行耻骨上膀胱穿刺造瘘引流膀胱尿液，后急诊行脾切除术。

14. E【解析】参见 A1 型题第 8 题解析。

15. C【解析】根据患者的情况，应立即采取的紧急处理措施是抗休克、留置尿管。患者被车撞伤导致粉碎性骨盆骨折，不能排尿 1 天。此时患者出现尿潴留，可能是由于骨盆骨折引起的尿道损伤导致。尿潴留会增加膀胱内压力，影响血液回流，进而引起休克症状。因此，紧急处理措施应包括抗休克治疗（如输液、升高血压）和留置尿管来解除尿潴留，减轻膀胱内压。其他选项如尿道会师术、膀胱造瘘术和尿道缝合修补术可以作为后续治疗手段，但并不是首要紧急处理的选择。镇痛、止血和防治感染也是后续处理措施，但在抗休克和解除尿潴留之前并不是最紧急的步骤。

16. A【解析】参见 A2 型题第 3 题解析。

17. D【解析】当后尿道断裂后，尿液沿前列腺尖处可外渗到耻骨后间隙和膀胱周围。

18. C【解析】参见 A2 型题第 5 题解析。

三、A3/A4 型题

1. A【解析】尿道膜部的损伤最常见的就是骨盆骨折，常见于交通事故、房屋倒塌等其他原因导致的挤压伤，造成骨盆变形，撕裂膜部尿道。

2. A【解析】参见 A2 型题第 5 题解析。

3. E【解析】参见 A1 型题第 8 题解析。

4. D【解析】前尿道损伤多发生在球部，多为会阴部骑跨伤。

5. D【解析】参见 A1 型题第 8 题解析。

6. B【解析】尿液由输尿管损伤处外渗到后腹膜间隙，引起局部肿胀和疼痛，腹胀。

7. D【解析】阴茎筋膜损伤会出现阴茎、阴囊、会阴和下腹壁肿胀。

8. B【解析】参见 A1 型题第 8 题解析。

9. E【解析】参见 A2 型题第 3 题解析。

10. B【解析】参见 A2 型题第 11 题解析。

11. A【解析】肛门指检前列腺就是用手指触摸前列腺，来判断是否患有前列腺的肥大、前列腺的肿瘤等情况。

12. E【解析】尿道断裂的原因为骨盆骨折撕裂膜部尿道。

13. D【解析】参见A1型题第8题解析。

14. A【解析】尿道断裂最常见的并发症为尿道狭窄。

15. B【解析】尿道挫伤：仅为尿道黏膜损伤或尿道海绵体部分损伤，而阴茎海绵体完整，局部肿胀和淤血。

16. E【解析】该患者排尿困难，应进行留置导尿管治疗。

17. B【解析】如果患者发生了尿潴留，需要留置导尿管5~7天，进行病因治疗，病情好转以后，才可以拔除导尿管。

18. A【解析】尿管内见混浊液体应考虑为泌尿系统感染。

19. E【解析】该患者直肠指检可触及浮动的前列腺，发生尿外渗的部位应为膀胱前列腺周围腹膜外。

20. C【解析】参见A1型题第8题解析。

21. A【解析】膀胱造瘘术是一种尿流改道手术，可用作暂时性或永久性的尿流改道，广泛用于膀胱、前列腺及尿道手术。

22. E【解析】后尿道断裂会出现疼痛，排尿不能通畅的情况，导致急性的尿潴留或出血。

23. B【解析】尿路造影，是特殊的影像学检查，是诊断尿道疾病的常用方法。它分为静脉尿路造影和逆行性尿路造影两种。

24. C【解析】外伤性尿道狭窄是尿道外伤后期并发症。尿道外伤后损伤的尿道及尿道周围组织形成瘢痕本身收缩尿道管腔内径变小，影响排尿。应用利尿剂后使体内产生的尿液增多，但远端尿道出口梗阻并没有改善，会加重病情。

25. E【解析】该患者应该给予有效抗生素治疗，密切观察生命体征及其他病情变化。

26. C【解析】静脉尿路造影，又叫做静脉肾盂造影，它的禁忌证包括以下几点：①肾功能衰竭。②碘过敏。③怀孕的妇女。④多发性骨髓瘤。

四、B型题

1~2 D、E【解析】阴茎折断伤引起的前尿道损伤患者出现袖套状阴茎肿胀说明Buck筋膜完整，若出现会阴部蝶形肿胀说明Buck筋膜已破裂，血肿被会阴浅筋膜（Colles筋膜）所局限。

3~4 A、D【解析】怀疑前尿路损伤时逆行尿路造影是首选的诊断方法。膀胱尿道镜检查是诊断尿道损伤最为直观的方法。

5~7 C、D、E【解析】损伤程度分类如下。①尿道挫伤：仅为尿道黏膜损伤或尿道海绵体部分损伤，而阴茎海绵体完整，局部肿胀和淤血。②尿道裂伤：尿道部分全层裂伤，尚有部分尿道连续性未完全破坏。③尿道断裂：尿道伤处完全断离，连续性丧失，其发生率为全部尿道损伤的40%~70%。

8~10 B、C、D【解析】后尿道损伤的病理分期如下。①损伤期：损伤后72小时之内。②炎症期：闭合性尿道损伤后 72 小时到 3 周，开放性尿道损伤有时虽未达 72 小时，有明显感染迹象者也称炎症期。③狭窄期：尿道损伤 3 周后损伤部位炎症逐渐消退，纤维组织增生，瘢痕形成，导致尿道狭窄，称创伤性尿道狭窄。

五、X 型题

1. ABC【解析】前尿道损伤按损伤部位分类包括：球部尿道损伤、阴茎部尿道损伤和尿道外口损伤。

2. ABCD【解析】尿道损伤合并尿外渗，若不及时处理或处理不当，会发生广泛皮肤、皮下组织坏死、感染和脓毒症。

3. ABE【解析】前尿道损伤的临床表现如下。①尿道滴血及血尿：为前尿道损伤最常见症状。②疼痛。③排尿困难及尿潴留：轻度挫伤可无排尿困难，严重挫伤或尿道破裂者，因局部水肿或外括约肌痉挛而发生排尿困难，有时在数次排尿后出现完全尿潴留，尿道断裂者因尿道已完全失去连续性而完全不能排尿，膀胱充盈，有强烈尿意，下腹部膨隆。④血肿及瘀斑：会阴部骑跨伤患者常发生会阴部、阴囊处肿胀、瘀斑及蝶形血肿。⑤尿外渗：尿道断裂后，用力排尿时，尿液可从裂口处渗入周围组织，形成尿外渗。尿外渗未及时处理或继发感染，导致局部组织坏死，化脓，出现全身中毒症状甚至全身感染，局部坏死后可能出现尿瘘；⑥休克：前尿道损伤一般不出现休克。

4. AB【解析】受损伤处局部有疼痛及压痛，排尿时疼痛加重向阴茎头及会阴部放射。

5. ABC【解析】尿道球海绵体严重出血可导致休克，应立即压迫会阴部止血，采取抗休克措施，尽早施行手术治疗。

6. ABCDE【解析】后尿道损伤的直肠指检：在尿道损伤的诊断中具有重要意义，可以判断后尿道损伤的程度以及是否合并直肠肛门损伤。后尿道损伤时前列腺位置升高，有浮动感。指套有血迹或有血性液体溢出，提示直肠有损伤或膀胱尿道直肠间有贯通伤。骨折导致耻骨或坐骨支移位，有时在直肠指诊时可触及。

7. ABCDE【解析】后尿道断裂的治疗：①急诊开放性吻合手术，适合有开放性伤口，合并有骨盆内血管损伤需要开放手术，合并的骨折或骨折引起的出血等情况需手术处理者，合并有膀胱破裂，合并直肠损伤。②膀胱造瘘。③窥视下尿道会师术。

六、案例分析题

1. BG【解析】参见 A3/A4 型题第 22 题解析。该患者从楼梯摔倒，盆骨压痛明显，还可能为盆骨骨折。

2. ABCD【解析】后尿道断裂的治疗，这类患者多系骨盆骨折引起一般伤情重，休克发病率高，且尿道完全断裂，有分离和移位。目前，对后尿道断裂伤的局部治疗有：①耻骨上膀胱穿刺或开放造瘘术 3~6 个月后行后尿道修复术。②尿道会师术。③急症后尿道吻合术。④试插管。

3. AB【解析】第一次试插尿管失败，应该再试插不同大小的导尿管，再用金属导尿管导尿。

4. D【解析】拟行尿道会师牵引术，牵引时应使阴茎与躯干呈45°。

5. C【解析】皮肤牵引，牵引重量不超过5kg。兜带牵引颌枕带牵引，牵引重量一般不超过5kg。骨盆牵引，一侧牵引重量一般不应超过10kg。颅骨牵引，牵引重量为体重的1/12。尺骨鹰嘴牵引，牵引重量为体重的1/20。尺桡骨茎突牵引，牵引重量为体重的1/20。

6. B【解析】最合适的牵引时间为7~10天。

7. DEF【解析】最合适的留置尿管时间为4~6周。

8. B【解析】尿道球部损伤常见的症状：①尿道口滴鲜血，损伤发生于会阴区的骑跨伤，这时导致尿道球部海绵体出血，血液涌向尿道，从尿道口滴沥出来。②尿道内疼痛和会阴区胀痛，与暴力直接损伤而导致局部疼痛有关。③会阴区的血肿，依据受伤程度的不同，血肿的程度也不同。当海绵体出现出血较大，蓄积在会阴区可以出现会阴区明显的肿胀，伴有淤血、瘀斑。④排尿困难，尿道球部损伤以后发生尿道断裂，这时尿液无法顺利通过尿道排出体外。

9. BE【解析】逆行尿路造影是泌尿外科的重要检查手段。有尿道狭窄、前列腺增生、最近的下尿路外伤或手术禁忌作膀胱镜检查的疾病时，不能进行逆行造影。诊断性导尿仍有争议，因它可使部分性裂伤成为完全断裂、加重出血，并易造成血肿继发感染。但目前临床仍有使用，因为对于部分性裂伤的患者若一次试插成功则可免于手术。

10. ABC【解析】尿道损伤的治疗：①尿道镜下留置导尿管。②静脉抗感染治疗。③可考虑行耻骨上膀胱穿刺造瘘术。

第五十六章　尿道狭窄

一 A1 型题

1. 骨盆骨折所致尿道狭窄的发生部位主要位于

A. 尿道球部　　B. 尿道前列腺部
C. 尿道膜部　　D. 前尿道
E. 尿道阴茎部

2. 外伤性尿道狭窄患者进行尿道触诊时，以下叙述不正确的是

A. 沿尿道仔细触摸，可扪及狭窄部的尿道硬结
B. 外伤性尿道狭窄处，短者呈索状，长者呈结节状
C. 在进行触诊时要注意有无压痛，尿道口有无脓性分泌物
D. 压痛明显、有分泌物时，表明尿道有炎症存在
E. 注意尿道海绵体与周围组织有无粘连，尿道周围组织瘢痕的范围

3. 诊断尿道狭窄的首选方法是

A. 尿路造影检查　　B. 外阴及阴囊检查
C. 尿道触诊　　D. 膀胱及骨盆检查
E. 尿道探子检查

4. 尿道狭窄患者用金属尿道探条行尿道扩张时，以下哪一项是不正确的

A. 严格无菌操作
B. 开始应选用最细的金属尿道探条进行尿道扩张
C. 操作时可用尿道黏膜麻醉
D. 应该定期进行尿道扩张治疗
E. 必要时扩张后留置导尿管

5. 淋病性尿道狭窄是（　　）治疗不恰当所致的最严重的后遗症

A. 淋球菌性尿道炎　　B. 非淋球菌性尿道炎
C. 外伤性尿道炎　　D. 非特异性淋球菌性尿道炎
E. 尿道粘连性狭窄

6. 淋病性尿道狭窄部位多在

A. 后尿道　　B. 前尿道

C. 尿道海绵体部
D. 尿道前列腺部
E. 尿道膜部

7. 降低淋病性尿道狭窄发生率的根本措施是
A. 抗感染治疗
B. 原则上以尿道扩张为主
C. 防治大肠埃希菌性尿道炎
D. 防治淋球菌性尿道炎
E. 尿液培养检查

8. 结核性尿道狭窄的患者易并发
A. 膀胱阴道瘘
B. 输尿管阴道瘘
C. 多发性尿道狭窄
D. 长段尿道狭窄
E. 以上都是

9. 以下哪项不属于结核性尿道狭窄直接产生的症状
A. 射程缩短
B. 尿线变细
C. 尿呈滴沥状态
D. 尿道外口瘢痕增生
E. 排尿无力

10. 下列有关结核性尿道狭窄的临床表现，叙述不正确的是
A. 常伴有严重的尿道灼痛
B. 无疼痛感觉
C. 有结核性尿道炎的尿道刺激症状
D. 排尿疼痛向阴茎、睾丸、会阴部或肛门放射
E. 有明显的血尿或脓尿，以及尿道分泌物

11. 结核性尿道狭窄局部常呈（　　），多可触到并有压痛
A. 针尖样
B. 舟状
C. 索状或结节状
D. 环状或分叶状
E. 颗粒状

12. 临床诊断结核性尿道狭窄时，尿道对比剂应选用刺激性较小的
A. 生理盐水
B. 氯化钠溶液
C. 泛影酸钠溶液
D. 有机碘剂
E. 泛影葡胺溶液

13. 结核性尿道狭窄的诊断标准是
A. 患者出现剧烈腹痛、消化道出血、急性溃疡穿孔等消化系统急症
B. 按摩患者憩室时镜下观察，可见脓液自憩室口外流
C. 患者有明显的泌尿生殖系统结核病史和症状，继之发生排尿困难，而且患病前既无尿道外伤史，又无淋病史
D. 多数患者尿频、尿急和尿道疼痛，有初始脓尿及血尿

E. 患者既往有肾绞痛病史及尿道排出结石史

二 A2 型题

患者，男性，24 岁。大量饮水后右侧腰部明显胀痛，无尿频、尿急、尿痛以及肉眼血尿。泌尿系统 B 超：右肾盂中度积水，右输尿管上段不扩张，左肾、左输尿管以及膀胱未见异常。KUB 平片 + IVU：右肾中度积水，右侧输尿管不显影。逆行肾盂造影：右肾中度积水，右侧盂管交界处狭窄。患者最合理的治疗方式为

A. 右肾切除术
B. 右侧盂管交界处整形术
C. 右肾盂造瘘术
D. 右肾、输尿管切除术
E. 长期放置右侧输尿管支架管

三 A3/A4 型题

（1~3 题共用题干）

患者，男性，23 岁。因车祸致开放性会阴部裂伤，会阴部血肿并有尿外渗，尿道外口流出鲜血。

1. 判断尿道损伤的部位最适宜的诊断方法
   A. 尿道镜检
   B. 尿路造影
   C. 膀胱切开顺行检查
   D. 经腹穿刺膀胱造影
   E. IVU
2. 首先采取的最佳措施是
   A. 输液
   B. 耻骨上膀胱造瘘
   C. 留置导尿管
   D. 清创，切开引流
   E. 清创尿道修补术
3. 尿道损伤行修补术后最常见的并发症是
   A. 尿道会阴瘘
   B. 尿道狭窄
   C. 创口感染
   D. 前列腺炎
   E. 尿道直肠瘘

四 B 型题

（1~3 题共用备选答案）

A. 前尿道
B. 尿道球部
C. 球部或膜部
D. 非淋病性尿道狭窄
E. 膜部或球膜部交界处

1. 跨骑伤所致尿道狭窄多见于
2. 骨盆骨折所致尿道狭窄多在
3. 尿道内器械损伤所致尿道狭窄多发生于

五 X 型题

1. 外伤性尿道狭窄的病因常见于
   A. 前尿道损伤　　B. 后尿道损伤
   C. 球部或膜部损伤　　D. 非淋菌性尿道炎
   E. 尿道结石
2. 前尿道单纯性狭窄的症状有
   A. 单发狭窄长度在 3cm 以内　　B. 无并发症
   C. 狭窄长度超过 3cm　　D. 两处以上狭窄
   E. 有结石、憩室、炎症性息肉
3. 后尿道单纯性狭窄的症状有
   A. 无并发症　　B. 狭窄长度 2cm 以内
   C. 括约肌功能正常　　D. 狭窄长度超过 2cm
   E. 结石、炎症性息肉、憩室、尿道直肠瘘等并发症
4. 外伤性尿道狭窄的治疗原则有
   A. 积极治疗尿道及尿道周围感染
   B. 以恢复尿道的解剖连续性和完整性为原则
   C. 对狭窄长度 <2cm 的单纯性尿道狭窄均可先试用尿道扩张术
   D. 长段（>2cm）、多段及复杂性尿道狭窄首选开放尿道成形术
   E. 游离瓣一期尿道成形术要求移植床瘢痕较少
5. 外伤性尿道狭窄，尿道扩张术的适应证有
   A. 尿道损伤经治疗后排尿正常，1 年内可进行尿道扩张 1~2 次，用以了解尿道的情况
   B. 以恢复尿道的解剖连续性和完整性为原则
   C. 尿道损伤愈合后，虽有排尿困难，但经 1 次尿道扩张后，足以维持一定时间的正常排尿，后尿线又逐渐变细者，可定期进行扩张，间隔的时间视情况而定
   D. 尿道损伤或外伤性尿道狭窄手术后，出院前尿道扩张 1 次，以后根据排尿情况，嘱患者按时接受尿道扩张术
   E. 尿道黏膜损伤，完全愈合后，每 1~2 周扩张 1 次，共 2~3 次，观察无排尿困难，即不需继续扩张
6. 炎症性尿道狭窄临床上可分为
   A. 特异性炎症性尿道狭窄　　B. 非特异性炎症性尿道狭窄

C. 外伤性尿道狭窄
D. 尿道海绵体瘢痕收缩性狭窄
E. 尿道粘连性狭窄

7. 炎症性尿道狭窄病理上可分为
A. 特异性炎症性尿道狭窄
B. 非特异性炎症性尿道狭窄
C. 外伤性尿道狭窄
D. 尿道海绵体瘢痕收缩性狭窄
E. 尿道粘连性狭窄

8. 淋病性尿道狭窄的类型包括
A. 膜状狭窄
B. 管状狭窄
C. 多发性狭窄
D. 环状狭窄
E. 粘连性狭窄

9. 结核性尿道狭窄的病因多为
A. 前列腺及精囊结核直接蔓延到后尿道
B. 泌尿系统结核引起尿道感染
C. 阴茎结核
D. 淋菌性尿道炎
E. 非特异性炎症性尿道狭窄

10. 结核性尿道狭窄局部常呈
A. 索状
B. 结节状
C. 管状
D. 线条状
E. 块状

11. 以下哪种疾病情况不宜行膀胱镜检查
A. 结核性膀胱挛缩
B. 血尿伴有血块
C. 尿频、排尿困难
D. 膀胱肿瘤
E. 尿道狭窄

12. 结核性尿道狭窄的治疗原则有
A. 治疗泌尿生殖系统其他主要结核病灶
B. 解除尿道梗阻
C. 尿瘘的位置
D. 瘢痕的范围
E. 阴囊的舒展性

参考答案与解析

一、A1 型题

1. C【解析】骨盆骨折所致狭窄多在膜部或球膜部交界处。

2. B【解析】尿道触诊：沿尿道仔细触摸，可扪及狭窄部的尿道硬结，狭窄短者呈结节状，长者呈索状。注意有无压痛，尿道口有无脓性分泌物。压痛明显、有分泌物时，表明尿道有炎症存在，注意尿道海绵体与周围组织有无粘连，尿道周围组织瘢痕的范围。

3. A【解析】尿路造影检查是诊断尿道狭窄的首选方法，能在造影片上清晰地显示狭窄部位、程度、长度和各种并发症。

4. B【解析】用金属尿道探条行尿道扩张时应该选用相对较粗的尿道探子，较细的尿道探子容易造成尿道损伤，造成假道。其他选项都是正确的。尿道扩张治疗应该定期进行，一般 1~2 周扩张一次，1 个周期大约 4 次。

5. A【解析】淋病性尿道狭窄是淋球菌性尿道炎治疗不恰当所致的最严重的后遗症，常由于淋病性尿道炎慢性迁延和反复感染造成。

6. B【解析】淋病性尿道狭窄部位多在前尿道。

7. D【解析】有效防治淋球菌性尿道炎是降低淋病性尿道狭窄发生率的根本措施。

8. A【解析】结核性尿道狭窄的患者易并发膀胱阴道瘘，尿道狭窄使排尽时膀胱压力更高，有病变的膀胱易发生穿孔或破裂，形成瘘道。

9. D【解析】结核性尿道狭窄直接产生的症状是排尿困难、尿线变细、无力，严重者尿呈滴沥状态，少数患者因完全尿道梗阻无尿而急诊入院。

10. B【解析】不同于外伤性和淋病性尿道狭窄的是结核性尿道狭窄的排尿困难常伴有严重的尿道灼痛，并有结核性尿道炎的尿道刺激症状，排尿疼痛可向阴茎、睾丸、会阴部或肛门放射，有明显的血尿或脓尿，亦可出现尿道分泌物。

11. C【解析】结核性尿道狭窄局部常呈索状或结节状，多可触到并有压痛。

12. D【解析】尿道对比剂应选用刺激性较小的有机碘剂，浓度勿使用过高。

13. C【解析】结核性尿道狭窄的诊断标准为患者有明显的泌尿生殖系统结核病史和症状，继之发生排尿困难，而且患病前既无尿道外伤史，又无淋病史。

二、A2 型题

B【解析】腹腔镜技术治疗肾盂、输尿管交界处狭窄在临床上已逐渐成为主要的治疗手段之一，腹膜后腔镜下输尿管肾盂整形术具备了微创手术的特点，有良好的治疗效果。

三、A3/A4 型题

1. B【解析】尿路造影，是特殊的影像学检查，是诊断尿道疾病的常用方法。

2. E【解析】尿道破裂或者断裂者应尽早行经会阴尿道修补吻合术，彻底清创，减轻尿道瘢痕狭窄，恢复尿道连续性。

3. B【解析】尿道损伤行修补术后最常见的并发症为尿道狭窄。

四、B 型题

1~3 B、E、C【解析】跨骑伤所致尿道狭窄多见于尿道球部。骨盆骨折所致狭窄多在膜部或球膜部交界处。尿道内器械损伤所致狭窄多发生于球部或膜部。

五、X 型题

1. AB【解析】外伤性尿道狭窄的病因：①前尿道损伤造成尿道狭窄。②后尿道损伤造成尿道狭窄。

2. AB【解析】前尿道单纯性狭窄，单发狭窄长度在 3cm 以内，无并发症。前尿道复杂性狭窄如下。①狭窄长度超过 3cm。②两处以上狭窄。③有结石、憩室、炎症性息肉、尿道炎或尿道周围炎、慢性尿瘘等并发症。④有假道。

3. ABC【解析】后尿道单纯性狭窄，后尿道单发狭窄无并发症，狭窄长度 2cm 以内，括约肌功能正常。后尿道复杂性狭窄如下。①狭窄长度超过 2cm。②有结石、炎症性息肉、憩室、尿道直肠瘘等并发症。③尿道括约肌功能障碍。④有假道。⑤有严重骨盆畸形。⑥并发耻骨骨髓炎。⑦接近膀胱颈的高位狭窄。

4. ABCDE【解析】外伤性尿道狭窄的治疗原则：①积极治疗尿道及尿道周围感染。②以恢复尿道的解剖连续性和完整性为原则。③对狭窄长度 <2cm 的单纯性尿道狭窄均可先试用尿道扩张术。④长段（>2cm）、多段及复杂性尿道狭窄首选开放尿道成形术。⑤游离瓣一期尿道成形术要求移植床瘢痕较少。

5. ACDE【解析】尿道扩张术适应证：①尿道损伤经治疗后排尿正常，1 年内可进行尿道扩张 1~2 次，用以了解尿道的情况，1 年后如排尿仍保持正常，可不必再进行扩张。②尿道损伤愈合后，虽有排尿困难，但经一次尿道扩张后，足以维持一定时间的正常排尿，后尿线又逐渐变细者，可定期进行扩张，间隔的时间，视情况而定。③尿道损伤或外伤性尿道狭窄手术后，出院前尿道扩张 1 次，以后根据排尿情况，嘱患者按时接受尿道扩张术，如排尿正常、扩张顺利，手术后扩张 1~2 次即可。④尿道黏膜损伤，完全愈合后，每 1~2 周扩张 1 次，共 2~3 次，观察无排尿困难，即不需继续扩张。

6. AB【解析】炎症性尿道狭窄临床上可分为特异性炎症性尿道狭窄和非特异性炎症性尿道狭窄，前者常见是淋病性尿道狭窄和结核性尿道狭窄。

7. DE【解析】炎症性尿道狭窄病理上分为尿道粘连性狭窄和尿道海绵体瘢痕收缩性狭窄两种。

8. ABCD【解析】淋病性尿道狭窄常见 4 种类型：①膜状狭窄，狭窄呈薄膜状。②环状狭窄，狭窄长度在 1cm 以内。③管状狭窄，狭窄长度超过 1cm，甚至可延及整个前尿道，其管腔可呈弯曲状或串珠状。④多发性狭窄。

9. ABC【解析】尿道结核多因前列腺及精囊结核直接蔓延到后尿道或因泌尿系统结核引起尿道感染，阴茎结核也可侵及尿道。

10. AB【解析】结核性尿道狭窄局部常呈索状或结节状，多可触到并有压痛。

11. AE【解析】结核性膀胱挛缩、尿道狭窄不宜行膀胱镜检查。

12. AB【解析】结核性尿道狭窄的治疗原则包括两个方面：治疗泌尿生殖系统其他主要结核病灶和解除尿道梗阻。

第五十七章　尿道结石

一 A1 型题

1. 尿道结石的主要表现是
   A. 排尿困难，尿流中断
   B. 血尿伴尿痛
   C. 夜尿增多伴排尿困难
   D. 尿道口溢脓伴尿痛
   E. 尿频、尿急
2. 尿道结石多数来源于膀胱和
   A. 上尿路
   B. 下尿路
   C. 输尿管
   D. 阴囊
   E. 前列腺
3. 前尿道结石的疼痛常局限于
   A. 会阴
   B. 肛门
   C. 阴囊
   D. 阴茎
   E. 结石嵌顿处
4. 尿道结石可以直接观察结石及尿道并发症，同时可以处理结石的检查是
   A. KUB 平片
   B. IVU
   C. 超声
   D. CT
   E. 尿道镜
5. 前尿道结石的正确处理或治疗方法是
   A. 钳取或钩取结石
   B. 前尿道切开取石
   C. 将结石推入膀胱后，再按膀胱结石予以处理
   D. 大量饮水以促进结石排出
   E. 服用中草药以促进结石排出
6. 后尿道结石的处理方法是
   A. 推入膀胱，按膀胱结石处理
   B. 切开取石
   C. 钳取或钩取结石
   D. 大量饮水
   E. 中药排石

7. 有关尿道结石以下叙述中，不正确的是

A. 绝大多数来自肾和膀胱
B. 典型表现为急性尿潴留伴会阴部剧痛
C. 前尿道结石可通过扪诊发现
D. 直肠指检能扪及后尿道结石
E. 尿道结石尽量做尿道切开取石

8. 治疗尿道结石的方法是

A. 开放取石术
B. 经皮肾镜取石术
C. 经尿道镜取石术
D. 体外冲击波碎石术
E. 口服药物排石

二 A3/A4 型题

（1~2 题共用题干）

患儿，男，5 岁。因“突然出现尿流中断，阴茎根部剧烈疼痛 1 天”来诊。既往有经尿道排出结石病史。查体：尿道球部可触及直径约 7mm 质硬结节。

1. 可能的诊断是

A. 前尿道炎症狭窄
B. 后尿道结石
C. 前尿道肿瘤
D. 前尿道结石
E. 尿道异物

2. 首选的治疗是

A. 抗生素治疗
B. 经尿道肿瘤电切术
C. 尿道切除术
D. 经尿道异物取出术
E. 经尿道镜取石术

三 X 型题

1. 男性尿道结石易停留在

A. 尿道周围
B. 尿道口
C. 舟状窝处
D. 尿道球部
E. 尿道前列腺部

2. 后尿道结石疼痛常放射至

A. 会阴
B. 肛门
C. 阴囊
D. 阴茎
E. 结石嵌顿处

3. 尿道结石患者 X 线平片见不透光结石影，同时需要做的检查有

A. KUB 平片
B. IVU

C. 超声　D. CT

E. 尿路造影

4. 治疗尿道结石的方法有

A. 开放取石术　B. 体外冲击波碎石术

C. 经尿道镜碎石术　D. 药物排石

E. 前尿道结石直接取石术

5. 尿道结石的治疗原则有

A. 去除结石　B. 治疗尿道原发病

C. 治疗尿道狭窄　D. 治疗尿道异物

E. 治疗尿道并发症

6. 开放性手术取石适用于

A. 尿道结石过大　B. 尿道结石较小

C. 新近嵌顿　D. 嵌顿已久

E. 尿瘘不愈合者

7. 嵌于后尿道不久的结石，可用（　　）将结石推至膀胱再行碎石

A. 探杆　B. 膀胱镜

C. 尿道镜　D. 尿道探子

E. 尿道造影

四 案例分析题

（1~9 题共用题干）

患者，女性，27 岁。3 年前无明显诱因出现右腰部疼痛，向下腹部放射，伴恶心腹胀。于当地医院行腹部 B 超，提示右肾多发结石，予抗生素和镇痛药治疗后，症状缓解，未继续治疗。3 年间未再出现类似不适症状。3 天前无明显诱因出现右上腹疼痛，伴高热，即急诊入院。查体：T 38.6℃，HR 100 次/分，BP 90/60mmHg。神情倦怠，右上腹明显压痛，局部有肌紧张和反跳痛，右肾区叩击痛明显。

1. 患者入院后，病情继续恶化，血压下降，尿量减少。肾脏 B 超：右肾多发结石伴有中重度肾盂积水，肾周有少量积液。患者首先需检查的项目有

A. 血常规　B. 尿常规

C. 血生化　D. 血电解质分析

E. 血细菌培养　F. 尿细菌培养

G. 静脉尿路造影（IVU）　H. 逆行尿路造影

I. 泌尿系统 B 超

2. 患者经上述治疗 1 周后，体温基本恢复正常，一般情况好转。根据患者目前病情，临床

急救的处理措施有

A. 吸氧　　B. 胃肠减压

C. 积极补液以扩容　　D. 早期应用利尿剂以保护肾脏功能

E. 右肾周穿刺引流积液　　F. 右肾盂穿刺造瘘

G. 应用多巴胺以维持血压　　H. 应用 H_2受体阻断药

I. 联合应用广谱抗生素

3. 患者经上述治疗 1 周后，一般情况好转，体温恢复正常。KUB 平片显示：右侧肾盂与输尿管连接部结石直径约 2cm，右侧肾盂下盏和中盏不完全铸型结石 2cm × 3cm。在下述处理措施中，哪一项处理最为关键

A. 吸氧　　B. 胃肠减压

C. 积极补液以扩容　　D. 早期应用利尿药以保护肾脏功能

E. 右肾周穿刺引流积液　　F. 右肾盂穿刺造瘘

G. 应用多巴胺以维持血压　　H. 应用 H_2受体阻断药

I. 联合应用广谱抗生素

4. 为确定患者下一步的治疗方案，需完善的检查有

A. 尿常规　　B. 血细菌培养

C. 尿细菌培养　　D. 尿细胞学分析

E. IVU　　F. 逆行尿路造影

G. CT 三维重建　　H. 磁共振尿路造影（MRU）

I. 放射性核素肾动态显像

5. 肾脏 B 超：右侧肾盂与输尿管连接部结石直径约 2.0cm，右肾中下盏多发结石，肾皮质厚 0.8cm。肾小球滤过率：左侧 100ml/min，右侧 20ml/min。以下有助于判断患者右肾功能状态的检查有

A. 右肾盂造瘘引流尿液的尿量　　B. 右肾盂造瘘引流尿液的比重

C. 右肾盂造瘘引流尿液的 pH　　D. 血肌酐检测

E. MRU　　F. IVU

G. 逆行尿路造影　　H. 放射性核素肾动态显像

6. 患者下一步首选的治疗方案为

A. 右肾切除术

B. 体外震波碎石术

C. 经肾窦切开取石术

D. 右肾实质切开取石术

E. 经皮肾镜碎石取石术

F. 肾盂和输尿管切开取石术

G. 先行输尿管切开取石术，再行肾盂的体外冲击波碎石术

H. 先行经输尿管镜碎石术，再行肾盂的体外冲击波碎石术

I. 先行输尿管的体外冲击波碎石术，再行经肾盂的体外冲击波碎石术

7. 若对患者实施体外冲击波碎石治疗，出现以下哪几种情况则不适合该治疗方案

A. 伴有糖尿病

B. 多囊肾合并肾结石

C. 马蹄肾合并肾结石

D. 妊娠合并肾结石

E. 伴有原发性高血压

F. 装有心脏起搏器

G. 伴有原发性血小板减少症

H. 长期服用阿司匹林者

I. 尿常规检测，镜下可见较多白细胞

8. 经治疗后获取的结石外观为灰白色，质地脆，容易被粉碎。若为患者行经皮肾镜碎石取石术，建立皮肾通道最合理的部位是

A. 肾上盏背外侧

B. 肾上盏前外侧

C. 肾中盏背外侧

D. 肾中盏前外侧

E. 肾下盏背外侧

F. 肾下盏前外侧

G. 肾下盏皮质最薄的位置

9. 患者的尿路结石治疗成功，为预防结石复发，应采取的措施有

A. 口服丙磺舒

B. 口服氯化铵

C. 口服碳酸氢钠

D. 口服螺内酯

E. 口服别嘌呤醇

F. 口服 10% 的枸橼酸钾

G. 口服广谱抗生素以预防感染

H. 少吃动物蛋白和奶制品

I. 适当限制钠盐的摄入

参考答案与解析

一、A1 型题

1. A【解析】尿道结石的主要表现为排尿痛、排尿困难甚至尿潴留。结石突然嵌入尿道内，亦可引起剧痛、排尿中断、急性尿潴留、尿外渗等严重症状。

2. A【解析】尿道结石多数来源于膀胱和上尿路，所以其成分与膀胱结石或上尿路结石的成分一致。

3. E【解析】前尿道结石的疼痛常局限于结石嵌顿处，后尿道结石疼痛常放射至会阴或肛门。

4. E【解析】尿道镜检查可以直接观察结石及尿道并发症，同时可以处理结石。

5. A【解析】前尿道结石的治疗方法为钳取或钩取结石。

6. A【解析】后尿道结石的处理方法为推入膀胱，按膀胱结石处理。

7. E【解析】阴茎部尿道切开后有形成尿瘘的可能性，故应尽可能避免采用尿道切开取石的方法。

8. C【解析】经尿道镜取石术可治疗尿道结石。

二、A3/A4 型题

1. D【解析】前尿道结石的疼痛常局限于结石嵌顿处，后尿道结石疼痛常放射至会阴或肛门。前尿道结石可于局部扪及硬结并有压痛，后尿道结石可于会阴部或直肠指检时扪及硬结，女性患者经阴道可扪及。男性前尿道结石在阴茎或会阴部可以摸到结石，后尿道结石可经直肠摸到。

2. E【解析】经尿道输尿管软镜碎石术是治疗尿道及输尿管上段结石的一项微创技术。患儿的可能诊断是前尿道结石，首选的治疗方法是经尿道镜取石术。通过经尿道镜插入尿道来取出结石，是一种非侵入性的治疗方式，适用于直径较小的结石。患儿结石直径约为 7mm，因此经尿道镜取石术是最合适的选择。

三、X 型题

1. CDE【解析】男性尿道结石易停留在前列腺部尿道、球部尿道或舟状窝处，女性尿道结石偶见嵌顿于尿道口，结石也可以原发于尿道狭窄近端或者尿道憩室中。

2. AB【解析】前尿道结石的疼痛常局限于结石嵌顿处，后尿道结石疼痛常放射至会阴或肛门。

3. AB【解析】X 线平片见不透光结石影，同时需要做 KUB 平片和 IVU，以了解泌尿系统全面情况，并有助于了解尿道结石来源。

4. ACE【解析】目前治疗尿道结石的方法包括开放取石术、经尿道镜碎石术及前尿道结石直接取石术。

5. ABE【解析】尿道结石治疗目的是去除结石，治疗尿道原发病及并发症。

6. AD【解析】开放性手术取石适用于尿道结石过大，或嵌顿已久，经以上治疗失败者。要注意取石后发生尿道狭窄的可能。

7. ABC【解析】嵌于后尿道不久的结石，可用探杆或膀胱镜、尿道镜将结石推至膀胱再行碎石。使用钬激光、气压弹道或超声碎石都有很好的碎石效果。

四、案例分析题

1. ABEFI【解析】该患者为尿道结石，应该进行的检查为血常规检查、尿常规检查、血细菌培养、尿细菌培养及泌尿系统 B 超。

2. ACFGI【解析】针对患者血压降低应选用吸氧积极补液扩容治疗，并应用多巴胺维持血压，为解除患者肾区积水，应首选穿刺造瘘引流与联合应用广谱抗生素。

3. F【解析】经皮肾穿刺造瘘术，是一种高位尿流改道的方法，它在泌尿外科有较重要的用处。

4. ACEFGI【解析】为了确诊，该患者还应进行的检查为尿常规检查、尿细菌培养、IVU、逆行尿路造影、CT 三维重建及肾脏核素动态扫描等。

5. ABCFH【解析】有助于判断患者右肾功能状态的检查有右肾盂造瘘引流尿液的尿量、右肾盂造瘘引流尿液的比重、右肾盂造瘘引流尿液的 pH、IVU 及放射性核素肾动态显像等。

6. E【解析】参见 A3/A4 型题第 2 题解析。

7. DFGH【解析】体外冲击波碎石禁忌证：①全身存在未能控制的出血性疾病。②半年内发生的脑血管疾病。③传染病的活动期。④未能控制的糖尿病。⑤妊娠妇女。⑥月经期妇女。⑦装有心脏起搏器患者。

8. C【解析】建立皮肾通道最合理的部位是肾中盏背外侧。

9. BGHI【解析】防止结石复发：①增加液体的摄入。②饮食调节，推荐患者摄入低钙饮食。③限制饮食中草酸的摄入。④限制钠盐的摄入。⑤限制蛋白质的摄入。⑥减轻体重。⑦增加水果蔬菜摄入。⑧限制高嘌呤饮食。⑨使用噻嗪类利尿药。⑩口服氯化铵。⑪服用抗生素以预防感染。

第五十八章　女性尿道疾病

一 A1 型题

1. 尿道口炎症状明显或病原体确定者，采用

A. 抗生素治疗　　B. 手术治疗

C. 抗结核药物治疗　　D. 内分泌治疗

E. 去结石治疗

2. 尿道分泌物及子宫颈分泌物涂片革兰染色，若发现（　　），可确定为慢性淋病尿道炎

A. 革兰阳性双球菌　　B. 革兰阴性双球菌

C. 革兰阴性单球菌　　D. 革兰阳性单球菌

E. 大肠埃希菌

3. 滴虫性膀胱尿道炎可口服（　　），并用 0.1% 硝酸银持续冲洗，连续 3 天，一般滴虫可转阴性

A. 头孢菌类　　B. 喹诺酮类

C. 氨基糖苷类　　D. 甲硝唑

E. 替硝唑

4. 以下对于尿道旁腺炎的诊断不正确的是

A. 女性尿道口处肿痛

B. 慢性尿道旁腺炎可致尿道远端狭窄，排尿困难，尿线细而无力

C. 尿道口一旁或两旁扪及波动、压痛

D. 可自腺管口挤出脓液或石灰质样凝块

E. 慢性尿道旁腺炎可致尿道近端狭窄

5. 尿道旁腺炎淋菌性感染可选用的药物有

A. 四环素　　B. 红霉素

C. 氧氟沙星　　D. 大观霉素

E. 敏感抗生素

6. 先天性憩室多为（　　）而形成

A. 中肾导管未闭与尿道穿通　　B. 膀胱炎

C. 尿道旁腺感染扩张　　D. 梗阻

E. 产伤所致尿道损伤

7. 女性尿道憩室诊断中常用的检查方法，不包括

A. 盆腔超声　　B. 盆腔 CT

C. 盆腔 MRI　　D. 尿道造影

E. 阴道指诊

8. 以下哪一项不是女性尿道综合征的表述

A. 有下尿路刺激症状　　B. 无明显膀胱、尿道器质性病变及菌尿

C. 任何年龄均可发生　　D. 多见于已婚中青年女性

E. 是一种疾病

二 A2 型题

患者，女性，36 岁。因发热 3 天来院就诊，主诉有尿频，尿急症状，未见水肿，尿常规：白细胞(+++)/高倍视野，红细胞(++)/高倍视野，尿蛋白(+)，未见管型，患者最可能的诊断是

A. 系统性红斑狼疮肾炎　　B. 糖尿病肾病

C. 慢性肾炎　　D. 肾病综合征

E. 急性尿道炎

三 X 型题

1. 女性尿道炎感染途径有

A. 上行性感染　　B. 下行性感染

C. 直接感染　　D. 淋巴感染

E. 血行感染

2. 急性尿道炎时尿道黏膜有

A. 明显充血　　B. 明显水肿

C. 轻度充血　　D. 轻度水肿

E. 大量分泌物

3. 慢性尿道炎时尿道黏膜有

A. 明显充血　　B. 明显水肿

C. 轻度充血　　D. 轻度水肿

E. 分泌物少

4. 急性尿道炎的临床表现有

A. 多数患者有淋病双球菌感染病史及感染诱因

B. 尿频、尿急和尿道疼痛

C. 初始脓尿及血尿

D. 压迫尿道有脓性分泌物流出

E. 分泌物少

5. 慢性尿道炎的临床表现有

A. 有急性尿道炎的病史

B. 持续性或反复发作性尿频、尿急及排尿困难

C. 阴道指诊，有后尿道增厚感和触痛

D. 压迫尿道有脓性分泌物流出

E. 分泌物多

6. 尿道黏膜脱垂的临床表现有

A. 尿频、尿急及排尿疼痛等尿路刺激症状

B. 尿道外口可见红色略紫的肿块

C. 若脱垂黏膜发生嵌顿时，肿块可呈暗红色或青紫色

D. 导尿管可从肿块中央插入尿道

E. 血尿的出现

7. 对于行经前的女孩、轻度黏膜脱垂者，可先采用保守治疗，如

A. 抗生素

B. 局部涂雌激素膏

C. 热水坐浴

D. 口服雌激素

E. 行脱垂复位

8. 绝经期妇女治疗尿道黏膜脱垂可用

A. 抗生素

B. 局部涂雌激素膏

C. 热水坐浴

D. 口服雌激素

E. 行脱垂复位

9. 女性尿道综合征下尿路刺激症状有哪些表现

A. 尿频

B. 尿急

C. 尿痛

D. 排尿困难

E. 乳糜尿

10. 女性尿道综合征的尿流动力学检查表现为

A. 不稳定性膀胱

B. 膀胱无力

C. 远端尿道缩窄

D. 膀胱颈梗阻

E. 近端尿道压下降

四 案例分析题

（1~4 题共用题干）

患者，女性，38 岁。主因“尿频，排尿刺痛 3 天，伴少量血尿 1 天”就诊。3 天前无明显诱因出现尿频，夜尿 3~5 次，排尿时尿道有烧灼及刺痛感，伴有下腹部阵发性疼痛。无发热，无腰痛，饮食睡眠尚可，无肉眼血尿。查体：腹软，腹部未触及包块，下腹部耻骨上区轻度压痛，无反跳痛及肌紧张。双侧肾区及输尿管走行区无压痛。尿道外口充血，有少量黏液样分泌物。否认结核病史及个人冶游史。

1. 根据症状和体征，患者最可能的诊断是
   A. 急性肾盂肾炎　　B. 膀胱结核
   C. 急性尿道炎　　D. 阴道炎
   E. 膀胱结石　　F. 急性膀胱炎
2. 患者下一步应做哪些检查
   A. 尿常规 + 尿三杯试验
   B. 血常规
   C. 尿道或阴道分泌物涂片 + 尿细菌培养
   D. 肾功能检测
   E. 膀胱镜
   F. 泌尿系统彩色多普勒超声
3. 尿常规：白细胞 102 个/高倍视野，红细胞 5 个/高倍视野，支原体(-)，衣原体(-)。尿细菌培养：大肠埃希菌。针对本病，以下描述正确的是
   A. 女性患者多于男性
   B. 致病菌以大肠埃希菌、链球菌和葡萄球菌最常见
   C. 尿三杯试验检查，可以发现第 1 杯内有大量脓细胞、红细胞存在，而第 2 杯、第 3 杯基本正常
   D. 可采取尿道扩张术治疗
   E. 恢复过程中若病灶纤维化，可引起尿道狭窄
   F. 腹膜炎是本病可能引起的并发症
4. 针对该病的治疗，以下叙述正确的是
   A. 根据病原菌的种类及对药物的敏感性有针对性地选用 2 或 3 种药物联合应用，疗效较好
   B. 待症状完全消失、尿液检查正常、细菌培养阴性后方可停药
   C. 应多饮水，以增加尿量
   D. 可服用解痉药物以缓解尿频、尿急及尿痛症状

E. 性传播疾病所致的尿道炎应与配偶同时治疗，否则难以治愈
F. 尿道内灌注药物是有效的治疗方法

（5~9题共用题干）

患者，女性，38岁。因“反复尿路感染7年”就诊。7年前开始出现尿频及排尿不适感，症状逐渐加重，先后出现排尿痛、尿后滴沥、尿不净感，且发病逐渐频繁，甚至出现性交疼痛和排尿困难。7年间患者反复就医，多次行泌尿系统彩色多普勒超声检查均未见明显异常，多次尿常规检查均提示白细胞稍高，以尿路感染为诊断进行治疗。起初疗效明显，随后疗效递减直至无效。近期尿常规：白细胞30个/高倍视野。既往：孕1产1，有导尿史。

5. 患者可能的诊断是
A. 复发性膀胱炎　　B. 间质性膀胱炎
C. 腺性膀胱炎　　D. 尿道狭窄
E. 尿道旁腺囊肿　　F. 尿道息肉
G. 膀胱颈挛缩　　H. 尿道炎症
I. 尿道憩室　　J. 膀胱过度活动症
K. 外阴炎　　L. 阴道肿物

6. 体检行阴道指诊发现阴道前壁囊性、无痛包块，2cm×2cm，距离阴道口约3cm，轻挤略有不适感。其他未见明显异常。经阴道的尿道超声提示阴道前壁和尿道之间有囊性包块，2cm×3cm，包块无明显血流，形态不规则，接近圆形。尿常规未见异常。为进一步明确诊断，可选择较有意义的检查包括
A. 膀胱镜　　B. 盆腔MRI
C. 盆腔CT　　D. 尿道造影
E. 尿流动力学　　F. 静脉尿路造影（IVU）

7. 患者完善了膀胱镜检查，盆腔MRI及尿路造影，结果如下图。患者的诊断是
A. 尿道憩室　　B. 尿道旁腺囊肿
C. 阴道壁囊肿　　D. 输尿管开口异位
E. 尿路感染　　F. 尿道黏膜脱垂

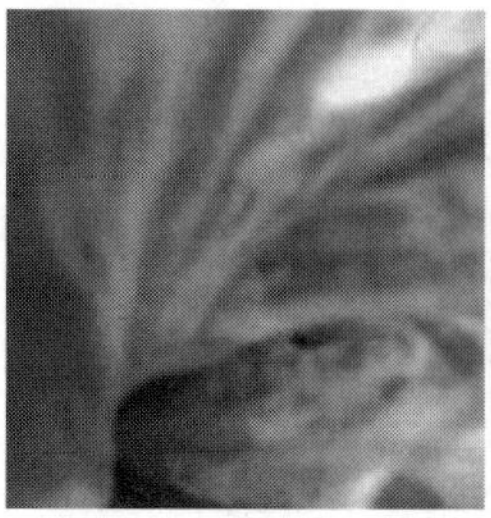

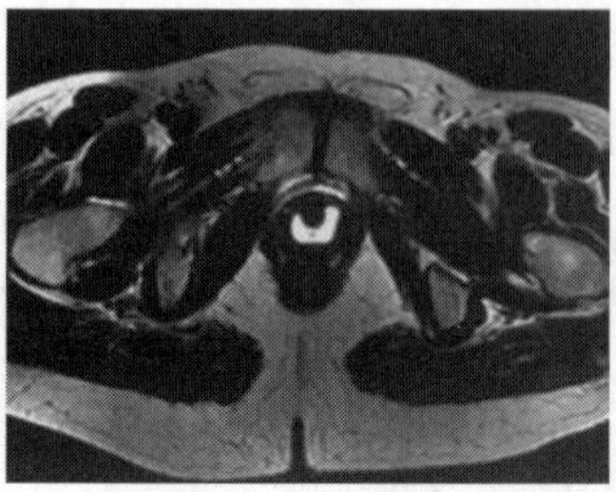

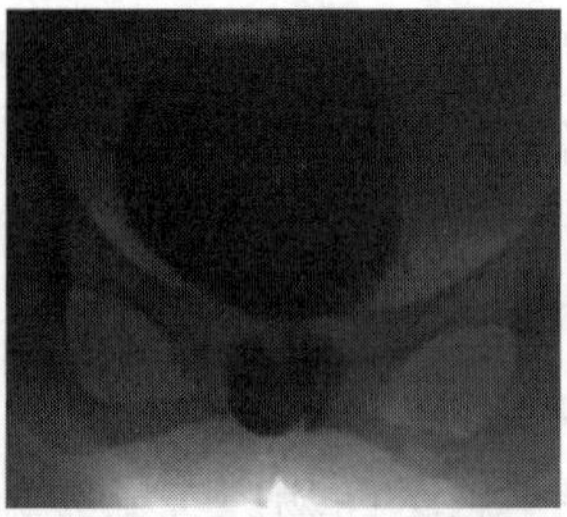

8. 建议患者可选择的治疗方案有

A. 随诊观察　　B. 应用抗生素

C. 排尿后经阴道按摩挤压囊肿　　D. 经尿道囊肿切开术

E. 经阴道袋形缝合术　　F. 囊肿切除重建术

9. 患者选择了囊肿切除重建术，术后的并发症包括

A. 尿道狭窄　　B. 尿道阴道瘘

C. 尿失禁　　D. 复发性尿路感染

E. 尿道憩室复发　　F. 尿分叉

G. 阴道瘢痕狭窄

参考答案与解析

一、A1 型题

1. A【解析】尿道口炎的治疗：症状明显或病原体确定者，选用有效的抗菌药物治疗。

2. B【解析】尿道分泌物及子宫颈分泌物涂片革兰染色，若发现革兰阴性双球菌，可确定为慢性淋病尿道炎。

3. D【解析】滴虫性膀胱尿道炎可口服甲硝唑，并用0.1%硝酸银持续冲洗，连续三天，一般滴虫可转阴性。

4. A【解析】尿道旁腺炎的诊断如下。①疼痛：女性尿道口处肿痛。②排尿困难：慢性尿道旁腺炎可致尿道远端狭窄，排尿困难，尿线细而无力。③体检：于尿道口一旁或两旁扪及波动、压痛，亦可自腺管口挤出脓液或石灰质样凝块。

5. E【解析】尿道旁腺炎的治疗：根据病原菌选用敏感抗生素，衣原体、支原体感染可用四环素、红霉素、氧氟沙星，淋菌性感染可用大观霉素等。

6. A【解析】先天性憩室多为中肾导管未闭与尿道穿通而形成。

7. B【解析】女性尿道憩室诊断中常用的检查方法：盆腔超声、盆腔 MRI、尿路造影及阴道指诊。

8. E【解析】女性尿道综合征是指有下尿路刺激症状，而无明显膀胱、尿道器质性病变及菌尿的一组症候群的总称，并非一种疾病。本病任何年龄均可发生，发病率很高，多见于已婚中青年女性。

二、A2 型题

E【解析】根据患者的症状和尿常规检查结果，最可能的诊断是急性尿道炎。急性尿道炎通常表现为尿频、尿急以及尿中白细胞和红细胞增多。其他选项中的狼疮性肾病、糖尿病

性肾病、慢性肾炎和肾病综合征通常需要更多的临床和实验室检查来确诊。

三、X 型题

1. AB【解析】女性尿道炎感染途径有上行性感染和下行性感染。

2. ABE【解析】急性尿道炎时尿道黏膜有明显充血、水肿，严重时黏膜可发生糜烂及溃疡，有大量分泌物。

3. CDE【解析】慢性尿道炎时尿道黏膜仅轻度充血、水肿，分泌物少，但黏膜可增生肥厚，可形成假性息肉，尿道周围腺体有慢性炎症，最后可致尿道口狭窄，尿道管腔缩窄。

4. ABCD【解析】急性尿道炎的临床表现：①多数患者有淋病双球菌感染病史及感染诱因。②尿频、尿急和尿道疼痛，有初始脓尿及血尿。③压迫尿道有脓性分泌物流出。

5. ABC【解析】慢性尿道炎的临床表现：①有急性尿道炎的病史。②持续性或反复发作性尿频、尿急及排尿困难。③阴道指诊，有后尿道增厚感和触痛。

6. ABCD【解析】尿道黏膜脱垂的临床表现：①可有尿频、尿急及排尿疼痛等尿路刺激症状。②尿道外口可见红色略紫的肿块，大小不等，表面湿润光滑，质软，一般无胀痛。若脱垂黏膜发生嵌顿时，肿块可呈暗红色或青紫色，甚至坏死或合并感染，发生糜烂及溃疡，触之易出血。③导尿管可从肿块中央插入尿道。

7. ABC【解析】对于行经前的女孩、轻度黏膜脱垂者，可先采用保守治疗。应用抗生素，局部涂雌激素油膏及热水坐浴。绝经期妇女可口服雌激素，并行脱垂复位。

8. DE【解析】参见 X 型题第 7 题解析。

9. ABCD【解析】女性尿道综合征的下尿路刺激症状，如尿频、尿急、尿痛或排尿困难等。

10. ABCD【解析】女性尿道综合征的尿流动力学检查：表现为不稳定性膀胱、膀胱无力、远端尿道缩窄、膀胱颈梗阻或尿道压增高等，其中远端尿道缩窄最常见，而不稳定膀胱常是其症状迁延的病理基础。这对病因分析和治疗有较大的意义。

四、案例分析题

1. C【解析】参见 X 型题第 4 题解析。

2. ACD【解析】为了确诊该患者疾病，应该进行的检查为尿常规、尿三杯试验，尿道或阴道分泌物涂片、尿细菌培养，肾功能检测。

3. ABCEF【解析】由于女性尿道的解剖及生理特点，女性尿道炎发病率高，任何年龄均可发生。引起女性尿道炎的病原体有肠道细菌（大肠埃希菌、变形杆菌、链球菌等）、淋球菌、结核分枝杆菌、阴道滴虫及支原体。尿三杯试验：第一杯内有脓细胞及红细胞，第二、三杯基本正常。②尿道分泌物涂片革兰染色检查及细菌培养，可找到病原体。药物治疗，尽早应用合适的抗生素或化学药物，它根据致病病原体及其药敏程度而定。主要有头孢菌类、喹诺酮类及氨基糖苷类等，必要时可同时服用替硝唑。对症治疗，用解痉药物可减轻疼痛，如口服普鲁苯辛，15mg，3 次/天。同时多饮水，增加尿量，以达到冲洗及引流的作用。恢复过程中若病灶纤维化，可引起尿道狭窄，腹膜炎也是本病可能引起的并发症。

4. ACDE【解析】急性尿道炎患者用药后症状缓解不意味着细菌学的治愈。用药后症状消失，尿常规检查无异常，尿菌阴性，疗程结束后一周及一个月复查尿菌阴性可视为治愈。

5. ABCDEFGHIJKL【解析】结合患者病史，可以判断目前诊断：①复发性膀胱炎。②间质性膀胱炎。③腺性膀胱炎。④尿道狭窄。⑤尿道旁腺肿。⑥尿道息肉。⑦尿道旁挛缩。⑧尿道炎症。⑨尿道憩室。⑩膀胱过度活动症。⑪外阴炎。⑫阴道肿物。

6. ABDEF【解析】女性尿道憩室诊断中常用的检查方法为：盆腔超声、盆腔 MRI、膀胱镜、尿道造影、尿流动力学、静脉肾盂造影（IVP）及阴道指诊。

7. AE【解析】尿道憩室，尿路造影表现为突出膀胱外的囊球影，有颈部膀胱相连。结合膀胱镜检查，盆腔 MRI 及尿道造影可推断出患者目前有膀胱憩室与尿路感染。

8. BCDEF【解析】患者尿中有白细胞增多，合并感染征象应尽早处理：①应用抗生素。②经尿道囊肿切开术。③经阴道袋形缝合术，④囊肿切除重建术。⑤排尿后经阴道按摩挤压囊肿。

9. ABCDEFG【解析】囊肿切除重建术，术后的并发症包括尿道狭窄、尿道阴道瘘、尿失禁、复发性尿道路感染、尿道憩室复发、尿分叉及阴道瘢痕狭窄等。

第十篇

男性计划生育

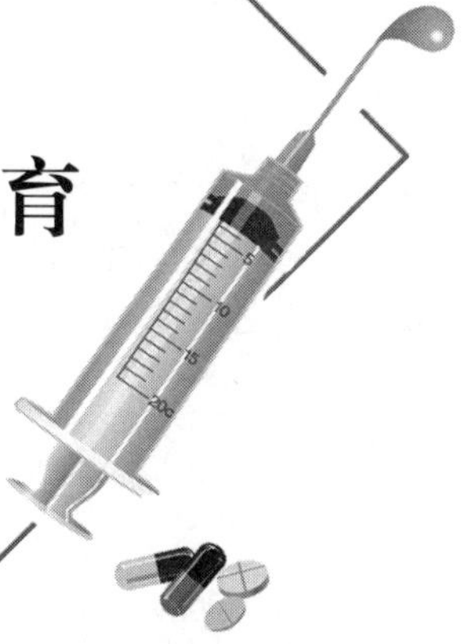

第五十九章　药物避孕

一 A1 型题

1. 男子避孕方法中不正确的是
   A. 阻止精子进入女性生殖道
   B. 抑制精子生成
   C. 阻碍精子成熟
   D. 周期性节欲或性交中断
   E. 雌激素疗法
2. 能够检测精子受精能力的试验是
   A. 去透明带仓鼠卵-精子穿透试验
   B. 性交后试验
   C. 毛细管穿透试验
   D. 精子-宫颈黏液穿透试验
   E. 简化玻片试验

二 X 型题

1. 干扰生殖激素平衡的药物有
   A. 雄激素类药物
   B. 孕激素类药物
   C. 促性腺激素释放激素
   D. 棉酚
   E. 吲哚乙酸
2. 直接抑制精子生成的药物有
   A. 棉酚
   B. 吲哚乙酸
   C. 促性腺激素释放激素
   D. 双二胺类
   E. 孕激素类药物
3. 影响精子活力的药物有
   A. 棉酚
   B. 吲哚乙酸
   C. 鱼肝油酸钠
   D. 雷公藤多苷
   E. 孕激素类药物
4. 干扰获能与受精的药物有
   A. 棉酚
   B. 吲哚乙酸
   C. 去能因子
   D. 肾上腺素能 α 受体阻断药

E. 1-咪唑类

5. 男性节育的途径有

A. 干扰男性生殖活动的激素调节
B. 干扰睾丸的精子生成
C. 干扰附属性腺的正常功能
D. 干扰精子输出
E. 干扰射精过程

参考答案与解析

一、A1 型题

1. E【解析】根据男性生理规律，可选择的节育途径有：①干扰男性生殖活动的激素调节。②干扰睾丸的精子生成。③干扰附睾中的精子成熟。④干扰附属性腺的正常功能。⑤干扰精子输出。⑥干扰射精过程。⑦阻止精卵相遇。⑧直接杀死精子。⑨造成对精子的主动免疫或被动免疫以引起不育等。

2. A【解析】精子-仓鼠卵穿透试验能够检测精子受精能力。

二、X 型题

1. ABC【解析】干扰生殖激素平衡的药物：①雄激素类。②孕激素类。③促性腺激素释放激素。④抑制素。

2. ABD【解析】直接抑制精子生成的药物：①棉酚。②吲哚乙酸。③双二胺类。

3. BCD【解析】影响精子活力的药物：①抗精子 TM 避孕药。②鱼肝油酸钠。③雷公藤多苷。

4. CDE【解析】干扰获能与受精的药物：①去能因子。②肾上腺素能 α 受体阻断药。③1-咪唑类。

5. ABCDE【解析】参见 A1 型题第 1 题解析。

第六十章　输精管绝育术

一 A1 型题

1. 输精管电凝术切断输精管，用细针状电极插入断端管腔内（　　），在电凝状态下退出

A. 0.5cm　　B. 1cm
C. 1.5cm　　D. 2cm
E. 2.5cm

2. 经皮直接穿刺输精管注射黏堵剂的配方为：石炭酸（　　）加入 2-氰基烯酸正丁酯（504）75g 配成

A. 5g　　B. 10g
C. 15g　　D. 25g
E. 35g

3. 局麻下固定输精管穿刺成功后，每侧注入黏堵剂 0.045ml，（　　）后药液即凝固

A. 5 秒　　B. 10 秒
C. 15 秒　　D. 20 秒
E. 30 秒

二 X 型题

1. 输精管结扎术的禁忌证有

A. 有出血倾向、严重神经官能症、精神病、性功能障碍者
B. 已婚男子实行节育
C. 鞘膜积液
D. 严重精索静脉曲张
E. 阴囊部有炎症、湿疹、淋巴水肿

2. 输精管结扎术的方法包括

A. 直视钳穿法输精管结扎术　　B. 钳穿法输精管结扎术
C. 针头固定小切口法输精管结扎术　　D. 穿针引线法输精管结扎术
E. 针挑法输精管结扎术

3. 输精管结扎术的术后注意事项包括

A. 术后观察 2 小时，检查局部有无出血等异常

B. 术后 1 周内避免性生活

C. 术后 2 周内避免性生活

D. 术后如出现伤口出血、阴囊肿大、皮肤青紫逐渐扩大等，应及时就诊

E. 术后保持伤口干燥，1 周内避免重体力劳动与剧烈运动

4. 输精管结扎术的并发症包括

A. 阴囊内出血　　B. 感染

C. 痛性结节　　D. 附睾淤积

E. 性功能障碍

参考答案与解析

一、A1 型题

1. D【解析】切断输精管，用细针状电极插入断端管腔内 2cm，在电凝状态下退出。

2. D【解析】黏堵剂配方为石炭酸 25g 加入 2-氰基烯酸正丁酯（504）75g 配成。

3. D【解析】局麻下固定输精管穿刺成功后，每侧注入黏堵剂 0.045ml，20 秒后药液即凝固。

二、X 型题

1. ACDE【解析】输精管结扎术的禁忌证：①有出血倾向、严重神经官能症、精神病、性功能障碍者是绝对禁忌。②高血压、心脏病、糖尿病、贫血、肝功能不良等全身性疾病者为相对禁忌。③生殖系统炎症，前列腺炎有明显症状者，阴囊部有炎症、湿疹、淋巴水肿、严重精索静脉曲张，较大疝及鞘膜积液等。有些可在治愈后再做手术。

2. ABCDE【解析】输精管结扎手术术式很多，我国不同地区常用的方法有以下 5 种：①直视钳穿法输精管结扎术。②钳穿法输精管结扎术。③针头固定小切口法输精管结扎术。④穿针引线法输精管结扎术。⑤针挑法输精管结扎术。

3. ACDE【解析】输精管结扎术的术后注意事项：①术后观察 2 小时，检查局部有无出血等异常。②术后保持伤口干燥，1 周内避免重体力劳动与剧烈运动。③术后如出现伤口出血、阴囊肿大、皮肤青紫逐渐扩大等，应及时就诊。④术后 2 周内避免性生活，如术中未做精囊准注，术后精子可残留 4~6 月，故仍应坚持避孕，可每 1~2 个月监测精液 1 次，直到确认无精子时方可停止避孕。即使曾行精囊灌注者，术后也应监测精液，确认无活动精子时方停止避孕。

4. ABCDE【解析】输精管结扎术的并发症：①出血与阴囊血肿。②感染。③痛性结节。④附睾淤积。⑤性功能障碍。

第六十一章　其他男性避孕法

X 型题

1. 属于男性避孕法有

A. 避孕套　　B. 体外排精避孕法

C. 外用杀精子药物避孕　　D. 免疫避孕

E. 物理方法

2. 使用避孕套避孕应注意的事项包括

A. 使用前应吹气检查有无破损

B. 射精后应在阴茎尚未完全软缩前按住套上口与阴茎一起拔出

C. 每次性交前戴

D. 使用前不用检查

E. 射精后应在阴茎完全软缩前按住套上口与阴茎一起拔出

3. 近年来研究较多的免疫避孕疫苗有

A. GnRH 疫苗　　B. FSH 疫苗

C. 抗 hCG 疫苗上　　D. GnHR 疫苗

E. 抗 HGC 疫苗

参考答案与解析

X 型题

1. ABCDE【解析】男性避孕法：①避孕套。②体外排精避孕法。③外用杀精子药物避孕。④免疫避孕。⑤物理方法。

2. ABC【解析】避孕套采用乳胶薄膜制成，有大、中、小三种规格，使用前应吹气检查有无破损，每次性交前就应戴上，以免射精前随分泌物排出的少量精子使女方受孕。射精后应在阴茎尚未完全软缩前按住套上口与阴茎一起拔出，以免精子外溢或套子滑脱。

3. ABC【解析】免疫途径避孕是将与生殖过程有关的抗原成分制成疫苗，用于人体后，诱导受者产生相应的免疫反应，从而达到节制生育的目的。近年来研究较多的有 GnRH 疫苗、FSH 疫苗、抗 hCG 疫苗。